国家自然科学基金资助项目（项目批准号：81373891）
“基于多层次证据融合理论确立《伤寒杂病论》方治疗慢性病循证决策研究”

《金匮要略》方治疗优势病证规律研究

主编　宋俊生

中国中医药出版社
·北　京·

图书在版编目（CIP）数据

《金匮要略》方治疗优势病证规律研究 / 宋俊生主编 . — 北京：中国中医药出版社，2018.5

ISBN 978 – 7 – 5132 – 4678 – 1

Ⅰ . ①金…　Ⅱ . ①宋…　Ⅲ . ①《金匮要略方论》—研究　Ⅳ . ① R222.3

中国版本图书馆 CIP 数据核字（2017）第 310262 号

中国中医药出版社出版

北京市朝阳区北三环东路 28 号易亨大厦 16 层

邮政编码　100013

传真　010–64405750

廊坊市晶艺印务有限公司印刷

各地新华书店经销

开本 787 × 1092　1/16　印张 37.75　字数 780 千字

2018 年 5 月第 1 版　2018 年 5 月第 1 次印刷

书号　ISBN 978 – 7 – 5132 – 4678 – 1

定价　158.00 元

网址　www.cptcm.com

社 长 热 线　010–64405720

购 书 热 线　010–89535836

维 权 打 假　010–64405753

微信服务号　zgzyycbs

微商城网址　https://kdt.im/LIdUGr

官 方 微 博　http://e.weibo.com/cptcm

天猫旗舰店网址　https://zgzyycbs.tmall.com

如有印装质量问题请与本社出版部联系（010–64405510）

《〈金匮要略〉方治疗优势病证规律研究》

编　委　会

主　编　宋俊生

副主编　高　岑　宓余强　刘　毅　李孟魁

编　委　刘宏宇　陆艾阳子　刘艳民　谢　明　郑　凯

王　卫　商　蓉　孙　艳　韩萌萌　裴天源

吴博文　吕茜倩　魏乙锋　宋志杰　王　冬

刘玉焕　潘喜顺　管中伟　任　明　刘　媛

序

《金匮要略》是中医四大经典名著之一，全书体现了辨证论治的诊疗程式，法度严谨，用药精专，是治疗杂病的典范。古今医家对其推崇备至，赞其为方书之祖、医方之经。

天津中医药大学宋俊生教授，是广州中医药大学中医临床基础专业的博士生。近20年来，潜心致力于《伤寒杂病论》方治疗优势病证规律研究，并以此来阐述张仲景辨证论治思想的科学内涵。其间主持国家自然科学基金项目两项、天津市自然科学基金资助项目一项，开辟了《伤寒杂病论》循证医学研究的先河。前期研究成果已著成《〈伤寒论〉方循证医学研究》《〈伤寒论〉方治疗优势病证规律研究》《〈金匮要略〉方循证医学研究》3部专著。

本书运用循证医学研究方法，全面收集、整理近六十余年使用《金匮要略》方的文献，经过分类，选取临床研究与个案经验报道文献；对原文献中的疾病谱进行规范；且进行文献内部的质量等级评价，筛选高级别证据；并参照仲景原文方证典范，先获取《金匮要略》各首方剂治疗的优势病证，然后再对其所治疗的病证进行排序，提炼出《金匮要略》方治疗优势病证的规律。

宋俊生教授还将《伤寒论》与《金匮要略》治疗的优势病证用具体的研究内容进行比对，得出如下结论:《伤寒论》方治疗优势病证更为广泛，但主治范围以外感热病及急性病证多见；而《金匮要略》方治疗优势病证则侧重于人体内部脏腑病变及功能失调，多为内科杂病、慢性疾病或妇科疾病等。

其结论有理有据、言之确凿，有助于中医学子、科研工作者、临床医生学习和运用《伤寒杂病论》方。

宋俊生教授系统地从临床实践证据中提炼最佳证据，主编《〈金匮要略〉方治疗优势病证规律研究》专著，工作量巨大。其潜心定志，磨砺廿稔，对中医药的发展及走向世界具有积极影响，故乐为之序。

陈纪藩

2018年春于广州

目　录

第一章　绪　论

第二章　泌尿生殖系统疾病

第八章　肿　瘤

第九章　妊娠、分娩和产褥期疾病

第十章　精神和行为障碍

第十一章　某些传染病和寄生虫病

第十二章　耳和乳突疾病

第十三章　中医病证

第一章 绪　论

在2013年圆满完成国家自然科学基金资助项目“基于循证医学《伤寒论》方治疗优势病证规律的研究”（项目批准号：30973726）后，我们于2014年再次获得国家自然科学基金资助项目“基于多层次证据融合理论确立《伤寒杂病论》方治疗慢性病循证决策研究”（项目批准号：81373891）。前项课题的研究成果已提炼并撰写成两部专著：《〈伤寒论〉方循证医学研究》（ISBN 978-7-5132-0505-4，中国中医药出版社出版）、《〈伤寒论〉方治疗优势病证规律研究》（ISBN 978-7-5132-0772-0，中国中医药出版社出版）。正在进行研究的课题，经过紧张的工作，已将基础的研究成果提炼并撰写成专著《〈金匮要略〉方循证医学研究》（ISBN 978-7-5132-4012-3 中国中医药出版社出版）。《〈金匮要略〉方治疗优势病证规律研究》一书也提炼完成。

《〈金匮要略〉方治疗优势病证规律研究》一书，选择病证谱中临床研究文献和个案文献均居前100位的病证为条目［除个别病证，如个案文献中慢性胃炎排名105，消化性溃疡（未特指）排名126，咳嗽变异性哮喘排名155，阑尾周围脓肿排名356；临床研究文献中咳嗽排名101，奔豚（未特指）排名513］，以病统方，研究病证与方剂的证据关系。同时，充分遵循《金匮要略》方临床运用规律，最终研究成果显示：其一，《金匮要略》方治疗内科杂病优势病证规律显著，特别是在治疗妇科疾病方面更有显著的治疗优势；其二，获得了《伤寒杂病论》各方的临床病证谱，涉及了西医所有的病症系统；其三，提炼出了《金匮要略》与《伤寒论》共有方治疗病证的范围，这一结果充分体现了异病同治的治疗特色；其四，对比出两书不同方剂在治疗同一优势系统病证时，不同病证间的病机差别，凸显了病证的客观证型。本研究提炼的优势病证来源于临床证据，又指导临床辨证，为临床医生科学使用经方确立了指南，同时也为研究者们确立研究方向与内容提供理论依据。

本书《金匮要略》方名，以普通高等教育“十一五”国家级规划教材、新世纪（第二版）全国高等中医药院校规划教材《金匮要略》原条文中方剂名为准。

第一节 《金匮要略》方治疗优势病证规律的研究方法

《金匮要略》方治疗优势病证规律的研究方法与《伤寒论》方治疗优势病证规律的研究方法基本相同，均是在全面收集整理中华人民共和国成立以来（起于1949年，止于2013年12月31日）使用《金匮要略》方的所有文献。通过运用循证医学回顾性的研究方法，首先对文献进行分类，之后选取临床研究类和临床个案文献报道，规范病证谱，并进行文献内部的质量等级评价。经过上述研究，先获取《金匮要略》各首方剂治疗的优势病证，然后再对所治疗的病证进行排序，提炼出《金匮要略》方治疗优势病证规律。

《金匮要略》方的临床文献来源范围很广，临床研究包括随机对照试验、非随机对照试验、交叉试验、临床病例报道，个案文献包括医案、医话等。因文献年代跨度大，报道的质量差异很大，并且存在病证术语不规范等问题，因此规范文献病证谱是重要的研究环节之一；病证谱的规范与《伤寒论》方循证医学研究相同，详细说明请参阅《〈伤寒论〉方循证医学研究》一书绪论中“病症术语与临床研究病症谱”相关内容。

需要说明的是，《伤寒论》与《金匮要略》方循证医学研究相距近5年。《伤寒论》方循证医学研究中，病证谱的归类采用国际通行的疾病和有关健康问题分类标准ICD–10来统一规范文献中出现的西医病症名。对于中医病证名，选用国家在1996年颁布实施的《中医病证分类与代码》进行规范。我们把所有病证名划分为19类病证系统，其中18个是依据ICD–10的系统分类体系命名，包括肌肉骨骼系统与结缔组织疾病、消化系统疾病、神经系统疾病、循环系统疾病、内分泌疾病、营养和代谢疾病等。具有中医特色的病证单独归为一类，如少阳病、厥阴病、痹证、奔豚、梅核气等。18个西医病症系统下列4个子类别：西医疾病、西医症状、中医疾病、中医症状。

为了与时俱进，在《金匮要略》方循证医学研究中，病证谱规范选用最新修订版ICD–10［较前面使用的版本多了3个疾病系统：症状、体征与他处未归类之临床及实验室检查异常所见；影响健康状况及使用医疗服务的因素；外伤、中毒和其他外因所造成的特定影响（V01—Y98）］作为依据，统一规范文献中出现的西医病症名。对于中医病证名，我们仍选用国家在1996年颁布实施的《中医病证分类与代码》进行规范。《金匮要略》方治疗的病证范围按22个病证系统进行规范，其中中医病证1类。各西医病症系统下仍列4个子类别：西医疾病、西医症状、中医疾病、中医症状。

规范后的临床研究文献统计每个病证的文献篇数，个案经验文献统计每个病证的医案则数；然后依此分析各大系统构成特点，并比较临床研究和个案经验文献病证的异同，进一步筛选出共有的高频病证系统。

在疾病谱规范的过程中，需要说明的具体问题请参阅《〈金匮要略〉方循证医学研究》一书绪论中第三节“病症（证）谱术语的规范化”的相关内容；对研究中发现的问题文献，见“问题文献的处理方法”一节。

总之，国家自然科学基金资助项目“基于多层次证据融合理论确立《伤寒杂病论》方治疗慢性病循证决策研究”在前期研究的基础上，补充了四年半运用《金匮要略》方的临床文献，并对前期的文献使用最新版ICD-10进行系统分类体系命名，统一规范文献中出现的西医病症名，最终提炼出了《〈金匮要略〉方循证医学研究》与《〈金匮要略〉方治疗优势病证规律研究》的内容。

研究的对象、过程、规范标准、提炼方法、质量控制，除特殊部分进行了说明外，均与《〈伤寒论〉方治疗优势病证规律研究》项目相同。

第二节 《伤寒论》方与《金匮要略》方治疗优势病证系统的差别

《伤寒论》方与《金匮要略》方治疗的病证，均涉及所有的病证系统。但提炼出的优势病证系统有差异，《伤寒论》方提炼出了13个病证系统，其中西医病症系统12个，中医病证系统1个;《金匮要略》方共提炼出12个病证系统，其中西医病症系统11个，中医病证系统1个。

《伤寒论》与《金匮要略》两书方剂治疗的共有优势病证系统为10个，分别为：消化系统疾病，呼吸系统疾病，循环系统疾病，泌尿生殖系统疾病，肌肉骨骼系统和结缔组织疾病，内分泌、营养和代谢疾病，妊娠、分娩和产褥期疾病，某些传染病和寄生虫病，耳和乳突疾病和中医病证。

所不同的是，《伤寒论》方治疗的优势病证比《金匮要略》方多了3个病证系统：神经系统疾病，皮肤和皮下组织疾病，损伤、中毒和外因的某些其他后果。

《金匮要略》方治疗的优势病证比《伤寒论》方多了2个病证系统：肿瘤及精神和行为障碍。

通过目前获取的文献提炼出治疗的优势病证系统说明，《伤寒论》方治疗优势病证更为广泛，但主治范围以外感热病及急性病证多见，也涉及多种传变的慢性病；而《金匮要略》方治疗的优势病证，以慢性病及内科杂病或妇科疾病见长，病机特点更侧重于人体内部脏腑病变或功能的失调。

第二节　两书方剂共同治疗的优势病证系统中病证间的差异

《伤寒论》方与《金匮要略》方治疗的优势病证系统中，共有10个病证系统相同。每一优势病证系统中，治疗的优势病证相同或不同；在治疗同一优势病证时，病机却大相径庭；在治疗不同病证时，可体现出治疗病证范围的大小。仅举两个病证系统进行说明。

一、《伤寒论》方与《金匮要略》方治疗泌尿生殖系统疾病的区别

《伤寒论》与《金匮要略》中多首方剂均可治疗泌尿生殖系统疾病，但在治疗本系统的具体病证时，则有较大的区别。

1.《金匮要略》方治疗泌尿生殖系统疾病范围较《伤寒论》方广泛

在治疗本系统疾病时，《金匮要略》方治疗的优势病证有7个：肾小球肾炎（急性、慢性）、前列腺炎、盆腔炎、乳腺增生、围绝经期综合征、痛经。而《伤寒论》方治疗本系统的优势病证仅提炼出3种：慢性肾小球肾炎、围绝经期综合征、痛经。通过比对可以明显看出，两书方剂中多首方均可治疗泌尿生殖系统的病证，但各自治疗的病证种类或疾病的发展阶段却不同。《金匮要略》方治疗泌尿生殖系统疾病的范围更广泛，疾病种类更繁杂。而《伤寒论》方治疗泌尿生殖系统的优势病证范围相对较小，泌尿系统优势病证仅提炼出慢性肾小球肾炎。

2.《伤寒论》方与《金匮要略》方治疗围绝经期综合征的区别

《伤寒论》方与《金匮要略》方均可治疗围绝经期综合征，根据提炼出的优势方剂分析，两书治疗同一病证时，证型间是相互补充的。《伤寒论》的优势方为小柴胡汤、柴胡加龙骨牡蛎汤、桂枝汤、柴胡桂枝汤，《金匮要略》的优势方为甘麦大枣汤、酸枣仁汤、百合地黄汤、桂枝加龙骨牡蛎汤。通过对比可以看出，《伤寒论》方治疗围绝经期综合征时，主要病机是少阳枢机不利的小柴胡汤证，少阳枢机不利兼虚实互见的柴胡

加龙骨牡蛎汤证，营卫失和的桂枝汤证或少阳枢机不利与营卫失和并见的柴胡桂枝汤证。因此，治疗是从和解少阳枢机兼通阳泄热，重镇安神，或调和营卫着眼。而《金匮要略》方治疗围绝经期综合征时，病机除阴阳两虚的桂枝加龙骨牡蛎汤证外，更重要的是侧重于情志不舒，肝郁化火，伤阴耗液，心脾两虚的甘麦大枣汤证；肝阴不足，心血亏虚的酸枣仁汤证；心肺阴虚内热的百合地黄汤证。因此，在治疗上是以潜镇固涩、补益心脾，安神宁心、养阴清热、滋润心肺为主。

通过比较分析，说明两书在治疗围绝经期综合征时，《伤寒论》提炼的优势方重在气机变化，以少阳枢机不利和营卫失和为主；而《金匮要略》方治疗围绝经期综合征时则重在调理脏腑虚实，以补益心、肝、脾、肺为主。

3.《伤寒论》方与《金匮要略》方治疗痛经的区别

《伤寒论》方与《金匮要略》方在治疗生殖系统疾病时，均可治疗痛经，《伤寒论》提炼的优势方为芍药甘草汤、当归四逆汤、四逆散，而《金匮要略》方提炼的优势方为温经汤、桂枝茯苓丸和当归芍药散。通过对比可以看出，《伤寒论》方治疗痛经时，主要病机是阴液不足，筋脉失养的芍药甘草汤证；营血不足，寒凝经脉的当归四逆汤证；肝郁气滞阳郁的四逆散证。因此，治疗是从酸甘化阴，柔筋缓急，养血通脉，温经散寒，通阳导滞着手。而《金匮要略》方治疗痛经时，主要病机为冲任虚寒兼瘀血的温经汤证；瘀血积聚成癥的桂枝茯苓丸证；肝脾失调，气血郁滞湿阻的当归芍药散证。因此，在治疗上则采用温补冲任，养血祛瘀，养血疏肝，健脾利湿的方法。

通过比较分析说明，两书在治疗痛经时，《伤寒论》提炼的优势方重在透达郁阳，温阳散寒，缓解胞宫挛急；而《金匮要略》方治疗痛经时则侧重于调理肝脾冲任，祛除瘀血水湿等病理因素。

二、《伤寒论》方与《金匮要略》方治疗消化系统疾病的区别

《伤寒论》与《金匮要略》的多首方剂均治疗消化系统疾病，但在治疗本系统的具体病证时，则有较大的区别。

《金匮要略》方治疗的优势病证提炼出 8 种：慢性胃炎、消化性溃疡、消化道出血、溃疡性结肠炎、阑尾炎、阑尾周围脓肿、肝硬变、口腔溃疡。而《伤寒论》方治疗的优势病证提炼出了 18 种：胃痛、慢性胃炎、胆汁反流性胃炎、消化性溃疡、反流性食管炎、腹泻、功能性消化不良、膈肌痉挛、肠易激综合征、粘连性肠梗阻、溃疡性结肠炎、复发性口腔溃疡、胆囊炎（急性、慢性）、胆结石、急性黄疸型肝炎、肝硬变伴腹水、急性胰腺炎。虽病证种类数量差别较大，但《金匮要略》方治疗的主要病证涉及口腔、胃、肠、肝方面；而《伤寒论》方治疗的优势病证，除涉及口腔、胃、肠、肝

外，还涉及胆、脾、胰等脏腑。说明《金匮要略》方治疗消化系统的优势病证范围偏窄；而《伤寒论》方治疗消化系统的优势病证范围更广泛，疾病种类更复杂，除治疗与《金匮要略》方共同涉及的疾病外，还治疗胆、脾、胰等消化系统的脏腑病变，如急慢性胆囊炎、急性胰腺炎、脾虚泄泻等。

通过对比说明，两书方证融合，可治疗整个消化系统的所有脏腑的病变；即使治疗的是相同系统的疾病，同一种病证间的证型也是相互补充的。

1.《伤寒论》方与《金匮要略》方治疗慢性胃炎的区别

《伤寒论》方与《金匮要略》方均可治疗慢性胃炎，但证型是相互补充的。《伤寒论》提炼的优势方共9首：半夏泻心汤、甘草泻心汤、四逆散、理中汤、芍药甘草汤、小陷胸汤、小建中汤、小柴胡汤、柴胡桂枝汤。《金匮要略》方提炼的优势方为4首：黄芪建中汤、麦门冬汤、当归芍药散、半夏厚朴汤。通过对比可以看出，《伤寒论》方治疗慢性胃炎，主要病机是上热下寒，脾胃升降失序的半夏泻心汤证、甘草泻心汤证；阳气内郁，气机不畅的四逆散证；中焦阳虚，寒湿内阻的理中汤证；阴液不足，筋脉失养的芍药甘草汤证；痰热互结于心下的小陷胸汤证；中焦虚寒，气血不足，复被邪扰的小建中汤证；少阳枢机不利，胆火内郁的小柴胡汤证；邪犯少阳，表证未解的柴胡桂枝汤证。《金匮要略》方治疗慢性胃炎，主要病机除与之相同的上热下寒，脾胃升降失序的半夏泻心汤证外，不同的病机还有气血阴阳俱虚的黄芪建中汤证；肺胃阴虚，虚火上炎的麦门冬汤证；肝脾不和，气血郁滞的当归芍药散证；情志郁结，气滞痰凝的半夏厚朴汤证。

通过分析，说明两书在治疗慢性胃炎时，《伤寒论》提炼的优势方以治疗实证居多，虚证较少。而《金匮要略》方治疗慢性胃炎时则侧重于治疗虚证，重在补益和调理脏腑，以补脾胃之虚或通过补益中土以资肺为主，调理肝脾，缓解脾被木克为辅。

2.《伤寒论》方与《金匮要略》方治疗消化性溃疡的区别

《伤寒论》方与《金匮要略》方均可治疗消化性溃疡，但证型是相互补充的。《伤寒论》提炼的优势方共9首：小建中汤、黄连汤、四逆散、干姜黄芩黄连人参汤、半夏泻心汤、芍药甘草汤、甘草泻心汤、小陷胸汤、柴胡桂枝汤。《金匮要略》方提炼的优势方为4首：黄芪建中汤、黄土汤、泻心汤、黄芪桂枝五物汤。通过对比可以看出，《伤寒论》方治疗消化性溃疡时，主要方证是中焦虚寒，气血不足，复被邪扰的小建中汤证；上热下寒，寒热格拒，升降失序的黄连汤证；肝郁气滞阳郁的四逆散证；胃热脾寒，寒热格拒的干姜黄芩黄连人参汤证；上热下寒，脾胃升降失序的半夏泻心汤证；阴液不足，筋脉失养的芍药甘草汤证；脾胃重虚，寒热错杂，水谷不化的甘草泻心汤证；痰热互结于心下的小陷胸汤证；少阳枢机不利，兼表证未解的柴胡桂枝汤证。而《金匮要略》方治疗消化性溃疡时，主要方证为气血阴阳俱不足，脾胃虚寒的黄芪建中汤证；中焦气虚，统血无权而下血的黄土汤证；上焦热盛，迫血妄行的泻心汤证；阴阳俱微，营卫气血俱虚的黄芪桂枝五物汤证。

通过比较，说明两书在治疗消化性溃疡时，《伤寒论》提炼的优势方治疗的病证范围涉及中焦脾胃及肠，多为实证。无论是寒热错杂、因热、因实、因虚，均可致消化系统溃疡。因此，治疗时多采用清热涤痰开结，或清上温下，或通阳导滞，或和解少阳兼解表，酸甘化阴、柔筋缓急。而《金匮要略》方治疗消化性溃疡时，则以补虚为主，主要治疗虚证，仅有泻心汤是治疗实热证。

第四节 《金匮要略》方治疗优势病证规律的实用性与缺憾

循证医学是指遵循科学证据的医学。它作为一种思维方法、一种临床模式引入临床医学领域，已逐渐成为临床医学实践的新模式和治疗决策的新方法。这种医疗实践的开展和形成，与我国古代中医临床学的形成极为相似，课题主持人早已发表的论文和出版的两部专著《〈伤寒论〉方循证医学研究》《〈伤寒论〉方治疗优势病证规律研究》的绪论中进行了阐述。东汉时期张仲景撰写的临床专著《伤寒杂病论》的字里行间都蕴含着循证医学的思维模式。张仲景在临床实践中用循证的思维模式寻找诊断治疗的最佳证据，使用最佳证据进行辨证论治，进而将这些证据推广运用。

现今我们利用国际通用的循证医学的方法，研究现代临床运用《金匮要略》各方究竟治疗哪些病证，进而提炼出治疗的优势病证，是想通过这种研究方法，进一步传播中医药，让广大医务工作者认识中医药、准确使用中医药，并让研究机构重视对中医药的研究，促进中医药的发展。同时也为广大中医工作者提供了客观的临床诊断与治疗的参考；特别是为初入临床的工作者，在面对复杂的临床病证茫然无所定见时，能够尽快做出较为准确的治疗决策提供了方便；同时也为临床科研工作者浓缩、梳理了《金匮要略》各方的研究现状，并提供了研究思路；为中西医病证的对接与互释提供了广泛的基于临床实践证据的理论支持。

但回顾文献的总体情况，以及考量我们应用的研究方法，仍有诸多遗憾。其一，有些方剂治疗的优势病证可能结论不够全面，期待有更多研究机构和学者提供强有力的证据支持；其二，某些经方对于某类病证确实有疗效，但因文献报道的数量过少，而不能凸显在优势病证中；其三，某些大家出神入化的运用经方治疗疑难杂症的优秀文献，同样受限于文献证据质量，不能成为推荐的优势病证。我们已经充分考虑到这些情况，希望读者不要仅关注优势病证提炼的结论，还要仔细全面阅读《〈金匮要略〉方循证医学研究》一书。从书中的“临床研究文献病症谱”和“个案经验文献病症谱”，可以清楚查找到某方治疗的所有病证，以供读者参考。同时，也希望中医工作者为了中医药更好地传承，把丰富的经验报道出来，供后学者学习参考。

有些专家认为，医案是临床传承的载体，因此个案才是选择优势病证的核心内容，从而对临床研究文献形成的证据不能达成共识。但我们的研究对象是全面获取的临床证据，因此含纳了临床研究文献的证据内容。总之，我们的研究欲为中医学者提供准确使用经方、科学研究经方的客观依据，如果能够给大家带来方便和参考将是我们近 20 年为之奋斗的最大安慰。在此抛砖引玉，希望有更好的科学研究出现。

第二章
泌尿生殖系统疾病

第一节　肾小球肾炎

肾小球肾炎是指发生于双侧肾脏肾小球的变态反应性疾病，是常见的肾脏疾病，分为急性和慢性两种。

急性肾小球肾炎简称急性肾炎，起病急，病程短，好发于4～14岁儿童，男性多于女性。多发生在链球菌感染之后，大部分病例2～3周前有过咽炎、扁桃体炎等前驱感染。

慢性肾小球肾炎简称慢性肾炎，是一组多病因的以慢性肾小球病变为主的肾脏疾病，但多数患者病因不明，与链球菌感染并无明确关系，据统计，仅15%～20%从急性肾小球肾炎转变而至，但由于急性肾小球肾炎亚临床型不易被诊断，故实际上的百分比可能要高些。此外，大部分慢性肾炎患者无急性肾炎病史，故目前较多学者认为慢性肾炎与急性肾炎之间无肯定的关联，它可能是由于各种细菌、病毒或原虫等感染通过免疫机制、炎症介质因子及非免疫机制等引起。

慢性肾炎的临床表现是水肿、高血压和尿异常改变。水肿程度可轻可重，轻者仅早晨起床后发现眼眶周围、面部肿胀或午后双下肢踝部出现水肿。严重的患者，可出现全身水肿。血压升高可以是持续性的，也可以间歇出现，并以舒张压升高（高于95mmHg）为特点。慢性肾炎患者进行尿液检查，可以发现几乎所有的患者都有蛋白尿，尿蛋白的含量不等，可以从（±）到（++++）。在尿沉渣中可以见到程度不等红细胞、白细胞、颗粒管型、透明管型。当急性发作时，可有明显的血尿，甚至出现肉眼血尿。除此之外，慢性肾炎患者还会出现头晕失眠、神疲纳差、不耐疲劳、程度不等的贫血等临床症状。

本病患者若无明显水肿、高血压、血尿和蛋白尿，无肾功能不全表现，则可以自理生活，甚至可以从事轻微劳动，但要防止呼吸道感染，切忌劳累，勿使用对肾脏有毒性作用的药物。有明显高血压、水肿者或短期内有肾功能减退者，应卧床休息，控制高血压慢性肾炎氮质血症和肾实质性高血压，并限制食盐的摄入量至 2 ~ 3g。已有肾功能减退者（内生肌酐清除率在 30mL/min 左右），应适量限制每日蛋白质摄入在 30g 左右，必要时口服适量必需氨基酸。慢性肾炎病人抵抗力较差，容易发生呼吸道、泌尿道及皮肤等感染，发生感染后可无明显症状，治疗也较为困难，应予注意。

慢性肾炎晚期出现肾实质损害，可并发血液系统多种异常，如贫血、血小板功能异常、淋巴细胞功能异常和凝血机制障碍等，需要对症治疗。

肾小球肾炎属中医学“血尿”“水肿”“腰痛”“虚痨”等范畴。中医认为本病病机为本虚标实：肾病日久，正气渐虚，肾虚为本；脾肾调节水液功能失常，气血不畅，血瘀水湿瘀阻为标。

一、急性肾小球肾炎

【《金匮要略》方剂谱】

急性肾小球肾炎的国际病症编码为 N00.901，属于泌尿生殖系统疾病。在《金匮要略》方治疗的优势病症谱中，其临床研究文献频次居第 43 位，而个案经验文献频次居第 41 位。《金匮要略》方中，能够治疗急性肾小球肾炎的方剂共 8 首，其中有 4 首方剂已经进行过临床研究，7 首方剂有个案经验报道。各方剂的文献频次见表 2–1、表 2–2。从表中看出，临床研究文献主要集中在越婢加术汤，而个案经验文献集中在越婢加术汤和越婢汤，其余方剂运用频次较低。

表 2–1　　急性肾小球肾炎临床研究文献方剂谱

序号	方剂名称	频次	序号	方剂名称	频次
1	越婢加术汤	28	3	葵子茯苓散	1
2	越婢汤	5	4	泽漆汤	1

表 2-2　急性肾小球肾炎个案经验文献方剂谱

序号	方剂名称	频次	序号	方剂名称	频次
1	越婢加术汤	19	5	越婢加半夏汤	1
2	越婢汤	10	6	麻黄附子汤	1
3	防己地黄汤	2	7	桂枝去芍药加麻辛附子汤	1
4	泽漆汤	1			

【临床证据评价】

急性肾小球肾炎的临床证据来源于临床研究和个案经验文献，前者有 35 篇，后者有 32 篇。临床研究文献中有 2 篇随机对照试验（RCT），33 篇病例系列观察（CR）。个案经验文献共有 32 篇，报道了 35 则肾小球肾炎的验案。

1. 临床研究文献

（1）越婢加术汤

纳入 28 篇文献，2 篇随机对照试验，26 篇病例系列观察。所有文献分布在 1984 ~ 2013 年。证据质量等级评价情况见表 2-3。可以看出，有中等质量证据 3 篇，低质量证据 13 篇，极低质量证据 12 篇。证据的降级因素主要为研究的局限性。证据升级因素主要是单用仲景方干预。

表 2-3　越婢加术汤临床研究文献证据质量一览表

纳入研究	发表年份	文献类型	证据升降因素	等级
吴元重[1]	1983	CR	单用仲景方干预（+1）	中
徐振华[2]	1994	CR	单用仲景方干预（+1）	中
徐桂芝[3]	2003	CR	研究的局限性（-1）单用仲景方干预（+1）	中
薛江洲[4]	1995	CR	研究的局限性（-1）单用仲景方干预（+1）	低
石广武[5]	1995	CR	研究的局限性（-1）单用仲景方干预（+1）	低
杨作平[6]	1997	CR	研究的局限性（-1）单用仲景方干预（+1）	低
唐桂军[7]	2000	CR	研究的局限性（-1）单用仲景方干预（+1）	低
张智勇[8]	2000	CR	研究的局限性（-1）单用仲景方干预（+1）	低
杨光成[9]	2001	CR	研究的局限性（-1）单用仲景方干预（+1）	低

续表

纳入研究	发表年份	文献类型	证据升降因素	等级
李　良[10]	2003	CR	研究的局限性（–1）单用仲景方干预（+1）	低
韩性志[11]	2004	RCT	研究的局限性（–2）加入药物干扰（–1）单用仲景方干预（+1）	低
李宗青[12]	2006	CR	研究的局限性（–1）单用仲景方干预（+1）	低
苏　剑[13]	2006	CR	无	低
肖跃敏[14]	2007	CR	研究的局限性（–1）单用仲景方干预（+1）	低
李和平[15]	2009	CR	研究的局限性（–1）单用仲景方干预（+1）	低
王晓杰[16]	2010	CR	研究的局限性（–1）单用仲景方干预（+1）	低
肖功熊[17]	1984	CR	研究的局限性（–1）加入药物干扰（–1）单用仲景方干预（+1）	极低
王承训[18]	1986	CR	研究的局限性（–1）加入药物干扰（–1）单用仲景方干预（+1）	极低
毛静兰[19]	1987	CR	研究的局限性（–1）	极低
赵素霞[20]	1999	CR	研究的局限性（–1）加入药物干扰（–1）单用仲景方干预（+1）	极低
马德先[21]	1999	CR	研究的局限性（–1）加入药物干扰（–1）单用仲景方干预（+1）	极低
郭忠士[22]	2000	CR	研究的局限性（–1）	极低
朱喜斌[23]	2000	CR	研究的局限性（–1）加入药物干扰（–1）单用仲景方干预（+1）	极低
陈　义[24]	2000	CR	研究的局限性（–1）加入药物干扰（–1）	极低
徐维华[25]	2001	CR	研究的局限性（–1）加入药物干扰（–1）单用仲景方干预（+1）	极低
弓慧珍[26]	2005	CR	研究的局限性（–1）小样本（–1）单用仲景方干预（+1）	极低
曹淑梅[27]	2011	CR	研究的局限性（–1）小样本（–1）单用仲景方干预（+1）	极低
仲小龙[28]	2013	RCT	研究的局限性（–2）精确度低（–1）加入药物干扰（–1）单用仲景方干预（+1）	极低

（2）其他方剂

另有3个方剂，分别为越婢汤、葵子茯苓散、泽漆汤。各个方剂的证据质量等级评价情况见表2–4。

表2–4　其他方剂临床研究文献证据质量一览表

纳入研究	方剂名称	发表年份	文献类型	证据升降因素	等级
李尧学[29]	越婢汤	1992	CR	单用仲景方干预（+1）	中
张晓春[30]	越婢汤	1997	CR	研究的局限性（–1）小样本（–1）剂量–效应关系（+1）单用仲景方干预（+1）	低
作者不详[31]	越婢汤	2004	CR	研究的局限性（–1）单用仲景方干预（+1）	低
刘素娥[32]	越婢汤	1997	CR	研究的局限性（–1）小样本（–1）单用仲景方干预（+1）	极低
徐菊芳[33]	越婢汤	2004	CR	研究的局限性（–1）加入药物干扰（–1）单用仲景方干预（+1）	极低
王水才[34]	葵子茯苓散	1986	CR	加入药物干扰（–1）单用仲景方干预（+1）	低
吕云钊[35]	泽漆汤	1991	CR	研究的局限性（–1）加入药物干扰（–1）单用仲景方干预（+1）	极低

2. 个案经验文献

共纳入35则医案，分别采用越婢加术汤、越婢汤、防己地黄汤等。发表年份分布于1979～2007年。各个方剂的证据质量等级评价情况见表2–5。可以看出，纳入相关医案除了防己地黄汤、桂枝去芍药加麻辛附子汤平均质量为高等以外，其余医案文献均为中等质量。

表2–5　个案经验文献证据质量一览表

方剂名称	发表年份	医案则数	质量评分平均值	等级
越婢加术汤	1983～2007	19	54.74	中等
越婢汤	1979～2007	10	46.67	中等
防己地黄汤	1990～1991	2	63.13	高等

续表

方剂名称	发表年份	医案则数	质量评分平均值	等级
桂枝去芍药加麻辛附子汤	1987	1	69.44	高等
麻黄附子汤	1989	1	58.47	中等
越婢加半夏汤	2011	1	56.32	中等
泽漆汤	2001	1	51.52	中等

【典型临床证据】

急性肾小球肾炎的临床研究证据共有35篇文献支持，中等质量证据4篇，低质量证据16篇，极低质量证据15篇。尚无高质量证据。

越婢加术汤

越婢加术汤干预风水型小儿非典型急性肾小球肾炎在改善临床治愈率方面有效（中等质量证据）

徐振华[2]实施的一项样本量为37例的病例系列观察中，治疗措施：风水型，拟疏风宣肺、消炎退肿，用越婢加术汤加减；湿热型，拟清热利湿、消炎退肿，用小蓟饮子加减；脾虚湿滞型，拟补中益气、利水消肿，用五皮饮合五苓散。各方均为水煎服，每日1剂，分3次口服。有上呼吸道感染史及脓疱疮史者加用青霉素80万单位，肌肉注射，1天2次，用7～10天。治疗结果：1～3周内全部病例浮肿消退，血压及尿常规正常，补体C3未复查，临床痊愈出院，未见合并症发生。门诊随访3个月，29例均无浮肿，血压正常，实验室检查除补体C3有1例未正常外，其余均正常，7例失访。

【急性肾小球肾炎与应用方剂分析】

此次研究发现共有8首方剂可以治疗急性肾小球肾炎，属于同病异治的范畴。根据文献报道，基于循证医学研究得出结论：越婢加术汤共28篇文献，纳入2078例。

1. 越婢加术汤

越婢加术汤是水气病篇中，主治皮水夹热证的主方，其主证表现为一身面目肿甚、小便不利、脉沉等。其方由麻黄、石膏、生姜、大枣、甘草、白术组成。急性肾小球肾炎在本方的病症谱中，属于高频病症。中等质量证据显示，越婢加术汤干预风水型小儿非典型急性肾小球肾炎在改善临床治愈率方面有效。可见皮水夹热是本病临床常见病机之一，具有较高的人群聚集度。

2. 越婢汤

越婢汤是水气病篇中，主治水为风激，泛溢肌肤之风水的主方。其主证表现为发病恶风，速即一身悉肿，脉浮不渴，续自汗出，无大热等。其方由麻黄、石膏、生姜、大枣、甘草组成。急性肾小球肾炎在本方的病症谱中，属于个案高频病症。可见水为风激，泛溢肌肤是本病临床常见病机之一，具有较高的人群聚集度。该方的使用体现了中医治病求本的优势，临床见此病机者可酌用此方。

【优势病证规律】

根据现有文献，急性肾小球肾炎临床常见证型有皮水夹热的越婢加术汤证，以及水为风激，泛溢肌肤的越婢汤证。通过循证医学研究及证据评价，提炼出急性肾小球肾炎用《金匮要略》方治疗呈现出一定趋向性。因此，越婢加术汤和越婢汤的证型很可能是急性肾小球肾炎在现代临床环境下的主要证候表现。（见图 2–1）

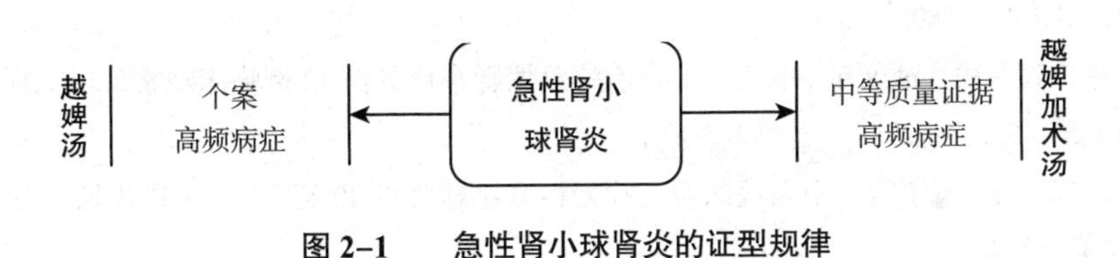

图 2–1　　急性肾小球肾炎的证型规律

参考文献

[1] 吴元重，韩道才，王秀华，等.100 例小儿急性肾炎的中西医结合的疗效分析和影响预后因素的探讨［J］. 蚌埠医药，1983（2）：11–14.

[2] 徐振华 . 儿童非典型急性肾小球肾炎 37 例报告［J］. 安徽中医学院学报，1994，13（4）：26–27.

[3] 徐桂芝 . 中草药治疗肾小球肾炎临床疗效观察［J］. 中国初级卫生保健，2003，17（9）：87.

[4] 薛江洲 . 越婢加术汤治疗急性肾炎 32 例［J］. 南京中医药大学学报，1995，11（5）：47–48.

[5] 石广武，石有山，苏风，等 . 中药治疗急性肾炎 180 例临床观察［J］. 黑龙江中医药，1995（3）：13–14.

[6] 杨作平 . 越婢加术汤治疗小儿急性肾炎 33 例［J］. 甘肃中医，1997，10（5）：26–27.

[7] 唐桂军，郭泉滢，余学庆 . 越婢加术汤和防己茯苓汤加减治疗急性肾小球肾炎 40 例［J］. 河南中医，2000，20（4）：23–24.

[8] 张智勇 . 越婢加术汤加减治疗急性肾炎 52 例［J］. 实用中医药杂志，2000，16（9）：16–17.

[9] 杨光成 . 越婢加术汤治疗小儿急性肾炎 65 例［J］. 福建中医药，2001（32）：4.

［10］李良．辨治急性肾小球肾炎 286 例［J］．安徽中医学院学报，2003，22（2）：22-23.
［11］韩性志．麻黄连翘赤小豆汤合越婢加术汤治疗急性肾小球肾炎 156 例［J］. 中国中医药信息杂志，2004，11（8）：715
［12］李宗青，李喜芹．越婢加术汤治疗急性肾小球肾炎 49 例临床疗效观察［C］. 甘肃省中医药学会第五次会员代表大会、甘肃省针灸学会第三次会员代表大会暨学术研讨会论文汇编，2006.
［13］苏剑．中西医结合治疗急性肾小球肾炎 68 例［J］．医药世界，2006（12）：92-93.
［14］肖跃敏，梁尚财．辨证治疗急性肾炎 62 例［J］．吉林中医药，2007，27（12）：24.
［15］李和平．中西医结合治疗儿童急性肾小球肾炎 36 例［J］．光明中医，2009，24（7）：1353.
［16］王晓杰．越婢加术汤加味治疗急性肾小球肾炎临床分析［J］．中外医疗，2010（26）：120.
［17］肖功熊．小儿急性肾炎 85 例疗效观察［J］．四川中医，1984，2（1）：40-41.
［18］王承训 .150 例急性肾小球肾炎的治疗和临床观察［J］．上海中医药杂志，1986（6）：6-8.
［19］毛静兰，侯海立，徐有志．中西医结合治疗急性肾小球肾炎 122 例临床观察［J］. 辽宁中医杂志，1987（4）：45.
［20］赵素霞，程宪文．分型辨治急性肾炎 50 例［J］. 辽宁中医杂志，1999，26（12）：558.
［21］马德先，马应山．中西医结合治疗急性肾小球肾炎 50 例疗效观察［J］．中西医结合实用临床急救，1999，6（5）：236.
［22］郭忠士，邹子娟，谷艳丽．中西医结合治疗急性肾小球肾炎 46 例［J］．齐齐哈尔医学院学报，2000，21（2）：180.
［23］朱喜斌，韩秀丽，战文举．中西医结合治疗急性肾小球肾炎 72 例临床观察［J］．黑龙江医学，2000（2）：35.
［24］陈义，周清振，谭广英．中西医结合治疗慢性肾小球肾炎 40 例［J］．河南中医药学刊，2000，15（6）：47-48.
［25］徐维华．中医辨证治疗急性肾炎 60 例报告［J］．黑龙江中医药，2001（5）：11-12.
［26］弓慧珍．越婢加术汤治疗急性肾炎 12 例［J］．陕西中医学院学报，2005，28（5）：17.
［27］曹淑梅，秦怀仁．中药治疗小儿急性肾小球肾炎 12 例的体会［J］．中国社区医师（医学专业），2011，13（5）：138.
［28］仲小龙．越婢加术汤加减治疗急性肾炎的经验探讨［J］．中国保健营养（中旬刊），2013（4）：734-735.
［29］李尧学．越婢汤加减治疗急性肾小球肾炎 42 例［J］．湖南中医杂志，1992（1）：43.
［30］张晓春．肺脾同治法治疗小儿急性肾小球肾炎 27 例［J］．广西中医药，1997，20（3）：27-28.
［31］［作者不详］．越婢汤加减治疗急性肾炎有良效［N］．中国中医药报，2004-04-01.
［32］刘素娥．越婢汤加减治疗急性肾炎 20 例的护理体会［J］．实用护理杂志，1997，13（7）：345.
［33］徐菊芳．越婢汤加减治疗急性肾炎 31 例［J］．江苏中医药，2004，25（1）：26.
［34］王水才．葵子茯苓散合当归贝母苦参丸加减治疗急性肾炎 38 例［J］．湖北中医杂志，1986（1）：25.
［35］吕云钊，吕长青．泽漆汤加减治疗急性肾炎［J］．四川中医，1991（11）：25.

二、慢性肾小球肾炎

【《金匮要略》方剂谱】

慢性肾小球肾炎的国际病症编码为N05.902，属于泌尿生殖系统疾病。在《金匮要略》方治疗的优势病症谱中，其临床研究文献频次居第25位，而个案经验文献频次居第20位。《金匮要略》方中，能够治疗肾小球肾炎的方剂共30首，其中有19首方剂已经进行过临床研究，21首方剂有个案经验报道。各方剂的文献频次见表2–6、表2–7。从表中看出，临床研究文献主要集中在肾气丸和防己黄芪汤，而个案经验文献集中在当归芍药散和肾气丸，其次为防己黄芪汤、越婢汤等，其余方剂运用频次较低。

表2–6　慢性肾小球肾炎临床研究文献方剂谱

序号	方剂名称	频次	序号	方剂名称	频次
1	肾气丸	9	11	大黄䗪虫丸	1
2	防己黄芪汤	7	12	当归贝母苦参丸	1
3	黄芪建中汤	4	13	防己茯苓汤	1
4	越婢加术汤	4	14	人参汤	1
5	当归芍药散	3	15	升麻鳖甲汤	1
6	越婢汤	3	16	下瘀血汤	1
7	桂枝茯苓丸	2	17	泽漆汤	1
8	蒲灰散	2	18	紫参汤	1
9	薯蓣丸	2	19	雄黄	1
10	大黄附子汤	1			

表2–7　慢性肾小球肾炎个案经验文献方剂谱

序号	方剂名称	频次	序号	方剂名称	频次
1	当归芍药散	55	4	越婢汤	8
2	肾气丸	50	5	大黄附子汤	7
3	防己黄芪汤	19	6	越婢加术汤	6

续表

序号	方剂名称	频次	序号	方剂名称	频次
7	黄芪桂枝五物汤	4	15	麻黄杏仁薏苡甘草汤	2
8	防己茯苓汤	3	16	葶苈大枣泻肺汤	2
9	桂枝茯苓丸	3	17	大黄䗪虫丸	1
10	黄芪建中汤	3	18	防己地黄汤	1
11	温经汤	3	19	己椒苈黄丸	1
12	栝楼瞿麦丸	3	20	桂枝加黄芪汤	1
13	甘遂半夏汤	2	21	木防己汤	1
14	麻黄附子汤	2			

【临床证据评价】

慢性肾小球肾炎的临床证据来源于临床研究和个案经验文献，前者有46篇，后者有161篇。临床研究文献中有7篇随机对照试验，2篇半随机对照试验（CCT），6篇非随机对照试验（CT），31篇病例系列观察。个案经验文献共有161篇，报道了177则肾小球肾炎的验案。

1. 临床研究文献

（1）肾气丸

纳入9篇文献，2篇随机对照试验，1篇半随机对照试验，2篇非随机对照试验，4篇病例系列观察。所有文献分布在1984～2013年。证据质量等级评价情况见表2–8。可以看出，有高质量证据1篇，中等质量证据4篇，低质量证据4篇。证据的降级因素主要为研究的局限性。证据升级因素主要是单用仲景方干预及使用仲景原方。

表2–8　肾气丸临床研究文献证据质量一览表

纳入研究	发表年份	文献类型	证据升降因素	等级
朱丽丽[1]	1998	RCT	研究的局限性（–2）效应值很大（+1）仲景原方（+1）单用仲景方干预（+1）	高
周增堂[2]	1988	CR	仲景原方（+1）	中
黄　坚[3]	1997	CR	仲景原方（+1）	中
李　靖[4]	2010	CR	单用仲景方干预（+1）	中

续表

纳入研究	发表年份	文献类型	证据升降因素	等级
鲁　丽[5]	2011	CT	研究的局限性（–2）仲景原方（+1）	中
李兴培[6]	1984	CT	研究的局限性（–2）间接证据（–1）单用仲景方干预（+1）	低
刘志平[7]	1991	CR	无	低
张月娥[8]	2001	CCT	研究的局限性（–2）	低
于秀梅[9]	2013	RCT	研究的局限性（–2）	低

（2）防己黄芪汤

7篇文献中，1篇非随机对照试验，6篇病例系列观察。在发表年份上，所有文献分布在1985～2011年。证据质量等级评价情况见表2–9。可以看出，有高质量证据1篇，极低质量证据6篇。证据的降级因素主要为研究的局限性与加入药物干扰。

表2–9　　防己黄芪汤临床研究文献证据质量一览表

纳入研究	发表年份	文献类型	证据升降因素	等级
程保智[10]	2011	CR	仲景原方（+1）单用仲景方干预（+1）	高
马知惠[11]	1985	CR	加入药物干扰（–1）	极低
王淑层[12]	1994	CT	研究的局限性（–2）加入药物干扰（–1）	极低
刘文军[13]	1997	CR	加入药物干扰（–1）	极低
黄晓春[14]	2000	CR	加入药物干扰（–1）	极低
王天祥[15]	2000	CR	加入药物干扰（–1）	极低
文继红[16]	2002	CR	加入药物干扰（–1）	极低

（3）其他方剂

另有17个方剂，如黄芪建中汤、越婢加术汤、当归芍药散等计有30篇临床研究文献。各个方剂的证据质量等级评价情况见表2–10。

表2–10　　其他方剂临床研究文献证据质量一览表

纳入研究	方剂名称	发表年份	文献类型	证据升降因素	等级
马光明[17]	黄芪建中汤	2012	CR	单用仲景方干预（+1）	中
全　红[18]	黄芪建中汤	2012	CR	单用仲景方干预（+1）	中
兰日程[19]	黄芪建中汤	2002	CR	无	低

续表

纳入研究	方剂名称	发表年份	文献类型	证据升降因素	等级
贾　睿[20]	黄芪建中汤	2013	RCT	研究的局限性（–2）加入药物干扰（–1）	极低
纪人兰[21]	越婢加术汤	1997	CR	研究的局限性（–1）小样本（–1）单用仲景方干预（+1）	极低
高一萍[22]	越婢加术汤	2002	CR	研究的局限性（–1）加入药物干扰（–1）单用仲景方干预（+1）	极低
王天鹏[23]	越婢加术汤	2009	CR	研究的局限性（–1）小样本（–1）加入药物干扰（–1）	极低
周雪康[24]	越婢加术汤	2013	CR	研究的局限性（–1）加入药物干扰（–1）单用仲景方干预（+1）	极低
程保智[25]	当归芍药散	2011	CR	仲景原方（+1）单用仲景方干预（+1）	高
刘文军[26]	当归芍药散	1997	CR	加入药物干扰（–1）	极低
刘文军[27]	当归芍药散	1998	CT	研究的局限性（–2）精确度低（–1）加入药物干扰（–1）	极低
李尧学[28]	越婢汤	1992	CR	仲景原方（+1）	中
刘素娥[29]	越婢汤	1997	CR	发表偏倚（–1）	极低
徐菊芳[30]	越婢汤	2004	CR	加入药物干扰（–1）	极低
黄志华[31]	桂枝茯苓丸	1991	CR	仲景原方（+1）	中
祝建华[32]	桂枝茯苓丸	1996	CR	仲景原方（+1）	中
屈志刚[33]	蒲灰散	2012	RCT	研究的局限性（–2）精确度低（–1）仲景原方（+1）	低
张慧莲[34]	蒲灰散	2007	RCT	研究的局限性（–2）加入药物干扰（–1）	极低
涂钟馨[35]	薯蓣丸	1994	CR	仲景原方（+1）	中
陈金炉[36]	薯蓣丸	1994	CR	无	低
周军怀[37]	大黄附子汤	2002	RCT	研究的局限性（–2）加入药物干扰（–1）	极低
孙　伟[38]	大黄䗪虫丸	2006	CT	研究的局限性（–2）仲景原方（+1）	中

续表

纳入研究	方剂名称	发表年份	文献类型	证据升降因素	等级
王水才[39]	当归贝母苦参丸	1986	CR	加入药物干扰（-1）	极低
唐桂军[40]	防己茯苓汤	2000	CR	加入药物干扰（-1）	极低
王亿平[41]	人参汤	2008	CCT	研究的局限性（-2）加入药物干扰（-1）	极低
王生殿[42]	升麻鳖甲汤	1979	CR	无	低
李　慧[43]	下瘀血汤	1997	RCT	研究的局限性（-2）仲景原方（+1）	中
吕云钊[44]	泽漆汤	1991	CR	仲景原方（+1）	中
杜治琴[45]	雄黄	2008	CR	研究的局限性（-1）间接证据（-1）加入药物干扰（-1）	极低
赵丙治[46]	紫参汤	1998	CT	研究的局限性（-2）加入药物干扰（-1）	极低

2. 个案经验文献

共纳入177则医案，分别采用当归芍药散、肾气丸、防己黄芪汤等。发表年份分布于1979～2012年。各个方剂的证据质量等级评价情况见表2-11。可以看出，纳入相关医案除了肾气丸、甘遂半夏汤、栝楼瞿麦丸、木防己汤平均质量为低等以外，其余医案文献均为中等质量。

表2-11　　个案经验文献证据质量一览表

方剂名称	发表年份	医案则数	质量评分平均值	等级
当归芍药散	1979～2011	55	44.22	中等
肾气丸	1980～2012	50	39.48	低等
防己黄芪汤	1981～2012	19	44.77	中等
越婢汤	1981～2009	8	51.87	中等
大黄附子汤	1989～1998	7	52.19	中等
越婢加术汤	1997～2011	6	54.82	中等
黄芪桂枝五物汤	1989～2009	4	44.60	中等

续表

方剂名称	发表年份	医案则数	质量评分平均值	等级
防已茯苓汤	1981～2005	3	44.36	中等
桂枝茯苓丸	2002～2005	3	46.51	中等
黄芪建中汤	1986～2008	3	47.15	中等
温经汤	2008～2012	3	56.96	中等
栝楼瞿麦丸	1981～2008	3	39.65	低等
甘遂半夏汤	1983～2000	2	39.94	低等
麻黄附子汤	1989～1993	2	52.55	中等
麻黄杏仁薏苡甘草汤	1984～1987	2	43.26	中等
葶苈大枣泻肺汤	1986～2002	2	51.19	中等
大黄䗪虫丸	2003	1	45.12	中等
防已地黄汤	1990	1	44.74	中等
己椒苈黄丸	1997	1	51.66	中等
桂枝加黄芪汤	1991	1	47.91	中等
木防已汤	1979	1	39.17	低等

【典型临床证据】

慢性肾小球肾炎的临床研究证据共有46篇文献支持，高质量证据3篇，中等质量证据13篇，低质量证据8篇，极低质量证据22篇。高质量证据为肾气丸、防已黄芪汤以及当归芍药散的研究文献。

1. 肾气丸

肾气丸对照西医对症治疗干预慢性肾炎在临床总有效率方面有优势（高质量证据）

朱丽丽[1]实施的一项样本量为40例的随机对照试验中，试验组26例，对照组14例。金匮肾气丸由地黄、山药、山茱萸、泽泻、茯苓、牡丹皮、桂皮、附子等八味药物组成。成药由山西省忻州中药厂生产。试验组均以金匮肾气丸每日2次，每次2丸，连续服药60天后停药观察。对照组无固定治疗方案，为一般性对症治疗。两组临床总有效率相对危险度RR=2.24，95%CI（1.22，4.13），P=0.009。（疗效标准：①显效：临床症状完全或基本消失，血 BUN、Cr 水平恢复正常。②有效：临床症状好转，血 BUN、Cr 水平明显下降。③无效：临床症状及实验室检查在治疗前后无变化或加重。）

2. 防己黄芪汤

防己黄芪汤合当归芍药散干预慢性肾小球肾炎在改善临床总有效率方面有效（高质量证据）

程保智[10]实施了一项样本量为 43 例的病例系列观察。低盐限蛋白饮食；高血压者酌情给予 ACEI 制剂或钙通道阻滞剂控制血压；水肿症状明显的患者，一般使用利尿剂 3 ~ 7 天；有感染者给予相关抗生素，尽快控制感染，避免加重肾脏损害因素。43 例患者中曾经使用激素、免疫抑制剂者 18 例；使用雷公藤多苷者 10 例。中药治疗给予防己黄芪汤合当归芍药散（去甘草），药用：生黄芪 30g，汉防己 10g，当归 10g，白芍 15g，川芎 10g，生白术 10g，泽泻 10g，茯苓 15g。每日 1 剂，加水 500mL，煎取汁 300mL，分 2 次口服。30 天为 1 个疗程。加减：蛋白尿，加石韦 10g，穿山龙 10g，山慈菇 6g；血尿，加紫草 10g，紫珠草 10g，茜草 10g；水肿，加白茅根 15g，猪苓 30g，玉米须 30g；高血压，加枸杞子 10g，菊花 6g；肌酐、尿素氮升高，加制大黄 6g，川黄连 1.5g，生牡蛎（先煎）30g；纳差，舌质淡，舌苔白腻，去当归、白芍，加陈皮 12g，姜半夏 12g，党参 15g；口干，舌红少苔，去防己，加南沙参、麦门冬、太子参各 15g；外感风寒，加防风 10g；咽痛，加牛蒡子 10g，蝉蜕 10g，黄芩 10g。其他根据情况辨证加减。治疗结果：患者在治疗 3 个疗程后，完全缓解 13 例，基本缓解 17 例，有效 9 例，无效 4 例。对治愈及有效的病例，1 年后复查未再复发或加重。总有效率为 90.7%。（疗效标准根据《慢性肾小球肾炎的诊断、辨证分型及疗效评定（试行方案）》制定。完全缓解：临床症状和体征消失，尿红细胞持续消失，尿蛋白持续阴性。基本缓解：症状与体征基本消失，蛋白尿持续减少＞ 50%，尿红细胞正常。有效：临床症状和体征明显好转，蛋白尿减少＞ 25%，尿红细胞减少＞ 25%。无效：临床表现与实验室检查无改善。）

【慢性肾小球肾炎与应用方剂分析】

此次研究发现共有 31 首方剂可以治疗肾小球肾炎，属于同病异治的范畴。根据文献报道，基于循证医学研究得出结论：肾气丸共 9 篇文献，纳入 579 例；防己黄芪汤共 7 篇文献，纳入 255 例。可以看出，虽然方剂种类分布较广，但是不论在文献频次还是证据质量方面，均具有一定聚集性。

1. 肾气丸

肾气丸在《金匮要略》共出现5次，分别在中风历节病篇、血痹虚劳病篇、痰饮咳嗽病篇、消渴小便不利淋病篇、妇人杂病篇中，分别主治脚气上冲、虚劳腰疼、短气有微饮、男子消渴、妇人转胞，虽然其主证各异，但病机一致，即肾气不足、肾阳亏虚。其方由附子、桂枝、干地黄、山药、山茱萸、泽泻、茯苓、丹皮组成。肾小球肾炎在本方的病症谱中，属于高频病症。高质量证据显示，肾气丸对照西医对症治疗干预慢性肾炎在临床总有效率方面有优势。可见肾气不足、肾阳亏虚是本病临床常见病机之一，具有较高的人群聚集度。

2. 防己黄芪汤

防己黄芪汤是痉湿暍病篇中，主治风湿伤表的主方，其主证表现为全身关节疼痛、脉浮、身重、汗出恶风等，并无有关治疗肾小球肾炎相关症状的论述。其治疗本病的机理，当为益气除湿、通利三焦，其病自愈。其方由防己、甘草、白术、黄芪组成。肾小球肾炎在本方的病症谱中，属于高频病症。高质量证据显示，防己黄芪汤合当归芍药散干预慢性肾小球肾炎在改善临床总有效率方面有效。可见表虚兼湿是本病临床常见病机之一，具有较高的人群聚集度，该方的使用体现了中医治病求本的优势，临床见此病机者可酌用此方。

3. 当归芍药散

当归芍药散是妇人妊娠病篇中，主治肝脾失调，气血瘀滞湿阻之腹痛的主方。其主证表现为腹痛，并无有关治疗肾小球肾炎相关症状的论述。其治疗本病的机理当为养血调肝，渗湿健脾，其病自愈。其方由当归、芍药、茯苓、白术、泽泻、川芎组成。肾小球肾炎在本方的病症谱中，属于个案高频病症。可见肝脾失调，气血瘀滞湿阻是本病临床常见病机之一，虽证据支持强度低，该方的使用体现了中医治病求本的优势，临床见此病机者可酌用此方。

【优势病证规律】

根据现有文献，慢性肾小球肾炎临床常见证型有肾气不足、肾阳亏虚的肾气丸证，表虚兼湿的防己黄芪汤证和肝脾失调、气血瘀滞湿阻的当归芍药散证。通过循证医学研究及证据评价，提炼出慢性肾小球肾炎用《金匮要略》方治疗呈现出一定趋向性。因此，防己黄芪汤、肾气丸和当归芍药散的证型很可能是慢性肾小球肾炎在现代临床环境下的主要证候表现。（见图2–2）

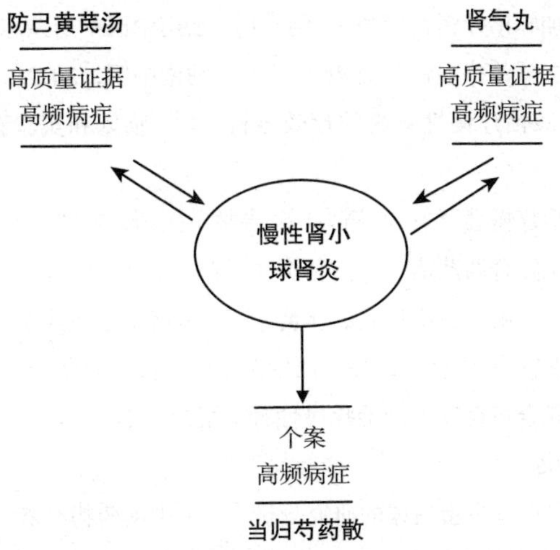

图 2-2　慢性肾小球肾炎的证型规律

参考文献

[1] 朱丽丽. 金匮肾气丸治疗慢性肾炎 26 例临床观察 [J]. 山西临床医药，1998，7（5）：332-333.

[2] 周增堂. 金匮肾气丸治疗急慢性肾炎 26 例 [J]. 国医论坛，1988（8）：12.

[3] 黄坚，陆剑豪. 从阳虚论治慢性肾炎 42 例 [J]. 甘肃中医，1997，10（2）：26.

[4] 李靖. 加味肾气丸治疗慢性肾炎 50 例 [J]. 陕西中医，2010，31（5）：561-562.

[5] 鲁丽. 补中益气汤合金匮肾气丸加减治疗慢性肾小球肾炎 89 例 [J]. 中国中医药科技，2011，18（5）：449-450.

[6] 李兴培，高诵芬. 中西医结合治疗慢性肾炎类肾病型 [J]. 新疆医学院学报，1984，7（3）：209-210.

[7] 刘志平. 慢性肾炎蛋白尿 35 例证治体会 [J]. 湖南中医杂志，1991（1）：19-20.

[8] 张月娥. 八味丸加减治疗慢性肾小球疾病 42 例 [J]. 河南中医药学刊，2001，16（6）：25-26.

[9] 于秀梅，谷右天，崔新成，等. 温肾健脾、化气行水法治疗慢性肾小球肾炎的临床观察 [J]. 光明中医，2013，28（7）：1359-1360.

[10] 程保智，许筠，翟晓丽，等. 防己黄芪汤合当归芍药散治疗慢性肾小球肾炎 43 例 [J]. 河南中医，2011，31（4）：328-329.

[11] 马知惠. 防己黄芪汤加味治疗慢性肾炎蛋白尿 16 例报告 [J]. 河北中医，1985（5）：22.

[12] 王淑层. 培土治水法治疗慢性肾炎蛋白尿 40 例临床观察 [J]. 北京中医，1994（6）：18-19.

[13] 刘文军，戴希文. 防己黄芪汤合当归芍药散治疗慢性肾炎高血压的临床报道 [J]. 中医药信息，1997（5）：28.

[14] 黄晓春，陈洪娇. 真武汤合防己黄芪汤治小儿慢性肾炎 38 例 [J]. 江西中医学院学报，2000，12（3）：54.

[15] 王天祥. 防己黄芪汤加减治疗慢性肾炎蛋白尿 32 例 [J]. 实用中医药杂志，2000，16（10）：14.

[16] 文继红 . 防己黄芪汤加味治疗慢性肾炎 32 例 [J] . 云南中医中药杂志，2002，23（3）：8-9.

[17] 马光明 . 黄芪建中汤加减治疗慢性肾炎 46 例 [J] . 河南中医，2012，32（10）：1383-1384.

[18] 全红 . 黄芪建中汤加减治疗慢性肾炎的疗效分析 [J] . 临床和实验医学杂志，2012，11（10）：797-798.

[19] 兰日程 . 建中补肾法治疗慢性肾炎 58 例 [J] . 吉林中医药，2002，22（1）：14.

[20] 贾睿 . 黄芪建中汤加减配合西药治疗慢性肾炎 43 例 [J] . 西部中医药，2013，26（6）：89-90.

[21] 纪人兰 . 越婢加术汤治疗泌尿系统疾病的体会 [J] . 云南中医中药杂志，1997，18（6）：13.

[22] 高一萍 . 辨证论治慢性肾炎 45 例 [J] . 广西中医学院学报，2002，5（4）：59-60.

[23] 王天鹏 . 慢肾消浊饮联合黄芪注射液治疗慢性肾炎蛋白尿 26 例 [J] . 中国中医药现代远程教育，2009，7（4）：105-106.

[24] 周雪康 . 中医药治疗慢性肾炎蛋白尿的研究分析 [J] . 中国药物经济学，2013（5）：111-112.

[25] 程保智，许筠 . 翟晓丽 . 防己黄芪汤合当归芍药散治疗慢性肾小球肾炎 43 例 [J] . 河南中医，2011，31（4）：328-329.

[26] 刘文军，戴希文 . 防己黄芪汤合当归芍药散治疗慢性肾炎高血压的临床报道 [J] . 中医药信息，1997（5）：28.

[27] 刘文军，戴希文，李秀英，等 . 芪芍降压方治疗慢性肾炎高血压及其对肾功能的保护作用 [J] . 新中医，1998，30（3）：15-17.

[28] 李尧学 . 越婢汤加减治疗急性肾小球肾炎 42 例 [J] . 湖南中医杂志，1992（1）：43.

[29] 刘素娥 . 越婢汤加减治疗急性肾炎 20 例的护理体会 [J] . 实用护理杂志，1997，13（7）：345.

[30] 徐菊芳 . 越婢汤加减治疗急性肾炎 31 例 [J] . 江苏中医药，2004，25（1）：26.

[31] 黄志华 . 桂枝茯苓汤配合蜈蚣蛋治疗肾炎后蛋白尿 66 例 [J] . 陕西中医，1991，12（7）：307.

[32] 祝建华 . 桂枝茯苓丸治疗慢性肾炎 98 例 [J] . 河南中医，1996，16（2）：17.

[33] 屈志刚 . 麻黄连翘赤小豆汤合蒲灰散治疗急性肾小球肾炎 30 例临床观察 [J] . 医药前沿，2012，12：176.

[34] 张慧莲 . 蒲灰散方合通关丸加味治疗慢性肾小球肾炎血尿临床观察 [J] . 中国中医药信息杂志，2007，14（11）：61.

[35] 涂钟馨 . 薯蓣丸的临床应用 [J] . 国医论坛，1994（1）：19.

[36] 陈金炉，涂钟馨 . 薯蓣丸加味治疗慢性肾炎 24 例 [J] . 北京中医，1994（1）：35-36.

[37] 周军怀 . 自拟大黄附子汤为主治疗慢性肾炎 90 例临床观察 [J] . 中华实用中西医杂志，2002，2（2）：181.

[38] 孙伟，曾安平，盛梅笑 . 大黄䗪虫丸延缓慢性肾小球疾病进展的临床观察 [C] . 第十七次全国中医肾病学术交流会议资料汇编，2006：316-319.

[39] 王水才 . 葵子茯苓散合当归贝母苦参丸加减治疗急性肾炎 38 例 [J] . 湖北中医杂志，1986（6）：25.

[40] 唐桂军，郭泉滢，余学庆 . 越婢加术汤和防己茯苓汤加减治疗急性肾小球肾炎 40 例 [J] . 河南中医，2000，20（4）：23-24.

[41] 王亿平，王东，吕勇，等 . 人参汤治疗慢性肾炎脾肾亏虚证临床研究 [J]. 新中医，2008，40（12）：

38–39.
[42] 王生殿 . 升麻鳖甲汤可治肾炎血尿 [J]. 新医学，1979（5）：12.
[43] 李慧 . 下瘀血汤治疗肾络瘀阻型慢性肾炎 58 例 [J]. 中国医药学报，1997，12（4）：33–34.
[44] 吕云钊，吕长青 . 泽漆汤加减治疗急性肾炎 [J]. 四川中医，1991，20（12）：504.
[45] 杜治琴，李俊 . 中药外用治疗慢性肾脏病合并带状疱疹 36 例 [J]. 现代中医药，2008：30–31.
[46] 赵丙治 . 紫参汤治疗慢性肾炎 89 例 [J]. 实用中西医结合杂志，1998，11（5）：412.

第二节　肾病综合征

肾病综合征（nephrotic syndrome，NS），是指由多种病因引起的以肾小球基膜通透性增加伴肾小球滤过率降低等肾小球病变为主的一组临床表现相似的综合征，而不是独立的疾病。

肾病综合征有 4 个主要特征，即大量蛋白尿、低蛋白血症、高脂血症和全身显著水肿。

本病的治疗是在支持治疗的基础上，进控制高脂血症及高胆固醇血症、调节电解质、控制高血压、防治感染等对症治疗。

肾病综合征属中医学“水肿”“阴水”“虚劳”“腰痛”等范畴。中医认为本病病位在肺脾肾三脏。病机主要是脾虚失运，湿浊内生；肾阳不足，气化失司，水湿泛滥；肺失宣降，不能通调水道。

【《金匮要略》方剂谱】

肾病综合征的国际病症编码为 N04.903，属于泌尿生殖系统疾病。在《金匮要略》方治疗的优势病症谱中，其临床研究文献频次居第 39 位，而个案经验文献频次居第 79 位。《金匮要略》方中，能够治疗肾病综合征的方剂共 17 首，其中有 9 首方剂已经进行过临床研究，14 首方剂有个案经验报道。各方剂的文献频次见表 2–12、表 2–13。从表中看出，临床研究文献主要集中在肾气丸、防己黄芪汤和大黄䗪虫丸，而个案经验文献集中在当归芍药散、防己黄芪汤和肾气丸，其余方剂运用频次较低。

表 2–12　　肾病综合征临床研究文献方剂谱

序号	方剂名称	频次	序号	方剂名称	频次
1	肾气丸	18	3	大黄䗪虫丸	6
2	防己黄芪汤	9	4	防己茯苓汤	3

续表

序号	方剂名称	频次	序号	方剂名称	频次
5	桂枝茯苓丸	2	8	黄芪建中汤	1
6	当归芍药散	2	9	大黄附子汤	1
7	越婢加术汤	2			

表 2-13　肾病综合征个案经验文献方剂谱

序号	方剂名称	频次	序号	方剂名称	频次
1	当归芍药散	20	8	己椒苈黄丸	1
2	肾气丸	7	9	大黄附子汤	1
3	防己黄芪汤	6	10	越婢加术汤	1
4	防己茯苓汤	4	11	越婢汤	1
5	防己地黄汤	3	12	桂枝芍药知母汤	1
6	葶苈大枣泻肺汤	2	13	大黄甘草汤	1
7	鸡屎白散	2	14	甘草附子汤	1

【临床证据评价】

肾病综合征的临床证据来源于临床研究和个案经验文献，前者有44篇，后者有46篇。临床研究文献中有24篇随机对照试验，3篇非随机对照试验，17篇病例系列观察。个案经验文献共有46篇，报道了51则肾病综合征的验案。

1. 临床研究文献

（1）肾气丸

18篇文献中，8篇随机对照试验，2篇非随机对照试验，8篇病例系列观察。在发表年份上，所有文献分布在1995～2013年。证据质量等级评价情况见表2-14。可以看出，有中等质量证据9篇，低质量证据4篇，极低质量证据5篇。证据的降级因素主要为研究的局限性与加入药物干扰。证据升级因素主要是使用仲景原方干预。

表 2-14　　肾气丸临床研究文献证据质量一览表

纳入研究	发表年份	文献类型	证据升降因素	等级
同　心[1]	1995	CR	仲景原方（+1）	中
李良庆[2]	2000	RCT	研究的局限性（–2）仲景原方（+1）	中
许志华[3]	2000	RCT	研究的局限性（–2）仲景原方（+1）	中
姚连初[4]	2000	CT	研究的局限性（–2）仲景原方（+1）	中
王　宁[5]	2001	CT	研究的局限性（–2）仲景原方（+1）	中
吕　勇[6]	2004	RCT	研究的局限性（–2）仲景原方（+1）	中
高跃非[7]	2009	CR	单用仲景方干预（+1）	中
韩四萍[8]	2012	CR	研究的局限性（–1）单用仲景方干预（+1）	中
曾浪泉[9]	2013	RCT	加入药物干扰（–1）	中
缪静龙[10]	2004	RCT	研究的局限性（–2）	低
蔡绍兴[11]	2005	CR	无	低
许辉煌[12]	2008	CR	研究的局限性（–1）	低
董扬洲[13]	2009	RCT	研究的局限性（–2）	低
金绪美[14]	1999	CR	加入药物干扰（–1）	极低
邓秋生[15]	2003	CR	加入药物干扰（–1）	极低
覃国良[16]	2010	RCT	研究的局限性（–2）精确度低（–1 小样本（–1））	极低
汪生华[17]	2012	CR	研究的局限性（–2）精确度低（–1）	极低
茅雪莉[18]	2013	RCT	研究的局限性（–2）	极低

（2）防已黄芪汤

纳入9篇文献，5篇随机对照试验，4篇病例系列观察。所有文献分布在1997～2013年。证据质量等级评价情况见表2–15。可以看出，有中等质量证据1篇，极低质量证据8篇。证据的降级因素主要为研究的局限性、加入药物干扰、精确度低等。

表 2-15　　防己黄芪汤临床研究文献证据质量一览表

纳入研究	发表年份	文献类型	证据升降因素	等级
赖宗甫[19]	2012	RCT	研究的局限性（–1）精确度低（–1）加入药物干扰（–1）单用仲景方干预（+1）	中
胡运久[20]	1997	RCT	研究的局限性（–2）精确度低（–1）加入药物干扰（–1）	极低
周民权[21]	1997	CR	加入药物干扰（–1）	极低
温　良[22]	1998	CR	加入药物干扰（–1）	极低
李永健[23]	2002	CR	加入药物干扰（–1）	极低
覃正壮[24]	2010	RCT	研究的局限性（–1）精确度低（–1）加入药物干扰（–1）	极低
徐燕舞[25]	2012	RCT	研究的局限性（–2）加入药物干扰（–1）	极低
李　鹏[26]	2013	CR	加入药物干扰（–1）	极低
王　岚[27]	2013	RCT	研究的局限性（–2）加入药物干扰（–1）	极低

（3）大黄䗪虫丸

纳入 6 篇文献，均为随机对照试验。所有文献分布在 1999 ~ 2010 年。证据质量等级评价情况见表 2-16。可以看出，有中等质量证据 3 篇，低质量证据 2 篇，极低质量证据 1 篇。证据的降级因素主要为研究的局限性与精确度低。证据升级因素主要是使用仲景原方。

表 2-16　　大黄䗪虫丸临床研究文献证据质量一览表

纳入研究	发表年份	文献类型	证据升降因素	等级
杨达胜[28]	1999	RCT	研究的局限性（–2）仲景原方（+1）	中
郁星峰[29]	2001	RCT	研究的局限性（–2）仲景原方（+1）	中
樊来应[30]	2010	RCT	研究的局限性（–2）精确度低（–1）仲景原方（+1）单用仲景方干预（+1）	中
杨韶华[31]	2005	RCT	研究的局限性（–2）	低
杨秀梅[32]	2007	RCT	研究的局限性（–2）精确度低（–1）仲景原方（+1）	低
魏连波[33]	2002	RCT	研究的局限性（–2）仲景原方（+1）	极低

（4）其他方剂

另有6个方剂，为防己茯苓汤、桂枝茯苓丸、当归芍药散等。各个方剂的证据质量等级评价情况见表2-17。可以看出，纳入文献质量均较低。

表2-17　　其他方剂临床研究文献证据质量一览表

纳入研究	方剂名称	发表年份	文献类型	证据升降因素	等级
袁显忠[34]	防己茯苓汤	1996	CR	加入药物干扰（–1）	极低
刘　玲[35]	防己茯苓汤	2010	CR	研究的局限性（–1）	极低
夏本林[36]	防己茯苓汤	2010	RCT	研究的局限性（–2）精确度低（–1）加入药物干扰（–1）	极低
李　静[37]	桂枝茯苓丸	2011	RCT	研究的局限性（–1）	中
余信国[38]	桂枝茯苓丸	2004	RCT	研究的局限性（–1）加入药物干扰（–1）	低
孔令新[39]	当归芍药散	2009	RCT	研究的局限性（–2）加入药物干扰（–1）	极低
马倩倩[40]	当归芍药散	2012	RCT	研究的局限性（–2）间接证据（–1）加入药物干扰（–1）	极低
余素琴[41]	越婢加术汤	1997	CT	研究的局限性（–2）精确度低（–1）加入药物干扰（–1）	极低
赵丽敏[42]	越婢加术汤	2004	CR	研究的局限性（–1）加入药物干扰（–1）	极低
周迎霞[43]	黄芪建中汤	2008	CR	研究的局限性（–1）加入药物干扰（–1）	极低
王永钧[44]	大黄附子汤	1985	CR	精确度低（–1）加入药物干扰（–1）发表偏倚（–1）剂量–效应关系（+1）	极低

2. 个案经验文献

共纳入51则医案，分别采用当归芍药散、肾气丸、防己黄芪汤等。发表年份分布于1989～2012年之间。各个方剂的证据质量等级评价情况见表2-18。可以看出，纳入相关医案除了葶苈大枣泻肺汤、己椒苈黄丸、大黄附子汤、越婢加术汤平均质量为高等以外，其余医案文献均为中低等质量。

表 2-18　个案经验文献证据质量一览表

方剂名称	发表年份	医案则数	质量评分平均值	等级
当归芍药散	1994 ~ 2010	20	52.995	中等
肾气丸	1990 ~ 2007	7	54.59	中等
防己黄芪汤	1989 ~ 2012	6	54.07	中等
防己茯苓汤	1997 ~ 1997	4	43.07	中等
防己地黄汤	1990 ~ 1991	3	42.69	中等
葶苈大枣泻肺汤	2002 ~ 2012	2	67.48	高等
鸡屎白散	2003	2	50.46	中等
己椒苈黄丸	2010	1	72.3	高等
大黄附子汤	1999	1	65.97	高等
越婢加术汤	2004	1	65.5	高等
越婢汤	2006	1	45.04	中等
桂枝芍药知母汤	2002	1	43.48	中等
大黄甘草汤	1999	1	36.93	低等
甘草附子汤	2010	1	24.28	低等

【典型临床证据】

肾病综合征的临床研究证据共有 44 篇文献支持，中等质量证据 14 篇，低质量证据 7 篇，极低质量证据 23 篇。

1. 肾气丸

肾气丸配合激素对照激素预防肾病综合征复发在降低复发率方面有优势（中等质量证据）

李良庆[2]实施的一项样本量为 65 例的随机对照试验中，试验组 33 例，对照组 32 例。对照组采用强的松，开始剂量每日 2mg/kg，最大剂量不超过每日 60mg，尿蛋白转阴性 2 周后改为隔日顿服 2mg/kg，4 周后开始减量，每 4 周减量 5mg，最后维持每日 5 ~ 10mg，总疗程 6 ~ 12 个月。试验组首先按上述治疗，当激素减量至每日 5 ~ 10mg 时加服金匮肾气丸，剂量 8 岁以上 6 粒，每日 3 次；6 岁以上 4 粒，每日 3 次；6 岁以下 2 粒，每日 3 次。激素逐渐减量至停用，单服肾气丸，总疗程 12 个月。两组复发率相对危险度 RR=0.32，95%CI（0.13，0.79），P=0.01。

2. 防己黄芪汤

防己黄芪汤加减对照保肾汤干预成人肾病综合征在加速浮肿消退方面有优势（中等质量证据）

赖宗甫[19]实施的一项样本量为60例的随机对照试验中，试验组30例，对照组30例。试验组方药以防己黄芪汤加减，药物组成（基本方）：黄芪30g，防己15g，白术15g，大枣15g，甘草6g，薏苡仁30g，茯苓20g，益母草20，枸杞子15g，菟丝子15g，金樱子10g，芡实20g，鬼箭羽30g。兼有外感热毒者，加白花蛇舌草20g，金银花15g，连翘15g；兼有湿热者，加金钱草20g，薏苡仁30g，玉米须15g；下焦虚寒，形寒肢冷者，可加制附子20g，肉桂5g。上药水煎服，每日1剂，分2次服，10天为1个疗程，3个疗程后统计疗效。对照组用保肾汤治疗：党参15g，白术12g，黄芪15g，陈皮6g，泽泻6g，车前子6g，茯苓12g，丹皮10g，旱莲草10g，山萸肉12g，白茅根15g。上药水煎服，每日1剂，分2次服，10天为1个疗程，3个疗程后统计疗效。两组比较，浮肿消退天数加权均数差 WMD=–4.00，95%CI（–6.15，–1.85），P=0.0003。

【肾病综合征与应用方剂分析】

此次研究发现共有17首方剂可以治疗肾病综合征，属于同病异治的范畴。根据文献报道，基于循证医学研究得出结论：肾气丸共18篇文献，纳入1124例。尚无高质量证据。可以看出，虽然方剂种类分布较广，但是不论在文献频次还是证据质量方面，均具有一定聚集性。

1. 肾气丸

肾气丸在《金匮要略》共出现5次，分别在中风历节病篇、血痹虚劳病篇、痰饮咳嗽病篇、消渴小便不利淋病篇、妇人杂病篇中，分别主治脚气上冲、虚劳腰疼、短气有微饮、男子消渴、妇人转胞，虽然其主证各异，但病机一致，即肾气不足、肾阳亏虚。其方由附子、桂枝、干地黄、山药、山茱萸、泽泻、茯苓、丹皮组成。肾病综合征在本方的病症谱中，属于高频病症。中等质量证据显示，肾气丸配合激素对照激素预防肾病综合征复发在降低复发率方面有优势。可见肾气不足、肾阳亏虚是本病临床常见病机之一，具有较高的人群聚集度。

2. 防己黄芪汤

防己黄芪汤是痉湿暍病篇中，主治风湿伤表，三焦气机壅滞，卫表气虚不固的主方。其主证表现为全身关节疼痛，脉浮，身重，汗出恶风等，并无有关治疗肾病综合征相关症状的论述。其治疗本病的机理，当为益气除湿，其病自愈。其方由防己、甘草、白术、黄芪组成。肾病综合征在本方的病症谱中，属于中频病症。中等质量证据显示，防己黄芪汤加减对照保肾汤干预成人肾病综合征在加速浮肿消退方面有优势。可见风湿伤表、卫气不固是本病临床常见病机之一，虽证据频次低，该方的使用体现了中医治病求本的优势，临床见此病机者可酌用此方。

【优势病证规律】

根据现有文献，肾病综合征临床常见证型有肾气不足、肾阳亏虚的肾气丸证和风湿伤表、卫气不固的防己黄芪汤证。通过循证医学研究及证据评价，提炼出肾病综合征用《金匮要略》方治疗呈现出一定趋向性。因此，肾气丸和防己黄芪汤的证型很可能是肾病综合征在现代临床环境下的主要证候表现。（见图 2–3）

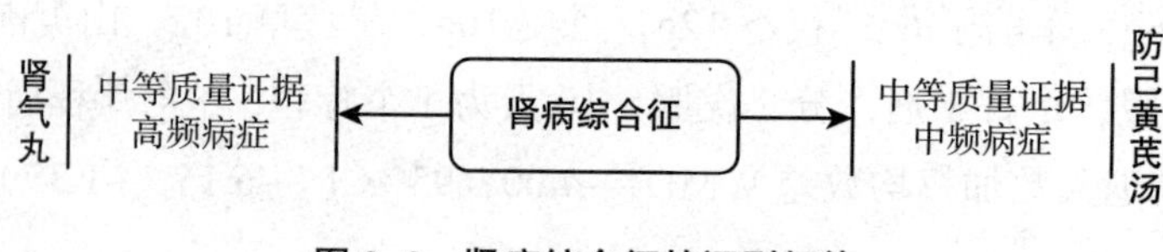

图 2–3 肾病综合征的证型规律

参考文献

［1］同心．应用以八味地黄丸为主的汉方方剂治疗肾变病综合征［J］．国外医学（中医中药分册），1995，17（4）：25–26.

［2］李良庆．肾气丸佐治预防肾病综合征复发［J］．河北医学，2000，6（4）：381–382.

［3］许志华，侯长安，申品颖．激素联合中药治疗肾病综合征的疗效观察［J］．河南医药信息，2000，8（2）：41.

［4］姚连初．肾气丸对原发肾病综合征患者外周血糖皮质激素受体水平的影响［J］．中成药，2000，22（10）：704–705.

［5］王宁，唐晓丽，庞彬，等．勤发性肾病综合征激素治疗副作用的中医辨治［J］．新疆中医药，2001，19（4）：30.

［6］吕勇，王亿平．金匮肾气丸对肾病综合征脾肾阳虚证患者激素撤减的疗效［J］．安徽中医学院学报，2004，23（3）：15–17.

［7］高跃非，吴一篝．金匮肾气丸为主治疗肾病综合征 48 例的体会［J］．临床医药实践，2009，18（2）：136.

［8］韩四萍．饮食调控配合中药治疗肾病综合征血脂异常 50 例［J］．实用中医药杂志，2012，28（10）：838.

[9] 曾浪泉 . 中药肾气丸加减方结合激素治疗肾病综合征的临床探讨 [J] . 中外医学研究，2013，11（36）：131–132.
[10] 缪静龙，叶建明，陈洪磊，等 . 中西医结合治疗原发性肾病综合征 35 例临床报告 [J] . 实用中西医结合临床，2004，4（4）：46.
[11] 蔡绍兴 . 中西医结合治疗儿童肾病综合征 55 例 [J] . 中华现代儿科学杂志，2005，2（8）：710.
[12] 许辉煌 . 温肾活血法联合强的松为主治疗成人原发性肾病综合征 30 例 [J] . 福建中医药，2008，39（5）：43.
[13] 董扬洲，彭素娟，张建伟 . 中西医结合治疗肾病综合征的疗效观察 [J] . 中国民族民间医药，2009（6）：63–64.
[14] 金绪美 . 肾气丸加虫类药配合激素治疗难治肾病 46 例 [J] . 四川中医，1999，17（8）：27.
[15] 邓秋生 . 中西医结合治疗难治性肾病体会 [J] . 河南中医，2003，23（5）：42.
[16] 覃国良 . 中西医结合治疗原发性肾病综合征 28 例观察 [J] . 实用中医药杂志，2010，26（2）：96–97.
[17] 汪生华 . 中西医结合治疗肾病综合征疗效观察 [J] . 中国农村卫生，2012，7（8）：22.
[18] 茅雪莉，韩玲 . 中西医结合治疗小儿肾病综合征激素撤减期 32 例疗效观察 [J] . 中国中西医结合儿科学，2013，5（6）：533.
[19] 赖宗甫 .《金匮要略》防己黄芪汤治疗肾病综合征疗效观察 [D] . 广州：广州中医药大学，2012.
[20] 胡运久 . 中西医结合治疗肾病综合征 12 例 [J] . 国医论坛，1997，12（1）：39.
[21] 周民权，张颖娟 . 中西医结合治疗肾病综合征Ⅱ型的体会 [J] . 黑龙江中医药，1997（6）：8–10.
[22] 温良，张春华 . 复方防己黄芪汤治疗肾病综合征 [J] . 中医药学报，1998（2）：18.
[23] 李永健，胡燕 . 中西医结合治疗小儿肾病综合征 40 例 [J] . 陕西中医，2002，23（6）：483.
[24] 覃正壮 . 防己黄芪汤治疗原发性肾病综合征水肿期疗效观察 [J] . 吉林中医药，2010，30（7）：582–583.
[25] 徐燕舞 . 防己黄芪汤治疗原发性肾病综合征的临床疗效研究 [J] . 中国医药指南，2012，10（22）：286–287.
[26] 李鹏，段莉 . 中西医结合治疗肾病综合征合并恶性高血压 39 例 [J] . 国医论坛，2013，28（1）：37–38.
[27] 王岚，范尧夫，魏睦新 . 防己黄芪汤加味治疗原发性肾病综合征疗效分析 [J] . 辽宁中医药大学学报，2013，15（3）：111–112.
[28] 杨达胜，泰元旭，赵习德 . 大黄䗪虫丸对小儿肾病综合征血脂水平的影响 [J] . 现代康复，1999，3（12）：1534.
[29] 郁星峰 . 大黄䗪虫丸加减治疗原发性肾病综合征 31 例——附强的松对照治疗 27 例 [J] . 浙江中医杂志，2001（6）：99.
[30] 樊来应 . 大黄䗪虫丸治疗肾病蛋白尿 54 例 [J] . 光明中医，2010，25（5）：797.
[31] 杨韶华，王祥生，曹务礼 . 大黄䗪虫丸治疗肾病综合征并急性肾功能衰竭疗效观察 [J] . 中国中医急症，2005，14（9）：843.

[32] 杨秀梅，常青. 大黄䗪虫丸配合激素治疗复发性肾病综合征 20 例 [J]. 新中医，2007，39（7）：65.
[33] 魏连波，马志刚，李玉明，等. 大黄䗪虫丸对难治性肾病综合征Ⅷ因子抗原及纤维蛋白原的影响 [J]. 浙江中西医结合杂志，2002，5（4）：1-2.
[34] 袁显忠，杜克刚. 加味防己茯苓汤治疗小儿肾病综合征 16 例 [J]. 湖北中医杂志，1996，18（5）：16.
[35] 刘玲. 防己茯苓汤治疗肾病综合征体会 [J]. 中国民族民间医药，2010，19（22）：188.
[36] 夏本林. 加味防已茯苓汤治疗脾虚湿胜型肾病综合征 38 例 [J]. 现代中医药，2010，30（2）：19-20.
[37] 李静，余信国，叶静. 中西医结合治疗小儿原发性肾病综合征 40 例临床观察 [J]. 中国医药导报，2011，8（20）：156-158.
[38] 余信国，李静. 中西医结合治疗小儿难治性肾病远期效果观察 [J]. 四川中医，2004，22（9）：65-66.
[39] 孔令新. 益气活血利水法配合常规西医治疗原发性肾病综合征的临床研究 [J]. 河北中医，2009，31（5）：707-708.
[40] 马倩倩. 加味当归芍药散治疗原发性肾病综合征的临床研究 [D]. 济南：山东中医药大学，2012.
[41] 余素琴. 治疗成人原发性肾病综合征 30 例 [J]. 上海中医药杂志，1997（9）：21.
[42] 赵丽敏. 中西医结合治疗肾病综合征 36 例 [J]. 河南中医，2004，24（8）：55.
[43] 周迎霞. 胃镜下喷药加中西药内服治疗难治性消化性溃疡 42 例 [J]. 辽宁中医药大学学报，2008，10（3）：86.
[44] 王永钧，沈福娣，陶筱娟，等. 中西医结合治疗肾病综合征合并氮质血症 24 例报告 [J]. 中西医结合杂志，1985，5（9）：550-557.

第三节　前列腺增生

前列腺增生是老年男性常见疾病，由于前列腺的逐渐增大对尿道及膀胱出口产生压迫作用，临床上表现为尿频、尿急、夜间尿次增加和排尿费力，并能导致泌尿系统感染、膀胱结石和血尿等并发症，对老年男性的生活质量产生严重影响。

前列腺增生的症状主要表现为两组：一是膀胱刺激症状，一是因增生前列腺阻塞尿路产生的梗阻性症状。膀胱刺激症状包括尿频、尿急、夜尿增多及急迫性尿失禁等。后者包括排尿无力、尿线变细和尿滴沥等。此外，增大的前列腺表面有许多血管，这些血管在压力增高的情况下，会发生破裂，使得尿液中带血而出现血尿。前列腺增生较重的晚期患者，梗阻严重时可因受凉、饮酒、憋尿时间过长或感染等原因导致尿液无法排出而发生急性尿潴留。

目前，前列腺增生的治疗方式有等待观察、药物治疗、手术治疗和微创治疗等。每种治疗方案均有优势和风险。这就需要针对患者的具体情况，选择合理的治疗方案，使患者获益的同时，尽量避免并发症和风险的发生。如果前列腺增生对患者的生活质量影响较小且无明显苦恼，患者可以选择等待观察。药物治疗方面，目前，治疗药物包括：α_1受体阻滞剂、5α 还原酶抑制剂，以及二者联合治疗。药物治疗效果不佳或拒绝接受药物治疗的患者，当前列腺增生导致反复尿潴留、反复血尿、反复泌尿系感染、膀胱结石及继发性双肾积水等并发症时，建议采用外科治疗。

前列腺增生属中医学“癃闭”范畴。中医认为本病的病变部位在膀胱，属膀胱气化不力，小便淋沥，甚则点滴不出。癃闭的病变部位虽在膀胱，但它的发生与肾脏有直接关系。按照中医理论，肾为先天之本，具有纳气、主水、主持和调节人体水液代谢的功能，这主要是靠肾中阳气来完成的，如果肾中阳气不足，气化失常，就会引起水液代谢障碍。

【《金匮要略》方剂谱】

前列腺增生的国际病症编码为 N40.X01，属于泌尿生殖系统疾病。在《金匮要略》方治疗的优势病症谱中，其临床研究文献频次居第 19 位，而个案经验文献频次居第 20 位。《金匮要略》方中，能够治疗前列腺增生的方剂共 17 首，其中有 8 首方剂已经进行过临床研究，15 首方剂有个案经验报道。各方剂的文献频次见表 2–19、表 2–20。从表中看出，临床研究文献主要集中在肾气丸和桂枝茯苓丸，而个案经验文献同样集中在肾气丸与桂枝茯苓丸，其余方剂运用频次较低。

表 2–19　前列腺增生临床研究文献方剂谱

序号	方剂名称	频次	序号	方剂名称	频次
1	肾气丸	35	5	大黄蟅虫丸	1
2	桂枝茯苓丸	25	6	栝楼瞿麦丸	1
3	当归贝母苦参丸	4	7	蒲灰散	1
4	当归芍药散	2	8	下瘀血汤	1

表 2–20　前列腺增生个案经验文献方剂谱

序号	方剂名称	频次	序号	方剂名称	频次
1	肾气丸	41	3	当归芍药散	11
2	桂枝茯苓丸	25	4	鳖甲煎丸	9

续表

序号	方剂名称	频次	序号	方剂名称	频次
5	当归贝母苦参丸	8	11	厚朴三物汤	1
6	大黄甘遂汤	8	12	天雄散	1
7	栝楼瞿麦丸	5	13	甘草干姜茯苓白术汤	1
8	黄芪桂枝五物汤	2	14	蒲灰散	1
9	赤豆当归散	2	15	桂枝加龙骨牡蛎汤	1
10	薏苡附子败酱散	1			

【临床证据评价】

前列腺增生的临床证据来源于临床研究和个案经验文献，前者有70篇，后者有104篇。临床研究文献中有15篇随机对照试验，1篇半随机对照试验，4篇非随机对照试验，50篇病例系列观察。个案经验文献共有104篇，报道了117则前列腺增生的验案。

1. 临床研究文献

（1）肾气丸

35篇文献中，10篇随机对照试验，1篇半随机对照试验，2篇非随机对照试验，22篇病例系列观察。在发表年份上，所有文献分布在1990～2013年。证据质量等级评价情况见表2–21。可以看出，有高质量证据6篇，中等质量证据10篇，低质量证据7篇，极低质量证据12篇。证据的降级因素主要为研究的局限性，发表偏倚、加入药物干扰也是降级因素之一。证据升级因素主要是单用仲景方干预、剂量–效应关系。

表2–21　肾气丸临床研究文献证据质量一览表

纳入研究	发表年份	文献类型	证据升降因素	等级
吴乃桐[1]	1994	CR	仲景原方（+1）单用仲景方干预（+1）	高
王永纯[2]	2001	CR	剂量–效应关系（+1）仲景原方（+1）	高
赵新乡[3]	2002	CR	剂量–效应关系（+1）仲景原方（+1）单用仲景方干预（+1）	高
李　旭[4]	2005	CR	剂量–效应关系（+1）仲景原方（+1）单用仲景方干预（+1）	高

续表

纳入研究	发表年份	文献类型	证据升降因素	等级
刘　艳[5]	2009	CR	剂量－效应关系（+1）仲景原方（+1）单用仲景方干预（+1）	高
刘保兴[6]	2013	RCT	研究的局限性（–1）仲景原方（+1）	高
赵玉明[7]	1996	CR	仲景原方（+1）	中
戚世伟[8]	2004	CR	仲景原方（+1）	中
郎建华[9]	2006	RCT	研究的局限性（–2）仲景原方（+1）	中
何本鸿[10]	2007	RCT	研究的局限性（–2）仲景原方（+1）	中
刘文兵[11]	2009	CR	剂量－效应关系（+1）	中
张正理[12]	2009	CCT	仲景原方（+1）	中
吴　晨[13]	2010	RCT	研究的局限性（–2）单用仲景方干预（+1）	中
熊智魁[14]	2011	CR	仲景原方（+1）	中
杜林海[15]	2012	RCT	研究的局限性（–2）加入药物干扰（–1）单用仲景方干预（+1）	中
李　旭[16]	2013	CT	研究的局限性（–1）仲景原方（+1）单用仲景方干预（+1）	中
陈克忠[17]	1991	CR	无	低
王金棠[18]	1999	CR	无	低
屈历涛[19]	2001	CR	无	低
杨运池[20]	2008	CR	无	低
寿仁国[21]	2010	RCT	研究的局限性（–2）加入药物干扰（–1）单用仲景方干预（+1）	低
郑文通[22]	2012	RCT	研究的局限性（–1）精确度低（–1）加入药物干扰（–1）单用仲景方干预（+1）	低
马彦伟[23]	2013	CR	加入药物干扰（–1）单用仲景方干预（+1）	低
蔡英奇[24]	1990	CR	加入药物干扰（–1）	极低
农　芳[25]	1994	CR	加入药物干扰（–1）	极低
杨万告[26]	1996	CR	加入药物干扰（–1）	极低
何亚萍[27]	1997	CR	加入药物干扰（–1）	极低
佩　军[28]	2001	CR	发表偏倚（–1）加入药物干扰（–1）	极低
寿宏伟[29]	2004	CR	加入药物干扰（–1）	极低

续表

纳入研究	发表年份	文献类型	证据升降因素	等级
王　珈[30]	2005	CT	加入药物干扰（-1）	极低
闻后均[31]	2005	RCT	研究的局限性（-2）剂量-效应关系（+1）仲景原方（+1）	极低
寿仁国[32]	2007	RCT	研究的局限性（-2）加入药物干扰（-1）	极低
李　治[33]	2008	CR	加入药物干扰（-1）	极低
李光芒[34]	2009	CR	加入药物干扰（-1）	极低
刘星磊[35]	2010	RCT	研究的局限性（-2）小样本（-1）加入药物干扰（-1）单用仲景方干预（+1）	极低

（2）桂枝茯苓丸

纳入25篇文献，3篇随机对照试验，2非随机对照试验，20篇病例系列观察。所有文献分布在1984～2013年。证据质量等级评价情况见表2-22。可以看出，有高质量证据1篇，中等质量证据3篇，低质量证据4篇，极低质量证据17篇。证据的降级因素主要为加入药物干扰。证据升级因素主要是单用仲景方干预。

表2-22　桂枝茯苓丸临床研究文献证据质量一览表

纳入研究	发表年份	文献类型	证据升降因素	等级
解品启[36]	2001	CR	仲景原方（+1）单用仲景方干预（+1）	高
徐清伟[37]	2000	CR	仲景原方（+1）	中
刘　成[38]	2010	RCT	研究的局限性（-2）精确度低（-1）仲景原方（+1）单用仲景方干预（+1）	中
张雅兰[39]	2012	RCT	研究的局限性（-2）小样本（-1）效应值很大（+1）仲景原方（+1）	中
吴端兵[40]	2000	CR	无	低
吴章穆[41]	2008	CR	无	低
王保峰[42]	2010	CR	加入药物干扰（-1）单用仲景方干预（+1）	低
易长莲[43]	2012	CR	加入药物干扰（-1）单用仲景方干预（+1）	低
苗聘三[44]	1984	CR	加入药物干扰（-1）	极低
肖祖英[45]	1996	CR	加入药物干扰（-1）	极低
叶志权[46]	1997	CR	加入药物干扰（-1）	极低

续表

纳入研究	发表年份	文献类型	证据升降因素	等级
李国甫[47]	1998	CR	加入药物干扰（–1）	极低
崔志民[48]	1999	CR	加入药物干扰（–1）	极低
刘玉三[49]	1999	CR	加入药物干扰（–1）	极低
周　健[50]	2001	CR	加入药物干扰（–1）	极低
李卫中[51]	2003	CR	加入药物干扰（–1）	极低
戴锦成[52]	2004	CR	加入药物干扰（–1）	极低
詹院生[53]	2006	CT	加入药物干扰（–1）	极低
彭世桥[54]	2007	CR	加入药物干扰（–1）	极低
蒋荣伟[55]	2008	CR	加入药物干扰（–1）	极低
刘中淮[56]	2009	CR	加入药物干扰（–1）	极低
王　成[57]	2009	CR	加入药物干扰（–1）	极低
高健刚[58]	2011	RCT	研究的局限性（–2）加入药物干扰（–1）	极低
于　森[59]	2011	CT	研究的局限性（–2）精确度低（–1）加入药物干扰（–1）	极低
陈建军[60]	2013	CR	加入药物干扰（–1）	极低

（3）其他方剂

另有6个方剂，分别为当归贝母苦参丸、当归芍药散、大黄䗪虫丸、栝楼瞿麦丸、蒲灰散、下瘀血汤。各个方剂的证据质量等级评价情况见表2–23。可以看出，纳入文献质量中有高等质量文献1篇。

表2–23　其他方剂临床研究文献证据质量一览表

纳入研究	方剂名称	发表年份	文献类型	证据升降因素	等级
郭兆友[61]	当归贝母苦参丸	1995	CR	加入药物干扰（–1）	极低
李仁寿[62]	当归贝母苦参丸	2000	CR	加入药物干扰（–1）	极低
褚洪飞[63]	当归贝母苦参丸	2002	CR	加入药物干扰（–1）	极低
瞿立武[64]	当归贝母苦参丸	2007	RCT	加入药物干扰（–1）	极低
耿迎春[65]	当归芍药散	2003	RCT	研究的局限性（–2）	低
吴述亮[66]	当归芍药散	2006	CR	无	低

续表

纳入研究	方剂名称	发表年份	文献类型	证据升降因素	等级
王国华[67]	大黄䗪虫丸	1998	CR	仲景原方（+1）单用仲景方干预（+1）	高
李明正[68]	栝楼瞿麦丸	1990	CR	加入药物干扰（–1）	极低
张菊兰[69]	蒲灰散	1994	CR	加入药物干扰（–1）	极低
李明正[70]	下瘀血汤	1990	CR	加入药物干扰（–1）	极低

2. 个案经验文献

共纳入 117 则医案，分别采用肾气丸、桂枝茯苓丸、当归芍药散等。发表年份分布于 1980 ~ 2013 年之间。各个方剂的证据质量等级评价情况见表 2–24。可以看出，纳入相关医案除了大黄甘遂汤、蒲灰散和桂枝加龙骨牡蛎汤平均质量为低等以外，其余医案文献均为高等、中等质量。

表 2–24　　个案经验文献证据质量一览表

方剂名称	发表年份	医案则数	质量评分平均值	等级
肾气丸	1987 ~ 2010	41	46.06	中等
桂枝茯苓丸	1985 ~ 2013	25	42.44	中等
当归芍药散	1982 ~ 2012	11	43.59	中等
鳖甲煎丸	2009 ~ 2009	9	42.76	中等
当归贝母苦参丸	1991 ~ 2012	8	48.09	中等
大黄甘遂汤	1986 ~ 2000	8	36.10	低等
栝楼瞿麦丸	1992 ~ 2009	5	45.61	中等
黄芪桂枝五物汤	1994 ~ 2007	2	48.75	中等
赤豆当归散	1990	2	45.56	中等
薏苡附子败酱散	1994	1	65.06	高等
厚朴三物汤	2006	1	60.42	高等
天雄散	2011	1	56.15	中等
甘草干姜茯苓白术汤	2010	1	47.31	中等
蒲灰散	1994	1	38.91	低等
桂枝加龙骨牡蛎汤	1980	1	37.06	低等

【典型临床证据】

前列腺增生的临床研究证据共有70篇文献支持，高质量证据8篇，中等质量证据13篇，低质量证据13篇，极低质量证据36篇。高质量证据为肾气丸、桂枝茯苓丸、大黄䗪虫丸的研究文献。各质量等级文献均有分布。

1. 肾气丸

金匮肾气丸干预前列腺增生在临床总有效率方面有效（高质量证据）

赵新乡[3]实施的一项样本量为19例的病例系列观察中，以金匮肾气丸治疗。蜜丸，1次1丸，每日2～3次；水丸，1次6g，每日2次。早晚空腹服，20天为1个疗程。疗效标准及治疗效果：19例患者服药1个疗程左右临床症状均开始有不同程度的减轻。其中5例服药2个疗程，7例服药2～3个疗程，6例服药4～6个疗程后，夜尿次数减少到1～2次；1例服药7个疗程后，夜尿次数减少到2～3次；腰以下冷感皆消失，尿不净感均明显减轻。

2. 桂枝茯苓丸

桂枝茯苓丸合川芎嗪穴位注射干预前列腺增生在临床总有效率方面有效（高质量证据）

解品启[36]实施的一项样本量为120例的病例系列观察中，桂枝茯苓丸（桂枝、茯苓、桃仁、丹皮、赤芍各等份研末）吞服，每天2次，每次服用相当于原药10g，连用28天为1个疗程。取足三里、肾俞穴为一组，取三阴交、气海穴为一组。每穴用川芎嗪0.5mL（含川芎嗪10mg），有针感时缓慢推注，每周2次，两组穴交替使用，连续治疗8次为1个疗程。治疗结果：经2个疗程治疗后，显效46例（占38.3%）；有效61例（占50.8%）；无效13例（占10.8%），总有效率89.2%。治疗后治愈20例，占33.89%；好转35例，占59.32%；无效4例，总有效率为93.22%。（疗效标准：①显效：尿频、尿急、排尿困难消失，前列腺体积缩小10%以上。②有效：尿频、尿急、排尿困难明显减轻，前列腺体积缩小不明显。③无效：症状无改善或加重，前列腺体积不变或加重者。）

【前列腺增生与应用方剂分析】

此次研究发现共有17首方剂可以治疗前列腺增生，属于同病异治的范畴。根据文献报道，基于循证医学研究得出结论，依次为：肾气丸共35篇文献，纳入2270例；桂枝茯苓丸共25篇文献，纳入1501例。高质量证据分布在肾气丸、桂枝茯苓丸中，其余方剂多为中等、低质量证据。可以看出，虽然方剂种类分布较广，但是不论在文献频次还是证据质量方面，均具有一定聚集性。

1. 肾气丸

肾气丸在《金匮要略》共出现5次，分别在中风历节病篇、血痹虚劳病篇、痰饮咳嗽病篇、消渴小便不利淋病篇、妇人杂病篇中，分别主治脚气上冲、虚劳腰疼、短气有微饮、男子消渴、妇人转胞，虽然其主证各异，但病机一致，即肾气不足、肾阳亏虚。其方由附子、桂枝、干地黄、山药、山茱萸、泽泻、茯苓、丹皮组成。前列腺增生在本方的病症谱中，属于高频病症。高质量证据显示，金匮肾气丸干预前列腺增生在临床总有效率方面有效。可见肾气不足、肾阳亏虚是本病临床常见病机之一，具有较高的人群聚集度。

2. 桂枝茯苓丸

桂枝茯苓丸是妇人妊娠病篇中，主治瘀血阻滞、寒湿凝滞的癥病漏下的主方，其主证表现为经水异常、漏下不止等，并无有关治疗前列腺增生相关症状的论述。其治疗本病的机理，当为消瘀化癥，瘀去病自愈。前列腺增生在本方的病症谱中，属于高频病症。高质量证据显示，桂枝茯苓丸合川芎嗪穴位注射干预前列腺增生在临床总有效率方面有效。可见瘀血阻滞、寒湿凝滞是本病临床常见病机之一，具有较高的人群聚集度。

【优势病证规律】

根据现有文献，前列腺增生临床常见证型有肾气不足、肾阳亏虚的肾气丸证和瘀血阻滞、寒湿凝滞的桂枝茯苓丸证。通过循证医学研究及证据评价，提炼出前列腺增生用《金匮要略》方治疗呈现出一定趋向性。因此，桂枝茯苓丸和肾气丸的证型很可能是前列腺增生在现代临床环境下的主要证候表现。（见图2–4）

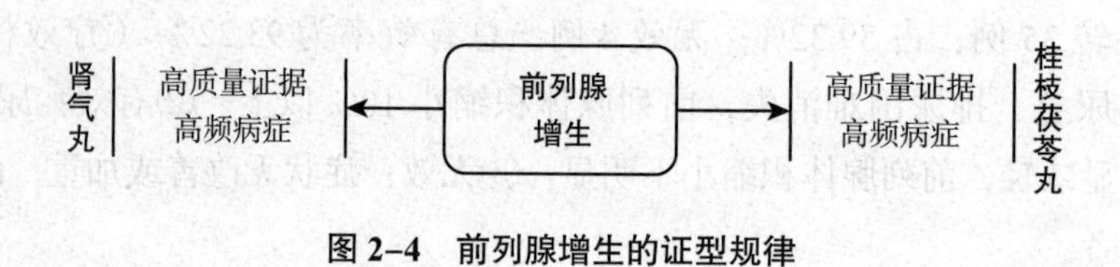

图2–4　前列腺增生的证型规律

参考文献

［1］吴乃桐. 神阙穴敷贴治疗前列腺肥大36例［J］. 上海针灸杂志，1994，13（3）：117.

［2］王永纯，王选岩，赵陪厢．中西医结合治疗高危前列腺增生症［C］．中国中西医结合学会泌尿外科专业委员会第三届全国学术会议论文汇编，2001：172-173.
［3］赵新乡．金匮肾气丸治疗前列腺肥大初探［J］．天津中医，2002，19（3）：37.
［4］李旭．温补肾阳法治疗前列腺肥大病案观察［J］．辽宁中医杂志，2005，32（4）：297-298.
［5］刘艳．金匮肾气丸治疗前列腺增生症 20 例临床观察［J］．长春中医药大学学报，2009，25（4）：540.
［6］刘保兴，陈国宏．金匮肾气丸治疗良性前列腺增生症合并逼尿肌不稳定 17 例［J］．中国中西医结合外科杂志，2013，19（2）：179-181.
［7］赵玉明，格日勒．治疗老年性前列腺肥大 33 例临床体会［J］．内蒙古中医药，1996（2）：29.
［8］戚世伟，熊成熙，郎笑梅．金匮肾气丸防治前列腺增生探析［J］．中医药临床杂志，2004，16（5）：499-500.
［9］郎建华，尚学臣．中西医结合治疗前列腺增生症 56 例［C］．中华中医药学会第七届中医男科学术大会，2006，27（7）：26-25.
［10］何本鸿．金匮肾气丸配合穴位针刺治疗良性前列腺增生的疗效观察［J］．中华男科学杂志，2007，13（10）：953.
［11］刘文兵．金匮肾气丸治疗前列腺增生症 46 例临床观察［J］．长春中医药大学学报，2009，25（2）：243.
［12］张正理，王果平，王化明．中药配合葆利安治疗前列腺增生 60 例［J］．陕西中医，2009，30（12）：1489-1490.
［13］吴晨，李欣．金匮肾气丸联合保列治治疗老年良性前列腺增生的临床观察［J］．辽宁中医杂志，2010，37（S1）：111-113.
［14］熊智魁，李华章，王本锋，等．中西医结合治疗良性前列腺增生的临床分析［J］．当代医学，2011，17（32）：154-155.
［15］杜林海，张俊会．腹针结合中药治疗前列腺增生症 46 例疗效观察［J］．中国临床医生，2012，40（9）：57-58.
［16］李旭，欧阳真理．金匮肾气丸配合灸神阙穴治疗前列腺增生 36 例［J］．内蒙古中医药，34（27）：30.
［17］陈克忠，郑宝忠，靖新文，等．前列舒丸治疗老年期前列腺增生症的临床和实验研究——附 106 例分析［J］．中药药理与临床，1991，7（3）：35-36.
［18］王金棠．肾气丸加减治疗前列腺增生 64 例［J］．南京中医药大学学报，1999，15（4）：252.
［19］屈历涛．《金匮》肾气丸合黄芪刘寄奴治疗前列腺肥大引起癃闭 36 例的效果观察［C］．全国张仲景学术思想及医方应用研讨会论文集，2001：513-514.
［20］杨运池．温肾益气汤治疗前列腺增生 31 例［J］．河北中医药学报，2008，23（4）：26.
［21］寿仁国．金匮肾气丸加味治疗前列腺增生 122 例疗效观察［J］．中国中医药科技，2010，17（5）：410.
［22］郑文通，李志勇，彭明健．济生肾气汤加味治疗肾气亏虚型前列腺增生症的临床研究［J］．光明中医，2012，27（8）：1556-1557.

[23] 马彦伟 . 针药并用治疗前列腺炎、前列腺增生 21 例 [J]. 内蒙古中医药，2013，32（17）：27–28.

[24] 蔡英奇，宋钦福 . 治疗前列腺增生症 54 例报告 [J]. 四川中医，1990（10）：36.

[25] 农芳 . 金匮肾气丸治疗前列腺肥大 10 例 [J]. 云南中医杂志，1994，15（5）：13.

[26] 杨万告 . 温肾逐瘀法治疗前列腺肥大 42 例观察 [J]. 实用中医药杂志，1996（2）：167.

[27] 何亚萍 . 清利化瘀温阳汤治疗前列腺肥大 40 例 [J]. 中医药学报，1997（3）：26.

[28] 佩军 . 肾气丸加减治疗前列腺增生 64 例 [J]. 中华实用中西医杂志，2001，1（14）：471.

[29] 寿宏伟，喻继锋 . 前列消冲剂治疗慢性前列腺增生 84 例临床观察 [J]. 河南中医，2004，24（6）：43.

[30] 王珈，杨海森，苏鑫 . 金匮肾气汤加味治疗老年轻度前列腺肥大的体会 [J]. 中国老年学杂志，2005（11）：1407–1408.

[31] 闻后均，程井军，刘昌茂 . 中西医结合治疗良性前列腺增生症的临床研究 [J]. 湖北中医杂志，2005，27（7）：25–26.

[32] 寿仁国 . 金匮肾气丸加味治疗前列腺增生 122 例 [J]. 江西中医药，2007，38（8）：31.

[33] 李治，何锦华 . 金匮肾气汤加味配合微波治疗前列腺增生 30 例 [J]. 江西中医药，2008，39（7）：41–42.

[34] 李光芒 . 补阳还五肾气汤治疗前列腺增生症 56 例 [J]. 中外健康文摘，2009，6（8）：238.

[35] 刘星磊，王泳初，张静 . 金匮肾气丸加减治疗良性前列腺增生症 25 例 [J]. 中国中医药现代远程教育，2010，8（12）：30.

[36] 解品启，晏吉春 . 桂枝茯苓丸合川芎嗪治疗前列腺增生症 120 例 [J]. 实用中医药杂志，2001，17（7）：25.

[37] 徐清伟 . 桂枝茯苓丸治疗前列腺增生症 45 例 [J]. 浙江中医学院学报，2000，24（2）：40.

[38] 刘成，李磊 . 真武汤合桂枝茯苓丸治疗良性前列腺增生 [J]. 中国实用医药，2010，5（5）：162–163.

[39] 张雅兰 . 桂枝茯苓胶囊联合坦索罗辛对老年前列腺增生患者临床症状和生活质量的影响 [J]. 中国老年学杂志，2012，32（21）：4800–4802.

[40] 吴端兵 . 桂枝茯苓丸加味治疗前列腺肥大 36 例体会 [J]. 贵阳中医学院学报，2000，22（4）：39.

[41] 吴章穆，程一宁，黄飞华 . 中西医结合治疗良性前列腺增生症 56 例观察 [J]. 浙江中医杂志，2008，43（8）：459.

[42] 王保峰 . 加味桂枝茯苓丸治疗前列腺肥大引起尿潴留临床观察 [J]. 中国社区医师（医学专业），2010，12（7）：85.

[43] 易长莲，张晓华 . 桂枝茯苓丸加味治疗前列腺增生 [J]. 湖北中医杂志，2012，34（8）：61.

[44] 苗聘三 . 加味桂枝茯苓丸治疗前列腺肥大引起的尿潴留 [J]. 河南中医，1984（3）：31.

[45] 肖祖英 . 桂枝茯苓丸加减治疗前列腺肥大 [J]. 江西中医药，1996（5）：109.

[46] 叶志权 . 桂枝茯苓丸加减治疗前列腺增生症 105 例疗效观察 [J]. 中国临床医生，1997，25（8）：54.

[47] 李国甫 . 经方治疗前列腺肥大症 38 例 [J]. 国医论坛，1998，13（3）：12.
[48] 崔志民 . 桂枝茯苓汤加味治疗前列腺增生 116 例 [J]. 河南中医药学刊，1999，14（4）：44.
[49] 刘玉三 . 桂枝茯苓丸加味治疗前列腺肥大症 64 例 [J]. 四川中医，1999，17（12）：27.
[50] 周健 . 桂枝茯苓汤加味治疗前列腺增生症 [J]. 江西中医药，2001，32（2）：23.
[51] 李卫中，鲁珍奇 . 加味回乳方为主治疗前列腺增生 30 例 [J]. 现代中西医结合杂志，2003，12（6）：629-630.
[52] 戴锦成 . 从瘀论治前列腺肥大症 50 例 [J]. 福建中医药，2004，35（5）：21.
[53] 詹院生 . 桃核承气汤合桂枝茯苓丸治疗前列腺增生 42 例 [J]. 安徽中医学院学报，2006，25（5）：20.
[54] 彭世桥，朱立新，程华 . 桂枝茯苓丸加味治疗前列腺增生症 100 例临床观察 [J]. 中国医药导报，2007，4（8）：100.
[55] 蒋荣伟，岳宗相，王久源，等 . 桂枝茯苓汤加味治疗良性前列腺增生症 54 例 [J]. 新中医，2008，40（1）：77.
[56] 刘中淮 . 桂枝茯苓丸合代抵当丸治疗前列腺增生症 30 例临床观察 [J]. 四川中医，2009，27（7）：79.
[57] 王成，范先枝 . 桂枝茯苓丸治疗前列腺增生症 62 例临床报告 [J]. 齐齐哈尔医学院学报，2009，30（17）：2142.
[58] 高健刚，孙小庆，侯四川，等 . 桂枝茯苓丸加味联合多沙唑嗪治疗良性前列腺增生症患者下尿路症状 34 例 [J]. 中医杂志，2011，52（7）：603-604.
[59] 于森，庞菁，曾娟妮 . 桂枝茯苓丸联合坦洛新治疗前列腺增生症的临床观察 [J]. 中外医疗，2011，30（18）：110-111.
[60] 陈建军 . 中西医结合治疗前列腺增生 150 例 [J]. 中国民间疗法，2013，21（6）：54-55.
[61] 郭兆友，于司民，黄凤莲 . 当归贝母苦参丸治疗前列腺增生 40 例 [J]. 菏泽医专学报，1995，7（4）：23-24.
[62] 李仁寿，赵秀军 . 三合汤治疗前列腺增生症 78 例 [J]. 中医函授通讯，2000，19（13）：29.
[63] 褚洪飞 . 当归贝母苦参丸治疗前列腺增生症 31 例 [J]. 实用中医药杂志，2002，18（11）：14.
[64] 瞿立武，姚彤 . 当归贝母苦参丸加味治疗良性前列腺增生症 50 例 [J]. 长春中医药大学学报，2007，23（4）：58.
[65] 耿迎春，徐文莲，等 . 当归芍药散加味治疗前列腺增生症 60 例 [J]. 现代中西医结合杂志，2003，12（8）：820.
[66] 吴述亮 . 当归芍药散加味联用保列治治疗前列腺增生症 [J]. 现代中西医结合杂志，2006，15（4）：465.
[67] 王国华 . 大黄䗪虫丸治疗前列腺增生症 42 例 [J]. 新中医，1998，30（10）：33.
[68] 李明正，文德光 . 二甲前列汤治前列腺肥大症 [J]. 四川中医，1990（10）：37.
[69] 张菊兰 . 蒲黄治疗前列腺肥大急性尿潴留 [J]. 中医杂志，1994，35（9）：518-519.
[70] 李明正，文德光 . 二甲前列汤治前列腺肥大症 [J]. 四川中医，1990（10）：37.

第四节　前列腺炎

前列腺炎是多种复杂原因和诱因引起的前列腺的炎症、免疫、神经内分泌参与的错综的病理变化，导致以尿道刺激症状和慢性盆腔疼痛为主要临床表现的疾病，是成年男性的常见病之一。虽然它不是一种直接威胁生命的疾病，但严重影响患者的生活质量。前列腺炎患者占泌尿外科门诊患者的8%～25%，约有50%的男性在一生中的某个时期会受到前列腺炎的影响。前列腺炎可以影响各个年龄段的成年男性，50岁以下的成年男性患病率较高。前列腺炎发病也可能与季节、饮食、性活动、泌尿生殖道炎症、良性前列腺增生或下尿路综合征、职业、社会经济状况及精神心理因素等有关。

前列腺炎的临床表现多样，可出现会阴、耻骨上区、腹股沟区、生殖器疼痛不适；尿道症状为排尿时有烧灼感、尿急、尿频、排尿疼痛，可伴有排尿终末血尿或尿道脓性分泌物；急性感染可伴有恶寒、发热、乏力等全身症状。

本病的内科治疗常用抗生素。抗生素药物自血浆弥散入前列腺液，大部分对引起尿路感染的革兰氏阳性杆菌是有效的，但由于不能穿越前列腺上皮的脂膜而进入前列腺腺泡中达到治疗作用，所以治疗效果不是很理想。此外还有注射疗法、物理疗法、坐浴疗法、按摩疗法等。

前列腺炎当属中医“白淫”“精浊”“淋证”等病的范畴。《素问·痿论》:“思想无穷，所愿不得，意淫于外，入房太甚，宗筋弛纵，发为筋痿，及为白淫。”《医宗必读》亦云:“心动于欲，肾伤于色，或强忍房事，或多服淫方，败精流溢，及为白浊。”其病因病机虽错综复杂，但总属“败精、瘀浊夹湿热、瘀血结于精室，久则伤及脾肾，脾气下陷而不化湿，肾精不足则虚象毕露”。湿热、瘀血为标，肾虚为本，虚实错杂。

【《金匮要略》方剂谱】

前列腺炎的国际病症编码为N41.901，属于泌尿生殖系统疾病。在《金匮要略》方治疗的优势病症谱中，其临床研究文献频次居第34位，而个案经验文献频次居第58位。《金匮要略》方中，能够治疗前列腺炎的方剂共23首，其中有11首方剂已经进行过临床研究，18首方剂有个案经验报道。各方剂的文献频次见表2-25、表2-26。从表中看出，临床研究文献主要集中在桂枝茯苓丸、当归贝母苦参丸和薏苡附子败酱散，而个案经验文献集中在桂枝茯苓丸，其次为当归贝母苦参丸和当归芍药散，其余方剂运用频次较低。

表 2-25　　前列腺炎临床研究文献方剂谱

序号	方剂名称	频次	序号	方剂名称	频次
1	桂枝茯苓丸	11	7	当归芍药散	3
2	当归贝母苦参丸	7	8	栝楼瞿麦丸	1
3	薏苡附子败酱散	7	9	葵子茯苓散	1
4	肾气丸	5	10	茵陈五苓散	1
5	大黄牡丹汤	4	11	大黄甘遂汤	1
6	大黄䗪虫丸	4			

表 2-26　　前列腺炎个案经验文献方剂谱

序号	方剂名称	频次	序号	方剂名称	频次
1	桂枝茯苓丸	14	10	天雄散	2
2	当归贝母苦参丸	9	11	乌头赤石脂丸	1
3	当归芍药散	8	12	温经汤	1
4	肾气丸	7	13	乌头桂枝汤	1
5	薏苡附子败酱散	6	14	大黄甘草汤	1
6	黄芪桂枝五物汤	5	15	大黄附子汤	1
7	赤豆当归散	3	16	桂枝加龙骨牡蛎汤	1
8	甘草干姜茯苓白术汤	3	17	大黄牡丹汤	1
9	下瘀血汤	2	18	越婢汤	1

【临床证据评价】

前列腺炎的临床证据来源于临床研究和个案经验文献，前者有 45 篇，后者有 63 篇。临床研究文献中有 23 篇随机对照试验，2 篇半随机对照试验，2 篇非随机对照试验，18 篇病例系列观察。个案经验文献共有 63 篇，报道了 67 则前列腺炎的验案。

1. 临床研究文献

（1）桂枝茯苓丸

11 篇文献中，7 篇随机对照试验，1 篇非随机对照试验，3 篇病例系列观察。在发表年份上，所有文献分布在 1998 ~ 2013 年。证据质量等级评价情况见表 2–27。可以看出，有高质量证据 1 篇，低质量证据 3 篇，极低质量证据 7 篇。证据的降级因素主要为研究的局限性与加入药物干扰。证据升级因素主要是单用仲景方干预。

表 2–27 桂枝茯苓丸临床研究文献证据质量一览表

纳入研究	发表年份	文献类型	证据升降因素	等级
梁沛华[1]	2005	RCT	仲景原方（+1）	高
王　兵[2]	2004	RCT	研究的局限性（–2）	低
李　晖[3]	2011	RCT	研究的局限性（–2）加入药物干扰（–1）单用仲景方干预（+1）	低
蓝　仕[4]	2013	RCT	研究的局限性（–2）加入药物干扰（–1）	低
梅进才[5]	1998	CR	加入药物干扰（–1）	极低
肖云芳[6]	1999	RCT	研究的局限性（–2）加入药物干扰（–1）	极低
殷再华[7]	2001	CR	加入药物干扰（–1）	极低
王天玲[8]	2005	CR	加入药物干扰（–1）仲景原方（+1）	极低
王祖龙[9]	2007	RCT	研究的局限性（–2）加入药物干扰（–1）	极低
胡仕祥[10]	2009	RCT	研究的局限性（–2）加入药物干扰（–1）	极低
乔黎焱[11]	2009	CT	研究的局限性（–2）加入药物干扰（–1）	极低

（2）当归贝母苦参丸

纳入 7 篇文献，5 篇随机对照试验，2 篇病例系列观察。所有文献分布在 1994 ~ 2011 年。证据质量等级评价情况见表 2–28。可以看出，有低质量证据 2 篇，极低质量证据 5 篇。证据的降级因素主要为研究的局限性、精确度低、加入药物干扰等。证据升级因素主要是单用仲景方干预。

表 2–28 当归贝母苦参丸临床研究文献证据质量一览表

纳入研究	发表年份	文献类型	证据升降因素	等级
王希兰[12]	2010	CR	加入药物干扰（–1）单用仲景方干预（+1）	低
李　东[13]	2011	RCT	研究的局限性（–1）加入药物干扰（–1）	低
吴少刚[14]	1994	RCT	研究的局限性（–2）加入药物干扰（–1）	极低
赵章华[15]	2002	RCT	研究的局限性（–2）加入药物干扰（–1）	极低

续表

纳入研究	发表年份	文献类型	证据升降因素	等级
王希兰[16]	2007	CR	加入药物干扰（-1）	极低
郭本传[17]	2008	RCT	研究的局限性（-2）加入药物干扰（-1）	极低
吴东华[18]	2011	RCT	研究的局限性（-2）精确度低（-1）加入药物干扰（-1）	极低

（3）薏苡附子败酱散

纳入 7 篇文献，3 篇随机对照试验，2 篇半随机对照试验，2 篇病例系列观察。所有文献分布在 2002 ~ 2012 年。证据质量等级评价情况见表 2-29。可以看出，有低质量证据 2 篇，极低质量证据 5 篇。证据的降级因素主要为研究的局限性、加入药物干扰、精确度低等。证据升级因素主要是单用仲景方干预。

表 2-29　　薏苡附子败酱散临床研究文献证据质量一览表

纳入研究	发表年份	文献类型	证据升降因素	等级
曹永贺[19]	2008	CCT	研究的局限性（-2）加入药物干扰（-1）单用仲景方干预（+1）	低
宋力伟[20]	2009	RCT	研究的局限性（-2）加入药物干扰（-1）单用仲景方干预（+1）	低
何湘益[21]	2002	CR	加入药物干扰（-1）	极低
杨宪云[22]	2004	CR	加入药物干扰（-1）	极低
王祖龙[23]	2007	RCT	研究的局限性（-2）加入药物干扰（-1）	极低
曹永贺[24]	2008	CCT	研究的局限性（-2）加入药物干扰（-1）	极低
马　军[25]	2012	RCT	研究的局限性（-2）精确度低（-1）加入药物干扰（-1）单用仲景方干预（+1）	极低

（4）其他方剂

另有 8 个方剂，如肾气丸、大黄牡丹汤、大黄䗪虫丸等计有 20 篇临床研究文献。各个方剂的证据质量等级评价情况见表 2-30。可以看出，纳入文献质量中有 4 篇高质量文献。

表 2-30　其他方剂临床研究文献证据质量一览表

纳入研究	方剂名称	发表年份	文献类型	证据升降因素	等级
李文涛[26]	肾气丸	2012	RCT	研究的局限性（–1）仲景原方（+1）	高
李清喜[27]	肾气丸	2004	CT	研究的局限性（–2）加入药物干扰（–1）效应值很大（+1）仲景原方（+1）	低
尹兆海[28]	肾气丸	2001	CR	研究的局限性（–1）加入药物干扰（–1）单用仲景方干预（+1）	极低
杨　明[29]	肾气丸	2003	RCT	研究的局限性（–2）加入药物干扰（–1）	极低
张轶鹤[30]	肾气丸	2007	CR	发表偏倚（–1）	极低
何湘益[31]	大黄牡丹汤	2002	CR	加入药物干扰（–1）	极低
任　豪[32]	大黄牡丹汤	2003	CR	加入药物干扰（–1）	极低
杨宪云[33]	大黄牡丹汤	2004	CR	加入药物干扰（–1）	极低
王道俊[34]	大黄牡丹汤	2008	RCT	研究的局限性（–2）加入药物干扰（–1）	极低
王少英[35]	大黄䗪虫丸	1997	RCT	研究的局限性（–2）剂量–效应关系（+1）仲景原方（+1）	高
杨光升[36]	大黄䗪虫丸	2004	CR	仲景原方（+1）单用仲景方干预（+1）	高
黄江涛[37]	大黄䗪虫丸	2012	RCT	研究的局限性（–2）仲景原方（+1）单用仲景方干预（+1）	高
徐泽杰[38]	大黄䗪虫丸	2004	CR	无	低
李中华[39]	当归芍药散	2000	CR	发表偏倚（–1）	极低
禹云梅[40]	当归芍药散	2007	RCT	研究的局限性（–2）加入药物干扰（–1）	极低
张伟荣[41]	当归芍药散	2011	RCT	研究的局限性（–2）精确度低（–1）	极低
刘　杰[42]	栝楼瞿麦丸	2005	CR	无	低
赵章华[43]	葵子茯苓散	2002	RCT	研究的局限性（–2）加入药物干扰（–1）	极低
班光国[44]	茵陈五苓散	2011	CR	加入药物干扰（–1）剂量–效应关系（+1）单用仲景方干预（+1）	中
王广见[45]	大黄甘遂汤	2011	CR	研究的局限性（–1）间接证据（–1）发表偏倚（–1）加入药物干扰（–1）单用仲景方干预（+1）	极低

2. 个案经验文献

共纳入 67 则医案，分别采用桂枝茯苓丸、当归贝母苦参丸、当归芍药散、肾气丸等。发表年份分布于 1984 ~ 2013 年之间。各个方剂的证据质量等级评价情况见 2–31。可以看出，纳入相关医案均为中低等质量。

表 2–31　　个案经验文献证据质量一览表

方剂名称	发表年份	医案则数	质量评分平均值	等级
桂枝茯苓丸	1998 ~ 2013	14	38.18	低等
当归贝母苦参丸	1990 ~ 2013	9	38.63	低等
当归芍药散	1998 ~ 2009	8	38.00	低等
肾气丸	1985 ~ 2010	7	33.52	低等
薏苡附子败酱散	1991 ~ 2000	6	33.18	低等
黄芪桂枝五物汤	1988 ~ 2010	5	34.31	低等
赤豆当归散	2012	3	49.72	中等
甘草干姜茯苓白术汤	2008 ~ 2012	3	44.75	中等
下瘀血汤	2008 ~ 2009	2	51.10	中等
天雄散	1993	2	50.16	中等
乌头赤石脂丸	2010	1	50.91	中等
温经汤	2011	1	48.26	中等
乌头桂枝汤	2003	1	42.65	中等
大黄甘草汤	2001	1	37.88	低等
大黄附子汤	2004	1	29.86	低等
桂枝加龙骨牡蛎汤	1984	1	25.95	低等
大黄牡丹汤	1986	1	24.42	低等
越婢汤	1987	1	20.78	低等

【典型临床证据】

前列腺炎的临床研究证据共有 45 篇文献支持，高质量证据 5 篇，中等质量证据 1 篇，低质量证据 10 篇，极低质量证据 29 篇。高质量证据为桂枝茯苓丸等研究文献。

1. 桂枝茯苓丸

桂枝茯苓丸配合可多华对照单用可多华干预Ⅲ型前列腺炎在临床总有效率方面尚无优势（高质量证据）

曹永贺[19]实施的一项样本量为 60 例的随机对照试验中，试验组 30 例，对照组 30

例。两组均口服 α－受体阻断剂可多华（辉瑞公司生产）1 粒（4mg），每晚 1 次。治疗组加服中成药桂枝茯苓胶囊（江苏康缘制药有限公司）3 粒，每天 3 次；对照组不加服中成药。两组均治疗 12 周（84 天）。试验期间禁用其他治疗前列腺炎的药物，包括抗生素、植物制剂等，也不采用其他治疗方法。两组临床总有效率相对危险度 RR=1.08，95%CI（0.88，1.32），P=0.45。（疗效标准：①痊愈：症状完全消失，症状评分为 0 分。②显效：症状评分减少 70% 以上。③有效：症状评分减少 30%～69%。④无效：症状评分减少低于 30%）

2. 当归贝母苦参丸

当归贝母苦参丸加味对照八正散干预慢性前列腺炎初中期在临床总有效率方面有优势（低质量证据）

李东[13]实施的一项样本量为 120 例的随机对照试验中，试验组 60 例，对照组 60 例。试验组：初中期以尿急、尿频、尿痛等尿道刺激症状为主，证属湿热阻滞精室，主方为当归贝母苦参丸（当归、苦参、浙贝母）合五草汤（王琦教授自拟方：车前草、鱼腥草、白花蛇舌草、益母草、茜草）加减；后期以腰部以下，耻骨以上或膀胱区域疼痛不适，慢性盆腔综合征为主症，证属瘀浊阻滞，主方为复元活血汤（柴胡、天花粉、当归、红花、甘草、穿山甲、大黄、桃仁）合（或）桂枝茯苓丸（桂枝、茯苓、丹皮、赤芍、桃仁）加减。对照组：初中期以八正散加减，后期以少腹逐瘀汤加减。两组加减法一致，如尿频，排尿不适，酌加败酱草、红藤、金银花、马鞭草；盆腔综合征刺痛明显者酌加乳香、没药、三七粉、炮山甲；尿道刺痛明显者加琥珀粉以化瘀止痛。中药饮片均来源于北医三院中药房，治疗组和对照组均每日 1 剂，煎取 600mL，分两次服用，每次 300mL，早晚饭后各一次。治疗前一周开始停用其他治疗慢性前列腺炎的中药、西药和物理疗法；嘱患者治疗期间戒酒、辛辣食品。两组临床总有效率相对危险度 RR=1.30，95%CI（1.10，1.55），P=0.003。（疗效标准以慢性前列腺炎 NIH–CPSI 评分治疗前后的改变为标准。治愈：症状消失，治疗后比治疗前评分减少 90 以上。显效：症状基本消失，治疗后比治疗前评分减少 60%～89%。有效：症状减轻（治疗后比治疗前评分减少 30～59%）。无效：治疗后比治疗前评分减少 29% 以下，或无变化，或加重。）

3. 薏苡附子败酱散

薏苡附子败酱散合桃核承气汤加减对照前列康片干预慢性前列腺炎在临床总有效率方面有优势（低质量证据）

曹永贺[19]实施的一项样本量为 112 例的病例系列观察。试验组 56 例，对照组 56

例。试验组口服薏苡附子败酱散合桃核承气汤。方药组成：薏苡仁 30g，制附子 6g，败酱草 20g，桃仁 10g，酒大黄 10g，桂枝 12g，芒硝 6g，甘草 6g。随症加减：少腹、阴囊、会阴部疼痛，加乌药、橘核、川楝子；腰膝酸软、小便频数，夜尿多，加补骨脂、桑寄生；性功能减退，加淫羊藿、锁阳、蜈蚣；偏阴虚者，加女贞子、旱莲草；疼痛明显，加制乳香、制没药、醋延胡索；前列腺质硬有结节或肿大者，加三棱、皂角刺。水煎，每日 1 剂，早晚温服。对照组口服前列康片（浙江康恩贝制药厂生产），每次 3 片，每日 3 次。两组均以 1 个月为 1 个疗程，一般治疗 3 个疗程。治疗期间，忌饮酒及食用辛辣刺激之品，畅达情志，定时同房。两组临床总有效率相对危险度 RR=1.30，95%CI（1.05，1.61），P=0.02。[疗效标准：参考《中药新药治疗慢性前列腺炎的临床研究指导原则》(1997 年版)。临床痊愈：症状和体征全部消失，EPS 白细胞数＜ 10 个 /HP，直肠指检压痛消失，质地正常或接近正常。显效：症状和体征明显改善，EPS 白细胞数值较前减少 1/2，或少于 15 个 /HP，直肠指检压痛及质地均有所改善。有效：症状和体征有改善，EPS 白细胞数有所减少。无效：症状和体征未见明显变化或加重。]

【前列腺炎与应用方剂分析】

此次研究发现共有 23 首方剂可以治疗前列腺炎，属于同病异治的范畴。根据文献报道，基于循证医学研究得出结论，依次为：桂枝茯苓丸共 11 篇文献，纳入 1052 例；当归贝母苦参丸共 7 篇文献，纳入 986 例；薏苡附子败酱散共 7 篇文献，纳入 787 例。高质量证据分布在桂枝茯苓丸中，其余方剂多为中等、低质量证据。可以看出，虽然方剂种类分布较广，但是不论在文献频次还是证据质量方面，均具有一定聚集性。

1. 桂枝茯苓丸

桂枝茯苓丸是妇人妊娠病篇中，主治瘀血阻滞、寒湿凝滞的癥病漏下的主方，其主证表现为经水异常、漏下不止等，并无有关治疗前列腺炎相关症状的论述，其治疗本病的机理，当为消瘀化癥，瘀去病自愈。其方由桂枝、茯苓、丹皮、桃仁、芍药组成。前列腺炎在本方的病症谱中，属于高频病症。高质量证据显示，桂枝茯苓丸配合可多华对照单用，可多华在临床总有效率方面尚无优势。可见瘀血阻滞、寒湿凝滞是本病临床常见病机之一，具有较高的人群聚集度。

2. 当归贝母苦参丸

当归贝母苦参丸是妇人妊娠病篇中，主治妊娠小便难的主方，其主证表现为妊娠小便不利、饮食如故等。前列腺炎的小便不利虽然与妊娠小便不利不同，但其病机相通，则可异病同治。其方由当归、贝母、苦参组成。前列腺炎在本方的病症谱中，属于高频病症。低质量证据显示，当归贝母苦参丸加味对照八正散干预慢性前列腺炎初中期在临床总有效率方面有优势。可见血虚热郁膀胱是本病临床常见病机之一，具有较高的人群聚集度。虽证据支持强度较低，但临床见此病机者可酌用此方。

3. 薏苡附子败酱散

薏苡附子败酱散是疮痈肠痈浸淫病篇中，主治肠痈已成的主方，其主证表现为腹痛、肌肤甲错等，并无有关治疗前列腺炎相关症状的论述。其治疗本病的机理，当为解毒散结助阳，瘀毒去病自愈。其方由薏苡仁、附子、败酱草组成。前列腺炎在本方的病症谱中，属于高频病症。低质量证据显示，薏苡附子败酱散合桃核承气汤加减对照前列康片干预慢性前列腺炎在临床总有效率方面有效。可见热毒内结、气血耗伤是本病临床常见病机之一，具有较高的人群聚集度。虽证据支持强度较低，但临床见此病机者可酌用此方。

【优势病证规律】

根据现有文献，前列腺炎临床常见证型有瘀血阻滞、寒湿凝滞的桂枝茯苓丸证，血虚热郁膀胱的当归贝母苦参丸证和热毒内结、气血耗伤的薏苡附子败酱散证。通过循证医学研究及证据评价，提炼出前列腺炎用《金匮要略》方治疗呈现出一定趋向性。因此，桂枝茯苓丸、当归贝母苦参丸和薏苡附子败酱散的证型很可能是前列腺炎在现代临床环境下的主要证候表现。（见图 2–5）

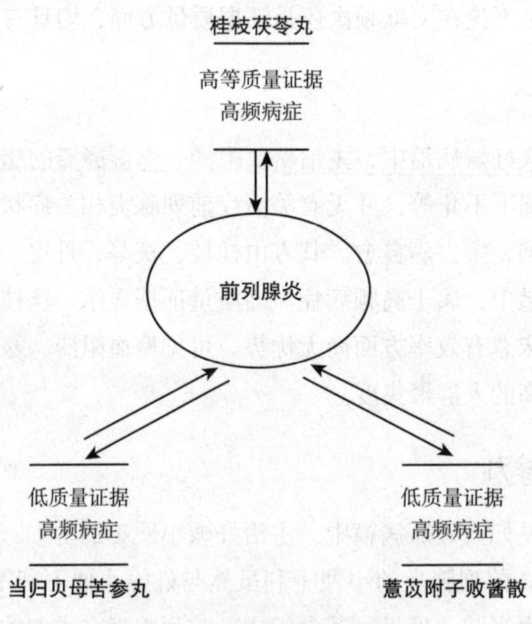

图 2–5　前列腺炎的证型规律

参考文献

[1] 梁沛华，崔建锋，邓宾．从经筋论治Ⅲ型前列腺炎的临床研究［J］．广州中医药大学学报，2005，23（5）：348-351.

[2] 王兵．桂枝茯苓丸加味治疗慢性前列腺炎45例［J］．国医论坛，2004，19（3）：8.

[3] 李晖，孙自学．桂枝茯苓丸并针灸治疗Ⅲ型前列腺炎临床研究［J］．辽宁中医杂志，2011，38（8）：1557-1560.

[4] 蓝仕．金蒲饮合桂枝茯苓丸加减治疗慢性前列腺炎80例［J］．中国民族民间医药，2013，22（6）：74.

[5] 梅进才．桂枝茯苓丸化裁治疗慢性前列腺炎36例［J］．云南中医学院学报，1998，21（3）：23-25.

[6] 肖云芳．中药加穴位封闭治疗慢性盆腔炎56例疗效观察［J］．中国中医药信息杂志，1999，6（8）：55.

[7] 殷再华．中药治疗慢性前列腺炎38例［J］．实用中医药杂志，2001，17（3）：15.

[8] 王天玲．桂枝茯苓丸治疗瘀血型前列腺炎48例［J］．陕西中医，2005，26（6）.

[9] 王祖龙．薏苡附子败酱散合桂枝茯苓丸治疗湿热瘀阻型慢性前列腺炎120例［J］．四川中医，2007，25（10）：48-49.

[10] 胡仕祥．加味桂枝茯苓丸治疗慢性非细菌性前列腺炎60例［J］．辽宁中医杂志，2009，36（9）：1513-1514.

[11] 乔黎焱，郭汉林，李晓阳．中西医结合治疗慢性前列腺炎72例［J］．实用中西医结合临床，2009，9（1）：39-41.

[12] 王希兰．经方治疗慢性前列腺炎120例临床观察［C］．2010年全国经方论坛论文集，2010：286-288.

[13] 李东．王琦教授学术思想和临床经验总结及从“瘀浊”分期论治慢性前列腺炎的临床研究［D］．北京：北京中医药大学，2011.

[14] 吴少刚．中药治疗慢性前列腺炎临床实验观察［J］．北京中医药大学学报（中医临床版），1994（6）：38-40.

[15] 赵章华，曹鸿云，华琼，等．前列消液治疗慢性前列腺炎156例［J］．中国中医药信息杂志，2002，9（2）：56.

[16] 王希兰．经方治疗慢性前列腺炎120例［J］．甘肃中医，2007，20（12）：39-40.

[17] 郭本传．当归贝母苦参丸方加味治疗慢性前列腺炎85例［J］．国医论坛，2008，23（6）：7-8.

[18] 吴东华．当归贝母苦参煎剂治疗慢性细菌性前列腺炎的临床作用分析［J］．中国医药指南，2011，9（22）：130-131.

[19] 曹永贺．薏苡附子败酱散合桃核承气汤治疗慢性前列腺炎56例［J］．河南中医，2008，28（9）：21-22.

[20] 宋力伟．麻黄附子细辛汤合薏苡附子败酱散治疗肾阳虚损型慢性前列腺炎87例［C］．浙江省中

医药学会男性病专业委员会 2009 年学术年会暨继续教育学习班资料汇编，2009：67–69.
[21] 何湘益 . 大黄牡丹皮汤合薏苡附子败酱散治疗慢性细菌性前列腺炎 [J]. 河南中医,2002,22(3): 14–15.
[22] 杨宪云，叶新潮，邓志厚 . 消痈三合汤治疗慢性前列腺炎 140 例 [J]. 陕西中医，2004，25(4): 310.
[23] 王祖龙 . 薏苡附子败酱散合桂枝茯苓丸治疗湿热瘀阻型慢性前列腺炎 120 例 [J]. 四川中医，2007，25(10)：48–49.
[24] 曹永贺，程远钊，郭学军，等 . 慢性前列腺炎的临床治疗 [J]. 医药论坛杂志，2008，29(4): 63–64.
[25] 马军，郑月萍，严兴海，等 . 加味薏苡附子败酱散治疗寒湿血瘀型慢性前列腺炎 38 例临床研究 [J]. 西部中医药，2012，25(12)：7–9.
[26] 李文涛，张仁义，刘相军 . 三金片、金匮肾气丸联合抗生素治疗老年慢性前列腺炎临床观察 [J]. 中国性科学，2012，21(11)：68–70.
[27] 李清喜，熊红秀 . 肾气丸合萆薢渗湿汤治疗慢性前列腺炎 62 例总结 [J]. 湖南中医杂志，2004，20(1)：18–19.
[28] 尹兆海 . 前列腺炎 848 例诊治体会 [C]. 中国中西医结合学会泌尿外科专业委员会第三届全国学术会议论文汇编，2001：1.
[29] 杨明 . 前列合剂治疗慢性前列腺炎 30 例 [J]. 陕西中医，2003，24(4)：319–320.
[30] 张铁鹤 . 前列康片辨证加减中成药治疗慢性前列腺炎 57 例 [J]. 现代中西医结合杂志，2007，16(26)：3777–3778.
[31] 何湘益 . 大黄牡丹皮汤合薏苡附子败酱散治疗慢性细菌性前列腺炎 [J]. 河南中医,2002,22(3): 14–15.
[32] 任豪 . 加味大黄牡丹汤治疗慢性前列腺炎 34 例 [J]. 实用中西医结合临床，2003，3(5): 47–48.
[33] 杨宪云，叶新潮，邓志厚 . 消痈三合汤治疗慢性前列腺炎 140 例 [J]. 陕西中医，2004，25(4): 310.
[34] 王道俊，戴林 . “通关大黄牡丹汤”治疗慢性前列腺炎 80 例临床观察 [J]. 江苏中医药，2008，40(12)：45–46.
[35] 王少英 . 大黄䗪虫丸在治疗前列腺炎病中的运用 [J]. 北京中医，1997(5)：29.
[36] 杨光升，赵毅，司桂芬 . 大黄䗪虫丸配合穴位按压治疗慢性无菌性前列腺炎 36 例 [J]. 中国中医急症，2004，13(12)：847.
[37] 黄江涛 . 大黄䗪虫丸联合知柏地黄丸治疗慢性前列腺炎 / 慢性盆腔疼痛综合征临床观察 [J]. 中国男科学杂志，2012，26(6)：53–54.
[38] 徐泽杰，张希 . 大黄䗪虫丸加减治疗慢性前列腺炎 107 例 [J]. 四川中医，2004，22(10): 31–32.
[39] 李中华，彭东升，韩锋 . 中西医结合治疗慢性前列腺炎 50 例临床报告 [J]. 河南职工医学院学报，2000，12(3)：93.

[40] 禹云梅. 当归芍药散加味治疗慢性前列腺炎60例临床观察[J]. 光明中医，2007，22(2)：65-66.
[41] 张伟荣. 中药加减治疗慢性非细菌性前列腺炎的临床疗效观察[J]. 亚太传统医药，2011，7(7)：120-121.
[42] 刘杰，张仁义. 栝楼瞿麦汤治疗慢性前列腺炎66例[J]. 实用中医药杂志，2005，21(8)：468.
[43] 赵章华，曹鸿云，华琼，等. 前列消液治疗慢性前列腺炎156例[J]. 中国中医药信息杂志，2002，9(2)：56.
[44] 班光国. 茵陈五苓散加减治疗慢性前列腺炎23例[J]. 山东中医杂志，2011，30(4)：237-238.
[45] 王广见，王书博，王书超. 经方新用治疗慢性前列腺炎[C]. 全国张仲景学术思想及医方应用研讨会论文集，2001：562-563.

第五节　盆腔炎

盆腔炎（pelvic inflammatory disease，PID）指女性上生殖道及其周围组织的炎症，主要包括子宫内膜炎、输卵管炎、输卵管卵巢脓肿、盆腔腹膜炎。炎症可局限于一个部位，也可同时累及几个部位，最常见的是输卵管炎、输卵管卵巢炎。盆腔炎多发生在性活跃期、有月经的妇女，初潮前、绝经后或未婚者很少发生盆腔炎。若发生盆腔炎也往往是邻近器官炎症的扩散，按其发病过程、临床表现可分为急性与慢性两种。

急性盆腔炎有急性感染病史，下腹隐痛、肌肉紧张、有压痛及反跳痛，伴有心率快、发热，阴道有大量脓性分泌物。病情严重时可有高热、头痛、寒战、食欲不振、大量的黄色白带有味、小腹胀痛、压痛、腰部酸痛等；有腹膜炎时出现恶心、腹胀、呕吐、腹泻等；有脓肿形成时，可有下腹包块及局部压迫刺激症状，包块位于前方可有排尿困难、尿频、尿痛等，包块位于后方可致腹泻。

慢性盆腔炎全身症状为有时低热，易感疲劳，部分病人由于病程长而出现神经衰弱症状，如失眠、精神不振、周身不适等。下腹部坠胀、疼痛及腰骶部酸痛，常在劳累、性交后、月经前后加剧。由于慢性炎症而导致盆腔瘀血、月经过多，卵巢功能损害时会出现月经失调，输卵管粘连阻塞时会导致不孕症。

本病治疗原则为：①对急性盆腔炎患者，应给以积极、彻底的治疗，以防止炎症变为慢性，后者较顽固，且将影响生育功能。②针对病原体进行治疗。盆腔炎多为混合感染，如细菌培养阳性，可根据药敏试验而选用最有效的抗生素治疗。③对有炎性包块的患者，如用抗生素治疗效果不显应即考虑手术治疗。

盆腔炎属中医学“腹痛”“带下”“癥瘕”“月经不调”“不孕”等范畴。病机为肾虚气血失调、湿热瘀阻等，导致胞脉受阻、经络不畅、不通则痛。治宜益肾调气血，化湿清热，活血通络。

【《金匮要略》方剂谱】

急性盆腔炎的国际病症编码为 N73.051，慢性盆腔炎的国际病症编码为 N73.151，均属于泌尿生殖系统疾病。在《金匮要略》方治疗的优势病症谱中，其临床研究文献频次居第 2 位，而个案经验文献频次居第 14 位。《金匮要略》方中，能够治疗盆腔炎的方剂共 22 首，其中有 13 首方剂已经进行过临床研究，20 首方剂有个案经验报道。各方剂的文献频次见表 2–32、表 2–33。从表中看出，临床研究文献主要集中在桂枝茯苓丸，其次为当归芍药散、大黄牡丹汤和薏苡附子败酱散；而个案经验文献集中在当归芍药散，其次为桂枝茯苓丸、大黄牡丹汤和薏苡附子败酱散，其余方剂运用频次较低。

表 2–32　盆腔炎临床研究文献方剂谱

序号	方剂名称	频次	序号	方剂名称	频次
1	桂枝茯苓丸	97	8	大黄附子汤	1
2	当归芍药散	43	9	大黄䗪虫丸	1
3	大黄牡丹汤	28	10	甘草干姜茯苓白术汤	1
4	薏苡附子败酱散	16	11	黄芪建中汤	1
5	下瘀血汤	3	12	枳实芍药散	1
6	肾气丸	2	13	桂枝芍药知母汤	1
7	温经汤	2			

表 2–33　盆腔炎个案经验文献方剂谱

序号	方剂名称	频次	序号	方剂名称	频次
1	当归芍药散	47	8	大黄附子汤	3
2	桂枝茯苓丸	29	9	当归贝母苦参丸	2
3	大黄牡丹汤	14	10	大黄䗪虫丸	2
4	薏苡附子败酱散	12	11	排脓汤	2
5	黄芪建中汤	6	12	防己黄芪汤	1
6	温经汤	3	13	王不留行散	1
7	赤豆当归散	3	14	防己茯苓汤	1

续表

序号	方剂名称	频次	序号	方剂名称	频次
15	下瘀血汤	1	18	奔豚汤	1
16	黄芪桂枝五物汤	1	19	肾气丸	1
17	甘草干姜茯苓白术汤	1	20	排脓散	1

【临床证据评价】

盆腔炎的临床证据来源于临床研究和个案经验文献，前者有 197 篇，后者有 124 篇。临床研究文献中有 1 篇系统评价，77 篇随机对照试验，4 篇半随机对照试验，11 篇非随机对照试验，104 篇病例系列观察。个案经验文献共有 124 篇，报道了 132 则盆腔炎的验案。

1. 临床研究文献

（1）桂枝茯苓丸

97 篇文献中，1 篇系统评价，47 篇随机对照试验，3 篇半随机对照试验，6 篇非随机对照试验，40 篇病例系列观察。在发表年份上，所有文献分布在 1994 ~ 2013 年。证据质量等级评价情况见表 2–34。可以看出，有高质量证据 12 篇，中等质量证据 29 篇，低质量证据 23 篇，极低质量证据 33 篇。证据的降级因素主要为研究的局限性；加入药物干扰也是降级因素之一。证据升级因素主要是仲景原方和单用仲景方干预。

表 2–34 桂枝茯苓丸临床研究文献证据质量一览表

纳入研究	发表年份	文献类型	证据升降因素	等级
刘艳霞[1]	2006	CR	剂量–效应关系（+1）仲景原方（+1）单用仲景方干预（+1）	高
赵建新[2]	2006	RCT	研究的局限性（–2）剂量–效应关系（+1）仲景原方（+1）	高
杨慧颖[3]	2007	CR	仲景原方（+1）单用仲景方干预（+1）	高
李秀芬[4]	2008	RCT	研究的局限性（–2）仲景原方（+1）单用仲景方干预（+1）	高
李英杰[5]	2009	CR	仲景原方（+1）单用仲景方干预（+1）	高
张妙兰[6]	2010	RCT	研究的局限性（–2）加入药物干扰（–1）效应值很大（+1）单用仲景方干预（+1）	高

续表

纳入研究	发表年份	文献类型	证据升降因素	等级
魏子刚[7]	2011	RCT	研究的局限性（–2）仲景原方（+1）单用仲景方干预（+1）	高
张　旭[8]	2011	RCT	研究的局限性（–2）仲景原方（+1）单用仲景方干预（+1）	高
赵永红[9]	2011	RCT	研究的局限性（–2）仲景原方（+1）单用仲景方干预（+1）	高
葛丽霞[10]	2012	RCT	研究的局限性（–1）仲景原方（+1）	高
梁舒渡[11]	2012	RCT	研究的局限性（–2）仲景原方（+1）单用仲景方干预（+1）	高
吴丰儒[12]	2013	Meta 分析	无	高
王新玲[13]	2000	CR	仲景原方（+1）	中
卢　乔[14]	2004	CR	仲景原方（+1）	中
陈国珍[15]	2005	CR	仲景原方（+1）	中
张玉卿[16]	2006	RCT	研究的局限性（–2）仲景原方（+1）	中
马秀玲[17]	2008	RCT	研究的局限性（–2）仲景原方（+1）	中
潘　琴[18]	2008	RCT	研究的局限性（–2）仲景原方（+1）	中
张宝琴[19]	2008	RCT	研究的局限性（–2）仲景原方（+1）	中
柴淑娟[20]	2009	CR	仲景原方（+1）	中
沈　荣[21]	2009	RCT	研究的局限性（–2）仲景原方（+1）	中
张倩华[22]	2009	RCT	加入药物干扰（–1）	中
祝　琳[23]	2009	RCT	研究的局限性（–2）仲景原方（+1）	中
白居正[24]	2010	CT	研究的局限性（–1）仲景原方（+1）	中
蒋艳丽[25]	2010	RCT	研究的局限性（–2）仲景原方（+1）	中
吕　红[26]	2010	CR	仲景原方（+1）	中
牛颂歌[27]	2010	RCT	研究的局限性（–2）仲景原方（+1）	中
王　琳[28]	2010	RCT	研究的局限性（–2）仲景原方（+1）	中
张彦霞[29]	2010	CR	仲景原方（+1）	中
丁　亮[30]	2011	RCT	研究的局限性（–2）仲景原方（+1）	中
马　倩[31]	2011	RCT	研究的局限性（–2）仲景原方（+1）	中
周　抒[32]	2011	RCT	研究的局限性（–2）仲景原方（+1）	中

续表

纳入研究	发表年份	文献类型	证据升降因素	等级
淳会蓉[33]	2012	RCT	研究的局限性（–2）仲景原方（+1）	中
高桂卿[34]	2012	RCT	研究的局限性（–1）	中
郭红霞[35]	2012	CT	研究的局限性（–2）精确度低（–1）仲景原方（+1）单用仲景方干预（+1）	中
李小平[36]	2012	CR	仲景原方（+1）	中
刘淦新[37]	2012	RCT	研究的局限性（–2）单用仲景方干预（+1）	中
施丽娜[38]	2012	RCT	研究的局限性（–2）仲景原方（+1）	中
石镇东[39]	2012	RCT	研究的局限性（–2）仲景原方（+1）	中
苏艳丽[40]	2012	RCT	研究的局限性（–2）仲景原方（+1）	中
徐　红[41]	2012	RCT	研究的局限性（–2）仲景原方（+1）	中
耿金凤[42]	1997	CR	加入药物干扰（–1）剂量 – 效应关系（+1）	低
吉　文[43]	2002	CR	无	低
吴晋峰[44]	2002	CR	无	低
柯冬云[45]	2003	RCT	研究的局限性（–2）加入药物干扰（–1）剂量 – 效应关系（+1）	低
王忠侠[46]	2004	CR	加入药物干扰（–1）剂量 – 效应关系（+1）	低
王兰菊[47]	2005	CR	无	低
李　琼[48]	2007	RCT	研究的局限性（–2）小样本（–1）仲景原方（+1）	低
曹书密[49]	2008	RCT	研究的局限性（–2）精确度低（–1）仲景原方（+1）	低
郝艾君[50]	2009	CR	加入药物干扰（–1）单用仲景方干预（+1）	低
庞相荣[51]	2009	RCT	研究的局限性（–2）	低
郭彦平[52]	2010	RCT	研究的局限性（–2）精确度低（–1）仲景原方（+1）	低
邱　丽[53]	2010	CR	加入药物干扰（–1）单用仲景方干预（+1）	低
吴晓辉[54]	2010	CR	加入药物干扰（–1）单用仲景方干预（+1）	低
柴淑娟[55]	2011	RCT	研究的局限性（–2）加入药物干扰（–1）单用仲景方干预（+1）	低
陈二玲[56]	2011	CR	加入药物干扰（–1）单用仲景方干预（+1）	低
陆慧婷[57]	2011	CR	加入药物干扰（–1）单用仲景方干预（+1）	低

续表

纳入研究	发表年份	文献类型	证据升降因素	等级
苏玉国[58]	2011	CT	研究的局限性（–2）加入药物干扰（–1）单用仲景方干预（+1）	低
王惠津[59]	2011	CR	加入药物干扰（–1）单用仲景方干预（+1）	低
颜惠琦[60]	2011	RCT	研究的局限性（–2）精确度低（–1）仲景原方（+1）	低
刘运霞[61]	2012	RCT	研究的局限性（–2）精确度低（–1）单用仲景方干预（+1）	低
杨　新[62]	2012	RCT	研究的局限性（–2）间接证据（–1）仲景原方（+1）	低
刘俊良[63]	2013	RCT	研究的局限性（–2）精确度低（–1）单用仲景方干预（+1）	低
其其格[64]	2013	RCT	研究的局限性（–2）精确度低（–1）仲景原方（+1）	低
刘凤英[65]	1994	CR	加入药物干扰（–1）	极低
万雪原[66]	1997	CR	加入药物干扰（–1）	极低
刘礼芬[67]	1999	CR	加入药物干扰（–1）	极低
刘庆芬[68]	1999	CR	加入药物干扰（–1）	极低
阳　易[69]	1999	CR	加入药物干扰（–1）	极低
谷瑞华[70]	2000	CR	加入药物干扰（–1）	极低
刘贵霞[71]	2000	CR	加入药物干扰（–1）	极低
宋玉荣[72]	2000	CR	加入药物干扰（–1）	极低
刘丽萍[73]	2001	RCT	研究的局限性（–2）加入药物干扰（–1）	极低
吴培英[74]	2001	CT	研究的局限性（–2）加入药物干扰（–1）	极低
白玉章[75]	2002	CR	加入药物干扰（–1）	极低
张　平[76]	2002	CR	加入药物干扰（–1）	极低
李永丽[77]	2004	CCT	研究的局限性（–2）加入药物干扰（–1）	极低
倪素芹[78]	2004	CR	加入药物干扰（–1）	极低
申学永[79]	2004	RCT	研究的局限性（–2）加入药物干扰（–1）	极低
孙晓燕[80]	2005	CR	加入药物干扰（–1）	极低
许维建[81]	2005	CT	研究的局限性（–2）加入药物干扰（–1）	极低
薛　蓉[82]	2005	CR	加入药物干扰（–1）	极低

续表

纳入研究	发表年份	文献类型	证据升降因素	等级
张淑芳[83]	2005	CCT	研究的局限性（-2）加入药物干扰（-1）	极低
李翠玲[84]	2006	CR	加入药物干扰（-1）	极低
董晋莉[85]	2007	CR	加入药物干扰（-1）	极低
王春霞[86]	2007	CR	加入药物干扰（-1）	极低
朱名宸[87]	2007	RCT	研究的局限性（-2）加入药物干扰（-1）	极低
刘礼芬[88]	2008	CR	加入药物干扰（-1）	极低
谭海川[89]	2008	CT	研究的局限性（-2）加入药物干扰（-1）	极低
钟晓玲[90]	2009	RCT	研究的局限性（-2）加入药物干扰（-1）	极低
陈冬丽[91]	2010	RCT	研究的局限性（-2）间接证据（-1）精确度低（-1）仲景原方（+1）	极低
陈仲英[92]	2011	CCT	研究的局限性（-2）精确度低（-1）小样本（-1）仲景原方（+1）	极低
张妙兰[93]	2011	RCT	研究的局限性（-2）加入药物干扰（-1）	极低
黄　梅[94]	2012	RCT	研究的局限性（-2）精确度低（-1）加入药物干扰（-1）单用仲景方干预（+1）	极低
罗　青[95]	2012	CR	加入药物干扰（-1）	极低
潘炉群[96]	2013	RCT	研究的局限性（-2）加入药物干扰（-1）	极低
张劲松[97]	2013	CR	间接证据（-1）加入药物干扰（-1）	极低

（2）当归芍药散

纳入43篇文献，12篇随机对照试验，1篇半随机对照试验，3篇非随机对照试验，27篇病例系列观察。所有文献分布在1992～2013年。证据质量等级评价情况见表2-35。可以看出，有高质量证据3篇，中等质量证据7篇，低质量证据15篇，极低质量证据18篇。证据的降级因素主要为研究的局限性、加入药物干扰等。证据升级因素主要是仲景原方和单用仲景方干预。

表2-35　当归芍药散临床研究文献证据质量一览表

纳入研究	发表年份	文献类型	证据升降因素	等级
张　红[98]	2009	CR	仲景原方（+1）单用仲景方干预（+1）	高
张　红[99]	2009	RCT	精确度低（-1）剂量-效应关系（+1）仲景原方（+1）单用仲景方干预（+1）	高

续表

纳入研究	发表年份	文献类型	证据升降因素	等级
翁方敏[100]	2011	RCT	研究的局限性（–2）仲景原方（+1）单用仲景方干预（+1）	高
林韵忠[101]	2006	CR	仲景原方（+1）	中
张春贤[102]	2006	CR	仲景原方（+1）	中
马晓梅[103]	2008	CR	仲景原方（+1）	中
衷成越[104]	2010	RCT	研究的局限性（–2）精确度低（–1）仲景原方（+1）单用仲景方干预（+1）	中
曾莉莉[105]	2011	CR	单用仲景方干预（+1）	中
李　静[106]	2011	CR	单用仲景方干预（+1）	中
王兰菊[107]	2012	CR	单用仲景方干预（+1）	中
张文臻[108]	1996	CR	无	低
李　虹[109]	2000	RCT	研究的局限性（–2）	低
张成秀[110]	2000	CR	无	低
张凤芹[111]	2000	CR	无	低
魏晓芬[112]	2002	CR	无	低
王娟娟[113]	2003	RCT	研究的局限性（–2）	低
王春梅[114]	2006	CR	间接证据（–1）仲景原方（+1）	低
张　娟[115]	2006	CCT	研究的局限性（–2）	低
周　丽[116]	2009	CR	加入药物干扰（–1）单用仲景方干预（+1）	低
邱　丽[117]	2010	CR	加入药物干扰（–1）单用仲景方干预（+1）	低
戴　璐[118]	2011	RCT	研究的局限性（–2）加入药物干扰（–1）单用仲景方干预（+1）	低
钱玉琴[119]	2011	CR	加入药物干扰（–1）单用仲景方干预（+1）	低
张智冬[120]	2011	CR	加入药物干扰（–1）单用仲景方干预（+1）	低
丁娟娟[121]	2013	CR	加入药物干扰（–1）单用仲景方干预（+1）	低
张　华[122]	2013	CT	研究的局限性（–2）加入药物干扰（–1）单用仲景方干预（+1）	低
赵景明[123]	1992	CR	加入药物干扰（–1）	极低
胡　庄[124]	1996	RCT	研究的局限性（–2）加入药物干扰（–1）	极低
张丽君[125]	1998	CR	加入药物干扰（–1）	极低
卢　颖[126]	1999	CR	加入药物干扰（–1）	极低

续表

纳入研究	发表年份	文献类型	证据升降因素	等级
祁宝菊[127]	1999	CR	加入药物干扰（–1）	极低
桑希生[128]	1999	RCT	研究的局限性（–2）加入药物干扰（–1）	极低
陈朋秋[129]	2000	CR	加入药物干扰（–1）	极低
巴雅尔图[130]	2001	CR	加入药物干扰（–1）	极低
刘丽萍[131]	2001	RCT	研究的局限性（–2）加入药物干扰（–1）	极低
伍湖英[132]	2001	CR	加入药物干扰（–1）	极低
董晋莉[133]	2007	CR	加入药物干扰（–1）	极低
杨孟香[134]	2007	RCT	研究的局限性（–2）加入药物干扰（–1）	极低
谭海川[135]	2008	CT	研究的局限性（–2）加入药物干扰（–1）	极低
王　莹[136]	2008	CR	发表偏倚（–1）加入药物干扰（–1）	极低
刘　娟[137]	2009	RCT	研究的局限性（–1）间接证据（–1）加入药物干扰（–1）	极低
刘微微[138]	2011	RCT	研究的局限性（–2）精确度低（–1）加入药物干扰（–1）单用仲景方干预（+1）	极低
白亚茹[139]	2012	CT	研究的局限性（–2）小样本（–1）加入药物干扰（–1）单用仲景方干预（+1）	极低
侯　敏[140]	2012	CR	研究的局限性（–1）小样本（–1）单用仲景方干预（+1）	极低

（3）大黄牡丹汤

纳入28篇文献，8篇随机对照试验，20篇病例系列观察。所有文献分布在1992～2013年。证据质量等级评价情况见表2–36。可以看出，有高质量证据2篇，中等质量证据3篇，低质量证据5篇，极低质量证据18篇。证据的降级因素主要为研究的局限性、加入药物干扰等。证据升级因素主要是使用仲景原方和单用仲景方。

表2–36　大黄牡丹汤临床研究文献证据质量一览表

纳入研究	发表年份	文献类型	证据升降因素	等级
徐汉敏[141]	1992	CR	仲景原方（+1）单用仲景方干预（+1）	高
肖秋霞[142]	2009	RCT	研究的局限性（–1）精确度低（–1）小样本（–1）剂量–效应关系（+1）仲景原方（+1）单用仲景方干预（+1）	高

续表

纳入研究	发表年份	文献类型	证据升降因素	等级
王玉霞[143]	1999	CR	仲景原方（+1）	中
张丽娜[144]	1999	CR	剂量－效应关系（+1）	中
郝德芳[145]	2008	RCT	研究的局限性（–2）仲景原方（+1）	中
杨世勤[146]	1998	CR	加入药物干扰（–1）剂量－效应关系（+1）	低
张丽娜[147]	1999	CR	发表偏倚（–1）仲景原方（+1）	低
李萍娟[148]	2001	RCT	加入药物干扰（–1）效应值很大（+1）	低
陈兰英[149]	2004	RCT	研究的局限性（–2）加入药物干扰（–1）剂量－效应关系（+1）	低
祁跃明[150]	2011	CR	加入药物干扰（–1）单用仲景方干预（+1）	低
沈灼华[151]	1994	CR	加入药物干扰（–1）	极低
刘忠珍[152]	1995	CR	加入药物干扰（–1）	极低
王俊兰[153]	1995	CR	加入药物干扰（–1）	极低
张　良[154]	1998	CR	加入药物干扰（–1）	极低
戴阳娟[155]	1999	CR	加入药物干扰（–1）	极低
严宇仙[156]	2000	CR	加入药物干扰（–1）	极低
马丽茵[157]	2002	CR	发表偏倚（–1）加入药物干扰（–1）	极低
赵　虹[158]	2002	CR	加入药物干扰（–1）	极低
黄　缨[159]	2004	CR	加入药物干扰（–1）	极低
安莲英[160]	2008	CR	仲景原方（+1）单用仲景方干预（+1）	极低
陈红九[161]	2008	RCT	研究的局限性（–2）加入药物干扰（–1）	极低
刘微微[162]	2008	CR	加入药物干扰（–1）	极低
严宇仙[163]	2008	RCT	研究的局限性（–2）加入药物干扰（–1）	极低
张秉芬[164]	2008	RCT	研究的局限性（–2）精确度低（–1）加入药物干扰（–1）单用仲景方干预（+1）	极低
张亚军[165]	2008	CR	加入药物干扰（–1）	极低
陈　淼[166]	2009	CR	加入药物干扰（–1）	极低
张红江[167]	2011	CR	加入药物干扰（–1）	极低
张　英[168]	2013	RCT	研究的局限性（–2）间接证据（–1）精确度低（–1）加入药物干扰（–1）	极低

（4）薏苡附子败酱散

纳入16篇文献，3篇随机对照试验，1篇非随机对照试验，12篇病例系列观察。所有文献分布在1993～2013年。证据质量等级评价情况见表2–37。可以看出，有低质量证据4篇，极低质量证据12篇。证据的降级因素主要为研究的局限性、加入药物干扰等。

表2–37　　薏苡附子败酱散临床研究文献证据质量一览表

纳入研究	发表年份	文献类型	证据升降因素	等级
秦福山[169]	2007	CR	无	低
苏玉国[170]	2011	CT	研究的局限性（–2）加入药物干扰（–1）单用仲景方干预（+1）	低
刘彦玲[171]	2013	CR	加入药物干扰（–1）单用仲景方干预（+1）	低
王淑云[172]	2013	RCT	研究的局限性（–2）加入药物干扰（–1）剂量–效应关系（+1）	低
张　涛[173]	1993	CR	加入药物干扰（–1）	极低
李怀生[174]	1996	CR	加入药物干扰（–1）	极低
牟重临[175]	1997	CR	加入药物干扰（–1）	极低
施　燕[176]	2001	CR	加入药物干扰（–1）	极低
魏晓芬[177]	2002	CR	加入药物干扰（–1）	极低
申伟平[178]	2003	CR	加入药物干扰（–1）	极低
贺玉芳[179]	2005	RCT	研究的局限性（–2）加入药物干扰（–1）	极低
张绮娟[180]	2006	CR	加入药物干扰（–1）	极低
禹建春[181]	2008	CR	加入药物干扰（–1）	极低
杨　芳[182]	2009	CR	加入药物干扰（–1）	极低
李荣美[183]	2012	CR	加入药物干扰（–1）	极低
张丽梅[184]	2013	RCT	研究的局限性（–1）精确度低（–1）加入药物干扰（–1）	极低

（5）其他方剂

另有9个方剂，如肾气丸、下瘀血汤、温经汤等计有13篇临床研究文献。各个方剂的证据质量等级评价情况见表2–38。可以看出，有高质量证据2篇，中等质量证据6篇，低质量证据3篇，极低质量证据2篇。

表 2–38　其他方剂临床研究文献证据质量一览表

纳入研究	方剂名称	发表年份	文献类型	证据升降因素	等级
苗连绪[185]	肾气丸	2009	RCT	研究的局限性（–2）仲景原方（+1）	中
徐　静[186]	肾气丸	2012	CR	仲景原方（+1）	中
王振宇[187]	下瘀血汤	2007	RCT	研究的局限性（–1）单用仲景方干预（+1）	高
赖海燕[188]	下瘀血汤	2012	RCT	研究的局限性（–1）仲景原方（+1）	高
黄亚君[189]	下瘀血汤	1996	CR	加入药物干扰（–1）单用仲景方干预（+1）	低
丁建伟[190]	温经汤	2003	CR	仲景原方（+1）	中
张国辉[191]	温经汤	2010	CR	加入药物干扰（–1）单用仲景方干预（+1）	低
朱文举[192]	大黄附子汤	1999	RCT	研究的局限性（–2）加入药物干扰（–1）	极低
陈连荣[193]	大黄䗪虫丸	2009	CT	研究的局限性（–2）仲景原方（+1）	中
张莉莉[194]	甘草干姜茯苓白术汤	2010	CR	加入药物干扰（–1）单用仲景方干预（+1）	低
许　萍[195]	黄芪建中汤	2002	RCT	研究的局限性（–2）加入药物干扰（–1）	极低
张凤婵[196]	枳实芍药散	2008	RCT	研究的局限性（–2）仲景原方（+1）	中
吕伯中[197]	桂枝芍药知母汤	2013	RCT	研究的局限性（–2）加入药物干扰（–1）仲景原方（+1）单用仲景方干预（+1）	中

2. 个案经验文献

共纳入 132 则医案，分别采用当归芍药散、桂枝茯苓丸、大黄牡丹汤、薏苡附子败酱散等。发表年份分布于 1979 ~ 2013 年之间。各个方剂的证据质量等级评价情况见表 2–39。可以看出，纳入相关医案中等质量居多。

表 2-39　个案经验文献证据质量一览表

方剂名称	发表年份	医案则数	质量评分平均值	等级
当归芍药散	1979 ~ 2013	47	45.75	中等
桂枝茯苓丸	1979 ~ 2013	29	48.42	中等
大黄牡丹汤	1985 ~ 2011	14	46.43	中等
薏苡附子败酱散	1987 ~ 2012	12	46.91	中等
黄芪建中汤	2000 ~ 2011	6	46.86	中等
温经汤	1999 ~ 2012	3	46.97	中等
赤豆当归散	2006 ~ 2012	3	40.80	低等
大黄附子汤	1990 ~ 2013	3	39.33	低等
当归贝母苦参丸	1995 ~ 2001	2	52.79	中等
大黄䗪虫丸	2000 ~ 2008	2	42.05	中等
排脓汤	2000 ~ 2006	2	28.78	低等
防己黄芪汤	2006	1	67.60	高等
王不留行散	2007	1	62.66	高等
防己茯苓汤	2008	1	57.33	中等
下瘀血汤	2012	1	52.54	中等
黄芪桂枝五物汤	2002	1	43.75	中等
甘草干姜茯苓白术汤	2002	1	41.34	中等
奔豚汤	1989	1	37.89	低等
肾气丸	2001	1	33.36	低等
排脓散	2006	1	32.07	低等

【典型临床证据】

盆腔炎的临床研究证据共有 197 篇文献支持，高质量证据 19 篇，中等质量证据 45 篇，低质量证据 50 篇，极低质量证据 83 篇。高质量证据分布在桂枝茯苓丸、当归芍药散和大黄牡丹汤等研究文献。各质量等级文献均有分布。

1. 桂枝茯苓丸

有限证据表明桂枝茯苓丸及加减方对照西药干预慢性盆腔炎在临床总有效率、治愈率方面有优势（高质量证据）

吴丰儒[12]实施的一项研究桂枝茯苓丸及其加减方干预慢性盆腔炎疗效的系统评价中，共纳入24个随机对照试验，3545例患者。截止于2012年12月30日。试验组为桂枝茯苓丸及其加减方，对照组为西药。总有效率相对危险度$RR_{合并}$=1.28，其95% CI为（1.18，1.40），合并效应量的检验，Z=5.69，$P < 0.00001$。治愈率相对危险度$RR_{合并}$=1.95，其95% CI为（1.53，2.48），合并效应量的检验，Z=5.44，$P < 0.00001$。结论：桂枝茯苓丸（胶囊）对照西药干预慢性盆腔炎，在提高患者临床治愈率和临床总有效率方面，均有优势。但因文献质量较低，故需要更多高质量的随机双盲对照试验来进一步证实。

桂枝茯苓丸治疗慢性盆腔炎在临床总有效率方面有效（高质量证据）

刘艳霞[1]实施的一项样本量为150例的病例系列观察。应用桂枝茯苓胶囊每日3次，每次3粒，饭后服用，经期停服，3个月为1个疗程。月经期静点抗生素7天。慢性子宫内膜炎，可行诊断性刮宫术。6个疗程后，痊愈84例，显效31例，有效29例，无效6例，总有效率96.0%。（疗效标准：①治愈：自觉症状消失，白带检查正常，双合诊子宫体无压痛，附件区无明显增厚、增粗及压痛。B型超声显示盆腔积液消失，盆腔包块消失，宫腔无粘连。②显效：自觉症状消失，白带检查正常，双合诊子宫体无压痛，附件区稍增厚，无压痛，B型超声显示积液消失或少量，包块缩小在2/3以上。③有效：自觉症状消失，白带检查正常，双合诊子宫体轻压痛，附件区稍增厚，有轻度压痛，B型超声显示积液消失或少量，包块缩小在2/3以下。④无效：与治疗前相比无变化。）

2. 当归芍药散

当归芍药散对照妇乐颗粒干预慢性盆腔炎在临床总有效率方面尚无差异（高质量证据）

张红[99]实施的一项样本量为60例的随机对照试验中，试验组30例，对照组30例。试验组：予当归芍药散水煎剂，每日1剂，分2次口服，21天为1个疗程，经期停用，连用2个疗程后判定疗效。对照组：妇乐颗粒（四川宝光药业股份有限公司生产，批号0709052，规格：6g/袋），口服，每次2袋，每日2次。21天为1个疗程，经期停用，连用2个疗程后判定疗效。两组临床总有效率相对危险度RR=1.02，95%CI

（0.80，1.30），P=0.90。（疗效标准：参照《中药新药临床研究指导原则》中慢性盆腔炎的疗效标准。）

3. 大黄牡丹汤

大黄牡丹汤热敷干预慢性盆腔炎在总有效率方面有效（高质量证据）

徐汉敏[141]实施的一项样本量为50例病例系列观察中，采用大黄牡丹汤热敷。大黄牡丹汤药物组成：大黄300g，丹皮200g，桃仁150g，瓜子100g，芒硝120g。用法：将上药（芒硝除外）共为末，分3份，使用时将1份加米醋伴匀，以润而不渗为宜，然后拌入芒硝40g，装入事先做成的布袋内（布袋大小可上至脐，下至耻骨，左右达附件），放锅内蒸至透热，乘热敷于少腹，药袋上加盖热水袋，以保温助热，温度以热而不烫为宜。每袋药用2～3天，早晚各40分钟左右。3份共用6～9天为1个疗程。治疗结果及疗效标准：痊愈（用药不超过4个疗程，症状全部消失者）42例，占84%；好转（症状比用药前明显减轻，但病情不稳定者）6例，占12%；无效（用药前后无变化者）2例，占4%。总有效率为96%。

4. 薏苡附子败酱散

薏苡附子败酱散加味干预慢性盆腔炎在临床总有效率方面有效（低质量证据）

秦福山[169]实施的一项样本量为50例病例系列观察中，采用薏苡附子败酱散加味：薏苡仁50g，炙附子5g，败酱草20g。如带下量多色黄者，加连翘20g，黄柏20g，红藤20g；小腹冷痛，手足冰凉者，加吴茱萸15g，艾叶15g，小茴香15g；月经量少，色黯有块，小腹胀痛、刺痛者加，三棱10g，莪术10g；经量多者，加血余炭20g，海螵蛸20g；腰酸者，加续断20g，杜仲20g，桑寄生20g。煎服方法：加冷水适量，浸泡30分钟，煎30分钟，取汁200mL。每日1剂，早晚分服，10天为1个疗程。治疗结果：本组病例，短者服药2个疗程，多者服药5个疗程。痊愈42例，好转5例，无效3例。（疗效标准：依据《中医妇科学》判定疗效。）

【盆腔炎与应用方剂分析】

此次研究发现共有22首方剂可以治疗盆腔炎，属于同病异治的范畴。根据文献报道，基于循证医学研究得出结论，依次为：桂枝茯苓丸共97篇文献，纳入9994例；当归芍药散共43篇文献，纳入3280例；大黄牡丹汤共28篇文献，纳入3449例，薏苡附子败酱散共16篇文献，纳入1830例。高质量证据分布在桂枝茯苓丸、当归芍药散和大黄牡丹汤中，其余方剂多为中等、低质量证据。可以看出，虽然方剂种类分布较广，但是不论在文献频次还是证据质量方面，均具有一定聚集性。

1. 桂枝茯苓丸

桂枝茯苓丸是妇人妊娠病篇中，主治瘀血阻滞、寒湿凝滞的癥病漏下的主方，其主证表现为经水异常、漏下不止等，并无有关治疗盆腔炎相关症状的论述。其治疗本病的机理，当为消瘀化癥，瘀去病自愈。其方由桂枝、茯苓、丹皮、桃仁、芍药组成。盆腔炎在本方的病症谱中，属于高频病症。高质量证据显示，有限证据表明桂枝茯苓丸及加减方对照西药干预慢性盆腔炎在临床总有效率、治愈率方面有优势；桂枝茯苓丸在临床总有效率方面有效（高质量证据）。可见瘀血阻滞、寒湿凝滞是本病临床常见病机之一，具有较高的人群聚集度。

2. 当归芍药散

当归芍药是妇人妊娠病篇中，主治肝脾失调，气血瘀滞湿阻之腹痛的主方，其主证表现为腹痛。其方由当归、芍药、茯苓、白术、泽泻、川芎组成。盆腔炎在本方的病症谱中，属于高频病症。高质量证据显示，当归芍药散对照妇乐颗粒干预慢性盆腔炎在临床总有效率方面尚无差异。可见肝脾失调，气血瘀滞湿阻是本病临床常见病机之一，具有较高的人群聚集度。

3. 大黄牡丹汤

大黄牡丹汤是疮痈肠痈浸淫病篇中，主治急性肠痈脓未成，其主证表现为少腹肿痞、拘急拒按、按之疼痛等。其方由大黄、牡丹皮、桃仁、冬瓜子、芒硝组成。盆腔炎在本方的病症谱中，属于高频病症。高质量证据显示，大黄牡丹汤热敷干预慢性盆腔炎在总有效率方面有效。可见热毒结聚、气血瘀滞是本病临床常见病机之一，具有较高的人群聚集度。

4. 薏苡附子败酱散

薏苡附子败酱散是疮痈肠痈浸淫病篇中，主治肠痈已成的主方，其主证表现为腹痛、肌肤甲错等。其方由薏苡仁、附子、败酱草组成。盆腔炎在本方的病症谱中，属于高频病症。低质量证据显示，薏苡附子败酱散加味干预慢性盆腔炎在总有效率方面有效。可见热毒内结、气血耗伤是本病临床常见病机之一，虽证据支持强度低，临床见此病机者可酌用此方。

【优势病证规律】

根据现有文献，盆腔炎临床常见证型有瘀血阻滞、寒湿凝滞的桂枝茯苓丸证，肝脾失调、气血瘀滞湿阻的当归芍药散证，热毒结聚、气血瘀滞的大黄牡丹汤证和热毒内结、气血耗伤的薏苡附子败酱散证。通过循证医学研究及证据评价，提炼出盆腔炎用《金匮要略》方治疗呈现出一定趋向性。因此，桂枝茯苓丸、当归芍药散、大黄牡丹汤和薏苡附子败酱散的证型很可能是盆腔炎在现代临床环境下的主要证候表现。（见图2-6）

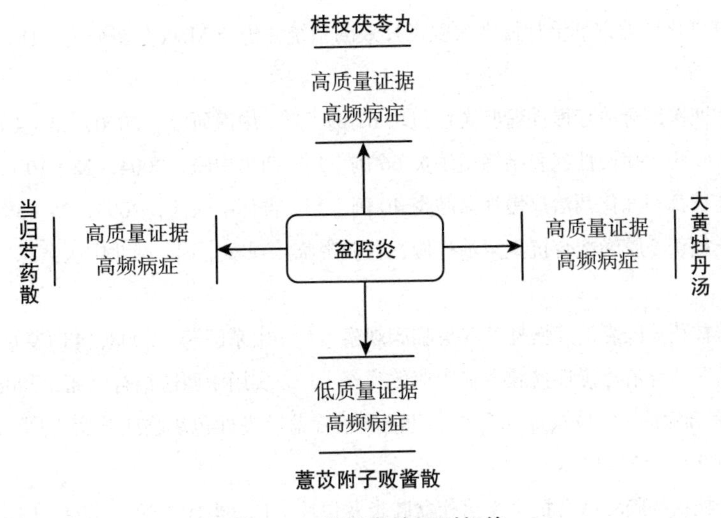

图 2-6　盆腔炎的证型规律

参考文献

［1］刘艳霞，李秀荣．桂枝茯苓胶囊治疗慢性盆腔炎150例临床分析［J］．中国社区医师（综合版），2006，8（14）：119.

［2］赵建新，韩杰，朱宝靖，等．3种方案治疗慢性盆腔炎的药物经济学分析［J］．中国药房，2006，17（20）：1557-1559.

［3］杨慧颖．桂枝茯苓胶囊治疗慢性盆腔炎100例分析［J］．中国误诊学杂志，2007，7（8）：1802-1803.

［4］李秀芬，崔虹，单书丽．微波与中药治疗慢性盆腔炎的临床观察［J］．中国社区医师（综合版），2008，10（3）：80.

［5］李英杰．中西医结合治疗慢性盆腔炎的临床观察［J］．中国民族民间医药，2009（5）：98.

［6］张妙兰．桂枝茯苓丸加减治疗慢性盆腔炎不孕症临床分析［J］．中国中医药咨讯，2010，2（36）：197.

［7］魏子刚，罗秀莉，付梅．中医辨证分型治疗慢性盆腔炎126例［J］. 长江大学学报（自然科学版），2011，8（4）：150-151.

［8］张旭，秦丹华，陈建荣，等．桂枝茯苓胶囊配合中药灌肠对慢性盆腔炎患者血液流变学的影响

[J]. 中国误诊学杂志，2011，11（7）：1538-1539.
[9] 赵永红. 桂枝茯苓胶囊配合中药灌肠对慢性盆腔炎患者甲襞微循环的影响[J]. 健康必读杂志，2011（6）：328，232.
[10] 葛丽霞. 康妇消炎栓联合桂枝茯苓胶囊治疗慢性盆腔炎疗效观察[J]. 中国医药科学，2012，2（24）：71-72.
[11] 梁舒渡. 中频加超短波理疗联合桂枝茯苓丸治疗慢性盆腔炎的疗效分析[J]. 按摩与康复医学，2012，3（26）：218.
[12] 吴丰儒. 解毒化瘀类方剂治疗慢性盆腔炎疗效的系统评价与Meta分析研究[D]. 广州：广州中医药大学，2013.
[13] 王新玲. 中西医结合治疗慢性盆腔炎性包块61例[J]. 中医研究，2000，13（4）：56.
[14] 卢乔. 综合疗法治疗慢性盆腔结缔组织炎66例[J]. 四川中医，2004，22（10）：66-67.
[15] 陈国珍. 桂枝茯苓丸化裁治疗慢性盆腔炎40例[J]. 吉林中医药，2005，25（3）：28.
[16] 张玉卿. 桂枝茯苓胶囊配合抗生素治疗慢性盆腔炎临床观察[J]. 湖北中医杂志，2006，28（11）：45-46.
[17] 马秀玲. 桂枝茯苓胶囊治疗慢性盆腔炎临床观察[J]. 山东医药，2008，48（9）：138.
[18] 潘琴. 中西医结合治疗慢性盆腔炎临床疗效观察[J]. 实用中西医结合临床，2008，8（6）：35.
[19] 张宝琴，完颜亚丽. 桂枝茯苓丸合并中药灌肠治疗盆腔炎性包块临床观察[J]. 现代医药卫生，2008，24（9）：1377-1378.
[20] 柴淑娟. 桂枝茯苓胶囊联合抗生素治疗盆腔炎及包块[J]. 当代医学，2009，15（4）：150-151.
[21] 沈荣，唐小原. 中西医结合治疗慢性盆腔炎临床观察[J]. 光明中医，2009，24（6）：1119-1120.
[22] 张倩华. 桂枝茯苓丸加减治疗慢性盆腔炎（瘀热互结证）的临床研究[D]. 广州：广州中医药大学，2009.
[23] 祝琳，康佳丽，李莉萍. 桂枝茯苓胶囊灌肠配合微波治疗慢性盆腔炎的疗效观察[J]. 湖南中医药大学学报，2009，29（12）：37-38.
[24] 白居正. 中成药辅助治疗慢性盆腔炎的疗效观察[J]. 中国现代药物应用，2010，4（10）：157-158.
[25] 蒋艳丽，魏东艳，蔡振吉. 桂枝茯苓胶囊治疗慢性盆腔炎临床分析[J]. 中国现代药物应用，2010，4（1）：167.
[26] 吕红. 桂枝茯苓胶囊辅助治疗慢性盆腔炎疗效分析[J]. 中国现代药物应用，2010，4（10）：139-140.
[27] 牛颂歌. 康妇消炎栓联合桂枝茯苓胶囊治疗慢性盆腔炎83例疗效观察[J]. 长春中医药大学学报，2010，26（4）：564-565.
[28] 王琳. 桂枝茯苓胶囊联合抗生素治疗慢性盆腔炎临床疗效观察[J]. 中外医疗，2010（29）：117.
[29] 张彦霞. 桂枝茯苓胶囊治疗慢性盆腔炎194例疗效分析[J]. 中国临床实用学，2010，4（9）：139-140.
[30] 丁亮. 中西医结合治疗慢性盆腔炎的临床疗效观察[J]. 中外妇儿健康，2011，19（5）：147.

[31] 马倩 . 康妇消炎栓联合桂枝茯苓胶囊治疗慢性盆腔炎 60 例 [J] . 中国药业，2011，20（10）：70.

[32] 周抒 . 康妇消炎栓联合桂枝茯苓胶囊治疗慢性盆腔炎疗效观察 [J] . 中国医药导报，2011，8（15）：111-112.

[33] 淳会蓉 . 桂枝茯苓胶囊辅治疗慢性盆腔炎疗效分析 [J] . 临床合理用药，2012，5（10A）：72.

[34] 高桂卿，崔娟 . 桂枝茯苓胶囊治疗慢性盆腔炎 130 例 [J] . 国际中医中药杂志，2012，34（8）：732-733.

[35] 郭红霞，何洪海 . 桂枝茯苓胶囊及红藤汤治疗慢性盆腔炎分析 [J] . 现代中药研究与实践，2012，26（6）：83-84，75.

[36] 李小平，白建莲 . 中西药结合治疗慢性盆腔炎 68 例临床观察 [J]. 按摩与康复医学，2012，3（30）：198.

[37] 刘淦新，罗爱凤 . 加味桂枝茯苓丸治疗慢性盆腔炎 85 例疗效观察 [J] . 世界中西医结合杂志，2012，7（11）：991.

[38] 施丽娜 . 康妇消炎栓联合桂枝茯苓胶囊治疗慢性盆腔炎 88 例 [J]. 中国中医药科技，2012，19（5）：474-475.

[39] 石镇东 . 中西医结合治疗慢性盆腔炎的临床疗效观察 [C] . 中华中医药学会第八次外治学术会议论文集，2012：214-216.

[40] 苏艳丽 . 康妇消炎栓联合桂枝茯苓胶囊治疗慢性盆腔炎 [J] . 健康大视野，2012（10）：1219-1220.

[41] 徐红 . 桂枝茯苓胶囊联合抗生素治疗慢性盆腔炎疗效分析 [J] . 海峡药学，2012，24（7）：149-150.

[42] 耿金凤，王秀英 . 桂枝茯苓丸加味治疗盆腔炎性包块 46 例 [J] . 江苏中医，1997（4）：47.

[43] 吉文 . 中药内服及灌肠治疗慢性盆腔炎 28 例 [J] . 实用中医药杂志，2002，18（12）：12.

[44] 吴晋峰 . 中西医结合治疗慢性盆腔炎 60 例 [J] . 陕西中医，2002，23（11）：977.

[45] 柯冬云，赵晓岚 . 桂枝茯苓汤加味配合盆腔治疗仪治疗慢性盆腔炎 76 例疗效观察 [J] . 新中医，2003，35（9）：20-21.

[46] 王忠侠 . 桂枝茯苓丸加味治疗盆腔炎性包块 35 例 [J] . 现代中西医结合杂志，2004，13（24）：3300.

[47] 王兰菊，周清莲，李泉香 . 桂枝茯苓汤加减治疗慢性盆腔炎 45 例疗效观察 [J] . 邯郸医学高等专科学校学报，2005，18（6）：555-556.

[48] 李琼，李萍，李桂仙 . 中药内服外用治疗慢性盆腔炎临床疗效观察 [J] . 贵阳中医学院学报，2007，29（5）：36-38.

[49] 曹书密 . 桂枝茯苓胶囊联合抗菌素治疗慢性盆腔炎 [J] . 中国实用医刊，2008，35（16）：69.

[50] 郝艾君 . 桂枝茯苓丸加味治疗气滞血瘀型慢性盆腔炎 [J] . 内蒙古中医药，2009（2）：21.

[51] 庞相荣 . 桂枝茯苓丸加味治疗慢性盆腔炎 64 例 [J] . 河南中医学院学报，2009，24（2）：67-68.

[52] 郭彦平 . 中药治疗湿热蕴结证慢性盆腔炎疗效观察 [J] . 菏泽医学专科学校学报，2010，22（4）：47，57.

[53] 邱丽，曹永春 . 金匮方加味治疗慢性盆腔炎疗效观察 [J] . 河北医学，2010，16（3）：380-381.

[54] 吴晓辉 . 桂枝茯苓丸加味方配合中药外敷治疗慢性盆腔炎 62 例 [J]. 中国民族民间医药，2010，19（5）：103，105.
[55] 柴淑娟，李晓霞，夏天 . 中药配合针灸治疗慢性盆腔炎临床观察 [J]. 吉林中医药，2011，31（3）：226-227.
[56] 陈二玲 . 桂枝茯苓丸加味治疗慢性盆腔炎 52 例 [J]. 临床医学，2011，31（8）：116.
[57] 陆慧婷 . 桂枝茯苓丸治疗慢性盆腔炎的临床体会 [J]. 内蒙古中医药，2011，30（22）：33.
[58] 苏玉国，张国瑛，孙炳文，等 . 桂枝茯苓丸合薏苡附子败酱散治疗慢性盆腔炎 130 例 [J]. 四川中医，2011，29（9）：85.
[59] 王惠津，柴淑娟，夏天 . 桂枝茯苓丸加味配合中药保留灌肠治疗慢性盆腔炎 60 例 [J]. 吉林中医药，2011，31（6）：536-537.
[60] 颜惠琦 . 超激光联合桂枝茯苓胶囊治疗慢性盆腔炎的疗效观察 [J]. 现代医药卫生，2011，27（23）：3562-3563.
[61] 刘运霞 . 桂枝茯苓汤在慢性盆腔炎中的临床疗效研究 [J]. 中国当代医药，2012，19（26）：124-125.
[62] 杨新，邓玲红，陈能 . 康复灵联合桂枝茯苓胶囊灌肠治疗慢性盆腔炎临床分析 [J]. 中国医药科学，2012，2（15）：58-59.
[63] 刘俊良 . 桂枝茯苓丸加减治疗慢性盆腔炎的临床研究 [D]. 广州：广州中医药大学，2013 年 .
[64] 其其格 . 奥硝唑联合桂枝茯苓胶囊治疗慢性盆腔炎的综合疗效观察 [J]. 中国医药指南，2013，11（10）：122-123.
[65] 刘凤英 . 中药治疗慢性盆腔炎 109 例 [J]. 辽宁中医杂志，1994，21（11）：504-505.
[66] 万雪原，贾蔚凝 . 综合疗法治疗慢性盆腔炎 53 例效果总结 [J]. 右江民族医学院学报，1997，19（67）：103-104.
[67] 刘礼芬 . 中药治疗盆腔炎 62 例 [J]. 湖北中医杂志，1999，21（6）：267.
[68] 刘庆芬 . 中西医结合治疗慢性盆腔炎 60 例 [J]. 辽宁中医杂志，1999，26（5）：227.
[69] 阳易，白兴华 . 中西医结合治疗慢性盆腔炎 60 例临床观察 [J]. 内蒙古中医药，1999（5）：28.
[70] 谷瑞华，谷继顺 . 中药治疗慢性盆腔炎 218 例 [J]. 中国煤炭工业医学杂志，2000，3（4）：419.
[71] 刘贵霞 . 桂枝茯苓丸加味治疗慢性盆腔炎的疗效观察 [J]. 现代中西医结合杂志，2000，9（10）：924.
[72] 宋玉荣 . 中药内服外敷治疗慢性盆腔炎 36 例 [J]. 中国民间疗法，2000，8（11）：36.
[73] 刘丽萍，赵永锋，颜丽青 . 盆炎消净汤治疗慢性盆腔炎 62 例临床观察 [J]. 长治医学院学报，2001，15（4）：283-284.
[74] 吴培英，孙恩业 . 中西医结合治疗慢性盆腔炎 [J]. 山西临床医药，2001，10（3）：224.
[75] 白玉章，杜烨 . 桂枝茯苓丸加味治疗慢性盆腔炎 50 例 [J]. 陕西中医，2002，23（5）：438.
[76] 张平，李莉萍，巨萍利 . 中药内服加灌肠配合微波照射治疗慢性盆腔炎 32 例 [J]. 陕西中医学院学报，2002，25（4）：30-31.
[77] 李永丽 . 桂枝茯苓丸治疗慢性盆腔炎 56 例 [J]. 河南中医学院学报，2004，19（3）：60.
[78] 倪素芹 . 桂枝茯苓汤加味治疗慢性盆腔炎 79 例 [J]. 现代中西医结合杂志，2004，13（6）：800.

[79] 申学永，王红霞 . 加味桂枝茯苓丸治疗慢性盆腔炎 76 例 [J]. 中医药临床杂志，2004，16（3）：234-235.
[80] 孙晓燕 . 中西医结合治疗慢性盆腔炎 128 例疗效观察 [J]. 实用临床医学，2005，6（3）：92.
[81] 许维建，许玉梅，高月珍 . 桂枝茯苓丸加味治疗慢性盆腔炎 60 例疗效观察 [J]. 中国社区医师（综合版），2005，7（15）：58.
[82] 薛蓉 . 中西医结合治疗慢性盆腔炎 32 例 [J]. 陕西中医，2005，26（5）：392.
[83] 张淑芳 . 桂枝茯苓汤加味治疗慢性盆腔炎 [J]. 医药论坛杂志，2005，26（20：66.
[84] 李翠玲 . 中药内外合治盆腔炎 63 例 [J]. 实用中医药杂志，2006，22（4）：208-209.
[85] 董晋莉，朱颖 . 当归芍药散合桂枝茯苓丸加味治疗慢性盆腔炎 40 例 [J]. 吉林中医药，2007，27（6）：32.
[86] 王春霞，李永伟 . 中药内服外敷治疗慢性盆腔炎的临床应用 [J]. 中国医药导报，2007，4（28）：75.
[87] 朱名宸 . 桂枝茯苓丸加味治疗慢性盆腔炎 38 例 [J]. 实用中西医结合临床，2007，7（2）：34-35.
[88] 刘礼芬 . 桂枝茯苓汤加减治疗妇科病 178 例 [J]. 现代中西医结合杂志，2008，17（6）：887.
[89] 谭海川，张丽华 . 金匮方合用治疗慢性盆腔炎疗效观察 [J]. 现代中西医结合杂志，2008，17(31)：4860-4861.
[90] 钟晓玲，王霞灵，曹大农，等 . 温阳化瘀法治疗慢性盆腔炎临床研究 [J]. 新中医，2009，41（7）：52.
[91] 陈冬丽，陈双郧，陈勇 . 桂枝茯苓胶囊配合康妇消炎栓治疗慢性盆腔炎临床观察 [J]. 湖北中医学院学报，2010，12（2）：52-53.
[92] 陈仲英 . 头孢地尼结合桂枝茯苓胶囊治疗慢性盆腔炎临床观察 [J]. 海峡药学，2011，23（4）：134-135.
[93] 张妙兰 . 桂枝茯苓丸加减联合抗生素治疗慢性盆腔炎 [J]. 中国实用医药，2011，6（9）：128-129.
[94] 黄梅 . 桂枝茯苓丸化裁结合艾灸治疗慢性盆腔炎临床观察 [J]. 中国民族民间医药，2012，21(14)：56.
[95] 罗青 . 红藤汤合桂枝茯苓丸化裁灌肠治疗慢性盆腔炎 80 例 [J]. 心理医生（下半月版），2012（11）：222-223.
[96] 潘炉群 . 桂枝茯苓丸加减治疗慢性盆腔炎 200 例临床分析 [J]. 海峡药学，2013，25（3）：239-240.
[97] 张劲松 . 综合方法治疗慢性盆腔炎 102 例 [J]. 中国中医药现代远程教育，2013，11（11）：40-41.
[98] 张红，李云波，金哲 . 当归芍药散治疗慢性盆腔炎 30 例临床观察 [J]. 浙江临床医学，2009，11（3）：278-279.
[99] 张红，李云波，金哲 . 当归芍药散治疗慢性盆腔炎疗效观察 [J]. 中国中医药信息杂志，2009，16（10）：58-59.

［100］翁方敏，. 当归芍药散配合中药保留灌肠治疗慢性盆腔炎疗效观察［J］. 现代中西医结合杂志，2011，20（11）：1344–1345.
［101］林韵忠 . 当归芍药散合熏洗剂治疗慢性盆腔炎的理论和临床研究［D］. 北京中医药大学，2006.
［102］张春贤，石洪 . 当归芍药散治疗慢性盆腔炎 43 例［J］. 长江大学学报（自科版）医学卷，2006，3（2）：252–253.
［103］马晓梅，穆齐金 . 当归芍药散加味治疗慢性盆腔炎 30 例［J］. 中国实用医药，2008，3（18）：134–135.
［104］衷成越 . 当归芍药散结合灸法治疗慢性盆腔炎（脾虚湿瘀型）的临床研究［D］. 广州：广州中医药大学，2010 年 .
［105］曾莉莉 . 当归芍药散联合腹部微波理疗治疗慢性盆腔炎临床观察［J］. 中外妇儿健康，2011，19（7）：339–340.
［106］李静 . 综合治疗慢性盆腔炎 48 例疗效观察［J］. 云南中医中药杂志，2011，32（5）：96–97.
［107］王兰菊，周清莲 . 当归芍药散为主治疗慢性盆腔炎 68 例［J］. 中国社区医师（医学专业），2012，14（15）：259–260.
［108］张文臻，张素香 . 当归芍药散加味治疗慢性盆腔炎 160 例［J］. 山东中医学院学报，1996，20（2）：118.
［109］李虹，冯俊婵 . 当归芍药散加味治疗慢性盆腔炎 100 例疗效观察［J］. 山西中医学院学报，2000，1（1）：21–22.
［110］张成秀 . 当归芍药散合薏苡附子败酱散内服外敷治疗慢性盆腔炎临床观察［J］. 中医杂志，2000，14（5）：20.
［111］张凤芹 . 当归芍药散加减治疗慢性盆腔炎 60 例［J］. 中医杂志，2000，41（5）：17.
［112］魏晓芬，李健，等 . 薏苡附子败酱散合当归芍药散治疗慢性盆腔炎 62 例［J］. 四川中医，2002，20（12）：44.
［113］王娟娟，孙治东 . 加味当归芍药散治疗慢性盆腔炎 56 例［J］. 山西中医，2003，19（2）：26.
［114］王春梅，汤利红，汪雪睛 . 当归芍药胶囊为主治疗慢性盆腔炎临床观察［J］. 四川中医，2006，24（1）：81–82.
［115］张娟，张仁义 . 当归芍药散治疗慢性盆腔炎 86 例观察［J］. 实用中医药杂志，2006，22（9）：541.
［116］周丽 . 当归芍药散加味治疗慢性盆腔炎 30 例［J］. 内蒙古中医药，2009（24）：12.
［117］邱丽，曹永春 . 金匮方加味治疗慢性盆腔炎疗效观察［J］. 河北医学，2010，16（3）：380–381.
［118］戴璐，张思超 . 当归芍药散治疗慢性盆腔炎 40 例［J］. 山东中医药大学学报，2011，35（1）：49–50.
［119］钱玉琴 . 加味当归芍药散治疗慢性盆腔炎 38 例［J］. 中外妇儿健康，2011，19（4）：242.
［120］张智冬 . 当归芍药散加减治疗慢性盆腔炎 64 例［J］. 中国民间疗法，2011，19（6）：36.
［121］丁娟娟 . 探究水血同治法在妇科临床中的应用［J］. 中国药物经济学，2013（2）：243–244.
［122］张华 . 当归芍药散联合中药熏洗治疗慢性盆腔炎的临床研究［J］. 中医临床研究，2013，5（6）：

85，89.
［123］赵景明，张洪林，刘淑琴．消癥散外熨合中药内服治疗慢性盆腔炎170例小结［J］．山西中医，1992，8（2）：24–25.
［124］胡庄．中药治疗慢性盆腔炎60例［J］．云南中医中药杂志，1996，22（9）：43–45.
［125］张丽君．中药内服外敷治疗慢性盆腔炎60例［J］．安徽中医临床杂志，1998，29（6）：585.
［126］卢颖．当归芍药散合二藤汤治疗盆腔炎46例［J］．中国民间疗法，1999（9）：30.
［127］祁宝菊，赵香叶．中药煎剂保留灌肠配合电脑康复机治疗慢性盆腔炎［J］．邯郸医学高等专科学校学报，1999，12（2）：104–105.
［128］桑希生，姜琪．当归芍药散治疗慢性盆腔炎85例临床观察［J］．中医药学报，1999（4）：29–30.
［129］陈朋秋．当归芍药散加味治疗慢性盆腔炎［J］．吉林中医药，2000（3）：27.
［130］巴雅尔图．当归芍药散加味治疗盆腔炎性包块［J］．中国临床医生，2001，29（11）：36.
［131］刘丽萍，赵永锋，颜丽青．盆炎消净汤治疗慢性盆腔炎62例临床观察［J］．长治医学院学报，2001，15（4）：283–284.
［132］伍湖英．当归芍药散加味治疗妇科盆腔炎性包块37例［J］．湖南中医杂志，2001，17（2）：50.
［133］董晋莉，朱颖．当归芍药散合桂枝茯苓丸加味治疗慢性盆腔炎40例［J］．吉林中医药，2007，27（6）：32.
［134］杨孟香．中药内服配合宫腔注药治疗慢性盆腔炎临床观察［J］．中国实用医药，2007，2（34）：134.
［135］谭海川，张丽华．金匮方合用治疗慢性盆腔炎疗效观察［J］．现代中西医结合杂志，2008，17（31）：4860–4861.
［136］王莹，魏戌．李虹教授运用当归芍药散治疗慢性盆腔炎经验简介［J］. 国医论坛,2008,23(3):6.
［137］刘娟,. 当归芍药胶囊治疗肝郁（瘀）脾蕴型慢性盆腔炎的临床研究［D］. 武汉：湖北中医学院，2009.
［138］刘微微．当归芍药散加减治疗湿热瘀阻型慢性盆腔炎60例［J］．山西中医，2011，27（3）：16–17.
［139］白亚茹 .68例当归芍药散治疗慢性盆腔炎临床疗效观察［J］．中国实用医药，2012，7（36）：169.
［140］侯敏．当归芍药散在妇科临床上的应用［J］．齐齐哈尔医学院学报，2012，12：1589–1590.
［141］徐汉敏，孙学文，王广见．大黄牡丹汤热敷治疗慢性盆腔炎50例［J］. 湖南中医杂志,1992(1)：47–48.
［142］肖秋霞．大黄牡丹皮汤（大黄牡丹颗粒）治疗慢性盆腔炎（湿热瘀结证）的临床研究［D］．成都：成都中医药大学，2009.
［143］王玉霞．金匮大黄牡丹汤治疗急慢性盆腔炎的临床观察［J］．中医药信息，1999（6）：41–42.
［144］张丽娜．内外并治盆腔炎症包块50例［J］．河南中医，1999，19（3）：44–45.
［145］郝德芳．中西医结合治疗慢性盆腔炎53例疗效观察［J］．山西中医，2008，24（5）：29.
［146］杨世勤，王惠东，王玉玺．大黄牡丹皮汤加减治疗慢性盆腔炎177例疗效观察［J］．甘肃中医，

1998，11（6）：27–28.
［147］张丽娜．大黄牡丹汤治疗急性盆腔炎［J］．中医研究，1999，12（3）：10.
［148］李萍娟，李惠娟．中西医结合治疗急性盆腔炎 40 例［J］．陕西中医学院学报，2001，24（1）：26.
［149］陈兰英，陈雁冰，章丽妹．中西医结合治疗急性盆腔炎［J］．现代中西医结合杂志，2004，13（23）：3111.
［150］祁跃明．大黄牡丹皮汤加减治疗慢性盆腔炎 100 例临床观察［J］．云南中医中药杂志，2011，32（4）：53–54.
［151］沈灼华．内外合治慢性盆腔炎 68 例疗效小结［J］．江苏中医，1994，15（5）：10.
［152］刘忠珍．辨证治疗盆腔炎症 246 例总结［J］．贵阳中医学院学报，1995，17（2）：21–22.
［153］王俊兰．大黄牡丹皮汤治疗盆腔炎 30 例［J］．江苏中医，1995，16（7）：25.
［154］张良，林如萍．大黄牡丹汤加减治疗慢性盆腔炎 42 例［J］．安徽中医临床杂志，1998，10（1）：6–7.
［155］戴阳娟．加减大黄牡丹汤治疗盆腔炎 40 例［J］．浙江中医杂志，1999（5）：520.
［156］严宇仙．大黄牡丹汤合金铃子散加减治疗慢性盆腔炎 40 例［J］．河北中医，2000，22（5）：371.
［157］马丽茵．中医中药治疗盆腔炎 36 例报告［J］．全国妇科产科学术年会，2002（5）：126.
［158］赵虹．大黄牡丹汤加超短波治疗盆腔炎 80 例［J］．海南医学，2002，13（8）：74–75.
［159］黄缨．大黄牡丹汤加减治疗盆腔炎 23 例［J］．湖北中医学院学报，2004，6（3）：44.
［160］安莲英．大黄牡丹皮汤热敷治疗慢性盆腔炎［J］．山东中医杂志，2008，27（2）：127.
［161］陈红九，范明．中西医结合治疗急性盆腔炎 47 例［J］．中国中医急症，2008，17（5）：694–695.
［162］刘微微，夏阳．大黄牡丹汤加减治疗湿热瘀阻型慢性盆腔炎临床观察 52 例［J］．天津中医药，2008，25（3）：252.
［163］严宇仙，王谦信，沈宏雯，等．大黄牡丹汤灌肠治疗慢性盆腔炎疗效观察［J］．现代中西医结合杂志，2008，17（1）：56.
［164］张秉芬，王丹霞．针刺加中药内服治疗慢性盆腔炎 33 例临床观察［J］. 河北中医，2008，30（10）：1072–1073.
［165］张亚军，谭周立．大黄牡丹汤加减为主治疗盆腔炎 87 例［J］．实用中医药杂志，2008，24（4）：224–225.
［166］陈焱，赵仁霞．大黄牡丹汤加味治疗急性盆腔炎临床观察［J］．天津中医药，2009，26（5）：372.
［167］张红江，任素芳．针刺加中药汤剂治疗慢性盆腔炎［J］．光明中医，2011，26（3）：547.
［168］张英．大黄牡丹皮汤加减治疗慢性盆腔炎 60 例［J］．浙江中医杂志，2013，48（1）：59.
［169］秦福山，董玲．薏苡附子败酱散加味治疗慢性盆腔炎 50 例［J］．中国民间疗法，2007，15（8）：31–32.
［170］苏玉国，张国瑛，孙炳文，等．桂枝茯苓丸合薏苡附子败酱散治疗慢性盆腔炎 130 例［J］．四

川中医，2011，29（9）：85.
［171］刘彦玲．加味薏苡附子败酱草汤治疗慢性盆腔炎临床观察［J］．河北中医，2013，35（6）：836-837.
［172］王淑云．四妙四物合薏苡附子败酱散治疗慢性盆腔炎160例［J］．陕西中医，2013，34（10）：1331-1332.
［173］张涛．薏苡附子败酱散治疗慢性盆腔炎56例［J］．陕西中医，1993，14（12）：533.
［174］李怀生．薏苡附子败酱散加味治疗盆腔炎37例［J］．浙江中医杂志，1996（5）：300.
［175］牟重临．加味薏苡附子败酱散治疗慢性盆腔炎67例临床观察［J］．中国民间疗法，1997（4）：49.
［176］施燕．苡仁附子败酱散治疗慢性盆腔炎98例［J］．实用中医药杂志，2001，17（9）：14-15.
［177］魏晓芬，宋成军，李健．薏苡附子败酱散合当归芍药散治疗慢性盆腔炎62例［J］．四川中医，2002，20（12）：44.
［178］申伟平．妇炎合剂治疗慢性盆腔炎306例［J］．中医研究，2003，16（6）：306.
［179］贺玉芳．中西医结合治疗慢性盆腔炎98例［J］．陕西中医，2005，26（10）：1001-1002.
［180］张绮娟．薏苡附子败酱散加减治疗盆腔炎性包块30例［J］．浙江中医杂志，2006，41（6）：339.
［181］禹建春，赵娟．薏苡附子败酱散加味治疗盆腔炎性包块60例［J］．实用中医药杂志，2008，24（1）：15.
［182］杨芳，王敏．薏苡附子败酱散治疗慢性盆腔炎50例疗效观察［J］．云南中医中药杂志，2009，30（9）：41.
［183］李荣美．中西医结合治疗慢性盆腔炎30例分析［J］．中外医疗，2012，31（20）：120-121.
［184］张丽梅．薏苡附子败酱散加减治疗慢性盆腔炎52例疗效观察［J］．中医药导报，2013，19（1）：47-48.
［185］苗连绪，付朝辉．通心络胶囊联合金匮肾气丸、白带丸治疗慢性盆腔炎疗效观察［J］．临床合理用药杂志，2009，2（13）：60.
［186］徐静．金匮肾气丸联合止痛化癥胶囊治疗慢性盆腔炎100例临床观察［J］．中国社区医师（医学专业），2012，14（18）：233.
［187］王振宇．下瘀血汤加味治疗慢性盆腔炎60例［J］．中国民间疗法，2007，15（10）：34.
［188］赖海燕，杜娟，左右．下瘀血汤加味联合穴位注射治疗慢性盆腔炎临床观察［J］．新中医，2012，03：56-57.
［189］黄亚君．下瘀血汤加味治疗慢性盆腔炎226例［J］．江西中医药，1996（2）：118-119.
［190］丁建伟．温经汤加减治疗慢性盆腔炎70例［J］．中华今日医学杂志，2003，3（22）：67.
［191］张国辉，聂忠苹．中药内服配合灌肠治疗慢性盆腔炎42例［J］．实用中医药杂志，2010，26（7）：464-465.
［192］朱文举．大黄附子汤加味治疗慢性盆腔炎［J］．天津中医，1999，16（6）：34.
［193］陈连荣．大黄䗪虫丸用于治疗盆腔炎性疾病120例临床观察［J］．中国医学创新，2009，6（16）：26.

［194］张莉莉，夏阳．甘姜苓术汤加味治疗寒湿凝滞型慢性盆腔炎30例［J］．四川中医，2010，28（4）：91–92.
［195］许萍．黄芪建中汤合复方红藤散治疗盆腔炎75例疗效观察［J］．中国中医药科技，2002，9（1）：29.
［196］张凤婵，薛耀，潘纪华．经方辨治急性盆腔炎50例［J］．陕西中医，2008，3：261–262.
［197］吕伯中．加减桂枝芍药知母汤治疗慢性盆腔炎50例临床观察［J］．中国中医基础医学杂志，2013，12：1494–1495.

第六节　乳腺增生

乳腺增生又称为乳腺腺病、纤维囊性乳腺病，是一种非炎性、非肿瘤性疾病，与内分泌紊乱密切相关，一般认为以雌激素、孕激素为主的神经–内分泌系统紊乱是导致本病的主要原因，另外，与患者的精神状态及饮食习惯也有关系，本质上是一种生理性增生与复旧不全所造成的乳腺正常结构紊乱。

乳腺增生是女性最常见的乳房疾病，其发病率占乳腺疾病的首位。近些年来该病发病率呈逐年上升的趋势，年龄也越来越低龄化。多发于30～50岁女性，发病高峰为35～40岁。

典型乳腺增生症状有乳房疼痛、乳房肿块、乳头溢液等。乳房疼痛常为胀痛或刺痛，可累及一侧或两侧乳房，以一侧偏重多见，疼痛严重者不可触碰，甚至影响日常生活及工作。乳房肿块可发于单侧或双侧乳房内，单个或多个，一般好发于乳房外上象限。表现为大小不一的片状、结节状、条索状等，其中以片状为多见。边界不明显，质地中等或稍硬，与周围组织无粘连，常有触痛。大部分乳房肿块也有随月经周期而变化的特点，月经前肿块增大变硬，月经来潮后肿块缩小变软。少数患者可出现乳头溢液，为自发溢液，多为淡黄色或淡乳白色，也有少数患者经挤压乳头可见溢液。如果出现血性或咖啡色溢液需要谨慎。

由于对乳腺增生发生的机理和病因尚无确切了解，目前治疗上基本为对症治疗。部分病人发病后数月至一两年后常可自行缓解，多不需治疗。乳腺增生有很多类型，生理性的乳腺增生，如单纯性乳腺增生症，不需特殊处理，可自行消退。因为精神、情绪及人为因素引起的乳腺增生，通过自身的调整（如及时诊治与乳腺疾病发生相关的其他器官疾病，调节情绪、缓解精神压力，改变不健康的饮食习惯，戒烟戒酒等）也会消退或缓解。

乳腺增生属中医学“乳癖”范畴，多由于郁怒伤肝，肝郁气滞，思虑伤脾，脾失健运，以致肝脾两伤，痰气互结，瘀滞而成块。

【《金匮要略》方剂谱】

乳腺增生的国际病症编码为N62.X03，属于泌尿生殖系统疾病。在《金匮要略》方治疗的优势病症谱中，其临床研究文献频次居第30位，而个案经验文献频次居第94位。《金匮要略》方中，能够治疗乳腺增生的方剂共14首，其中有5首方剂已经进行过临床研究，13首方剂有个案经验报道。各方剂的文献频次见表2–40、表2–41。从表中看出，临床研究文献主要集中在桂枝茯苓丸，而个案经验文献亦集中在桂枝茯苓丸，其余方剂运用频次较低。

表2–40　　乳腺增生临床研究文献方剂谱

序号	方剂名称	频次	序号	方剂名称	频次
1	桂枝茯苓丸	44	4	栝楼薤白半夏汤	2
2	大黄䗪虫丸	7	5	当归芍药散	1
3	温经汤	2			

表2–41　　乳腺增生个案经验文献方剂谱

序号	方剂名称	频次	序号	方剂名称	频次
1	桂枝茯苓丸	21	8	麦门冬汤	1
2	栝楼薤白半夏汤	4	9	黄芪桂枝五物汤	1
3	百合知母汤	3	10	当归芍药散	1
4	甘麦大枣汤	3	11	薏苡附子败酱散	1
5	肾气丸	2	12	半夏厚朴汤	1
6	枳实薤白桂枝汤	2	13	雄黄	1
7	温经汤	1			

【临床证据评价】

乳腺增生的临床证据来源于临床研究和个案经验文献，前者有56篇，后者有38篇。临床研究文献中有26篇随机对照试验，1篇半随机对照试验，3篇非随机对照试验，26篇病例系列观察。个案经验文献共有38篇，报道了42则乳腺增生的验案。

1. 临床研究文献

（1）桂枝茯苓丸

44 篇文献中，23 篇随机对照试验，1 篇半随机对照试验，3 篇非随机对照试验，17 篇病例系列观察。在发表年份上，所有文献分布在 2003 ~ 2013 年。证据质量等级评价情况见表 2–42。可以看出，有高质量证据 22 篇，中等质量证据 11 篇，低质量证据 2 篇，极低质量证据 10 篇。证据的降级因素主要为研究的局限性与加入药物干扰。证据升级因素主要是使用仲景原方和单用仲景方干预。

表 2–42　桂枝茯苓丸临床研究文献证据质量一览表

纳入研究	发表年份	文献类型	证据升降因素	等级
崔永会[1]	2003	CR	仲景原方（+1）单用仲景方干预（+1）	高
袁毅路[2]	2005	CR	剂量 – 效应关系（+1）仲景原方（+1）单用仲景方干预（+1）	高
张　军[3]	2006	RCT	研究的局限性（–2）仲景原方（+1）单用仲景方干预（+1）	高
沈亚梅[4]	2007	CR	剂量 – 效应关系（+1）仲景原方（+1）单用仲景方干预（+1）	高
陶恒琼[5]	2007	CR	仲景原方（+1）单用仲景方干预（+1）	高
徐　涛[6]	2007	RCT	研究的局限性（–2）仲景原方（+1）单用仲景方干预（+1）	高
崔莉莉[7]	2008	CR	仲景原方（+1）单用仲景方干预（+1）	高
冯　卫[8]	2008	RCT	研究的局限性（–2）仲景原方（+1）单用仲景方干预（+1）	高
高文明[9]	2008	CR	研究的局限性（–2）仲景原方（+1）单用仲景方干预（+1）	高
郭洪波[10]	2008	RCT	研究的局限性（–2）仲景原方（+1）单用仲景方干预（+1）	高
孙学民[11]	2008	RCT	研究的局限性（–2）仲景原方（+1）单用仲景方干预（+1）	高
王秀芬[12]	2008	CR	仲景原方（+1）单用仲景方干预（+1）	高
柴素萍[13]	2009	CT	研究的局限性（–2）仲景原方（+1）单用仲景方干预（+1）	高

续表

纳入研究	发表年份	文献类型	证据升降因素	等级
李蕴茹[14]	2009	RCT	研究的局限性（-2）仲景原方（+1）单用仲景方干预（+1）	高
汪朝晖[15]	2009	RCT	研究的局限性（-1）仲景原方（+1）	高
马士辉[16]	2010	RCT	研究的局限性（-1）精确度低（-1）仲景原方（+1）单用仲景方干预（+1）	高
陶　悦[17]	2010	CR	剂量－效应关系（+1）仲景原方（+1）	高
李　丽[18]	2011	RCT	研究的局限性（-1）仲景原方（+1）	高
王筱珍[19]	2011	RCT	研究的局限性（-2）精确度低（-1）仲景原方（+1）单用仲景方干预（+1）	高
陶静波[20]	2012	RCT	研究的局限性（-2）仲景原方（+1）单用仲景方干预（+1）	高
王宏昌[21]	2013	RCT	研究的局限性（-2）仲景原方（+1）单用仲景方干预（+1）	高
叶亚莲[22]	2013	CT	研究的局限性（-2）仲景原方（+1）单用仲景方干预（+1）	高
张群英[23]	2004	CR	仲景原方（+1）	中
郭宇飞[24]	2005	RCT	研究的局限性（-2）仲景原方（+1）	中
毛　惠[25]	2005	CR	仲景原方（+1）	中
郝　奎[26]	2008	RCT	研究的局限性（-2）精确度低（-1）仲景原方（+1）单用仲景方干预（+1）	中
秦洪霞[27]	2008	CR	仲景原方（+1）	中
胡汝凤[28]	2009	RCT	研究的局限性（-2）精确度低（-1）仲景原方（+1）单用仲景方干预（+1）	中
苏东玮[29]	2010	CT	剂量－效应关系（+1）	中
陶兆敏[30]	2010	RCT	研究的局限性（-1）加入药物干扰（-1）单用仲景方干预（+1）	中
胡　琼[31]	2012	RCT	仲景原方（+1）单用仲景方干预（+1）	中
晏石枝[32]	2012	RCT	研究的局限性（-2）仲景原方（+1）	中
张春霞[33]	2013	CCT	研究的局限性（-1）间接证据（-1）精确度低（-1）仲景原方（+1）单用仲景方干预（+1）	中
周玉娟[34]	2009	RCT	研究的局限性（-2）	低

续表

纳入研究	发表年份	文献类型	证据升降因素	等级
朱亚芬[35]	2011	CR	无	低
戚玉华[36]	2003	CR	加入药物干扰（–1）	极低
孙羊苹[37]	2008	CR	无	极低
温秉强[38]	2008	CR	加入药物干扰（–1）	极低
曹晓滨[39]	2010	RCT	研究的局限性（–2）间接证据（–1）精确度低（–1）仲景原方（+1）单用仲景方干预（+1）	极低
郭宝云[40]	2010	RCT	研究的局限性（–2）精确度低（–1）	极低
屠雄彪[41]	2011	CR	无	极低
何　静[42]	2012	RCT	研究的局限性（–2）间接证据（–1）	极低
蔺　娟[43]	2012	RCT	研究的局限性（–2）间接证据（–1）加入药物干扰（–1）	极低
殷　华[44]	2012	CR	无	极低

（2）大黄䗪虫丸

7篇文献中，2篇随机对照试验，5篇病例系列观察。在发表年份上，所有文献分布在2001～2011年。证据质量等级评价情况见表2–43。可以看出，有高质量证据1篇，中等质量证据6篇。证据的降级因素主要为研究的局限性与精确度低。证据升级因素主要是单用仲景方干预。

表2–43　　大黄　虫丸临床研究文献证据质量一览表

纳入研究	发表年份	文献类型	证据升降因素	等级
王金翠[45]	2008	CR	仲景原方（+1）单用仲景方干预（+1）	高
盛晓波[46]	2001	CR	仲景原方（+1）	中
王金翠[47]	2008	CR	精确度低（–1）仲景原方（+1）单用仲景方干预（+1）	中
肖发喻[48]	2008	CR	仲景原方（+1）	中
胡　静[49]	2009	CR	仲景原方（+1）	中
杨国清[50]	2009	RCT	研究的局限性（–2）仲景原方（+1）	中
焦乃军[51]	2011	RCT	研究的局限性（–2）精确度低（–1）仲景原方（+1）单用仲景方干预（+1）	中

（3）其他方剂

另有3个方剂，分别为温经汤、栝楼薤白半夏汤和当归芍药散。各个方剂的证据质量等级评价情况见表2–44。可以看出，有高质量证据1篇，低质量证据2篇，极低质量证据2篇。

表2–44　方剂临床研究文献证据质量一览表

纳入研究	方剂名称	发表年份	文献类型	证据升降因素	等级
王刘英[52]	温经汤	1997	CR	无	低
陶勇军[53]	温经汤	2011	CR	加入药物干扰（–1）单用仲景方干预（+1）	低
陈美琴[54]	栝楼薤白半夏汤	2011	RCT	研究的局限性（–2）仲景原方（+1）单用仲景方干预（+1）	高
康义民[55]	栝楼薤白半夏汤	1992	CR	加入药物干扰（–1）	极低
苏利霞[56]	当归芍药散	2002	CR	加入药物干扰（–1）	极低

2. 个案经验文献

共纳入42则医案，分别采用桂枝茯苓丸、栝楼薤白半夏汤、甘麦大枣汤等。发表年份分布于1979 ~ 2013年。各个方剂的证据质量等级评价情况见表2–45。可以看出，肾气丸纳入相关医案平均质量为高等，其余医案均未中低等。

表2–45　个案经验文献证据质量一览表

方剂名称	发表年份	医案则数	质量评分平均值	等级
桂枝茯苓丸	1981 ~ 2013	21	53.89	中等
栝楼薤白半夏汤	1987 ~ 2008	4	50.15	中等
百合知母汤	2006	3	57.16	中等
甘麦大枣汤	1979 ~ 2006	3	52.15	中等
肾气丸	2008 ~ 2011	2	60.02	高等
枳实薤白桂枝汤	2012	2	29.00	低等
温经汤	2006	1	56.03	中等
麦门冬汤	2010	1	53.03	中等
黄芪桂枝五物汤	2002	1	52.61	中等

续表

方剂名称	发表年份	医案则数	质量评分平均值	等级
当归芍药散	1999	1	51.33	中等
薏苡附子败酱散	1999	1	51.33	中等
半夏厚朴汤	2000	1	48.32	中等
雄黄	1986	1	30.40	低等

【典型临床证据】

乳腺增生的临床研究证据共有56篇文献支持，高质量证据24篇，中等质量证据17篇，低质量证据4篇，极低质量证据11篇。高质量证据为桂枝茯苓丸和大黄䗪虫丸的研究文献。各质量等级文献均有分布。

1. 桂枝茯苓丸

桂枝茯苓丸干预乳腺小叶增生在临床总有效率方面有效（高质量证据）

崔永会[1]实施的一项样本量为32例的病例系列观察。以桂枝茯苓胶囊治疗，组成：桂枝、茯苓、牡丹皮、芍药、桃仁等制成。每日3次，每次3粒，饭后服用。连续服用3个月。治疗3个月后，乳腺结节较前缩小或消失28人，占87.5%；乳痛症状消失者20人占74%。（疗效标准：以乳痛症状减轻或消失，以及体检或红外线、B超检查发现乳腺结节较前缩小或消失作为临床痊愈或好转的标准。）

2. 大黄䗪虫丸

大黄䗪虫丸干预乳腺增生在临床总有效率方面有效（高质量证据）

王金翠[45]实施的一项样本量为22例的病例系列观察。以大黄䗪虫丸（湖南省回春堂制药厂）3g，口服，每日2次，1.5个月为1个疗程。疗效标准及治疗效果：1个疗程后，治愈（症状及肿块消失）15例（15/22），占68.2%；好转（症状消失，肿块明显缩小）6例（6/22），占27.3%；无效（症状减轻，肿块无变化）1例（1/22），占4.5%。总有效率为95.5%。

【乳腺增生与应用方剂分析】

乳腺增生是非炎性、非肿瘤性疾病，由于人体质不同表现出的主症各异，根据中医辨证论治的原则，该病归属到不同的病证中。因此临床实践中，金匮方的运用也就较为广泛。此次研究发现共有 13 首方剂可以治疗乳腺增生，属于同病异治的范畴。根据文献报道，基于循证医学研究得出结论，依次为：桂枝茯苓丸共 45 篇文献，纳入 5988 例；大黄䗪虫丸共 7 篇文献，纳入 497 例。高质量证据分布在桂枝茯苓丸和大黄䗪虫丸中，其余方剂多为中等、低质量证据。可以看出，虽然方剂种类分布较广，但是不论在文献频次还是证据质量方面，均具有一定聚集性。

1. 桂枝茯苓丸

桂枝茯苓丸是妇人妊娠病篇中，主治瘀血阻滞、寒湿凝滞的癥病漏下的主方，其主证表现为经水异常、漏下不止等，并无有关治疗乳腺增生相关症状的论述。其治疗本病的机理，当为消瘀化癥，瘀去病自愈。其方由桂枝、茯苓、丹皮、桃仁、芍药组成。乳腺增生在本方的病症谱中，属于高频病症。高质量证据显示，桂枝茯苓丸干预乳腺小叶增生在临床总有效率方面有效。可见瘀血阻滞、寒湿凝滞是本病临床常见病机之一，具有较高的人群聚集度。

2. 大黄䗪虫丸

大黄䗪虫丸是血痹虚劳病篇中，主治虚劳干血的主方，其主证表现为羸瘦、腹满不能食、肌肤甲错等。其方由大黄、黄芩、甘草、桃仁、杏仁、芍药、䗪虫、干地黄、干漆、虻虫、水蛭、蛴螬组成。乳腺增生在本方的病症谱中，属于中频病症。高质量证据显示，大黄䗪虫丸干预乳腺增生在临床总有效率方面有效。可见虚劳兼有瘀血是本病临床常见病机之一，具有较高的人群聚集度。临床见此病机者可酌用此方。

【优势病证规律】

根据现有文献，乳腺增生临床常见证型有瘀血阻滞、寒湿凝滞的桂枝茯苓丸证和虚劳兼有瘀血的大黄䗪虫丸证。通过循证医学研究及证据评价，提炼出乳腺增生用《金匮要略》方治疗呈现出一定趋向性。因此，大黄䗪虫丸和桂枝茯苓丸的证型很可能是乳腺增生在现代临床环境下的主要证候表现。（见图 2–7）

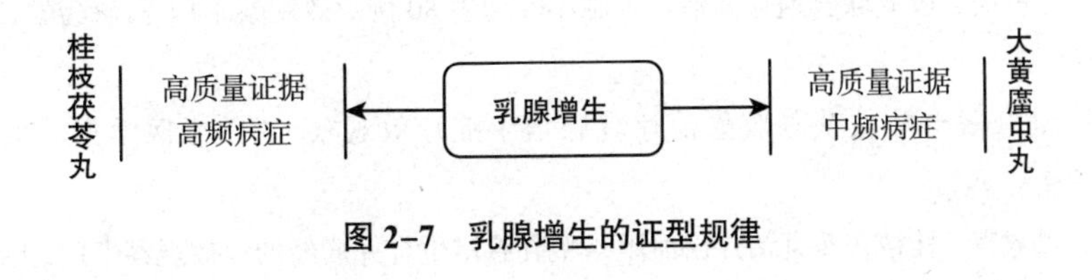

图 2–7　乳腺增生的证型规律

参考文献

[1] 崔永会，黄克江 . 桂枝茯苓胶囊治疗乳腺小叶增生的临床观察 [J]. 中医药学报，2003，31（3）:8.

[2] 袁毅路 . 桂枝茯苓胶囊治疗乳腺增生 100 例 [J]. 甘肃中医学院学报，2005，22（6）：41-42.
[3] 张军，高峰，任玉萍，等 . 桂枝茯苓胶囊治疗乳腺增生症临床观察 [J]. 中国中西医结合杂志，2006，26（8）：754-755.
[4] 沈亚梅，邹荣莉，侯东祥，等 . 高频超声对桂枝茯苓胶囊治疗乳腺增生病的监测作用 [J]. 中国妇幼保健，2007，22（16）：2276-2278.
[5] 陶恒琼 . 桂枝茯苓汤治疗乳腺小叶增生 12 例 [J]. 中国乡村医药，2007，14（5）：80-81.
[6] 徐涛 . 桂枝茯苓胶囊治疗乳腺增生病疗效观察 [J]. 湖北中医杂志，2007，29（3）：39.
[7] 崔莉莉，董艳梅，赵清玉 . 桂枝茯苓胶囊治疗乳腺增生病 88 例临床体会 [J]. 中国实用医药，2008，3（26）：51.
[8] 冯卫 . 散瘀化痰方治疗乳腺增生病 50 例临床观察 [J]. 河北中医，2008，30（12）：1248-1249.
[9] 高文明，赵金辉，翟云起，等 . 乳消汤治疗乳腺增生病 76 例临床观察 [J]. 黑龙江中医药，2008（3）：13-14.
[10] 郭洪波，罗玉梅，温菊芬，等 . 乳核散结片合桂枝茯苓胶囊治疗乳腺增生症疗效观察 [J]. 山东中医药大学学报，2008，32（2）：117-118.
[11] 孙学民，童晓文，万海英，等 . 桂枝茯苓胶囊治疗乳腺增生合并子宫肌瘤 [J]. 现代中西医结合杂志，2008，17（9）：1325-1326.
[12] 王秀芬 . 桂枝茯苓胶囊治疗乳腺增生 300 例分析 [J]. 中国误诊学杂志，2008，8（27）：6701.
[13] 柴素萍 . 桂枝茯苓丸治疗乳腺增生合并子宫肌瘤 60 例 [J]. 中国乡村医药，2009（2）：48.
[14] 李蕴茹 . 针刺配合桂枝茯苓胶囊治疗乳腺增生 76 例 [J]. 陕西中医，2009，30（5）：593-594.
[15] 汪朝晖，杜彦萍，黄习文，等 . 桂枝茯苓胶囊治疗乳腺增生病（瘀血阻络证）临床研究 [J]. 广州中医药大学学报，2009，26（2）：103-107.
[16] 马士辉，凌飞海，黄志华，等 . 桂枝茯苓胶囊联合托瑞米芬治疗乳腺增生症 180 例疗效观察 [J]. 中国民师进修杂志，2010，33（36）：45-46.
[17] 陶悦，王永锋 . 桂枝茯苓胶囊联合维生素 E 治疗乳腺增生 125 例疗效观察 [J]. 中医临床研究，2010，2（21）：45-46.
[18] 李丽，赵海军，刘威，等 . 桂枝茯苓胶囊配合坤乳宁颗粒治疗乳腺增生的效果观察 [J]. 中国健康月刊，2011，30（4）：68.
[19] 王筱珍 . 中西医结合治疗乳腺增生 126 例临床观察 [J]. 中国中医药咨讯，2011，3（17）：419.
[20] 陶静波 . 桂枝茯苓胶囊联合逍遥丸治疗乳腺小叶增生 80 例疗效观察 [J]. 海峡药学，2012，24（7）：196-197.
[21] 王宏昌 . 刮痧联合桂枝茯苓胶囊治疗乳腺增生症疗效观察 [J]. 中医学报，2013，28（9）：1408-1409.
[22] 叶亚莲，柴素萍 . 桂枝茯苓丸治疗瘀血阻络型乳腺增生合并痛经的疗效观察 [J]. 上海预防医学，2013，25（5）：275-276.
[23] 张群英 . 桂枝茯苓胶囊合逍遥颗粒治疗乳腺增生病 80 例 [J]. 实用中医药杂志，2004，20（1）：20-21.
[24] 郭宇飞 . 枢瑞桂枝茯苓胶囊治疗乳腺结构不良症 [J]. 医药论坛杂志，2005，26（18）：58-59.

[25] 毛惠，詹平，戴晓蓉．桂枝茯苓胶囊合逍遥丸治疗200例乳腺增生症的临床观察［J］．中华现代中西医杂志，2005，3（12）：1101–1102.
[26] 郝奎．乳腺增生症服用乳癖消［J］．光明中医，2008，23（8）：1163.
[27] 秦洪霞．桂枝茯苓胶囊加消乳增冲剂治疗乳腺增生症疗效观察［J］．山东医药，2008，48（10）：69.
[28] 胡汝凤．桂枝茯苓胶囊和逍遥丸治疗乳腺增生症［J］．现代中西医结合杂志，2008，19（24）：2926–2927.
[29] 苏东玮，盛湲，施俊义．桂枝茯苓胶囊治疗乳腺囊性增生病疗效观察［J］. 现代中西医结合杂志，2010，19（2）：192–193.
[30] 陶兆敏．桂枝茯苓汤加味治疗乳腺增生临床疗效观察［J］．中国医药指南，2010，8（3）：94–95.
[31] 胡琼．桂枝茯苓丸治疗乳腺增生病的临床观察［J］．中国社区医师（医学专业），2012，14（28）：189.
[32] 晏石枝，郝磊，常峥．桂枝茯苓胶囊和夏枯草膏治疗乳腺增生疗效观察［J］．山西医药杂志，2012，41（5）：528.
[33] 张春霞，李晓琴，孙亮，等．平衡针刺配合桂枝茯苓丸治疗乳腺囊性增生疗效观察［J］．西部中医药，2013，26（8）：111–113.
[34] 周玉娟．中西医结合治疗乳腺小叶增生症的体会［J］．现代医药卫生，2009，25（5）：714–715.
[35] 朱亚芬．加味逍遥散联合桂枝茯苓胶囊口服治疗乳腺增生60例［J］. 中外妇儿健康，2011，19（5）：222.
[36] 戚玉华．桂枝茯苓丸加减治疗乳腺增生症110例［J］．国医论坛，2003，18（5）：8.
[37] 孙美英，李洁，李晓萍．自拟方治疗乳腺增生病［J］．中国民间疗法，2008（1）：33.
[38] 温秉强．桂枝茯苓丸合血府逐瘀汤加减治疗乳腺增生症42例［J］．内蒙古中医药，2008（1）：12–13.
[39] 曹晓滨，孙祝生，王倩．扬刺、艾条灸合桂枝茯苓丸治疗乳腺增生症的临床分析［J］．内蒙古中医药，2010（13）：44–46.
[40] 郭宝云，费平．逍遥丸合桂枝茯苓胶囊治疗乳腺增生症60例［J］．光明中医，2010，25（7）：1226–1227.
[41] 屠雄彪，张利芳．小金丸联合桂枝茯苓胶囊治疗乳腺增生症临床效果观察［J］．亚太传统医药，2011，7（12）：97.
[42] 何静．刮痧、艾灸配合小金丸治疗乳腺增生病52例［J］．山东中医杂志，2012，31（1）：38–39.
[43] 蔺娟，蔡国良，许鹏光，等．止痛消结汤治疗乳腺增生病33例［J］．江西中医药，2012，43（8）：50–51.
[44] 殷华，贾珍珍．小金丸联合桂枝茯苓胶囊治疗乳腺增生症临床效果观察［J］．按摩与康复医学，2012，3（9）：188–189.
[45] 王金翠．大黄䗪虫丸治疗乳腺增生22例［J］．实用医药杂志，2008，25（1）：46.
[46] 盛晓波，赵敏，袁震土．逍遥丸合大黄䗪虫丸治疗乳腺小叶增生病43例［J］．浙江中医杂志，2001（2）：387.

[47] 王金翠. 大黄䗪虫丸治疗乳腺增生 22 例 [J]. 陕西中医，2008，25（1）：46.
[48] 肖发喻. 加味逍遥散内服配合大黄䗪虫丸外敷治疗乳腺增生 70 例 [J]. 四川中医，2008，26（1）：94.
[49] 胡静，赵丽红，王颖. 大黄䗪虫丸合逍遥丸治疗乳腺增生症 50 例 [J]. 山西中医，2009，18（29）：3595-3596.
[50] 杨国清. 大黄䗪虫丸加小金丸治疗乳腺增生病临床疗效观察 [J]. 河北中医，2009，38：97-98.
[51] 焦乃军. 大黄䗪虫丸穴位贴敷治疗乳腺增生病 100 例 [J]. 中国实验方剂学杂志，2011，17（12）：293-294.
[52] 王刘英. 温经汤治疗乳腺增生 20 例的临床观察 [J]. 云南中医中药杂志，1997，18（6）：12.
[53] 陶勇军. 温经汤治疗乳腺增生症 45 例 [J]. 中国中医药现代远程教育，2011，9（4）：32.
[54] 陈美琴. 栝楼薤白半夏汤加味结合甲睾酮治疗乳腺增生症 122 例 [J]. 浙江中医杂志，2011，46（3）：175.
[55] 康义民，赵凤书. 栝楼薤白半夏汤加减治疗乳腺增生病 38 例疗效观察 [J]. 中医药学报，1992（4）：38-39.
[56] 苏利霞，薛红梅. 当归芍药散加味治疗乳腺增生症 102 例疗效观察 [J]. 河南中医药学刊，2002，17（6）：48.

第七节　围绝经期综合征

围绝经期（perimenopausal period）是指围绕绝经的一段时期，包括从接近绝经（出现与绝经有关的内分泌、生物学和临床特征）起至最后一次月经后一年，即绝经过渡期至最后一次月经后一年。围绝经期综合征指妇女绝经前后由于性激素减少所致的一系列躯体及精神心理症状。人工绝经者更容易发生围绝经期综合征。以往用“更年期”来形容这一渐进的变更过程。由于更年期定义含糊，1994 年 WHO 提出采用“围绝经期”一词。主要临床表现是：月经紊乱、潮热、心悸、腰背酸痛、多汗、烦躁、抑郁、失眠、尿频、尿急、阴道干燥等。卵巢功能减退引起雌激素水平过度降低是围绝经期综合征发病的主要原因，雌激素水平过度降低引起下丘脑－垂体－卵巢轴或肾上腺功能紊乱，导致神经递质、激素、细胞因子等失衡，从而引起围绝经期综合征的一系列症状。西医对于围绝经期综合征的治疗手段包括：镇静、安眠药物（如舒乐安定、阿普唑仑等）；激素替代疗法（如替勃龙、倍美力、维尼安等）；调节植物神经功能（如谷维素等）；心理疗法。西医治疗方法具有较多的副反应，尤其是激素替代疗法存在增加脑血栓病、肿瘤等疾病的风险，因此围绝经期综合征的患者多倾向于使用中药治疗。

根据本病的临床表现可大致将其归纳于中医的“脏躁”“心悸”“失眠”“眩晕”“头痛”“郁证”“百合病”“年老血崩”等范畴。多由肾气亏虚，精血不足，或心肾不交、脾胃虚弱等原因导致阴阳平衡失调，引起心悸、不寐、躁烦、崩漏、潮热汗出等症状。此病虽常多兼瘀血、内生热邪等，但由于患者多已至七七之年，天癸竭，故以五脏虚损为本，各种内外邪气为标。“本虚标实”是本病的显著特点。使用中药治疗围绝经期综合征疗效显著、毒副作用少，因此在本病的治疗中，中药得到了广泛的运用。

【《金匮要略》方剂谱】

围绝经期综合征的国际病症编码为N95.101，属于泌尿生殖系统疾病。在《金匮要略》方治疗的优势病症谱中，其临床研究文献频次居第10位，而个案经验文献频次居第3位。《金匮要略》方中，能够治疗围绝经期综合征的方剂共23首，其中有13首方剂已经进行过临床研究，20首方剂有个案经验报道。各方剂的文献频次见表2–46、表2–47。从表中看出，临床研究文献主要集中在甘麦大枣汤、酸枣汤、百合地黄汤和桂枝加龙骨牡蛎汤，而个案经验文献集中在甘麦大枣汤、桂枝加龙骨牡蛎汤，其次为酸枣汤、当归芍药散，其余方剂运用频次较低。

表2–46　　围绝经期综合征临床研究文献方剂谱

序号	方剂名称	频次	序号	方剂名称	频次
1	甘麦大枣汤	72	8	半夏厚朴汤	2
2	酸枣汤	29	9	当归芍药散	2
3	百合地黄汤	22	10	桂枝茯苓丸	2
4	桂枝加龙骨牡蛎汤	15	11	防己茯苓汤	1
5	肾气丸	7	12	泻心汤	1
6	百合知母汤	4	13	胶艾汤	1
7	温经汤	3			

表2–47　　围绝经期综合征个案经验文献方剂谱

序号	方剂名称	频次	序号	方剂名称	频次
1	甘麦大枣汤	72	6	肾气丸	14
2	桂枝加龙骨牡蛎汤	45	7	温经汤	12
3	酸枣汤	20	8	奔豚汤	11
4	当归芍药散	18	9	百合知母汤	6
5	百合地黄汤	14	10	枳实薤白桂枝汤	5

续表

序号	方剂名称	频次	序号	方剂名称	频次
11	桂枝茯苓丸	4	16	黄土汤	1
12	防己地黄汤	3	17	大黄䗪虫丸	1
13	竹皮大丸	3	18	麦门冬汤	1
14	防己黄芪汤	2	19	黄芪建中汤	1
15	半夏厚朴汤	2	20	桂枝加黄芪汤	1

【临床证据评价】

围绝经期综合征的临床证据来源于临床研究和个案经验文献，前者有161篇，后者有193篇。临床研究文献中有50篇随机对照试验，7篇半随机对照试验，9篇非随机对照试验，95例篇临床病例观察。个案经验文献共有193篇，报道了236则围绝经期综合征的验案。

1. 临床研究文献

（1）甘麦大枣汤

72篇文献中，27篇随机对照试验，4篇非随机对照试验，41篇病例系列观察。在发表年份上，所有文献分布在1984～2013年。证据质量等级评价情况见表2–48。可以看出，有高质量证据10篇，中等质量证据28篇，低质量证据26篇，极低质量证据8篇。证据的降级因素主要为研究的局限性；精确度低、加入药物干扰也是降级因素之一。证据升级因素主要是1979年前有相关方剂的病例观察、单用仲景方干预。

表2–48　　甘麦大枣汤临床研究文献证据质量一览表

纳入研究	发表年份	文献类型	证据升降因素	等级
薛素芬[1]	1995	CR	加入药物干扰（–1）剂量–效应关系（+1）1979年前病例观察（+1）单用仲景方干预（+1）	高
史亦谦[2]	1997	CR	加入药物干扰（–1）剂量–效应关系（+1）1979年前病例观察（+1）单用仲景方干预（+1）	高
于晓妹[3]	2000	CR	加入药物干扰（–1）剂量–效应关系（+1）1979年前病例观察（+1）单用仲景方干预（+1）	高
赵　丽[4]	2000	CR	加入药物干扰（–1）剂量–效应关系（+1）1979年前病例观察（+1）单用仲景方干预（+1）	高

续表

纳入研究	发表年份	文献类型	证据升降因素	等级
吕静波[5]	2002	RCT	研究的局限性（–2）精确度低（–1）1979 年前病例观察（+1）仲景原方（+1）单用仲景方干预（+1）	高
潘新霞[6]	2011	CR	加入药物干扰（–1）剂量 – 效应关系（+1）1979 年前病例观察（+1）单用仲景方干预（+1）	高
王旭玲[7]	2012	RCT	研究的局限性（–2）精确度低（–1）1979 年前病例观察（+1）仲景原方（+1）单用仲景方干预（+1）	高
杨淑如[8]	2013	RCT	研究的局限性（–2）小样本（–1）加入药物干扰（–1）效应值很大（+1）1979 年前病例观察（+1）单用仲景方干预（+1）	高
张　敏[9]	2013	CR	加入药物干扰（–1）剂量 – 效应关系（+1）1979 年前病例观察（+1）单用仲景方干预（+1）	高
张素华[10]	2013	RCT	研究的局限性（–2）1979 年前病例观察（+1）仲景原方（+1）单用仲景方干预（+1）	高
林永华[11]	1985	CR	加入药物干扰（–1）1979 年前病例观察（+1）单用仲景方干预（+1）	中
程鹤年[12]	1992	CR	小样本（–1）加入药物干扰（–1）剂量 – 效应关系（+1)1979 年前病例观察（+1）单用仲景方干预（+1）	中
孙彩侠[13]	1998	CR	加入药物干扰（–1）1979 年前病例观察（+1）单用仲景方干预（+1）	中
张承烈[14]	1999	CR	加入药物干扰（–1）1979 年前病例观察（+1）单用仲景方干预（+1）	中
马汝超[15]	2000	CR	加入药物干扰（–1）剂量 – 效应关系（+1）1979 年前病例观察（+1）	中
董　莉[16]	2001	CR	加入药物干扰（–1）1979 年前病例观察（+1）单用仲景方干预（+1）	中
陈　蓉[17]	2003	CR	加入药物干扰（–1）1979 年前病例观察（+1）单用仲景方干预（+1）	中
严宇仙[18]	2003	CR	加入药物干扰（–1）剂量 – 效应关系（+1）1979 年前病例观察（+1）	中
韩淑月[19]	2004	CR	加入药物干扰（–1）剂量 – 效应关系（+1）1979 年前病例观察（+1）	中
李　毅[20]	2004	RCT	研究的局限性（–2）加入药物干扰（–1）剂量 – 效应关系（+1）1979 年前病例观察（+1）	中

续表

纳入研究	发表年份	文献类型	证据升降因素	等级
赵　利[21]	2005	CR	加入药物干扰（–1）1979年前病例观察（+1）单用仲景方干预（+1）	中
李良佁[22]	2006	CR	加入药物干扰（–1）1979年前病例观察（+1）单用仲景方干预（+1）	中
王淑芳[23]	2006	CR	加入药物干扰（–1）1979年前病例观察（+1）单用仲景方干预（+1）	中
陶　颖[24]	2007	RCT	研究的局限性（–2）加入药物干扰（–1）剂量–效应关系（+1）1979年前病例观察（+1）	中
黄　健[25]	2008	RCT	研究的局限性（–1）精确度低（–1）1979年前病例观察（+1）	中
毛晓红[26]	2008	RCT	研究的局限性（–2）加入药物干扰（–1）1979年前病例观察（+1）单用仲景方干预（+1）	中
林　梅[27]	2009	RCT	研究的局限性（–2）加入药物干扰（–1）1979年前病例观察（+1）单用仲景方干预（+1）	中
毕开国[28]	2010	CR	加入药物干扰（–1）1979年前病例观察（+1）单用仲景方干预（+1）	中
满金萍[29]	2010	RCT	研究的局限性（–1）加入药物干扰（–1）1979年前病例观察（+1）	中
牟艳利[30]	2010	CR	加入药物干扰（–1）1979年前病例观察（+1）单用仲景方干预（+1）	中
庞志英[31]	2010	CR	加入药物干扰（–1）1979年前病例观察（+1）单用仲景方干预（+1）	中
刘艳梅[32]	2011	CR	加入药物干扰（–1）1979年前病例观察（+1）单用仲景方干预（+1）	中
毕秀华[33]	2012	CR	加入药物干扰（–1）1979年前病例观察（+1）单用仲景方干预（+1）	中
纠广文[34]	2012	CR	加入药物干扰（–1）1979年前病例观察（+1）单用仲景方干预（+1）	中
辛海艳[35]	2012	RCT	研究的局限性（–2）加入药物干扰（–1）1979年前病例观察（+1）单用仲景方干预（+1）	中
杨　倜[36]	2012	CR	加入药物干扰（–1）1979年前病例观察（+1）单用仲景方干预（+1）	中

续表

纳入研究	发表年份	文献类型	证据升降因素	等级
王　玲[37]	2013	RCT	研究的局限性（–1）加入药物干扰（–1）1979 年前病例观察（+1）	中
杨其良[38]	2013	RCT	研究的局限性（–2）加入药物干扰（–1）1979 年前病例观察（+1）单用仲景方干预（+1）	中
刘浩江[39]	1988	CR	加入药物干扰（–1）1979 年前病例观察（+1）	低
田秀兰[40]	1995	CR	小样本（–1）加入药物干扰（–1）1979 年前病例观察（+1）单用仲景方干预（+1）	低
陈淑珍[41]	2000	CR	加入药物干扰（–1）1979 年前病例观察（+1）	低
张慧霞[42]	2000	CR	加入药物干扰（–1）1979 年前病例观察（+1）	低
张丽萍[43]	2002	RCT	研究的局限性（–2）加入药物干扰（–1）1979 年前病例观察（+1）	低
乔苏芳[44]	2003	CR	加入药物干扰（–1）1979 年前病例观察（+1）	低
张艳萍[45]	2003	RCT	研究的局限性（–2）精确度低（–1）加入药物干扰（–1）1979 年前病例观察（+1）单用仲景方干预（+1）	低
邓　毅[46]	2004	RCT	研究的局限性（–2）精确度低（–1）加入药物干扰（–1）1979 年前病例观察（+1）单用仲景方干预（+1）	低
吕　敏[47]	2005	CR	加入药物干扰（–1）1979 年前病例观察（+1）	低
李　双[48]	2006	RCT	研究的局限性（–2）加入药物干扰（–1）1979 年前病例观察（+1）	低
田　洁[49]	2006	CR	加入药物干扰（–1）1979 年前病例观察（+1）	低
谢亚莉[50]	2006	CR	加入药物干扰（–1）1979 年前病例观察（+1）	低
何慕清[51]	2007	RCT	研究的局限性（–2）加入药物干扰（–1）1979 年前病例观察（+1）	低
卢金镶[52]	2007	RCT	研究的局限性（–2）精确度低（–1）加入药物干扰（–1）1979 年前病例观察（+1）单用仲景方干预（+1）	低
黄　健[53]	2008	RCT	研究的局限性（–2）精确度低（–1）加入药物干扰（–1）1979 年前病例观察（+1）单用仲景方干预（+1）	低
韩毅敏[54]	2009	RCT	研究的局限性（–2）加入药物干扰（–1）1979 年前病例观察（+1）	低
柳艳弘[55]	2009	CR	加入药物干扰（–1）1979 年前病例观察（+1）	低
吴学祥[56]	2009	CR	加入药物干扰（–1）1979 年前病例观察（+1）	低

续表

纳入研究	发表年份	文献类型	证据升降因素	等级
李晓梅[57]	2010	RCT	研究的局限性（-2）精确度低（-1）加入药物干扰（-1）1979 年前病例观察（+1）单用仲景方干预（+1）	低
卢清艺[58]	2010	CR	加入药物干扰（-1）1979 年前病例观察（+1）	低
席雅芳[59]	2010	CT	研究的局限性（-2）精确度低（-1）加入药物干扰（-1）1979 年前病例观察（+1）	低
张慧珍[60]	2010	RCT	研究的局限性（-2）加入药物干扰（-1）1979 年前病例观察（+1）	低
郝清香[61]	2011	CR	加入药物干扰（-1）1979 年前病例观察（+1）	低
徐　慧[62]	2011	CR	加入药物干扰（-1）1979 年前病例观察（+1）	低
何龙伟[63]	2012	RCT	研究的局限性（-2）精确度低（-1）加入药物干扰（-1）1979 年前病例观察（+1）单用仲景方干预（+1）	低
杨　彦[64]	2013	RCT	研究的局限性（-2）加入药物干扰（-1）1979 年前病例观察（+1）	低
曹静安[65]	1984	CR	小样本（-1）加入药物干扰（-1）1979 年前病例观察（+1）	极低
李汉明[66]	1995	CR	小样本（-1）加入药物干扰（-1）1979 年前病例观察（+1）	极低
柴丽娜[67]	1997	CT	研究的局限性（-2）加入药物干扰（-1）1979 年前病例观察（+1）	极低
邓姣珍[68]	1998	CR	小样本（-1）加入药物干扰（-1）1979 年前病例观察（+1）	极低
陈少春[69]	1999	CT	研究的局限性（-2）精确度低（-1）加入药物干扰（-1）1979 年前病例观察（+1）	极低
吴　强[70]	2012	RCT	研究的局限性（-2）精确度低（-1）加入药物干扰（-1）1979 年前病例观察（+1）	极低
张景玉[71]	2012	CT	研究的局限性（-2）精确度低（-1）加入药物干扰（-1）1979 年前病例观察（+1）	极低
张华军[72]	2013	RCT	研究的局限性（-2）精确度低（-1）小样本（-1）加入药物干扰（-1）1979 年前病例观察（+1）单用仲景方干预（+1）	极低

（2）酸枣汤

纳入29篇文献，14篇随机对照试验，2篇半随机对照试验，3篇非随机对照试验，10篇病例系列观察。所有文献分布在2004～2013年。证据质量等级评价情况见表2–49。可以看出，有高质量证据3篇，中等质量证据5篇，低质量证据7篇，极低质量证据14篇。证据的降级因素主要为研究的局限性、加入药物干扰等。证据升级因素主要是使用仲景原方、单用仲景方干预。

表2–49　酸枣汤临床研究文献证据质量一览表

纳入研究	发表年份	文献类型	证据升降因素	等级
张素华[73]	2013	RCT	研究的局限性（–2）仲景原方（+1）单用仲景方干预（+1）	高
回新更[74]	2013	RCT	研究的局限性（–1）单用仲景方干预（+1）	高
张玉红[75]	2013	CT	研究的局限性（–2）仲景原方（+1）单用仲景方干预（+1）	高
赵云芳[76]	2004	CT	研究的局限性（–2）精确度低（–1）仲景原方（+1）单用仲景方干预（+1）	中
张　佩[77]	2010	CR	仲景原方（+1）	中
胡加林[78]	2012	RCT	研究的局限性（–1）精确度低（–1）加入药物干扰（–1）剂量–效应关系（+1）单用仲景方干预（+1）	中
王旭玲[79]	2012	RCT	研究的局限性（–2）精确度低（–1）仲景原方（+1）单用仲景方干预（+1）	中
杨海侠[80]	2012	CCT	研究的局限性（–2）单用仲景方干预（+1）	中
张慧霞[81]	2000	CR	研究的局限性（–1）单用仲景方干预（+1）	低
张丽萍[82]	2002	RCT	研究的局限性（–2）加入药物干扰（–1）单用仲景方干预（+1）	低
袁　珊[83]	2006	RCT	研究的局限性（–1）精确度（–1）加入药物干扰（–1）单用仲景方干预（+1）	低
高　园[84]	2008	CR	研究的局限性（–1）单用仲景方干预（+1）	低
殷力涛[85]	2011	RCT	研究的局限性（–1）精确度低（–1）加入药物干扰（–1）单用仲景方干预（+1）	低
嘉士健[86]	2013	RCT	研究的局限性（–1）间接证据（–1）加入药物干扰（–1）单用仲景方干预（+1）	低
周　琴[87]	2013	RCT	研究的局限性（–1）加入药物干扰（–1）	低

续表

纳入研究	发表年份	文献类型	证据升降因素	等级
于　斌[88]	2004	CR	研究的局限性（–1）加入药物干扰（–1）单用仲景方干预（+1）	极低
张国斌[89]	2004	CR	研究的局限性（–1）加入药物干扰（–1）单用仲景方干预（+1）	极低
李光林[90]	2005	RCT	研究的局限性（–2）精确度（–1）加入药物干扰（–1）单用仲景方干预（+1）	极低
李宝玲[91]	2007	RCT	研究的局限性（–2）精确度（–1）加入药物干扰（–1）单用仲景方干预（+1）	极低
杨耀峰[92]	2007	CR	研究的局限性（–1）加入药物干扰（–1）单用仲景方干预（+1）	极低
金敏娟[93]	2009	CR	加入药物干扰（–1）	极低
刘　蔷[94]	2010	CT	研究的局限性（–2）加入药物干扰（–1）	极低
曾宪国[95]	2011	RCT	研究的局限性（–1）精确度低（–1）加入药物干扰（–1）	极低
刘彩玲[96]	2011	CR	研究的局限性（–1）加入药物干扰（–1）单用仲景方干预（+1）	极低
丘翠玲[97]	2011	RCT	研究的局限性（–2）间接证据（–1）加入药物干扰（–1）单用仲景方干预（+1）	极低
马立新[98]	2012	RCT	研究的局限性（–2）加入药物干扰（–1）	极低
祁玉花[99]	2012	CR	加入药物干扰（–1）	极低
陈云凤[100]	2013	CR	研究的局限性（–1）小样本（–1）加入药物干扰（–1）单用仲景方干预（+1）	极低
李清媛[101]	2013	CCT	研究的局限性（–2）精确度（–1）加入药物干扰（–1）单用仲景方干预（+1）	极低

（3）百合地黄汤

纳入22篇文献，3篇随机对照试验，2篇半随机对照试验，2篇非随机对照试验，15篇病例系列观察。所有文献分布在1992～2013年。证据质量等级评价情况见表2–50。可以看出，有中等质量证据6篇，低质量证据6篇，极低质量证据10篇。证据的降级因素主要为加入药物干扰、精确度低等。证据升级因素主要是单用仲景方干预。

表 2-50　　百合地黄汤临床研究文献证据质量一览表

纳入研究	发表年份	文献类型	证据升降因素	等级
田乐华[102]	1992	CR	加入药物干扰（-1）剂量-效应关系（+1）单用仲景方干预（+1）	中
杨耀峰[103]	2007	CR	加入药物干扰（-1）剂量-效应关系（+1）单用仲景方干预（+1）	中
侯德俊[104]	2010	RCT	研究的局限性（-1）加入药物干扰（-1）单用仲景方干预（+1）	中
潘新霞[105]	2011	CR	加入药物干扰（-1）剂量-效应关系（+1）单用仲景方干预（+1）	中
刘胜东[106]	2012	CR	加入药物干扰（-1）剂量-效应关系（+1）单用仲景方干预（+1）	中
张　敏[107]	2013	CR	加入药物干扰（-1）剂量-效应关系（+1）单用仲景方干预（+1）	中
冯　雷[108]	2003	CR	加入药物干扰（-1）单用仲景方干预（+1）	低
马　铮[109]	2005	CR	无	低
赵安民[110]	2010	CR	加入药物干扰（-1）单用仲景方干预（+1）	低
王　兴[111]	2011	CR	加入药物干扰（-1）单用仲景方干预（+1）	低
陈玉星[112]	2012	CR	加入药物干扰（-1）单用仲景方干预（+1）	低
何明清[113]	2013	RCT	研究的局限性（-2）加入药物干扰（-1）效应值很大（+1）剂量-效应关系（+1）	低
柴丽娜[114]	1997	CT	研究的局限性（-2）加入药物干扰（-1）	极低
郝　玲[115]	1999	CCT	研究的局限性（-2）加入药物干扰（-1）	极低
李桂美[116]	2001	CR	加入药物干扰（-1）	极低
李运兰[117]	2001	CR	加入药物干扰（-1）	极低
李　静[118]	2001	CT	研究的局限性（-2）间接证据（-1）精确度低（-1）加入药物干扰（-1）	极低
胡慧娟[119]	2005	CR	加入药物干扰（-1）	极低
胡连根[120]	2007	CR	小样本（-1）加入药物干扰（-1）	极低
金敏娟[121]	2009	CR	加入药物干扰（-1）	极低
张士金[122]	2012	RCT	研究的局限性（-2）精确度低（-1）小样本（-1）加入药物干扰（-1）	极低
梁红霞[123]	2013	CCT	研究的局限性（-2）精确度低（-1）加入药物干扰（-1）单用仲景方干预（+1）	极低

（4）桂枝加龙骨牡蛎汤

纳入15篇文献，4篇随机对照试验，2篇半随机对照试验，9篇病例系列观察。所有文献分布在1996～2013年。证据质量等级评价情况见表2-51。可以看出，有中等质量证据3篇，低质量证据9篇，极低质量证据3篇。证据的降级因素主要为研究的局限性、加入药物干扰、精确度低等。证据升级因素主要是使用仲景原方和单用仲景方。

表2-51　桂枝加龙骨牡蛎汤临床研究文献证据质量一览表

纳入研究	发表年份	文献类型	证据升降因素	等级
冯雅莉[124]	2006	CR	小样本（-1）仲景原方（+1）单用仲景方干预（+1）	中
蔡东升[125]	2007	CCT	研究的局限性（-2）单用仲景方干预（+1）	中
李佶伟[126]	2010	RCT	研究的局限性（-2）小样本（-1）仲景原方（+1）单用仲景方干预（+1）	中
陈全宜[127]	2000	CR	小样本（-1）加入药物干扰（-1）单用仲景方干预（+1）	低
马汝超[128]	2000	CR	加入药物干扰（-1）单用仲景方干预（+1）	低
张雪璐[129]	2000	CR	加入药物干扰（-1）剂量-效应关系（+1）	低
张雅萍[130]	2001	RCT	研究的局限性（-2）精确度低（-1）单用仲景方干预（+1）	低
张雅萍[131]	2001	CR	无	低
王凤云[132]	2006	CR	加入药物干扰（-1）单用仲景方干预（+1）	低
付作昌[133]	2007	CCT	研究的局限性（-2）加入药物干扰（-1）单用仲景方干预（+1）	低
霍　彬[134]	2008	CR	加入药物干扰（-1）单用仲景方干预（+1）	低
徐　英[135]	2013	RCT	研究的局限性（-1）精确度低（-1）加入药物干扰（-1）单用仲景方干预（+1）	低
王峰光[136]	1996	CR	小样本（-1）加入药物干扰（-1）单用仲景方干预（+1）	极低
秦佳佳[137]	2006	RCT	研究的局限性（-2）精确度低（-1）	极低
宋艳杰[138]	2009	CR	加入药物干扰（-1）	极低

（5）肾气丸

纳入7篇文献，均为病例系列观察。所有文献分布在2003～2011年。证据质量等级评价情况见表 2–52。可以看出，有高质量证据 1 篇，中等质量证据 2 篇，低质量证据 3 篇，极低质量证据 1 篇。证据的降级因素主要为加入药物干扰等。证据升级因素主要是 1979 年前有相关病例观察。

表 2–52　肾气丸临床研究文献证据质量一览表

纳入研究	发表年份	文献类型	证据升降因素	等级
辛　颖[139]	2006	CR	间接证据（–1）剂量 – 效应关系（+1）1979 年前病例观察（+1）单用仲景方干预（+1）	高
李红云[140]	2003	CR	小样本（–1）1979 年前病例观察（+1）仲景原方（+1）	中
李　莉[141]	2008	CR	加入药物干扰（–1）剂量 – 效应关系（+1）1979 年前病例观察（+1）	中
范建灵[142]	2003	CR	加入药物干扰（–1）1979 年前病例观察（+1）	低
董晓程[143]	2007	CR	加入药物干扰（–1）1979 年前病例观察（+1）	低
周　浩[144]	2011	CR	加入药物干扰（–1）1979 年前病例观察（+1）	低
赵永才[145]	2007	CR	间接证据（–1）小样本（–1）加入药物干扰（–1）1979 年前病例观察（+1）	极低

（6）其他方剂

另有 8 个方剂，分别为百合知母汤、温经汤、半夏厚朴汤、当归芍药散、桂枝茯苓丸、防已茯苓汤、泻心汤、胶艾汤。各个方剂的证据质量等级评价情况见表 2–53。

表 2–53　其他方剂临床研究文献证据质量一览表

纳入研究	方剂名称	发表年份	文献类型	证据升降因素	等级
牟艳利[146]	百合知母汤	2010	CR	加入药物干扰（–1）单用仲景方干预（+1）	低
刘晓明[147]	百合知母汤	2006	CR	加入药物干扰（–1）单用仲景方干预（+1）	低
郝　玲[148]	百合知母汤	1999	CCT	研究的局限性（–2）加入药物干扰（–1）	极低
卢清艺[149]	百合知母汤	2010	CR	加入药物干扰（–1）	极低
胡慰吾[150]	温经汤	2002	CR	单用仲景方干预（+1）	中

续表

纳入研究	方剂名称	发表年份	文献类型	证据升降因素	等级
马晓梅[151]	温经汤	2008	RCT	研究的局限性（-2）精确度低（-1）单用仲景方干预（+1）	低
何书杏[152]	温经汤	2012	CR	加入药物干扰（-1）单用仲景方干预（+1）	低
刘丽明[153]	半夏厚朴汤	2010	CR	1979年前病例观察（+1）仲景原方（+1）单用仲景方干预（+1）	高
吕　敏[154]	半夏厚朴汤	2005	CR	加入药物干扰（-1）1979年前病例观察（+1）	低
陈健民[155]	当归芍药散	1981	CR	小样本（-1）剂量-效应关系（+1）仲景原方（+1）单用仲景方干预（+1）	高
龙一梅[156]	当归芍药散	2004	CR	小样本（-1）加入药物干扰（-1）剂量-效应关系（+1）单用仲景方干预（+1）	低
黄　欣[157]	桂枝茯苓丸	1995	CR	仲景原方（+1）单用仲景方干预（+1）	高
原田清行[158]	桂枝茯苓丸	1998	CR	小样本（-1）仲景原方（+1）单用仲景方干预（+1）	中
杨柯列[159]	防己茯苓汤	2010	CR	加入药物干扰（-1）单用仲景方干预（+1）	低
孟立华[160]	泻心汤	2005	CR	加入药物干扰（-1）1979年前病例观察（+1）单用仲景方干预（+1）	中
马晓梅[161]	胶艾汤	2008	RCT	研究的局限性（-2）	低

2. 个案经验文献

共纳入236则医案，分别采用甘麦大枣汤、桂枝加龙骨牡蛎汤、酸枣汤等。发表年份分布于1980～2013年之间。各个方剂的证据质量等级评价情况见表2-54。可以看出，纳入相关医案除了防己地黄汤平均质量为高等以外，其余医案文献均为中等质量。

表 2-54　　个案经验文献证据质量一览表

方剂名称	发表年份	医案则数	质量评分平均值	等级
甘麦大枣汤	1986 ~ 2013	72	50.25	中等
桂枝加龙骨牡蛎汤	1988 ~ 2012	45	54.3	中等
酸枣汤	1985 ~ 2013	20	45.71	中等
当归芍药散	1987 ~ 2013	18	47.3	中等
百合地黄汤	1986 ~ 2011	14	44.66	中等
肾气丸	1986 ~ 2012	14	45.02	中等
温经汤	1980 ~ 2007	12	58.58	中等
奔豚汤	1983 ~ 2012	11	44.21	中等
百合知母汤	1990 ~ 2003	6	41.96	中等
枳实薤白桂枝汤	2003 ~ 2013	5	42.91	中等
桂枝茯苓丸	1987 ~ 2010	4	42.73	中等
防己地黄汤	2007 ~ 2008	3	63.34	高等
竹皮大丸	2008 ~ 2009	3	48.24	中等
防己黄芪汤	1995 ~ 2010	2	53.53	中等
半夏厚朴汤	2009 ~ 2010	2	51.13	中等
黄土汤	1994	1	57.09	中等
大黄䗪虫丸	2007	1	44.54	中等
麦门冬汤	2008	1	49.05	中等
黄芪建中汤	2010	1	56.34	中等
桂枝加黄芪汤	2013	1	57.13	中等

【典型临床证据】

围绝经期综合征的临床研究证据共有 161 篇文献支持，高质量证据 17 篇，中等质量证据 47，低质量证据 59 篇，极低质量证据 38 篇。高质量证据为甘麦大枣汤、酸枣汤、肾气丸等的研究文献。各质量等级文献均有分布。

1. 甘麦大枣汤

加味甘麦大枣汤对照谷维素干预治疗更年期下肢烘热在临床总有效率方面有优势（高质量证据）

杨淑如[8]实施的一项样本量为60例的随机对照试验中，试验组35例，对照组25例。试验组服用自拟加味甘麦大枣汤治疗，方药组成：淮小麦30g，淡竹叶9g，百合、生地、黄芩、当归、白芍、女贞子、何首乌、牛膝、炙甘草各10g。中药每日1剂，水煎服，分2次服用，每次150～200mL。对照组用谷维素30mg，每日3次，服药期间忌烟酒及辛辣刺激性食物，试验组及对照组均治疗1个月为1个疗程。两组总有效率相对危险度RR=2.07，95%CI（1.25，3.43），P=0.005。（疗效标准参照《中医病证诊断疗效标准》中绝经前后诸症的疗效标准拟定。治愈：临床症状完全消失，无不适反应。有效：临床症状好转。无效：治疗前后，临床症状无改变。）

2. 酸枣汤

酸枣汤合甘麦大枣汤对照安定干预治疗更年期不寐在临床总有效率方面有优势（高质量证据）

张素华[10]实施的一项样本量为63例的随机对照试验中，试验组31例，对照组32例。试验组给服酸枣汤合甘麦大枣汤煎剂，酸枣仁30g，甘草12g，知母9g，茯苓10g，川芎12g，小麦20g，大枣10枚，每天1剂，每剂喝2次，早晚各1次，疗程为1个月，1个月后观察治疗效果；对照组分期给药安定5mg，每天1次，晚上睡前半小时服，疗程1个月，1个月后观察其效果。两组总有效率相对危险度RR=1.30，95%CI（1.03，1.65），P=0.03。（疗效标准参照国际中医药管理局制定的《中医病症诊断疗效标准》）

3. 百合地黄汤

百合地黄汤合甘麦大枣汤对照二至丸干预肝肾阴虚型更年期综合征在临床总有效率方面有优势（中等质量证据）

侯德俊[104]实施的一项样本量为80例的随机对照试验中，试验组40例，对照组40例。试验组采用百合地黄汤合甘麦大枣汤，具体药物组成：生地黄20g，百合15g，甘草10g，浮小麦30g，大枣10枚。服法：水煎服400mL，每日1剂，分2次口服。若肝郁气滞、胸闷胁痛者，加入郁金10g，川楝子6g；肝火偏盛、烦躁易怒，加黄连5g，栀子10g；肝肾阴虚、肝阳偏亢、眩晕头痛，加珍珠母30g（先煎），菊花15g；阴虚血少、肝风内动、肌肉抽搐、皮肤感觉异常者，加入钩藤15g，白蒺藜10g；心火偏旺、上扰神明、心悸失眠，加夜交藤15g；阴虚火旺烘热汗出较甚者，加入龟板20g；肾气不足、冲任不固、月经愆期、经量少、经色暗或有瘀块者，加益母草15g，泽兰10g，牛膝15g。对照组服用二至丸：女贞子20g，旱莲草15g。两组药物均为连续服用21天为1个疗程，两疗程间休息7天，2个疗程后总结疗效。所有病例停用与治疗更年期综合征有关的中西药物或治疗方法。两组总有效率相对危险度RR=1.29，95%CI（1.02，1.61），P=0.03。（疗效标准：①显效：潮热、汗出消失，其他症状消失或明显减轻。②有效：潮热、汗出减轻，其他症状消失或明显减轻。③无效：潮热、汗出及其他症状均无改善。）

4. 桂枝加龙骨牡蛎汤

桂枝龙骨牡蛎汤合甘麦大枣汤对照激素替代疗法干预治疗女性围绝经期多汗证在临床总有效率方面有优势（中等质量证据）

李佶伟[126]实施的一项样本量为55例的随机对照试验中，试验组30例，对照组25例。对照组采用激素替代疗法治疗。试验组选用仲景《金匮要略》的桂枝加龙骨牡蛎汤合甘麦大枣汤治疗。药物：桂枝、白芍、龙骨、煅牡蛎、生姜、大枣（擘）、甘草、浮小麦。根据兼证可加减。上药每日1剂，分早、晚2次煎服。1周为1个疗程，服药3个疗程观察疗效。治疗期间停用其他与本病治疗有关的药物。忌食辛辣食物，避免精神刺激。两组总有效率相对危险度RR=1.27，95%CI（1.01，1.60），P=0.04。（疗效标准：①治愈：异常出汗消失，随访半年未见发者。②好转：异常出汗汗量、出汗次数减少一半以上，但未完全消失者。③有效：异常出汗汗量、出汗次数有减少，但仍易出汗者。④无效：出汗症状未减轻或又加重者。）

【围绝经期综合征与应用方剂分析】

此次研究发现共有21首方剂可以治疗围绝经期综合征，属于同病异治的范畴。根据文献报道，基于循证医学研究得出结论，依次为：甘麦大枣汤共72篇文献，纳入5108例；酸枣汤共29篇文献，纳入2108例；百合地黄汤共22篇文献，纳入1592例；桂枝加龙骨牡蛎汤共15篇文献，纳入874例。高质量证据分布在甘麦大枣汤、酸枣汤等中，其余方剂多为中等、低质量证据。可以看出，虽然方剂种类分布较广，但是不论在文献频次还是证据质量方面，均具有一定聚集性。

1. 甘麦大枣汤

甘麦大枣汤是妇人杂病篇中，主治脏阴不足，虚热躁扰之脏躁证的主方。其主证表现为精神失常、无故悲伤欲哭、神疲乏力，伴有心烦失眠、情绪易于波动等。其方由甘草、小麦、大枣组成。围绝经期综合征在本方的病症谱中，属于高频病症。高质量证据显示，加味甘麦大枣汤对照谷维素干预治疗围绝经期下肢烘热在临床总有效率方面有优势。可见脏阴不足，虚热躁扰是本病临床常见病机之一，具有较高的人群聚集度。

2. 酸枣汤

酸枣汤是血痹虚劳病篇中，主治肝阴不足的虚劳不寐的主方，其主证表现为心烦不得眠。其方由枣仁、茯苓、甘草、知母、川芎组成。围绝经期综合征在本方的病症谱中，属于中频病症。高质量证据显示，酸枣汤合甘麦大枣汤对照安定干预治疗更年期不寐在临床总有效率方面有优势。可见肝阴不足是本病临床常见病机之一，具有较高的人群聚集度。

3. 百合地黄汤

百合地黄汤是百合狐惑阴阳毒病篇中，主治心肺阴虚内热的百合病的主方，其主证表现为心神不安及饮食行为失调等。其方由百合、地黄组成。围绝经期综合征在本方的病症谱中，属于高频病症。中等质量证据显示，百合地黄汤合甘麦大枣汤对照二至丸干预肝肾阴虚型更年期综合征在临床总有效率方面有优势。可见心肺阴虚内热是本病临床常见病机之一，具有较高的人群聚集度。

4. 桂枝加龙骨牡蛎汤

桂枝加龙骨牡蛎汤是血痹虚劳病篇中，主治阴阳不和，心肾不交的虚劳失精梦交的主方。其主证表现为目眩发落、少腹弦急、男子失精、女子梦交等，并无有关治疗围绝经期综合征相关症状的论述。其治疗本病的机理，当调和阴阳，潜阳固涩，其病自愈。围绝经期综合征在本方的病症谱中，属于中频病症。中等质量证据显示，桂枝龙骨牡蛎汤合甘麦大枣汤对照激素替代疗法干预治疗女性围绝经期多汗证在临床总有效率方面有优势。可见阴阳不和，心肾不交是本病临床常见病机之一，具有较高的人群聚集度。

【优势病证规律】

根据现有文献，围绝经期综合征临床常见证型有脏阴不足、虚热躁扰的甘麦大枣汤证，肝阴不足的酸枣汤证，心肺阴虚内热的百合地黄汤证和阴阳不和、心肾不交的桂枝加龙骨牡蛎汤证。通过循证医学研究及证据评价，提炼出围绝经期综合征用《金匮要略》方治疗呈现出一定趋向性。因此，甘麦大枣汤、酸枣汤、百合地黄汤和桂枝加龙骨牡蛎汤的证型很可能是围绝经期综合征在现代临床环境下的主要证候表现。（见图 2–8）

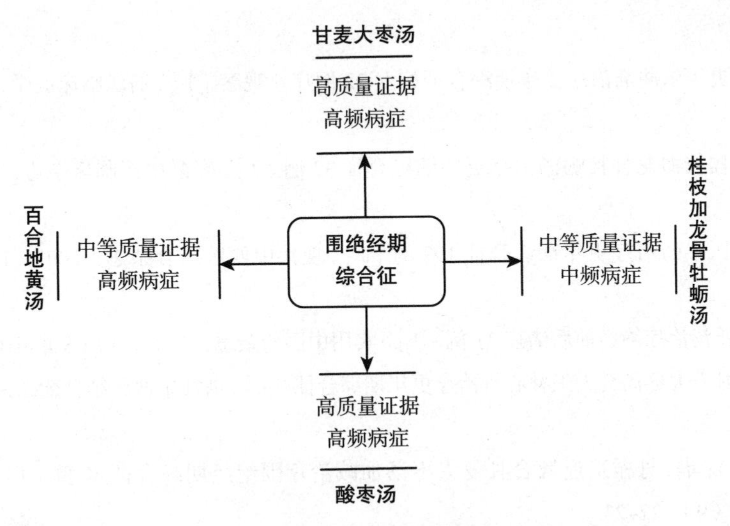

图 2-8 围绝经期综合征的证型规律

参考文献

[1] 薛素芬.甘麦大枣汤治更年期综合征 30 例 [J].武警医学，1995，6（6）：356.

[2] 史亦谦，金涛.更年安治疗更年期综合征 38 例临床观察 [J].浙江中医学院学报，1997，4（48）：22–23.

[3] 于晓妹.甘麦大枣汤治疗更年期综合征 60 例 [J].辽宁中医学院学报，2000，2（1）：34–35.

[4] 赵丽.龙麦安神汤治疗妇女更年期综合征 69 例临床观察 [J].青岛医药卫生，2000，32（5）：379.

[5] 吕静波，刘世玲.甘麦大枣汤治疗更年期综合征 55 例疗效观察 [J].工企医刊，2002，15（3）：45–46.

[6] 潘新霞.甘麦大枣汤合百合地黄汤加减治疗脏躁 30 例体会 [J].内蒙古中医药，2011，30（6）:7.

[7] 王旭玲，张晓昀，原凡惠.酸枣汤合甘麦大枣汤加减治疗更年期不寐 [J].吉林中医药，2012，32（7）：701.

[8] 杨淑如，赵炜.加味甘麦大枣汤治疗更年期下肢烘热疗效观察 [J].海峡药学，2013，25（7）：183–184.

[9] 张敏.三方合用治疗更年期综合征 56 例 [J].中国中医药现代远程教育，2013，11（2）：22.

[10] 张素华.探讨酸枣汤合甘麦大枣汤加减治疗更年期不寐的临床效果 [J].中国医药指南，2013，11（10）：681–682.

[11] 林永华，姚芷芳，陈芬雅，等.加味甘麦大枣汤治疗妇女更年期综合征 133 例分析 [J].福建医药杂志，1985（6）：34–35.

[12] 程鹤年.甘麦大枣汤加味治疗妇女更年期综合征 [J].菏泽医学专科学校学报，1992，4（2）：31–33.

[13] 孙彩侠，刘云.加味甘麦大枣汤治疗更年期综合征 92 例 [J].职业与健康，1998，14（4）：

60–61.
[14] 张承烈 . 更年乐冲剂治疗更年期综合征妇女 32 例疗效观察 [J]. 浙江临床医学，1999，1（3）：151–152.
[15] 马汝超 . 桂枝加龙骨牡蛎汤治疗更年期综合征 32 例 [J]. 安徽中医临床杂志，2000，12（3）：204.
[16] 董莉 . 中医中药治疗更年期综合征 197 例 [J]. 现代中西医结合杂志，2001，10（24）：2377–2378.
[17] 陈蓉 . 麦氏汤治疗绝经前后诸症 31 例 [J]. 实用中医药杂志，2003，19（8）：410–411.
[18] 严宇仙 . 甘麦大枣汤合天王补心丹治疗更年期综合征 [J]. 浙江中西医结合杂志，2003，13（7）：452.
[19] 韩淑月，沈华 . 丹栀逍遥散合甘麦大枣汤加减治疗围绝经期综合征 80 例 [J]. 吉林中医药，2004，24（9）：22–23.
[20] 李毅 . 二仙汤合甘麦大枣汤治疗妇女更年期综合征 118 例 [J]. 上海中医药杂志，2004，38（2）：43–44.
[21] 赵利，王文鸽，袁楠，等 . 中药治疗妇女更年期综合征 66 例 [J]. 陕西中医，2005，26（10）：996–997.
[22] 李良俗 . 加味甘麦大枣汤治疗更年期综合征 30 例 [J]. 中华现代中医学杂志，2006，2（4）：291，296.
[23] 王淑芳 . 十味甘麦大枣汤治疗“更年期综合征”108 例 [J]. 陕西中医，2006，27（10）：1171–1172.
[24] 陶颖 . 中西医结合治疗绝经期女性合并高血压病 33 例 [J]. 中医药信息，2007，24（3）：52–53.
[25] 黄健 . 六味地黄丸合甘麦大枣汤对 35 例围绝经期综合征患者生殖内分泌功能的调节 [J]. 福建中医药，2008，39（5）：1–2.
[26] 毛晓红，曾涛 . 栀子豉汤合甘麦大枣汤治疗更年期失眠症临床观察 [J]. 中国医药导报，2008，5（34）：64，67.
[27] 林梅，蔡俊 . 加味甘麦大枣汤治疗更年期综合征 60 例临床疗效观察 [J]. 中国保健营养：临床医学学刊，2009，18（22）：103.
[28] 毕开国，毕虎 . 加减甘麦大枣汤治疗脏燥症 15 例 [J]. 中国社区医师（医学专业），2010，12（34）：147.
[29] 满金萍 . 知柏地黄汤合甘麦大枣汤加减治疗围绝经期综合征 78 例临床观察 [J]. 中医药导报，2010，16（6）：49–50.
[30] 牟艳利 . 百合知母汤合甘麦大枣汤治疗围绝经期综合征 52 例 [J]. 实用中医药杂志，2010，26（3）：167.
[31] 庞志英 . 甘麦大枣汤加减治疗脏躁 32 例 [J]. 河南中医，2010，30（2）：129.
[32] 刘艳梅，姜彩霞 . 六味地黄汤治疗更年期综合征 40 例 [J]. 中国中医药现代远程教育，2011，9（4）：29–30.
[33] 毕秀华，宋云 . 加味甘麦大枣汤治疗更年期综合征 30 例 [J]. 中国民间疗法，2012，20（2）：

34.
[34] 纠广文，董秋梅．加味甘麦大枣汤治疗更年期综合征38例［J］．内蒙古中医药，2012，31（1）：47-48.
[35] 辛海艳，王燕龙．加味甘麦大枣汤治疗更年期妇女失眠的临床体会［J］．中国保健营养，2012，22（7）：2290-2291.
[36] 杨倜．甘麦大枣汤治疗女性更年期潮热汗出［J］．中国医学创新，2012，9（32）：126-127.
[37] 王玲，马常宝，杨宏巍．围绝经期亚健康状态实施中医药干预效果评价［J］．光明中医，2013，28（6）：1273-1275.
[38] 杨其良，潘炳权，王伟．甘麦大枣汤联合益气升提法治疗妇女肛门坠胀临床体会［J］．中医临床研究，2013，5（10）：15-16.
[39] 刘浩江．黑逍遥散合甘麦大枣汤加减治疗更年期综合征［J］．新中医，1988（9）：51.
[40] 田秀兰．甘麦大枣汤加味治疗更年期综合征20例［J］．菏泽医专学报，1995，7（2）：27-28.
[41] 陈淑珍．中药治疗妇女更年期综合征36例［J］．天津中医，2000，17（2）：16-17.
[42] 张慧霞．酸枣汤治疗更年期综合征52例［J］．现代中西医结合杂志，2000，9（20）：2045-2046.
[43] 张丽萍，卢建．酸枣汤合甘麦大枣汤治疗更年期失眠症25例［J］．浙江中西医结合杂志，2002，12（6）：362-363.
[44] 乔苏芳，杨广源．逍遥散合甘麦大枣汤加减治疗更年期综合征［J］．现代中西医结合杂志，2003，12（7）：739.
[45] 张艳萍．甘麦大枣汤合小柴胡汤治疗围绝经期综合征30例临床观察［J］．甘肃中医学院学报，2003，20（1）：36-37.
[46] 邓毅，杨柳．加味甘麦大枣汤治疗更年期综合征疗效观察［J］．现代中西医结合杂志，2004，13（10）：1297-1298.
[47] 吕敏．甘麦大枣汤合半夏厚朴汤治疗更年期咽炎43例［J］．河南中医，2005，25（12）：17.
[48] 李双．补肾平肝法治疗围绝经期综合征40例疗效观察［J］．中国中医药科技，2006，13（5）：368.
[49] 田洁，孟甜．大补阴丸合甘麦大枣汤加减治疗围绝经期综合征临床观察［J］．中国中医药杂志，2006，4（4）：103-104.
[50] 谢亚莉，谢晓露．更年安治疗围绝经期综合征126例［J］．辽宁中医杂志，2006，33（10）：1307.
[51] 何慕清．甘麦大枣汤合温胆汤治疗妇女更年期综合征［J］．右江医学，2007，35（1）：28-29.
[52] 卢金镶．加味甘麦大枣汤治疗更年期妇女失眠的疗效观察［J］.第三军医大学学报,2007,29(16)：1634-1635.
[53] 黄健．六味地黄丸合甘麦大枣汤对35例围绝经期综合征患者生殖内分泌功能的调节［J］．福建中医药，2008，39（5）：1-2.
[54] 韩毅敏．二至丸和甘麦大枣汤为主治疗更年期综合征38例［J］.云南中医中药杂志,2009,30(1)：15.

[55] 柳艳弘．甘麦大枣汤合归脾汤治疗围绝经期妇女心悸怔忡 48 例［J］. 中国中医急症，2009，18（6）：960.

[56] 吴学祥．逍遥散合甘麦大枣汤治疗更年期综合征［J］．中国中医药现代远程教育，2009，7（10）：137.

[57] 李晓梅．甘麦大枣汤加味治疗更年期综合征疗效观察［J］．新中医，2010，42（8）：87-88.

[58] 卢倩艺，程昱．四合汤治疗围绝经期综合征 51 例［J］．山东中医杂志，2010，29（6）：378-379.

[59] 席雅芳，戴峻，马卫东．六味地黄汤合甘麦大枣汤加减治疗围绝经期综合征 40 例［J］．中国民族民间医药，2010，19（15）：86-87.

[60] 张慧珍．二仙汤合甘麦大枣汤治疗围绝经期综合征 55 例［J］．中国中医基础医学杂志，2011，16（9）：841、845.

[61] 郝清香．小柴胡汤合甘麦大枣汤治疗更年期综合征［J］．求医问药（下半月），2011，9（11）：609-610.

[62] 徐慧，王垒，闫政毅．甘麦地黄大枣汤治疗围绝经期综合征 57 例［J］．河北中医，2011，33（11）：1660.

[63] 何龙伟．甘麦大枣汤加减与艾司唑仑谷维素治疗妇女更年期综合征疗效对比［J］．北方药学，2012，9（10）：24.

[64] 杨彦．甘麦大枣汤联合氟西汀奥氮平在绝经期妇女双相情感障碍中的运用［J］．临床合理用药杂志，2013，6（6B）：75-76.

[65] 曹静安．小柴胡汤合甘麦大枣汤治疗更年期综合征［J］．上海中医药杂志，1984（3）：19.

[66] 李汉明．辨证分型治疗更年期综合征 75 例［J］．湖南中医学院学报，1995，12（2）：31-33.

[67] 柴丽娜．滋阴养血潜阳法治疗更年期综合征 45 例临床观察［J］．山西中医，1997，13（3）：14-15.

[68] 邓姣珍．更年期综合征证治体会［J］．湖南中医杂志，1998，1（14）：14-15.

[69] 陈少春．合欢怡情汤加减治疗更年期综合征 84 例［J］．浙江中医学院学报，1999，23（5）：23-24.

[70] 吴强．六味地黄汤合甘麦大枣汤加减治疗更年期综合征 68 例疗效观察［J］．中国社区医师（医学专业），2012，14（14）：246.

[71] 张景玉．中西医结合治围绝经期综合征 60 例［J］．中国社区医师（医学专业），2012，14（1）：221.

[72] 张华军，杨海明，万茜．加味甘麦大枣汤配合治疗围绝经期综合征伴发抑郁 23 例临床研究［J］．江苏中医药，2013，45（7）：22-23.

[73] 张素华．探讨酸枣汤合甘麦大枣汤加减治疗更年期不寐的临床效果［J］．中国医药指南，2013，11（10）：681-682.

[74] 回新更，任晓华，孙琦．酸枣汤汤剂与颗粒剂治疗女性更年期失眠对比研究［J］．河北医学，2013，19（12）：1885-1886.

[75] 张玉红，辛太合，张妍．酸枣汤加减治疗更年期抑郁症 48 例临床观察［J］．云南中医药杂志，2013，34（12）：41–42.

[76] 赵云芳，李喜凤，耿宏伟．更年舒胶囊治疗女性更年期综合征 40 例分析［J］．中医药学刊，2004，22（5）：804–828.

[77] 张佩，郭志忠．中西医结合治疗更年期综合征疗效观察［J］．中国民间疗法 .2010，18（4）：53.

[78] 胡加林．加味酸枣汤配合中医药适宜技术治疗更年期不寐 68 例临床疗效观察［J］．按摩与康复医学，2012，3（27）：184–185.

[79] 王旭玲，张晓昀．酸枣汤合甘麦大枣汤加减治疗更年期不寐［J］．吉林中医药，2012（32）：7.

[80] 杨海侠．中药结合心理治疗对围绝经期综合征潮热出汗症状及生殖激素水平的影响［J］．河北中医，2011，33（2）：174–176.

[81] 张慧霞．酸枣汤治疗更年期综合征 52 例［J］．现代中西医结合杂志，2000，9（20）：2045–2046.

[82] 张丽萍，卢建．酸枣汤合甘麦大枣汤治疗更年期失眠症 25 例［J］．浙江中西医结合杂志，2002，12（6）：362–363.

[83] 袁珊．加味酸枣汤治疗更年期不寐 40 例临床观察［J］．四川中医，2006，24（9）：62–63.

[84] 高园，段大航．中药安神胶囊治疗女性更年期失眠 53 例临床报道［J］．继续医学教育，2008，22（5）：46–47.

[85] 殷力涛．加味酸枣汤为主治疗女性更年期心悸［J］．中国中医药现代远程教育，2011，9（1）：180–181.

[86] 嘉士健．中医药治疗更年期汗证［J］．长春中医药大学学报，2013，29（6）：1049–1051.

[87] 周琴，黄晓春．酸枣汤加味治疗更年期失眠疗效观察［J］．辽宁中医杂志，2013，40（6）：1165–1166.

[88] 于斌．百合清心调志汤治疗妇女更年期虚烦失眠证 32 例［J］．江苏中医药，2004，25（7）：31.

[89] 张国斌．丹栀逍遥散合酸枣汤加减治疗更年期综合征 61 例［J］．吉林中医药，2004，24（6）：23.

[90] 李光林，张建林．酸枣汤加减治疗更年期综合征 48 例临床观察［J］．国际医药卫生导报，2005（17）：165–166.

[91] 李宝玲，戴红．解郁宁神汤治疗女性更年期失眠临床观察［J］．中国民间疗法，2007，15（10）：30–31.

[92] 杨耀峰，霍振壮．从肝肾调治更年期综合征 50 例［J］．陕西中医，2007，28（7）：817–818.

[93] 金敏娟．中西医结合治疗更年期失眠症 55 例［J］．浙江中医，2009，44（2）：125.

[94] 刘蕾．左归丸合酸枣汤治疗围绝经期综合征 42 例［J］．陕西中医，2010，31（11）：1453–1454.

[95] 曾宪国．甘麦大枣汤为主治疗妇女围绝经期心悸［J］．中国中医药咨讯，2011，3（2）：87.

[96] 刘彩玲．酸枣汤加减治疗女性更年期失眠 38 例临床观察［J］．中医临床研究，2011，3（23）：62–63.

[97] 丘翠玲，易建伟．综合疗法治疗围绝经期妇女失眠症 40 例［J］. 云南中医中药杂志，2011,32(4)：

25.

[98] 马立新，赵继鹏 . 左归丸合酸枣汤治疗围绝经期灼口综合征的分析 [J]. 中国美容医学，2012，21（7）：259.

[99] 祁玉花，车万彪 . 中西药治疗妇女更年期综合征 35 例报告临床合理用药，2012，5（5B）：121.

[100] 陈云凤 . 酸枣汤合甘麦大枣汤加减治疗更年期不寐女性患者 28 例中国保健营养，2013，23（9）：5377.

[101] 李清媛 . 酸枣汤加减治疗更年期失眠症疗效观察 [J]. 中国实用医药，2013，8（7）：154–155.

[102] 田乐华 . 百合地黄汤加味治疗经断前后诸证 167 例 [J]. 中医药临床杂志，1992，4（2）：18–19.

[103] 杨耀峰，霍振壮 . 从肝肾调治更年期综合征 50 例 [J]. 陕西中医，2007，28（7）：817–818.

[104] 侯德俊 . 百合地黄汤合甘麦大枣汤治疗肝肾阴虚型更年期综合征的临床研究 [D]. 广州：广州中医药大学，2010.

[105] 潘新霞 . 甘麦大枣汤合百合地黄汤加减治疗脏躁 30 例体会 [J]. 内蒙古中医药,2011,30（6）:7.

[106] 刘胜东 . 加味百合地黄汤治疗更年期综合征疗效观察 [J]. 中国社区医师（医学专业），2012，14（31）：193.

[107] 张敏 . 三方合用治疗更年期综合征 56 例 [J]. 中国中医药现代远程教育，2013，11（2）：22.

[108] 冯雷 . 百合地黄汤加味治疗妇女更年期综合征 82 例报道 [J]. 甘肃中医，2003，16（2）：31–32.

[109] 马铮，张融碧 . 百合地黄汤合二仙汤治疗妇女更年期综合征 38 例 [J]. 实用中医内科杂志，2005，19（6）：559.

[110] 赵安民，李秀萍 . 百合地黄汤加减治疗更年期综合征 50 例 [J]. 中国保健营养：临床医学学刊，2010，19（2）：107.

[111] 王兴 . 甘麦百合地黄汤治疗围绝经期综合征肝肾阴虚证 80 例 [J]. 中国中医药现代远程教育，2011，9（10）：30–31.

[112] 陈玉星 . 百合地黄汤加味治疗绝经前后诸症 46 例临床观察 [J]. 中医临床研究，2012，4（6）：101–102.

[113] 何明清 . 中西医结合治疗更年期综合征 51 例 [J]. 中医临床研究，2013，5（11）：69–70.

[114] 柴丽娜 . 滋阴养血潜阳法治疗更年期综合征 45 例临床观察 [J]. 山西中医，1997，13（3）：14–15.

[115] 郝玲，刘洪坡 . 百地愈更汤治疗妇女更年期综合征 82 例 [J]. 中医研究，1999，12（4）：11–12.

[116] 李桂美，马晓宁 . 百合地黄汤加减治疗更年期综合征 60 例 [J]. 山东医药，2001，41（11）：22–23.

[117] 李运兰 . 百合地黄汤加味治疗更年期综合征 60 例 [J]. 新中医，2001，33（1）：63–64.

[118] 李静 .58 例更年期综合征中西医治疗体会 [J]. 西山科技，2001（3）：45–46.

[119] 胡慧娟，谢一红 . 六味地黄汤合百合地黄汤加味治疗更年期综合征 85 例 [J]. 中医药临床杂志，

2005，17（5）：462.
[120] 胡连根，李国岩，秦琬玲．逍遥散合百合地黄汤加减治疗女性更年期失眠19例［J］．江西中医药，2007（6）：52.
[121] 金敏娟．中西医结合治疗更年期失眠症55例［J］．浙江中医杂志，2009，44（2）：125.
[122] 张士金．百合地黄汤加味联合西药用于更年期郁证的临床研究［J］．中医学报，2012，27（8）：1049-1050.
[123] 梁红霞．针灸联合百合地黄汤加味治疗更年期失眠症临床效果观察［J］．医药前沿，2013（16）：294.
[124] 冯雅莉．桂枝加龙骨牡蛎汤治疗更年期失眠18例［J］．光明中医，2006，21（8）：45-46.
[125] 蔡东升．桂枝加龙骨牡蛎汤治疗42例妇女更年期综合征疗效观察［J］．光明中医，2007，22（8）：43-44.
[126] 李佶伟．桂枝龙骨牡蛎汤合甘麦大枣汤治疗女性围绝经期多汗证30例［J］．中国中医药现代远程教育，2010，8（21）：19.
[127] 陈全宜．桂枝加龙骨牡蛎汤治妇女更年期综合征23例［J］．国医论坛，2000，15（3）：8.
[128] 马汝超．桂枝加龙骨牡蛎汤治疗更年期综合征32例［J］．安徽中医临床杂志，2000，12（3）：204.
[129] 张雪璐．桂枝加龙骨牡蛎汤加味治疗经断前后汗出48例［J］．中医药学报，2000（2）：31.
[130] 张雅萍，陈惠铮．坤宁安丸治疗妇女更年期综合征60例临床观察［J］．中医药学报，2001，29（2）：29-30.
[131] 张雅萍，王秀霞．针刺配合中药治疗妇女更年期综合征37例临床观察［J］．针灸临床杂志，2001，17（5）：7.
[132] 王凤云，曾进，张萍．桂枝龙牡汤治疗妇女更年期综合征80例［J］．云南中医中药杂志，2006，27（2）：64-65.
[133] 付作昌，郑艳芬．桂枝加龙骨牡蛎汤加味治疗妇女绝经期潮热72例［J］．辽宁中医杂志，2007，34（1）：53.
[134] 霍彬，张华．自拟柴胡桂枝龙骨牡蛎汤治疗更年期综合征80例［J］．实用中医内科杂志，2008，22（8）：61.
[135] 徐英．桂枝加龙骨牡蛎汤加味治疗妇女绝经期潮热的临床疗效［J］．中国医药指南，2013，11（10）：680-681.
[136] 王峰光．桂枝加龙骨牡蛎汤治疗更年期综合征体会［J］．浙江中医杂志，1996（6）：158.
[137] 秦佳佳．桂枝加龙骨牡蛎汤合二至丸治疗围绝经期综合征临床观察［J］．新中医，2006，38（7）：27-28.
[138] 宋艳杰，邢佳丽，宋元元．桂枝加龙骨牡蛎汤合黄连阿胶汤加味治疗围绝经期失眠36例［J］．河北中医，2009，31（2）：222-223.
[139] 辛颖．中医结合心理疗法治疗更年期综合征［J］．中华中西医学杂志，2006，4（6）：57.
[140] 李红云．金匮肾气丸加针灸治疗围绝经期面浮肢肿21例［J］．光明中医，2003，18（6）：58-59.

[141] 李莉 . 中西医结合治疗妇女围绝经期综合征 45 例 [J]. 天津中医药，2008，25（4）：324.
[142] 范建灵 . 中西医结合治疗妇女更年期综合征 60 例 [J]. 安徽医药，2003，7（2）：125.
[143] 董晓程，诸禹平，姚正子 . 围绝经期及绝经后女性下尿路症状的诊治方法探讨 [J]. 中国妇幼保健，2007，22（6）：396-397.
[144] 周浩，李爱萍 . 中西医结合治疗女性更年期综合征 50 例 [J]. 河南中医，2011，31（5）：523-524.
[145] 赵永才，李娜，赵润兰，等 . 中医辨证治疗更年期综合征临床观察 [J]. 黔南民族医专学报，2007，20（4）：227-229.
[146] 牟艳利 . 百合知母汤合甘麦大枣汤治疗围绝经期综合征 52 例 [J]. 实用中医药杂志，2010，26（3）：167.
[147] 刘晓明 . 补肾平肝清心法配合精神调护治疗更年期综合征 40 例 [J]. 山东中医杂志，2006，25（1）：36-37.
[148] 郝玲，刘洪坡 . 百地愈更汤治疗妇女更年期综合征 82 例 [J]. 中医研究，1999，12（4）：11-12.
[149] 卢清艺，程泾 . 四合汤治疗围绝经期综合征 54 例 [J]. 山东中医杂志，2010，29（6）：378-379.
[150] 胡慰吾 . 温经汤加味治疗更年期综合征 32 例 [J]. 现代医药卫生，2002，18（2）：133.
[151] 马晓梅，穆齐金 . 金匮温经汤治疗更年期综合征 30 例临床观察 [J]. 山东医药，2008，48（31）：102-103.
[152] 何书杏，向丽娟，曾小翠 . 金匮温经汤方治疗围绝经期综合征 80 例 [J]. 海南医学，2012，23（8）：70-71.
[153] 刘丽明 . 半夏厚朴汤治疗更年期综合征的应用体会 [J]. 中国实用医药，2010，5（25）：152-153.
[154] 吕敏 . 甘麦大枣汤合半夏厚朴汤治疗更年期咽炎 43 例 [J]. 河南中医，2005，25（12）：17.
[155] 陈健民 . 更年期综合征的中医疗法 [J]. 国外医学妇产科，1981（6）：360.
[156] 龙一梅 . 当归芍药散加味治疗妇女更年期浮肿 16 例 [J]. 中华实用中西医杂志，2004，4（24）：3777.
[157] 黄欣 . 更年期障碍的汉方疗法：桂枝茯苓丸有效性的探讨 [J]. 国外医学（中医中药分册），1995，17（1）：32.
[158] 原田清行，中田好则，王宗辉，等 . 检测血中雌激素值和骨盐量探讨中药治疗更年期障碍的效果 [J]. 中医正骨，1998，10（2）：52.
[159] 杨柯列 . 防己茯苓汤加减治疗妇女更年期水肿 32 例 [J]. 中医临床研究，2010，2（19）：65.
[160] 孟立华 . 补肾泻心汤治疗更年期综合征 40 例 [J]. 中国实用乡村医生杂志，2005，12（1）：32.
[161] 马晓梅，穆齐金 . 中西医结合治疗围绝经期功能失调性子宫出血 30 例临床观察 [J]. 山东医药，2008，48（38）：22-23.

第八节　痛　经

痛经是指妇女在经期及其前后，出现小腹或腰部疼痛，甚至痛及腰骶的疾病，每随月经周期而发，严重者可伴恶心呕吐、冷汗淋漓、手足厥冷，甚至昏厥，给工作及生活带来影响。

目前临床常将痛经分为原发性和继发性两种，原发性痛经多指生殖器官无明显病变者，故又称功能性痛经，多见于青春期、未婚及已婚未育者。此种痛经在正常分娩后疼痛多可缓解或消失。继发性痛经多见于生育后及中年妇女，因盆腔炎症、肿瘤或子宫内膜异位症引起。

本病一般治疗：进行体育锻炼，增强体质。平时注意生活规律，劳逸结合，适当营养及充足睡眠。重视月经生理的宣传教育，通过解释说明，消除病人恐惧、焦虑及精神负担。加强经期卫生，避免剧烈运动、过度劳累和防止受寒。疼痛严重者可口服前列腺素合成抑制剂（如芬必得）止痛，但是有消化道反应和中枢神经系统症状等副作用。

痛经属中医学“经来腹痛”“吊阴痛”“月水来腹痛”“少腹满痛”“经行下牛膜片”等范畴，表现为经水将至时或经期或经后出现腹痛、腰酸、经水涩少、经色黯淡或夹瘀块。其病因病机有：①气滞。气为血之帅，气机不畅，则易血运不畅，不通则痛。②血瘀。瘀血阻滞，阻碍气机，不通则痛。气滞与血瘀常相互影响，因气滞导致血瘀，或因血瘀导致气滞，最终引起气血运行皆不畅，故痛。气滞与血瘀型痛经常表现为经前期腹痛，腹痛拒按。③体虚。由于气血虚弱，不能荣养温煦胞宫，不荣则痛。此种类型的痛经多于月经后期加重，腹痛喜按，且常有经期全身痛的症状。④寒湿侵袭。寒湿之邪内客胞宫，寒邪主凝滞收引，实邪重滞，故腹痛而坠，遇寒加重。总而言之，本病的发病是由于各种原因导致气血不足或运行不畅，不荣则痛或不通则痛。

【《金匮要略》方剂谱】

痛经的国际病症编码为N94.601，属于泌尿生殖系统疾病。在《金匮要略》方治疗的优势病症谱中，其临床研究文献频次居第7位，而个案经验文献频次居第2位。《金匮要略》方中，能够治疗痛经的方剂共22首，其中有8首方剂已经进行过临床研究，21首方剂有个案经验报道。各方剂的文献频次见表2–55、表2–56。从表中看出，临床研究文献主要集中在温经汤，其次为桂枝茯苓丸和当归芍药散，而个案经验文献亦集中在当归芍药散、温经汤和桂枝茯苓丸，其余方剂运用频次较低。

表 2–55　　痛经临床研究文献方剂谱

序号	方剂名称	频次	序号	方剂名称	频次
1	温经汤	62	5	红蓝花酒	2
2	桂枝茯苓丸	24	6	黄芪建中汤	2
3	当归芍药散	17	7	甘草干姜茯苓白术汤	1
4	肾气丸	4	8	大黄附子汤	1

表 2–56　　痛经个案经验文献方剂谱

序号	方剂名称	频次		方剂名称	频次
1	当归芍药散	73	12	大黄䗪虫丸	2
2	温经汤	62	13	下瘀血汤	1
3	桂枝茯苓丸	42	14	薏苡附子败酱散	1
4	黄芪建中汤	9	15	大黄附子汤	1
5	乌头汤	7	16	乌头桂枝汤	1
6	黄芪桂枝五物汤	5	17	蛇床子散	1
7	桂枝芍药知母汤	4	18	甘草干姜茯苓白术汤	1
8	当归生姜羊肉汤	4	19	黄土汤	1
9	大黄牡丹汤	3	20	奔豚汤	1
10	肾气丸	3	21	甘麦大枣汤	1
11	赤丸	2			

【临床证据评价】

痛经的临床证据来源于临床研究和个案经验文献，前者有 113 篇，后者有 185 篇。临床研究文献中有 29 篇随机对照试验，9 篇半随机对照试验，8 篇非随机对照试验，67 篇病例系列观察。个案经验文献共有 185 篇，报道了 225 则痛经的验案。

1. 临床研究文献

（1）温经汤

62 篇文献中，13 篇随机对照试验，4 篇半随机对照试验，5 篇非随机对照试验，40

篇病例系列观察。在发表年份上，所有文献分布在 1996 ~ 2013 年。证据质量等级评价情况见表 2-57。可以看出，有高质量证据 33 篇，中等质量证据 15 篇，低质量证据 11 篇，极低质量证据 3 篇。证据的降级因素主要为研究的局限性，精确度低、加入药物干扰也是降级因素之一。证据升级因素主要是 1979 年前病例观察、单用仲景方干预。

表 2-57　　温经汤临床研究文献证据质量一览表

纳入研究	发表年份	文献类型	证据升降因素	等级
张秋万[1]	2002	CR	1979 年前病例观察（+1）仲景原方（+1）	高
王本源[2]	2003	CR	间接证据（-1）剂量 - 效应关系（+1）1979 年前病例观察（+1）单用仲景方干预（+1）	高
袁淑萍[3]	2003	CR	1979 年前病例观察（+1）单用仲景方干预（+1）	高
刘国跃[4]	2004	CR	1979 年前病例观察（+1）单用仲景方干预（+1）	高
吴桂芳[5]	2004	CR	1979 年前病例观察（+1）单用仲景方干预（+1）	高
张莉莉[6]	2005	CR	剂量 - 效应关系（+1)1979 年前病例观察（+1）单用仲景方干预（+1）	高
黄　英[7]	2007	CCT	研究的局限性（-2）1979 年前病例观察（+1）单用仲景方干预（+1）	高
李文艳[8]	2007	CR	1979 年前病例观察（+1）单用仲景方干预（+1）	高
刘辛芳[9]	2008	CR	剂量 - 效应关系（+1)1979 年前病例观察（+1）单用仲景方干预（+1）	高
徐玉倩[10]	2008	CR	剂量 - 效应关系（+1)1979 年前病例观察（+1）单用仲景方干预（+1）	高
张利梅[11]	2008	CR	1979 年前病例观察（+1）单用仲景方干预（+1）	高
刘淑艳[12]	2009	CR	1979 年前病例观察（+1）单用仲景方干预（+1）	高
杨　敏[13]	2009	RCT	研究的局限性（-2）1979 年前病例观察（+1）单用仲景方干预（+1）	高
杨叁平[14]	2009	CT	研究的局限性（-2）1979 年前病例观察（+1）单用仲景方干预（+1）	高
黄　浩[15]	2010	CR	1979 年前病例观察（+1）单用仲景方干预（+1）	高
李红梅[16]	2010	CT	研究的局限性（-2）1979 年前病例观察（+1）单用仲景方干预（+1）	高
梁金树[17]	2010	CR	剂量 - 效应关系（+1)1979 年前病例观察（+1）单用仲景方干预（+1）	高

续表

纳入研究	发表年份	文献类型	证据升降因素	等级
张玉焕[18]	2010	CR	1979年前病例观察（+1）单用仲景方干预（+1）	高
曹　文[19]	2011	CR	1979年前病例观察（+1）单用仲景方干预（+1）	高
冯明霞[20]	2011	CR	1979年前病例观察（+1）单用仲景方干预（+1）	高
金媛媛[21]	2011	RCT	研究的局限性（–1）小样本（–1）1979年前病例观察（+1）单用仲景方干预（+1）	高
王成宝[22]	2011	CR	1979年前病例观察（+1）单用仲景方干预（+1）	高
王书琴[23]	2011	CR	1979年前病例观察（+1）单用仲景方干预（+1）	高
于　超[24]	2011	CR	1979年前病例观察（+1）单用仲景方干预（+1）	高
陈羽雁[25]	2012	RCT	研究的局限性（–2）1979年前病例观察（+1）单用仲景方干预（+1）	高
冯金莲[26]	2012	RCT	研究的局限性（–2）1979年前病例观察（+1）单用仲景方干预（+1）	高
谭峻峰[27]	2012	CR	1979年前病例观察（+1）单用仲景方干预（+1）	高
许会英[28]	2012	CR	1979年前病例观察（+1）单用仲景方干预（+1）	高
俞仑青[29]	2012	RCT	研究的局限性（–1）1979年前病例观察（+1）单用仲景方干预（+1）	高
张云娥[30]	2012	CR	1979年前病例观察（+1）单用仲景方干预（+1）	高
郑　芳[31]	2012	RCT	研究的局限性（–1）1979年前病例观察（+1）单用仲景方干预（+1）	高
雷艳草[32]	2013	RCT	研究的局限性（–1）剂量–效应关系（+1）1979年前病例观察（+1）单用仲景方干预（+1）	高
魏　丽[33]	2013	CCT	研究的局限性（–2）1979年前病例观察（+1）单用仲景方干预（+1）	高
黄晓君[34]	1996	CR	加入药物干扰（–1）1979年前病例观察（+1）单用仲景方干预（+1）	中
吴昌生[35]	1996	CR	间接证据（–1）加入药物干扰（–1）剂量–效应关系（+1）1979年前病例观察（+1）单用仲景方干预（+1）	中
任天国[36]	2001	CR	加入药物干扰（–1）剂量–效应关系（+1）1979年前病例观察（+1）	中
张梅香[37]	2003	CR	加入药物干扰（–1）1979年前病例观察（+1）单用仲景方干预（+1）	中

续表

纳入研究	发表年份	文献类型	证据升降因素	等级
陈文芳[38]	2005	RCT	研究的局限性（–2）加入药物干扰（–1）1979年前病例观察（+1）单用仲景方干预（+1）	中
杜惠兰[39]	2006	CR	加入药物干扰（–1）1979年前病例观察（+1）单用仲景方干预（+1）	中
顾玉凤[40]	2006	CR	加入药物干扰（–1）1979年前病例观察（+1）单用仲景方干预（+1）	中
马艳锦[41]	2008	CR	加入药物干扰（–1）1979年前病例观察（+1）单用仲景方干预（+1）	中
郑玉燕[42]	2008	CCT	研究的局限性（–2）加入药物干扰（–1）1979年前病例观察（+1）单用仲景方干预（+1）	中
徐晓美[43]	2009	RCT	研究的局限性（–2）1979年前病例观察（+1）单用仲景方干预（+1）	中
杨　声[44]	2009	RCT	研究的局限性（–2）精确度低（–1）1979年前病例观察（+1）单用仲景方干预（+1）	中
温景荣[45]	2010	CT	研究的局限性（–2）精确度低（–1）1979年前病例观察（+1）单用仲景方干预（+1）	中
吴淑玲[46]	2010	CR	加入药物干扰（–1）1979年前病例观察（+1）单用仲景方干预（+1）	中
吴正英[47]	2011	CR	加入药物干扰（–1）1979年前病例观察（+1）单用仲景方干预（+1）	中
杨　蓉[48]	2013	RCT	研究的局限性（–2）精确度低（–1）1979年前病例观察（+1）单用仲景方干预（+1）	中
李惠娟[49]	2002	CR	间接证据（–1）1979年前病例观察（+1）	低
高晓俐[50]	2004	CR	加入药物干扰（–1）1979年前病例观察（+1）	低
马宝金[51]	2006	CR	加入药物干扰（–1）1979年前病例观察（+1）	低
王翠玉[52]	2007	CR	加入药物干扰（–1）1979年前病例观察（+1）	低
孟　君[53]	2007	CR	加入药物干扰（–1）1979年前病例观察（+1）	低
鲁文珍[54]	2008	CCT	研究的局限性（–2）精确度低（–1）加入药物干扰（–1）1979年前病例观察（+1）单用仲景方干预（+1）	低
张英英[55]	2008	CR	研究的局限性（–2）加入药物干扰（–1）1979年前病例观察（+1）	低

续表

纳入研究	发表年份	文献类型	证据升降因素	等级
余加友[56]	2009	RCT	研究的局限性（–1）精确度低（–1）加入药物干扰（–1）1979 年前病例观察（+1）	低
王建强[57]	2010	CR	加入药物干扰（–1）1979 年前病例观察（+1）	低
郭　焱[58]	2012	CR	加入药物干扰（–1）1979 年前病例观察（+1）	低
武卫红[59]	2012	CT	研究的局限性（–2）小样本（–1）加入药物干扰（–1）1979 年前病例观察（+1）单用仲景方干预（+1）	低
温景荣[60]	2003	RCT	研究的局限性（–2）精确度低（–1）加入药物干扰（–1）1979 年前病例观察（+1）	极低
陶　颖[61]	2007	CR	间接证据（–1）加入药物干扰（–1）1979 年前病例观察（+1）	极低
黄　梅[62]	2012	CT	研究的局限性（–2）间接证据（–1）精确度低（–1）加入药物干扰（–1）1979 年前病例观察（+1）	极低

（2）桂枝茯苓丸

纳入 24 篇文献，7 篇随机对照试验，1 篇非随机对照试验，1 篇半随机对照试验，15 篇病例系列观察。所有文献分布在 1980 ~ 2013 年。证据质量等级评价情况见表 2–58。可以看出，有高质量证据 12 篇，中等质量证据 6 篇，低质量证据 5 篇，极低质量证据 1 篇。证据的降级因素主要为研究的局限性、加入药物干扰、精确度低等。证据升级因素主要是 1979 年前病例观察和使用仲景原方。

表 2–58　桂枝茯苓丸临床研究文献证据质量一览表

纳入研究	发表年份	文献类型	证据升降因素	等级
郝源华[63]	1992	CR	1979 年前病例观察（+1）仲景原方（+1）单用仲景方干预（+1）	高
陈喜玲[64]	2001	CR	1979 年前病例观察（+1）仲景原方（+1）单用仲景方干预（+1）	高
张丽娟[65]	2001	CR	1979 年前病例观察（+1）仲景原方（+1）单用仲景方干预（+1）	高
王亚茹[66]	2004	CT	研究的局限性（–2）1979 年前病例观察（+1）仲景原方（+1）	高

续表

纳入研究	发表年份	文献类型	证据升降因素	等级
徐正萍[67]	2008	RCT	研究的局限性（-2）1979年前病例观察（+1）仲景原方（+1）单用仲景方干预（+1）	高
李　萍[68]	2009	RCT	研究的局限性（-2）1979年前病例观察（+1）仲景原方（+1）单用仲景方干预（+1）	高
夏玉兰[69]	2009	RCT	研究的局限性（-2）效应值很大（+1）1979年前病例观察（+1）	高
张玲玲[70]	2009	CR	1979年前病例观察（+1）仲景原方（+1）单用仲景方干预（+1）	高
李凤娥[71]	2010	RCT	研究的局限性（-2）小样本（-1）1979年前病例观察（+1）单用仲景方干预（+1）	高
孙明艳[72]	2010	RCT	研究的局限性（-2）小样本（-1）1979年前病例观察（+1）	高
温中明[73]	2011	CCT	研究的局限性（-2）1979年前病例观察（+1）	高
柳于介[74]	2013	RCT	研究的局限性（-1）剂量-效应关系（+1）1979年前病例观察（+1）单用仲景方干预（+1）	高
徐敏珠[75]	1980	CR	小样本（-1）1979年前病例观察（+1）单用仲景方干预（+1）	中
贺学梅[76]	1994	CR	加入药物干扰（-1）剂量-效应关系（+1）1979年前病例观察（+1）	中
金明玉[77]	2002	CR	加入药物干扰（-1）1979年前病例观察（+1）单用仲景方干预（+1）	中
刘　军[78]	2006	CR	加入药物干扰（-1）1979年前病例观察（+1）单用仲景方干预（+1）	中
刘　云[79]	2007	CR	间接证据（-1）1979年前病例观察（+1）仲景原方（+1）	中
杨　枫[80]	2009	RCT	研究的局限性（-2）加入药物干扰（-1）1979年前病例观察（+1）单用仲景方干预（+1）	中
饶忠然[81]	1995	CR	加入药物干扰（-1）1979年前病例观察（+1）	低
姜爱萍[82]	2000	CR	小样本（-1）加入药物干扰（-1）1979年前病例观察（+1）单用仲景方干预（+1）	低
王志红[83]	2005	CR	加入药物干扰（-1）1979年前病例观察（+1）	低
刘　军[84]	2006	CR	加入药物干扰（-1）1979年前病例观察（+1）	低

续表

纳入研究	发表年份	文献类型	证据升降因素	等级
周彦均[85]	2007	CR	小样本（–1）加入药物干扰（–1）剂量–效应关系（+1）1979年前病例观察（+1）	低
陶　颖[86]	2007	CR	间接证据（–1）加入药物干扰（–1）1979年前病例观察（+1）	极低

（3）当归芍药散

纳入17篇文献，5篇随机对照试验，4篇半随机对照试验，2篇非随机对照试验，6篇病例系列观察。所有文献分布在1989～2012年。证据质量等级评价情况见表2–59。可以看出，有高质量证据6篇，中等质量证据7篇，低质量证据4篇。证据的降级因素主要为研究的局限性、加入药物干扰、精确度低等。证据升级因素主要是1979年前病例观察、使用仲景原方和单用仲景方。

表2–59　当归芍药散临床研究文献证据质量一览表

纳入研究	发表年份	文献类型	证据升降因素	等级
谢春光[87]	1989	RCT	研究的局限性（–2）1979年前病例观察（+1）仲景原方（+1）单用仲景方干预（+1）	高
谢春光[88]	1990	CT	研究的局限性（–2）1979年前病例观察（+1）仲景原方（+1）单用仲景方干预（+1）	高
谢春光[89]	1990	CT	研究的局限性（–2）1979年前病例观察（+1）仲景原方（+1）单用仲景方干预（+1）	高
郑常军[90]	2008	CR	1979年前病例观察（+1）仲景原方（+1）	高
廖彦晴[91]	2012	CCT	研究的局限性（–2）精确度低（–1）1979年前病例观察（+1）单用仲景方干预（+1）	高
刘　格[92]	2012	RCT	研究的局限性（–1）1979年前病例观察（+1）单用仲景方干预（+1）	高
李志敏[93]	2003	CR	加入药物干扰（–1）1979年前病例观察（+1）单用仲景方干预（+1）	中
刘志超[94]	2005	CR	加入药物干扰（–1）1979年前病例观察（+1）单用仲景方干预（+1）	中
吴晓明[95]	2006	CCT	研究的局限性（–2）加入药物干扰（–1）1979年前病例观察（+1）单用仲景方干预（+1）	中
蒋艳姣[96]	2009	RCT	研究的局限性（–2）加入药物干扰（–1）1979年前病例观察（+1）单用仲景方干预（+1）	中

续表

纳入研究	发表年份	文献类型	证据升降因素	等级
彭玉兰[97]	2010	RCT	研究的局限性（–1）精确度低（–1）加入药物干扰（–1）1979 年前病例观察（+1）单用仲景方干预（+1）	中
黄慧玲[98]	2011	CR	加入药物干扰（–1）1979 年前病例观察（+1）单用仲景方干预（+1）	中
凌桂梅[99]	2011	CCT	研究的局限性（–2）加入药物干扰（–1）1979 年前病例观察（+1）单用仲景方干预（+1）	中
张丽娟[100]	2002	CR	小样本（–1）1979 年前病例观察（+1）	低
江明桑[101]	2007	RCT	研究的局限性（–2）加入药物干扰（–1）1979 年前病例观察（+1）	低
金　柯[102]	2008	CCT	研究的局限性（–2）精确度低（–1）1979 年前病例观察（+1）	低
郑芳忠[103]	2011	CR	加入药物干扰（–1）1979 年前病例观察（+1）	低

（4）其他方剂

另有 5 个方剂，分别为肾气丸、红蓝花酒、黄芪建中汤、甘草干姜茯苓白术汤、大黄附子汤。各个方剂的证据质量等级评价情况见表 2–60。可以看出，除了甘草干姜茯苓白术汤，其余纳入文献质量均偏低。

表 2–60　　其他方剂临床研究文献证据质量一览表

纳入研究	方剂名称	发表年份	文献类型	证据升降因素	等级
武志宏[104]	肾气丸	1994	CR	间接证据（–1）加入药物干扰（–1）单用仲景方干预（+1）	极低
王　丽[105]	肾气丸	2000	RCT	研究的局限性（–2）精确度低（–1）加入药物干扰（–1）	极低
肖玉华[106]	肾气丸	2002	CR	加入药物干扰（–1）	极低
孟　琰[107]	肾气丸	2013	RCT	研究的局限性（–1）精确度低（–1）小样本（–1）加入药物干扰（–1）	极低
李玉香[108]	红蓝花酒	1994	RCT	研究的局限性（–2）精确度低（–1）仲景原方（+1）单用仲景方干预（+1）	中
李玉香[109]	红蓝花酒	1995	RCT	研究的局限性（–2）仲景原方（+1）	中

续表

纳入研究	方剂名称	发表年份	文献类型	证据升降因素	等级
许扬斌[110]	黄芪建中汤	1996	CR	单用仲景方干预（+1）	中
戚莎莉[111]	黄芪建中汤	2008	CR	单用仲景方干预（+1）	中
王海江[112]	甘草干姜茯苓白术汤	1990	CR	加入药物干扰（-1）剂量-效应关系（+1）单用仲景方干预（+1）	中
沈祖法[113]	大黄附子汤	1989	CR	研究的局限性（-1）加入药物干扰（-1）单用仲景方干预（+1）	极低

2. 个案经验文献

共纳入 225 则医案，分别采用当归芍药散、温经汤、桂枝茯苓丸等。发表年份分布于 1980 ~ 2013 年之间。各个方剂的证据质量等级评价情况见表 2-61。可以看出，纳入相关医案大部分平均质量为中等质量。

表 2-61　　个案经验文献证据质量一览表

方剂名称	发表年份	医案则数	质量评分平均值	等级
当归芍药散	1983 ~ 2013	73	46.97	中等
温经汤	1980 ~ 2012	62	47.69	中等
桂枝茯苓丸	1983 ~ 2011	42	46.07	中等
黄芪建中汤	1989 ~ 2012	9	51.16	中等
乌头汤	1995 ~ 1997	7	44.23	中等
黄芪桂枝五物汤	1990 ~ 2007	5	47.93	中等
桂枝芍药知母汤	1996 ~ 1997	4	49.34	中等
当归生姜羊肉汤	2007 ~ 2009	4	49.15	中等
大黄牡丹汤	1994 ~ 2011	3	54.26	中等
肾气丸	1994 ~ 1998	3	46.04	中等
赤丸	1989 ~ 2005	2	49.82	中等
大黄䗪虫丸	2000 ~ 2010	2	46.35	中等
奔豚汤	2007	1	67.93	高等
下瘀血汤	2012	1	54.35	中等
薏苡附子败酱散	2012	1	53.09	中等

续表

方剂名称	发表年份	医案则数	质量评分平均值	等级
大黄附子汤	2000	1	49.88	中等
乌头桂枝汤	2009	1	49.79	中等
蛇床子散	2011	1	49.66	中等
甘草干姜茯苓白术汤	1990	1	48.00	中等
黄土汤	2010	1	47.33	中等
甘麦大枣汤	2012	1	43.25	中等

【典型临床证据】

痛经的临床研究证据共有113篇文献支持，高质量证据52篇，中等质量证据33篇，低质量证据20篇，极低质量证据8篇。高质量证据为温经汤、桂枝茯苓丸、当归芍药散等的研究文献。各质量等级文献均有分布。

1. 温经汤

温经汤配合隔姜灸对照布洛芬缓释胶囊在临床总有效率方面有优势（高质量证据）

俞仑青[29]实施的一项样本量为90例的随机对照试验中，试验组50例，对照组40例。试验组经前10天口服温经汤：吴茱萸45g，当归、芍药、川芎、人参、桂枝、阿胶、牡丹皮、生姜、甘草、麦冬各30g，半夏15g，加水适量，煎取约500mL，每天分3次服。同时给予隔姜灸：用鲜生姜片（直径3cm、厚0.2～0.3cm），用针扎数孔。患者取仰卧位，取穴神阙、关元、三阴交、合谷穴，将姜片贴于穴位上，三壮小艾炷置于姜片上后点燃灸，以局部皮肤潮红湿润为度。经前3～5天开始治疗，1个月经周期为1个疗程，共治疗3个疗程。对照组经期当日服用布洛芬缓释胶囊（中美天津史克制药有限公司生产）200mg，每天2次，饭后服用，痛止即停用。两组总有效率相对危险度RR=1.70，95%CI（1.33，2.16），$P < 0.0001$。（疗效标准：按照症状积分结合VAS变化评定。痊愈：服药后痛经症状积分为0分，腹痛及其他症状消失，停药3个周期未复发，VAS评分改善＞75.0%。显效：治疗后痛经症状积分降至治疗前的1/2以下，腹痛等症状明显减轻，不服止痛药能坚持工作，VAS评分改善50.0%～75.0%。有效：治疗后痛经症状积分下降1/2～3/4，症状好转，服止痛药能坚持工作，VAS评分改善25.0%～50.0%。无效：腹痛及其他症状无改变，VAS评分改善＜25.0%。）

2. 桂枝茯苓丸

桂枝茯苓胶囊对照乌鸡白凤丸在临床总有效率方面有优势（高质量证据）

李萍[68]实施的一项样本量为 90 例的随机对照试验中，试验组 50 例，对照组 40 例。试验组给予桂枝茯苓胶囊（江苏康缘药业公司生产）口服，经前 5 天开始至月经第 3 天，每次 3 粒，每天 3 次，连服 3 个月；对照组口服乌鸡白凤丸（天津中新药业公司生产），每次 1 丸 / 次，每天 3 次，连服 3 个月。两组在治疗期间停用其他疗法与药物。两组总有效率相对危险度 RR=1.70，95%CI（1.33，2.16），P=0.002。（疗效标准：参照《实用中西医结合诊断治疗学》原发性痛经疗效判定标准。治愈：经行腹疼及相关症状完全消失。有效：经行腹疼及相关症状明显改善。无效：经行腹疼及相关症状无明显改善。）

3. 当归芍药散

当归芍药散对照元胡止痛冲剂在临床总有效率方面有优势（高质量证据）

刘格[92]实施的一项样本量为 60 例的随机对照试验中，试验组 30 例，对照组 30 例。试验组：服用当归芍药散汤剂（当归 9g，芍药 18g，茯苓 12g，白术 12g，泽泻 12g，川芎 9g）。对照组：每次月经前 1 周口服元胡止痛冲剂，每日 1 剂，连用 3 个月。两组总有效率相对危险度 RR=1.50，95%CI（1.09，2.06），P=0.01。（疗效标准：①治愈：腹痛及其他症状消失，连续 3 个月经周期未见复发，疼痛程度恢复 0 分；②显效：腹痛减轻，其余症状好转，疼痛程度为治疗后积分降低到治疗前积分的 2/3 以下，不服止痛药能坚持工作；③无效：腹痛及其他症状无改变者。）

【痛经与应用方剂分析】

此次研究发现共有 23 首方剂可以治疗痛经，属于同病异治的范畴。根据文献报道，基于循证医学研究得出结论，依次为：温经汤共 62 篇文献，纳入 4081 例；桂枝茯苓丸共 24 篇文献，纳入 1597 例；当归芍药散共 17 篇文献，纳入 1070 例。高质量证据分布在温经汤、桂枝茯苓丸、当归芍药散等中，其余方剂多为中等、低质量证据。可以看出，虽然方剂种类分布较广，但是不论在文献频次还是证据质量方面，均具有一定聚集性。

1. 温经汤

温经汤是妇人杂病篇中，主治冲任虚寒夹有瘀血之崩漏的主方，其主证表现为崩漏、发热、少腹里急、腹满、口干等。其方由吴茱萸、当归、川芎、芍药、人参、桂枝、阿胶、生姜、丹皮、甘草、半夏、麦冬等组成。痛经在本方的病症谱中，属于高频病症。高质量证据显示，温经汤配合隔姜灸对照布洛芬缓释胶囊在临床总有效率方面有优势。可见冲任虚寒夹有瘀血是本病临床常见病机之一，具有较高的人群聚集度。

2. 桂枝茯苓丸

桂枝茯苓丸是妇人妊娠病篇中，主治瘀血阻滞、寒湿凝滞的癥病漏下的主方，其主证表现为经水异常、漏下不止等，并无有关治疗痛经相关症状的论述。其治疗本病的机理，当为消瘀化癥，通则不痛，瘀去痛自安。其方由桂枝、茯苓、丹皮、桃仁、芍药组成。痛经在本方的病症谱中，属于高频病症。高质量证据显示，桂枝茯苓胶囊对照乌鸡白凤丸在临床总有效率方面有优势。可见瘀血阻滞、寒湿凝滞是本病临床常见病机之一，具有较高的人群聚集度。

3. 当归芍药散

当归芍药散是妇人妊娠病篇中，主治肝脾失调，气血瘀滞湿阻之腹痛的主方，其主证表现为腹痛。其方由当归、芍药、茯苓、白术、泽泻、川芎组成。痛经在本方的病症谱中，属于高频病症。高质量证据显示，当归芍药散对照元胡止痛冲剂在临床总有效率方面有优势。可见肝脾失调，气血瘀滞湿阻是本病临床常见病机之一，具有较高的人群聚集度。

【优势病证规律】

根据现有文献，痛经临床常见证型有冲任虚寒夹有瘀血的温经汤证，瘀血阻滞、寒湿凝滞的桂枝茯苓丸证和肝脾失调、气血瘀滞湿阻的当归芍药散证。通过循证医学研究及证据评价，提炼出痛经用《金匮要略》方治疗呈现出一定趋向性。因此，温经汤、桂枝茯苓丸和当归芍药散的证型很可能是痛经在现代临床环境下的主要证候表现。（见图 2–9）

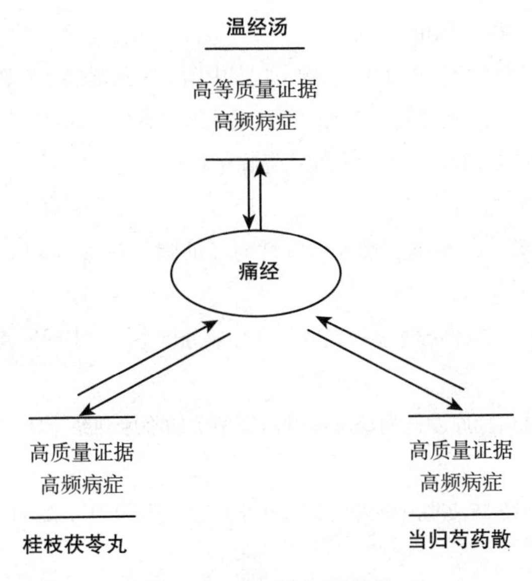

图 2–9　痛经的证型规律

参考文献

[1] 张秋万 . 温经汤合针灸治疗痛经 123 例临床观察 [J]. 山西中医学院学报，2002，3 (3)：23.

[2] 王本源 . 活血化瘀为主治疗痛经 [J]. 山东中医杂志，2003，22 (9)：523.

[3] 袁淑萍 . 温经汤治疗痛经 32 例 [J]. 中华综合医学杂志，2003，5 (4)：71.

[4] 刘国跃，刘丽斌 . 温经汤治疗寒凝胞中型原发性痛经 33 例疗效观察 [J]. 云南中医中药杂志，2004，25 (2)：26.

[5] 吴桂芳，梅晓萍 . 温汤经的临床应用体会 [J]. 陕西中医，2004，25 (2)：174-175.

[6] 张莉莉，张艳伟 . 温经汤加减治疗寒凝血瘀型痛经 56 例 [J]. 河南中医，2005，25 (2)：16.

[7] 黄英 . 加减温经汤结合针刺治疗痛经 76 例 [J]. 陕西中医，2007，28 (11)：1484-1485.

[8] 李文艳，阎俊英 . 温经汤加味治疗阳虚寒凝型痛经 43 例分析 [J]. 中国误诊学杂志，2007，7 (18)：4357.

[9] 刘辛芳 . 温经汤治疗痛经 60 例疗效分析 [J]. 社区医学杂志，2008，6 (6)：50.

[10] 徐玉倩，吴爱平，邱国珍 . 温经汤加减治疗痛经 98 例 [J]. 光明中医，2008，23 (3)：349.

[11] 张利梅 . 温经汤加减治疗痛经 48 例 [J]. 中国中医急症，2008，17 (4)：548.

[12] 刘淑艳 . 推拿配合温经汤加减治疗痛经临床疗效分析 [J]. 中国医药指南，2009，7 (24)：163-164.

[13] 杨敏，李玲 . 心理干预配合温经汤治疗原发性痛经的疗效观察 [J]. 世界中西医结合杂志，2009，4 (8)：582-583，592.

[14] 杨叁平，苏健 . 温经散寒法对寒凝血瘀型痛经患者 N0、ET、E2 的影响 [J]. 白求恩军医学院学报，2009，7 (5)：304-305.

[15] 黄浩 . 温经汤加减治疗痛经 32 例 [J]. 基层医学论坛，2010，14 (7)：622.

[16] 李红梅，马志毅 . 温经汤加减治疗痛经 46 例 [J]. 湖北中医杂志，2010，32 (9)：41.

[17] 梁金树，洪文 . 温经汤治疗痛经 40 例疗效观察 [C]. 全国第十一次中医药新技术、新成果、新经验学术交流会论文集，2010，25：141.

[18] 张玉焕 . 温经汤治疗少女原发性痛经 36 例 [J]. 中国中医药现代远程教育，2010，8 (7)：84.

[19] 曹文 . 温经汤治疗痛经 72 例 [J]. 中国中医药现代远程教育，2011，9 (24)：55.

[20] 冯明霞，朱丽红 . 加减温经汤治疗原发性痛经临床观察 [J]. 中国社区医师（医学专业），2011，13 (33)：154-155.

[21] 金媛媛 . 加减温经汤治疗寒凝血瘀证原发性痛经的临床观察 [D]. 武汉：湖北中医药大学，2011.

[22] 王成宝 . 温经汤加味对 56 例虚寒型痛经的临床疗效分析 [J]. 中国民族民间医药，2011，20 (5)：107.

[23] 王书琴 . 温经汤加减治疗原发性痛经（寒凝血瘀型）的临床观察 [D]. 成都：成都中医药大学，2011.

[24] 于超 . 温经汤治疗痛经 58 例临床观察 [J]. 医学信息（上旬刊），2011，24 (7)：4262.

[25] 陈羽雁，陈训梅. 温经汤配合穴位埋线治疗痛经 68 例 [J]. 中国美容医学，2012，21（12）：412.
[26] 冯金莲. 温经汤治疗寒凝血瘀型原发性痛经 30 例临床观察 [J]. 湖南中医杂志，2012，28（5）：53-54.
[27] 谭峻峰. 金匮温经汤结合当归针穴位注射治疗痛经 82 例 [J]. 中国民族民间医药，2012，21（3）：110.
[28] 许会英. 温经汤加减治疗寒凝血瘀型原发性痛经临床观察 [J]. 中外健康文摘，2012，9（29）：403-404.
[29] 俞仑青，沈寅琛，王冬梅. 温经汤配合隔姜灸治疗寒凝血瘀型痛经 62 例临床观察 [J]. 广西医学，2012，34（7）：956-957.
[30] 张云娥，刘瑶. 辨证治疗痛经 36 例 [J]. 光明中医，2012，27（7）：1356-1357.
[31] 郑芳，戴志远. 温针灸联合温经汤治疗原发性痛经的疗效观察 [J]. 中国中医药科技，2012，19（2）：164-165.
[32] 雷艳草，余翔. 温经汤加减治疗痛经的临床效果观察 [J]. 中国保健营养（下旬刊），2013，23（2）：970-971.
[33] 魏丽，刘君. 温经汤配合针刺治疗青春期痛经 37 例疗效观察 [J]. 湖南中医杂志，2013，29（4）：74，83.
[34] 黄晓君. 温经汤治疗寒性痛经 36 例分析 [J]. 贵州医药，1996，20（1）：61-62.
[35] 吴昌生，谌曦. 大温经汤治疗崩漏与痛经 [J]. 中国中西医结合急救杂志，1996，3（12）：22-23.
[36] 任天国，梁建新. 温经汤加下肢活动治疗痛经 86 例 [J]. 中华实用中西医杂志，2001，1（22）：2367.
[37] 张梅香，侯苏谊. 辨证分型治疗原发性痛经 68 例观察 [J]. 实用中医药杂志，2003，19（9）：22-23.
[38] 陈文芳，魏爱民. 温经汤加减治疗痛经 120 例疗效观察 [J]. 右江医学，2005，33（4）：381-382.
[39] 杜惠兰，李清雪，白凤楼. 异病同治法治疗月经病实寒证临床分析 [J]. 河北中医药学报，2006，21（2）：6-8.
[40] 顾玉凤. 温经汤加减治疗痛经 65 例疗效观察 [J]. 云南中医中药杂志，2006，27（5）：16.
[41] 马艳锦. 辨证治疗痛经 98 例 [J]. 陕西中医，2008，29（7）：779-780.
[42] 郑玉燕，赵慧明，周志伟. 温经汤加减治疗寒凝血瘀型痛经 42 例疗效观察 [J]. 当代医学，2008（16）：63-64.
[43] 徐晓美. 温经汤配合艾灸神阙穴治疗原发性痛经 43 例 [J]. 浙江中医杂志，2009，44（4）：278.
[44] 杨声，郑艳. 温经汤加减治疗虚寒型痛经 50 例 [J]. 福建中医学院学报，2009，19（5）：9-10.
[45] 温景荣，夏阳. 温经汤加减治疗阳虚寒凝血瘀型原发性痛经临床观察 [J]. 黑龙江中医药，2010（5）：9-10.
[46] 吴淑玲，刘素娥. 加味温经汤治疗原发性痛经 52 例 [J]. 山东中医杂志，2010，29（8）：538-

539.
[47] 吴正英 . 温经汤加减治疗寒凝气滞血瘀型原发性痛经 50 例 [J]. 中医药临床杂志，2011，23（3）：249.
[48] 杨蓉 . 温经汤联合雷火灸治疗寒凝血瘀型痛经 40 例 [J]. 内蒙古中医药，2013，12（22）：8-9.
[49] 李惠娟 . 分期辨治痛经 50 例 [J]. 安徽中医临床杂志，2002，14（5）：377-378.
[50] 高晓俐 . 加味温经汤治疗原发性痛经 80 例 [J]. 陕西中医，2004，25（11）：963-964.
[51] 马宝金，李岩华 . 活血温经汤配合温针灸治疗痛经 [J]. 中国社区医师（综合版），2006，8（16）：22-23.
[52] 王翠玉，高雅贤 . 中药配合针灸治疗原发性痛经疗效观察 [J]. 山西中医，2007，23（3）：22.
[53] 孟君，杨静 . 中药配合针刺治疗原发性痛经 38 例 [J]. 实用中医药杂志，2007，23（5）：293.
[54] 鲁文珍 . 川乌温经汤治疗青春期原发性痛经 45 例 [J]. 浙江中西医结合杂志，2008，18（8）：501-502.
[55] 张英英 . 中西医结合治疗原发性痛经 30 例 [J]. 现代中西医结合杂志，2008，17（32）：5042-5043.
[56] 余加友，赵勇 . 温经汤合乌鸡白凤丸治疗原发性痛经 60 例 [J]. 河南中医，2009，29（7）：715-716.
[57] 王建强 . 大温经汤加味治疗青春期痛经临床分析 [J]. 临床合理用药杂志，2010，3（13）：26.
[58] 郭焱，金季玲 . 中药结合耳穴贴压治疗原发性痛经临床观察 [J]. 吉林中医药，2012，32（3）：.
[59] 武卫红 . 温经汤加减治疗宫寒血瘀型痛经 38 例 [J]. 中国现代药物应用，2012，6（16）：65-66.
[60] 温景荣 . 温经汤加减治疗阳虚寒凝血瘀型原发性痛经临床观察 [D]. 天津：天津中医药大学，2003.
[61] 陶颖，金季玲 . 辨证分期治疗膜样痛经 36 例 [J]. 山东中医杂志，2007，26（8）：534-535.
[62] 黄梅 . 温经汤合少腹逐瘀汤与艾灸治疗寒凝血瘀型痛经的临床观察 [J]. 按摩与康复医学，2012，3（7）：55-56.
[63] 郝源华，许春媛 . 应用桂枝茯苓丸治疗痛经 30 例疗效观察 [J]. 黑龙江医学，1992（12）：22-23.
[64] 陈喜玲，王伟，薛泉，等 . 桂枝茯苓胶囊治疗妇科疾病 80 例 [J]. 陕西中医，2001，22（6）：343.
[65] 张丽娟 . 汉方药治疗痛经的新服药方法：月经期短期服用桂枝茯苓丸 [J]. 国外医学（中医中药分册），2001，23（1）：17-18.
[66] 王亚茹，郝向东 . 桂枝茯苓胶囊联合维生素 B_6 治疗痛经临床观察 [J]. 现代中西医结合杂志，2004，13（9）：1161-1162.
[67] 徐正萍 . 桂枝茯苓胶囊治疗未婚痛经 28 例疗效观察 [J]. 山东医药，2008，48（38）：103.
[68] 李萍，曹保利 . 桂枝茯苓胶囊治疗原发性痛经 90 例临床观察 [J]. 天津药学，2009，21（1）：34.
[69] 夏玉兰，魏兆莲 . 中西医结合治疗原发性痛经疗效分析 [J]. 实用中医药杂志，2009，25（10）：650-651.

[70] 张玲玲，薛晓馥，王宏宾. 桂枝茯苓丸治疗原发性痛经 114 例 [J]. 现代中西医结合杂志，2009，18（26）：3200-3201.
[71] 李凤娥. 温针灸配合桂枝茯苓胶囊治疗原发性痛经的临床疗效 [J]. 中国社区医师（医学专业半月刊），2010，12（10）：84.
[72] 孙明艳. 桂枝茯苓胶囊联合泰勤宁治疗原发性痛经疗效观察 [J]. 中国现代药物应用，2010，4（23）：136.
[73] 温中明. 桂枝茯苓胶囊佐治痛经的疗效及对血清中超敏 C 反应蛋白和血管内皮生长因子影响的临床观察 [J]. 中国医院用药评价与分析，2011，11（9）：819-821.
[74] 柳于介，萧伟，王振中，等. 不同剂量桂枝茯苓胶囊治疗原发性痛经疗效探索研究 [J]. 中国中药杂志，2013，38（12）：2019-2022.
[75] 徐敏珠. 使用桂枝茯苓丸治疗痛经的效果观察 [J]. 国外医学，1980（2）：83-84.
[76] 贺学梅，赵巧枝，高如明. 通瘀止痛散（汤）治疗经期腹痛 91 例观察 [J]. 中西医结合心脑血管病杂志，1994（3）：41-42.
[77] 金明玉，柳振宇. 加味桂枝茯苓丸治疗痛经 50 例 [J]. 长春中医学院学报，2002，18（3）：30.
[78] 刘军，詹志明.《金匮要略》女科方运用举隅 [J]. 河南中医，2006，26（1）：24.
[79] 刘云，王淑兰. 针药结合治疗原发性痛经 [J]. 山西中医，2007，23（6）：22-23.
[80] 杨枫，施海燕. 桂枝茯苓汤（丸）加减治疗寒凝血瘀型痛经 56 例 [J]. 光明中医，2009，24（9）：1726-1727.
[81] 饶忠然. 桂枝茯苓丸治痛经临床观察 [J]. 江西中医药，1995（6）：105-106.
[82] 姜爱萍，赵洪田，王云忠. 桂枝茯苓丸加味治疗痛经 25 例 [J]. 实用中医药杂志，2000，16（5）：15.
[83] 王志红. 针药并用治疗痛经 83 例 [J]. 河南中医，2005，25（5）：61.
[84] 刘军，简军. 桂枝茯苓丸加耳穴贴压治疗痛经 35 例临床观察 [J]. 内蒙古中医药，2006（6）：4.
[85] 周彦均，陈建霖，谢佳蓉，等. 龙胆泻肝汤加减治疗子宫内膜异位症痛经的临床运用探讨 [J]. 成都中医药大学学报，2007，30（4）：9-10，15.
[86] 陶颖. 辨证分期治疗膜样痛经 36 例 [J]. 山东中医杂志，2007，26（8）：534-535.
[87] 谢春光，王雪华，姜德友，等. 当归芍药散治疗痛经的临床疗效观察 [J]. 中医杂志，1989（8）：33-35.
[88] 谢春光，杜联. 当归芍药散治疗痛经疗效的研究 [J]. 中成药，1990，12（10）：24-25.
[89] 谢春光，蓝肇熙，杜联，等. 当归芍药散对痛经患者血液流变性及 PGF_2 水平的影响 [J]. 中国中西医结合杂志，1990，10（7）：410-412.
[90] 郑常军，王平，刘冰. 当归芍药散配合灸法治疗膜样痛经 45 例 [J]. 中国民族民间医药杂志，2008（6）：41-42.
[91] 廖彦晴. 当归芍药散治疗原发性痛经的疗效观察 [D]. 广州：广州中医药大学，2012.
[92] 刘格，王薇华，孙静. 当归芍药散治疗气血亏虚型痛经的临床研究 [J]. 中国临床医生，2012，40（9）；59-60.
[93] 李志敏，陈洪荣，石淑华. 当归芍药散治疗痛经 80 例 [J]. 中国民间疗法，2003，11（8）：49.

[94] 刘志超，张颖 . 当归芍药散加减治疗痛经 35 例临床观察 [J]. 吉林中医药，2005，25（1）：22–23.
[95] 吴晓明，李鸿娟 . 加味当归芍药散治疗原发性痛经 45 例 [J]. 辽宁中医药大学学报，2006，8（5）：91.
[96] 蒋艳姣 . 当归芍药散加味治疗原发性痛经的临床观察 [D]. 福州：福建中医学院，2009.
[97] 彭玉兰 . 当归芍药散加味治疗女大学生痛经疗效观察 [J]. 辽宁中医药大学学报，2010，12（11）：169–170.
[98] 黄慧玲，黄谦峰 . 当归芍药散治疗原发性痛经 12 例 [J]. 中医研究，2011，24（3）：42–43.
[99] 凌桂梅 . 加味当归芍药散配合灸法治疗原发性痛经疗效观察 [J]. 广西中医药，2011，34（1）：19–20.
[100] 张丽娟 . 对希望妊娠的重症痛经患者应用芍药甘草汤与当归芍药散交替周期性疗法诱发排卵 [J]. 国外医学（中医中药分册），2002，24（5）：288.
[101] 江明桑 . 当归芍药散加味治疗气滞血瘀型痛经的临床研究 [D]. 广州：广州中医药大学，2007.
[102] 金柯 . 归芍调经片配合舒腹痛经贴治疗青春期痛经 41 例 [J]. 陕西中医，2008，29（7）：780–781.
[103] 郑芳忠 . 当归芍药散加味配合中药鼻吸治疗原发性痛经 35 例 [J]. 中医研究，2011，24（12）：16.
[104] 武志宏 . 原发性痛经从肾论治的体会 [J]. 山东中医学院，1994，18（4）：246–247.
[105] 王丽 . 补肾化瘀汤治疗原发性痛经 50 例 [J]. 中国民间疗法，2000，8（4）：31–32.
[106] 肖玉华，刘效娟 . 针灸中药治疗原发性痛经 87 例总结 [J]. 北京中医，2002，21（5）：299.
[107] 孟琰，黄玉华，黄晶晶，等 . 调周法治疗寒凝血瘀型原发性痛经的临床研究 [J]. 国际中医中药杂志，2013，35（1）：18–21.
[108] 李玉香，赵云芳 . 红蓝花酒口服液治疗痛经 63 例临床观察 [J]. 河南中医药学刊，1994，9（5）：39–40.
[109] 李玉香 . 红蓝花酒口服液治疗痛经 110 例 [J]. 中国乡村医生，1995，18（4）：37–38.
[110] 许扬斌 . 黄芪建中汤治疗原发性痛经 32 例 [J]. 实用中医药杂志，1996（6）：16.
[111] 戚莎莉 . 黄芪建中汤加减治疗虚寒痛经 43 例 [J]. 中国校医，2008，22（2）：240.
[112] 王海江 . 治疗痛经 163 例报告 [J]. 河北中医，1990（6）：32.
[113] 沈祖法 . 乌黄定痛汤治疗原发性痛经 105 例 [J]. 陕西中医，1989，10（2）：63.

第九节　卵巢囊肿

卵巢囊肿是女性生殖器常见肿瘤，属广义上的卵巢肿瘤的一种，各种年龄均可患病，但以 20 ~ 50 岁最多见。卵巢肿瘤有各种不同的性质和形态，即单一型或混合型、一侧性或双侧性、囊性或实质性、良性或恶性，其中以囊性多见，有一定的恶性比例。

典型卵巢囊肿症状有：①月经失调：主要是闭经，绝大多数为继发性闭经，闭经前常有月经稀发或过少，偶有月经频发或过多者。②不孕：由于月经失调和无排卵，常致不孕，月经失调和不孕常是就诊的主要原因。③多毛与肥胖：由于体内雄激素分泌过多，可伴有多毛和肥胖，毛发分布有男性化倾向，多毛现象常不为病人注意，仅在体格检查时发现。常见的发病原因有家族遗传、内分泌异常、不良生活方式、环境污染等。

本病西医治疗手段主要为手术治疗，具体手术方式取决于患者年龄，是否恶性，囊肿的部位、体积、大小和生长速度，是否保留生育功能以及患者的主观愿望等因素而定。年轻患者尤其是绝经前患者多采用卵巢囊肿切除术，尽可能保留正常的卵巢组织。年龄较大（45 岁以上）或绝经后患者可行行一侧或双侧卵巢切除术。

卵巢囊肿属中医学“癥瘕”“积聚”“肠覃”等范畴。《灵枢·水胀》指出其病机为：“寒气客于肠外，与卫气相搏，气不得荣。”即寒凝气滞血瘀而成。

【《金匮要略》方剂谱】

卵巢囊肿的国际病症编码为 N83.203，属于泌尿生殖系统疾病。在《金匮要略》方治疗的优势病症谱中，其临床研究文献频次居第 20 位，而个案经验文献频次居第 27 位。《金匮要略》方中，能够治疗卵巢囊肿的方剂共 11 首，其中有 6 首方剂已经进行过临床研究，8 首方剂有个案经验报道。各方剂的文献频次见表 2-62、表 2-63。从表中看出，临床研究文献主要集中在桂枝茯苓丸，其次为当归芍药散，而个案经验文献亦集中在这两个方剂，其余方剂运用频次较低。

表 2-62　　卵巢囊肿临床研究文献方剂谱

序号	方剂名称	频次	序号	方剂名称	频次
1	桂枝茯苓丸	65	4	己椒苈黄丸	1
2	当归芍药散	7	5	葶苈大枣泻肺汤	1
3	大黄䗪虫丸	2	6	薏苡附子败酱散	1

表 2-63　　卵巢囊肿个案经验文献方剂谱

序号	方剂名称	频次	序号	方剂名称	频次
1	桂枝茯苓丸	62	5	下瘀血汤	2
2	当归芍药散	20	6	鳖甲煎丸	2
3	温经汤	3	7	薏苡附子败酱散	2
4	大黄牡丹汤	3	8	白头翁加甘草阿胶汤	1

【临床证据评价】

卵巢囊肿的临床证据来源于临床研究和个案经验文献，前者有77篇，后者有84篇。临床研究文献中有12篇随机对照试验，1篇半随机对照试验，3篇非随机对照试验，61篇病例系列观察。个案经验文献共有84篇，报道了95则卵巢囊肿的验案。

1. 临床研究文献

（1）桂枝茯苓丸

65篇文献中，9篇随机对照试验，1篇半随机对照试验，2篇非随机对照试验，53篇病例系列观察。在发表年份上，所有文献分布在1994～2009年。证据质量等级评价情况见表2-64。可以看出，有高质量证据15篇，中等质量证据17篇，低质量证据20篇，极低质量证据13篇。证据的降级因素主要为加入药物干扰，研究的局限性、精确度低也是降级因素之一。证据升级因素主要是单用仲景方干预。

表2-64　桂枝茯苓丸临床研究文献证据质量一览表

纳入研究	发表年份	文献类型	证据升降因素	等级
陈喜玲[1]	2001	CR	仲景原方（+1）单用仲景方干预（+1）	高
孙雅芝[2]	2003	CR	仲景原方（+1）单用仲景方干预（+1）	高
李春平[3]	2004	CR	仲景原方（+1）单用仲景方干预（+1）	高
温晓军[4]	2007	CR	仲景原方（+1）单用仲景方干预（+1）	高
白宝华[5]	2008	CR	仲景原方（+1）单用仲景方干预（+1）	高
胡燕尔[6]	2008	CR	仲景原方（+1）单用仲景方干预（+1）	高
唐晓红[7]	2008	CR	仲景原方（+1）单用仲景方干预（+1）	高
王　彤[8]	2008	CR	剂量－效应关系（+1）仲景原方（+1）单用仲景方干预（+1）	高
周玉娟[9]	2008	CR	剂量－效应关系（+1）仲景原方（+1）	高
刘爱芳[10]	2009	CR	1仲景原方（+1）单用仲景方干预（+1）	高
王永彬[11]	2009	CR	剂量－效应关系（+1）仲景原方（+1）	高
林艺娜[12]	2010	RCT	研究的局限性（–2）仲景原方（+1）单用仲景方干预（+1）	高
陈羽雁[13]	2012	RCT	研究的局限性（–2）小样本（–1）效应值很大（+1）仲景原方（+1）单用仲景方干预（+1）	高
霍玉芝[14]	2012	CT	研究的局限性（–2）仲景原方（+1）单用仲景方干预（+1）	高

续表

纳入研究	发表年份	文献类型	证据升降因素	等级
王桂珍[15]	2012	CR	仲景原方（+1）单用仲景方干预（+1）	高
黄海清[16]	1994	CR	单用仲景方干预（+1）	中
何汝文[17]	1995	CR	加入药物干扰（–1）剂量–效应关系（+1）单用仲景方干预（+1）	中
刘昭坤[18]	1996	CR	加入药物干扰（–1）剂量–效应关系（+1）单用仲景方干预（+1）	中
陈士洲[19]	2001	CR	加入药物干扰（–1）剂量–效应关系（+1）单用仲景方干预（+1）	中
钱晓琴[20]	2001	CR	单用仲景方干预（+1）	中
李红杰[21]	2004	CR	加入药物干扰（–1）剂量–效应关系（+1）单用仲景方干预（+1）	中
吴宁霞[22]	2004	CR	间接证据（–1）仲景原方（+1）单用仲景方干预（+1）	中
武凤英[23]	2006	CR	加入药物干扰（–1）剂量–效应关系（+1）单用仲景方干预（+1）	中
郑秀娟[24]	2007	RCT	研究的局限性（–2）仲景原方（+1）	中
白宝华[25]	2008	CR	单用仲景方干预（+1）	中
李玉龙[26]	2008	CR	加入药物干扰（–1）剂量–效应关系（+1）单用仲景方干预（+1）	中
王虹霞[27]	2008	CR	仲景原方（+1）	中
杨　茜[28]	2010	CR	加入药物干扰（–1）剂量–效应关系（+1）单用仲景方干预（+1）	中
王其慧[29]	2012	CR	仲景原方（+1）	中
江晓玲[30]	2013	RCT	研究的局限性（–2）精确度低（–1）仲景原方（+1）单用仲景方干预（+1）	中
潘复云[31]	2013	CCT	研究的局限性（–2）仲景原方（+1）	中
任玉虹[32]	2013	RCT	研究的局限性（–2）仲景原方（+1）	中
孔令梅[33]	1994	CR	加入药物干扰（–1）单用仲景方干预（+1）	低
王惠兰[34]	1994	CR	加入药物干扰（–1）单用仲景方干预（+1）	低
史根兰[35]	1996	CR	加入药物干扰（–1）单用仲景方干预（+1）	低
王　玲[36]	1996	CR	加入药物干扰（–1）单用仲景方干预（+1）	低

续表

纳入研究	发表年份	文献类型	证据升降因素	等级
陈艳红[37]	2000	CR	加入药物干扰（–1）单用仲景方干预（+1）	低
吕桂香[38]	2000	CR	加入药物干扰（–1）单用仲景方干预（+1）	低
祝 云[39]	2001	CR	加入药物干扰（–1）单用仲景方干预（+1）	低
郭瑞玲[40]	2004	CR	小样本（–1）加入药物干扰（–1）单用仲景方干预（+1）	低
高淑梅[41]	2005	CR	加入药物干扰（–1）单用仲景方干预（+1）	低
张亚平[42]	2005	CR	加入药物干扰（–1）单用仲景方干预（+1）	低
徐 萍[43]	2007	CR	加入药物干扰（–1）单用仲景方干预（+1）	低
刘礼芬[44]	2008	CR	加入药物干扰（–1）单用仲景方干预（+1）	低
黄雪莉[45]	2009	CR	加入药物干扰（–1）单用仲景方干预（+1）	低
王代金[46]	2009	CR	加入药物干扰（–1）单用仲景方干预（+1）	低
黄 凤[47]	2010	RCT	研究的局限性（–2）精确度低（–1）加入药物干扰（–1）效应值很大（+1）单用仲景方干预（+1）	低
李 华[48]	2010	CR	加入药物干扰（–1）单用仲景方干预（+1）	低
赵再绒[49]	2010	CR	加入药物干扰（–1）剂量–效应关系（+1）	低
张金花[50]	2011	CR	加入药物干扰（–1）单用仲景方干预（+1）	低
顾建珍[51]	2012	RCT	研究的局限性（–2）加入药物干扰（–1）	低
刘 鸿[52]	2013	CR	加入药物干扰（–1）剂量–效应关系（+1）	低
姜玉凤[53]	1994	CR	小样本（–1）加入药物干扰（–1）	极低
蒋惠芳[54]	1997	CR	加入药物干扰（–1）	极低
王瑞芳[55]	1999	CR	加入药物干扰（–1）	极低
陈玉聪[56]	2000	CR	加入药物干扰（–1）	极低
陈俊江[57]	2005	CR	小样本（–1）加入药物干扰（–1）	极低
章淑红[58]	2009	CR	小样本（–1）加入药物干扰（–1）单用仲景方干预（+1）	极低
程 雁[59]	2010	CR	间接证据（–1）加入药物干扰（–1）剂量–效应关系（+1）	极低
齐凤军[60]	2010	RCT	研究的局限性（–2）精确度低（–1）加入药物干扰（–1）单用仲景方干预（+1）	极低
颜久梅[61]	2010	CR	加入药物干扰（–1）	极低

续表

纳入研究	发表年份	文献类型	证据升降因素	等级
李国香[62]	2011	CT	研究的局限性（–2）小样本（–1）加入药物干扰（–1）单用仲景方干预（+1）	极低
王丽雄[63]	2011	RCT	研究的局限性（–2）加入药物干扰（–1）	极低
徐宣业[64]	2012	CR	加入药物干扰（–1）	极低
陈　容[65]	2013	CR	加入药物干扰（–1）	极低

（2）当归芍药散

纳入7篇文献，2篇随机对照试验，5篇病例系列观察。所有文献分布在1998～2009年。证据质量等级评价情况见表2–65。可以看出，有高质量证据1篇，中等质量证据3篇，低质量证据2篇，极低质量证据1篇。证据的降级因素主要为加入药物干扰。证据升级因素主要是单用仲景方干预、1979年前病例观察。

表2–65　　当归芍药散临床研究文献证据质量一览表

纳入研究	发表年份	文献类型	证据升降因素	等级
唐福洪[66]	1998	CR	加入药物干扰（–1）剂量–效应关系（+1）1979年前病例观察（+1）单用仲景方干预（+1）	高
吕桂香[67]	2000	CR	加入药物干扰（–1）1979年前病例观察（+1）单用仲景方干预（+1）	中
祝　云[68]	2001	CR	加入药物干扰（–1）1979年前病例观察（+1）单用仲景方干预（+1）	中
张春花[69]	2008	CR	加入药物干扰（–1）1979年前病例观察（+1）单用仲景方干预（+1）	中
刘　涛[70]	2007	CR	小样本（–1）加入药物干扰（–1）1979年前病例观察（+1）单用仲景方干预（+1）	低
王静敏[71]	2009	RCT	研究的局限性（–2）加入药物干扰（–1）1979年前病例观察（+1）	低
张　京[72]	2004	RCT	研究的局限性（–2）加入药物干扰（–1）单用仲景方干预（+1）	极低

（3）其他方剂

另有4个方剂，分别为大黄䗪虫丸、己椒苈黄丸、葶苈大枣泻肺汤、薏苡附子败酱散。各个方剂的证据质量等级评价情况见表2-66。可以看出，纳入文献质量均较低。

表2-66　其他方剂临床研究文献证据质量一览表

纳入研究	方剂名称	发表年份	文献类型	证据升降因素	等级
赵　玲[73]	大黄䗪虫丸	2008	CR	研究的局限性（-2）加入药物干扰（-1）1979年前病例观察（+1）	低
张智莹[74]	大黄䗪虫丸	2008	CR	无	低
张燕妮[75]	己椒苈黄丸	2008	RCT	加入药物干扰（-1）	极低
张水荣[76]	葶苈大枣泻肺汤	2007	CT	研究的局限性（-2）精确度低（-1）加入药物干扰（-1）单用仲景方干预（+1）	极低
吕桂香[77]	薏苡附子败酱散	2000	CR	研究的局限性（-2）精确度低（-1）加入药物干扰（-1）单用仲景方干预（+1）	极低

2. 个案经验文献

共纳入95则医案，分别采用桂枝茯苓丸、当归芍药散、大黄牡丹汤等。发表年份分布于1982～2013年。各个方剂的证据质量等级评价情况见表2-67。可以看出，纳入相关医案除了白头翁加甘草阿胶汤平均质量为中等以外，其余医案文献均为中等质量。

表2-67　个案经验文献证据质量一览表

方剂名称	发表年份	医案则数	质量评分平均值	等级
桂枝茯苓丸	1983～2013	62	42.27	中等
当归芍药散	1982～2013	20	49.68	中等
温经汤	1987～2008	3	36.23	中等
大黄牡丹汤	2002～2007	3	32.00	中等
下瘀血汤	1993～2012	2	53.56	中等
鳖甲煎丸	1982～2003	2	41.54	中等
薏苡附子败酱散	1994～1998	2	38.35	中等
白头翁加甘草阿胶汤	2007	1	26.85	低等

【典型临床证据】

卵巢囊肿的临床研究证据共有77篇文献支持，高质量证据16篇，中等质量证据20篇，低质量证据24篇，极低质量证据17篇。高质量证据为桂枝茯苓丸和当归芍药散的研究文献。各质量等级文献均有分布。

1. 桂枝茯苓丸

桂枝茯苓丸配合局部热敷对照单纯局部热敷在临床总有效率方面有优势（高质量证据）

林艺娜[12]实施的一项样本量为74例的随机对照试验中，试验组40例，对照组34例。对照组给予针对囊肿部位局部热敷治疗，试验组在局部热敷治疗基础上给予桂枝茯苓丸（山西杨文水制药有限公司生产，批号Z14020791），每次1丸，每日1～2次。两组均以治疗30天为1个疗程，1～3个疗程后判定疗效。桂枝茯苓丸经期停服，服药期间不使用激素类药物，疗程结束后复查彩超。两组总有效率相对危险度RR=1.43，95%CI（1.10，1.86），P=0.008。（疗效标准：①痊愈：囊肿及症状消失。②有效：囊肿缩小，症状好转或消失。③无效：治疗前后囊肿大小无明显变化，症状无改善。）

2. 当归芍药散

当归芍药散在临床总有效率方面有效（高质量证据）

唐福洪[66]实施的一项样本量为32例的病例系列观察中，当归芍药散加减为基础方：当归15g，白芍20g，川芎10g，白术15g，云苓20g，泽泻20g，桃仁10g，冬瓜仁30g，刘寄奴20g。水煎服。每日1剂。兼有湿热者带下黄赤或B超有盆腔积液，舌质红苔黄腻，脉象弦滑，加金银花、败酱草、黄柏、白芷等。兼有血瘀者或B超有子宫肌瘤，舌有瘀斑或瘀暗，脉沉涩，加三棱、莪术、水蛭、穿山甲等。兼有气滞腹胀，加木香、乌药、香附、大腹皮等。半月为1个疗程，每疗程结束B超复查1次，最多服药3个疗程。治疗后痊愈19例（其中1个疗程治愈4例，2个程治愈11例，3个程治愈4例），治愈率59%，有效10例（只服1个疗程，未坚持治疗者2例，其余均服2个疗程以上），有效率31%，无效3例，均服1个疗程以上。无效10%。兼有盆腔积液者9例中，有7例消失，另2例明显减少；兼有子宫肌瘤者6例中，有2例消失，2例明显缩小，2例无交化。（疗效标准：①痊愈：囊肿消失。②有效：囊肿缩小1/3以上，自觉症状消失。③无效：囊肿缩小小于1/3。）

【卵巢囊肿与应用方剂分析】

此次研究发现共有11首张方剂可以治疗卵巢囊肿，属于同病异治的范畴。根据文献报道，基于循证医学研究得出结论，依次为：桂枝茯苓丸共65篇文献，纳入4538例；当归芍药散共7篇文献，纳入399例。高质量证据分布在桂枝茯苓丸和当归芍药散中，其余方剂多为中等、低质量证据。可以看出，虽然方剂种类分布较广，但是不论在文献频次还是证据质量方面，均具有一定聚集性。

1. 桂枝茯苓丸

桂枝茯苓丸是妇人妊娠病篇中，主治瘀血阻滞、寒湿凝滞的癥病漏下的主方，其主证表现为经水异常、漏下不止等，其方由桂枝、茯苓、丹皮、桃仁、芍药组成。卵巢囊肿在本方的病症谱中，属于高频病症。高质量证据显示，桂枝茯苓丸配合局部热敷对照单纯局部热敷在临床总有效率方面有优势。可见瘀血阻滞、寒湿凝滞是本病临床常见病机之一，具有较高的人群聚集度。

2. 当归芍药散

当归芍药散是妇人妊娠病篇中，主治肝脾失调、气血瘀滞湿阻之腹痛的主方，其主证表现为腹痛。其方由当归、芍药、茯苓、白术、泽泻、川芎组成。卵巢囊肿在本方的病症谱中，属于高频病症。高质量证据显示，当归芍药散在临床总有效率方面有效。可见肝脾失调、气血瘀滞湿阻是本病临床常见病机之一，具有较高的人群聚集度。

【优势病证规律】

根据现有文献，卵巢囊肿临床常见证型有瘀血阻滞、寒湿凝滞的桂枝茯苓丸证和肝脾失调、气血瘀滞湿阻的当归芍药散证。通过循证医学研究及证据评价，提炼出卵巢囊肿用《金匮要略》方治疗呈现出一定趋向性。因此，桂枝茯苓丸当归芍药散的证型很可能是卵巢囊肿在现代临床环境下的主要证候表现。（见图2–10）

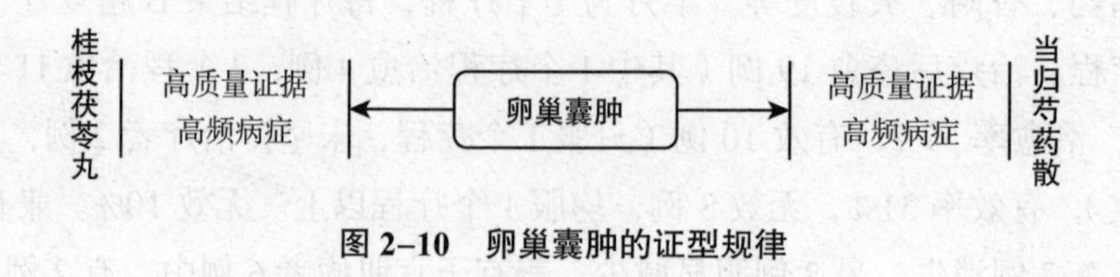

图2–10　卵巢囊肿的证型规律

参考文献

[1] 陈喜玲，王伟，薛泉，等.桂枝茯苓胶囊治疗妇科疾病80例[J].陕西中医，2001，22（6）：343.

[2] 孙雅芝 . 桂枝茯苓胶囊治疗卵巢囊肿 78 例 [J]. 实用中医药杂志，2003，19（5）：256.
[3] 李春平，朱国庆 . 桂枝茯苓胶囊治疗卵巢囊肿 157 例 [J]. 浙江中西医结合杂志，2004，14（7）：449-462.
[4] 温晓军 . 桂枝茯苓胶囊治疗卵巢囊肿 30 例 [J]. 辽宁中医杂志，2007，34（1）：98.
[5] 白宝华，黄海清 . 彩色多普勒判定桂枝茯苓丸治疗卵巢囊肿 37 例报道 [J]. 中国民族民间医药，2008（12）：57.
[6] 胡燕尔 .B 超监测桂枝茯苓胶囊治疗卵巢囊性包块 46 例 [J]. 现代中西医结合杂志，2008，17（32）：5056-5057.
[7] 唐晓红，时立典，腾想 . 桂枝茯苓胶囊治疗卵巢囊肿 104 例 [J]. 中国社区医师（医学专业半月刊），2008，10（6）：63.
[8] 王彤，池波，徐微，等 . 桂枝茯苓胶囊治疗卵巢囊肿 80 例 [J]. 中华临床医学研究杂志，2008，14（12）：1792.
[9] 周玉娟 . 桂枝茯苓胶囊合饮食疗法治疗卵巢囊肿 80 例 [J]. 临床医药实践，2008，17（3）：22-23.
[10] 刘爱芳 . 桂枝茯苓胶囊治疗卵巢囊肿 58 例 [J]. 中医中药，2009，16（13）：107.
[11] 王永彬 . 应用桂枝茯苓胶囊等综合疗法治疗卵巢囊肿临床分析 [J]. 齐齐哈尔医学院学报，2009，30（9）：1074.
[12] 林艺娜 . 桂枝茯苓丸治疗功能性卵巢囊肿 40 例疗效观察 [J]. 北方药学，2010，7（5）：31.
[13] 陈羽雁，陈训梅 . 桂枝茯苓丸配合艾灸治疗卵巢囊肿 50 例疗效观察 [J]. 中国社区医师（医学专业），2012，14（9）：241.
[14] 霍玉芝，蔡丽萍，刘晓红 . 桂枝茯苓胶囊治疗卵巢囊肿 78 例 [J]. 陕西中医，2012，33（5）：566-567.
[15] 王桂珍 . 桂枝茯苓胶囊治疗卵巢囊肿临床效果观察 [J]. 临床合理用药，2012，5（9A）：61-62.
[16] 黄海清，白宝华 . 桂枝茯苓丸治疗卵巢囊肿 37 例临床观察 [J]. 内蒙古中医药，1994（4）：15.
[17] 何汝文 . 桂枝茯苓丸加味治疗卵巢囊肿 30 例 [J]. 河北中医，1995，17（6）：32-33.
[18] 刘昭坤，刘同珍，焦玉华，等 . 桂枝茯苓丸加味治疗卵巢囊肿 98 例 [J]. 国医论坛，1996（1）：48.
[19] 陈士洲，尹秀蓉 . 桂枝茯苓丸加味治疗卵巢囊肿体会 [J]. 江西中医药，2001，32（5）：59.
[20] 钱晓琴 . 桂枝茯苓丸治疗卵巢囊肿 34 例 [J]. 贵阳中医学院学报，2001，23（2）：42-43.
[21] 李红杰，李炳林 . 桂苓消囊汤治疗卵巢囊肿 50 例 [J]. 吉林中医药，2004，25（1）：7.
[22] 吴宁霞 . 桂枝茯苓胶囊治疗卵巢囊肿疗效观察 [J]. 河南中医，2004，24（5）：22-23.
[23] 武凤英 . 桂枝茯苓丸加味治疗卵巢囊肿 50 例 [J]. 河南中医，2006，26（8）：13-14.
[24] 郑秀娟，周一波，胡美旭 .B 超引导下穿刺配合米非司酮与桂枝茯苓胶囊治疗卵巢巧克力囊肿 57 例分析 [J]. 浙江临床医学，2007，9（5）：624.
[25] 白宝华，黄海清 . 彩色多普勒判定桂枝茯苓丸治疗卵巢囊肿 37 例报道 [J]. 中国民族民间医药杂志，2008，17(1)：57.
[26] 李玉龙 . 桂枝茯苓丸治疗卵巢囊肿 32 例 [J]. 世界中医药，2008，3（1）：53.

[27] 王虹霞 . 桂枝茯苓胶囊合并抗菌素治疗输卵管卵巢囊肿 [J]. 四川生殖卫生学院学报，2008（6）：12-13.
[28] 杨茜，叶寒 . 温阳利水法治疗卵巢囊肿 59 例 [J]. 现代中西医结合杂志，2010，19（35）：4576.
[29] 王其慧 . 卵巢良性肿瘤 168 例保守治疗临床分析 [J]. 亚太传统医药，2012，8（11）：128-129.
[30] 江晓玲 . 观察桂枝茯苓胶囊治疗卵巢囊肿的临床效果 [J]. 中国医药指南，2013，11（13）：294-295.
[31] 潘复云 . 中西药结合治疗卵巢囊肿疗效分析 [J]. 亚太传统医药，2013，9（1）：130-131.
[32] 任玉虹 . 桂枝茯苓胶囊治疗卵巢囊肿 44 例临床观察 [J]. 中国社区医师，2013，15（9）：226.
[33] 孔令梅，白兰才 . 桂枝茯苓丸加味治疗卵巢囊肿 50 例小结 [J]. 内蒙古中医药，1994(6)：80.
[34] 王惠兰 . 桂枝茯苓丸加味治疗卵巢囊肿临床观察 [J]. 中医杂志，1994，35（6）：355-356.
[35] 史根兰，孟巧燕 . 加味桂枝茯苓丸治疗卵巢囊肿 36 例 [J]. 山西中医，1996，12（3）：20-21.
[36] 王玲，丁彩云 . 桂枝茯苓丸加味治疗卵巢囊肿 32 例 [J]. 山西中医，1996，12（5）：3.
[37] 陈艳红，吴俊平 . 加味桂枝茯苓丸治疗卵巢囊肿 60 例 [J]. 陕西中医，2000，13（6）：7.
[38] 吕桂香，刘久英，郭凤仪 . 经方合用治疗卵巢囊肿 48 例 [J]. 陕西中医，2000，21（12）：546.
[39] 祝云 . 桂枝茯苓丸合当归芍药散治疗卵巢囊肿 80 例 [J]. 中国中医药信息杂志，2001（8）：79-80.
[40] 郭瑞玲 . 加味桂枝茯苓汤治疗卵巢囊肿 24 例 [J]. 河南中医，2004，24（5）：22-23.
[41] 高淑梅，刘惠仪 . 桂枝茯苓丸加味治疗卵巢囊肿 48 例 [J]. 实用中医内科杂志，2005，19（3）：22-23.
[42] 张亚平，许磊 . 桂枝茯苓丸加味治疗卵巢囊肿 66 例 [J]. 现代中医药，2005，25（4）：51.
[43] 徐萍，赵琼 . 桂枝茯苓丸加味治疗卵巢囊肿 37 例 [J]. 中国民间疗法，2007，15（2）：34-35.
[44] 刘礼芬 . 桂枝茯苓汤加减治疗妇科病 178 例 [J]. 现代中西医结合杂志，2008，17（6）：887-888.
[45] 黄雪莉 . 桂枝茯苓汤加味治疗卵巢囊肿 [J]. 山东中医杂志，2009，28（2）：86.
[46] 王代金，龙春香，吴琴 . 用传统医药加味桂枝茯苓汤治疗卵巢囊肿 80 例 [J]. 中国民族医药杂志，2009（7）：61.
[47] 黄凤，毛丽松 . 加味桂枝茯苓汤对卵巢囊肿手术后的影响 [J]. 中国实验方剂学杂志，2010，16（10）：225-226.
[48] 李华 . 桂枝茯苓丸加减治疗 46 例卵巢囊肿 [J]. 中外健康文摘，2010，7（15）：12-13.
[49] 赵再绒 . 卵巢良性肿瘤保守治疗疗效观察与分析 [J]. 中国中医药咨讯，2010，2（34）：273.
[50] 张金花 . 桂枝茯苓汤加味治疗卵巢囊肿 50 例疗效观察 [J]. 医学信息，2011，24（9）：5857.
[51] 顾建珍 . 中西医结合治疗卵巢囊肿的疗效观察 [J]. 临床和实验医学杂志，2012，11（8）：620-621.
[52] 刘鸿，刘亚平 . 桂枝茯苓胶囊联合散结镇痛胶囊治疗卵巢囊肿 [J]. 基层医学论坛，2013，17（5）：633-634.
[53] 姜玉凤 . 理气活血治疗卵巢囊肿 15 例 [J]. 浙江中医杂志，1994（6）：345.
[54] 蒋惠芳 . 中西药配合多功能微波治疗卵巢囊肿 [J]. 辽宁中医杂志，1997，24（4）：176.

［55］王瑞芳，董世华．逍遥散合桂枝茯苓丸加减治疗卵巢囊肿 43 例［J］．吉林中医药，1999（6）：31.
［56］陈玉聪．消瘰丸合桂枝茯苓丸加味治疗卵巢囊肿［J］．海峡药学，2000，12（4）：78.
［57］陈俊江，郑怀花．桂枝茯苓汤加减治疗卵巢囊肿 20 例报告［J］．中华实用中西医杂志，2005，18（19）：1218.
［58］章淑红．桂枝茯苓丸加味治疗卵巢囊肿 28 例［J］．浙江中医杂志，2009，44（9）：660.
［59］程雁．桂枝茯苓丸化裁治疗卵巢囊肿临床观察［C］.2010 年全国经方论坛论文集，2010：278-280.
［60］齐凤军，夏杨，刘建民．针灸结合中药治疗卵巢囊肿临床观察［J］．湖北中医杂志，2010，32（5）：56-57.
［61］颜久梅．桂枝茯苓丸配合金刚藤胶囊治疗卵巢囊肿 60 例［J］．青海医药杂志，2010，40（9）：78-79.
［62］李国香．桂枝茯苓汤加减治疗卵巢囊肿的临床观察［J］．中国医学创新，2011，8（22）：46-47.
［63］王丽雄．腹腔镜手术结合口服中成药治疗卵巢囊肿 42 例的临床观察［J］．中国临床新医学，2011，4（3）：226-227.
［64］徐宣业．桂枝茯苓丸合桃红四物汤加味治疗卵巢囊肿 35 例［J］．中国民间疗法，2012，20（1）：41-42.
［65］陈容．消瘰丸合桂枝茯苓丸加味治疗卵巢囊肿 28 例［J］．云南中医中药杂志，2013，34（1）：30-31.
［66］唐福洪，贾凤池．当归芍药散治卵巢囊肿 32 例［C］．第二届全国“五方”临床应用研讨会，1998：322-324.
［67］吕桂香，刘久英，郭凤仪．经方合用治疗卵巢囊肿 48 例［J］．陕西中医，2000，21（12）：546.
［68］祝云．桂枝茯苓丸合当归芍药散治疗卵巢囊肿 80 例［J］．中国中医药信息杂志，2001，08（S1）：79-80.
［69］张春花，肖承悰．当归芍药散加减治疗卵巢囊肿 30 例［J］．新中医，2008，40（12）：81-82.
［70］刘涛，翟淑敏．当归芍药散加减治疗卵巢囊肿 20 例［J］．内蒙古中医药，2007（5）：26.
［71］王静敏，王春莉，李国臣．加减当归芍药散联合抗生素治疗输卵管卵巢囊肿的体会［J］．现代中医药，2009，29（6）：38-39.
［72］张京，王求华．中药活血益气法治疗卵巢囊肿 72 例疗效观察［J］．中国妇幼保健，2004（9）：39.
［73］赵玲．大黄䗪虫丸合肿节风片治疗卵巢囊肿 38 例疗效观察［J］．河南中医，2008，28（9）：27.
［74］张智莹．自拟桃仁内金汤治疗卵巢囊肿临床观察［J］．中国社区医师（医学专业半月刊），2008，10（19）：97.
［75］张燕妮．加味桂已合方治疗卵巢囊肿的临床研究［D］．武汉：湖北中医药大学，2008.
［76］张水荣．化癥消积丸治疗卵巢囊肿 238 例［J］．河南中医，2007，27（1）：45-46.
［77］吕桂香，刘久英，郭凤仪．经方合用治疗卵巢囊肿 48 例［J］．陕西中医，2000，21（12）：546.

第十节　子宫内膜异位症

子宫内膜组织（腺体和间质）出现在子宫体以外的部位时，称为子宫内膜异位症，简称内异症。绝大多数异位内膜侵犯盆腔脏器和壁腹膜，以卵巢、宫骶韧带最常见，其次为子宫及其他脏腹膜、阴道直肠等部位。由于内异症是激素依赖性疾病，在自然绝经和人工绝经（包括药物作用、射线照射或手术切除双侧卵巢）后异位内膜病灶可逐渐萎缩吸收，妊娠或使用性激素抑制卵巢功能可暂时阻止疾病发展。内异症在形态学上呈良性表现，但在临床行为学上具有类似恶性肿瘤的特点，如种植、侵袭及远处转移等。

痛经是子宫内膜异位症最典型的症状，可以发生在月经前、月经时及月经后，严重阶段疼痛难忍，止痛剂加量甚至无效。疼痛是由于子宫内膜异位症内部出血刺激局部组织炎性反应引起。子宫内膜异位症病灶分泌前列腺素增加，导致子宫肌肉挛缩，痛经势必更为显著。月经过后，出血停止，疼痛缓解。同时内异症可表现为月经过多或者周期紊乱。造成月经异常多数与子宫内膜异位症影响卵巢功能有关。子宫内膜异位症患者可以发生卵巢功能失调，如排卵异常等。子宫内膜异位症患者常伴有不孕。原因是子宫内膜异位症常可引起输卵管周围粘连影响卵母细胞捡拾，或因卵巢病变影响排卵。

治疗内异症的根本目的是“缩减和去除病灶，减轻和控制疼痛，治疗和促进生育，预防和减少复发”。治疗方法应根据患者年龄、症状、病变部位和范围及对生育要求等加以选择，强调治疗个体化。症状轻或无症状的轻微病变可选用期待治疗；有生育要求的轻度患者经过全面诊断评估后可以先给予药物治疗，重者行保留生育功能手术；年轻无生育要求的重度患者，可行保留卵巢功能手术，并辅以性激素治疗；症状及病变均严重的无生育要求者，考虑行根治性手术。

根据本病的临床表现可大致将其归纳于中医的“痛经”“癥瘕”“无子”等范畴。本病的产生是气、血、津、液失常的结果，在脏责之于肝，因经、孕、产、乳以血用事，其必屡伤于血；肝气失调，气滞血瘀，痰浊内生，郁阻于内；影响肾之气化，水湿停聚为痰。

【《金匮要略》方剂谱】

子宫内膜异位症的国际病症编码为 N80.901，属于泌尿生殖系统疾病。在《金匮要略》方治疗的优势病症谱中，其临床研究文献频次居第 22 位，而个案经验文献频次居第 63 位。《金匮要略》方中，能够治疗子宫内膜异位症的方剂共 12 首，其中有 8 首方剂已经进行过临床研究，9 首方剂有个案经验报道。各方剂的文献频次见表 2–68、表

2–69。从表中看出，临床研究文献主要集中在桂枝茯苓丸，而个案经验文献亦集中在桂枝茯苓丸，其余方剂运用频次均较低。

表 2–68　　子宫内膜异位症临床研究文献方剂谱

序号	方剂名称	频次	序号	方剂名称	频次
1	桂枝茯苓丸	54	5	黄芪桂枝五物汤	1
2	温经汤	4	6	当归芍药散	1
3	大黄䗪虫丸	4	7	肾气丸	1
4	下瘀血汤	3	8	薏苡附子败酱散	1

表 2–69　　子宫内膜异位症个案经验文献方剂谱

序号	方剂名称	频次	序号	方剂名称	频次
1	桂枝茯苓丸	21	6	大黄牡丹汤	1
2	温经汤	6	7	泻心汤	1
3	当归芍药散	4	8	大黄䗪虫丸	1
4	黄芪建中汤	3	9	奔豚汤	1
5	肾气丸	1			

【临床证据评价】

子宫内膜异位症的临床证据来源于临床研究和个案经验文献，前者有 69 篇，后者有 37 篇。临床研究文献中有 33 篇随机对照试验，5 篇半随机对照试验，10 篇非随机对照试验，21 篇病例系列观察。个案经验文献共有 37 篇，报道了 39 则子宫内膜异位症的验案。

1. 临床研究文献

（1）桂枝茯苓丸

54 篇文献中，24 篇随机对照试验，5 篇半随机对照试验，9 篇非随机对照试验，16 篇病例系列观察。在发表年份上，所有文献分布在 1992 ~ 2013 年。证据质量等级评价情况见表 2–70。可以看出，有高质量证据 13 篇，中等质量证据 13 篇，低质量证据 18 篇，极低质量证据 10 篇。证据的降级因素主要为研究的局限性、精确度低、加入药物干扰等。证据升级因素主要是使用仲景原方、单用仲景方干预。

表 2-70　桂枝茯苓丸临床研究文献证据质量一览表

纳入研究	发表年份	文献类型	证据升降因素	等级
霍香云[1]	2008	RCT	仲景原方（+1）单用仲景方干预（+1）	高
李玉洁[2]	2009	RCT	研究的局限性（–1）剂量–效应关系（+1）仲景原方（+1）	高
郭　英[3]	2010	RCT	研究的局限性（–2）仲景原方（+1）单用仲景方干预（+1）	高
李海燕[4]	2010	CR	仲景原方（+1）单用仲景方干预（+1）	高
常改芝[5]	2011	RCT	仲景原方（+1）单用仲景方干预（+1）	高
郭金莲[6]	2011	RCT	研究的局限性（–1）仲景原方（+1）	高
李杰兰[7]	2011	CT	研究的局限性（–1）剂量–效应关系（+1）仲景原方（+1）	高
梁荣丽[8]	2011	RCT	研究的局限性（–1）仲景原方（+1）	高
顾子燕[9]	2012	RCT	研究的局限性（–1）仲景原方（+1）	高
孙　晖[10]	2012	CT	研究的局限性（–2）仲景原方（+1）单用仲景方干预（+1）	高
许　杰[11]	2012	CT	研究的局限性（–1）小样本（–1）效应值很大（+1）仲景原方（+1）单用仲景方干预（+1）	高
沈伟玲[12]	2013	RCT	研究的局限性（–1）仲景原方（+1）	高
杨　红[13]	2013	RCT	仲景原方（+1）	高
林知惠子[14]	1995	CR	间接证据（–1）仲景原方（+1）单用仲景方干预（+1）	中
陈建营[15]	2006	RCT	研究的局限性（–2）仲景原方（+1）	中
陆彩华[16]	2007	CCT	研究的局限性（–2）仲景原方（+1）	中
刘　岩[17]	2009	CT	研究的局限性（–2）仲景原方（+1）	中
王　业[18]	2009	CR	仲景原方（+1）	中
林棠英[19]	2010	RCT	研究的局限性（–1）精确度低（–1）仲景原方（+1）	中
刘昱磊[20]	2010	RCT	研究的局限性（–2）精确度低（–1）仲景原方（+1）单用仲景方干预（+1）	中
沈加美[21]	2010	RCT	研究的局限性（–2）仲景原方（+1）	中
郭君仙[22]	2011	RCT	研究的局限性（–1）精确度低（–1）仲景原方（+1）	中

续表

纳入研究	发表年份	文献类型	证据升降因素	等级
王　冲[23]	2011	CCT	研究的局限性（-2）仲景原方（+1）	中
杨芳英[24]	2011	CCT	研究的局限性（-2）仲景原方（+1）	中
张翠荣[25]	2011	CR	仲景原方（+1）	中
王立英[26]	2013	RCT	研究的局限性（-2）仲景原方（+1）	中
罗建华[27]	1992	CR	加入药物干扰（-1）单用仲景方干预（+1）	低
金季玲[28]	1994	CR	加入药物干扰（-1）单用仲景方干预（+1）	低
张尤优[29]	1996	CR	加入药物干扰（-1）单用仲景方干预（+1）	低
董爱峰[30]	2000	CR	加入药物干扰（-1）剂量-效应关系（+1）	低
钱　静[31]	2000	RCT	研究的局限性（-2）精确度低（-1）单用仲景方干预（+1）	低
钱　静[32]	2000	RCT	研究的局限性（-2）精确度低（-1）单用仲景方干预（+1）	低
李瑞刚[33]	2007	CR	加入药物干扰（-1）剂量-效应关系（+1）	低
徐继辉[34]	2008	RCT	研究的局限性（-2）加入药物干扰（-1）单用仲景方干预（+1）	低
马素侠[35]	2009	CT	研究的局限性（-1）精确度低（-1）加入药物干扰（-1）单用仲景方干预（+1）	低
庞凤飞[36]	2009	RCT	研究的局限性（-1）精确度低（-1）加入药物干扰（-1）效应值很大（+1）	低
江志扬[37]	2010	CCT	研究的局限性（-2）精确度低（-1）仲景原方（+1）	低
高乃琴[38]	2011	RCT	研究的局限性（-2）精确度低（-1）仲景原方（+1）	低
潘秀荣[39]	2011	RCT	研究的局限性（-1）仲景原方（+1）	低
钟瑞芳[40]	2011	RCT	研究的局限性（-2）精确度低（-1）仲景原方（+1）	低
胡　芳[41]	2012	CR	加入药物干扰（-1）单用仲景方干预（+1）	低
李晓锋[42]	2013	CT	研究的局限性（-1）加入药物干扰（-1）	低
刘长云[43]	2013	CT	研究的局限性（-2）精确度低（-1）仲景原方（+1）	低
杨雅琴[44]	2013	CT	研究的局限性（-2）加入药物干扰（-1）仲景原方（+1）	低
高慧明[45]	2002	CR	加入药物干扰（-1）	极低

续表

纳入研究	发表年份	文献类型	证据升降因素	等级
张丽帆[46]	2004	CCT	研究的局限性（–2）精确度低（–1）加入药物干扰（–1）	极低
钱末钏[47]	2005	CR	加入药物干扰（–1）	极低
刘艳霞[48]	2006	CR	加入药物干扰（–1）	极低
杨　欣[49]	2006	CR	加入药物干扰（–1）	极低
牛文贵[50]	2007	RCT	研究的局限性（–2）加入药物干扰（–1）	极低
陶佩明[51]	2009	CR	加入药物干扰（–1）	极低
余姬文[52]	2010	RCT	研究的局限性（–2）加入药物干扰（–1）	极低
张慧珍[53]	2010	CR	加入药物干扰（–1）	极低
李爱芳[54]	2012	CT	研究的局限性（–2）加入药物干扰（–1）	极低

（2）温经汤

纳入4篇文献，3篇随机对照试验，1篇非随机对照试验。所有文献分布在1998～2012年。证据质量等级评价情况见表2–71。可以看出，有高质量证据1篇，中等质量证据1篇，极低质量证据2篇。证据的降级因素主要为研究的局限性。证据升级因素主要是单用仲景方干预。

表2–71　黄芪桂枝五物汤临床研究文献证据质量一览表

纳入研究	发表年份	文献类型	证据升降因素	等级
张永洛[55]	1998	CT	研究的局限性（–2）仲景原方（+1）单用仲景方干预（+1）	高
甄海平[56]	2012	RCT	研究的局限性（–2）单用仲景方干预（+1）	中
陈新建[57]	2003	RCT	研究的局限性（–2）精确度低（–1）	极低
洪妙兰[58]	2009	RCT	研究的局限性（–2）加入药物干扰（–1）	极低

（3）大黄䗪虫丸

纳入4篇文献，2篇随机对照试验，2篇病例系列观察。所有文献分布在1998～2011年。证据质量等级评价情况见表2–72。可以看出，有中等质量证据3篇，极低质量证据1篇。证据的降级因素主要为研究的局限性。证据升级因素主要是单用仲景方干预。

表 2-72 大黄䗪虫丸临床研究文献证据质量一览表

纳入研究	发表年份	文献类型	证据升降因素	等级
范栋贤[59]	2004	CR	单用仲景方干预（+1）	中
李明州[60]	2007	RCT	研究的局限性（-2）仲景原方（+1）	中
季兆芳[61]	2011	RCT	研究的局限性（-2）精确度低（-1）剂量-效应关系（+1）仲景原方（+1）	中
韦丽君[62]	1998	CR	加入药物干扰（-1）	极低

（4）其他方剂

另有5个方剂，分别为下瘀血汤、当归芍药散、黄芪桂枝五物汤、肾气丸、薏苡附子败酱散。各个方剂的证据质量等级评价情况见表2-73。可以看出，纳入文献质量均较低。

表 2-73 其他方剂临床研究文献证据质量一览表

纳入研究	方剂	发表年份	文献类型	证据升降因素	等级
朱振华[63]	下瘀血汤	2001	CR	加入药物干扰（-1）单用仲景方干预（+1）	低
李爱芳[64]	下瘀血汤	2012	CR	研究的局限性（-1）加入药物干扰（-1）剂量-效应关系（+1）单用仲景方干预（+1）	低
侯志霞[65]	下瘀血汤	2010	RCT	研究的局限性（-2）精确度低（-1）加入药物干扰（-1）单用仲景方干预（+1）	极低
郑美华[66]	当归芍药散	2001	CR	加入药物干扰（-1）单用仲景方干预（+1）	低
梁秋霞[67]	黄芪桂枝五物汤	2002	RCT	研究的局限性（-2）精确度低（-1）加入药物干扰（-1）	极低
薛玉芳[68]	肾气丸	2006	RCT	研究的局限性（-2）加入药物干扰（-1）	极低
段清珍[69]	薏苡附子败酱散	2012	RCT	研究的局限性（-2）加入药物干扰（-1）	极低

2. 个案经验文献

共纳入 39 则医案，分别采用桂枝茯苓丸、温经汤、当归芍药散等。发表年份分布于 1984 ~ 2013 年。各个方剂的证据质量等级评价情况见表 2–74。可以看出，纳入相关医案除了肾气丸和大黄牡丹汤平均质量为高等以外，其余医案文献均为中低等质量。

表 2–74　　个案经验文献证据质量一览表

方剂名称	发表年份	医案则数	质量评分平均值	等级
桂枝茯苓丸	1984 ~ 2013	21	38.97	低等
温经汤	1985 ~ 2011	6	53.39	中等
当归芍药散	1995 ~ 2003	4	33.44	低等
黄芪建中汤	2000 ~ 2009	3	50.97	中等
奔豚汤	2007	1	60.09	高等
肾气丸	2013	1	73.02	高等
大黄牡丹汤	2009	1	61.64	高等
泻心汤	1989	1	37.29	低等
大黄䗪虫丸	2000	1	22.94	低等

【典型临床证据】

子宫内膜异位症的临床研究证据共有 69 篇文献支持，高质量证据 14 篇，中等质量证据 17 篇，低质量证据 21 篇，极低质量证据 17 篇。高质量证据为桂枝茯苓丸、温经汤等的研究文献。各质量等级文献均有分布。

1. 桂枝茯苓丸

桂枝茯苓丸对照枸橼酸他莫昔芬干预子宫内膜异位症痛经在临床总有效率方面有优势（高质量证据）

常改芝[5]实施的一项样本量为 190 例的随机对照试验中，试验组 95 例，对照组 95 例。对照组予口服枸橼酸他莫昔芬，每日 2 次，每次 10mg。试验组予口服桂枝茯苓胶囊，每日 3 次，每次 3 粒（0.31g），每个月经周期前 3 天开始服药，连服 7 天。连续服用 3 个月为 1 个疗程，1 个疗程后观察疗效。两组总有效率相对危险度 RR=1.34，95%CI（1.13，1.59），P=0.0007。[疗效标准：痛经采用视觉模拟标尺法（VAS）。痊愈：

VAS 评分为 0 分，腹痛及其他症状消失，治疗结束 3 个月未复发。显效：VAS 评分降至治疗前的 1/2 以下，腹痛明显减轻，其他症状消失。有效：VAS 评分降至治疗前的 1/2 ~ 3/4，腹痛减轻，其他症状好转。无效：腹痛及其他症状无变化。]

2. 温经汤

温经汤对照安宫黄体酮干预子宫内膜异位症在临床总有效率方面有优势（高质量证据）

张永洛[55]实施的一项样本量为 85 例的随机对照试验中，试验组 45 例，对照组 40 例。试验组用温经汤煎剂，方药组成：吴茱萸 6g，当归 20g，赤芍 15g，川芎 10g，党参 12g，桂枝 10g，阿胶 10g，丹皮 10g，生姜 6g，甘草 6g，清半夏 6g，麦冬 6g。水煎服，每日 1 剂，3 个月为 1 疗程。对照组口服安宫黄体酮，月经周期第 6 ~ 25 天服药，每次 4mg，每日 1 次，连服 3 个周期。两组总有效率相对危险度 RR=1.35，95%CI（1.03，1.77），*P*=0.03。[疗效标准：①痊愈：症状（瘀血）全部消失，盆腔包块等局部体征基本消失，不孕者 1 年以后怀孕。②显效：症状（瘀血）基本消失，盆腔包块缩小（月经周期的同时期治疗前后 B 超对比），局部体征虽存在，但不孕者 3 年之内怀孕。③有效：症状减轻，盆腔包块大小无改变（月经周期的同时期治疗前后 B 超对比），停药 3 个月后症状不加重。④无效：主要症状无变化或恶化，盆腔包块与治疗前相同。]

3. 大黄䗪虫丸

大黄䗪虫丸对照孕三烯酮干预盆腔子宫内膜异位症在临床总有效率方面有优势（中等质量证据）

李明州[60]实施的一项样本量为 120 例的随机对照试验中，试验组 60 例，对照组 60 例。试验组用大黄䗪虫丸（国药准字 Z42020775，武汉中联药业生产）3g，每日 2 次，饭后服，经期停服；孕三烯酮 2.5mg，每日 1 次，饭后服。对照组用孕三烯酮 2.5mg，每日 1 次，饭后服。两组总有效率相对危险度 RR=1.11，95%CI（1.01，1.23），*P*=0.03。（疗效标准：参照中国中西医结合学会妇产科专业委员会第三届学术会议修订的盆腔子宫内膜异位症疗效标准制定。临床治愈：症状全部消失，局部体征基本消失。显效：症状基本消失，包块缩小 1/2 以上。有效：症状、体征较治疗前无好转或恶化。）

【子宫内膜异位与应用方剂分析】

此次研究发现共有 12 首方剂可以治疗子宫内膜异位症，属于同病异治的范畴。根据文献报道，基于循证医学研究得出结论，依次为：桂枝茯苓丸共 54 篇文献，纳入

4596例；温经汤共4篇文献，纳入321例；大黄䗪虫丸共4篇文献，纳入348例。高质量证据分布在桂枝茯苓丸和温经汤中，其余方剂多为中等、低质量证据。可以看出，虽然方剂种类分布较广，但是不论在文献频次还是证据质量方面，均具有一定聚集性。

1. 桂枝茯苓丸

桂枝茯苓丸是妇人妊娠病篇中，主治瘀血阻滞、寒湿凝滞的癥病漏下的主方，其主证表现为经水异常、漏下不止等。其方由桂枝、茯苓、丹皮、桃仁、芍药组成。子宫内膜异位症在本方的病症谱中，属于高频病症。高质量证据显示，桂枝茯苓丸对照枸橼酸他莫昔芬干预子宫内膜异位症痛经在临床总有效率方面有优势。可见瘀血阻滞、寒湿凝滞是本病临床常见病机之一，具有较高的人群聚集度。

2. 温经汤

温经汤是妇人杂病篇中，主治冲任虚寒夹有瘀血之崩漏的主方，其主证表现为崩漏、发热、少腹里急、腹满、口干等。其方由吴茱萸、当归、川芎、芍药、人参、桂枝、阿胶、生姜、丹皮、甘草、半夏、麦冬等组成。子宫内膜异位症在本方的病症谱中，属于中频病症。高质量证据显示，温经汤对照安宫黄体酮干预子宫内膜异位症在临床总有效率方面有优势。可见冲任虚寒夹有瘀血是本病临床常见病机之一，具有较高的人群聚集度。

3. 大黄䗪虫丸

大黄䗪虫丸是血痹虚劳病篇中，主治虚劳干血的主方，其主证表现为羸瘦、腹满不能食、肌肤甲错等。其方由大黄、黄芩、甘草、桃仁、杏仁、芍药、䗪虫、干地黄、干漆、虻虫、水蛭、蛴螬组成。子宫内膜异位症在本方的病症谱中，属于中频病症。中等质量证据显示，大黄䗪虫丸对照孕三烯酮干预盆腔子宫内膜异位症在临床总有效率方面有优势。虽证据支持强度较低，该方的使用体现了中医治病求本的优势，临床见此病机者可酌用此方。

【优势病证规律】

根据现有文献，子宫内膜异位症临床常见证型有瘀血阻滞、寒湿凝滞的桂枝茯苓丸证和冲任虚寒夹有瘀血的温经汤证。通过循证医学研究及证据评价，提炼出子宫内膜异位用《金匮要略》方治疗呈现出一定趋向性。因此，桂枝茯苓丸和温经汤的证型很可能是子宫内膜异位在现代临床环境下的主要证候表现。（见图2-11）

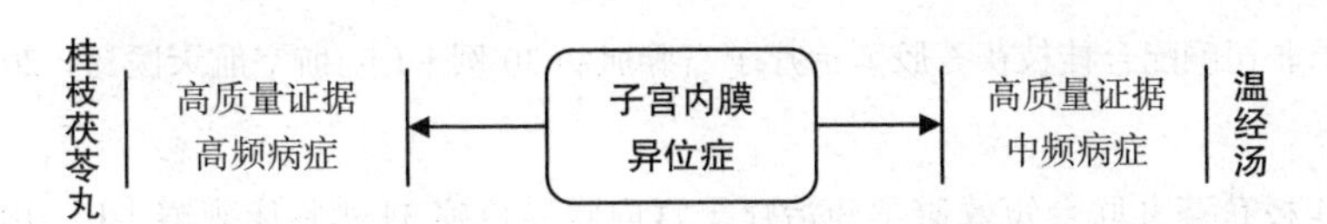

图 2-11　子宫内膜异位症的证型规律

参考文献

[1] 霍香云 . 桂枝茯苓胶囊治疗子宫内膜异位症临床观察及对 CA125 及 CA19-9 影响 [J]. 中医药导报，2008，14（8）：54-55.

[2] 李玉洁 . 射频消融联合中药治疗子宫腺肌病临床研究 [J]. 中国妇幼保健，2009，24（7）：995-996.

[3] 郭英，廖英 . 桂枝茯苓丸加味治疗子宫腺肌病的近期临床观察 [J]. 中国中医药科技，2010，17（4）：348-349.

[4] 李海燕 . 桂枝茯苓丸治疗 73 例子宫内膜异位症效果观察 [J]. 社区医学杂志，2010，8（14）：51.

[5] 常改芝 . 桂枝茯苓胶囊治疗子宫内膜异位症痛经及对血清 CA125 的影响 [J]. 中国中医急症，2011，20（5）：831-832.

[6] 郭金莲 . 米非司酮联合桂枝茯苓胶囊治疗 34 例子宫腺肌病的疗效观察 [J]. 重庆医学，2011，40（7）：673-675.

[7] 李杰兰，马卫军 . 左炔诺孕酮宫内缓释系统联合桂枝茯苓治疗子宫腺肌病 50 例 [J]. 中国生育健康杂志，2011，22（5）：304-305.

[8] 梁荣丽，罗宋 . 左炔诺孕酮宫内释放系统联合桂枝茯苓胶囊治疗子宫腺肌病的疗效观察 [J]. 华西医学，2011，26（1）：72-74.

[9] 顾子燕 . 米非司酮联合桂枝茯苓胶囊治疗子宫内膜异位症的临床疗效分析 [J]. 海峡药学，2012，24（5）：193-195.

[10] 孙晖 . 子宫腺肌瘤保守性与手术治疗效果对比分析 [J]. 现代预防医学，2012，39（13）：3234-3235，3238.

[11] 许杰 . 桂枝茯苓丸对子宫腺肌病治疗效果的疗效观察 [J]. 医药前沿，2012，2（5）：389.

[12] 沈伟玲 . 桂枝茯苓胶囊联合米非司酮治疗子宫内膜异位症的临床疗效及对血清性激素的影响 [J]. 中医临床研究，2013，5（9）：28-29.

[13] 杨红 . 桂枝茯苓胶囊、米非司酮、孕三烯酮联合治疗子宫内膜异位症的疗效观察 [J]. 中国基层医药，2013，20（11）：1680-1681.

[14] 林知惠子 . 子宫内膜异位症的汉方疗法 [J]. 国外医学（中医中药分册），1995，17（1）：30.

[15] 陈建营 . 桂枝茯苓胶囊联合甲羟孕酮治疗子宫内膜异位症 [J]. 现代中西医结合杂志，2006，15（7）：878.

[16] 陆彩华 . 桂枝茯苓胶囊配伍米非司酮治疗子宫内膜异位症临床观察 [J]. 中国现代医药杂志，2007，09（10）：50-51.

[17] 刘岩 . 米非司酮配合桂枝茯苓胶囊治疗子宫腺肌病 30 例 [J]. 航空航天医药，2009，20（12）：96-97.
[18] 王业 . 桂枝茯苓丸联合短效避孕药治疗子宫内膜异位症 34 例临床观察 [J]. 山西医药杂志，2009，38（1）：76-77.
[19] 林棠英 . 桂枝茯苓胶囊联合米非司酮治疗子宫内膜异位症疗效观察 [J]. 河北医学，2010，16（5）：578-560.
[20] 刘昱磊，王俊玲，滕辉，等 . 桂枝茯苓胶囊治疗子宫内膜异位症 48 例疗效观察 [J]. 山东医药，2010，50（39）：78-79.
[21] 沈加美 . 桂枝茯苓胶囊治疗子宫内膜异位症疗效观察 [J]. 中国煤炭工业医学杂志，2010，13（1）：127.
[22] 郭君仙 . 子宫内膜异位症的临床治疗研究 [J]. 中国高等医学教育，2011（4）：134，142.
[23] 王冲，史玉林 . 中西医结合治疗子宫内膜异位症 90 例 [J]. 实用中医内科杂志，2011，25（6）：92-93.
[24] 杨芳英 . 桂枝茯苓丸对子宫腺肌症痛经患者血清中 hs-CRP 和 VEGF 的影响 [J]. 山东中医杂志，2011，30（11）：784-785.
[25] 张翠荣，马淑田，张艳辉，等 . 桂枝茯苓胶囊联合米非司酮治疗子宫腺肌病 35 例 [J]. 河北中医，2011，33（7）：153.
[26] 王立英，王立平 . 桂枝茯苓胶囊联合小剂量米非司酮治疗子宫内膜异位症 30 例 [J]. 陕西中医，2013，34（7）：774-775.
[27] 罗建华 . 加味桂枝茯苓丸治疗子宫内膜异位症 50 例 [J]. 湖南中医杂志，1992（6）：30.
[28] 金季玲 . 加味桂枝茯苓丸治疗子宫内膜异位症 95 例 [J]. 辽宁中医杂志，1994，21（6）：271-272.
[29] 张尤优，杨关通 . 桂枝茯苓丸加味治疗子宫内膜异位症 38 例 [J]. 上海中医药杂志，1996（6）：32.
[30] 董爱峰 . 内异方合桂枝茯苓丸治疗子宫内膜异位症 48 例 [J]. 云南中医中药杂志，2000，21（5）：27.
[31] 钱静 . 桂枝茯苓丸加味治疗子宫内膜异位症的临床研究 [J]. 辽宁中医杂志，2000，27（4）：170.
[32] 钱静，郑陆，马辛 . 温肾化瘀法治疗子宫内膜异位症的临床研究 [J]. 南京中医药大学学报（自然科学版），2000，16（5）：277-279.
[33] 李瑞刚 . 中西医结合治疗子宫内膜异位症 50 例 [J]. 辽宁中医杂志，2007，34（8）：1127-1128.
[34] 徐继辉，张晓丹 . 桂枝茯苓丸加味治疗子宫内膜异位症 50 例 [J]. 河南中医，2008，28（7）：21-22.
[35] 马素侠 . 桂枝茯苓丸化裁治疗子宫内膜异位症临床观察 [J]. 新疆中医药，2009，27（5）：9-11.
[36] 庞凤飞 . 中西医结合防治子宫内膜异位症术后复发的疗效观察 [J]. 山东中医杂志，2009，28（6）：413-414.

[37] 江志扬 . 桂枝茯苓胶囊联合电化学法治疗子宫内膜异位症的临床观察 [J]. 中国中医药咨讯，2010，2（31）：224.
[38] 高乃琴 . 桂枝茯苓胶囊联合安宫黄体酮治疗子宫内膜异位症的临床观察 [J]. 海峡药学，2011，23（4）：97–98.
[39] 潘秀荣 . 米非司酮联合桂枝茯苓胶囊治疗子宫内膜异位症疗效观察 [J]. 中国实用医药，2011，6（36）：136–137.
[40] 钟瑞芳 . 超声介入配合药物治疗子宫内膜异位囊肿的临床分析 [J]. 影像与介入，2011，18（22）：73，75.
[41] 胡芳，游林，游钰云 . 内外同治法治疗子宫腺肌症 60 例临床观察 [J]. 云南中医中药杂志，2012，33（6）：35–36.
[42] 李晓锋 . 中西医结合治疗子宫腺肌病 39 例临床分析 [J]. 健康大视野，2013，21（5）：422–423.
[43] 刘长云 . 米非司酮联合桂枝茯苓胶囊用于子宫内膜异位囊肿超声介入术后治疗的疗效观察 [J]. 中国现代医学杂志，2013，23（10）：92–94.
[44] 杨雅琴 . 子宫内膜异位症患者治疗前后血清白细胞介素 2、超氧化物歧化酶、血管内皮生长因子和糖类抗原 125 的改变及意义 [J]. 中国综合临床，2013，29（4）：426–429.
[45] 高慧明 . 宫外孕Ⅱ号方合桂枝茯苓胶囊治疗卵巢子宫内膜异位囊肿 30 例 [J]. 国医论坛，2002，17（2）：41.
[46] 张丽帆，祝育德，闫彩平 . 桂枝茯苓胶囊合参芪片治疗子宫内膜异位症的临床观察 [J]. 中国中西医结合杂志，2004，24（9）：859–860.
[47] 钱未钏 . 桂枝茯苓胶囊治疗子宫内膜异位症 35 例 [J]. 浙江中医杂志，2005（6）：506.
[48] 刘艳霞，李秀荣 . 中医综合治疗子宫内膜异位症 31 例疗效观察 [J]. 临床和实验医学杂志，2006，5（1）：61.
[49] 杨欣，李淑云 . 桂枝茯苓胶囊联合八珍益母丸治疗子宫内膜异位症 56 例临床观察 [J]. 中华中西医学杂志，2006，4（12）：52–53.
[50] 牛文贵 . 桂枝茯苓丸合吲哚美辛胶囊治疗盆腔子宫内膜异位症 32 例 [J]. 实用中医药杂志，2007，23（3）：179.
[51] 陶佩明 . 中药治疗子宫腺肌病临床体会 [J]. 中国现代药物应用，2009，3（23）：148.
[52] 余姬文，赵蕾，李瑞兰，等 . 活血化瘀中药治疗子宫内膜异位症的临床观察 [J]. 中国中医药科技，2010，17（4）：344–345.
[53] 张慧珍 . 益气化瘀法治疗子宫内膜异位症 38 例 [J]. 光明中医，2010，25（9）：1633–1634.
[54] 李爱芳 . 桂枝茯苓丸合四逆散加味治疗子宫腺肌病 34 例 [J]. 中医药临床杂志，2012，24（7）：676.
[55] 张永洛，王便琴，岳月娥，等 . 温经汤治疗子宫内膜异位症 45 例临床观察 [J]. 中国中医药科技，1998，5（4）：243–244.
[56] 甄海平 . 加减温经汤对子宫内膜异位症痛经患者生存质量的影响 [J]. 河北中医，2012，34（3）：

379–380.
[57] 陈新建，徐惠祥.中西医结合预防子宫内膜异位症复发的临床观察[J].齐齐哈尔医学院学报，2003，24（12）：1370.
[58] 洪妙兰.温经汤治疗子宫内膜异位症60例[J].浙江中医杂志，2009，44（5）：332.
[59] 范栋贤，王利敏.雷公藤片合大黄䗪虫丸治疗子宫内膜异位症88例[J].中国民间疗法，2004，12（4）：45–46.
[60] 李明州，王彩霞.大黄䗪虫丸联合孕三烯酮治疗盆腔子宫内膜异位症60例观察[J].实用中医药杂志，2007，23（10）：641.
[61] 季兆芳.80例盆腔子宫内膜异位对不同治疗方案的临床疗效观察[J].医学信息，2011（7）：3329–3330.
[62] 韦丽君.内外合治盆腔子宫内膜异位症[J].江西中医药，1998，29（3）：24–25.
[63] 朱振华，孙融融.加味下瘀血汤治子宫内膜异位症42例[J].四川中医，2001，19（5）：49–50.
[64] 李爱芳.下瘀血汤合四逆散加味治疗子宫腺肌病疗效观察[J].中国中医药信息杂志，2012，19（4）：76.
[65] 侯志霞.下瘀血汤加味治疗子宫内膜异位症49例[J].山西中医，2010（1）：19.
[66] 郑美华.当归芍药散加减治疗子宫内膜异位症体会[J].新疆中医药，2001，19（4）：19–20.
[67] 梁秋霞，陈洪荣，李志敏，等.黄芪桂枝五物汤加味治疗子宫内膜异位34例[J].中国民间疗法，2002，10（11）：54–55.
[68] 薛玉芳，林树茂，徐伟.采用补肾化瘀散结的中药肾气丸少腹逐瘀丸消瘰丸内服配合灌肠、离子导入及耳针四联法治疗子宫内膜异位症临床观察500例[J].中华实用中西医杂志,2006,19(2)：229–230.
[69] 段清珍，江希萍.加减薏苡附子败酱汤合抵当汤治疗子宫内膜异位症的疗效观察[J].四川中医，2012，30（11）：107–108.

第十一节　不孕症

不孕症的定义为一年未采取任何避孕措施，性生活正常而没有成功妊娠。根据这种严格的定义，不孕是一种常见的问题，大约影响到10%～15%的育龄夫妇。

不孕症主要分为原发不孕及继发不孕。原发不孕指从未受孕，继发不孕指曾经怀孕以后又不孕。受环境、经济、文化程度及医疗设备等多种条件影响，全球原发不孕的发病率在2%～32%之间，差别较大。20世纪80年代中末期，WHO的25个国家的33个研究中心显示，发达国家原发不孕的患病率为5%～8%，发展中国家一些地区不孕的患病率可高达30%。

一项超过20个比较广泛的研究不孕的荟萃分析发现，不孕症首要的病因诊断依次是：排卵障碍（27%）、精液异常（25%）、输卵管异常（22%）、不明原因的不孕（17%）、子宫内膜异位症（5%）和其他如免疫学不孕（4%）。另外的因素是宫颈因素，包括占所有宫颈因素超过5%的宫颈狭窄。女性不孕主要以排卵障碍、输卵管因素、子宫内膜容受性异常为主。

不孕症的治疗主要有以下几方面：①积极治疗生殖道急、慢性炎症。②输卵管不通畅者，可行组织疗法，或反复通液，有时可将轻微粘连分开，但必须严格无菌操作。也可宫腔注射抗生素、激素、654–2注射液，效果更好。少数可考虑手术纠正。③子宫发育不良者，可用雌激素及甲状腺素等以促进发育；子宫颈管狭窄者，可试宫颈扩张术。④月经失调者，可用中西医结合治疗，以调整周期，促进排卵。⑤基础代谢率低者，给甲状腺素。⑥有先天性畸形者，尽量纠正，有肿瘤者切除之。⑦忌性交过频，可根据基础体温，于排卵期性交。⑧对较重的结核病、心脏病及肾炎等患者，应积极治疗，暂不考虑生育。⑨腹腔镜手术治疗综合疑难性不孕症。⑩试管婴儿。

不孕症始见于《内经》。《素问·骨空论》云："督脉者……此生病……其女子不孕。"中医通常将原发不孕称为"无子""全不产""无嗣""绝嗣"，将继发不孕称为"断绪"。古医籍中将女性先天生理缺陷和畸形造成的不孕归纳为"五不女"，其他散见于"癥瘕""崩漏""带下"等病症之中。临床常见病因有肾虚、脾肾不足、肝郁、痰湿、血瘀等。

【《金匮要略》方剂谱】

不孕症的国际病症编码为N46.X51，属于泌尿生殖系统疾病。在《金匮要略》方治疗的优势病症谱中，其临床研究文献频次居第49位，而个案经验文献频次居第13位。《金匮要略》方中，能够治疗不孕症的方剂共17首，其中有7首方剂已经进行过临床研究，16首方剂有个案经验报道。各方剂的文献频次见表2–75、表2–76。从表中看出，临床研究文献主要集中在桂枝茯苓丸和温经汤，其次为当归芍药散，而个案经验文献集中在桂枝茯苓丸和当归芍药散，其次为温经汤和肾气丸，其余方剂运用频次较低。

表2–75 不孕症临床研究文献方剂谱

序号	方剂名称	频次	序号	方剂名称	频次
1	桂枝茯苓丸	33	5	当归生姜羊肉汤	1
2	温经汤	25	6	薏苡附子败酱散	1
3	当归芍药散	11	7	蛇床子散	1
4	肾气丸	3			

表 2–76 不孕症个案经验文献方剂谱

序号	方剂名称	频次	序号	方剂名称	频次
1	桂枝茯苓丸	47	9	当归生姜羊肉汤	1
2	当归芍药散	41	10	附子粳米汤	1
3	温经汤	39	11	黄芪建中汤	1
4	肾气丸	13	12	己椒苈黄丸	1
5	甘麦大枣汤	4	13	栝楼瞿麦丸	1
6	大黄牡丹汤	3	14	甘草附子汤	1
7	大黄附子汤	2	15	薯蓣丸	1
8	下瘀血汤	1	16	薏苡附子败酱散	1

【临床证据评价】

不孕症的临床证据来源于临床研究和个案经验文献，前者有 75 篇，后者有 141 篇。临床研究文献中有 20 篇随机对照试验，1 篇半随机对照试验，2 篇非随机对照试验，52 篇病例系列观察。个案经验文献共有 141 篇，报道了 158 则不孕症的验案。

1. 临床研究文献

（1）桂枝茯苓丸

33 篇文献中，17 篇随机对照试验，16 篇病例系列观察。在发表年份上，所有文献分布在 2000 ~ 2012 年。证据质量等级评价情况见表 2–77。可以看出，有高质量证据 15 篇，中等质量证据 5 篇，低质量证据 10 篇，极低质量证据 3 篇。证据的降级因素主要为研究的局限性。证据升级因素主要是 1979 年前有相关病例观察。

表 2–77 桂枝茯苓丸临床研究文献证据质量一览表

纳入研究	发表年份	文献类型	证据升降因素	等级
江　琳[1]	2002	RCT	研究的局限性（–2）效应值很大（+1）1979 年前病例观察（+1）	高
宋丽霞[2]	2003	CR	1979 年前病例观察（+1）仲景原方（+1）	高
司秋荣[3]	2004	CR	1979 年前病例观察（+1）仲景原方（+1）	高
彭宪镇[4]	2005	CR	1979 年前病例观察（+1）仲景原方（+1）	高

续表

纳入研究	发表年份	文献类型	证据升降因素	等级
芦翠玲[5]	2007	RCT	研究的局限性（–2）效应值很大（+1）1979 年前病例观察（+1）仲景原方（+1）	高
蔡春环[6]	2008	RCT	研究的局限性（–2）精确度低（–1）1979 年前病例观察（+1）仲景原方（+1）单用仲景方干预（+1）	高
田兴华[7]	2008	CR	1979 年前病例观察（+1）仲景原方（+1）	高
方　玮[8]	2009	CR	1979 年前病例观察（+1）仲景原方（+1）	高
罗　洁[9]	2009	CR	1979 年前病例观察（+1）仲景原方（+1）	高
潘　荣[10]	2009	RCT	研究的局限性（–2）1979 年前病例观察（+1）仲景原方（+1）	高
刘志翔[11]	2011	CR	1979 年前病例观察（+1）仲景原方（+1）	高
王新花[12]	2011	RCT	研究的局限性（–2）精确度低（–1）1979 年前病例观察（+1）仲景原方（+1）单用仲景方干预（+1）	高
杨　英[13]	2011	RCT	研究的局限性（–2）加入药物干扰（–1）1979 年前病例观察（+1）仲景原方（+1）单用仲景方干预（+1）	高
曾露慧[14]	2012	RCT	研究的局限性（–2）1979 年前病例观察（+1）仲景原方（+1）单用仲景方干预（+1）	高
陶　航[15]	2012	RCT	研究的局限性（–2）精确度低（–1）1979 年前病例观察（+1）仲景原方（+1）单用仲景方干预（+1）	高
宋瑞香[16]	2000	RCT	研究的局限性（–2）加入药物干扰（–1）1979 年前病例观察（+1）仲景原方（+1）	中
彭　莉[17]	2004	RCT	研究的局限性（–2）精确度低（–1）1979 年前病例观察（+1）仲景原方（+1）	中
李　琳[18]	2008	CR	间接证据（–1）1979 年前病例观察（+1）仲景原方（+1）	中
赵海波[19]	2008	RCT	研究的局限性（–2）精确度低（–1）1979 年前病例观察（+1）仲景原方（+1）	中
谭　毅[20]	2011	RCT	研究的局限性（–2）加入药物干扰（–1）1979 年前病例观察（+1）	中

续表

纳入研究	发表年份	文献类型	证据升降因素	等级
陈金娇[21]	2000	CR	加入药物干扰（–1）1979 年前病例观察（+1）	低
陈衍翠[22]	2002	RCT	研究的局限性（–2）加入药物干扰（–1）1979 年前病例观察（+1）	低
陈衍翠[23]	2003	RCT	研究的局限性（–2）加入药物干扰（–1）1979 年前病例观察（+1）	低
盛宝琴[24]	2004	CR	加入药物干扰（–1）1979 年前病例观察（+1）	低
匡海杰[25]	2006	CR	加入药物干扰（–1）1979 年前病例观察（+1）	低
李玉霞[26]	2006	RCT	研究的局限性（–2）加入药物干扰（–1）1979 年前病例观察（+1）	低
刘礼芬[27]	2008	CR	加入药物干扰（–1）1979 年前病例观察（+1）	低
王承莲[28]	2009	CR	加入药物干扰（–1）1979 年前病例观察（+1）	低
王飞霞[29]	2010	CR	加入药物干扰（–1）1979 年前病例观察（+1）	低
张　旭[30]	2011	RCT	研究的局限性（–2）加入药物干扰（–1）1979 年前病例观察（+1）	低
刘　军[31]	2005	RCT	研究的局限性（–2）精确度低（–1）加入药物干扰（–1）1979 年前病例观察（+1）	极低
张永玲[32]	2005	CR	间接证据（–1）加入药物干扰（–1）1979 年前病例观察（+1）	极低
杜淑萍[33]	2010	CR	间接证据（–1）加入药物干扰（–1）1979 年前病例观察（+1）	极低

（2）温经汤

纳入 25 篇文献，2 篇随机对照试验，1 篇非随机对照试验，22 篇病例系列观察。所有文献分布在 1986 ~ 2013 年。证据质量等级评价情况见表 2–78。可以看出，有高质量证据 14 篇，中等质量证据 8 篇，低质量证据 3 篇。证据的降级因素主要为研究的局限性、加入药物干扰等。证据升级因素主要是 1979 年前有相关病例观察。

表 2–78　温经汤临床研究文献证据质量一览表

纳入研究	发表年份	文献类型	证据升降因素	等级
刘洪祥[34]	1986	CR	1979 年前病例观察（+1）仲景原方（+1）	高
甘锡民[35]	1988	CR	1979 年前病例观察（+1）仲景原方（+1）	高

续表

纳入研究	发表年份	文献类型	证据升降因素	等级
常立达[36]	1990	CR	剂量－效应关系（+1）1979年前病例观察（+1）仲景原方（+1）	高
费秋月[37]	1994	CR	剂量－效应关系（+1）1979年前病例观察（+1）仲景原方（+1）	高
李绍英[38]	1994	CR	剂量－效应关系（+1）1979年前病例观察（+1）仲景原方（+1）	高
梁崇俊[39]	1994	CR	1979年前病例观察（+1）仲景原方（+1）	高
石毓才[40]	1995	CR	1979年前病例观察（+1）仲景原方（+1）	高
王维臣[41]	1995	CR	1979年前病例观察（+1）仲景原方（+1）	高
宋明英[42]	1996	CR	1979年前病例观察（+1）仲景原方（+1）	高
范长青[43]	2000	CR	1979年前病例观察（+1）仲景原方（+1）	高
高荣慧[44]	2002	CR	1979年前病例观察（+1）仲景原方（+1）	高
刘　涛[45]	2007	CR	1979年前病例观察（+1）仲景原方（+1）	高
冯立生[46]	2012	CR	1979年前病例观察（+1）单用仲景方干预（+1）	高
陈文英[47]	2013	RCT	研究的局限性（–2）1979年前病例观察（+1）仲景原方（+1）单用仲景方干预（+1）	高
张绍舜[48]	1987	CR	1979年前病例观察（+1）	中
吴炳昕[49]	1993	CR	间接证据（–1）1979年前病例观察（+1）仲景原方（+1）	中
范　林[50]	1998	CR	1979年前病例观察（+1）	中
陈　平[51]	2005	CR	加入药物干扰（–1）1979年前病例观察（+1）	中
宋占营[52]	2006	CR	1979年前病例观察（+1）	中
暴永贤[53]	2007	CR	1979年前病例观察（+1）仲景原方（+1）	中
赵益霞[54]	2008	CT	研究的局限性（–2）1979年前病例观察（+1）	中
周淑萍[55]	2008	CR	1979年前病例观察（+1）	中
胡丽梅[56]	2002	RCT	研究的局限性（–2）加入药物干扰（–1）1979年前病例观察（+1）	低
曹秀荣[57]	2003	CR	加入药物干扰（–1）1979年前病例观察（+1）	低
周建华[58]	2008	CR	加入药物干扰（–1）1979年前病例观察（+1）	低

（3）当归芍药散

纳入11篇文献，1篇随机对照试验，1篇非随机对照试验，9篇病例系列观察。所有文献分布在1987～2008年。证据质量等级评价情况见表2–79。可以看出，有中等质量证据5篇，低质量证据2篇，极低质量证据4篇。证据的降级因素主要为研究的局限性、加入药物干扰。证据升级因素主要是使用仲景原方。

表2–79　当归芍药散临床研究文献证据质量一览表

纳入研究	发表年份	文献类型	证据升降因素	等级
王桂珍[59]	1987	CR	仲景原方（+1）	中
毕明义[60]	1990	CR	仲景原方（+1）	中
高荣慧[61]	2002	CR	仲景原方（+1）	中
徐国男[62]	2006	RCT	研究的局限性（–2）仲景原方（+1）	中
和　平[63]	2008	CR	仲景原方（+1）	中
张丽娟[64]	1996	CT	研究的局限性（–2）精确度低（–1）仲景原方（+1）	低
王瑞芬[65]	2007	CR	加入药物干扰（–1）单用仲景方干预（+1）	低
张惠和[66]	1990	CR	加入药物干扰（–1）	极低
李　莉[67]	1998	CR	加入药物干扰（–1）	极低
王红波[68]	2001	CR	加入药物干扰（–1）	极低
王瑞芬[69]	2007	CR	加入药物干扰（–1）	极低

（4）其他方剂

另有4个方剂，分别为肾气丸、当归生姜羊肉汤、薏苡附子败酱散和蛇床子散。各个方剂的证据质量等级评价情况见表2–80。可以看出，纳入文献质量均较低。

表2–80　其他方剂临床研究文献证据质量一览表

纳入研究	方剂名称	发表年份	文献类型	证据升降因素	等级
王瑞芳[70]	肾气丸	2000	CR	仲景原方（+1）	中
王云铭[71]	肾气丸	1988	CR	无	低
曹　健[72]	肾气丸	2012	CCT	研究的局限性（–2）精确度低（–1）发表偏倚（–1）（–1）加入药物干扰（–1）	极低
张秉志[73]	当归生姜羊肉汤	2000	CR	加入药物干扰（–1）	极低

续表

纳入研究	方剂名称	发表年份	文献类型	证据升降因素	等级
杨宝献[74]	薏苡附子败酱散	2012	CR	加入药物干扰（-1）	极低
刘胜兰[75]	蛇床子散	2007	CR	精确度低（-1）加入药物干扰（-1）	极低

2. 个案经验文献

共纳入158则医案，分别采用桂枝茯苓丸、当归芍药散、温经汤等。发表年份分布于1979～2013年。各个方剂的证据质量等级评价情况见表2-81。可以看出，纳入相关医案除了下瘀血汤平均质量为高等以外，其余医案文献均为中等、低等质量。

表2-81　个案经验文献证据质量一览表

方剂名称	发表年份	医案则数	质量评分平均值	等级
桂枝茯苓丸	1984～2013	47	33.94	低等
当归芍药散	1987～2013	41	44.6	中等
温经汤	1981～2012	39	31.68	低等
肾气丸	1979～2013	13	31.98	低等
甘麦大枣汤	1999～2008	4	36.11	低等
大黄牡丹汤	1987～2001	3	27.77	低等
大黄附子汤	1992～1994	2	35.31	低等
下瘀血汤	2007	1	65.19	高等
当归生姜羊肉汤	1996	1	45.72	中等
附子粳米汤	2013	1	45.55	中等
黄芪建中汤	2000	1	36.13	低等
己椒苈黄丸	1997	1	33.66	低等
栝楼瞿麦丸	2009	1	32.75	低等
甘草附子汤	1989	1	28.35	低等
薯蓣丸	2005	1	28.02	低等
薏苡附子败酱散	2012	1	25.03	低等

【典型临床证据】

不孕症的临床研究证据共有 75 篇文献支持，高质量证据 29 篇，中等质量证据 19 篇，低质量证据 16 篇，极低质量证据 11 篇。高质量证据为桂枝茯苓丸和温经汤的研究文献。各质量等级文献均有分布。

1. 桂枝茯苓丸

桂枝茯苓胶囊配合西药对照单用西药干预输卵管性不孕在提高输卵管通畅率方面有优势（高质量证据）

芦翠玲[5]实施的一项样本量为 150 例的随机对照试验中，试验组 80 例，对照组 70 例。对照组 70 例，从月经第 5 天分别口服头孢氨苄胶囊 3 粒及甲硝唑片 0.2g，每天 3 次，共 7 天；小腹部热敷，每天 1 次，每次 30 分钟，共 30 天。1 个月经周期为 1 个疗程，连用 2 个疗程。试验组 80 例，所服西药同对照组，另加服桂枝茯苓胶囊 3 粒，每天 3 次，连服 20 天；小腹部盐热敷，每天 1 次，每次 30 分钟，共 30 天。连用 2 个疗程。两组均嘱治疗期间避孕。两组输卵管通畅率相对危险度 RR=3.55，95%CI（2.28，5.54），$P < 0.00001$。（疗效标准：每个疗程后做输卵管通畅试验。以注入无阻力，药液注入 100 ~ 120mL 为通畅。）

2. 温经汤

温经汤干预不孕症在提高受孕率方面有效（高质量证据）

李绍英[38]实施的一项样本量为 23 例的病例系列观察中，用温经汤加减：吴茱萸、桂枝、半夏、麦冬各 9g，当归 12g，白芍、党参、阿胶各 10g，川芎、丹皮、生姜、甘草各 6g。腹痛者，加元胡 9g；腰痛者，加杜仲 10g；月经不调者，加醋炒香附 12g，益母草 15g；小腹冷痛甚者，去丹皮、麦冬，加艾叶 12g。患者从月经初期开始服药，每日 1 剂，水煎两次，连服 4 剂，治疗 2 个月经周期为 1 个疗程。若下次月经停潮，则停药观察；如受孕者，不再服药；如仍未受孕，症状减轻者，可继续前法服药。治疗 6 个疗程以上，仍未受孕者，改用他法。治疗结果：服本剂 2 个疗程受孕者 4 例，3 个疗程受孕者 5 例，4 个疗程受孕者 6 例，5 个疗程受孕者 5 例。治疗 6 个疗程未受孕者为无效，有 3 例。

3. 当归芍药散

当归芍药散干预不孕症在总有效率方面有效（中等质量证据）

毕明义[60]实施的一项样本量为138例病例系列观察中，给予当归芍药散汤剂及散剂。汤剂：当归、川芎各10g，赤芍50g，泽泻25g，白术、茯苓各12g。以水1500mL，煎至600mL，分3次服，日服3次，饭前服。散剂：当归、川芎各45g，赤芍250g，泽泻125g，白术、茯苓各60g。为极细末，每服10～15g，日服2～3次，饭前用温黄酒送下。每逢经前乳房胀痛、小腹痛，以及经期时服用汤剂，逢经后服散剂。病重者汤剂与散剂合服。治疗结果：痊愈118例（占85.5%），有效11例，无效9例，总有效率为93.5%。（疗效标准：①痊愈：症状消失，已妊娠。②有效：症状改善，无妊娠。③无效：症状无改善，无妊娠。）

【不孕症与应用方剂分析】

不孕症是性生活正常而没有成功妊娠的疾病，由于人体质不同表现出的主症各异，根据中医辨证论治的原则，该病归属到不同的病证中。因此临床实践中，金匮方的运用也就较为广泛。此次研究发现共有14首方剂可以治疗不孕症，属于同病异治的范畴。根据文献报道，基于循证医学研究得出结论，依次为：桂枝茯苓丸共33篇文献，纳入3181例；温经汤共25篇文献，纳入1541例；当归芍药散共11篇文献，纳入824例。高质量证据分布在桂枝茯苓丸和温经汤中，其余方剂多为中等、低质量证据。可以看出，虽然方剂种类分布较广，但是不论在文献频次还是证据质量方面，均具有一定聚集性。

1. 桂枝茯苓丸

桂枝茯苓丸是妇人妊娠病篇中，主治瘀血阻滞、寒湿凝滞的癥病漏下的主方，其主证表现为经水异常、漏下不止等，并无有关治疗不孕症相关症状的论述。其治疗本病的机理，当为消瘀化癥，瘀去病自愈。其方由桂枝、茯苓、丹皮、桃仁、芍药组成。不孕症在本方的病症谱中，属于中频病症。高质量证据显示，桂枝茯苓胶囊配合西药对照单用西药干预输卵管性不孕在提高输卵管通畅率方面有优势。可见瘀血阻滞、寒湿凝滞是本病临床常见病机之一，具有较高的人群聚集度。

2. 温经汤

温经汤是妇人杂病篇中，主治冲任虚寒夹有瘀血之崩漏的主方，其主证表现为崩漏、发热、少腹里急、腹满、口干等，并无有关治疗不孕症相关症状的论述。其治疗本病的机理，当为温补冲任、养血祛瘀、扶正祛邪，瘀血去而新血生，其病自愈。其方由吴茱萸、当归、川芎、芍药、人参、桂枝、阿胶、生姜、丹皮、甘草、半夏、麦冬等组成。不孕症在本方的病症谱中，属于高频病症。高质量证据显示，温经汤干预不孕症在提高受孕率方面有效。可见冲任虚寒夹有瘀血是本病临床常见病机之一，具有较高的人群聚集度。

3. 当归芍药散

当归芍药是妇人妊娠病篇中，主治肝脾失调、气血瘀滞湿阻之腹痛的主方，其主证表现为腹痛，并无有关治疗不孕症相关症状的论述。其治疗本病的机理，当为养血调肝，渗湿健脾，其病自愈。其方由当归、芍药、茯苓、白术、泽泻、川芎组成。不孕症在本方的病症谱中，属于高频病症。中等质量证据显示，当归芍药散干预不孕症在总有效率方面有效。可见肝脾失调、气血瘀滞湿阻是本病临床常见病机之一。

【优势病证规律】

根据现有文献，不孕症临床常见证型有瘀血阻滞、寒湿凝滞的桂枝茯苓丸证，冲任虚寒夹有瘀血的温经汤证和肝脾失调、气血瘀滞湿阻的当归芍药散证。通过循证医学研究及证据评价，提炼出不孕症用《金匮要略》方治疗呈现出一定趋向性。因此，桂枝茯苓丸、温经汤证和当归芍药散的证型很可能是不孕症在现代临床环境下的主要证候表现。（见图 2–12）

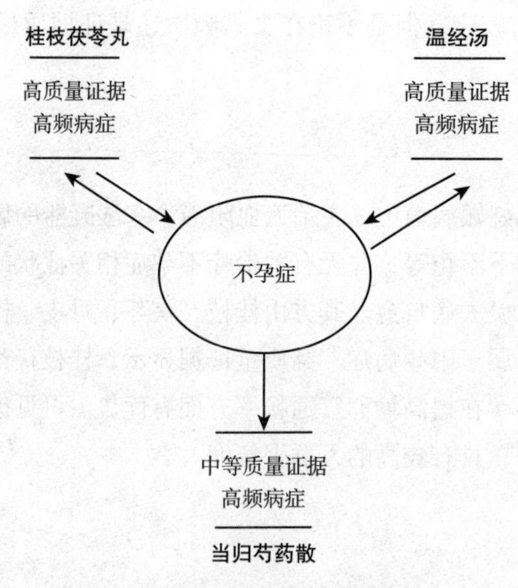

图 2–12　不孕症的证型规律

参考文献

［1］江琳．桂枝茯苓丸加减治疗慢性盆腔炎所致继发性不孕症 40 例［J］．安徽中医临床杂志，2002，14（4）：179.

［2］宋丽霞，李文明．桂枝茯苓丸治疗人工流产后不孕 38 例［J］．实用中医药杂志，2003，19（6）：292.

［3］司秋荣，黄玲，宋彤云．桂枝茯苓胶囊治疗 AsAb、EmAb 阳性 40 例［J］．实用中西医结合临床，2004，4（1）：42-43.

［4］彭宪镇．桂枝茯苓汤加减治疗不孕症 17 例临床体会［J］．中华现代妇产科学杂志，2005，3（26）：115.

［5］芦翠玲．桂枝茯苓胶囊治疗输卵管性不孕［J］．医药论坛杂志，2007，28（20）：112.

［6］蔡春环，王若林，雷娜．中西医结合治疗输卵管性不孕症的疗效观察［J］．医学创新研究，2008，5（17）：26-27.

［7］田兴华．桂枝茯苓丸加味治疗不孕症 20 例［J］．实用中医药杂志，2008，24（5）：293.

［8］方玮，殷凤宜，臧新军，等．桂枝茯苓胶囊在不孕症治疗中的应用［J］．吉林医学，2009，30（3）：210.

［9］罗洁，王中弥．桂枝茯苓胶囊治疗输卵管阻塞性不孕 120 例［J］．现代中西医结合杂志，2009，18（17）：2045.

［10］潘荣，赵志梅．补肾化瘀法治疗子宫内膜异位症相关不孕 30 例［J］．福建中医药，2009，40（2）：1-3.

［11］刘志翔，李广宙，张艳华，等．自制中药外敷联合桂枝茯苓胶囊口服、康妇消炎栓直肠给药治疗输卵管功能障碍［J］．山东医药，2011，51（38）：71.

［12］王新花．桂枝茯苓丸治疗输卵管炎 50 例［J］．中国实验方剂学杂志，2011，17（6）：292-293.

［13］杨英，徐香叶，殷秀芹．桂枝茯苓汤治疗输卵管阻塞致继发性不孕症临床观察［J］．山西职工医学院学报，2011，21（1）：53-54.

［14］曾露慧，李国松，杨德桂，等．针药结合治疗排卵功能障碍性不孕症 38 例疗效观察［J］．新中医，2012，44（3）：100-102.

［15］陶航，张颖，杨大奎．中西医结合治疗输卵管性不孕症临床观察［J］．长春中医药大学学报，2012，28（2）：328-329.

［16］宋瑞香，施丽洁．加味桂枝茯苓丸治疗继发性输卵管炎性不孕 64 例［J］．吉林中医药，2000（5）：31.

［17］彭莉．桂枝茯苓胶囊配合输卵管通液术治疗阻塞性不孕症 30 例［J］．中国医学杂志，2004，2（3）：130-131.

［18］李琳．中医综合疗法治疗输卵管梗阻性不孕症 68 例［J］．陕西中医，2008，29（7）：771-772.

［19］赵海波，何娅绒．克罗米芬联合桂枝茯苓胶囊治疗 PCOS 不育的临床研究［J］．中国热带医学，2008，8（11）：1942-1943.

[20] 谭毅，江珍云，门艳华，等.桂枝茯苓丸加减方配合宫腹腔镜联合手术治疗女性不孕症的分析［J］.北方药学，2011，8（11）：48-49.
[21] 陈金娇.中药治疗囊肿性不孕症50例［J］.江苏中医，2000，21（1）：18.
[22] 陈衍翠，尹本玉.中西医结合治疗输卵管阻塞性不孕症93例［J］.菏泽医学专科学校学报，2002，14（3）：94-95.
[23] 陈衍翠，尹本玉.新加桂枝茯苓丸治疗输卵管阻塞不孕症60例［J］.现代医药卫生，2003，19（2）：206.
[24] 盛宝琴.中药灌肠治疗输卵管阻塞性不孕89例［J］.浙江中医杂志，2004（6）：46.
[25] 匡海杰，匡淑杰.中医治疗排卵功能障碍性不孕症67例［J］.中国社区医师，2006，22（8）：45.
[26] 李玉霞.桂枝茯苓胶囊联合中药保留灌肠治疗输卵管阻塞性不孕130例［J］.陕西中医，2006，27（6）：661-662.
[27] 刘礼芬.桂枝茯苓汤加减治疗妇科病178例［J］.现代中西医结合杂志，2008，17（6）：887-888.
[28] 王承莲，王承富.输卵管不通治验［J］.中华现代中医学杂志，2009，5（2）：113-114.
[29] 王飞霞，宋红旗.桂枝茯苓丸加减治疗不孕症38例［J］.中国中医药现代远程教育，2010，8（18）：27.
[30] 张旭，秦丹华，陈建荣，等.加味桂枝茯苓汤内服灌肠对输卵管阴塞性不孕患者治疗前后子宫输卵管造影的影响［J］.中国美容医学，2011，20（1）：346.
[31] 刘军.中西医结合治疗输卵管阻塞性不孕症36例临床观察［J］.河南中医，2005，25（6）：50-51.
[32] 张永玲，闫淑娟，郭思明.综合疗法治疗输卵管阻塞性不孕88例［J］.中医药临床杂志，2005，17（4）：400.
[33] 杜淑萍.中西医结合治疗输卵管不通78例疗效观察［J］.中国社区医师（医学专业），2010，12（253）：132.
[34] 刘洪祥.辨证治疗女性不孕症105例［J］.山东中医杂志，1986（5）：22.
[35] 甘锡民.温经汤加减治疗不孕症32例［J］.湖南中医学院学报，1988，8（6）：42.
[36] 常立达.温经汤并用氯蒇酚胺治疗不孕症［J］.国外医学计划生育分册，1990，35（1）：86-93.
[37] 费秋月.补肾暖宫汤治疗不孕症70例［J］.浙江中医杂志，1994（6）：14.
[38] 李绍英.温经汤治疗不孕症23例［J］.湖北中医杂志，1994，16（6）：16.
[39] 梁崇俊，卫西梦.温经汤治疗肾虚不孕34例［J］.四川中医，1994（12）：39.
[40] 石毓才.温经汤加减治疗继发性不孕症30例［J］.江苏中医，1995，16（4）：15.
[41] 王维臣.温经汤加减治疗女性不孕症的体会［J］.内蒙古中医药，1995（2）：24-25.
[42] 宋明英.温经汤加减治疗不孕症292例［J］.陕西中医，1996，17（6）：250.
[43] 范长青，范美霞.温经汤治疗胞宫虚寒不孕36例［J］.实用中医药杂志，2000，16（5）：16-17.
[44] 高荣慧.汉方药治疗不孕症［J］.国外医学（中医中药分册），2002，24（2）：101-102.
[45] 刘涛.温经汤加减治疗不孕症10例［J］.中国社区医师（综合版），2007，9（15）：64-65.
[46] 冯立生.中医养血温经法治疗原发不孕症32例疗效分析［J］.内蒙古中医药，2012，10（6）：

30.
[47] 陈文英 . 温经汤直肠滴入对体外受精 – 胚胎移植失败患者子宫内膜容受性的影响 [J]. 陕西中医，2013，34（3）：266–268.
[48] 张绍舜 .《金匮》温经汤治疗不孕症 25 例疗效总结 [J]. 国医论坛，1987（2）：26.
[49] 吴炳昕，张维嘉 . 中西医结合治疗女性不孕 78 例临床分析 [J]. 天津医药，1993（6）：594–595.
[50] 范林，王长滚 . 温经汤治疗不孕症 50 例 [J]. 河南中医药学刊，1998，13（1）：42.
[51] 陈平 . 温经汤治疗宫寒血瘀型不孕 90 例疗效观察 [J]. 中医药信息，2005，22（3）：5.
[52] 宋占营 . 加味温经汤治疗不孕症 42 例 [J]. 新疆中医药，2006，24（4）：28.
[53] 暴永贤 . 大温经汤加味治疗宫寒不孕 56 例 [J]. 长春中医药大学学报，2007，23（5）：59.
[54] 赵益霞 . 温经汤加减治疗排卵障碍性不孕疗效观察 [J]. 中国乡村医药，2008，15（6）：41–42.
[55] 周淑萍 . 温经汤加通液术治疗输卵管阻塞性不孕 [J]. 医药论坛杂志，2008，29（12）：77–78.
[56] 胡丽梅 . 补肾暖宫汤配合克罗米酚胶囊治疗继发性不孕症 70 例疗效观察 [J]. 河北中医，2002，31（5）：713–714.
[57] 曹秀荣 . 女性不孕症 50 例辨证论治 [J]. 中国社区医师（综合版），2003，5（10）：36–37.
[58] 周建华，田田，田丽萍 . 加味温经汤并介入治疗双侧输卵管阻塞 [J]. 医药论坛杂志，2008，29（11）：82–83.
[59] 王桂珍 . 女性不育症用中药治疗的经验 [J]. 国外医学妇产科，1987，53（6）：1043.
[60] 毕明义 . 当归芍药散治疗不孕症 138 例 [J]. 陕西中医，1990（2）：154.
[61] 高荣慧 . 汉方药治疗不孕症 [J]. 国外医学（中医中药分册），2002，24（2）：101–102.
[62] 徐国男 . 针灸加中药治疗对提高试管婴儿成功率的疗效观察 [J]. 天津中医药，2006，23（4）：341–342.
[63] 和平 . 中西医结合治疗不孕症 100 例临床探讨 [J]. 中国社区医师（医学专业半月刊），2008，10（8）：F3.
[64] 张丽娟 . 当归芍药散作为不孕症治疗首选药的尝试 [J]. 国外医学（中医中药分册），1996，18（3）：38.
[65] 王瑞芬 . 当归芍药散合五子衍宗丸治疗不孕症 38 例 [J]. 云南中医中药杂志，2007，28（6）：30–31
[66] 张惠和 . 中药治疗流产后继发性不孕症 84 例 [J]. 陕西中医，1990，11（4）：155–156.
[67] 李莉 . 养血化瘀通管汤 [J]. 广西中医药，1998（6）：39.
[68] 王红波，张朝民，吴焕荣 . 经方“当归芍药散”加减方促排卵临床探讨 [C]. 全国张仲景学术思想及医方应用研讨会论文集，2001（6）：602.
[69] 王瑞芬 . 当归芍药散合五子衍宗丸治疗不孕症 38 例 [J]. 云南中医中药杂志，2007，28（6）：30–31.
[70] 王瑞芳，战为平 . 六味地黄丸系列及氯米酚治疗排卵障碍不孕 25 例疗效与 B 超观察 [J]. 吉林中医药，2000（4）：34.
[71] 王云铭 . 女性不孕症治疗经验——附 157 例治疗小结 [J]. 山东中医杂志，1988，7（5）：24–25.
[72] 曹健 . 针药治疗排卵障碍 75 例 [J]. 光明中医，2012，27（10）：2046–2047.

[73] 张秉志 . 辨证治疗宫寒不孕症 17 例 [J]. 江西中医药，2000，31（4）：26.
[74] 杨宝献 . 输卵管因素不孕治疗体会 [J]. 中国药物经济学，2012，5（6）：42-43.
[75] 刘胜兰 . 中西医结合治疗女性抗精子抗体阳性不孕症 12 例 [J]. 现代中西医结合杂志，2007，16（34）：5089-5090.

第十二节 崩 漏

崩漏，中医病名。是月经的周期、经期、经量发生严重失常的病证，其发病急骤，暴下如注，大量出血者为“崩”；病势缓，出血量少，淋沥不绝者为“漏”。崩与漏虽出血情况不同，但在发病过程中两者常互相转化，如崩血量渐少，可能转化为漏，漏势发展又可能变为崩，故临床多以崩漏并称。

崩漏可发生在月经初潮后至绝经的任何年龄，足以影响生育，危害健康，属妇科常见病，也是疑难急重病证。西医疾病中，功能失调性子宫出血、黄体功能不全、妇科肿瘤（子宫肌瘤、内膜癌、卵巢癌、子宫颈癌）等可出现崩漏症状。治疗方面需结合患者年龄、病史综合考虑，采用合理诊疗方案，必要时行诊断性刮宫，以免延误病情。

崩漏始见于内经，《素问·阴阳别论》云：“阴虚阳搏谓之崩。”《金匮要略·妇人妊娠病脉证并治》首先提出“漏下”之名。临床常见病因有脾虚、肾虚、血热、血瘀等。

【《金匮要略》方剂谱】

崩漏属于中医病症。在《金匮要略》方治疗的优势病症谱中，其临床研究文献频次居第 86 位，而个案经验文献频次居第 7 位。《金匮要略》方中，能够治疗崩漏的方剂共 18 首，其中有 7 首方剂已经进行过临床研究，17 首方剂有个案经验报道。各方剂的文献频次见表 2-82、表 2-83。从表中看出，临床研究文献主要集中在桂枝茯苓丸、黄土汤，而个案经验文献主要集中在温经汤，其次为当归芍药散、桂枝茯苓丸、黄土汤，其余方剂运用频次较低。

表 2-82　崩漏临床研究文献方剂谱

序号	方剂名称	频次	序号	方剂名称	频次
1	桂枝茯苓丸	4	5	当归散	1
2	黄土汤	4	6	柏叶汤	1
3	温经汤	3	7	桂枝加龙骨牡蛎汤	1
4	胶艾汤	3			

表 2-83　崩漏个案经验文献方剂谱

序号	方剂名称	频次	序号	方剂名称	频次
1	温经汤	32	10	土瓜根散	1
2	当归芍药散	10	11	甘草干姜茯苓白术汤	1
3	桂枝茯苓丸	9	12	当归贝母苦参丸	1
4	黄土汤	7	13	大黄牡丹汤	1
5	桂枝加龙骨牡蛎汤	6	14	柏叶汤	1
6	泻心汤	2	15	赤豆当归散	1
7	旋覆花汤	2	16	下瘀血汤	1
8	黄芪建中汤	2	17	肾气丸	1
9	胶艾汤	1			

【临床证据评价】

崩漏的临床证据来源于临床研究和个案经验文献，前者有 17 篇，后者有 77 篇。临床研究文献中有 3 篇非随机对照试验，14 篇病例系列观察。个案经验文献共有 77 篇，报道了 79 则崩漏的验案。

1. 临床研究文献

（1）桂枝茯苓丸

纳入 4 篇文献均为病例系列观察。在发表年份上，所有文献分布在 1995 ~ 2008 年。证据质量等级评价情况见表 2-84。可以看出，有高质量证据 3 篇，极低质量证据 1 篇。证据的降级因素为研究的局限性。证据升级因素主要是仲景原方和单用仲景方干预。

表 2-84　桂枝茯苓丸临床研究文献证据质量一览表

纳入研究	发表年份	文献类型	证据升降因素	等级
王明惠[1]	1995	CR	仲景原方（+1）单用仲景方干预（+1）	高
赵亚平[2]	2008	CR	仲景原方（+1）单用仲景方干预（+1）	高
曲艳妮[3]	2009	CR	仲景原方（+1）单用仲景方干预（+1）	高
杨亚平[4]	2008	CR	研究的局限性（-1）	极低

（2）黄土汤

纳入4篇文献均为病例系列观察。所有文献分布在1988～2004年。证据质量等级评价情况见表2-85。可以看出，有低质量证据3篇，极低质量证据1篇。证据的降级因素主要为研究的局限性、加入药物干扰、小样本等。证据升级因素主要是单用仲景方干预。

表2-85　　黄土汤临床研究文献证据质量一览表

纳入研究	发表年份	文献类型	证据升降因素	等级
阎祥敏[5]	1990	CR	研究的局限性（-1）加入药物干扰（-1）剂量-效应关系（+1）单用仲景方干预（+1）	低
孔文清[6]	2001	CR	研究的局限性（-1）单用仲景方干预（+1）	低
袁银忠[7]	2004	CR	研究的局限性（-1）小样本（-1）仲景原方（+1）单用仲景方干预（+1）	低
瞿忠灿[8]	1988	CR	研究的局限性（-1）小样本（-1）单用仲景方干预（+1）	极低

（3）温经汤

纳入3篇文献，均为病例系列观察。所有文献分布在1997～2011年。证据质量等级评价情况见表2-86。可以看出，有低质量证据2篇，极低质量证据1篇。证据的降级因素主要为研究的局限性。证据升级因素主要是使用单用仲景方干预。

表2-86　　温经汤临床研究文献证据质量一览表

纳入研究	发表年份	文献类型	证据升降因素	等级
张志兰[9]	1997	CR	研究的局限性（-1）单用仲景方干预（+1）	低
杨利侠[10]	2003	CR	研究的局限性（-1）单用仲景方干预（+1）	低
邱玉龙[11]	2011	CR	研究的局限性（-1）小样本（-1）单用仲景方干预（+1）	极低

（4）胶艾汤

纳入3篇文献，2篇非随机对照试验，1篇病例系列观察。所有文献分布在2008～2013年。证据质量等级评价情况见表2-87。可以看出，有中等质量证据1篇，极低质量证据2篇。证据的降级因素主要为研究的局限性、加入药物干扰。证据升级因素主要是使用单用仲景方干预。

表 2-87 胶艾汤临床研究文献证据质量一览表

纳入研究	发表年份	文献类型	证据升降因素	等级
吴秀青[12]	2011	CT	研究的局限性（-2）单用仲景方干预（+1）	中
牛海涛[13]	2008	CR	研究的局限性（-1）小样本（-1）单用仲景方干预（+1）	极低
雷艳草[14]	2013	CT	研究的局限性（-2）加入药物干扰（-1）单用仲景方干预（+1）	低级

（5）其他方剂

另有 3 个方剂，分别为当归散、柏叶汤和桂枝加龙骨牡蛎汤。各个方剂的证据质量等级评价情况见表 2-88。可以看出，纳入文献质量均较低。

表 2-88 其他方剂临床研究文献证据质量一览表

纳入研究	方剂名称	发表年份	文献类型	证据升降因素	等级
吴文芝[15]	当归散	1993	CR	研究的局限性（-1）加入药物干扰（-1）仲景原方（+1）单用仲景方干预（+1）	低
孙运倬[16]	柏叶汤	2004	CR	研究的局限性（-1）加入药物干扰（-1）单用仲景方干预（+1）	极低
段宗英[17]	桂枝加龙骨牡蛎汤	1998	CT	研究的局限性（-2）精确度低（-1）加入药物干扰（-1）单用仲景方干预（+1）	极低

2. 个案经验文献

共纳入 79 则医案，分别采用温经汤、当归芍药散、桂枝茯苓丸等。发表年份分布于 1980 ~ 2012 年。各个方剂的证据质量等级评价情况见表 2-89。可以看出，纳入相关医案除了胶艾汤平均质量为高等以外，其余医案文献均为中低等质量。

表 2-89 个案经验文献证据质量一览表

方剂名称	发表年份	医案则数	质量评分平均值	等级
温经汤	1980 ~ 2011	32	46.63	中等
当归芍药散	1983 ~ 2010	10	38.20	低等
桂枝茯苓丸	1984 ~ 2012	9	43.81	中等

续表

方剂名称	发表年份	医案则数	质量评分平均值	等级
黄土汤	1984 ~ 1997	7	39.40	低等
桂枝加龙骨牡蛎汤	1986 ~ 2001	6	46.68	中等
泻心汤	2006 ~ 2012	2	56.58	中等
旋覆花汤	1988 ~ 1992	2	46.27	中等
黄芪建中汤	1993 ~ 2006	2	45.78	中等
胶艾汤	2010	1	71.18	高等
土瓜根散	1988	1	57.60	中等
甘草干姜茯苓白术汤	1999	1	56.09	中等
当归贝母苦参丸	1986	1	46.37	中等
大黄牡丹汤	2002	1	45.40	中等
柏叶汤	2005	1	36.23	低等
赤豆当归散	1983	1	31.39	低等
下瘀血汤	2000	1	31.39	低等
肾气丸	1990	1	26.47	低等

【典型临床证据】

崩漏的临床研究证据共有 17 篇文献支持，高质量证据 3 篇，中等质量证据 1 篇，低质量证据 7 篇，极低质量证据 6 篇。高质量证据为桂枝茯苓丸。各质量等级文献均有分布。

1. 桂枝茯苓丸

桂枝茯苓丸加味干预崩漏在临床总效率方面有效（高质量证据）

赵亚平[2]实施的一项样本量为 136 例的病例系列观察中，患者全部服用桂枝茯苓丸加味（改作汤剂）。处方：桂枝 10g，茯苓 20g，赤芍 15g，桃仁 10g，牡丹皮 10g。血瘀严重者加水蛭粉 5g（冲），红花 6g；伴气虚者加黄芪 15 ~ 20g，党参 15 ~ 20g；兼血虚者加当归 12 ~ 20g，白芍 15 ~ 20g，熟地黄 15 ~ 20g；兼肾虚者加杜仲 15 ~ 30g，川续断 15～20g，牛膝 15～20g；偏寒者去牡丹皮，加艾叶 5g，姜炭 10g，吴茱萸 3～5g；偏热者加侧柏叶 15g，茜草 15g，地榆 15～20g。治疗结果：治愈 123 例，有效 9 例，无效 4 例，总有效率为 97.06%。（疗效标准：①痊愈：服药后经量、经期、周期恢复正常，能维持 3 个月经周期以上，或更年期妇女血止绝经者；②有效：服药后经量、经期、周期虽恢复正常，但不能维持 3 个月经周期，或经量减少，或经期缩短；③无效：服药 1 个月以上，阴道出血无变化，改作其他治疗。）

2. 黄土汤

黄土汤加味干预崩漏在总有效率方面有效（低质量证据）

阎祥敏[5]实施的一项样本量为 50 例的病例系列观察中，用加味黄土汤：灶心黄土 30～60g，生地 15g，阿胶 15g（烊化），焦白术 12g，甘草 6g，补骨脂 6g，赤石脂 6g，三七粉 5g（冲服），益母草 15g，续断 15g，仙鹤草 15g，艾叶炭 12g，棕榈炭 15g。血止后改服归脾汤加减以复旧，因慢性失血引起的贫血，主方中加黄芪、当归、党参、枸杞子等补气养血之药，每日煎服 1 剂，早晚 2 次分服。灶心土取烧柴草的灶心土，每剂药的灶心土加水 500mL 浸泡一昼夜，以浸液煎诸药。治疗结果：服药 3 剂治愈者 1 例，10～20 剂治愈 6 例，22～30 剂治愈 11 例，50～70 剂治愈 19 例，服药后有明显疗效 9 例，子宫肌瘤过大手术摘除 3 例，服药后无明显疗效 1 例，有效率达 92%。（疗效标准不详）

3. 温经汤

温经汤加减干预血瘀肾虚型崩漏在总有效率方面有效（低质量证据）

张志兰[9]实施的一项样本量的 42 例病例系列观察中，用加减温经汤，组成：当归 10g，白芍 10g，熟地 15g，桂枝 6g，川芎 8g，阿胶 12g（烊化），吴茱萸 6g，丹皮 10g，麦冬 15g，鹿角胶 12g（烊化），三七粉 6g（冲），乌贼骨 30g，甘草 6g。偏肾阳虚，加仙灵脾、肉苁蓉、肉桂等；偏肾阴虚，加女贞子、旱莲草、山萸肉等；出血量多，加血余炭、棕榈炭、鹿角霜等；少腹痛甚，加五灵脂、元胡、蒲黄等。水煎服，每日 1 剂。控制症状后，于第二个月经周期再服药数剂，无出血后予以补肾调冲。治疗期间不用激素，不用其他止血药及辅助疗法，同时测基础体温。治疗结果：42 例中，痊愈 22 例，好转 16 例，无效 4 例，总有效率为 90.2%。（疗效标准：中医药管理局医政司颁布的《中医妇科病证诊断疗效标准（试行）》中崩漏之疗效标准）

4. 胶艾汤

胶艾汤对照常规治疗干预崩漏在总有效率方面有优势（中等质量证据）

吴秀青[12]实施的一项样本量为138例非随机对照试验中，试验组43例，对照组35例。试验组采取中药治疗，以胶艾汤（阿胶12g，川芎6g，甘草6g，艾叶炭9g，当归9g，白芍12g，干地黄18g）作为基本方。肾虚者，加川断、杜仲各10g；血热者，加牡丹皮、地骨皮、知母各10g；血瘀者，去白芍，加桃仁、红花、赤芍各9g；气虚者，加黄芪、升麻各10g；气滞者，加栀子、香附、枳壳各12g；心悸多梦者，加石莲肉、枣仁、茯神各12g；血量过多者，加地榆炭、小蓟炭、仙鹤草、茜草、莲房炭各15g。每月月经前5天开始服用，每天1剂，分3次煎服，治疗期间不服用任何西药。对照组给予常规治疗。两组临床总有效率相对危险度RR=1.19，95%CI（1.00，1.42），*P*=0.05。（疗效标准：①治愈：治疗后出血停止，贫血症状及体征均改善，3月内未见复发。②有效：治疗后出血停止，3月内复发或治疗后出血减少。③无效：治疗后症状、体征无改善。总有效率 =（治愈 + 有效）/ 总例数 ×100%。）

【崩漏与应用方剂分析】

此次研究发现共有14首方剂可以治疗崩漏，属于同病异治的范畴。根据文献报道，基于循证医学研究得出结论，依次为：桂枝茯苓丸共4篇文献，纳入357例；黄土汤共4篇文献，纳入123例；温经汤共3篇文献，纳入103例；胶艾汤共3篇文献，纳入203例。高质量证据分布在桂枝茯苓丸，其余方剂多为中等、低质量证据。可以看出，虽然方剂种类分布较广，但是不论在文献频次还是证据质量方面，均具有一定聚集性。

1. 桂枝茯苓丸

桂枝茯苓丸是妇人妊娠病篇中，主治瘀血阻滞、寒湿凝滞的癥病漏下的主方，其主证表现为经水异常、漏下不止等。其方由桂枝、茯苓、丹皮、桃仁、芍药组成。崩漏在本方的病症谱中，属于中频病症。高质量证据显示，桂枝茯苓丸加味干预崩漏在临床总效率方面有效。可见瘀血阻滞、寒湿凝滞是本病临床常见病机之一，具有较高的人群聚集度。

2. 黄土汤

黄土汤是惊悸吐衄下血胸满瘀血病中，主治虚寒便血的主方，其主证表现为大便出血、先便后血。虽然便血与崩漏部位有别，但其中焦虚寒的病机相通，故本方可以用于治疗该证型的崩漏下血。其方由灶心土、甘草、干地黄、白术、炮附子、阿胶、黄芩组成。黄土汤在本方的病症谱中，属于中频病症。低质量证据显示，黄土汤加味干预崩漏在总有效率方面有效。可见中焦虚寒是本病临床常见病机之一，具有较高的人群聚集度。

3. 温经汤

温经汤是妇人杂病篇中，主治冲任虚寒夹有瘀血之崩漏的主方，其主证表现为崩漏、发热、少腹里急、腹满、口干等。其方由吴茱萸、当归、川芎、芍药、人参、桂枝、阿胶、生姜、丹皮、甘草、半夏、麦冬等组成。崩漏在本方的病症谱中，属于中频病症。低质量证据显示，温经汤加减干预血瘀肾虚型崩漏在总有效率方面有效。可见冲任虚寒夹有瘀血是本病临床常见病机之一，具有较高的人群聚集度。

4. 胶艾汤

胶艾汤是妇人妊娠病篇中，主治冲任虚寒之漏下及妊娠腹中痛的主方，其主证表现为漏下不止，或妊娠腹中痛。其方由川芎、阿胶、甘草、艾叶、当归、芍药、干地黄组成。崩漏在本方的病症谱中，属于中频病症。中等质量证据显示，胶艾汤对照常规治疗干预崩漏在总有效率方面有优势。可见冲任失调，血虚宫寒是本病临床常见病机之一。

【优势病证规律】

根据现有文献，崩漏临床常见证型有瘀血阻滞、寒湿凝滞的桂枝茯苓丸证，中焦虚寒的黄土汤证，冲任虚寒夹有瘀血的温经汤证和冲任失调，血虚宫寒的胶艾汤证。通过循证医学研究及证据评价，提炼出崩漏用《金匮要略》方治疗呈现出一定趋向性。因此，桂枝茯苓丸、黄土汤、温经汤和胶艾汤的证型很可能是崩漏在现代临床环境下的主要证候表现。（见图 2–13）

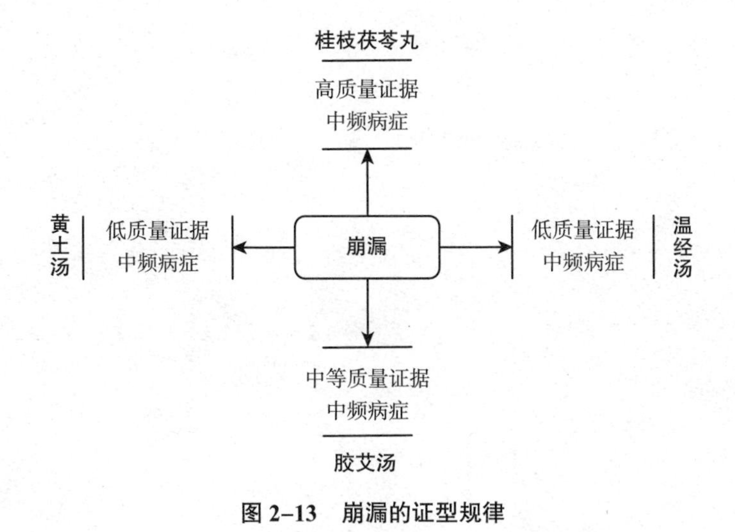

图 2–13　崩漏的证型规律

参考文献

[1] 王明惠，赵亚平 . 桂枝茯苓丸加味治瘀血内阻型崩漏 48 例 [J]. 国医论坛，1995 (3)：9.

[2] 赵亚平，程红，王明惠 . 加味桂枝茯苓丸治疗崩漏 136 例 [J]. 中医杂志，2008，49 (4)：304.

[3] 曲艳妮 . 桂枝茯苓丸加味治疗崩漏 139 例 [J]. 中国社区医师，2009，25 (5)：36.

[4] 杨亚平，党洁明，刘景霞 . 中西医结合诊治崩漏的体会 [C]. 第二次全国中西医结合诊断学术研讨会论文集 . 云南：中国中西医结合学会，2008：289-291.

[5] 阎祥敏 . 加味黄土汤治疗崩漏症 50 例 [J]. 河北中医，1990 (3)：32.

[6] 孔文清，李筱嫒 . 黄土汤加味治疗崩漏 36 例 [J]. 江苏中医，2001，22 (7)：27.

[7] 袁银忠 . 黄土汤治疗崩漏 16 例 [J]. 河南中医，2004，24 (5)：11.

[8] 瞿忠灿 . 黄土汤加味治疗脾阳虚崩漏 [J]. 云南中医杂志，1988，9 (4)：37.

[9] 张志兰 . 加减温经汤治疗血瘀肾虚型崩漏 42 例 [J]. 上海中医药杂志，1997 (2)：36-37.

[10] 杨利侠，梁岩，陈雯 . 温经汤加减治疗崩漏 36 例 [J]. 四川中医，2003，21 (12)：52.

[11] 邱玉龙 . 四逆汤合温经汤化裁治疗崩漏 25 例疗效观察 [J]. 中外医疗，2011，14 (16)：139.

[12] 吴秀青 . 胶艾汤治疗崩漏的临床体会 [J]. 临床合理用药杂志，2011，4 (6A)：81.

[13] 牛海涛 . 胶艾汤合当归补血汤治疗崩漏 30 例 [J]. 甘肃中医，2008，21 (2)：37.

[14] 雷艳草 . 加味胶艾汤治疗崩漏的疗效 [J]. 中国保健营养，2013，23 (8)：4792.

[15] 吴文芝 . 加味黄芪当归散治疗崩漏 15 例 [J]. 贵阳中医学院学报，1993 (2)：31.

[16] 孙运倬 . 柏叶止血汤治疗崩漏 50 例临床观察 [J]. 中医药信息，2004，21 (4)：41.

[17] 段宗英 . 桂枝龙骨牡蛎汤加味治疗崩漏 80 例临床分析 [J]. 北京中医，1998 (4)：27-28.

第三章
消化系统疾病

第一节 慢性胃炎

慢性胃炎（chronic gastritis）是指不同病因引起的胃黏膜的慢性炎症或萎缩性病变，其实质是胃黏膜上皮遭受反复损害后，由于黏膜特异的再生能力，以致黏膜发生改建，且最终导致不可逆的固有胃腺体的萎缩，甚至消失。慢性萎缩性胃炎为慢性胃炎的一种类型。萎缩性胃炎时，胃黏膜萎缩而被肠的上皮细胞取代即肠化生；炎症继续演变，则细胞生长不典型，即间变；甚至细胞增生而致癌变。

根据慢性胃炎部位分类，可分为胃体炎、胃窦炎、贲门炎等；根据慢性胃炎的性质与分级进行分类，分为浅表性及萎缩性，后者又可分为轻、中、重度三级；根据胃炎活动的程度进行分类，如根据胃黏膜上皮的中性粒细胞浸润及退行性变，可定出活动期或静止期，根据活动范围，可分为弥漫性或局限性；根据有无化生及其类型进行分类，化生分为肠腺化生（肠化）及假幽门腺化生。

慢性胃炎的病因有：①细菌、病毒感染：多见于急性胃炎之后，胃黏膜病变经久不愈而发展为慢性浅表性胃炎；②进食刺激性物质：长期饮烈性酒、浓茶、浓咖啡等刺激性物质，可破坏胃黏膜保护屏障而发生胃炎；③药物副作用：有些药物如水杨酸盐、洋地黄、保泰松、消炎痛、辛可芬等可引起慢性胃黏膜损害；④口腔、咽部的慢性感染；⑤胆汁反流：胆汁中含有的胆盐可破坏胃黏膜屏障，使胃液中的氢离子反弥散进入胃黏膜而引起炎症；⑥X线照射：深度X线照射胃部，可引起胃黏膜损害，产生胃炎；⑦幽门螺旋菌感染；⑧大地物理变化：如环境改变、气候变化，人若不能在短时间内适应，就可引起支配胃的神经功能紊乱，使胃液分泌和胃的运动不协调，产生胃炎；⑨长期精神紧张，生活不规律；⑩其他脏器病变的影响：慢性肾炎、尿毒症、溃疡性结肠炎、贫血、慢性心衰等均可引起慢性胃炎。

慢性胃炎缺乏特异性症状，症状的轻重与胃黏膜的病变程度并非一致。大多数病人常无症状或有程度不同的消化不良症状如上腹隐痛、食欲减退、餐后饱胀、反酸等。萎缩性胃炎患者可有贫血、消瘦、舌炎、腹泻等，伴黏膜糜烂者上腹痛较明显，并可有出血，出现呕血、黑便等症状。本病十分常见，占接受胃镜检查病人的80%~90%，男性多于女性，随年龄增长发病率逐渐增高。

本病归属于中医的“痞满”“心下痞”“心下痞硬”“胃脘痛”“嘈杂”等范畴。脾胃素虚，或正气相对不足，加之情志郁怒，饮食不节，或外邪侵扰，药物刺激等诱因，导致脾胃气机升降失常，引起胃脘痞满或隐痛、嗳气、吞酸、嘈杂、呕吐等症状。

【《金匮要略》方剂谱】

慢性胃炎的国际病症编码为K29.502，属于消化系统疾病。在《金匮要略》方治疗的优势病症谱中，其临床研究文献频次居第21位，而个案经验文献频次居第47位。《金匮要略》方中，能够治疗慢性胃炎的方剂共33首，其中有16首方剂已经进行过临床研究，30首方剂有个案经验报道。各方剂的文献频次见表3–1、表3–2。从表中看出，临床研究文献主要集中在黄芪建中汤，而个案经验文献也集中在黄芪建中汤，其次为当归芍药散、半夏厚朴汤、麦门冬汤，其余方剂运用频次较低。

表3–1　慢性胃炎临床研究文献方剂谱

序号	方剂名称	频次	序号	方剂名称	频次
1	黄芪建中汤	66	9	百合地黄汤	1
2	麦门冬汤	8	10	大黄䗪虫丸	1
3	泻心汤	7	11	桂枝茯苓丸	1
4	半夏厚朴汤	5	12	桂枝生姜枳实汤	1
5	枳术汤	5	13	厚朴三物汤	1
6	大建中汤	2	14	人参汤	1
7	当归芍药散	2	15	生姜泻心汤	1
8	下瘀血汤	1	16	枳实芍药散	1

表 3–2　慢性胃炎个案经验文献方剂谱

序号	方剂名称	频次	序号	方剂名称	频次
1	黄芪建中汤	51	16	大黄甘草汤	2
2	当归芍药散	21	17	酸枣汤	1
3	半夏厚朴汤	15	18	人参汤	1
4	麦门冬汤	12	19	甘麦大枣汤	1
5	栝楼薤白半夏汤	10	20	百合地黄汤	1
6	泻心汤	10	21	大建中汤	1
7	枳实薤白桂枝汤	7	22	桂枝茯苓丸	1
8	奔豚汤	6	23	大黄䗪虫丸	1
9	黄芪桂枝五物汤	6	24	桂枝生姜枳实汤	1
10	肾气丸	5	25	温经汤	1
11	黄土汤	3	26	竹皮大丸	1
12	大黄附子汤	3	27	甘草干姜茯苓白术汤	1
13	小半夏汤	3	28	小半夏加茯苓汤	1
14	厚朴三物汤	3	29	茯苓泽泻汤	1
15	枳术汤	3	30	茵陈五苓散	1

【临床证据评价】

慢性胃炎的临床证据来源于临床研究和个案经验文献，前者有 104 篇，后者有 162 篇。临床研究文献中有 36 篇随机对照试验，7 篇半随机对照试验，10 篇非随机对照试验，51 篇病例系列观察。个案经验文献共有 162 篇，报道了 174 则慢性胃炎的验案。

1. 临床研究文献

（1）黄芪建中汤

66 篇文献中，21 篇随机对照试验，5 篇半随机对照试验，5 篇非随机对照试验，35 篇病例系列观察。在发表年份上，所有文献分布在 1983 ~ 2013 年。证据质量等级评价情况见表 3–3。可以看出，有中等质量证据 13 篇，低质量证据 17 篇，极低质量证据 36 篇。证据的降级因素主要为研究的局限性，精确度低、加入药物干扰也是降级因素之一。证据升级因素主要是单用仲景方干预。

表 3-3　　黄芪建中汤临床研究文献证据质量一览表

纳入研究	发表年份	文献类型	证据升降因素	等级
贺方礼[1]	1991	CR	仲景原方（+1）	中
卞　军[2]	2006	CR	仲景原方（+1）	中
宁秀丽[3]	2006	CR	仲景原方（+1）	中
陈　武[4]	2006	CR	研究的局限性（–1）仲景原方（+1）单用仲景方干预（+1）	中
袁福宁[5]	2006	CR	单用仲景方干预（+1）	中
陈炳福[6]	2007	CR	研究的局限性（–1）仲景原方（+1）单用仲景方干预（+1）	中
石伏香[7]	2010	RCT	研究的局限性（–2）单用仲景方干预（+1）	中
汪传臻[8]	2012	CCT	研究的局限性（–1）	中
贺俊萍[9]	2012	RCT	研究的局限性（–1）精确度低（–1）单用仲景方干预（+1）	中
陈　兴[10]	2013	RCT	研究的局限性（–2）单用仲景方干预（+1）	中
王　雪[11]	2013	CR	单用仲景方干预（+1）	中
温凤倩[12]	2013	RCT	研究的局限性（–2）精确度低（–1）仲景原方（+1）单用仲景方干预（+1）	中
张世军[13]	2013	RCT	研究的局限性（–2）单用仲景方干预（+1）	中
储浩然[14]	2002	RCT	研究的局限性（–2）加入药物干扰（–1）单用仲景方干预（+1）	低
朱名宸[15]	2003	CR	无	低
阳　光[16]	2006	CR	无	低
刘尉生[17]	2007	RCT	研究的局限性（–2）	低
吕丽雅[18]	2007	CCT	研究的局限性（–2）	低
刘　君[19]	2008	CR	研究的局限性（–2）加入药物干扰（–1）单用仲景方干预（+1）	低
邱廷建[20]	2008	RCT	研究的局限性（–2）加入药物干扰（–1）单用仲景方干预（+1）	低
里　震[21]	2009	RCT	研究的局限性（–2）精确度低（–1）单用仲景方干预（+1）	低
林果森[22]	2010	CR	加入药物干扰（–1）单用仲景方干预（+1）	低

续表

纳入研究	发表年份	文献类型	证据升降因素	等级
张 仓[23]	2010	CR	加入药物干扰（–1）单用仲景方干预（+1）	低
李德斌[24]	2011	CR	研究的局限性（–1）单用仲景方干预（+1）	低
陈 强[25]	2012	CCT	研究的局限性（–2）加入药物干扰（–1）单用仲景方干预（+1）	低
颜幸杰[26]	2012	RCT	研究的局限性（–2）加入药物干扰（–1）单用仲景方干预（+1）	低
徐志鹏[27]	2012	RCT	研究的局限性（–2）精确度低（–1）单用仲景方干预（+1）	低
姜小红[28]	2013	CT	研究的局限性（–2）	低
李梦袍[29]	2013	CT	研究的局限性（–2）精确度低（–1）单用仲景方干预（+1）	低
王六群[30]	2013	RCT	研究的局限性（–2）加入药物干扰（–1）单用仲景方干预（+1）	低
杨承进[31]	1983	CR	研究的局限性（–1）小样本（–1）单用仲景方干预（+1）	极低
吴俊良[32]	1994	CR	研究的局限性（–1）加入药物干扰（–1）单用仲景方干预（+1）	极低
苏文明[33]	1996	CR	研究的局限性（–1）加入药物干扰（–1）单用仲景方干预（+1）	极低
张李红[34]	1997	CR	研究的局限性（–1）加入药物干扰（–1）单用仲景方干预（+1）	极低
华 燕[35]	1998	RCT	研究的局限性（–2）精确度低（–1）加入药物干扰（–1）	极低
崔美中[36]	1999	CR	加入药物干扰（–1）	极低
李德珍[37]	1999	CR	加入药物干扰（–1）	极低
王继祥[38]	2000	CR	研究的局限性（–1）加入药物干扰（–1）单用仲景方干预（+1）	极低
李美康[39]	2001	CT	研究的局限性（–2）加入药物干扰（–1）	极低
陈彩国[40]	2002	RCT	研究的局限性（–2）加入药物干扰（–1）	极低
江汉秦[41]	2002	CR	加入药物干扰（–1）	极低
张玉焕[42]	2003	CR	加入药物干扰（–1）	极低

续表

纳入研究	发表年份	文献类型	证据升降因素	等级
郭保全[43]	2004	CR	加入药物干扰（–1）	极低
王丽娜[44]	2004	CR	加入药物干扰（–1）	极低
赵林江[45]	2005	CR	研究的局限性（–1）加入药物干扰（–1）单用仲景方干预（+1）	极低
魏道祥[46]	2005	CR	加入药物干扰（–1）	极低
郑小伟[47]	2005	CR	加入药物干扰（–1）	极低
胡陵静[48]	2007	RCT	研究的局限性（–2）精确度低（–1）	极低
王东林[49]	2007	CR	加入药物干扰（–1）	极低
王汝新[50]	2007	CR	加入药物干扰（–1）	极低
张　荣[51]	2007	RCT	研究的局限性（–2）加入药物干扰（–1）	极低
何安民[52]	2008	CR	加入药物干扰（–1）	极低
李超群[53]	2009	RCT	研究的局限性（–2）加入药物干扰（–1）	极低
孟祥庚[54]	2009	CT	研究的局限性（–2）加入药物干扰（–1）	极低
赵　琳[55]	2009	RCT	研究的局限性（–2）加入药物干扰（–1）	极低
吕　林[56]	2011	CCT	研究的局限性（–2）精确度低（–1）加入药物干扰（–1）	极低
夏以琳[57]	2011	CR	小样本（–1）	极低
张志巧[58]	2011	CR	小样本（–1）	极低
葛少亮[59]	2012	CR	小样本（–1）加入药物干扰（–1）单用仲景方干预（+1）	极低
张　金[60]	2013	CCT	研究的局限性（–2）精确度低（–1）加入药物干扰（–1）单用仲景方干预（+1）	极低
付　强[61]	2013	RCT	研究的局限性（–1）加入药物干扰（–1）	极低
克修尧[62]	2013	RCT	研究的局限性（–2）加入药物干扰（–1）	极低
倪永华[63]	2013	CT	研究的局限性（–2）加入药物干扰（–1）	极低
张智勇[64]	2013	RCT	研究的局限性（–1）精确度低（–1）加入药物干扰（–1）	极低
侯　科[65]	2013	CR	研究的局限性（–1）加入药物干扰（–1）单用仲景方干预（+1）	极低
孙　玲[66]	2013	CR	研究的局限性（–1）加入药物干扰（–1）单用仲景方干预（+1）	极低

（2）麦门冬汤

纳入8篇文献，4篇随机对照试验，4篇病例系列观察。所有文献分布在1994～2012年。证据质量等级评价情况见表3-4。可以看出，有高质量证据1篇，低质量证据1篇，极低质量证据6篇。证据的降级因素主要为研究的局限性、加入药物干扰。证据升级因素主要是单用仲景方干预。

表3-4　麦门冬汤临床研究文献证据质量一览表

纳入研究	发表年份	文献类型	证据升降因素	等级
郭本传[67]	2004	RCT	研究的局限性（-2）仲景原方（+1）单用仲景方干预（+1）	高
赵　琦[68]	2008	RCT	研究的局限性（-2）	低
张　杰[69]	1994	CR	加入药物干扰（-1）	极低
丁广元[70]	1997	CR	加入药物干扰（-1）	极低
孔繁林[71]	1998	RCT	研究的局限性（-2）加入药物干扰（-1）	极低
赵学魁[72]	2004	CR	无	极低
肖春海[73]	2011	CR	加入药物干扰（-1）单用仲景方干预（+1）	极低
董　仲[74]	2012	RCT	研究的局限性（-2）加入药物干扰（-1）	极低

（3）泻心汤

纳入7篇文献，均为随机对照试验。所有文献分布在1996～2013年。证据质量等级评价情况见表3-5。可以看出，有低质量证据1篇，极低质量证据6篇。证据的降级因素主要为研究的局限性、加入药物干扰、精确度低等。

表3-5　泻心汤临床研究文献证据质量一览表

纳入研究	发表年份	文献类型	证据升降因素	等级
肖礼军[75]	2012	RCT	研究的局限性（-2）加入药物干扰（-1）单用仲景方干预（+1）	低
张　琳[76]	1996	RCT	研究的局限性（-1）间接证据（-1）精确度低（-1）加入药物干扰（-1）	极低
王　晶[77]	2002	RCT	加入药物干扰（-1）	极低
孙三成[78]	2007	RCT	研究的局限性（-2）精确度低（-1）加入药物干扰（-1）	极低

续表

纳入研究	发表年份	文献类型	证据升降因素	等级
丁有荣[79]	2012	RCT	研究的局限性（–2）精确度低（–1）加入药物干扰（–1）单用仲景方干预（+1）	极低
李姝书[80]	2013	RCT	研究的局限性（–2）加入药物干扰（–1）	极低
随志化[81]	2013	RCT	研究的局限性（–2）精确度低（–1）加入药物干扰（–1）	极低

（4）半夏厚朴汤

纳入5篇文献，1篇随机对照试验，1篇半随机对照试验，3篇病例系列观察。所有文献分布在2002～2010年。证据质量等级评价情况见表3–6。可以看出，有低质量证据3篇，极低质量证据2篇。证据的降级因素主要为研究的局限性、加入药物干扰、小样本等。

表3–6　　半夏厚朴汤临床研究文献证据质量一览表

纳入研究	发表年份	文献类型	证据升降因素	等级
步培良[82]	2002	CR	无	低
黄跃康[83]	2010	CR	加入药物干扰（–1）单用仲景方干预（+1）	低
金仕洪[84]	2010	CR	加入药物干扰（–1）单用仲景方干预（+1）	低
王万卿[85]	2006	RCT	研究的局限性（–2）加入药物干扰（–1）	极低
吕翠岩[86]	2007	CCT	研究的局限性（–2）小样本（–1）加入药物干扰（–1）	极低

（5）枳术汤

纳入5篇文献，1篇随机对照试验，2篇非随机对照试验，2篇病例系列观察。所有文献分布在1989～2005年。证据质量等级评价情况见表3–7。可以看出，均为极低质量证据。证据的降级因素主要为研究的局限性、加入药物干扰、精确度低等。

表3–7　　枳术汤临床研究文献证据质量一览表

纳入研究	发表年份	文献类型	证据升降因素	等级
王必舜[87]	1989	CR	加入药物干扰（–1）	极低
杜见斌[88]	1990	CR	加入药物干扰（–1）	极低

续表

纳入研究	发表年份	文献类型	证据升降因素	等级
曾亚庆[89]	1991	CT	研究的局限性（–2）精确度低（–1）加入药物干扰（–1）	极低
张丽娜[90]	2002	CT	加入药物干扰（–1）	极低
杨银良[91]	2005	RCT	研究的局限性（–2）加入药物干扰（–1）	极低

（6）其他方剂

另有 11 个方剂，如大建中汤、当归芍药散、百合地黄汤等计有 13 篇临床研究文献。各个方剂的证据质量等级评价情况见表 3–8。可以看出，除大黄䗪虫丸、大建中汤有高质量外，其余方剂纳入文献质量均较低。

表 3–8　　其他方剂临床研究文献证据质量一览表

纳入研究	方剂名称	发表年份	文献类型	证据升降因素	等级
阳秋辉[92]	大建中汤	2003	CT	研究的局限性（–1）单用仲景方干预（+1）	高
董品军[93]	大建中汤	2002	CR	研究的局限性（–1）加入药物干扰（–1）单用仲景方干预（+1）	极低
王振强[94]	当归芍药散	2010	RCT	研究的局限性（–2）精确度低（–1）加入药物干扰（–1）单用仲景方干预（+1）	极低
孙英莲[95]	当归芍药散	2011	CR	加入药物干扰（–1）	极低
胡联中[96]	百合地黄汤	2001	CT	研究的局限性（–2）加入药物干扰（–1）	极低
左家明[97]	大黄䗪虫丸	1995	CT	研究的局限性（–2）效应值很大（+1）仲景原方（+1）单用仲景方干预（+1）	高
甄庆丰[98]	桂枝茯苓丸	2009	RCT	研究的局限性（–2）加入药物干扰（–1）	极低
方宏图[99]	桂枝生姜枳实汤	2010	CR	单用仲景方干预（+1）	中
赵敏奇[100]	厚朴三物汤	2011	CR	加入药物干扰（–1）	低
方宏图[101]	人参汤	2010	CR	单用仲景方干预（+1）	中

续表

纳入研究	方剂名称	发表年份	文献类型	证据升降因素	等级
黄发生[102]	生姜泻心汤	2008	RCT	研究的局限性（–2）加入药物干扰（–1）	极低
高雅文[103]	下瘀血汤	1999	CCT	研究的局限性（–2）加入药物干扰（–1）	极低
朱怀远[104]	枳实芍药散	2001	CR	加入药物干扰（–1）	极低

2. 个案经验文献

共纳入 174 则医案，分别采用黄芪建中汤、半夏厚朴汤、当归芍药散等。发表年份分布于 1980 ~ 2013 年。各个方剂的证据质量等级评价情况见表 3–9。可以看出，纳入相关医案质量各等级均有分布。

表 3–9　　个案经验文献证据质量一览表

方剂名称	发表年份	医案则数	质量评分平均值	等级
黄芪建中汤	1980 ~ 2013	51	48.14	中等
当归芍药散	1990 ~ 2002	21	40.27	中等
半夏厚朴汤	1989 ~ 2011	15	45.00	中等
麦门冬汤	1984 ~ 2004	12	50.72	中等
泻心汤	1985 ~ 2011	10	52.61	中等
栝楼薤白半夏汤	2002 ~ 2011	10	41.20	中等
枳实薤白桂枝汤	1998 ~ 2009	7	29.31	低等
奔豚汤	1992 ~ 2013	6	42.47	中等
黄芪桂枝五物汤	2002 ~ 2005	6	33.04	低等
肾气丸	1992 ~ 2007	5	30.16	低等
黄土汤	1993 ~ 2010	3	47.26	中等
大黄附子汤	1992 ~ 2008	3	45.33	中等
小半夏汤	2012	3	42.97	中等
厚朴三物汤	1991 ~ 1992	3	40.80	中等

续表

方剂名称	发表年份	医案则数	质量评分平均值	等级
枳术汤	2008～2013	3	56.82	中等
大黄甘草汤	1990～2005	2	41.05	中等
人参汤	2012	1	69.93	高等
甘麦大枣汤	2011	1	63.94	高等
百合地黄汤	1987	1	62.60	高等
大建中汤	2013	1	62.23	高等
酸枣汤	2009	1	59.57	中等
桂枝茯苓丸	1993	1	58.24	中等
大黄䗪虫丸	2009	1	56.59	中等
桂枝生姜枳实汤	2013	1	40.77	中等
温经汤	2005	1	40.57	中等
竹皮大丸	2005	1	38.95	低等
甘草干姜茯苓白术汤	2002	1	38.33	低等
小半夏加茯苓汤	1997	1	33.46	低等
茯苓泽泻汤	1986	1	30.39	低等
茵陈五苓散	2000	1	29.10	低等

【典型临床证据】

慢性胃炎的临床研究证据共有104篇文献支持，高质量证据3篇，中等质量证据15篇，低质量证据23篇，极低质量证据63篇。各质量等级文献均有分布。

1. 黄芪建中汤

黄芪建中汤干预慢性胃炎在临床总有效率方面有效（中等质量证据）

卞军[2]实施的一项样本量为46例的病例系列观察，予黄芪建中汤加减。基本方：桂枝15g，炙甘草10g，大枣10g，白芍药30g，生姜15g，黄芪15g。寒胜而痛甚，手足不温，加蜀椒、干姜；偏于脘腹胀满，呃逆，泛吐清水，加青皮、陈皮、半夏、茯苓、生姜；泛酸，加瓦楞子、吴茱萸；若脾胃气虚，寒湿阻滞中焦，神疲乏力，纳呆，加木香、砂仁、人参、白术、山药。每日1剂，水煎服，分早晚2次温服。服药期间忌食辛辣、生冷、油腻，停服抗生素等西药。2周为1个疗程，1个疗程后统计疗效。治疗结果：显效28例，占60.9%；有效15例，占32.6%；无效3例，占6.5%。总有效率93.5%。（疗效标准：①显效：脘腹冷痛、痞闷、呃逆、泛吐清水、纳呆症状消失。②有效：脘腹隐痛、胀满、呃逆等主症消失，兼症部分减轻。③无效：以上症状改善不明显。）

2. 麦门冬汤

麦门冬汤对照常规抗生素等治疗干预慢性胃炎在临床总有效率方面有优势（高质量证据）

郭本传[67]实施的一项样本量为78例的随机对照试验中，试验组40例，对照组38例。试验组用麦门冬汤，方剂组成：麦冬30g，半夏10g，人参10g，大枣4枚，甘草6g，粳米20g，每天1剂，煎2次混合，分早晚饭前温服，1个疗程7剂，2个疗程评定疗效。对照组予维生素B_6 20mg，阿莫西林500mg，甲硝唑200mg，每天3次饭前口服；雷尼替丁150mg，每天2次。1个疗程7天，2个疗程后评定疗效。两组临床总有效率相对危险度RR=1.71，95%CI（1.31，2.24），$P < 0.0001$。（疗效制定标准根据临床症状和物理检查而定。临床症状消失，纤维胃镜及造影检查病灶消失为治愈；临床症状消失，纤维胃镜及造影检查病灶缩小为好转；临床症状减轻，纤维胃镜及造影检查病灶没有改变或加重为无效。）

【慢性胃炎与应用方剂分析】

此次研究发现共有34首方剂可以治疗慢性胃炎，属于同病异治的范畴。根据文献报道，基于循证医学研究得出结论，依次为：黄芪建中汤共66篇文献，纳入6223例；麦门冬汤共8篇文献，纳入608例。可以看出，虽然方剂种类分布较广，但是不论在文献频次还是证据质量方面，均具有一定聚集性。

1. 黄芪建中汤

黄芪建中汤是血痹虚劳病篇中，主治里急虚劳气虚甚者的主方，其主证表现为腹中拘急疼痛等。其方由黄芪、桂枝、白芍、生姜、甘草、大枣组成。慢性胃炎在本方的病症谱中，属于高频病症。中等质量证据显示，黄芪建中汤干预慢性胃炎在临床总有效率方面有效。可见气血阴阳俱虚是本病临床常见病机之一，具有较高的人群聚集度。

2. 麦门冬汤

麦门冬汤是肺痿肺痈咳嗽上气病篇中，主治虚热肺痿的主方，其主证表现为咳喘、痰黏难咳等，并无有关治疗慢性胃炎相关症状的论述，其治疗本病的机理，当为滋阴清热，使胃气得和降，其病自愈。其方由麦冬、半夏、人参、甘草、粳米、大枣组成。慢性胃炎在本方的病症谱中，属于高频病症。高质量证据显示，麦门冬汤对照常规抗生素等治疗干预慢性胃炎在临床总有效率方面有优势。可见肺胃阴虚、虚火上炎是本病临床常见病机之一，虽证据支持强度低，该方的使用体现了中医治病求本的优势，临床见此病机者可酌用此方。

3. 当归芍药散

当归芍药散是妇人妊娠病篇中，主治肝脾失调、气血瘀滞湿阻之腹痛的主方，其主证表现为腹痛。其方由当归、芍药、茯苓、白术、泽泻、川芎组成。慢性胃炎在本方的病症谱中，属于个案高频病症。可见肝脾失调，气血瘀滞湿阻是本病临床常见病机之一。虽证据支持强度低，该方的使用体现了中医治病求本的优势，临床见此病机者可酌用此方。

4. 半夏厚朴汤

半夏厚朴汤是妇人杂病篇中，主治妇人痰凝气滞于咽之梅核气的主方。其主证表现为自觉咽中有物梗阻，咯之不出，吞之不下等，并无有关治疗慢性胃炎相关症状的论述。其治疗本病的机理，当为疏肝解郁，使气机通畅，其病自愈。其方由半夏、厚朴、茯苓、生姜、苏叶组成。慢性胃炎在本方的病症谱中，属于高频病症。可见痰凝气滞是本病临床常见病机之一，虽证据支持强度低，该方的使用体现了中医治病求本的优势，临床见此病机者可酌用此方。

【优势病证规律】

根据现有文献，慢性胃炎临床常见证型有气血阴阳俱虚的黄芪建中汤证，肺胃阴虚、虚火上炎的麦门冬汤证，气血瘀滞湿阻的当归芍药散证和痰凝气滞的半夏厚朴汤证。通过循证医学研究及证据评价，提炼出慢性胃炎用《金匮要略》方治疗呈现出一定趋向性。因此，黄芪建中汤、麦门冬汤、当归芍药散和半夏厚朴汤的证型很可能是慢性胃炎在现代临床环境下的主要证候表现。（见图 3–1）

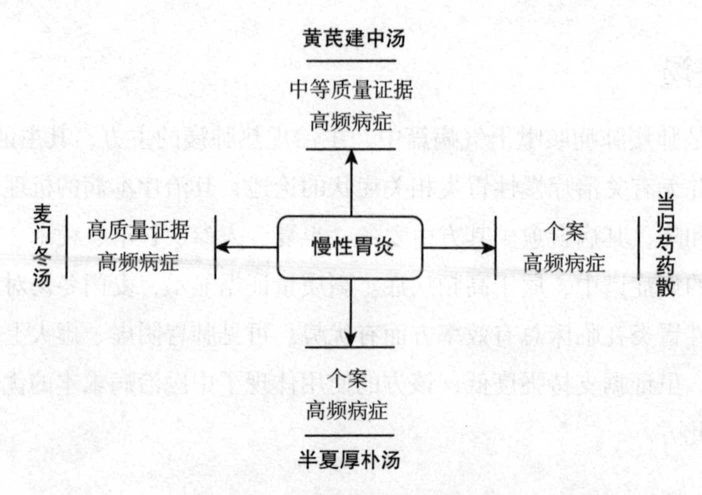

图 3-1 慢性胃炎的证型规律

参考文献

[1] 贺方礼 . 黄芪建中汤治疗慢性萎缩性胃炎 101 例［J］. 湖北中医杂志，1991（1）：12.

[2] 卞军 . 黄芪建中汤加减治疗慢性胃炎 46 例［J］. 河北中医，2006，28（5）：362.

[3] 宁秀丽 . 黄芪建中汤配合针灸治疗慢性胃炎 70 例［J］. 实用中医药杂志，2006，22（6）：341-342.

[4] 陈武，张加力 . 辨证治疗慢性萎缩性胃炎 30 例临床观察［J］. 云南中医中药杂志，2006，27（5）：10.

[5] 袁福宁 . 辨证论治慢性萎缩性胃炎 50 例［J］. 光明中医，2006，21（4）：59-60.

[6] 陈炳福 . 黄芪建中汤治疗脾胃虚寒型慢性胃病的临床研究［D］. 南京：南京中医药大学，2007.

[7] 石伏香 . 黄芪建中汤加味治疗慢性非萎缩性胃炎 60 例总结［J］. 医学信息（下旬刊），2010，23（8）：155.

[8] 汪传臻，蔡朝敏 . 黄芪建中汤联合西药治疗慢性胃炎 85 例分析［J］. 内蒙古中医药，2012（19）：45-46.

[9] 贺俊萍 . 中医辨证治疗慢性萎缩性胃炎 60 例临床观察［J］. 中医临床研究，2012，4（11）：16-17.

[10] 陈兴，赖瑜 . 黄芪建中汤治疗脾胃虚弱型慢性萎缩性胃炎临床观察［J］. 山西中医，2013，29（2）：14-15.

[11] 王雪，蒋祥林 . 黄芪建中汤加减治疗慢性胃炎临床疗效观察［J］. 医药前沿，2013（4）：355-356.

[12] 温凤倩，吕艳，韦衡秋，等 . 恒温雷火灸联合中药治疗慢性萎缩性胃炎疗效观察［J］. 广西中医药，2013，36（3）：17-18.

[13] 张世军，柳智慧 . 黄芪建中汤加减治疗慢性胃炎 64 例疗效分析［J］. 内蒙古中医药，2013（10）：19-20.

［14］储浩然，马骏，孔红兵．加味归芪建中汤对慢性萎缩性胃炎治疗作用的观察［J］．安徽中医临床杂志，2002，14（6）：440-441.
［15］朱名宸．加减黄芪建中汤治疗慢性萎缩性胃炎 56 例［J］．中国临床医药研究杂志，2003（96）：9690-9661.
［16］阳光．黄芪建中汤加减治疗慢性浅表性胃炎 31 例［J］．广西中医药，2006，29（3）：42.
［17］刘尉生，王军．黄芪建中汤治疗慢性胃炎 40 例［J］．河南中医，2007，27（8）：7.
［18］吕丽雅，周礼卿．黄芪建中汤化裁方治疗 66 例慢性胃炎的临床观察［J］. 广州医药,2007,38(1)：69-71.
［19］刘君，柳海英．黄芪建中汤加减治疗慢性胃炎临床观察［J］．内蒙古中医药，2008（11）：5.
［20］邱廷建，赵敏，邢武军．加减黄芪建中汤治疗慢性浅表性胃炎 30 例疗效观察［J］．中华实用中西医杂志，2008，15（21）：1259-1260.
［21］里震，徐洪军．黄芪建中汤加吴茱萸治疗慢性浅表性胃炎 38 例［J］．中国中医药现代远程教育，2009，7（12）：225.
［22］林果森．辨证治疗慢性萎缩性胃炎临床观察［J］．按摩与康复医学，2014，4（12）：29-30.
［23］张仓．黄芪建中汤加减治疗浅表性胃炎 32 例［J］．陕西中医，2010，31（9）：1134-1135.
［24］李德斌．中医辨证治疗慢性萎缩性胃炎 73 例临床观察［J］．基层医学论坛，2011，15（10）：347-348.
［25］陈强，崔红英．加味黄芪建中汤治疗慢性胃炎 115 例［J］．河南中医，2012，32（1）：22-23.
［26］颜幸杰，罗婷，孟南南．黄芪建中汤治疗慢性萎缩性胃炎 65 例疗效观察［J］．辽宁中医杂志，2012，39（4）：688-689.
［27］徐志鹏．黄芪建中汤治疗慢性胃炎（脾胃虚弱证）76 例临床疗效观察［J］. 医药前沿,2012（29）：327.
［28］姜小红．幽门螺杆菌感染相关性慢性胃炎的中西结合治疗 160 例临床观察［C］．第二十五届全国中西医结合消化系统疾病学术会议论文集，2013.
［29］李梦袍 .76 例慢性胃炎的中医药治疗［J］．医学信息，2013（28）：143.
［30］王六群．加味黄芪建中汤治疗脾胃虚寒型慢性萎缩性胃炎 58 例［J］．浙江中医杂志，2013，48（10）：725.
［31］杨承进．黄芪建中汤、补中益气汤对脾胃虚证免疫功能影响的临床观察［J］．上海中医药杂志，1983（2）：27.
［32］吴俊良．辨证治疗慢性浅表性胃炎 200 例［J］．辽宁中医杂志，1994，21（9）：405-406.
［33］苏文明，苏顺杰．黄芪建中汤治疗慢性萎缩性胃炎 56 例［J］．新消化病学杂志，1996，4（4）：184.
［34］张李红．应用仲景方辨治胃脘痛［J］．云南中医学院学报，1997（4）：39.
［35］华燕．建中化瘀汤治疗慢性萎缩性胃炎 32 例［J］．北京中医，1998（1）：24-25.
［36］崔美中，王海燕．加味黄芪建中汤治疗慢性萎缩性胃炎［J］．山东中医杂志，1999，18（3）：120-121.
［37］李德珍，刘小荣．三黄公英建中汤治疗慢性胃炎 72 例［J］．中国中西医结合脾胃杂志，1999，7

（4）：195.
［38］王继祥 . 黄芪建中汤加味治疗慢性胃炎 72 例［J］. 中医研究，2000（13）：78–79.
［39］李美康 . 分型辨治萎缩性胃炎 52 例临床观察［J］. 广西医学，2001，23（6）：1480–1482.
［40］陈彩国 . 黄芪建中汤合左金丸加减治疗慢性胃炎 86 例［J］. 中国医师杂志，2002，4（8）：899–900.
［41］江汉枭 . 黄芪建中汤加减治疗萎缩性胃炎 59 例［J］. 现代中西医结合杂志，2002，11（11）：1036.
［42］张玉焕 . 黄芪建中汤加减治疗慢性胃炎 56 例临床报告［J］. 中国校医，2003，17（2）：132.
［43］郭保全，石长珍 . 建中活血汤治疗老年慢性胃炎 42 例［J］. 河南中医，2004，24（10）：29–30.
［44］王丽娜 . 黄芪建中汤为主治疗慢性萎缩性胃炎 36 例［J］. 苏州大学学报（医学版），2004，24（5）：664.
［45］赵林江，程荣朵，翟敏荣 . 健脾化湿理气化瘀法治疗萎缩性胃炎 38 例［J］. 时珍国医国药，2005，16（10）：1028–1029.
［46］魏道祥 . 温中补气和里缓急法治疗老年慢性萎缩性胃炎 346 例［J］. 上海中医药杂志，2005，39（12）：24–25.
［47］郑小伟，王颖 . 加味黄芪建中汤治疗慢性萎缩性胃炎 60 例疗效观察［J］. 浙江中医杂志，2005，72–73.
［48］胡陵静，胡小梅，杨敏，等 . 温中健脾法对慢性胃炎胃黏膜修复作用的临床观察［J］. 时珍国医国药，2007，18（11）：2820–2821.
［49］王东林，包沁香，李群英 . 胃肠安治疗慢性萎缩性胃炎 60 例体会［J］. 青海医药杂志，2007，37（5）：72.
［50］王汝新，解乐业，李文娟 . 黄芪建中汤合四逆散治疗萎缩性胃炎 92 例［J］. 实用中医药杂志，2007，23（3）：88.
［51］张荣 . 香砂六君子汤合黄芪建中汤加减治疗慢性胃炎 76 例［J］. 中国中医药信息杂志，2007，14（11）：74.
［52］何安民，王麦霞 . 黄芪建中汤加味治疗慢性胃炎 960 例［J］. 陕西中医，2008，29（1）：61–62.
［53］李超群，苏晓芸，吴耀南 . 黄芪建中汤加味治疗慢性胃炎临床观察［J］. 辽宁中医药大学学报，2009，11（9）：92–93.
［54］孟祥庚 . 黄芪建中汤加味治疗慢性胃炎 60 例临床观察［J］. 中华实用中西医杂志，2009，22（7）：413–414.
［55］赵琳，孟国玮，解志坚 . 中西医结合治疗慢性萎缩性胃炎 39 例［J］. 中国中医药现代远程教育，2009，7（1）：26.
［56］吕林 . 黄芪建中汤合枳实消痞丸治疗慢性胃炎（脾胃虚弱证）临床疗效观察［D］. 成都：成都中医药大学，2011.
［57］夏以琳 . 中医辨证治疗小儿慢性胃炎 50 例临床分析［C］. 第 28 次全国中医儿科学术大会暨 2011 年名老中医治疗（儿科）疑难病临床经验高级专修班论文汇编，2008：5.
［58］张志巧，夏以琳 . 辨证治疗小儿慢性胃炎 50 例疗效观察［J］. 山东中医杂志，2011，30（6）：

392–393.
[59] 葛少亮. 加味黄芪建中汤治疗慢性萎缩性胃炎24例[J]. 心理医生，2012（12）：272.
[60] 张金. 黄芪建中汤加减治疗慢性萎缩性胃炎30例[J]. 陕西中医学院学报，2013，36（5）：41–42.
[61] 付强. 黄芪建中汤治疗慢性萎缩性胃炎脾胃虚寒证30例[J]. 中医杂志，2013，54（18）：1600.
[62] 克修尧，黄厚章. 四君子汤合黄芪建中汤治疗脾胃虚寒型慢性胃炎（附46例分析）[J]. 中国医药指南，2013，11（17）：687–688.
[63] 倪永华，周艳，南志成，等. 黄芪建中汤加减联合西药治疗脾胃虚寒型慢性胃炎120例[J]. 中国中医药科技，2013，20（1）：99–100.
[64] 张智勇. 黄芪建中汤治疗慢性浅表性胃炎（脾胃虚寒型）临床研究[D]. 郑州：河南中医学院，2013.
[65] 侯科. 灸法治疗脾胃虚寒型胃炎72例疗效观察[J]. 中国民康医学，2013，25（14）：55.
[66] 孙玲. 黄芪建中汤治疗慢性胃炎60例临床观察[J]. 中国民族民间医药，2013（24）：34.
[67] 郭本传. 麦门冬汤治疗上消化道疾病体会[J]. 中医药通报，2004，18（4）：55.
[68] 赵琦，何鲜萍，游绍伟. 麦门冬汤加味治疗胃阴亏虚型慢性胃炎156例临床观察[J]. 中国现代药物应用，2008，2（11）：63–64.
[69] 张杰，刘平. 经方辨治慢性胃炎70例临床总结[J]. 安徽中医学院学报，1994，13（2）：25–26.
[70] 丁广元. 和胃饮治疗慢性胃炎82例体会[J]. 江苏临床医学杂志，1997，1（5）：378.
[71] 孔繁林，赵文善. 麦门冬汤加味治疗慢性萎缩性胃炎临床观察[J]. 实用中西医结合杂志，1998，11（7）：631–632.
[72] 赵学魁. 麦门冬汤加减治疗慢性浅表性胃炎的体会[J]. 上海中医药杂志，2004，38（4）：12.
[73] 肖春海，姜小红. 麦门冬汤合补阳还五汤治疗慢性萎缩性胃炎86例临床疗效观察[C]. 江西省第四次中西医结合消化系统疾病学术交流会论文汇编，2011：34.
[74] 董仲. 麦门冬汤加味治疗慢性萎缩性胃炎48例临床观察[J]. 山西中医，2012，29（1）：30–31.
[75] 肖礼军. 大黄黄连泻心汤加味治疗脾胃湿热型糜烂性胃炎疗效观察[J]. 湖北中医杂志，2012，34（3）：40.
[76] 张琳，郑晓光，潘崇兰，等. 胃镜下局部喷撒“消疡散”治疗糜烂性胃炎及消化性溃疡101例报告[J]. 中国中西医结合脾胃杂志，1996，4（1）：52–53.
[77] 王晶. 经方合用治疗慢性浅表性胃炎71例[J]. 国医论坛，2002，17（4）：8.
[78] 孙三成. 自拟丹参泻心汤治疗慢性萎缩性胃炎45例[J]. 实用中医内科杂志，2007，21（3）：39.
[79] 丁有荣. 中西结合治疗慢性胃炎28例临床观察[J]. 中国社区医师，2012，14（7）：194.
[80] 李姝书. 柴芩泻心汤加减治疗肝胃不和型慢性浅表性胃炎临床疗效观察[J]. 现代养生，2013（12）：94–95.
[81] 随志化. 中西医结合治疗慢性萎缩性胃炎44例[J]. 河南中医，2013，33（12）：2188.
[82] 步培良. 半夏厚朴汤加味治疗慢性浅表性胃炎98例[J]. 吉林中医药，2002，22（4）：14.
[83] 黄跃康. 半夏厚朴汤加味治疗慢性浅表性胃炎60例[J]. 实用中医药杂志，2010，26（3）：163.

[84] 金仕洪，徐超，罗莉．半夏厚朴汤加减方治疗慢性胃炎 167 例［J］．四川中医，2010，28（5）：85-86.
[85] 王万卿，王岩，王晟．半夏厚朴汤加味治疗慢性萎缩性胃炎 68 例疗效观察［J］．四川中医，2006，24（8）：60.
[86] 吕翠岩，丁舟．加味平胃散合半夏厚朴汤治疗慢性浅表性胃炎 51 例临床观察［J］．北京中医，2007，26（11）：731-732.
[87] 王必舜，庞存生．香枣枳术汤加味治疗萎缩性胃炎 60 例［J］．甘肃中医学院学报，1989（1）：23-24.
[88] 杜见斌．枳术汤合芍药甘草汤加味治疗慢性胃炎 70 例［J］．湖北中医杂志，1990（6）：12.
[89] 曾亚庆．蒲枳术汤治疗慢性浅表性胃炎 50 例临床分析［J］．实用中西医结合杂志，1991，4（9）：550.
[90] 张丽娜，单进有．加味枳术汤治疗慢性萎缩性胃炎［J］．牡丹江医学院学报，2002，23（5）：22-23.
[91] 杨银良．越鞠汤合枳术汤加减治疗慢性胃炎 70 例临床观察［J］．四川中医，2005，23（7）：51.
[92] 阳秋辉．辨证治疗慢性浅表性胃炎 89 例［J］．湖南中医杂志，2003，19（2）：42-43.
[93] 董品军，路康新．大建中汤加味治疗慢性表浅性胃炎 80 例［J］．四川中医，2002，20（6）：45.
[94] 王振强，谢丽娜．逍遥散加味治疗慢性萎缩性胃炎 58 例［J］．天津中医药，2010，26（6）：464.
[95] 孙英莲．益胃汤和当归芍药散加味治疗慢性萎缩性胃炎 30 例［J］．中国民间疗法，2011，19（5）：50.
[96] 胡联中，刘旺兴．百合地黄汤加味治疗慢性浅表性胃炎 37 例［J］．湖南中医杂志，2001，17（1）：38.
[97] 左家明，曹俭．大黄䗪虫丸治疗慢性浅表性胃炎 74 例病理疗效观察［J］．北京中医，1995（5）：19.
[98] 甄庆丰．左金丸合桂枝茯苓丸加味治疗慢性糜烂性胃炎 30 例［J］．河北中医，2009，31（8）：1177-1178.
[99] 方宏图．桂枝生姜枳实汤合人参汤治疗寒饮停胃型慢性浅表性胃炎 62 例［J］．中国中医药科技，2010，17（1）：35.
[100] 赵敏奇．调气通腑为主辨证论治慢性糜烂性胃炎 127 例临床观察［J］．云南中医中药杂志，2011，32（9）：25-26.
[101] 方宏图．桂枝生姜枳实汤合人参汤治疗寒饮停胃型慢性浅表性胃炎 62 例［J］．中国中医药科技，2010，17（1）：35.
[102] 黄发生，张智，廖春华．灸药结合治疗慢性萎缩性胃炎临床观察［J］．中国民康医学，2008，20（12）：1297.
[103] 高雅文，沈国良．下瘀血汤加味治疗慢性萎缩性胃炎 46 例［J］．中国中医药信息杂志，1999，6（6）：46.
[104] 朱怀远．枳芍左金加味汤治疗慢性浅表性胃炎［J］．湖北中医杂志，2001，23（12）：27.

第二节　消化性溃疡

消化性溃疡主要是发生在胃和十二指肠的慢性溃疡，亦可发生于食管下段、胃空肠吻合口周围及含有异位胃黏膜的梅克尔憩室，其形成与胃酸和胃蛋白酶的消化作用有关，故称消化性溃疡。本病的病位绝大多数位于胃和十二指肠，故又称胃十二指肠溃疡。近年研究发现，幽门螺杆菌与溃疡的形成存在密切关系。本病的总发病率占人口的5%～10%，十二指肠溃疡较胃溃疡多见，以青壮年多发，男多于女，男女发病比例为（3.9～8.5）∶1。消化性溃疡的症状有：周期性节律性上腹痛、嗳气、反酸、胸骨后烧灼感、流涎、恶心、呕吐、便秘等。胃酸分泌过多、幽门螺杆菌感染和胃黏膜保护作用减弱等因素是引起消化性溃疡的主要原因，胃排空延缓和胆汁反流、胃肠肽的作用、遗传因素、药物因素、环境因素和精神因素等，都与消化性溃疡的发生有关。发病机理为：各种病因导致的胃及十二指肠等消化道黏膜保护屏障破坏，或胃酸分泌过多、十二指肠内容物反流等，使黏膜受到破坏。目前对于消化性溃疡的治疗主要包括：①药物治疗：多采用H2受体拮抗剂、胃酸中和剂或胃蛋白酶拮抗剂等；②手术治疗：包括胃大部切除术、结肠后胃空肠吻合术、迷走神经切断术等。西医治疗措施对于消化性溃疡有较好的疗效，但存在不良反应多、复发率高的缺陷。

本病归属于中医的“胃脘痛”“痞满”“嘈杂”“反酸”等范畴。其发病原因与机理包括：①情志刺激导致肝胃不和；②长期饮食不节，劳倦内伤，病久不愈，导致脾胃虚弱，气血失调；③先天禀赋不足，导致胃肠易受病邪侵扰。使用中医药治疗消化性溃疡较之西医疗法，具有不良反应少、复发率低、医疗费用低等优点，展现了广阔的治疗前景。

【《金匮要略》方剂谱】

消化性溃疡（未特指）的国际病症编码为K27.904，十二指肠溃疡的国际病症编码为K26.901，胃溃疡的国际病症编码为K25.903，属于消化系统疾病。在《金匮要略》方治疗的优势病症谱中，其临床研究文献频次居第3位，而个案经验文献频次居第2位。《金匮要略》方中，能够治疗消化性溃疡的方剂共36首，其中有12首方剂已经进行过临床研究，33首方剂有个案经验报道。各方剂的文献频次见表3-10、表3-11。从表中看出，临床研究文献主要集中在黄芪建中汤，而个案经验文献亦集中在黄芪建中汤，其次为泻心汤和黄芪桂枝五物汤，其余方剂运用频次较低。

表 3-10　消化性溃疡临床研究文献方剂谱

序号	方剂名称	频次	序号	方剂名称	频次
1	黄芪建中汤	223	7	苦参汤	2
2	泻心汤	20	8	柏叶汤	1
3	黄土汤	16	9	大黄牡丹汤	1
4	半夏厚朴汤	3	10	当归芍药散	1
5	黄芪桂枝五物汤	3	11	麦门冬汤	1
6	当归生姜羊肉汤	2	12	人参汤	1

表 3-11　消化性溃疡个案经验文献方剂谱

序号	方剂名称	频次	序号	方剂名称	频次
1	黄芪建中汤	76	18	酸枣汤	1
2	泻心汤	27	19	百合地黄汤	1
3	黄芪桂枝五物汤	14	20	厚朴三物汤	1
4	黄土汤	9	21	乌头赤石脂丸	1
5	大建中汤	9	22	附子粳米汤	1
6	当归芍药散	6	23	薯蓣丸	1
7	下瘀血汤	4	24	小半夏汤	1
8	大半夏汤	4	25	桂枝加龙骨牡蛎汤	1
9	大黄附子汤	4	26	乌头汤	1
10	奔豚汤	3	27	栝楼薤白白酒汤	1
11	小半夏加茯苓汤	3	28	大黄䗪虫丸	1
12	干姜人参半夏丸	3	29	甘遂半夏汤	1
13	当归生姜羊肉汤	2	30	肾气丸	1
14	附子粳米汤	1	31	柏叶汤	1
15	栝楼薤白半夏汤	1	32	桂枝茯苓丸	1
16	人参汤	1	33	半夏厚朴汤	1
17	温经汤	1			

【临床证据评价】

消化性溃疡的临床证据来源于临床研究和个案经验文献，前者有274篇，后者有169篇。临床研究文献中有122篇随机对照试验，27篇半随机对照试验，24篇非随机对照试验，101篇病例系列观察。个案经验文献共有169篇，报道了184则消化性溃疡的验案。

1. 临床研究文献

（1）黄芪建中汤

223篇文献中，89篇随机对照试验，26篇半随机对照试验，21篇非随机对照试验，87篇病例系列观察。在发表年份上，所有文献分布在1981～2013年。证据质量等级评价情况见表3-12。可以看出，有高质量证据44篇，中等质量证据69篇，低质量证据71篇，极低质量证据39篇。证据的降级因素主要为研究的局限性；精确度低、加入药物干扰也是降级因素之一。证据升级因素主要是1979年前病例观察、仲景原方和单用仲景方干预。

表3-12　　黄芪建中汤临床研究文献证据质量一览表

纳入研究	发表年份	文献类型	证据升降因素	等级
陈树森[1]	1982	CT	研究的局限性（-2）间接证据（-1）剂量-效应关系（+1）1979年前病例观察（+1）仲景原方（+1）	高
陈　馨[2]	1986	CR	1979年前病例观察（+1）仲景原方（+1）	高
甘毓麟[3]	1986	CCT	研究的局限性（-2）精确度低（-1）1979年前病例观察（+1）仲景原方（+1）单用仲景方干预（+1）	高
任光荣[4]	1988	CR	剂量-效应关系（+1）1979年前病例观察（+1）仲景原方（+1）	高
吴声钦[5]	1988	CR	研究的局限性（-1）1979年前病例观察（+1）仲景原方（+1）单用仲景方干预（+1）	高
葛国谦[6]	1989	CR	研究的局限性（-1）1979年前病例观察（+1）仲景原方（+1）单用仲景方干预（+1）	高
马秀芝[7]	1990	CR	加入药物干扰（-1）剂量-效应关系（+1）1979年前病例观察（+1）单用仲景方干预（+1）	高
陈汝润[8]	1991	CR	剂量-效应关系（+1）1979年前病例观察（+1）仲景原方（+1）单用仲景方干预（+1）	高

续表

纳入研究	发表年份	文献类型	证据升降因素	等级
袁诗琴[9]	1991	CR	1979年前病例观察（+1）单用仲景方干预（+1）	高
苏顺庭[10]	1994	CR	剂量－效应关系（+1）1979年前病例观察（+1）	高
黄秉坤[11]	1996	CR	1979年前病例观察（+1）仲景原方（+1）	高
李祥华[12]	1997	CR	1979年前病例观察（+1）单用仲景方干预（+1）	高
常立传[13]	1998	CT	研究的局限性（–2）1979年前病例观察（+1）仲景原方（+1）单用仲景方干预（+1）	高
李琼莲[14]	1998	RCT	研究的局限性（–1）1979年前病例观察（+1）单用仲景方干预（+1）	高
作者不详[15]	1998	CT	研究的局限性（–2）小样本（–1）1979年前病例观察（+1）仲景原方（+1）单用仲景方干预（+1）	高
李祥华[16]	1999	CR	1979年前病例观察（+1）单用仲景方干预（+1）	高
呼秀珍[17]	2000	CR	1979年前病例观察（+1）单用仲景方干预（+1）	高
钱澄渝[18]	2000	RCT	研究的局限性（–2）精确度低（–1）1979年前病例观察（+1）仲景原方（+1）单用仲景方干预（+1）	高
谭志强[19]	2001	CR	剂量－效应关系（+1）1979年前病例观察（+1）单用仲景方干预（+1）	高
唐启佳[20]	2002	RCT	研究的局限性（–2）精确度低（–1）剂量－效应关系（+1）1979年前病例观察（+1）单用仲景方干预（+1）	高
李彩霞[21]	2002	CR	1979年前病例观察（+1）仲景原方（+1）	高
张　琳[22]	2002	CR	1979年前病例观察（+1）单用仲景方干预（+1）	高
杨永峰[23]	2003	CR	剂量－效应关系（+1）1979年前病例观察（+1）	高
旷永灿[24]	2004	CCT	研究的局限性（–2）1979年前病例观察（+1）仲景原方（+1）	高
郭华杰[25]	2005	CR	加入药物干扰（–1）剂量－效应关系（+1）1979年前病例观察（+1）单用仲景方干预（+1）	高
冯其海[26]	2008	CCT	研究的局限性（–2）1979年前病例观察（+1）仲景原方（+1）	高
刘国英[27]	2008	CR	研究的局限性（–2）1979年前病例观察（+1）单用仲景方干预（+1）	高

续表

纳入研究	发表年份	文献类型	证据升降因素	等级
孙文学[28]	2008	CR	1979 年前病例观察（+1）单用仲景方干预（+1）	高
李　刚[29]	2009	RCT	研究的局限性（-1）精确度低（-1）1979 年前病例观察（+1）仲景原方（+1）	高
詹胜利[30]	2009	RCT	研究的局限性（-2）1979 年前病例观察（+1）单用仲景方干预（+1）	高
段伍生[31]	2009	RCT	研究的局限性（-1）1979 年前病例观察（+1）	高
覃春荣[32]	2009	CCT	研究的局限性（-2）1979 年前病例观察（+1）单用仲景方干预（+1）	高
徐慧卿[33]	2009	CR	1979 年前病例观察（+1）单用仲景方干预（+1）	高
张　文[34]	2010	CR	精确度低（-1）1979 年前病例观察（+1）	高
姜越华[35]	2011	RCT	研究的局限性（-1）加入药物干扰（-1）1979 年前病例观察（+1）单用仲景方干预（+1）	高
蓝　仕[36]	2012	RCT	研究的局限性（-1）1979 年前病例观察（+1）单用仲景方干预（+1）	高
李学军[37]	2012	RCT	研究的局限性（-1）精确度低（-1）1979 年前病例观察（+1）单用仲景方干预（+1）	高
刘永秋[38]	2012	RCT	研究的局限性（-1）小样本（-1）1979 年前病例观察（+1）单用仲景方干预（+1）	高
吴大斌[39]	2012	CCT	研究的局限性（-2）1979 年前病例观察（+1）单用仲景方干预（+1）	高
周利生[40]	2012	RCT	研究的局限性（-2）1979 年前病例观察（+1）单用仲景方干预（+1）	高
张文日[41]	2013	RCT	研究的局限性（-2）1979 年前病例观察（+1）单用仲景方干预（+1）	高
李立新[42]	2013	CCT	研究的局限性（-2）1979 年前病例观察（+1）单用仲景方干预（+1）	高
刘志坚[43]	2013	RCT	研究的局限性（-1）1979 年前病例观察（+1）	高
彭　康[44]	2013	RCT	研究的局限性（-2）1979 年前病例观察（+1）单用仲景方干预（+1）	高
惠广喜[45]	1981	CR	研究的局限性（-1）1979 年前病例观察（+1）单用仲景方干预（+1）	中

续表

纳入研究	发表年份	文献类型	证据升降因素	等级
朱英华[46]	1982	CR	加入药物干扰（–1）剂量–效应关系（+1）1979年前病例观察（+1）	中
张力岱[47]	1983	RCT	研究的局限性（–2）加入药物干扰（–1）剂量–效应关系（+1）1979年前病例观察（+1）	中
钟素芝[48]	1987	CR	小样本（–1）1979年前病例观察（+1）仲景原方（+1）	中
刘浩江[49]	1988	CR	加入药物干扰（–1）剂量–效应关系（+1）1979年前病例观察（+1）	中
杨林生[50]	1988	CR	研究的局限性（–1）1979年前病例观察（+1）仲景原方（+1）	中
王埃儒[51]	1990	CR	加入药物干扰（–1）1979年前病例观察（+1）单用仲景方干预（+1）	中
周　勇[52]	1993	CR	1979年前病例观察（+1）	中
李德枝[53]	1994	RCT	研究的局限性（–2）精确度低（–1）1979年前病例观察（+1）仲景原方（+1）	中
唐亮叶[54]	1994	CR	研究的局限性（–1）精确度低（–1）1979年前病例观察（+1）单用仲景方干预（+1）	中
李炎全[55]	1995	CR	研究的局限性（–1）1979年前病例观察（+1）仲景原方（+1）	中
刘士霞[56]	1995	RCT	研究的局限性（–2）加入药物干扰（–1）1979年前病例观察（+1）单用仲景方干预（+1）	中
王清叶[57]	1995	RCT	研究的局限性（–2）加入药物干扰（–1）1979年前病例观察（+1）单用仲景方干预（+1）	中
陈运如[58]	1995	CR	1979年前病例观察（+1）	中
罗启义[59]	1996	CT	研究的局限性（–1）精确度低（–1）1979年前病例观察（+1）仲景原方（+1）单用仲景方干预（+1）	中
张红武[60]	1996	RCT	研究的局限性（–2）加入药物干扰（–1）剂量–效应关系（+1）1979年前病例观察（+1）	中
蔡丽英[61]	1997	RCT	研究的局限性（–2）1979年前病例观察（+1）	中
陈辉熊[62]	1997	RCT	研究的局限性（–2）精确度低（–1）1979年前病例观察（+1）仲景原方（+1）	中

续表

纳入研究	发表年份	文献类型	证据升降因素	等级
何守搞[63]	1997	CT	研究的局限性（–2）精确度低（–1）1979 年前病例观察（+1）仲景原方（+1）	中
赵森林[64]	1997	CR	1979 年前病例观察（+1）	中
何德立[65]	1998	CR	加入药物干扰（–1）剂量–效应关系（+1）1979 年前病例观察（+1）	中
吴良章[66]	1998	CR	加入药物干扰（–1）1979 年前病例观察（+1）单用仲景方干预（+1）	中
卢冬初[67]	1999	RCT	研究的局限性（–2）1979 年前病例观察（+1）	中
艾军毅[68]	2000	CR	加入药物干扰（–1）1979 年前病例观察（+1）单用仲景方干预（+1）	中
鲁国强[69]	2000	CR	研究的局限性（–1）加入药物干扰（–1）剂量–效应关系（+1）1979 年前病例观察（+1）仲景原方（+1）	中
许俊杰[70]	2000	CR	1979 年前病例观察（+1）	中
侯艾青[71]	2001	RCT	研究的局限性（–2）加入药物干扰（–1）1979 年前病例观察（+1）单用仲景方干预（+1）	中
马冠军[72]	2002	RCT	研究的局限性（–2）加入药物干扰（–1）1979 年前病例观察（+1）单用仲景方干预（+1）	中
龚世凤[73]	2003	RCT	研究的局限性（–2）1979 年前病例观察（+1）	中
郭雁斌[74]	2003	CT	研究的局限性（–2）1979 年前病例观察（+1）	中
吉　文[75]	2004	CCT	研究的局限性（–2）1979 年前病例观察（+1）	中
陈垣皲[76]	2005	RCT	研究的局限性（–2）精确度低（–1）1979 年前病例观察（+1）单用仲景方干预（+1）	中
吴剑涛[77]	2005	CR	加入药物干扰（–1）1979 年前病例观察（+1）单用仲景方干预（+1）	中
谭红英[78]	2006	CR	加入药物干扰（–1）1979 年前病例观察（+1）单用仲景方干预（+1）	中
王可美[79]	2006	RCT	研究的局限性（–2）1979 年前病例观察（+1）	中
宋学刚[80]	2007	CR	加入药物干扰（–1）1979 年前病例观察（+1）单用仲景方干预（+1）	中
汪志成[81]	2007	RCT	研究的局限性（–2）加入药物干扰（–1）1979 年前病例观察（+1）单用仲景方干预（+1）	中

续表

纳入研究	发表年份	文献类型	证据升降因素	等级
陈　平[82]	2008	CR	加入药物干扰（–1）1979 年前病例观察（+1）单用仲景方干预（+1）	中
陈欣菊[83]	2008	CT	研究的局限性（–2）精确度低（–1）1979 年前病例观察（+1）单用仲景方干预（+1）	中
王　芳[84]	2008	CR	加入药物干扰（–1）1979 年前病例观察（+1）单用仲景方干预（+1）	中
郑小明[85]	2008	CR	间接证据（–1）1979 年前病例观察（+1）仲景原方（+1）	中
周小琳[86]	2008	RCT	研究的局限性（–2）精确度低（–1）1979 年前病例观察（+1）单用仲景方干预（+1）	中
李晓静[87]	2009	RCT	研究的局限性（–2）精确度低（–1）1979 年前病例观察（+1）仲景原方（+1）	中
罗俊萍[88]	2009	RCT	研究的局限性（–2）间接证据（–1）1979 年前病例观察（+1）仲景原方（+1）	中
吴灵年[89]	2009	RCT	研究的局限性（–2）1979 年前病例观察（+1）	中
崔保生[90]	2010	CCT	研究的局限性（–1）加入药物干扰（–1）1979 年前病例观察（+1）	中
李小沙[91]	2010	CCT	研究的局限性（–1）1979 年前病例观察（+1）单用仲景方干预（+1）	中
李媛媛[92]	2010	RCT	研究的局限性（–1）1979 年前病例观察（+1）单用仲景方干预（+1）	中
刘红星[93]	2010	CR	研究的局限性（–1）1979 年前病例观察（+1）单用仲景方干预（+1）	中
路勇仕[94]	2010	RCT	研究的局限性（–2）1979 年前病例观察（+1）	中
王兴尧[95]	2010	RCT	研究的局限性（–2）加入药物干扰（–1）1979 年前病例观察（+1）单用仲景方干预（+1）	中
吴红丽[96]	2010	CCT	研究的局限性（–2）间接证据（–1）1979 年前病例观察（+1）	中
张岳玺[97]	2010	CR	研究的局限性（–2）加入药物干扰（–1）1979 年前病例观察（+1）单用仲景方干预（+1）	中
衣丽虹[98]	2011	RCT	研究的局限性（–1）精确度低（–1）加入药物干扰（–1）1979 年前病例观察（+1）	中

续表

纳入研究	发表年份	文献类型	证据升降因素	等级
段　明[99]	2011	CR	研究的局限性（–1）1979 年前病例观察（+1）单用仲景方干预（+1）	中
李宏珍[100]	2011	RCT	研究的局限性（–1）1979 年前病例观察（+1）单用仲景方干预（+1）	中
李　萍[101]	2011	RCT	研究的局限性（–2）精确度低（–1）1979 年前病例观察（+1）单用仲景方干预（+1）	中
罗俊萍[102]	2011	RCT	研究的局限性（–1）加入药物干扰（–1）1979 年前病例观察（+1）	中
袁旭东[103]	2011	CR	加入药物干扰（–1）1979 年前病例观察（+1）单用仲景方干预（+1）	中
蒋鑫鸿[104]	2012	CR	研究的局限性（–1）精确度低（–1）1979 年前病例观察（+1）	中
孙　瑾[105]	2012	RCT	研究的局限性（–1）精确度低（–1）1979 年前病例观察（+1）	中
刘信强[106]	2013	CCT	研究的局限性（–1）精确度低（–1）1979 年前病例观察（+1）	中
农志新[107]	2013	CCT	研究的局限性（–2）1979 年前病例观察（+1）	中
韦海荣[108]	2013	CR	研究的局限性（–1）精确度低（–1）1979 年前病例观察（+1）	中
詹胜利[109]	2013	RCT	研究的局限性（–1）精确度低（–1）加入药物干扰（–1）1979 年前病例观察（+1）单用仲景方干预（+1）	中
梁敬坤[110]	2013	RCT	研究的局限性（–1）精确度低（–1）加入药物干扰（–1）1979 年前病例观察（+1）单用仲景方干预（+1）	中
王海飞[111]	2013	RCT	研究的局限性（–2）加入药物干扰（–1）1979 年前病例观察（+1）单用仲景方干预（+1）	中
王纪岗[112]	2013	RCT	研究的局限性（–2）加入药物干扰（–1）1979 年前病例观察（+1）单用仲景方干预（+1）	中
于明福[113]	2013	CCT	研究的局限性（–2）加入药物干扰（–1）1979 年前病例观察（+1）单用仲景方干预（+1）	中
王兰镇[114]	1990	CR	加入药物干扰（–1）1979 年前病例观察（+1）	低

续表

纳入研究	发表年份	文献类型	证据升降因素	等级
姚保泰[115]	1992	CR	加入药物干扰（–1）1979 年前病例观察（+1）	低
沈建民[116]	1995	CR	研究的局限性（–1）1979 年前病例观察（+1）	低
吴风海[117]	1996	CR	加入药物干扰（–1）1979 年前病例观察（+1）	低
瞿亚德[118]	1997	CR	加入药物干扰（–1）1979 年前病例观察（+1）	低
陈锦辉[119]	1999	CR	加入药物干扰（–1）1979 年前病例观察（+1）	低
傅振伟[120]	1999	CR	加入药物干扰（–1）1979 年前病例观察（+1）	低
刘　谦[121]	1999	CR	加入药物干扰（–1）1979 年前病例观察（+1）	低
王汉玉[122]	1999	RCT	研究的局限性（–2）精确度低（–1）加入药物干扰（–1）剂量 – 效应关系（+1）1979 年前病例观察（+1）	低
朱荣琪[123]	1999	RCT	研究的局限性（–2）加入药物干扰（–1）1979 年前病例观察（+1）	低
杨翠萍[124]	2000	RCT	研究的局限性（–2）精确度低（–1）加入药物干扰（–1）1979 年前病例观察（+1）	低
莫剑波[125]	2000	RCT	研究的局限性（–2）精确度低（–1）加入药物干扰（–1）1979 年前病例观察（+1）单用仲景方干预（+1）	低
柴廉明[126]	2001	RCT	研究的局限性（–2）精确度低（–1）1979 年前病例观察（+1）	低
贺盘良[127]	2001	CR	加入药物干扰（–1）1979 年前病例观察（+1）	低
马汝超[128]	2001	RCT	研究的局限性（–2）加入药物干扰（–1）1979 年前病例观察（+1）	低
刘良福[129]	2002	CR	加入药物干扰（–1）1979 年前病例观察（+1）	低
王庆梅[130]	2002	CR	加入药物干扰（–1）1979 年前病例观察（+1）	低
周尚斌[131]	2002	CR	加入药物干扰（–1）1979 年前病例观察（+1）	低
梁晓星[132]	2002	`RCT	研究的局限性（–2）精确度低（–1）1979 年前病例观察（+1）	低
吴炳康[133]	2002	RCT	研究的局限性（–2）精确度低（–1）加入药物干扰（–1）1979 年前病例观察（+1）单用仲景方干预（+1）	低
尹瓦林[134]	2002	CR	研究的局限性（–1）加入药物干扰（–1）1979 年前病例观察（+1）单用仲景方干预（+1）	低

续表

纳入研究	发表年份	文献类型	证据升降因素	等级
何永宜[135]	2003	CR	加入药物干扰（–1）1979 年前病例观察（+1）	低
时建欣[136]	2003	RCT	研究的局限性（–2）加入药物干扰（–1）1979 年前病例观察（+1）	低
于世杰[137]	2003	CR	研究的局限性（–1）加入药物干扰（–1）1979 年前病例观察（+1）单用仲景方干预（+1）	低
黄慕年[138]	2004	CT	研究的局限性（–2）精确度低（–1）加入药物干扰（–1）1979 年前病例观察（+1）单用仲景方干预（+1）	低
王红军[139]	2004	RCT	研究的局限性（–2）精确度低（–1）加入药物干扰（–1）1979 年前病例观察（+1）单用仲景方干预（+1）	低
韦　麟[140]	2004	CCT	研究的局限性（–2）精确度低（–1）加入药物干扰（–1）1979 年前病例观察（+1）单用仲景方干预（+1）	低
杨　慧[141]	2004	CR	加入药物干扰（–1）1979 年前病例观察（+1）	低
马勋令[142]	2006	CR	加入药物干扰（–1）1979 年前病例观察（+1）	低
林俊辉[143]	2006	CR	研究的局限性（–1）加入药物干扰（–1）1979 年前病例观察（+1）单用仲景方干预（+1）	低
李小沙[144]	2007	CT	研究的局限性（–2）加入药物干扰（–1）1979 年前病例观察（+1）	低
王志坤[145]	2007	RCT	研究的局限性（–2）加入药物干扰（–1）1979 年前病例观察（+1）	低
欧邦金[146]	2007	RCT	研究的局限性（–2）加入药物干扰（–1）1979 年前病例观察（+1）	低
陈欣菊[147]	2008	CT	研究的局限性（–2）加入药物干扰（–1）1979 年前病例观察（+1）	低
廖高峰[148]	2008	CCT	研究的局限性（–2）精确度低（–1）加入药物干扰（–1）1979 年前病例观察（+1）单用仲景方干预（+1）	低
刘国英[149]	2008	CR	加入药物干扰（–1）1979 年前病例观察（+1）	低
刘信强[150]	2008	CCT	研究的局限性（–2）加入药物干扰（–1）1979 年前病例观察（+1）	低

续表

纳入研究	发表年份	文献类型	证据升降因素	等级
潘大军[151]	2008	RCT	研究的局限性（-2）加入药物干扰（-1）1979年前病例观察（+1）	低
曾文林[152]	2009	CCT	研究的局限性（-2）精确度低（-1）加入药物干扰（-1）1979年前病例观察（+1）单用仲景方干预（+1）	低
李国愈[153]	2009	RCT	研究的局限性（-2）精确度低（-1）1979年前病例观察（+1）	低
彭新念[154]	2009	RCT	研究的局限性（-1）精确度低（-1）加入药物干扰（-1）1979年前病例观察（+1）	低
叶世泽[155]	2010	CR	研究的局限性（-1）加入药物干扰（-1）1979年前病例观察（+1）单用仲景方干预（+1）	低
杭东辉[156]	2010	RCT	研究的局限性（-1）精确度低（-1）加入药物干扰（-1）1979年前病例观察（+1）	低
刘红星[157]	2010	CR	研究的局限性（-1）加入药物干扰（-1）1979年前病例观察（+1）	低
赵立芳[158]	2010	CR	研究的局限性（-1）加入药物干扰（-1）1979年前病例观察（+1）单用仲景方干预（+1）	低
赵世明[159]	2010	RCT	研究的局限性（-1）小样本（-1）1979年前病例观察（+1）单用仲景方干预（+1）	低
胡　晓[160]	2011	RCT	研究的局限性（-2）间接证据（-1）1979年前病例观察（+1）	低
潘大军[161]	2011	RCT	研究的局限性（-1）精确度低（-1）加入药物干扰（-1）1979年前病例观察（+1）	低
肖　文[162]	2011	CR	研究的局限性（-1）加入药物干扰（-1）1979年前病例观察（+1）单用仲景方干预（+1）	低
张　亮[163]	2011	CT	研究的局限性（-1）加入药物干扰（-1）1979年前病例观察（+1）	低
单君康[164]	2011	RCT	研究的局限性（-2）精确度低（-1）1979年前病例观察（+1）	低
单君康[165]	2011	RCT	研究的局限性（-2）精确度低（-1）1979年前病例观察（+1）	低

续表

纳入研究	发表年份	文献类型	证据升降因素	等级
高　颖[166]	2012	RCT	研究的局限性（-2）精确度低（-1）1979 年前病例观察（+1）	低
何霞芬[167]	2012	RCT	研究的局限性（-2）加入药物干扰（-1）1979 年前病例观察（+1）	低
李英兰[168]	2012	RCT	研究的局限性（-2）精确度低（-1）加入药物干扰（-1）1979 年前病例观察（+1）单用仲景方干预（+1）	低
孙永军[169]	2012	CR	研究的局限性（-1）加入药物干扰（-1）1979 年前病例观察（+1）单用仲景方干预（+1）	低
易青山[170]	2012	CCT	研究的局限性（-2）加入药物干扰（-1）1979 年前病例观察（+1）	低
张　浩[171]	2012	CCT	研究的局限性（-2）精确度低（-1）1979 年前病例观察（+1）	低
张　亮[172]	2012	CT	研究的局限性（-1）精确度低（-1）加入药物干扰（-1）1979 年前病例观察（+1）	低
朱轶荣[173]	2012	CR	研究的局限性（-2）加入药物干扰（-1）1979 年前病例观察（+1）	低
樊幼林[174]	2012	`RCT	研究的局限性（-2）加入药物干扰（-1）1979 年前病例观察（+1）	低
刘　军[175]	2012	RCT	研究的局限性（-2）加入药物干扰（-1）1979 年前病例观察（+1）	低
桑谢和[176]	2012	CT	研究的局限性（-2）精确度低（-1）1979 年前病例观察（+1）	低
王　莹[177]	2012	CT	研究的局限性（-2）加入药物干扰（-1）1979 年前病例观察（+1）	低
杨　戈[178]	2012	CT	研究的局限性（-2）加入药物干扰（-1）1979 年前病例观察（+1）	低
王凌海[179]	2013	RCT	研究的局限性（-2）精确度低（-1）加入药物干扰（-1）1979 年前病例观察（+1）	低
韦海荣[180]	2013	RCT	研究的局限性（-1）加入药物干扰（-1）1979 年前病例观察（+1）	低

续表

纳入研究	发表年份	文献类型	证据升降因素	等级
张文日[181]	2013	RCT	研究的局限性（–2）精确度低（–1）加入药物干扰（–1）1979 年前病例观察（+1）单用仲景方干预（+1）	低
黄　芳[182]	2013	RCT	研究的局限性（–2）精确度低（–1）加入药物干扰（–1）1979 年前病例观察（+1）单用仲景方干预（+1）	低
吴荣庆[183]	2013	RCT	研究的局限性（–2）精确度低（–1）加入药物干扰（–1）1979 年前病例观察（+1）单用仲景方干预（+1）	低
郑尚文[184]	2013	RCT	研究的局限性（–2）加入药物干扰（–1）1979 年前病例观察（+1）	低
杨晓蒙[185]	1988	CR	小样本（–1）加入药物干扰（–1）1979 年前病例观察（+1）	极低
吴恒中[186]	1993	CR	研究的局限性（–1）加入药物干扰（–1）1979 年前病例观察（+1）	极低
刘　基[187]	1993	RCT	研究的局限性（–2）精确度低（–1）加入药物干扰（–1）1979 年前病例观察（+1）	极低
陈汉阳[188]	1995	CR	研究的局限性（–1）加入药物干扰（–1）1979 年前病例观察（+1）	极低
黄　巍[189]	1996	CT	研究的局限性（–2）精确度低（–1）加入药物干扰（–1）1979 年前病例观察（+1）	极低
王　军[190]	1996	CR	小样本（–1）加入药物干扰（–1）1979 年前病例观察（+1）	极低
刘树强[191]	2001	RCT	研究的局限性（–2）精确度低（–1）加入药物干扰（–1）1979 年前病例观察（+1）	极低
陆　敏[192]	2002	RCT	研究的局限性（–2）精确度低（–1）加入药物干扰（–1）1979 年前病例观察（+1）	极低
董军梅[193]	2003	CR	间接证据（–1）加入药物干扰（–1）1979 年前病例观察（+1）	极低
吴学苏[194]	2003	RCT	研究的局限性（–2）精确度低（–1）加入药物干扰（–1）1979 年前病例观察（+1）	极低
杨臣安[195]	2003	CT	研究的局限性（–2）间接证据（–1）加入药物干扰（–1）1979 年前病例观察（+1）	极低

续表

纳入研究	发表年份	文献类型	证据升降因素	等级
赵明元[196]	2003	CR	间接证据（–1）加入药物干扰（–1）1979 年前病例观察（+1）	极低
李秀琴[197]	2004	CCT	研究的局限性（–2）精确度低（–1）加入药物干扰（–1）1979 年前病例观察（+1）	极低
王细凤[198]	2004	CCT	研究的局限性（–2）间接证据（–1）精确度低（–1）加入药物干扰（–1）1979 年前病例观察（+1）单用仲景方干预（+1）	极低
张安富[199]	2004	RCT	研究的局限性（–2）精确度低（–1）加入药物干扰（–1）1979 年前病例观察（+1）	极低
杨鲜丽[200]	2005	CT	研究的局限性（–2）精确度低（–1）加入药物干扰（–1）1979 年前病例观察（+1）	极低
何秀堂[201]	2006	CCT	研究的局限性（–2）间接证据（–1）精确度低（–1）加入药物干扰（–1）1979 年前病例观察（+1）	极低
丁连平[202]	2007	CR	间接证据（–1）加入药物干扰（–1）1979 年前病例观察（+1）	极低
吕丽雅[203]	2007	CT	研究的局限性（–2）间接证据（–1）加入药物干扰（–1）1979 年前病例观察（+1）	极低
毛小华[204]	2007	CR	小样本（–1）加入药物干扰（–1）1979 年前病例观察（+1）	极低
王银祥[205]	2007	RCT	研究的局限性（–2）精确度低（–1）加入药物干扰（–1）1979 年前病例观察（+1）	极低
董先惠[206]	2008	CR	研究的局限性（–2）间接证据（–1）加入药物干扰（–1）1979 年前病例观察（+1）	极低
舒仕华[207]	2008	CCT	研究的局限性（–2）间接证据（–1）精确度低（–1）小样本（–1）加入药物干扰（–1）1979 年前病例观察（+1）	极低
王兴尧[208]	2008	RCT	研究的局限性（–2）精确度低（–1）加入药物干扰（–1）1979 年前病例观察（+1）	极低
赵晓丽[209]	2008	CCT	研究的局限性（–2）精确度低（–1）加入药物干扰（–1）1979 年前病例观察（+1）	极低
崔保生[210]	2009	RCT	研究的局限性（–2）精确度低（–1）加入药物干扰（–1）1979 年前病例观察（+1）	极低

续表

纳入研究	发表年份	文献类型	证据升降因素	等级
高　颖[211]	2009	RCT	研究的局限性（-2）精确度低（-1）加入药物干扰（-1）1979年前病例观察（+1）	极低
杭东辉[212]	2009	CT	研究的局限性（-2）精确度低（-1）加入药物干扰（-1）1979年前病例观察（+1）	极低
李英兰[213]	2009	CT	研究的局限性（-2）精确度低（-1）加入药物干扰（-1）1979年前病例观察（+1）	极低
王立民[214]	2010	CR	研究的局限性（-2）间接证据（-1）精确度低（-1）小样本（-1）加入药物干扰（-1）1979年前病例观察（+1）	极低
易青山[215]	2010	RCT	研究的局限性（-2）精确度低（-1）加入药物干扰（-1）1979年前病例观察（+1）单用仲景方干预（+1）	极低
段　明[216]	2011	CCT	研究的局限性（-1）加入药物干扰（-1）1979年前病例观察（+1）	极低
刘玉海[217]	2011	RCT	研究的局限性（-2）精确度低（-1）加入药物干扰（-1）1979年前病例观察（+1）	极低
何霞芬[218]	2012	CR	研究的局限性（-2）精确度低（-1）加入药物干扰（-1）1979年前病例观察（+1）	极低
刘运雄[219]	2012	RCT	研究的局限性（-2）精确度低（-1）加入药物干扰（-1）1979年前病例观察（+1）	极低
吴红丽[220]	2012	CCT	研究的局限性（-2）间接证据（-1）精确度低（-1）加入药物干扰（-1）1979年前病例观察（+1）	极低
肖移平[221]	2012	RCT	研究的局限性（-1）加入药物干扰（-1）1979年前病例观察（+1）	极低
代玉平[222]	2012	CR	研究的局限性（-1）加入药物干扰（-1）1979年前病例观察（+1）	极低
赵泽恩[223]	2012	CR	研究的局限性（-2）精确度低（-1）小样本（-1）加入药物干扰（-1）1979年前病例观察（+1）单用仲景方干预（+1）	极低

（2）*泻心汤*

纳入21篇文献，15篇随机对照试验，1篇非临床对照试验，5篇病例系列观察。

所有文献分布在 1991 ~ 2013 年。证据质量等级评价情况见表 3-13。可以看出，有中等质量证据 9 篇，低质量证据 7 篇，极低质量证据 5 篇。证据的降级因素主要为研究的局限性、加入药物干扰、精确度低等。证据升级因素主要是单用仲景方、剂量 - 效应关系、1979 年前病例观察等。

表 3-13　　泻心汤临床研究文献证据质量一览表

纳入研究	发表年份	文献类型	证据升降因素	等级
董先惠[224]	2013	RCT	研究的局限性（-1）1979 年前病例观察（+1）加入药物干扰（-1）	中
杨清志[225]	1991	RCT	研究的局限性（-2）精确度低（-1）加入药物干扰（-1）剂量 - 效应关系（+1）1979 年前病例观察（+1）单用仲景方干预（+1）	中
李秀兰[226]	2005	RCT	研究的局限性（-2）加入药物干扰（-1）剂量 - 效应关系（+1）1979 年前病例观察（+1）	中
郑海泉[227]	2006	RCT	研究的局限性（-2）加入药物干扰（-1）剂量 - 效应关系（+1）1979 年前病例观察（+1）	中
罗俊平[228]	2009	RCT	研究的局限性（-2）1979 年前病例观察（+1）	中
周雪林[229]	2009	CR	研究的局限性（-2）1979 年前病例观察（+1）	中
孙俊昌[230]	2010	CR	研究的局限性（-2）1979 年前病例观察（+1）	中
冯克利[231]	2012	RCT	研究的局限性（-2）加入药物干扰（-1）1979 年前病例观察（+1）单用仲景方干预（+1）	中
孙永军[232]	2012	RCT	研究的局限性（-2）1979 年前病例观察（+1）	中
赵凤莲[233]	1999	RCT	研究的局限性（-2）精确度低（-1）加入药物干扰（-1）1979 年前病例观察（+1）单用仲景方干预（+1）	低
唐建清[234]	1994	CR	研究的局限性（-1）小样本（-1）单用仲景方干预（+1）1979 年前病例观察（+1）	低
陈欣菊[235]	2008	RCT	研究的局限性（-2）加入药物干扰（-1）1979 年前病例观察（+1）	低
董先惠[236]	2008	RCT	研究的局限性（-2）间接证据（-1）加入药物干扰（-1）剂量 - 效应关系（+1）1979 年前病例观察（+1）	低
周晓琳[237]	2008	RCT	研究的局限性（-2）加入药物干扰（-1）1979 年前病例观察（+1）	低

续表

纳入研究	发表年份	文献类型	证据升降因素	等级
徐艳红[238]	2011	RCT	加入药物干扰（–1）1979 年前病例观察（+1）	低
杨春华[239]	1994	CR	小样本（–1）加入药物干扰（–1）1979 年前病例观察（+1）	极低
陈玉国[240]	2007	RCT	研究的局限性（–2）间接证据（–1）精确度低（–1）加入药物干扰（–1）剂量 – 效应关系（+1）1979 年前病例观察（+1）	极低
王兴绕[241]	2008	RCT	研究的局限性（–2）精确度低（–1）加入药物干扰（–1）1979 年前病例观察（+1）	极低
李如松[242]	2009	RCT	研究的局限性（–2）间接证据（–1）精确度低（–1）加入药物干扰（–1）剂量 – 效应关系（+1）1979 年前病例观察（+1）	极低
张北平[243]	2012	CT	研究的局限性（–2）精确度低（–1）小样本（–1）加入药物干扰（–1）1979 年前病例观察（+1）	极低

（3）黄土汤

纳入 16 篇文献，12 篇随机对照试验，1 篇半随机对照试验，3 篇病例系列观察。所有文献分布在 1996 ~ 2012 年。证据质量等级评价情况见表 3–14。可以看出，有高质量证据 3 篇，中等质量证据 5 篇，低质量证据 3 篇，极低质量证据 5 篇。证据的降级因素主要为研究的局限性、加入药物干扰等。证据升级因素主要是单用仲景方干预、剂量 – 效应关系、1979 年前病例观察等。

表 3–14　　黄土汤临床研究文献证据质量一览表

纳入研究	发表年份	文献类型	证据升降因素	等级
旦开蓉[244]	1996	CR	加入药物干扰（–1）剂量 – 效应关系（+1）1979 年前病例观察（+1）单用仲景方干预（+1）	高
冯其海[245]	2008	RCT	研究的局限性（–2）1979 年前病例观察（+1）仲景原方（+1）	高
冯其海[246]	2009	RCT	研究的局限性（–2）1979 年前病例观察（+1）仲景原方（+1）	高
马传云[247]	2006	CR	小样本（–1）剂量 – 效应关系（+1）1979 年前病例观察（+1）	中

续表

纳入研究	发表年份	文献类型	证据升降因素	等级
董先惠[248]	2008	RCT	研究的局限性（–2）间接证据（–1）剂量–效应关系（+1）1979年前病例观察（+1）	中
朱　斌[249]	2011	RCT	研究的局限性（–2）加入药物干扰（–1）1979年前病例观察（+1）单用仲景方干预（+1）	中
张　亮[250]	2012	RCT	研究的局限性（–2）1979年前病例观察（+1）	中
周利生[251]	2012	RCT	研究的局限性（–2）加入药物干扰（–1）1979年前病例观察（+1）单用仲景方干预（+1）	中
黄仁安[252]	2006	CCT	研究的局限性（–2）精确度低（–1）加入药物干扰（–1）剂量–效应关系（+1）1979年前病例观察（+1）	低
刘玉海[253]	2011	RCT	研究的局限性（–2）加入药物干扰（–1）1979年前病例观察（+1）	低
白建民[254]	2012	RCT	研究的局限性（–1）精确度低（–1）加入药物干扰（–1）1979年前病例观察（+1）	低
林兴东[255]	2007	RCT	研究的局限性（–2）间接证据（–1）精确度低（–1）加入药物干扰（–1）剂量–效应关系（+1）1979年前病例观察（+1）	极低
舒仕华[256]	2008	RCT	研究的局限性（–2）间接证据（–1）精确度低（–1）加入药物干扰（–1）剂量–效应关系（+1）1979年前病例观察（+1）	极低
张　强[257]	2008	RCT	研究的局限性（–2）精确度低（–1）加入药物干扰（–1）1979年前病例观察（+1）	极低
李如松[258]	2009	RCT	研究的局限性（–2）精确度低（–1）小样本（–1）加入药物干扰（–1）1979年前病例观察（+1）	极低
张　亮[259]	2011	CR	研究的局限性（–2）精确度低（–1）小样本（–1）1979年前病例观察（+1）	极低

（4）其他方剂

另有9个方剂，如半夏厚朴汤、黄芪桂枝五物汤等计15篇临床研究文献。各个方剂的证据质量等级评价情况见表3–15。可以看出，纳入文献质量均较低。

表 3-15　其他方剂临床研究文献证据质量一览表

纳入研究	方剂名称	发表年份	文献类型	证据升降因素	等级
徐艳红[260]	半夏厚朴汤	2008	CR	单用仲景方干预（+1）	中
王学蕾[261]	半夏厚朴汤	2006	CR	加入药物干扰（–1）单用仲景方干预（+1）	低
兰绍阳[262]	半夏厚朴汤	2010	RCT	研究的局限性（–2）精确度低（–1）加入药物干扰（–1）单用仲景方干预（+1）	极低
刁恩军[263]	黄芪桂枝五物汤	2005	CR	加入药物干扰（–1）单用仲景方干预（+1）	低
金　强[264]	黄芪桂枝五物汤	2008	CT	研究的局限性（–2）精确度低（–1）单用仲景方干预（+1）	低
金　强[265]	黄芪桂枝五物汤	2012	CT	研究的局限性（–1）加入药物干扰（–1）单用仲景方干预（+1）	极低
周雪林[266]	当归生姜羊肉汤	2013	RCT	研究的局限性（–1）加入药物干扰（–1）	低
周雪林[267]	当归生姜羊肉汤	2009	RCT	研究的局限性（–2）加入药物干扰（–1）	极低
李建汉[268]	苦参汤	2010	RCT	研究的局限性（–2）精确度低（–1）单用仲景方干预（+1）	低
赵晓丽[269]	苦参汤	2008	RCT	研究的局限性（–2）精确度低（–1）加入药物干扰（–1）单用仲景方干预（+1）	极低
陈祖兴[270]	柏叶汤	1996	CR	小样本（–1）加入药物干扰（–1）1979 年前病例观察（+1）	极低
马　赛[271]	大黄牡丹汤	1996	CR	间接证据（–1）小样本（–1）加入药物干扰（–1）单用仲景方干预（+1）	极低
马先造[272]	当归芍药散	1986	CR	加入药物干扰（–1）剂量－效应关系（+1）	低
田玉丕[273]	麦门冬汤	2002	CR	小样本（–1）加入药物干扰（–1）1979 年前病例观察（+1）单用仲景方干预（+1）	低
曾文林[274]	人参汤	2012	RCT	研究的局限性（–2）精确度低（–1）加入药物干扰（–1）	极低

2. 个案经验文献

共纳入 184 则医案，分别采用黄芪建中汤、泻心汤、黄芪桂枝五物汤等。发表年份分布于 1981 ~ 2013 年。各个方剂的证据质量等级评价情况见表 3–16。可以看出，纳入相关医案高、中质量为多。

表 3–16　　个案经验文献证据质量一览表

方剂名称	发表年份	医案则数	质量评分平均值	等级
黄芪建中汤	1986 ~ 2013	76	45.83	中等
泻心汤	1981 ~ 2013	27	43.87	中等
黄芪桂枝五物汤	1982 ~ 2011	14	51.48	中等
黄土汤	1989 ~ 2012	9	49.73	中等
大建中汤	1988 ~ 1989	9	43.81	中等
当归芍药散	1985 ~ 2006	6	49.88	中等
下瘀血汤	2011 ~ 2005	4	51.35	中等
大半夏汤	1982 ~ 2009	4	43.76	中等
大黄附子汤	1988 ~ 2005	4	36.58	低等
奔豚汤	1982 ~ 2009	3	60.92	高等
小半夏加茯苓汤	1986 ~ 2006	3	46.62	中等
干姜人参半夏丸	1982 ~ 2001	3	40.15	中等
当归生姜羊肉汤	1982 ~ 2005	2	54.51	中等
附子粳米汤	2011	1	78.04	高等
栝楼薤白半夏汤	2009	1	62.98	高等
人参汤	2012	1	61.31	高等
温经汤	1997	1	61.09	高等
酸枣汤	2012	1	60.85	高等
百合地黄汤	2012	1	60.54	高等
厚朴三物汤	2001	1	56.65	中等
乌头赤石脂丸	1985	1	56.41	中等
附子粳米汤	2011	1	55.44	中等
薯蓣丸	1988	1	55.34	中等
小半夏汤	1984	1	52.99	中等
桂枝加龙骨牡蛎汤	2005	1	50.97	中等

续表

方剂名称	发表年份	医案则数	质量评分平均值	等级
乌头汤	1981	1	48.98	中等
栝楼薤白白酒汤	1990	1	47.8	中等
大黄䗪虫丸	1998	1	47.65	中等
甘遂半夏汤	1991	1	47.61	中等
肾气丸	1989	1	44.6	中等
柏叶汤	2011	1	42.76	中等
桂枝茯苓丸	1996	1	38.63	低等
半夏厚朴汤	1993	1	29.63	低等

【典型临床证据】

消化性溃疡的临床研究证据共有274篇文献支持，高质量证据47篇，中等质量证据84篇，低质量证据86篇，极低质量证据57篇。高质量证据为黄芪建中汤和黄土汤的研究文献。各质量等级文献均有分布。

1. 黄芪建中汤

黄芪建中汤干预胃及十二指肠溃疡在临床总有效率方面有效（高质量证据）

郭华杰[25]实施的一项样本量为40例的病例系列观察中，予黄芪建中汤加减。药用：黄芪50g，党参15g，怀山药30g，桂枝、白芍各10g，黄精20g，甘草3g，大枣3枚。每日1剂，水煎服。一般治疗以1个月为1个疗程，1个疗程后行X线钡餐造影复查，必要时可连续治疗。治疗结果：临床治愈36例，显效1例，进步2例，无效1例，总有效率为97.5%，龛影消失率为90%。（疗效标准：①临床治愈：主要症状消失，X线钡餐造影龛影消失，粪便潜血阴性。②显效：主要症状消失或基本消失，X线钡餐造影龛影明显缩小，粪便潜血阴性。③进步：主要症状减轻，X线钡餐造影龛影无明显变化。④无效：主要症状持续存在，X线钡餐造影未好转或龛影反增大。）

2. 泻心汤

泻心汤加味对照甲氰咪胍、止血敏干预消化性溃疡出血在总有效率方面尚无差异（中等质量证据）

杨清志[225]实施的一项样本量为72例非随机对照试验中，试验组48例，对照组

24 例。试验组用加味泻心汤：生大黄 30g，黄连 8g，黄芩 9g，生赭石 18g，花蕊石 12g，乌贼骨 8g（为末，分 2 次兑服），每日 1 剂，水煎 2 次分服。一律不用其他止血药或抗溃疡病药，但可酌情予以补液。对照组用甲氰咪胍 0.6g、止血敏 2g 静脉滴注，每日 1 次，用药至大便潜血转阴为止。凡血红蛋白小于 8g/dL 者，可酌情输血。两组临床总有效率相对危险度 RR=1.12，95%CI（0.96，1.31），P=0.16。（疗效标准：①显效：药后 72 小时内吐血和（或）黑便停止，大便潜血阴性，伴随症状明显改善者。②有效：药后 3 天至 7 天内吐血和（或）黑便停止，大便潜血阴性，伴随症状明显改善者。③无效：经治 1 周，出血不止，大便潜血阳性，或治疗过程中突然大出血而行外科手术者。）

3. 黄土汤

黄土汤干预十二指肠球部溃疡在临床总有效率方面有效（高质量证据）

旦开蓉[244]实施的一项样本量为 36 例的病例系列观察中，予黄土汤：灶心土 30g，炮附子 4.5g，干地黄 9g，阿胶 9g，白术 12g，黄芩 9g，炮姜炭 9g，花蕊石 15g，补骨脂 9g，仙鹤草 30g，甘草 6g，每日 1 剂，服药期间不禁食，先流食，大便隐血转阴后食用半流食至软食，出血量大者予补液或输血。治疗结果：痊愈 24 例（占 67%），显效 6 例（占 17%），有效 5 例（14%），有效率为 97%。服药后大便转阴天数，最短者 2 天，最长者 16 天，平均为 7.1 天，服药 3 ~ 4 天转阴者 14 例，5 ~ 7 天者 10 例，7 天以上者 12 例。（疗效标准：1990 年国家中医药管理局医政司下发《中医血证急症诊疗规范》）

【消化性溃疡与应用方剂分析】

此次研究发现共有 36 首方剂可以治疗消化性溃疡，属于同病异治的范畴。根据文献报道，基于循证医学研究得出结论，依次为：黄芪建中汤共 223 篇文献，纳入 20183 例；泻心汤共 20 篇文献，纳入 2006 例；黄土汤共 16 篇文献，纳入 1262 例。高质量证据分布在黄芪建中汤和黄土汤中，其余方剂多为中等、低质量证据。可以看出，虽然方剂种类分布较广，但是不论在文献频次还是证据质量方面，均具有一定聚集性。

1. 黄芪建中汤

黄芪建中汤是血痹虚劳病篇中，主治里急虚劳气虚甚者的主方，其主证表现为腹中拘急疼痛等。其方由黄芪、桂枝、白芍、生姜、甘草、大枣组成。消化性溃疡在本方的病症谱中，属于高频病症。高质量证据显示，黄芪建中汤干预胃及十二指肠溃疡在临床总有效率方面有效。气血阴阳俱虚是本病临床常见病机之一，具有较高的人群聚集度。

2. 泻心汤

泻心汤是惊悸吐衄下血胸满瘀血病篇中，主治热盛吐衄的主方，其主证表现为心烦不安、吐血、衄血等，并无有关治疗消化性溃疡相关症状的论述，但其与心火亢盛、邪热迫血妄行的病机相通，故本方可以用于治疗该证型、部位偏上的消化性溃疡。其方由大黄、黄芩、黄连组成。消化性溃疡在本方的病症谱中，属于高频病症。中等质量证据显示，泻心汤加味对照甲氰咪胍、止血敏干预消化性溃疡出血在总有效率方面尚无差异。可见心火亢盛、迫血妄行是本病临床常见病机之一，临床见此病机者可酌用此方。

3. 黄土汤

黄土汤是惊悸吐衄下血胸满瘀血病篇中，主治虚寒便血的主方，其主证表现为大便出血、先便后血。虽然便血与消化性溃疡出血部位有别，但其中焦虚寒的病机相通，故本方可以用于治疗该证型部位偏下的消化性溃疡。其方由灶心土、甘草、干地黄、白术、炮附子、阿胶、黄芩组成。消化性溃疡在本方的病症谱中，属于高频病症。高质量证据显示，黄土汤干预十二指肠球部溃疡在临床总有效率方面有效。可见中焦虚寒是本病临床常见病机之一，具有较高的人群聚集度。

4. 黄芪桂枝五物汤

黄芪桂枝五物汤是血痹虚劳病篇中，主治阳气不足、阴血涩滞的血痹重证的主方。其主证表现为局部肌肤麻木不仁，可兼有酸痛感等，并无有关治疗消化性溃疡相关症状的论述，但其阴阳俱不足证型病机相通，故本方可以用于治疗该证型的消化性溃疡。其方由黄芪、芍药、桂枝、生姜、大枣组成。痹证在本方的病症谱中，属于个案高频证据。可见阳气不足、阴血涩滞是本病临床常见病机之一，虽证据强度较低，但临床见此病机者可酌用此方。

【优势病证规律】

根据现有文献，消化性溃疡临床常见证型有气血阴阳俱虚的黄芪建中汤证，心火亢盛、迫血妄行的泻心汤证，中焦虚寒的黄土汤证和阳气不足、阴血涩滞的黄芪桂枝五物汤证。通过循证医学研究及证据评价，提炼出消化性溃疡用《金匮要略》方治疗呈现出一定趋向性。因此，黄芪建中汤、黄土汤、泻心汤和黄芪桂枝五物汤的证型很可能是消化性溃疡在现代临床环境下的主要证候表现。（见图 3-2）

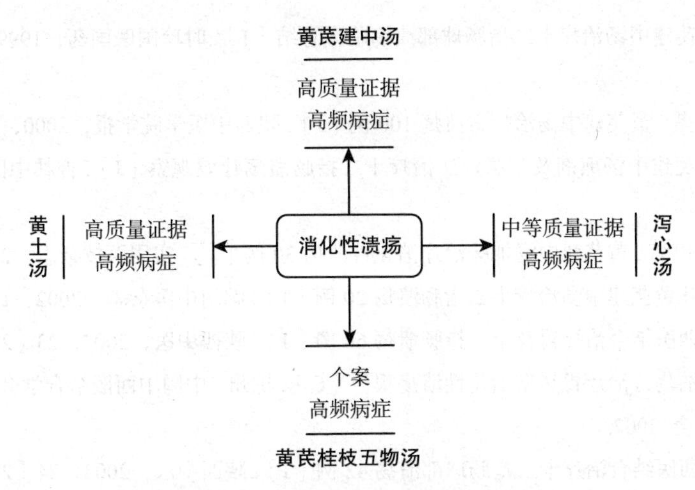

图 3-2 消化性溃疡的证型规律

参考文献

[1] 陈树森，陈振湘，王发渭，等．黄芪建中汤治疗溃疡病 72 例临床小结［J］．湖北中医杂志，1982（3）：20-21.

[2] 陈馨，张永武，高蕴章，等．黄芪建中汤注射剂为主治疗十二指肠球部溃疡 70 例［J］．中国中西医结合杂志，1986（12）：33.

[3] 甘毓麟，邓永馨，吴文静，等．黄芪建中冲剂治疗消化性溃疡的临床疗效观察［J］．北京中医，1986（6）：27-28.

[4] 任光荣，龚正亮，孔祥亭，等．黄芪建中汤治疗溃疡病的机理［J］．南京中医药大学学报（自然科学版），1988（1）：18-20.

[5] 吴声钦．黄芪建中汤加味治疗虚寒证溃疡病 25 例［J］．福建中医药，1988（2）：12.

[6] 葛国谦．胃、十二指肠溃疡病中医治疗体会——附 82 例临床分析［J］．贵阳中医学院学报，1989（1）：23.

[7] 马秀芝．呋喃唑酮与黄芪建中汤治疗消化性溃疡 50 例［J］．湖南医学，1990（4）：233.

[8] 陈汝润，李金平．黄芪建中汤加减治疗十二指肠球部溃疡 170 例［J］．山东中医杂志，1991，10（3）：20-21.

[9] 袁诗琴．黄芪建中汤治疗溃疡病临床体会［J］．江苏中医，1991（8）：21.

[10] 苏顺庭．中医辨证治疗胃及十二指肠溃疡病 100 例临床观察［J］．时珍国医国药，1994，5（4）：5-7.

[11] 黄秉坤．综合治疗胃及十二指肠溃疡 66 例［J］．云南中医中药杂志，1996，17（4）：14-15.

[12] 李祥华，覃章元．黄芪建中汤治疗十二指肠球部溃疡疗效分析［J］．湖北省卫生职工医学院学报，1997（1）：37-38.

[13] 常立传，李正红．临床集锦［J］．山东中医杂志，1998，17（5）：234-235.

[14] 李琼莲．中西医结合治疗消化性溃疡 80 例临床观察［J］．广西医学，1998，20（5）：176.

[15]［作者不详］．临床集锦［J］．山东中医杂志，1998，10（5）：42.

[16] 李祥华 . 黄芪建中汤治疗十二指肠球部溃疡临床总结 [J]. 时珍国医国药，1999，10（2）：126-127.
[17] 呼秀珍，潘莹 . 黄芪建中汤治疗胃溃疡 100 例 [J]. 陕西中医学院学报，2000，23（4）：19.
[18] 钱澄渝 . 黄芪建中汤煎剂及三联疗法治疗十二指肠溃疡疗效观察 [J]. 吉林中医药，2000（3）：50.
[19] 谭志强，张振海 . 黄芪建中汤加味治疗消化性溃疡 30 例 [J]. 实用医技杂志，2001，8（1）：78.
[20] 唐启佳 . 加味黄芪建中汤治疗十二指肠溃疡 20 例 [J]. 湖南中医杂志，2002，18（6）：34.
[21] 李彩霞 . 中西医结合治疗胃及十二指肠溃疡 60 例 [J]. 陕西中医，2002，23（2）：151-152.
[22] 张琳 . 清胃消疡丹治疗胃热型消化性溃疡报告 [C]. 杭州：中国中西医结合学会全国消化系统疾病学术研讨会 .2002.
[23] 杨永峰 . 中西医结合治疗十二指肠球部溃疡 42 例 [J]. 陕西中医，2003，24（2）：156-157.
[24] 旷永灿 . 中西医结合治疗胃溃疡 68 例 [J]. 湖南中医杂志，2004，20（2）：35.
[25] 郭华杰 . 黄芪建中汤加减治疗胃及十二指肠溃疡 40 例疗效观察 [J]. 山西中医，2005，21（15）：10.
[26] 冯其海，高智凤 . 内镜下注射加喷洒治疗消化性溃疡出血 [J]. 浙江中西医结合杂志，2008，18（5）：293-294.
[27] 刘国英 . 黄芪建中汤合良附丸治疗消化性溃疡临床疗效 [J]. 哈尔滨医药，2012，20（7）：206.
[28] 孙文学，赵志彬，宋传祖，等 . 以黄芪建中汤为主治疗十二指肠球部溃疡 58 例报告 [C]. 第二十次全国中西医结合消化系统疾病学术会议论文集，2008（2）：138.
[29] 李刚，崔桂娟 . 黄芪建中汤联合西药治疗胃溃疡的疗效观察 [J]. 河北中医，2009，2（17）：52.
[30] 詹胜利，谭英 . 黄芪建中汤加味治疗消化性溃疡 60 例 [J]. 湖南中医杂志，2009，25（2）：57-58.
[31] 段伍生 . 中西结合治疗消化性溃疡临床疗效观察 [J]. 中国实用医药，2009，4（6）：148.
[32] 覃春荣 . 中西医结合治疗消化性溃疡疗效观察 [J]. 亚太传统医药，2009，5（5）：64-65.
[33] 徐慧卿 . 针灸配合中药治疗消化性溃疡 73 例 [J]. 上海针灸杂志，2009（10）：593.
[34] 张文 . 泻心汤加减联合西药治疗胃溃疡 30 例临床观察 [J]. 中医药导报，2010，16（7）：35-36.
[35] 姜越华 . 中西医结合治疗消化性溃疡 65 例 [J]. 中西医结合，2011，19（8）：57.
[36] 蓝仕 . 黄芪健中汤治疗脾胃虚寒型胃溃疡的疗效观察 [J]. 国医论坛，2012，7（2）：8-9.
[37] 李学军 . 黄芪桂枝五物汤治疗消化性溃疡 52 例观察 [J]. 中国医药指南，2008，24（9）：595.
[38] 刘永秋 . 黄芪健中汤治疗脾胃虚寒型胃溃疡的疗效观察 [J]. 中国实用医药，2012，7（2）：8.
[39] 吴大斌 . 中药内服加药竹罐疗法治疗消化性溃疡疗效观察 [J]. 四川中医，2012（2）：70.
[40] 周利生 . 中医治疗 150 例胃溃疡疗效观察 [J]. 中国中医药咨讯，2012，4（1）：241.
[41] 张文日 . 黄芪建中汤加减治疗消化性溃疡的临床分析 [J]. 大家健康（学术版），2013，5（18）：77-78.
[42] 李立新 . 辨证分型联合西药治疗胃溃疡随机平行对照研究 [J]. 实用中医内科杂志，2013（8）：86.
[43] 刘志坚 . 黄芪建中汤治疗胃溃疡的 45 例临床观察 [J]. 当代医学，2013（35）：155.

[44] 彭康. 应用中医疗法治疗胃溃疡的方法选择及效果观察 [J]. 求医问药（下半月），2013（2）：82.
[45] 惠广喜. 黄芪建中汤加味治疗溃疡病 43 例 [J]. 广西中医药，1981（4）：45.
[46] 朱英华. 黄芪建中汤治疗十二指肠溃疡 [J]. 云南中医中药杂志，1982（6）：29.
[47] 张万岱，喻方亭，秦刚，等. 痢特灵配健脾益胃汤加味治疗消化性溃疡 92 例的临床观察 [J]. 第一军医大学学报，1983，3（1）：49-53.
[48] 钟素芝. 中西药结合治疗消化性溃疡 20 例 [J]. 河北医药，1987，9（4）：211.
[49] 刘浩江. 二中汤治疗胃、十二指肠溃疡 59 例临床观察 [J]. 安徽中医学院学报，1988，7（1）：29-30.
[50] 杨林生. 中西结合治疗消化性溃疡的初步观察 [J]. 江西医药，1988（1）：53.
[51] 王埃儒. 黄芪建中汤治疗消化性溃疡 100 例 [J]. 陕西中医，1990（8）：345.
[52] 周勇. 中西医结合治疗虚寒型十二指肠球部溃疡 45 例 [J]. 湖北中医杂志，1993，15（4）：10.
[53] 李德枝. 痢特灵加黄芪建中汤治疗胃十二指肠溃疡 56 例近期疗效观察 [J]. 海峡药学，1994，6（3）：50.
[54] 唐亮叶. 中西医分组治疗消化性溃疡疗效观察 [J]. 浙江中医杂志，1994（3）：105.
[55] 李炎全，陈汉阳. 痢特灵、黄芪建中汤加减治疗溃疡病 43 例 [J]. 福建医药杂志，1995，17（3）：64.
[56] 刘士霞，王清叶，任忠禹. 黄芪建中汤加减治疗难治性消化性溃疡 [J]. 武警医学，1995，6（3）：167.
[57] 王清叶. 黄芪建中汤加减治疗难治性消化性溃疡 [J]. 武警医学，1995，6（3）：167.
[58] 陈运如. 黄芪建中汤加味治疗十二指肠球部溃疡虚寒型 48 例 [J]. 湖南中医药导报，1995，1（2）：21-22.
[59] 罗启义. 溃必康治疗消化性溃疡的临床对照观察 [J]. 云南中医中药杂志，1996（6）：21.
[60] 张红武，程海然. 中西医结合治疗消化性溃疡 51 例 [J]. 北京中医，1996（5）：10-11.
[61] 蔡丽英，林佳芬，卓秀凤. 中西医结合治疗十二指肠溃疡 [J]. 福建中医药，1997，28（1）：43.
[62] 陈辉熊. 奥美拉唑结合中药黄芪建中汤根治十二指肠溃疡的探讨 [J]. 中国中西医结合脾胃杂志，1997，5（3）：177.
[63] 何守搞. 痢特灵加黄芪健中汤和雷尼替丁治疗消化性溃疡 135 例疗效观察 [J]. 右江民族医学院学报，1997（1）：132-133.
[64] 赵森林，杨正凯，罗兆发，等. 中西药治疗胃及十二指肠溃疡病 163 例报告 [J]. 西南国防医药，1997，7（5）：303.
[65] 何德立，吕怡，吴兴繁，等. 消化性溃疡中西药治疗 30 例 [J]. 中医药学报，1998（2）：22.
[66] 吴良章. 黄芪建中汤加减治疗消化性溃疡 98 例 [J]. 福建中医药，1998，29（3）：45-46.
[67] 卢冬初. 中西医结合治疗消化性溃疡 84 例 [J]. 中国中西医结合脾胃杂志，1999，7（1）：39.
[68] 艾军毅. 加味黄芪建中汤抗消化性溃疡复发的临床观察 [J]. 青海医药杂志，2000，30（9）：63.
[69] 鲁国强. 针刺加中药离子导入治疗溃疡病 62 例临床观 [J]. 针灸临床杂志，2000（5）：23.
[70] 许俊杰. 中西医结合治疗胃、十二指肠溃疡病 86 例 [J]. 中国乡村医药，2000，7（10）：6-7.

[71] 侯艾青 . 黄芪建中汤加味治疗消化性溃疡 100 例 [J]. 实用中医药杂志，2001，17 (4)：16.
[72] 马冠军，金鹏 . 建中活络汤治疗消化性溃疡 76 例临床分析 [J]. 河南中医，2002，22 (4)：25-26.
[73] 龚世凤 . 黄芪建中汤联用西药治疗消化性溃疡 68 例分析 [J]. 中国社区医师，2003，19 (1)：36-37.
[74] 郭雁斌 . 中西医结合治疗消化性溃疡 83 例临床观察 [J]. 中国中医药信息杂志，2003，10 (9)：62.
[75] 吉文 . 中西医结合治疗复发性消化性溃疡的疗效观察 [J]. 四川中医，2004 (2)：34.
[76] 陈垣铍 . 黄芪建中汤加减对胃溃疡胃黏膜 bFGF 表达的影响 [J]. 湖南中医杂志，2005，21 (6)：13-14，31.
[77] 吴剑涛 . 黄芪建中汤治疗消化性溃疡 89 例疗效观察 [J]. 河北中医，2005，27 (8)：603.
[78] 谭红英 . 黄芪建中汤加减治疗胃及十二指肠球部溃疡 36 例 [J]. 实用中医内科杂志,2006,20(6)：640.
[79] 王可美，吴桂孝，杨永丽，等 . 黄芪建中汤治疗溃疡病 124 例疗效观察 [J]. 中华腹部疾病杂志，2006，6 (12)：914-915.
[80] 宋学刚，刘秀岚 . 黄芪建中汤加减治疗消化性溃疡 120 例 [J]. 临床和实验医学杂志，2007，6 (10)：153.
[81] 汪志成 . 黄芪建中汤加味治疗消化性溃疡 40 例总结 [J]. 湖南中医杂志，2007，23 (4)：19-20.
[82] 陈平 . 黄芪建中汤加味治疗消化性溃疡 136 例 [J]. 国医论坛，2008，23 (4)：8.
[83] 陈欣菊 . 黄芪建中汤合西药治疗消化性溃疡复发率的临床观察 [J]. 中国实用医药,2008,10(7)：85-86.
[84] 王芳 . 黄芪建中汤加减在消化性溃疡愈后预防复发中的应用 [J]. 中外健康文摘 (医药月刊)，2008，5 (2)：157.
[85] 郑小明 . 胃、十二指肠溃疡中西医结合治疗的探讨 [J]. 科技资讯，2008 (30)：239.
[86] 周小琳 . 甘草泻心汤加苦参治疗消化性溃疡 30 例 [J]. 国医论坛，2010，24 (2)：65-66.
[87] 李晓静 . 黄芪建中汤配合雷尼替丁治疗脾胃虚寒型胃溃疡 120 例 [J]. 健康大视野，2009 (4)：15-16.
[88] 罗俊萍 . 中西医结合治疗消化性溃疡 [J]. 中国医药指南，2009，7 (19)：127.
[89] 吴灵年 . 黄土汤内镜下喷洒治疗消化性溃疡出血临床体会 [J]. 甘肃科技，2009，18 (2)：290-291.
[90] 崔保生 . 加味泻心汤与大黄粉治疗上消化道出血 42 例 [J]. 临床和实验医学杂志，2010，8 (16)：84.
[91] 李小沙 . 黄芪建中汤治疗脾胃虚寒型消化性溃疡 50 例 [J]. 中国误诊学杂志，2010，14 (10)：912.
[92] 李媛媛 . 黄芪建中汤治疗消化性溃疡 37 例临床分析 [J]. 实用中医内科杂志，2010，5 (3)：7.
[93] 刘红星，王健 . 黄芪建中汤加减治疗十二指肠球部溃疡 56 例的体会 [J]. 内蒙古中医药，2010 (18)：12.

[94] 路勇仕，李颜兵，张宽 . 黄土汤治疗老年消化性溃疡合并上消化道出血的临床分析 [J]. 江苏中医药，2010，18（10）：1509–1510.

[95] 王兴尧 . 加味黄芪建中汤治疗胃溃疡 48 例疗效观察 [J]. 中医药导报，2010，26（2）：29–30.

[96] 吴红丽 . 加味泻心汤联用洛赛克治疗消化性溃疡并出血临床研究：附 150 例分析 [J]. 求医问药（下半月），2010，32（3）：139–140.

[97] 张岳玺，张潇澜 . 辨证分型联合西药治疗胃溃疡随机平行对照研究 [J]. 中华现代中医学杂志，2013，27（4）：86–87.

[98] 衣丽虹 . 中西医结合治疗消化性溃疡 50 例疗效观察 [J]. 中外健康文摘，2011，8（18）：210.

[99] 段明，程韵洲 . 黄芪建中汤合半夏泻心汤加减治疗消化性溃疡 52 例临床观察 [J]. 云南中医中药杂志，2011，3（20）：208.

[100] 李宏珍 . 黄芪建中汤加味治疗消化性溃疡 78 例 [J]. 健康必读杂志，2011，27（10）：675.

[101] 李萍 . 辨证治疗消化性溃疡疗效观察 [J]. 中国社区医师（医学专业），2012，34（3）：41–42.

[102] 罗俊萍 . 加味黄芪建中汤为主治疗胃溃疡 40 例疗效观察 [J]. 中国医药指南，2011，27（5）：18–19.

[103] 袁旭东 . 温中益气法治疗消化性溃疡 97 例 [J]. 中国医药指南，2011，9（26）：326–327.

[104] 蒋鑫鸿 . 黄芪建中汤加味对消化性溃疡愈合质量的影响 [J]. 大众健康：理论版，2012，19（2）：188–190.

[105] 孙瑾，焦建华 . 黄芪建中汤治疗消化性溃疡的疗效 [J]. 现代中医药，2012，13（2）：43–44.

[106] 刘信强 . 黄芪建中汤治疗消化性溃疡 40 例临床疗效观察 [J]. 医药前沿，2013，12（16）：45.

[107] 农志新 . 黄芪建中汤治疗脾胃虚寒型胃溃疡 45 例 [J]. 辽宁中医药大学学报，2013，33（3）：341–342.

[108] 韦海荣 . 穴位埋线配合黄芪建中汤治疗消化性溃疡 40 例疗效观察 [J]. 内蒙古中医药，2013，11（7）：40.

[109] 詹胜利，谭英 . 黄芪建中汤治疗胃溃疡的 58 例临床观察 [J]. 湖南中医杂志，2013，8（4）：169.

[110] 梁敬坤 . 黄芪建中汤在治疗胃溃疡中的临床应用 [J]. 中医临床研究，2013，5（24）：63.

[111] 王海飞 . 黄芪建中汤治疗消化溃疡临床疗效观察 [J]. 中外健康文摘，2013（38）：262.

[112] 王纪岗 . 黄芪建中汤治疗消化性溃疡临床观察 [J]. 中医临床研究，2013，5（21）：64.

[113] 于明福 . 黄芪建中汤加味治疗消化性溃疡 70 例临床疗效观察 [J]. 医药前沿，2013（18）：338.

[114] 王兰镇 . 加味黄芪建中汤治疗消化道溃疡 [J]. 实用中医内科杂志，1990（2）：19.

[115] 姚保泰 . 胃与十二指肠溃疡 300 例辨治规律探讨 [J]. 山东中医药大学学报，1992，16（4）：45–46.

[116] 沈建民 . 中西医结合治疗溃疡病（虚寒型）28 例疗效观察 [J]. 甘肃中医学院学报，1995（2）：7.

[117] 吴风海，冯玉红 . 中西医结合治疗消化性溃疡 50 例 [J]. 四川中医，1996，14（6）：24.

[118] 瞿亚德 . 中西医结合治疗消化性溃疡 96 例 [J]. 辽宁中医杂志，1997（3）：34.

[119] 陈锦辉，陈植荣 . 中西医结合治疗胃溃疡 73 例 [J]. 中国民间疗法，1999（8）：25–26.

[120] 傅振伟，刘连河 . 愈溃三合汤治疗十二指肠溃疡 94 例 [J]. 吉林中医药，1999（5）：28.

[121] 刘谦．黄芪建中汤为主治十二指肠球部溃疡66例疗效观察［J］．江西中医药，1999，30（1）：26.
[122] 王汉玉，王玉民．乌贝散黄芪建中汤联合治疗十二指肠球部溃疡24例［J］．内蒙古中医药，1999（2）：21–22.
[123] 朱荣琪，朱雄雄，黄阿兴，等．黄芪建中汤联合雷尼替丁治疗消化性溃疡疗效观察［J］．苏州医学院学报，1999，19（12）：1323–1324.
[124] 杨翠萍．胃神一号治疗消化性溃疡的临床观察［J］．中国民间疗法，2000，8（4）：36.
[125] 莫剑波．运用黄芪建中汤加减治疗消化溃疡复发的疗效观察［J］．广西医学，2000，22（3）：624–625.
[126] 柴廉明．黄芪建中汤为主治疗消化性溃疡56例疗效观察［J］．深圳中西医结合杂志，2001，11（1）：34–35.
[127] 贺盘良．黄芪建中汤治疗十二指肠溃疡118例体会［J］．现代中西医结合杂志，2001，10（9）：852.
[128] 马汝超，何宗文．中西医结合治疗老年人胃溃疡62例观察［J］．现代中西医结合杂志，2001，10（6）：539.
[129] 刘良福．黄芪建中汤加减治疗顽固性十二指肠溃疡36例［J］．湖南中医药导报，2002，8（12）：748.
[130] 王庆梅．益气建中法治疗顽固性消化性溃疡38例［J］．湖南中医药导报，2002，8（2）：72.
[131] 周尚斌．黄芪建中汤合左金丸治疗消化性溃疡45例［J］．湖南中医药导报，2002，8（3）：22–23.
[132] 梁晓星．中药治疗幽门螺杆菌阳性消化性溃疡45例［J］．中国中医药信息杂志，2002（8）：39.
[133] 吴炳康．中西医结合治疗消化性溃疡38例临床体会［J］．浙江中西医结合杂志，2002，12（11）：707.
[134] 尹瓦林．消化性溃疡500例疗效观察［J］．现代中西医结合杂志，2002（4）：307.
[135] 何永宜，何智芳．黄芪建中汤为主治疗消化性溃疡45例［J］．南华大学学报（医学版），2003，31（2）：234，236.
[136] 时建欣．中西医结合治疗消化性溃疡病160例［J］．河南中医，2003，23（1）：47–48.
[137] 于世杰．中医辨证治疗消化性溃疡45例［J］．辽宁中医杂志，2003（5）：382.
[138] 黄慕年．黄芪建中汤加味治疗顽固性消化性溃疡［J］．中国乡村医药，2004，11（7）：40.
[139] 王红军，胡东阳，汪颖颖，等．复方黄芪建中汤治疗消化性溃疡疗效观察［J］．中国自然医学杂志，2004，06（3）：176.
[140] 韦麟．黄芪建中汤加味治疗消化性溃疡50例［J］．吉林中医药，2004，24（11）：26–27.
[141] 杨慧，高见明．中西药合用治疗消化性溃疡伴慢性胃炎60例［J］．中国民间疗法，2004，12（2）：4–5.
[142] 马勋令．加味黄芪建中汤治疗消化性溃疡60例［J］．实用中医药杂志，2006，22（3）：142.
[143] 林俊辉．中医辨证治疗消化性溃疡52例［J］．河北中医，2006（4）：256.
[144] 李小沙．黄芪建中汤配合西药治疗消化性溃疡45例临床观察［J］．吉林中医药，2007，27（6）：

29–30.
［145］王志坤，刘启泉，刘晓辉．五味消毒饮与黄芪建中汤配合西药治疗胃溃疡及幽门螺杆菌感染73例［J］．陕西中医，2007，28（1）：31–32.
［146］欧邦金．中西医结合治疗消化性溃疡48例观察［J］．实用中医药杂志，2007，23（12）：780.
［147］陈欣菊．中西医结合治疗胃及十二指肠溃疡110例分析［J］．中国实用医药，2008，3（25）：103–104.
［148］廖高峰．黄芪建中汤治疗消化性溃疡的临床观察［J］．内蒙古中医药，2008，4（7）：5–6.
［149］刘国英．黄芪建中汤治疗十二指肠球部溃疡50例疗效分析［J］．哈尔滨医药，2008，28（4）：50–51.
［150］刘信强．黄芪建中汤治疗消化性溃疡40例［J］．现代中医药，2008，28（2）：10–11.
［151］潘大军．中西医结合治疗消化性溃疡39例临床疗效观察［J］．中国实用医药，2008，3（22）：98–99.
［152］曾文林．溃疡宁Ⅱ号治疗消化性溃疡36例临床观察［J］．湖北中医杂志，2009，41（10）：48.
［153］李国愈，郑雪琴．黄芪建中汤联合西药治疗消化性溃疡112例临床观察［J］．内蒙古中医药，2009，47（24）：131–132.
［154］彭新念．中西医结合治疗消化性溃疡的临床观察［J］．湖北中医杂志，2009，31（8）：42–43.
［155］叶世泽．疏肝健脾法治疗消化性溃疡31例［J］．浙江中西医结合杂志，2010（12）：776.
［156］杭东辉．加味黄芪建中汤治疗消化性溃疡的临床观察［J］．江苏中医药，2010，26（14）：170–171.
［157］刘红星，王健．黄芪建中汤合良附丸治疗脾胃虚寒型消化性溃疡105例［J］．内蒙古中医药，2010，32（3）：376.
［158］赵立芳．黄芪建中汤加味治疗复发性消化性溃疡74例临床疗效观察［J］．浙江中医杂志，2010，6（1）：19–20.
［159］赵世明，卞淑华，李清秀．黄芪建中汤加味治疗溃疡病16例［J］．中国现代医生，2010，45（3）：233.
［160］胡晓．中西医结合治疗消化性溃疡并出血46例疗效观察［J］．中外医学研究，2011，9（2）：30–31.
［161］潘大军．加味黄芪建中汤治疗胃溃疡78例临床效果分析［J］．中国实用医药，2011，3（12）：34–35.
［162］肖文．黄芪建中汤辨治胃溃疡71例疗效观察［J］．中国民族民间医药，2010，44（7）：45–46.
［163］张亮．黄芪建中汤合理中汤加减治疗溃疡病25例［J］．光明中医，2012，10（11）：13.
［164］单君康．黄芪建中汤合失笑散对消化性溃疡患者热休克蛋白70、三叶因子2及瘦素表达的影响［J］．中国中医急症，2011（10）：1574.
［165］单君康．中西医结合治疗对消化性溃疡患者血清NO、IL–17表达的影响［J］．中国中医急症，2011（12）：1920.
［166］高颖，李佳，曾艳．黄芪建中汤配合西药与单纯西药治疗十二指肠溃疡的愈合率及Hp根除率的比较［J］．吉林中医药，2012，10（18）：266–267.

[167] 何霞芬 . 黄芪建中汤合良附丸加减治疗脾胃虚寒型消化性溃疡 100 例疗效观察［D］. 南京：南京中医药大学，2012.
[168] 李英兰，薄玉霞 . 加味黄芪建中汤治疗消化性溃疡（脾胃虚寒证）临床疗效观察［J］. 实用中医内科杂志，2011，33（1）：66-67.
[169] 孙永军，张建敏 . 加味黄芪建中汤治疗十二指肠溃疡 46 例疗效观察［J］. 中国医学创新，2012，9（4）：21-22.
[170] 易青山 . 中西医结合治疗消化性溃疡 60 例临床观察［J］. 湖南中医杂志，2012，28（6）：24-25.
[171] 张浩 . 秦氏温养中焦法治疗脾胃虚寒型消化性溃疡 60 例临床观察［J］. 中医药导报，2012，18（8）：65-66.
[172] 张亮 . 黄芪建中汤合丹参饮加减治疗复发性十二指肠球部溃疡 45 例临床观察［J］. 中医杂志，2011，13（24）：177-188.
[173] 朱轶荣 . 黄芪建中汤合良附丸治疗消化性溃疡临床观察［J］. 中国民康医学，2012，5（6）：12.
[174] 樊幼林 . 上消化道溃疡的中医辨证治疗［J］. 西部医学，2012（10）：1946.
[175] 刘军 . 黄芪建中汤加味对消化性溃疡愈合质量的影响［J］. 中国中医药科技，2012，19（2）：188.
[176] 桑谢和 . 中西医结合治疗胃十二指肠溃疡的临床体会［J］. 甘肃科技，2012（6）：141.
[177] 王莹 . 中西医结合治疗消化性溃疡的临床疗效观察［J］. 中国医药指南，2012（34）：620.
[178] 杨戈 . 中西医结合治疗消化性溃疡的临床研究［J］. 中国医药指南，2012（29）：269.
[179] 王凌海，杨奎龙 . 黄芪建中汤治疗脾胃虚寒型消化性溃疡临床观察及调护［J］. 中医临床研究，2013，35（2）：50-51.
[180] 韦海荣 . 加味黄芪建中汤合壮医药线点灸治疗消化性溃疡 58 例疗效观察［J］. 内蒙古中医药，2013，28（4）：33-34.
[181] 张文日 . 黄芪建中汤加味治疗溃疡病 60 例［J］. 大家健康（学术版），2013，7（3）：25.
[182] 黄芳 . 黄芪建中汤治疗消化性溃疡 80 例临床效果观察［J］. 医学信息，2013，26（4）：217.
[183] 吴荣庆 . 应用中药治疗消化性溃疡的疗效分析［J］. 北方药学，2013，10（9）：9.
[184] 郑尚文 . 中西医结合治疗消化性溃疡病 86 例临床疗效观察［J］. 中国民族民间医药，2013（7）：108.
[185] 杨晓蒙 . 黄芪建中汤加减治疗胃炎、胃溃疡［J］. 四川中医，1988（10）：30-31.
[186] 吴恒中 . 辨证治疗消化性溃疡 110 例［J］. 陕西中医，1993（1）：11.
[187] 刘基 . 呋喃唑酮合并中药治疗消化性溃疡的疗效观察［J］. 中国交通医学杂志，1993，07（8）：252-253.
[188] 陈汉阳 . 痢特灵、黄芪建中汤加减治疗溃疡病 43 例［J］. 福建医药杂志，1995，17（3）：64.
[189] 黄巍 . 埋线加中药煎剂治疗消化性溃疡 57 例疗效观察［J］. 天津中医，1996，13（2）：32，46.
[190] 王军，于洪满 . 黄芪建中汤治疗溃疡病 12 例［J］. 吉林中医药，1996（5）：10.
[191] 刘树强，王兴民 . 黄芪建中汤联合奥美拉唑治疗难治性溃疡 67 例临床观察［J］. 中华腹部疾病杂志，2001，1（4）：340-341.

［192］陆敏，王德明，夏媛媛，等．奥美拉唑黄芪建中汤并用治疗十二指肠溃疡 67 例［J］．中医药学刊，2002，20（1）：54–55.
［193］董军梅，张文仙．中西医结合治疗消化性溃疡 80 例［J］．国医论坛，2003，18（3）：35–36.
［194］吴学苏．中西医结合治疗消化性溃疡［J］．河南医药信息，2003，24（2）：60.
［195］杨臣安．中西医结合治疗胃十二指肠溃疡 160 例总结［J］．湖南中医杂志，2003，19（5）：14，50.
［196］赵明元．47 例十二指肠溃疡辨证治疗总结［J］．湖北省卫生职工医学院学报，2003（1）：10.
［197］李秀琴．中西医结合治疗消化性溃疡 88 例临床观察［J］．河南中医，2004，24（11）：60–61.
［198］王细凤．辨证治疗消化性溃疡 60 例［J］．湖南中医杂志，2004，20（1）：35–36.
［199］张安富．中西医结合治疗消化性溃疡 38 例临床体会［J］．现代医药卫生，2004，20（22）：2419–2420.
［200］杨鲜丽，陈宏娣．加味黄芪建中汤治疗消化性溃疡 67 例［J］．陕西中医，2005，26（1）：20–21.
［201］何秀堂，毕晓菊．中西医结合治疗消化性溃疡 34 例的疗效观察［J］．时珍国医国药，2006，17（1）：134–135.
［202］丁连平．65 例胃及十二指肠溃疡中医辨证治疗［J］．中国实用医药，2007，2（34）：131–132.
［203］吕丽雅．中西医结合治疗胃及十二指肠溃疡 180 例分析［J］．现代医院，2007，7（3）：80–81.
［204］毛小华．附子理中汤合黄芪建中汤治疗难治性消化性溃疡 28 例［J］．浙江中医杂志，2007，42（7）：385.
［205］王银祥．疏肝健中法治疗消化性溃疡 60 例临床观察［J］．甘肃中医，2007，20（6）：60–61.
［206］董先惠．中西医结合治疗消化性溃疡合并上消化道出血的临床观察［J］．内蒙古中医药，2008（8）：12.
［207］舒仕华．中西医结合治疗消化性溃疡并出血的疗效观察［J］．实用医技杂志，2008，15（30）：4322–4323.
［208］王兴尧．中西医结合治疗消化性溃疡 31 例临床观察［J］．中医药导报，2008，14（7）：42–43.
［209］赵晓丽，雷解宇，孙振川．中西医结合治疗脾胃虚寒型胃溃疡 120 例［J］．陕西中医学院学报，2008，31（5）：31–32.
［210］崔保生．中西医结合治疗消化性溃疡 70 例临床疗效观察［J］．临床和实验医学杂志，2009，8（12）：77–78.
［211］高颖，李佳，曾艳．黄芪建中汤合西药治疗消化性溃疡 62 例疗效观察［J］．吉林中医药，2009，29（6）：481–482.
［212］杭东辉．中西医结合治疗消化性溃疡 42 例临床观察［J］．江苏中医药，2009，41（7）：43–44.
［213］李英兰，薄玉霞．中西医结合治疗消化性溃疡 40 例［J］．实用中医内科杂志，2009，23（5）：64–65.
［214］王立民．中西医结合救治消化性溃疡并出血 10 例［J］．中国中医药现代远程教育，2010，8（9）：163.

[215] 易青山 . 加味人参汤治疗脾胃虚寒型胃溃疡的临床研究［J］. 湖南中医杂志，2010，11（4）：83.

[216] 段明，程韵洲 . 胃特灵散合黄芪建中汤加味治疗十二指肠溃疡脾胃虚寒型 100 例临床观察［J］. 云南中医中药杂志，2011，32（1）：14–15.

[217] 刘玉海 . 奥美拉唑三联疗法与中药治疗消化性溃疡疗效观察［J］. 医学信息（上旬刊），2010，12（12）：20.

[218] 何霞芬 . 温中补虚、生肌养胃法治疗十二指肠球部溃疡脾胃虚寒证的临床研究［D］. 南京：南京中医药大学，2012.

[219] 刘运雄 . 黄芪建中汤联合奥美拉唑治疗脾胃虚寒型消化性溃疡对照观察［J］. 湖北中医杂志，2012，26（9）：27–28.

[220] 吴红丽 . 中西医结合治疗消化性溃疡 68 例效果观察［J］. 求医问药（下半月），2012，10（6）：534.

[221] 肖移平 . 中西医结合治疗消化性溃疡的临床研究［J］. 河北医学，2012，18（1）：112–114.

[222] 代玉平 . 中医治疗消化性溃疡 80 例疗效分析［J］. 中国现代药物应用，2012（22）：74.

[223] 赵泽恩 . 中医辨证治疗消化性溃疡的疗效观察［J］. 临床合理用药杂志，2012（30）：56.

[224] 董先惠，帅世珍 . 半夏厚朴汤合乌贝散治疗良性食管溃疡 62 例［J］. 陕西中医，2013，34（8）：998–999.

[225] 杨清志 . 加味泻心汤治疗溃疡病出血 48 例临床观察［J］. 湖北中医杂志，1991，13（5）：13–14.

[226] 李秀兰 . 清降祛瘀法治疗胃中积热型急性消化性溃疡出血临床观察［J］. 北京中医，2005，24（6）：325–327.

[227] 郑海泉 . 中西医结合救治消化性溃疡并出血的疗效观察［J］. 现代中西医结合杂志，2006，15（4）：448–449.

[228] 罗俊平 . 中西医结合治疗消化性溃疡［J］. 中国医药指南，2009，7（19）：127–128.

[229] 周雪林，王艳辉 . 当归生姜羊肉汤加味配合西药治疗消化性溃疡［J］. 医药卫生杂志，2009，30（6）：93–94.

[230] 孙俊昌 . 中西医结合治疗消化性溃疡 34 例疗效观察［J］. 社区中医药，2010，12（12）：106.

[231] 冯克利 . 中医药治疗胃溃疡 142 例临床效果观察［J］. 大众健康（理论版），2012（6）：45.

[232] 孙永军，张建敏 . 中西医结合治疗消化性溃疡 100 例疗效观察［J］. 中国医学创新，2012，9（14）：21–22.

[233] 赵凤莲，闫红，陈治水 . 加味泻心汤治疗消化性溃疡 63 例［J］. 中国中西医结合脾胃杂志，1999，7（4）：208.

[234] 唐建清 . 乌及散合泻心汤加味治疗十二指肠球部溃疡并出血 23 例临床观察［J］. 湖南中医学院学报，1994，14（4）：13–14.

[235] 陈欣菊 . 中西医结合治疗胃及十二指肠溃疡 110 例分析［J］. 中国实用医药，2008，3（25）：103–104.

[236] 董先惠，帅世珍. 中西医结合治疗消化性溃疡合并上消化道出血的临床观察[J]. 内蒙古中医药，2008(8)：30–31.
[237] 周晓琳. 中西医结合治疗上消化道溃疡45例临床观察[J]. 国医论坛，2008，23(6)：39.
[238] 徐艳红. 中西医结合治疗消化性溃疡216例临床分析[J]. 吉林大学学报(医学版)，2011，37(1)：60.
[239] 杨春华，唐建清. 乌及散合泻心汤加味治疗十二指肠球部溃疡并出血23例临床观察[J]. 湖南中医学院学报，1994，14(4)：13–14.
[240] 陈玉国. 消化性溃疡并出血中西医结合救治疗效观察[J]. 中国现代医药杂志，2007，9(4)：137.
[241] 王兴绕. 中西医结合治疗消化性溃疡31例临床观察[J]. 中医药导报，2008，14(7)：42–43.
[242] 李如松. 中西医结合救治消化性溃疡出血的疗效观察[J]. 中外医疗，2009(26)：45.
[234] 张北平，谢庆平，赵喜颖. 三黄泻心汤合十灰散治疗消化性溃疡出血的临床疗效分析[J]. 中华中医药学刊，2012，30(8)：1896–1897.
[244] 旦开蓉. 黄土汤治疗十二指肠球部溃疡36例[J]. 黑龙江中医药，1996(3)：16–17.
[245] 冯其海，高智凤. 内镜下注射加喷洒治疗消化性溃疡出血[J]. 浙江中西医结合杂志，2008，18(5)：293–294.
[246] 冯其海，高智凤. 黄土汤内镜下喷洒治疗消化性溃疡出血临床体会[J]. 中国中医急症，2009，18(2)：290–291.
[247] 马传云. 中西医结合治疗消化性溃疡出血24例观察[J]. 中国社区医师(综合版)，2006，8(18)：55.
[248] 董先惠，帅世珍. 中西医结合治疗消化性溃疡合并上消化道出血的临床观察[J]. 内蒙古中医药，2008(8)：30–31.
[249] 朱斌. 中医治疗胃溃疡方法的选择及效果分析[J]. 中医临床研究，2011，31(8)：121–122.
[250] 张亮. 中西医结合治疗脾胃虚寒型十二指肠球部溃疡112例[J]. 中医杂志，2012，5(37)：604–605.
[251] 周利生. 中医治疗150例胃溃疡疗效观察[J]. 中国中医药咨讯，2012，4(1)：241.
[252] 黄仁安. 中西医结合治疗消化性溃疡并上消化道出血的疗效观察[J]. 湖北中医杂志，2006，28(11)：35.
[253] 刘玉海. 中西医结合治疗儿童消化性溃疡48例报告[J]. 医学信息，2011，24(10)：6608–6609.
[254] 白建民. 中西医结合治疗老年消化性溃疡出血30例疗效观察[J]. 中西医结合研究，2012，4(4)：181–182.
[255] 林兴东，刘秀艳. 消化性溃疡并出血的中西医结合救治观察[J]. 中国新医学论坛，2007，7(10)：39.
[256] 舒仕华. 中西医结合治疗消化性溃疡并出血的疗效观察[J]. 实用医技杂志，2008，15(30)：4322–4323.

[257] 张强，张艺，张凡鲜. 白及大黄黄土汤治疗老年消化性溃疡出血 80 例临床观察 [J]. 中国中医急症，2008，17（3）：309-310.
[258] 李如松. 中西医结合救治消化性溃疡出血的疗效观察 [J]. 中外医疗，2009，12（26）：32.
[259] 张亮. 中西医结合治疗脾胃虚寒型十二指肠球部溃疡临床疗效评估 [J]. 光明中医，2011，26（12）：2505-2506.
[260] 徐艳红. 黄芪建中汤加减在消化性溃疡愈后预防复发中的应用 [J]. 吉林大学学报（医学版），2008，5（2）：157.
[261] 王学蕾，武大鹏，高文秀. 穴位埋线合四七汤治疗溃疡病 131 例 [J]. 中国民间疗法，2006，14（12）：57-58.
[262] 兰绍阳，陶双友. 黄芪建中汤加减配合热敏穴贴敷治疗消化性溃疡疗效观察 [J]. 内蒙古中医药，2010，10（21）：5120-5121.
[263] 刁恩军. 黄芪桂枝五物汤加减治疗胃与十二指肠溃疡 120 例 [J]. 江西中医药，2005（2）：22.
[264] 金强. 黄芪桂枝五物汤治疗消化性溃疡 52 例观察 [J]. 实用中医药杂志，2008，24（9）：565.
[265] 金强. 黄芪建中汤加减治疗十二指肠球部溃疡疗效观察 [J]. 实用中医药杂志，2012，24（23）：2918-2919.
[266] 周雪林，王艳辉. 黄芪建中汤加减治疗脾胃虚寒型胃溃疡 86 例临床观察 [J]. 医药论坛杂志，2013，17（20）：2674-2675.
[267] 周雪林，王艳辉. 当归生姜羊肉汤加味配合西药治疗消化性溃疡 [J]. 医药论坛杂志，2009，30（6）：93-94.
[268] 李建汉. 甘草泻心汤加苦参治疗消化性溃疡 30 例 [J]. 实用中医内科杂志，2010，24（2）：65.
[269] 赵晓丽，雷解宇，孙振川. 中西医结合治疗脾胃虚寒型胃溃疡 120 例 [J]. 陕西中医学院学报，2008，31（5）：31-32.
[270] 陈祖兴. 六合汤加味治疗胃及十二指肠溃疡出血 24 例 [J]. 山西中医，1996，12（3）：11-12.
[271] 马赛. 从痈疮论治消化性溃疡 63 例临床体会 [J]. 湖南中医杂志，1996，12（2）：22-23.
[272] 马先造. 芪芍汤（散）治疗胃及十二指肠溃疡病 56 例 [J]. 河南中医，1986（1）：8-9.
[273] 田玉丕，魏运培. 麦门冬汤治疗溃疡病 11 例 [C]. 全国土家族苗族医药学术会议，2002，24（15）：176-177.
[274] 曾文林. 中西医结合治疗消化性溃疡脾胃虚寒型的临床研究 [J]. 湖北中医杂志，2012，34（7）：44-45.

第三节　消化道出血

消化道出血是临床常见症候群，可由多种疾病所致。消化道是指从食管到肛门的管道，包括食管、胃、十二指肠、空肠、回肠、盲肠、结肠及直肠。上消化道出血是指十二指肠悬韧带以上的食管、胃、十二指肠、上段空肠及胰管和胆管的出血。十二指肠悬韧带以下的肠道出血统称为下消化道出血。消化道出血可因消化道本身的炎症、机械性损伤、血管病变、肿瘤等因素引起，也可因邻近器官的病变和全身性疾病累及消化道所致。

消化道出血的临床表现根据出血部位及出血量、出血速度不同，表现各异。当消化道出血量达到约 20mL 时，粪便匿血试验可呈现阳性反应。当出血量达 50 ~ 70mL 以上，可表现为黑粪。急性、大量出血时出现头晕、心慌、冷汗、乏力、口干等症状，甚或晕厥、四肢冰凉、尿少、烦躁不安、休克等症状。

本病的治疗包括：卧床休息，观察神色和肢体皮肤是冷湿或温暖，记录血压、脉搏、出血量与每小时尿量，保持静脉通路并测定中心静脉压。保持病人呼吸道通畅，避免呕血时引起窒息。大量出血者宜禁食，少量出血者可适当进流质。多数病人在出血后常有发热，一般无须使用抗生素，同时补充血容量。当血红蛋白低于 9g/dL，收缩压低于 90mmHg 时，应立即输入足够量的全血。对肝硬化门静脉高压的患者要提防因输血而增加门静脉压力激发再出血的可能性。要避免输血、输液量过多而引起急性肺水肿或诱发再次出血。

本病属中医的“吐血”“便血（远血）”“呕血”等范畴。本病的发病，主要与“脾虚”和“热”有关。脾主统血，久病体虚，或劳倦过度损伤脾胃，以致脾气虚弱，不能统摄血液，血液外溢，上逆则为吐血，下注则为便血。热者或为胃热，或为肝火犯胃，或为阴虚内热，但其中又以胃热者居多，其原因多与饮食情志等因素有关。

【《金匮要略》方剂谱】

消化道出血的国际病症编码为 K92.204，属于消化系统疾病。在《金匮要略》方治疗的优势病症谱中，其临床研究文献频次居第 16 位，而个案经验文献频次居第 79 位。《金匮要略》方中，能够治疗消化道出血的方剂共 6 首，其中有 5 首方剂已经进行过临床研究，6 首方剂有个案经验报道。各方剂的文献频次见表 3–17、表 3–18。从表中看出，临床研究文献主要集中在泻心汤，其次是黄土汤，而个案经验文献亦集中在泻心汤和黄土汤，其余方剂运用频次较低。

表 3–17　　消化道出血临床研究文献方剂谱

序号	方剂名称	频次	序号	方剂名称	频次
1	泻心汤	61	4	柏叶汤	1
2	黄土汤	18	5	桂枝加龙骨牡蛎汤	1
3	黄芪建中汤	4			

表 3–18　消化道出血个案经验文献方剂谱

序号	方剂名称	频次	序号	方剂名称	频次
1	泻心汤	18	4	柏叶汤	3
2	黄土汤	12	5	桂枝加龙骨牡蛎汤	2
3	赤豆当归散	3	6	黄芪建中汤	1

【临床证据评价】

消化道出血的临床证据来源于临床研究和个案经验文献，前者有 85 篇，后者有 37 篇。临床研究文献中有 16 随机对照试验，1 篇半随机对照试验，14 篇非随机对照试验，54 篇病例系列观察。个案经验文献共有 37 篇，报道了 39 则消化道出血的验案。

1. 临床研究文献

（1）*泻心汤*

61 篇文献中，12 篇随机对照试验，1 篇半随机对照试验，14 篇非随机对照试验，34 篇病例系列观察。在发表年份上，所有文献分布在 1982 ~ 2013 年。证据质量等级评价情况见表 3–19。可以看出，有高质量证据 7 篇，中等质量证据 14 篇，低质量证据 18 篇，极低质量证据 22 篇。证据的降级因素主要为研究的局限性、精确度低、加入药物干扰等。证据升级因素主要是 1979 年前有相关病例观察、仲景原方、单用仲景方干预等。

表 3–19　泻心汤临床研究文献证据质量一览表

纳入研究	发表年份	文献类型	证据升降因素	等级
杨明均[1]	1986	RCT	研究的局限性（–2）精确度低（–1）剂量 – 效应关系（+1）1979 年前病例观察（+1）仲景原方（+1）单用仲景方干预（+1）	高
李长生[2]	1990	RCT	研究的局限性（–2）精确度低（–1）剂量 – 效应关系（+1）1979 年前病例观察（+1）仲景原方（+1）单用仲景方干预（+1）	高
陈　健[3]	1993	CT	研究的局限性（–2）精确度低（–1）1979 年前病例观察（+1）仲景原方（+1）单用仲景方干预（+1）	高
刘　丰[4]	1999	CR	加入药物干扰（–1）剂量 – 效应关系（+1）1979 年前病例观察（+1）单用仲景方干预（+1）	高

续表

纳入研究	发表年份	文献类型	证据升降因素	等级
罗卫东[5]	1999	CR	加入药物干扰（–1）剂量–效应关系（+1）1979年前病例观察（+1）单用仲景方干预（+1）	高
周培奇[6]	2000	CR	加入药物干扰（–1）剂量–效应关系（+1）1979年前病例观察（+1）单用仲景方干预（+1）	高
刘秋伟[7]	2011	RCT	研究的局限性（–1）1979年前病例观察（+1）仲景原方（+1）	高
雷在彪[8]	1990	CR	加入药物干扰（–1）剂量–效应关系（+1）1979年前病例观察（+1）	中
孟　华[9]	1990	CR	小样本（–1）加入药物干扰（–1）剂量–效应关系（+1）1979年前病例观察（+1）单用仲景方干预（+1）	中
刘书湘[10]	1992	CR	加入药物干扰（–1）剂量–效应关系（+1）1979年前病例观察（+1）	中
李秀蕊[11]	1995	CR	小样本（–1）加入药物干扰（–1）剂量–效应关系（+1）1979年前病例观察（+1）单用仲景方干预（+1）	中
李裕怀[12]	1995	CR	加入药物干扰（–1）剂量–效应关系（+1）1979年前病例观察（+1）	中
梁晓鹰[13]	1996	CR	加入药物干扰（–1）剂量–效应关系（+1）1979年前病例观察（+1）	中
蒋益兰[14]	1996	RCT	研究的局限性（–2）精确度低（–1）仲景原方（+1）单用仲景方干预（+1）	中
夏锦培[15]	1997	CT	研究的局限性（–2）精确度低（–1）仲景原方（+1）单用仲景方干预（+1）	中
陈嗣瑾[16]	1997	CT	研究的局限性（–2）加入药物干扰（–1）1979年前病例观察（+1）单用仲景方干预（+1）	中
夏锦培[17]	1997	CT	研究的局限性（–2）精确度低（–1）加入药物干扰（–1）剂量–效应关系（+1）1979年前病例观察（+1）单用仲景方干预（+1）	中
汤新民[18]	1998	CR	间接证据（–1）加入药物干扰（–1）剂量–效应关系（+1）1979年前病例观察（+1）单用仲景方干预（+1）	中
王梅珍[19]	2000	CT	研究的局限性（–2）精确度低（–1）加入药物干扰（–1）剂量–效应关系（+1）1979年前病例观察（+1）单用仲景方干预（+1）	中

续表

纳入研究	发表年份	文献类型	证据升降因素	等级
张绪生[20]	2000	CT	研究的局限性（-2）精确度低（-1）加入药物干扰（-1）剂量-效应关系（+1）1979年前病例观察（+1）单用仲景方干预（+1）	中
李椿君[21]	2003	CR	加入药物干扰（-1）剂量-效应关系（+1）1979年前病例观察（+1）	中
李方儒[22]	1984	CT	研究的局限性（-2）精确度低（-1）加入药物干扰（-1）剂量-效应关系（+1)1979年前病例观察（+1）	低
涂晋文[23]	1988	CT	研究的局限性（-2）间接证据（-1）加入药物干扰（-1）剂量-效应关系（+1)1979年前病例观察（+1）	低
孙景尧[24]	1989	CR	间接证据（-1）加入药物干扰（-1）剂量-效应关系（+1）1979年前病例观察（+1）	低
程如海[25]	1991	CR	小样本（-1）加入药物干扰（-1）剂量-效应关系（+1）1979年前病例观察（+1）	低
王品一[26]	1993	CR	间接证据（-1）小样本（-1）加入药物干扰（-1）剂量-效应关系（+1）1979年前病例观察（+1）单用仲景方干预（+1）	低
郑绍周[27]	1994	CR	研究的局限性（-1）单用仲景方干预（+1）	低
王新志[28]	1994	CR	加入药物干扰（-1）1979年前病例观察（+1）	低
吕　斌[29]	1996	CR	间接证据（-1）1979年前病例观察（+1）	低
葛朝晖[30]	1997	CR	加入药物干扰（-1）1979年前病例观察（+1）	低
诸静芬[31]	1998	CR	间接证据（-1）加入药物干扰（-1）剂量-效应关系（+1）1979年前病例观察（+1）	低
陈亦工[32]	1999	CR	间接证据（-1）加入药物干扰（-1）剂量-效应关系（+1）1979年前病例观察（+1）	低
周玉祥[33]	1999	CR	加入药物干扰（-1）1979年前病例观察（+1）	低
路康新[34]	2002	CR	加入药物干扰（-1）1979年前病例观察（+1）	低
沈企华[35]	2008	CCT	研究的局限性（-2）加入药物干扰（-1）1979年前病例观察（+1）	低
赵晓莉[36]	2010	CR	研究的局限性（-1）单用仲景方干预（+1）	低
张丽平[37]	2011	RCT	研究的局限性（-2）精确度低（-1）加入药物干扰（-1）1979年前病例观察（+1）	低
罗满芳[38]	2012	CR	研究的局限性（-1）单用仲景方干预（+1）	低

续表

纳入研究	发表年份	文献类型	证据升降因素	等级
黄国华[39]	2013	RCT	研究的局限性（-2）加入药物干扰（-1）1979 年前病例观察（+1）	低
杜怀棠[40]	1982	CR	间接证据（-1）小样本（-1）加入药物干扰（-1）剂量 - 效应关系（+1）1979 年前病例观察（+1）	极低
庞宁海[41]	1985	CT	研究的局限性（-2）精确度低（-1）加入药物干扰（-1）单用仲景方干预（+1）	极低
李茂春[42]	1986	CT	研究的局限性（-2）精确度低（-1）加入药物干扰（-1）	极低
周健强[43]	1990	CR	小样本（-1）加入药物干扰（-1）1979 年前病例观察（+1）	极低
孟昭阳[44]	1992	CR	研究的局限性（-1）小样本（-1）单用仲景方干预（+1）	极低
沈镇苍[45]	1994	RCT	研究的局限性（-2）精确度低（-1）小样本（-1）加入药物干扰（-1）	极低
高彩娥[46]	1994	RCT	研究的局限性（-2）精确度低（-1）加入药物干扰（-1）1979 年前病例观察（+1）	极低
邱桥凤[47]	1995	CR	研究的局限性（-1）加入药物干扰（-1）	极低
田养年[48]	1995	CR	研究的局限性（-1）小样本（-1）单用仲景方干预（+1）	极低
罗云坚[49]	1996	CT	研究的局限性（-2）精确度低（-1）加入药物干扰（-1）单用仲景方干预（+1）	极低
韩蕙兰[50]	1997	RCT	研究的局限性（-2）精确度低（-1）加入药物干扰（-1）单用仲景方干预（+1）	极低
莫孟群[51]	2000	CR	研究的局限性（-1）小样本（-1）	极低
梁汉明[52]	2000	RCT	研究的局限性（-2）精确度低（-1）加入药物干扰（-1）1979 年前病例观察（+1）	极低
方殿壁[53]	2003	CR	间接证据（-1）小样本（-1）加入药物干扰（-1）1979 年前病例观察（+1）	极低
乔玉山[54]	2004	CT	研究的局限性（-2）间接证据（-1）加入药物干扰（-1）1979 年前病例观察（+1）	极低
程学添[55]	2004	CR	研究的局限性（-1）加入药物干扰（-1）单用仲景方干预（+1）	极低

续表

纳入研究	发表年份	文献类型	证据升降因素	等级
罗卫东[56]	2005	CR	研究的局限性（-1）加入药物干扰（-1）单用仲景方干预（+1）	极低
陈允旺[57]	2007	CT	研究的局限性（-2）间接证据（-1）精确度低（-1）加入药物干扰（-1）1979 年前病例观察（+1）	极低
李继武[58]	2008	CR	间接证据（-1）加入药物干扰（-1）1979 年前病例观察（+1）	极低
张康美[59]	2009	CT	研究的局限性（-2）精确度低（-1）加入药物干扰（-1）单用仲景方干预（+1）	极低
方 猛[60]	2010	RCT	研究的局限性（-2）加入药物干扰（-1）	极低
张学成[61]	2011	RCT	研究的局限性（-2）精确度低（-1）加入药物干扰（-1）1979 年前病例观察（+1）	极低

（2）黄土汤

纳入 18 篇文献，4 篇随机对照试验，14 篇病例系列观察。所有文献分布在 1982～2012 年。证据质量等级评价情况见表 3-20。可以看出，有高质量证据 8 篇，中等质量证据 2 篇，低质量证据 6 篇，极低质量证据 2 篇。证据的降级因素主要为研究的局限性、加入药物干扰、间接证据、小样本等。证据升级因素主要是 1979 年前有相关病例观察和单用仲景方干预。

表 3-20　　黄土汤临床研究文献证据质量一览表

纳入研究	发表年份	文献类型	证据升降因素	等级
郑孙谋[62]	1983	CR	小样本（-1）剂量－效应关系（+1）1979 年前病例观察（+1）单用仲景方干预（+1）	高
顾选文[63]	1986	RCT	研究的局限性（-2）效应值很大（+1）剂量－效应关系（+1）1979 年前病例观察（+1）仲景原方（+1）单用仲景方干预（+1）	高
陈妙峰[64]	1987	CR	剂量－效应关系（+1）1979 年前病例观察（+1）单用仲景方干预（+1）	高
蔡金佛[65]	1990	CR	剂量－效应关系（+1）1979 年前病例观察（+1）	高
杨 湖[66]	1995	CR	剂量－效应关系（+1）1979 年前病例观察（+1）单用仲景方干预（+1）	高

续表

纳入研究	发表年份	文献类型	证据升降因素	等级
陈亦工[67]	1997	CR	间接证据（–1）1979年前病例观察（+1）仲景原方（+1）单用仲景方干预（+1）	高
汤新民[68]	1998	CR	间接证据（–1）剂量–效应关系（+1）1979年前病例观察（+1）仲景原方（+1）	高
陈亦工[69]	1999	CR	间接证据（–1）剂量–效应关系（+1）1979年前病例观察（+1）仲景原方（+1）单用仲景方干预（+1）	高
张家铭[70]	1994	CR	加入药物干扰（–1）剂量–效应关系（+1）1979年前病例观察（+1）	中
陈久红[71]	2005	RCT	研究的局限性（–2）加入药物干扰（–1）剂量–效应关系（+1）1979年前病例观察（+1）	中
张庆福[72]	1992	CR	加入药物干扰（–1）1979年前病例观察（+1）	低
王品一[73]	1993	CR	小样本（–1）加入药物干扰（–1）剂量–效应关系（+1）1979年前病例观察（+1）	低
葛传富[74]	1994	CR	小样本（–1）加入药物干扰（–1）1979年前病例观察（+1）单用仲景方干预（+1）	低
李仲连[75]	2000	CR	小样本（–1）1979年前病例观察（+1）	低
张　强[76]	2008	RCT	研究的局限性（–1）精确度低（–1）加入药物干扰（–1）1979年前病例观察（+1）	低
郭建林[77]	2012	RCT	研究的局限性（–2）加入药物干扰（–1）1979年前病例观察（+1）单用仲景方干预（+1）	低
杜怀棠[78]	1982	CR	间接证据（–1）小样本（–1）加入药物干扰（–1）剂量–效应关系（+1）1979年前病例观察（+1）	极低
罗雪冰[79]	1997	CR	间接证据（–1）小样本（–1）加入药物干扰（–1）剂量–效应关系（+1）1979年前病例观察（+1）	极低

（3）其他方剂

另有3个方剂，分别为黄芪建中汤、柏叶汤和桂枝加龙骨牡蛎汤。各个方剂的证据质量等级评价情况见表3–21。可以看出，相关方剂纳入文献质量均较低。

表 3-21　其他方剂临床研究文献证据质量一览表

纳入研究	方剂	发表年份	文献类型	证据升降因素	等级
朱荣琪[80]	黄芪建中汤	1999	CR	加入药物干扰（-1）剂量-效应关系（+1）	低
李正安[81]	黄芪建中汤	2009	CR	间接证据（-1）加入药物干扰（-1）剂量-效应关系（+1）	极低
杨蕴中[82]	黄芪建中汤	1997	CR	研究的局限性（-1）小样本（-1）加入药物干扰（-1）单用仲景方干预（+1）	极低
郭长河[83]	黄芪建中汤	2006	CR	研究的局限性（-1）加入药物干扰（-1）	极低
查　龙[84]	柏叶汤	1991	CR	间接证据（-1）加入药物干扰（-1）1979年前病例观察（+1）单用仲景方干预（+1）	低
黄德尚[85]	桂枝加龙骨牡蛎汤	1989	CR	小样本（-1）加入药物干扰（-1）剂量-效应关系（+1）	极低

2. 个案经验文献

共纳入39则医案，分别采用泻心汤、黄土汤、柏叶汤等。发表年份分布于1979～2010年。各个方剂的证据质量等级评价情况见表3-22。可以看出，纳入相关医案均为中等质量。

表 3-22　个案经验文献证据质量一览表

方剂名称	发表年份	医案则数	质量评分平均值	等级
泻心汤	1986～1997	18	41.13	中等
黄土汤	1987～2010	12	58.65	中等
赤豆当归散	1980～1997	3	47.16	中等
柏叶汤	1983～1994	3	47.28	中等
桂枝加龙骨牡蛎汤	1979～1989	2	47.37	中等
黄芪建中汤	1997	1	45.36	中等

【典型临床证据】

消化道出血的临床研究证据共有 85 篇文献支持，高质量证据 15 篇，中等质量证据 16 篇，低质量证据 26 篇，极低质量证据 28 篇。高质量证据为泻心汤和黄土汤的研究文献。各质量等级文献均有分布。

1. 泻心汤

泻心汤配合基础治疗对照单纯基础治疗干预非门静脉曲张上消化道出血在临床总有效率方面有优势（高质量证据）

刘秋伟[7]实施的一项样本量为 62 例的随机对照试验中，试验组 30 例，对照组 32 例。两组均按照《急性非门静脉曲张性上消化道出血诊治指南》采取基础治疗措施。试验组在基础治疗上加用中药治疗。三黄泻心汤：生大黄 60g，黄芩 30g，黄连 30g。用法：煎汤，100mL 冷服或胃管注入，每日 3 次。大便隐血 3 次阴性即停药。两组总有效率相对危险度 RR=1.30，95%CI（1.02，1.65），*P*=0.03。（疗效标准：①显效：1 周内呕血或便血停止，连续 3 天大便隐血试验阴性，出血伴随症状有所改善。②有效：1周内出血减少，大便隐血试验由强阳性转为（++），伴随症状略有改善。③无效：1 周内出血不止或加重，重度出血经治疗 24 小时后无好转甚至加重，伴随症状无改善甚至加重。）

2. 黄土汤

黄土汤对照红枣汤治疗上消化道出血在临床总有效率方面有优势（高质量证据）

顾选文[63]实施的一项样本量为 50 例的随机对照试验中，试验组 36 例，对照组 14 例。对照组予红枣汤，红枣 30g 煎 90mL，每次 30mL，一日 3 次口服。试验组予黄土汤，黄土汤（灶心黄土 60g 煎汤代水，炒白术 9g，熟附块 9g，干地黄 12g，黄芩 12g，炙甘草 4g，阿胶 9g）煎 90mL，每次 30mL，每日 3 次口服。各组均连服 3 ~ 5 天作疗效评定。两组总有效率相对危险度 RR=4.86，95%CI（1.32，17.86），*P*=0.02。（疗效标准：①显效：3 天内大便隐血试验转阴，临床症状基本消失。②有效：5 天内大便隐血试验转阴，临床症状好转。③无效：5 天以上大便隐血试验转阴，或未转阴，或改用他药治疗，或临床症状无改善者。）

【消化道出血与应用方剂分析】

消化道出血是指从食管到肛门的消化管道因为多种原因引起的出血性疾病，由于人体质不同表现出的主症各异，根据中医辨证论治的原则，该病归属到不同的病证中。因此临床实践中，金匮方的运用也就较为广泛。此次研究发现共有 6 首方剂可以治疗消化道出血，属于同病异治的范畴。根据文献报道，基于循证医学研究得出结论，依次为：泻心汤共 61 篇文献，纳入 4179 例；黄土汤共 18 篇文献，纳入 1189 例。高质量证据分布在泻心汤和黄土汤中，其余方剂多为中等、低质量证据。可以看出，虽然方剂种类分布较广，但是不论在文献频次还是证据质量方面，均具有一定聚集性。

1. 泻心汤

泻心汤是惊悸吐衄下血胸满瘀血病篇中，主治热盛吐衄的主方，其主证表现为心烦不安、吐血、衄血等。其方由大黄、黄芩、黄连组成。消化道出血在本方的病症谱中，属于高频病症。高质量证据显示，三黄泻心汤配合基础治疗对照单纯基础治疗干预非门静脉曲张上消化道出血在临床总有效率方面有优势。可见心火亢盛、迫血妄行是本病临床常见病机之一，具有较高的人群聚集度。

2. 黄土汤

黄土汤是惊悸吐衄下血胸满瘀血病中，主治虚寒便血的主方，其主证表现为大便出血、先便后血。虽然消化道出血不仅包括便血，但其与中焦虚寒的病机相通，故本方可以用于治疗该证型的消化道出血。其方由灶心土、甘草、干地黄、白术、炮附子、阿胶、黄芩组成。消化道出血在本方的病症谱中，属于高频病症。高质量证据显示，黄土汤治疗对照红枣汤治疗上消化道出血在临床总有效率方面有优势。可见中焦虚寒是本病临床常见病机之一，具有较高的人群聚集度。

【优势病证规律】

根据现有文献，消化道出血临床常见证型有心火亢盛、迫血妄行的泻心汤证和中焦虚寒的黄土汤证。通过循证医学研究及证据评价，提炼出消化道出血用《金匮要略》方治疗呈现出一定趋向性。因此，泻心汤和黄土汤的证型很可能是消化道出血在现代临床环境下的主要证候表现。（见图 3–3）

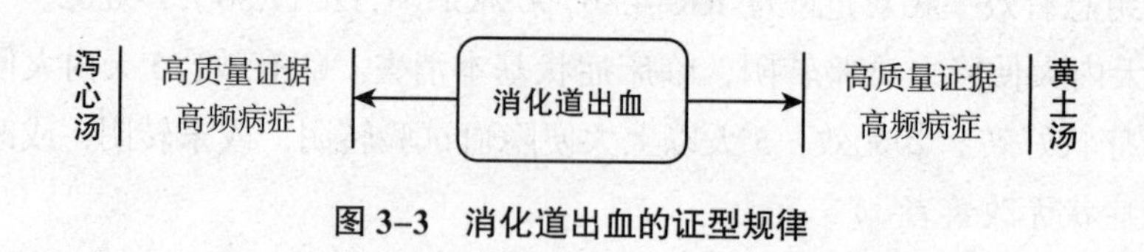

图 3–3　消化道出血的证型规律

参考文献

［1］杨明均，李耀光，李焕若，等．血宁冲剂治疗上消化道出血 103 例报告［J］．中医杂志，1986（5）：

31-32.
［2］李长生．血宁冲剂治疗上消化道出血30例［J］．湖北中医杂志，1990（1）：14-15.
［3］陈健．精制泻心汤冲剂治疗上消化道出血临床疗效观察［J］．浙江中西医结合杂志，1993，3（3）：18-19.
［4］刘丰．加味泻心汤治疗轻中度上消化道出血38例临床观察［J］．新中医，1999，31（7）：37.
［5］罗卫东，李力，杨歌明，等．泻心汤加味治疗上消化道出血92例［J］．江西中医药，1999（6）：52.
［6］周培奇，崔天旺．加味泻心汤与止血粉治疗上消化道出血［J］．湖北中医杂志，2000，22（6）：27-28.
［7］刘秋伟．三黄泻心汤治疗非门静脉曲张上消化道出血临床观察［J］．深圳中西医结合杂志，2011，21（5）：298-299
［8］雷在彪．泻心汤治疗上消化道出血［J］．云南中医杂志，1990，11（2）：34-35.
［9］孟华．蒲黄泻心汤治疗上消化道出血25例［J］．湖南中医杂志，1990（5）：37-38.
［10］刘书湘．泻心汤加味治疗上消化道出血34例［J］．中医药临床杂志，1992，4（1）：25.
［11］李秀蕊，田养年．中医辨证治疗上消化道出血100例临床观察［J］．北京中医，1995（2）：22.
［12］李裕怀．三黄泻心汤加味治疗上消化道出血50例临床观察［J］．新中医，1995（12）：33-34.
［13］梁晓鹰．泻心汤配合西药治疗急性上消化道大出血34例［J］．云南中医学院学报，1996，19（4）：38.
［14］蒋益兰．泻心汤为主治疗中晚期肝癌上消化道出血40例临床观察［J］．中国中西医结合杂志，1996，16（12）：743.
［15］夏锦培．泻心汤加味和五倍子液灌肠治疗下消化道出血［J］．中国中西医结合脾胃杂志，1997，5（1）：55-56.
［16］陈嗣瑾，张凡丁，蔡正龙．中药治疗急性上消化道出血的临床观察［J］．上海预防医学杂志，1997，9（5）：218-219.
［17］夏锦培．泻心汤加味和五倍子液灌肠治疗下消化道出血［J］．中国中西医结合脾胃杂志，1997，5（1）：55-56.
［18］汤新民．上消化道出血76例临床分析［J］．上海中医药大学学报，1998，12（1）：32-33.
［19］王梅珍，陈方泰．泻心汤加味治疗上消化道出血26例［J］．河北中医，2000，22（3）：197.
［20］张绪生．加味泻心汤治疗急性上消化道出血48例［J］．湖南中医杂志，2000，16（2）：39.
［21］李椿君．加味泻心汤治疗上消化道出血60例［J］．新中医，2003，35（3）：61.
［22］李方儒，何清宇，周大业，等．中西医结合治疗上消化道出血（非手术疗法）疗效观察（附160例病例分析）［J］．天津医药，1984（5）：301-303.
［23］涂晋文，董梦久，李剑松，等．中西药对照治疗急性上消化道出血192例临床观察［J］．湖北中医杂志，1988（5）：8-9.
［24］孙景尧，金镜．辨证治疗急性上消化道出血59例［J］．辽宁中医杂志，1989（7）：22-23.
［25］程如海．泻心汤加味治疗上消化道出血24例观察［J］．黑龙江中医药，1991（4）：15-16.
［26］王品一，张金玉．经方辨治上消化道出血42例疗效观察［J］．国医论坛，1993（5）：18.

[27] 郑绍周 . 泻火祛瘀法治疗消化道出血 52 例临床观察［J］. 中西医结合实用临床急救,1994,1（1）: 11.
[28] 王新志，陈贺华，郭会军，等 . 泻火祛瘀法治疗消化道出血 52 例临床观察［J］. 中国中西医结合急救杂志，1994，1（1）：11–12.
[29] 吕斌 .142 例上消化道出血病例回顾性总结［J］. 成都中医药大学学报，1996，19（3）：27–28.
[30] 葛朝晖 . 清胃宁络法治疗上消化道出血 58 例［J］. 福建中医药，1997，28（6）：19–20.
[31] 诸静芬 . 调理脾胃在治疗上消化道出血中的应用［J］. 中医药学刊，1998，17（1）：23–24.
[32] 陈亦工，陈萌 . 经方治疗消化道大出血 104 例临床报道［J］. 国医论坛，1999，14（2）：8–9.
[33] 周玉祥 . 中西医结合治疗上消化道出血 46 例［J］. 湖北中医杂志，1999，21（4）：155.
[34] 路康新 . 泻心汤合十灰散加减治疗上消化道出血 30 例［J］. 四川中医，2002，20（5）：44.
[35] 沈企华 . 泻心汤结合西药治疗上消化道出血 67 例临床观察［J］. 浙江中医药大学学报，2008，32（1）：65–67.
[36] 赵晓莉 . 加味泻心汤与大黄粉治疗上消化道出血 42 例［J］. 中国中医药现代远程教育，2010，8（16）：84.
[37] 张丽平 . 加味泻心汤治疗上消化道出血 32 例［J］. 中医研究，2011，23（9）：48–49
[38] 罗满芳 . 纯中医治疗上消化道出血 257 例临床观察［J］. 亚太传统医药，2012，8（6）：59–60.
[39] 黄国华 . 中药泻心汤联合奥美拉唑治疗上消化道出血 24 例［J］. 中国药业，2013，22（6）：119.
[40] 杜怀棠，张宇庆 . 应用《金匮》方治疗上消化道出血 21 例［J］. 上海中医药杂志，1982（9）：21–22.
[41] 庞宁海 .182 例胃和十二指肠出血分组论治疗效观察［J］. 北京医学，1985，7（2）：105–107.
[42] 李茂春 . 血宁冲剂治疗上消化道出血临床观察［J］. 四川中医，1986（8）：19.
[43] 周健强 . 榆芨泻心汤治疗上消化道出血［J］. 湖北中医杂志，1990（1）：13.
[44] 孟昭阳 . 清胃泻火法治疗急性上消化道出血 17 例［J］. 山东中医学院学报，1992，16（2）：49.
[45] 沈镇苍 . 三黄泻心汤合西咪替丁治疗上消化道出血临床观察［J］. 江苏中医，1994，15（6）：9.
[46] 高彩娥，王厚泽 . 三黄泻心汤合西咪替丁治疗上消化道出血临床观察［J］. 江苏中医，1994，15（6）：9–10.
[47] 邱桥凤 . 中西医结合救治上消化道出血 56 例［J］. 中西医结合实用临床急救，1995，2（5）：195–196.
[48] 田养年 . 中医辨证治疗上消化道出血 100 例临床观察［J］. 北京中医，1995（2）：22–23.
[49] 罗云坚 . 双黄还血汤治疗上消化道出血 224 例的临床观察［J］. 北京医学，1985，7（2）：105–107.
[50] 韩蕙兰 . 中西医结合治疗上消化道出血 75 例观察［J］. 中医函授通讯，1997，16（3）：39.
[51] 莫孟群 . 中西医结合治疗上消化道出血 50 例临床观察［J］. 右江民族医学院学报，2000（2）：304–305.
[52] 梁汉明 . 三黄泻心汤加味治疗上消化道出血 53 例［J］. 广西中医学院学报，2000，17（2）：34，103.
[53] 方殿壁 . 中医药治疗上消化道出血 25 例［J］. 光明中医，2003，18（4）：46.

[54] 乔玉山．中西医结合治疗消化性溃疡并出血41例总结［J］．湖南中医杂志，2004，20（5）:9-10.
[55] 程学添．清热凉血收敛止血法治疗上消化道出血38例疗效观察［J］．新中医，2004，36（8）：28-29.
[56] 罗卫东．泻心汤加味治疗上消化道出血92例［J］江西中医药，2005（3）：52.
[57] 陈允旺，刘小林，魏引廷，等．中西医结合治疗上消化道出血48例观察［J］．实用中医药杂志，2007，23（1）：41.
[58] 李继武，张向东．中西医结合治疗上消化道出血60例［J］．国医论坛，2008，23（2）：31.
[59] 张康美．中西医结合治疗急性上消化道出血36例［J］．临床医学，2009，29（9）：116-117.
[60] 方猛．中西医结合治疗上消化道出血72例［J］．中国现代药物应用，2010，4（20）：6.
[61] 张学成．加味泻心汤治疗上消化道出血的临床疗效观察［J］．内蒙古中医药，2011，29（22）：12-13.
[62] 郑孙谋，韦瑞焕，吴鸿志．黄土汤加丹皮治疗上消化道出血二十五例简介［J］．福建中医药，1983（6）：49.
[63] 顾选文．上消化道出血临床治疗新探（附84例分析）［J］．上海中医药杂志，1986（9）：12-14.
[64] 陈妙峰．应用黄土汤治疗上消化道出血的体会：附113例临床观察［J］．辽宁中医杂志，1987（6）：22.
[65] 蔡金佛．黄土汤加味治疗上消化道出血175例体会［J］．天津中医，1990（2）：5-6.
[66] 杨湖．黄土汤加田七治疗上消化道出血58例［J］．实用医学杂志，1995，11（4）：262-263.
[67] 陈亦工，邢岩，陈萌．用经方治疗消化道出血104例［J］．中国医药学报，1997，12（4）：60.
[68] 汤新民．上消化道出血76例临床分析［J］．上海中医药大学学报，1998，12（1）：32-33.
[69] 陈亦工，陈萌．经方治疗消化道大出血104例临床报道［J］．国医论坛，1999，14（2）：8-9.
[70] 张家铭，杨炳初，龚锡曾．温中健脾治疗上消化道出血57例［J］．河北中医，1994，16（5）：28-29.
[71] 陈久红．黄土汤加味配合西药治疗上消化道出血疗效观察［J］．安徽中医学院学报，2005，24（5）：16-17.
[72] 张庆福．中西医结合治疗上消化道出血92例观察［J］．山东中医杂志，1992，11（6）：37-38.
[73] 王品一，张金玉．经方辨治上消化道出血42例疗效观察［J］．国医论坛，1993（5）：18.
[74] 葛传富，姚以伦．黄土汤治疗上消化道出血29例［J］．湖北中医杂志，1994，16（3）：26.
[75] 李仲连．黄土汤治疗烧伤后消化道出血26例［J］．湖南中医杂志，2000，16（1）：32.
[76] 张强，张艺，张凡鲜．白及大黄黄土汤治疗老年消化性溃疡出血80例临床观察［J］．中国中医急症，2008，17（3）：309.
[77] 郭建林．黄土汤加减治疗上消化道出血65例［J］．基层医学论坛，2012，16（8）：1045-1046.
[78] 杜怀棠，张宇庆．应用《金匮》方治疗上消化道出血21例［J］．上海中医药杂志，1982（9）：21-22.
[79] 罗雪冰，杨坚毅．中西医结合治疗老年急性上消化道出血30例分析［J］．河北中西医结合杂志，1997，6（5）：809.
[80] 朱荣琪，叶家栋．黄芪建中汤加味治疗上消化道出血［J］．湖北中医杂志，1999，21（12）：

557–558.
[81] 李正安 . 中西医结合辨证分型治疗急性上消化道出血 60 例分析 [J]. 四川中医，2009，27（11）：80–81.
[82] 杨蕴中 . 辨证分型治疗上消化道出血 60 例疗效观察 [J]. 贵阳中医学院学报，1997，19（2）：19–21.
[83] 郭长河 . 中西医结合治疗上消化道出血 89 例 [J]. 中医研究，2006，19（10）：39.
[84] 查龙 . 辨证治疗上消化道出血 214 例的疗效观察 [J]. 铁道医学，1991，19（4）：227.
[85] 黄德尚 . 桂枝加龙牡汤加味治疗上消化道出血 25 例 [J]. 湖北中医杂志，1989（1）：10–11.

第四节　溃疡性结肠炎

溃疡性结肠炎，简称溃结，病因尚未完全阐明，主要是侵及结肠黏膜的慢性非特异性炎性疾病，常始自左半结肠，可向结肠近端乃至全结肠以连续方式逐渐进展。本病临床症状轻重不一，可缓解与发作交替出现，患者可仅有结肠症状，也可伴发全身症状。

溃疡性结肠炎是炎症性肠病的一种，5%～10% 的溃结患者伴有炎症性关节炎。这种关节炎称为结肠性关节炎，其病因尚未明确。但有这样一种理论认为，消化道出现炎症，使细菌进入全身，触发了关节内的免疫反应。

溃疡性结肠炎的病因至今仍不明。虽有多种学说，但目前还没有肯定的结论。治疗应采用综合疗法，包括休息、饮食调节，忌食乳类及过敏食品，重症应行肠外营养（TPN），纠正水电解质紊乱，补充蛋白质，改善全身状况，解除精神因素及对症治疗。溃疡性结肠炎常用治疗药物有柳氮磺胺吡啶（SASP）、4–氨基水杨酸、肾上腺皮质激素、免疫抑制和免疫调节剂等，但在临床的使用中均因有不同程度的副作用而受到一定的限制。

溃疡性结肠炎属中医学“泄泻”“肠风”“休息痢”等范畴。本病病位在肠，与肝、脾、胃等脏腑有关。初起多因情志不畅，肝气郁结，犯及脾胃；或因饮食不节，过食肥甘，或因湿热之体复饮食生冷以致脾胃损伤，导致脾失健运，清浊不分；或因感受暑湿热毒之邪，从而湿热毒邪内蕴，下迫肠道，气血凝滞，壅而化脓；出血日久，亦必耗血伤阴，久病入络，可致瘀血内阻；病久脾肾阳虚，清阳不升而中气下陷，温运无力而胃关不固。因此，治宜攻补兼施，祛邪为主，兼顾培土扶正，以健运脾胃、利湿热为主。

【《金匮要略》方剂谱】

溃疡性结肠炎的国际病症编码为 K51.902，属于消化系统疾病。在《金匮要略》方治疗的优势病症谱中，其临床研究文献频次居第 24 位，而个案经验文献频次居第 68

位。《金匮要略》方中，能够治疗溃疡性结肠炎的方剂共28首，其中有12首方剂已经进行过临床研究，25首方剂有个案经验报道。各方剂的文献频次见表3-23、表3-24。从表中看出，临床研究文献主要集中在苦参汤，其次为黄芪建中汤和薏苡附子败酱散，而个案经验文献集中在当归芍药散、肾气丸、薏苡附子败酱散三方，其余方剂运用频次较低。

表3-23　　溃疡性结肠炎临床研究文献方剂谱

序号	方剂名称	频次	序号	方剂名称	频次
1	苦参汤	13	7	白头翁加甘草阿胶汤	1
2	黄芪建中汤	13	8	大黄附子汤	1
3	薏苡附子败酱散	10	9	甘遂半夏汤	1
4	当归芍药散	4	10	排脓汤	1
5	大黄牡丹汤	2	11	泻心汤	1
6	白术散	1	12	肾气丸	1

表3-24　　溃疡性结肠炎个案经验文献方剂谱

序号	方剂名称	频次	序号	方剂名称	频次
1	薏苡附子败酱散	8	14	大黄牡丹汤	2
2	当归芍药散	7	15	甘遂半夏汤	1
3	肾气丸	6	16	麦门冬汤	1
4	黄土汤	5	17	大建中汤	1
5	黄芪建中汤	4	18	枳术汤	1
6	白头翁加甘草阿胶汤	3	19	薯蓣丸	1
7	泻心汤	2	20	附子粳米汤	1
8	赤豆当归散	2	21	甘草干姜茯苓白术汤	1
9	大黄附子汤	2	22	下瘀血汤	1
10	桂枝茯苓丸	2	23	侯氏黑散	1
11	桂枝加龙骨牡蛎汤	2	24	当归散	1
12	诃黎勒散	2	25	奔豚汤	1
13	当归贝母苦参丸	2			

【临床证据评价】

溃疡性结肠炎的临床证据来源于临床研究和个案经验文献，前者有49篇，后者有58篇。临床研究文献中有27篇随机对照试验，1篇半随机对照试验，3篇非随机对照试验，18篇病例系列观察。个案经验文献共有58篇，报道了60则溃疡性结肠炎的验案。

1. 临床研究文献

（1）苦参汤

13篇文献中，5篇随机对照试验，1篇非随机对照试验，7篇病例系列观察。在发表年份上，所有文献分布在1990～2013年。证据质量等级评价情况见表3–25。可以看出，有中等质量证据1篇，极低质量证据12篇。证据的降级因素主要为研究的局限性，精确度低、加入药物干扰也是降级因素之一。证据升级因素主要是单用仲景方干预。

表3–25　苦参汤临床研究文献证据质量一览表

纳入研究	发表年份	文献类型	证据升降因素	等级
瞿惠燕[1]	2011	RCT	研究的局限性（–1）精确度低（–1）小样本（–1）仲景原方（+1）单用仲景方干预（+1）	中
陈　震[2]	1990	RCT	研究的局限性（–2）精确度低（–1）小样本（–1）加入药物干扰（–1）	极低
李凤兰[3]	1995	CT	研究的局限性（–2）加入药物干扰（–1）	极低
李　立[4]	1998	CR	加入药物干扰（–1）	极低
徐　芳[5]	2005	CR	加入药物干扰（–1）	极低
田　勇[6]	2006	RCT	研究的局限性（–2）精确度低（–1）加入药物干扰（–1）	极低
王　帆[7]	2008	CR	研究的局限性（–1）	极低
田　静[8]	2010	CR	研究的局限性（–1）加入药物干扰（–1）单用仲景方干预（+1）	极低
王枫燕[9]	2010	CR	研究的局限性（–1）加入药物干扰（–1）	极低
杜绍萍[10]	2012	CR	研究的局限性（–1）加入药物干扰（–1）单用仲景方干预（+1）	极低
辛　华[11]	2012	CR	研究的局限性（–1）单用仲景方干预（+1）	极低
邓喜惠[12]	2013	RCT	研究的局限性（–1）小样本（–1）加入药物干扰（–1）	极低
李韩华[13]	2013	RCT	研究的局限性（–2）间接证据（–1）加入药物干扰（–1）单用仲景方干预（+1）	极低

（2）黄芪建中汤

纳入13篇文献，均为随机对照试验。所有文献分布在1998～2013年。证据质量等级评价情况见表3-26。可以看出，有中等质量证据2篇，低质量证据5篇，极低质量证据6篇。证据的降级因素主要为研究的局限性、加入药物干扰、精确度低等。

表3-26　黄芪建中汤临床研究文献证据质量一览表

纳入研究	发表年份	文献类型	证据升降因素	等级
陈锡金[14]	1998	CR	研究的局限性（-1）仲景原方（+1）单用仲景方干预（+1）	中
王中甫[15]	2012	RCT	研究的局限性（-1）	中
何家桐[16]	2002	RCT	研究的局限性（-2）	低
陈立东[17]	2007	RCT	研究的局限性（-1）加入药物干扰（-1）	低
胡柱佳[18]	2007	RCT	研究的局限性（-1）精确度低（-1）加入药物干扰（-1）	低
黄慧荣[19]	2008	RCT	研究的局限性（-1）加入药物干扰（-1）	低
赵　莹[20]	2012	RCT	研究的局限性（-1）精确度低（-1）	低
黄永俨[21]	2001	RCT	研究的局限性（-2）精确度低（-1）小样本（-1）发表偏倚（-1）加入药物干扰（-1）单用仲景方干预（+1）	极低
王玉梅[22]	2007	RCT	研究的局限性（-2）精确度低（-1）加入药物干扰（-1）	极低
陆宇峰[23]	2010	RCT	研究的局限性（-2）精确度低（-1）	极低
孙宝民[24]	2010	RCT	研究的局限性（-2）精确度低（-1）	极低
李　明[25]	2011	RCT	研究的局限性（-2）精确度低（-1）加入药物干扰（-1）	极低
郝广清[26]	2013	RCT	研究的局限性（-2）加入药物干扰（-1）	极低

（3）薏苡附子败酱散

纳入10篇文献，5篇随机对照试验，1篇非随机对照试验，4篇病例系列观察。所有文献分布在2001～2013年。证据质量等级评价情况见表3-27。可以看出，有高质量证据1篇，中等质量证据1篇，低质量证据1篇，极低质量证据7篇。证据的降级因素主要为研究的局限性、加入药物干扰、精确度低等。证据升级因素主要是单用仲景方干预。

表 3-27　薏苡附子败酱散临床研究文献证据质量一览表

纳入研究	发表年份	文献类型	证据升降因素	等级
叶道冰[27]	2013	RCT	加入药物干扰（-1）单用仲景方干预（+1）	高
龙轶谋[28]	2005	CR	单用仲景方干预（+1）	中
钱惠泉[29]	2005	RCT	研究的局限性（-1）加入药物干扰（-1）	低
张星耀[30]	2001	RCT	研究的局限性（-2）加入药物干扰（-1）	极低
邓华栋[31]	2007	CR	加入药物干扰（-1）	极低
李春阳[32]	2007	CR	加入药物干扰（-1）	极低
芦　红[33]	2008	CR	加入药物干扰（-1）	极低
刘英梅[34]	2009	RCT	研究的局限性（-2）加入药物干扰（-1）	极低
王春成[35]	2009	RCT	研究的局限性（-2）精确度低（-1）加入药物干扰（-1）	极低
曹景龙[36]	2010	CT	研究的局限性（-1）精确度低（-1）小样本（-1）加入药物干扰（-1）单用仲景方干预（+1）	极低

（4）其他方剂

另有 9 个方剂，分别为当归芍药散、大黄牡丹汤、白术散、白头翁加甘草阿胶汤、大黄附子汤、甘遂半夏汤、排脓汤、泻心汤。各个方剂的证据质量等级评价情况见表 3-28。

表 3-28　其他方剂临床研究文献证据质量一览表

纳入研究	方剂名称	发表年份	文献类型	证据升降因素	等级
谢健元[37]	当归芍药散	2007	RCT	研究的局限性（-1）剂量-效应关系（+1）仲景原方（+1）单用仲景方干预（+1）	高
李明武[38]	当归芍药散	2002	CR	无	低
吴　茜[39]	当归芍药散	2003	CR	无	低
刘瑞俊[40]	当归芍药散	2000	CT	研究的局限性（-2）加入药物干扰（-1）	极低
张彩兰[41]	大黄牡丹汤	1998	CR	仲景原方（+1）	中
胡宏中[42]	大黄牡丹汤	2000	CR	加入药物干扰（-1）	极低
朱　玲[43]	白术散	2004	CCT	研究的局限性（-2）	低

续表

纳入研究	方剂名称	发表年份	文献类型	证据升降因素	等级
牛治君[44]	白头翁加甘草阿胶汤	1996	RCT	研究的局限性（–2）精确度低（–1）	极低
叶　峰[45]	大黄附子汤	2009	RCT	研究的局限性（–2）加入药物干扰（–1）	极低
张珍先[46]	甘遂半夏汤	2006	RCT	研究的局限性（–1）仲景原方（+1）	高
杨社强[47]	排脓汤	2009	RCT	研究的局限性（–1）精确度低（–1）	低
解淑华[48]	泻心汤	1997	CR	加入药物干扰（–1）	极低
白云富[49]	肾气丸	1990	CR	间接证据（–1）小样本（–1）单用仲景方干预（+1）	极低

2. 个案经验文献

共纳入 60 则医案，分别采用薏苡附子败酱散、肾气丸、当归芍药散等。发表年份分布于 1980 ~ 2013 年。各个方剂的证据质量等级评价情况见表 3–29。可以看出，纳入相关医案除了肾气丸、黄芪建中汤平均质量为低等以外，其余医案文献均为中高等质量。

表 3–29　　个案经验文献证据质量一览表

方剂名称	发表年份	医案则数	质量评分平均值	等级
薏苡附子败酱散	1998 ~ 2012	8	58.98	中等
当归芍药散	1987 ~ 2007	7	54.94	中等
肾气丸	1980 ~ 2012	6	33.07	低等
黄土汤	1985 ~ 2013	5	49.33	中等
黄芪建中汤	1998 ~ 2013	4	33.75	低等
白头翁加甘草阿胶汤	1991 ~ 2000	3	57.84	中等
泻心汤	1982	2	68.11	高等
赤豆当归散	1985 ~ 1994	2	57.82	中等
大黄附子汤	1994	2	53.82	高等
桂枝茯苓丸	1999 ~ 2005	2	53.72	中等
桂枝加龙骨牡蛎汤	1995 ~ 1996	2	51.32	中等
诃黎勒散	2010	2	48.72	中等

续表

方剂名称	发表年份	医案则数	质量评分平均值	等级
当归贝母苦参丸	1991 ~ 1998	2	48.36	中等
大黄牡丹汤	2005 ~ 2008	2	45.96	中等
甘遂半夏汤	1993	1	73.03	高等
麦门冬汤	1999	1	61.29	高等
大建中汤	1983	1	59.28	中等
枳术汤	2008	1	57.8	中等
薯蓣丸	2002	1	51.51	中等
附子粳米汤	1980	1	47.18	中等
甘草干姜茯苓白术汤	1990	1	46.06	中等
下瘀血汤	2002	1	45.8	中等
侯氏黑散	1990	1	45.73	中等
当归散	2010	1	43.22	中等
奔豚汤	2000	1	40.19	中等

【典型临床证据】

溃疡性结肠炎的临床研究证据共有49篇文献支持，高质量证据3篇，中等质量证据5篇，低质量证据10篇，极低质量证据31篇。高质量证据为薏苡附子败酱散等研究文献。各质量等级文献均有分布。

1. 苦参汤

苦参汤灌肠配合柳氮磺胺吡啶对照单纯柳氮磺胺吡啶干预溃疡性结肠炎在总有效率方面尚无优势（中等质量证据）

瞿惠燕[1]实施的一项样本量为58例的随机对照试验中，试验组30例，对照组28例。试验组给予中药白及苦参汤保留灌肠，处方：苦参30g，白及30g，白术15g，白芍15g，枳壳15g，罂粟壳15g，炮姜10g。水煎取200mL，分为早晚2次予以灌肠，灌肠后需要保留1小时，患者还需采用各种姿势翻转，利于灌肠中药药液与肠黏膜充分接触。同时，联合口服不易吸收的磺胺类抗菌药柳氮磺胺吡啶（上海泛柯生化试剂有限公司生产），每次1.5g，每日4次；待临床症状有所缓解后，改为每次1g，每日3次。

对照组仅给予口服柳氮磺胺吡啶常规治疗。两组临床总有效率相对危险度 RR=1.28，95%CI（0.95，1.71），*P*=0.10。（疗效标准参照“溃疡性结肠炎中西医结合诊治方案”制定：①完全缓解：各种临床症状和体征完全消失，大便次数为每日 1～2 次，粪常规检查无异常，结肠镜检查结果示结肠黏膜组织糜烂、充血及水肿现象明显消失。②好转：临床症状消失，粪常规检查基本正常，结肠镜检查结果示结肠黏膜病变组织表现较治疗前明显改善，肠黏膜轻度炎症反应及部分假息肉形成。③无效：各种临床症状和体征未出现明显改善，粪常规检查和结肠镜检查结果无改善。）

2. 黄芪建中汤

黄芪建中汤加减配合美沙拉嗪及黄连素片对照单用美沙拉嗪及黄连素片干预溃疡性结肠炎在临床总有效率方面有优势（中等质量证据）

王中甫[15]实施的一项样本量为 92 例的随机对照试验中，试验组 46 例，对照组 46 例。对照组口服美沙拉嗪肠溶片，每日 2～4g，黄连素片（山东润华药业有限公司，批准文号：国药准字 Z20033138），每次 4 片，每天 3 次，10 天为 1 个疗程，共治疗 3 个疗程。试验组在对照组治疗基础上加用黄芪建中汤加减，药物组成：黄芪 60g，生姜 20g，白芍 20g，桂枝 15g，防风 12g，川芎 12g，丹参 30g，陈皮 12g，饴糖 30g，甘草 6g，大枣 6 枚。加减：湿热者加白头翁，脓血便较重或出血鲜红者加侧柏炭、地榆炭，肝郁者加柴胡、郁金，阳虚者加附子、肉桂，气虚明显、滑脱不禁者加罂粟壳、赤石脂。每日 1 剂，水煎 2 次，合并煎煮液，分早晚温服，10 天为 1 个疗程，共治疗 3 个疗程。两组患者在治疗期间忌食辛辣食物及乳制品，并嘱患者心情舒畅，注意卧床休息，注意及时补液，纠正水、电解质紊乱。除对症药物治疗外，停用其他药物。两组临床总有效率相对危险度 RR=1.22，95%CI（1.05，1.41），*P*=0.01。（疗效标准：①痊愈：临床症状体征消失或基本消失。②显效：症状、体征明显改善。③有效：临床症状体征均有好转。④无效：中医临床症状、体征均无明显改善，甚或加重。）

3. 薏苡附子败酱散

薏苡附子败酱散配合康复新液直肠滴注对照单纯康复新液直肠滴注干预溃疡性结肠炎在临床总有效率方面有优势（高质量证据）

叶道冰[27]实施的一项样本量为 65 例的随机对照试验中，试验组 36 例，对照组 29 例。对照组采用康复新液（湖南中南科伦制药公司生产）直肠滴入治疗，康复新液 30mL 加入生理盐水 50mL 稀释混匀，将混合液加温至 38℃，压力适宜，缓慢滴注入直肠结肠内。滴注完毕，取左侧卧位、右侧卧位、平卧位、俯卧位各 30 分钟，保留 2～4

小时，使药液充分接触所有病变部位。每晚睡前排空大小便后直肠滴入，每天1次，15天为1个疗程，治疗2个疗程。试验组采用薏苡附子败酱散加味口服联合康复新液直肠滴入治疗，康复新液直肠滴入法同对照组。薏苡附子败酱散加味药取：薏苡仁30g，制附子9g，败酱草30g，炒白术20g，红藤30g，生黄芪30g，全当归、柴胡、枳实、白芍各15g，黄连6g，三七粉（水冲）9g，甘草9g。浓煎400mL，分早晚2次空腹温服，每日1剂，以15天为1个疗程，治疗2个疗程。两组临床总有效率相对危险度RR=1.37，95%CI（1.06，1.77），P=0.02。（疗效标准：①显效：临床症状消失，结肠镜复查见肠腔黏膜大致正常，停药观察6月无复发。②有效：临床症状基本消失，结肠镜复查见肠腔黏膜轻度炎症反应或部分假息肉形成。③无效：经治疗，临床症状、内镜及病理检查均无改善。）

【溃疡性结肠炎与应用方剂分析】

此次研究发现共有28首方剂可以治疗溃疡性结肠炎，属于同病异治的范畴。根据文献报道，基于循证医学研究得出结论，依次为：苦参汤共13篇文献，纳入870例；黄芪建中汤共13篇文献，纳入1141例；薏苡附子败酱散共10篇文献，纳入620例。高质量证据分布在薏苡附子败酱散等中，其余方剂多为中等、低质量证据。

1. 苦参汤

苦参汤是百合狐惑阴阳毒病篇中，主治狐惑病蚀于前阴的主方，其主证表现为前阴蚀烂，并无有关治疗溃疡性结肠炎相关症状的论述，其病机均为湿热内蕴，治以清热燥湿，其病自愈。其方由一味苦参组成。溃疡性结肠炎在本方的病症谱中，属于高频病症。中等质量证据显示，苦参汤灌肠配合柳氮磺胺吡啶对照单纯柳氮磺胺吡啶干预溃疡性结肠炎在总有效率方面尚无优势。可见湿热内蕴是本病临床常见病机之一。

2. 黄芪建中汤

黄芪建中汤是血痹虚劳病篇中，主治里急虚劳气虚甚者的主方，其主证表现为腹中拘急疼痛等。其方由黄芪、桂枝、白芍、生姜、甘草、大枣组成。溃疡性结肠炎在本方的病症谱中，属于中频病症。中等质量证据显示，黄芪建中汤加减配合美沙拉嗪及黄连素片对照单用美沙拉嗪及黄连素片干预溃疡性结肠炎在临床总有效率方面有优势。可见气血阴阳俱虚是本病临床常见病机之一，具有较高的人群聚集度。虽证据支持强度较低，但临床见此病机者可酌用此方。

3. 薏苡附子败酱散

薏苡附子败酱散是疮痈肠痈浸淫病篇中，主治肠痈已成的主方，其主证表现为腹痛、肌肤甲错等。其方由薏苡仁、附子、败酱草组成。溃疡性结肠炎在本方的病症谱中，属于高频病症。高质量证据显示，薏苡附子败酱散配合康复新液直肠滴注对照单纯康复新液直肠滴注干预溃疡性结肠炎在临床总有效率方面有优势。可见热毒内结、气血耗伤是本病临床常见病机之一，具有较高的人群聚集度。

【优势病证规律】

根据现有文献，溃疡性结肠炎临床常见证型有湿热内蕴的苦参汤证，气血阴阳俱虚的黄芪建中汤证和热毒内结、气血耗伤的薏苡附子败酱散证。通过循证医学研究及证据评价，提炼出溃疡性结肠炎用《金匮要略》方治疗呈现出一定趋向性。因此，苦参汤、黄芪建中汤和薏苡附子败酱散的证型很可能是溃疡性结肠炎在现代临床环境下的主要证候表现。（见图 3-4）

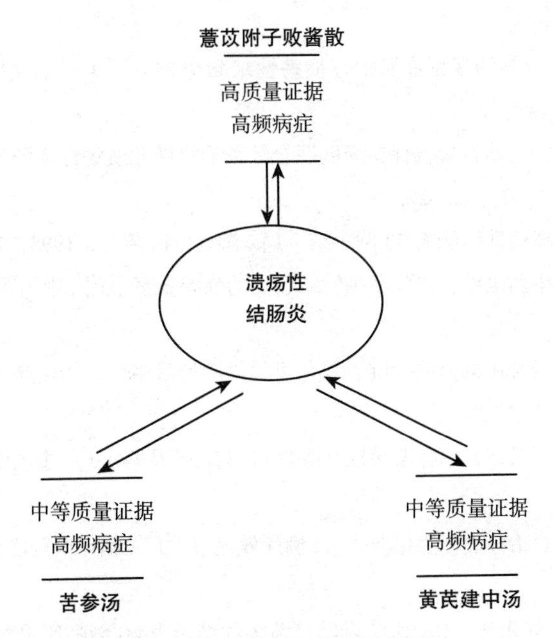

图 3-4　溃疡性结肠炎的证型规律

参考文献

［1］瞿惠燕．白及苦参汤保留灌肠联合柳氮磺胺吡啶治疗溃疡性结肠炎临床观察［J］．上海中医药杂志，2011，45（12）：56-57.

［2］陈震，李世荣，岳玉文．苦参汤灌肠治疗慢性溃疡性结肠炎［J］．中医杂志，1990（12）：33.

［3］李凤兰．苦参汤治疗慢性非特异性溃疡性结肠炎 194 例［J］．承德医学院学报，1995，12（3）：254-255.

[4] 李立. 苦参汤加味治疗慢性溃疡性结肠炎28例临床观察[J]. 甘肃中医，1998，11（2）：27-28.
[5] 徐芳，刘瑞青. 中西医结合交替灌肠治疗慢性溃疡性结肠炎56例[J]. 齐鲁护理杂志，2005，11（10）：37-38.
[6] 田勇. 苦参汤灌肠治疗溃疡性结肠炎12例[J]. 河南中医，2006，26（5）：54.
[7] 王帆. 当归贝母苦参汤治疗溃疡性结肠炎的疗效观察[J]. 医学理论与实践，2008，21（9）：1022.
[8] 田静. 加味苦参汤灌肠治疗慢性非特异性溃疡性结肠炎30例[J]. 陕西中医，2010，31（9）：1144-1145.
[9] 王枫燕. 二黄苦参汤治疗溃疡性结肠炎的临床疗效观察[J]. 医学信息（下旬刊），2010，23（11）：157.
[10] 杜绍萍，段菊锋，高俊杰. 白头翁苦参汤加减保留灌肠治疗慢性非特异性溃疡性结肠炎41例[J]. 河南中医，2012，32（9）：1183-1184.
[11] 辛华，武红艳. 苦参汤保留灌肠治疗溃疡性结肠炎的疗效观察及护理[J]. 光明中医，2012，27（5）：1011-1022.
[12] 邓喜惠. 自拟复方苦参汤保留灌肠治疗溃疡性结肠炎24例[J]. 实用中西医结合临床，2013，13（3）：55.
[13] 李韩华，刘美华. 白头翁苦参汤保留灌肠联合针灸治疗慢性溃疡性结肠炎的临床疗效[J]. 中医临床研究，2013，5（3）：21-22.
[14] 陈锡金. 辨证治疗溃疡性结肠炎58例小结[J]. 湖南中医杂志，1998，14（1）：16.
[15] 王中甫，韩瑞锋. 中西医结合治疗溃疡性结肠炎的临床观察[J]. 中国医疗前沿，2012，7（14）：21-22.
[16] 何家桐. 黄芪建中汤合用柳氮磺吡啶、氢化可的松治疗溃疡性结肠炎疗效观察[J]. 广东医学院学报，2002，20（2）：128.
[17] 陈立东，刘莉. 中西医结合治疗溃疡性结肠炎60例临床观察[J]. 中国中医急症，2007，16（12）：1467-1468.
[18] 胡杜佳. 中西医结合治疗溃疡性结肠炎60例疗效观察[J]. 临床医药实践杂志，2007，16（9）：916-917.
[19] 黄慧荣，张贺林，刘化芝. 中西医结合治疗溃疡性结肠炎60例临床观察[J]. 中国现代医学杂志，2008，18（23）：3523-3526.
[20] 赵莹. 60例溃疡性结肠炎中西医结合治疗临床观察[J]. 内蒙古中医药，2012，11（9）：50-51.
[21] 黄永俨. 活血祛瘀法治疗慢性溃疡性结肠炎66例[J]. 黑龙江中医药，2001（5）：14-15.
[22] 王玉梅. 中西医结合治疗溃疡性结肠炎60例效果观察[J]. 齐鲁护理杂志，2007，13（11）：23.
[23] 陆宇峰，薛育政，刘宗良，等. 黄芪建中汤联合西药治疗溃疡性结肠炎的临床疗效[J]. 江苏医药，2010，36（22）：2715-2716.
[24] 孙宝民. 探讨中西医结合治疗溃疡性结肠炎的临床疗效[J]. 中国现代药物应用，2010，4（2）：151-152.
[25] 李明，曾艳. 黄芪建中汤为主治疗慢性溃疡性结肠炎60例[J]. 陕西中医，2011，32（9）：

1134–1135.
[26] 郝广清 . 中西医结合治疗溃疡性结肠炎 55 例 [J]. 中国中医药现代远程教育，2013，11（24）：62.
[27] 叶道冰，宋红旗，李宾，等 . 薏苡附子败酱散加味联合康复新液治疗溃疡性结肠炎 36 例疗效观察 [J]. 中国民族民间医药，2013，22（15）：11–12.
[28] 龙铁谋 . 薏苡附子败酱汤治疗慢性溃疡性结肠炎体会 [J]. 中国中医药信息杂志，2005，12（3）：74.
[29] 钱惠泉 . 薏苡附子败酱散加味治疗溃疡性结肠炎 36 例 [J]. 河北中医，2005，27（3）：196–197.
[30] 张星耀，谢宗立 . 解毒消痈汤配合灌肠治疗慢性溃疡性结肠炎 48 例 [J]. 中国民间疗法，2001，9（1）：31.
[31] 邓华栋 . 加味薏苡附子败酱散内服合西药灌肠治疗溃疡性结肠炎 [J]. 甘肃中医学院学报，2007，24（1）：23–24.
[32] 李春阳 . 薏苡附子败酱散保留灌肠治疗溃疡性结肠炎 25 例 [J]. 中医研究，2007，20（10）：46–47.
[33] 芦红，景艺，杜建新 . 中西医联合治疗 60 例溃疡性结肠炎的临床分析 [J]. 中国现代医生，2008，46（19）：79–81.
[34] 刘英梅 . 薏苡附子败酱散加减配合中药灌肠治疗溃疡性结肠炎 30 例 [J]. 河南中医，2009，29（7）：639–640.
[35] 王春成 . 加味附子薏苡败酱散合并锡类散灌肠治疗慢性溃疡性结肠炎 86 例临床观察 [J]. 光明中医，2009，24（7）：1354–1355.
[36] 曹景龙 . 薏苡附子败酱散加味灌肠治疗溃疡性结肠炎 [J]. 中国民族民间医药，2010，12（21）：34–35.
[37] 谢健元，陈肥，吴建火，等 . 半夏泻心汤合当归芍药散加味治疗溃疡性结肠炎 76 例 [J]. 福建中医药，2007，38（6）：33–34.
[38] 李明武 . 当归芍药散加减治疗溃疡性结肠炎 51 例疗效观察 [J]. 云南中医中药杂志，2002，23（6）：18–19.
[39] 吴茜，王立军，沈清源，等 . 当归芍药散加减治疗溃疡性结肠炎 36 例临床观察 [J]. 中国中医药科技，2003，10（4）：195.
[40] 刘瑞俊，覃春荣 . 加味当归芍药散治疗慢性非特异性溃疡性结肠炎疗效观察 [J]. 广西中医药，2000，23（6）：16–18.
[41] 张彩兰，李波 . 大黄牡丹汤灌肠治疗溃疡性结肠炎 30 例 [J]. 河南中医，1998，18（1）：22.
[42] 胡宏中 . 大黄牡丹汤加减治疗溃疡性结肠炎 34 例 [J]. 辽宁中医杂志，2000，27（4）：171.
[43] 朱玲，吴翰桂 . 白术散治疗溃疡性结肠炎 35 例观察 [J]. 实用中医药杂志，2004，20（10）：537.
[44] 牛治君，姚歌中，牛文潮，等 . 慢性非特异性溃疡性结肠炎（阴血亏虚型）23 例疗效观察 [J]. 北京中医，1996（5）：25–26.

[45] 叶峰．寒温并用治疗溃疡性结肠炎 40 例 [J]．浙江中医杂志，2009，44（1）：37.
[46] 张珍先，冯静克．内外结合治疗溃疡性结肠炎 40 例 [J]．光明中医，2006，21（9）：60–61.
[47] 杨社强．愈结汤合结肠炎灌肠液治疗溃疡性结肠炎大肠湿热证的临床研究 [D]．咸阳：陕西中医学院，2009.
[48] 解淑华．桃痛泻心汤治疗溃疡性结肠炎 46 例 [J]．实用中医内科杂志，1997，11（4）：35–36.
[49] 白云富．中西医结合治疗老年溃疡性结肠炎 29 例体会 [J]．老年学杂志，1990，10（6）：359.

第五节　阑尾炎

阑尾炎（appendicitis）是指阑尾由于多种因素而形成的炎性改变。是一种常见病。临床上常有右下腹部疼痛、体温升高、呕吐和中性粒细胞增多等表现。阑尾炎是最常见的腹部外科疾病。

阑尾炎在病理学上大致可分为三种类型：①急性单纯性阑尾炎：阑尾轻度肿胀，浆膜充血，附有少量纤维蛋白性渗出。②急性化脓性（蜂窝织炎性）阑尾炎：阑尾显著肿胀、增粗，浆膜高度充血，表面覆盖有脓性渗出。③急性穿孔性（坏疽性）阑尾炎：阑尾壁的全部或一部分全层坏死，浆膜呈暗红色或黑紫色，局部可能已穿孔。穿孔的部位大多在血运较差的远端部分，也可在粪石直接压迫的局部，穿孔后或形成阑尾周围脓肿，或并发弥漫性腹膜炎。

阑尾急性炎症消退后可遗留阑尾慢性炎症病变，诸如管壁纤维结缔组织增生、管腔狭窄或闭塞、阑尾扭曲，与周围组织粘连等，称为慢性阑尾炎。

绝大多数急性阑尾炎一旦确诊，应早期施行阑尾切除术。早期手术系指阑尾炎症还处于管腔阻塞或仅有充血水肿时就手术切除，此时手术操作较简易，术后并发症少。如化脓坏疽或穿孔后再手术，不但操作困难且术后并发症会明显增加。术前即应用抗生素，有助于防止术后感染的发生。慢性阑尾炎可采用保守治疗，多数病人可治愈，但也有慢性炎症或管腔狭小者易于复发。

阑尾炎属中医学“肠痈”“腹痛”等范畴。中医认为本病因饮食不节、寒温不适、忧思抑郁、暴急奔走等导致肠道功能失调，使其传化不利、运化失职，糟粕积滞、湿热内生，致气血不和、浊气瘀血壅遏而成肠痈，治宜清热破瘀，促其消散。

【《金匮要略》方剂谱】

阑尾炎（未特指）的国际病症编码为 K37.X01，急性化脓性阑尾炎的编码为 K35.951，慢性阑尾炎的编码为 K36.X02，属于消化系统疾病。在《金匮要略》方治疗的优势病症谱中，其临床研究文献频次居第 32 位，而个案经验文献频次居第 57 位。

《金匮要略》方中，能够治疗阑尾炎的方剂共 11 首，其中有 6 首方剂已经进行过临床研究，10 首方剂有个案经验报道。各方剂的文献频次见表 3–30、表 3–31。从表中看出，临床研究文献主要集中在大黄牡丹汤，而个案经验文献集中在大黄牡丹汤和薏苡附子败酱散，其余方剂运用频次较低。

表 3–30　阑尾炎临床研究文献方剂谱

序号	方剂名称	频次	序号	方剂名称	频次
1	大黄牡丹汤	60	4	当归芍药散	1
2	薏苡附子败酱散	3	5	桂枝茯苓丸	1
3	大黄附子汤	1	6	温经汤	1

表 3–31　阑尾炎个案经验文献方剂谱

序号	方剂名称	频次	序号	方剂名称	频次
1	大黄牡丹汤	54	6	大黄甘草汤	2
2	薏苡附子败酱散	12	7	人参汤	1
3	当归芍药散	7	8	大黄䗪虫丸	1
4	桂枝茯苓丸	6	9	大建中汤	1
5	大黄附子汤	3	10	泻心汤	1

【临床证据评价】

阑尾炎的临床证据来源于临床研究和个案经验文献，前者有 67 篇，后者有 80 篇。临床研究文献中有 17 篇随机对照试验，2 篇半随机对照试验，3 篇非随机对照试验，45 篇病例系列观察。个案经验文献共有 80 篇，报道了 88 则阑尾炎的验案。

1. 临床研究文献

（1）大黄牡丹汤

60 篇文献中，16 篇随机对照试验，2 篇半随机对照试验，3 篇非随机对照试验，39 篇病例系列观察。在发表年份上，所有文献分布在 1981 ~ 2013 年。证据质量等级评价情况见表 3–32。可以看出，有高质量证据 4 篇，中等质量证据 10 篇，低质量证据 8 篇，极低质量证据 38 篇。证据的降级因素主要为研究的局限性，精确度低、加入药物干扰也是降级因素之一。证据升级因素主要是单用仲景方干预。

表 3-32　大黄牡丹汤临床研究文献证据质量一览表

纳入研究	发表年份	文献类型	证据升降因素	等级
曾　敏[1]	2001	RCT	研究的局限性（-2）仲景原方（+1）单用仲景方干预（+1）	高
陈瑞芬[2]	2001	CR	仲景原方（+1）单用仲景方干预（+1）	高
梅德祥[3]	2007	CR	仲景原方（+1）单用仲景方干预（+1）	高
潘定宇[4]	2008	CR	仲景原方（+1）单用仲景方干预（+1）	高
肖振球[5]	1986	CR	仲景原方（+1）	中
肖光才[6]	1994	CR	仲景原方（+1）	中
廖敏而[7]	1995	CR	仲景原方（+1）	中
王麦栋[8]	1995	CR	仲景原方（+1）	中
周国芳[9]	2003	CR	仲景原方（+1）	中
方德荣[10]	2004	CR	间接证据（-1）仲景原方（+1）	中
谢正强[11]	2007	CCT	研究的局限性（-2）间接证据（-1）仲景原方（+1）	中
杜宝军[12]	2008	RCT	研究的局限性（-2）仲景原方（+1）	中
王建忠[13]	2010	CR	单用仲景方干预（+1）	中
董守起[14]	2011	RCT	研究的局限性（-2）单用仲景方干预（+1）	中
李瑞麟[15]	1990	CR	无	低
邹凤云[16]	1990	CR	无	低
麦　文[17]	1994	CT	研究的局限性（-2）加入药物干扰（-1）	低
杨春源[18]	1995	CR	无	低
元建中[19]	2000	RCT	研究的局限性（-1）加入药物干扰（-1）	低
易新平[20]	2006	RCT	研究的局限性（-2）	低
黄建国[21]	2008	RCT	研究的局限性（-2）加入药物干扰（-1）仲景原方（+1）	低
李怀生[22]	2009	CR	加入药物干扰（-1）单用仲景方干预（+1）	低
谭正宇[23]	1981	CR	加入药物干扰（-1）	极低

续表

纳入研究	发表年份	文献类型	证据升降因素	等级
孙维福[24]	1985	CR	加入药物干扰（-1）	极低
谭正宇[25]	1986	CT	研究的局限性（-2）加入药物干扰（-1）	极低
颜樟锁[26]	1994	CR	加入药物干扰（-1）	极低
吴继良[27]	1995	RCT	研究的局限性（-2）加入药物干扰（-1）	极低
田兴国[28]	1996	CR	加入药物干扰（-1）	极低
徐本云[29]	1996	CR	加入药物干扰（-1）	极低
贺振乾[30]	1997	RCT	研究的局限性（-2）加入药物干扰（-1）	极低
张　杰[31]	1997	CR	加入药物干扰（-1）	极低
何　敏[32]	1999	CR	加入药物干扰（-1）	极低
宋吉乐[33]	2001	CR	加入药物干扰（-1）	极低
程寿连[34]	2002	CR	加入药物干扰（-1）	极低
周丽琼[35]	2002	CR	加入药物干扰（-1）	极低
曾　玲[36]	2003	CR	加入药物干扰（-1）	极低
杜英汉[37]	2003	CR	加入药物干扰（-1）	极低
王兴梅[38]	2003	CR	加入药物干扰（-1）	极低
魏生林[39]	2003	CR	加入药物干扰（-1）	极低
邹椿祥[40]	2003	CR	加入药物干扰（-1）	极低
曹宇明[41]	2004	CR	加入药物干扰（-1）	极低
龚循斌[42]	2004	CR	加入药物干扰（-1）	极低
凌元仁[43]	2005	CR	加入药物干扰（-1）	极低
张伟光[44]	2005	CR	加入药物干扰（-1）	极低
高国庆[45]	2006	RCT	研究的局限性（-2）加入药物干扰（-1）	极低
丁建新[46]	2008	CR	小样本（-1）加入药物干扰（-1）单用仲景方干预（+1）	极低
靳素萍[47]	2008	RCT	研究的局限性（-2）加入药物干扰（-1）	极低
李国权[48]	2008	CR	加入药物干扰（-1）	极低

续表

纳入研究	发表年份	文献类型	证据升降因素	等级
张好春[49]	2008	CR	小样本（–1）加入药物干扰（–1）	极低
崔　华[50]	2009	CR	间接证据（–1）加入药物干扰（–1）	极低
王　平[51]	2009	RCT	研究的局限性（–1）精确度低（–1）加入药物干扰（–1）	极低
刘云红[52]	2010	RCT	研究的局限性（–2）精确度低（–1）加入药物干扰（–1）	极低
张学峰[53]	2010	RCT	研究的局限性（–2）精确度低（–1）加入药物干扰（–1）	极低
唐　俊[54]	2011	RCT	研究的局限性（–2）精确度低（–1）加入药物干扰（–1）	极低
杨　军[55]	2011	CCT	研究的局限性（–2）精确度低（–1）加入药物干扰（–1）	极低
邓新盛[56]	2012	RCT	研究的局限性（–2）加入药物干扰（–1）	极低
周红林[57]	2012	CR	小样本（–1）加入药物干扰（–1）	极低
程建平[58]	2013	CR	间接证据（–1）加入药物干扰（–1）	极低
胡文江[59]	2013	RCT	研究的局限性（–2）精确度低（–1）加入药物干扰（–1）仲景原方（+1）	极低
欧阳根[60]	2013	CT	研究的局限性（–2）间接证据（–1）精确度低（–1）仲景原方（+1）	极低

（2）薏苡附子败酱散

纳入3篇文献，均为病例系列观察。所有文献分布在1992～2008年。证据质量等级评价情况见表3–33。可以看出，有中等质量证据1篇，极低质量证据2篇。证据的降级因素主要为加入药物干扰。证据升级因素主要是单用仲景方干预。

表3–33　薏苡附子败酱散临床研究文献证据质量一览表

纳入研究	发表年份	文献类型	证据升降因素	等级
炊积科[61]	1992	CR	仲景原方（+1）	中
王兴峰[62]	1996	CR	加入药物干扰（–1）	极低
董怀文[63]	2008	CR	加入药物干扰（–1）	极低

（3）其他方剂

另有4个方剂，分别为大黄附子汤、当归芍药散、桂枝茯苓丸、温经汤。各个方剂的证据质量等级评价情况见表3–34。可以看出，有2篇中等质量文献。

表3–34 其他方剂临床研究文献证据质量一览表

纳入研究	方剂名称	发表年份	文献类型	证据升降因素	等级
王 博[64]	大黄附子汤	2006	RCT	研究的局限性（–2）精确度低（–1）加入药物干扰（–1）单用仲景方干预（+1）	极低
毕明义[65]	当归芍药散	1988	CR	仲景原方（+1）	中
张庆伟[66]	桂枝茯苓丸	2006	CR	加入药物干扰（–1）	极低
王乐湖[67]	温经汤	1994	CR	仲景原方（+1）	中

2. 个案经验文献

共纳入88则医案，分别采用大黄牡丹汤、薏苡附子败酱散、当归芍药散等。发表年份分布于1979～2012年。各个方剂的证据质量等级评价情况见表3–35。可以看出，纳入相关医案除大黄䗪虫丸、大建中汤、泻心汤，其他平均质量均为高等、中等。

表3–35 个案经验文献证据质量一览表

方剂名称	发表年份	医案则数	质量评分平均值	等级
大黄牡丹汤	1979～2012	54	55.62	中等
薏苡附子败酱散	1997～2011	12	59.65	中等
当归芍药散	1985～2005	7	57.77	中等
桂枝茯苓丸	1992～2002	6	58.26	中等
大黄附子汤	1989～1997	3	63.57	高等
大黄甘草汤	1997～2005	2	60.99	高等
人参汤	2012	1	71.27	高等
大黄䗪虫丸	2012	1	34.73	低等
大建中汤	1993	1	38.89	低等
泻心汤	1989	1	35.88	低等

【典型临床证据】

阑尾炎的临床研究证据共有67篇文献支持，高质量证据4篇，中等质量证据13篇，低质量证据8篇，极低质量证据42篇。高质量证据为大黄牡丹汤的研究文献。各质量等级文献均有分布。

1. 大黄牡丹汤

大黄牡丹汤加减干预急性化脓性阑尾炎在临床总有效率方面有效（高质量证据）

梅德祥[3]实施的一项样本量为58例的病例系列观察中，以大黄牡丹汤为基础方：大黄30g，冬瓜仁30g，败酱草30g，桃仁20g，丹皮15g，芒硝10g。水煎2次合在一起分3次服，以腹泻为度。临证加减：腹痛较重，伴有呕吐、烦乱不安，加芍药、甘草；疼痛难忍，加川楝子、延胡索；发热、口渴，加金银花、玄参；脓肿，加薏苡、公英、地丁；活血化瘀，加赤芍、当归；小便不利者，加车前子、海金沙；若疼痛局限于右下腹时单独大黄牡丹汤泻之即可。治疗后58例均获痊愈。（疗效标准不详）

2. 薏苡附子败酱散

薏苡附子败酱散内服外敷天枢穴干预慢性阑尾炎在总有效率方面有效（中等质量证据）

炊积科[61]实施的一项样本量为93例的病例系列观察中，予薏苡附子败酱散治疗。基本处方：薏苡仁60g，附子12g，败酱草30g，开水煎服。令患者将其药渣热敷右侧天枢穴。疗程结束后痊愈78例，好转11例，无效4例，总有效率95.6%。（疗效标准：①痊愈：临床症状及体征消失。②好转：自觉症状消失，但右下腹仍有深压痛，或可触及条索状肿块者。③无效：中途改行手术。）

【阑尾炎与应用方剂分析】

此次研究发现共有9首方剂可以治疗阑尾炎，属于同病异治的范畴。根据文献报道，基于循证医学研究得出结论，依次为：大黄牡丹汤共60篇文献，纳入6328例；薏苡附子败酱散共3篇文献，纳入1018例。高质量证据分布在大黄牡丹汤中，其余方剂多为中等、低质量证据。可以看出，虽然方剂种类分布较广，但是不论在文献频次还是证据质量方面，均具有一定聚集性。

1. 大黄牡丹汤

大黄牡丹汤是疮痈肠痈浸淫病篇中，主治急性肠痈脓未成的主方，其主证表现为少腹肿痞、拘急拒按、按之疼痛等。其方由大黄、牡丹皮、桃仁、冬瓜子、芒硝组成。阑尾炎在本方的病症谱中，属于高频病症。高质量证据显示，大黄牡丹汤治疗急性化脓性阑尾炎在临床总有效率方面有效。可见热毒结聚、气血瘀滞是本病临床常见病机之一，具有较高的人群聚集度。

2. 薏苡附子败酱散

薏苡附子败酱散是疮痈肠痈浸淫病篇中，主治肠痈已成的主方，其主证表现为腹痛、肌肤甲错等。其方由薏苡仁、附子、败酱草组成。阑尾炎在本方的病症谱中，属于高频病症。中等质量证据显示，薏苡附子败酱散治疗慢性阑尾炎在总有效率方面有效。可见热毒内结、气血耗伤是本病临床常见病机之一，具有较高的人群聚集度。

【优势病证规律】

根据现有文献，阑尾炎临床常见证型有热毒结聚、气血瘀滞的大黄牡丹汤证和热毒内结、气血耗伤的薏苡附子败酱散证。通过循证医学研究及证据评价，提炼出阑尾炎用《金匮要略》方治疗呈现出一定趋向性。因此，大黄牡丹汤和薏苡附子败酱散的证型很可能是阑尾炎在现代临床环境下的主要证候表现。（见图 3–5）

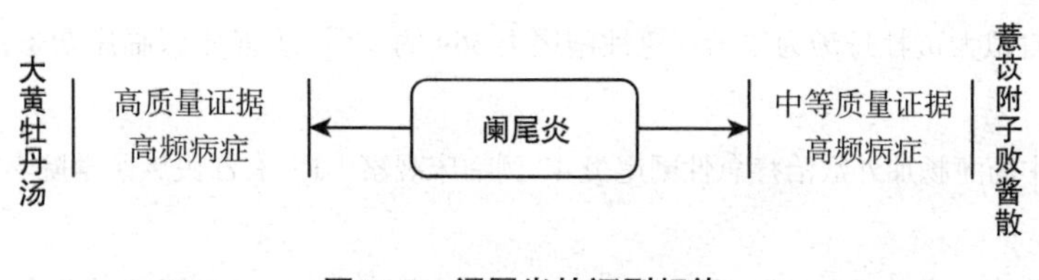

图 3–5　阑尾炎的证型规律

参考文献

［1］曾敏，程晖．中西医结合治疗化脓性阑尾炎 30 例疗效分析［J］．广西医学，2001，23（5）：1191–1192.

［2］陈瑞芬．非手术疗法治疗急性阑尾炎 33 例体会［J］．广东医学，2001，22（7）：648–649.

［3］梅德祥．大黄牡丹汤加减治疗急性化脓性阑尾炎 58 例分析［J］．山西职工医学院学报，2007，17（3）：45.

［4］潘定宇，杨敏芳．中西医结合治疗小儿急性阑尾炎 60 例［J］．基层医学论坛，2008，12（10）：

919.
[5] 肖振球 . 以大黄牡丹汤为主治疗急性阑尾炎 224 例疗效分析 [J]. 广西中医药，1986，9（3）：10–12.
[6] 肖光才 . 针刺、中药治疗急性阑尾炎 30 例疗效观察 [J]. 中国临床医生，1994（6）：25.
[7] 廖敏而 . 中西医结合治疗急性阑尾炎 46 例疗效观察 [J]. 现代中西医结合杂志，1995，4（4）：90.
[8] 王麦栋，王松耀，叶秀民 . 中西医结合治疗老年化脓性阑尾炎 10 例 [J]. 河南医药信息，1995，3（12）：26.
[9] 周国芳 . 大黄牡丹皮汤加减治疗急性阑尾炎 41 例疗效观察 [J]. 中国临床医生，2003，31（5）：47.
[10] 方德荣，周水根，付盛华，等 . 急性阑尾炎并弥漫性腹膜炎 68 例诊治体会 [J]. 中国中西医结合外科杂志，2004，10（1）：39–40.
[11] 谢正强，李亚轩 . 中西医结合治疗阑尾炎 64 例 [J]. 现代中医药，2007，27（2）：29–30.
[12] 杜宝军 . 大黄牡丹皮汤联合左氧氟沙星治疗急性阑尾炎术后残余感染的临床研究 [J]. 临床医药实践杂志，2008，1（7）：557–558.
[13] 王建忠 . 消痈汤治疗慢性阑尾炎 38 例 [J]. 常州实用医学，2010，26（6）：386–387.
[14] 董守起 . 浅谈大黄牡丹皮汤治疗慢性阑尾炎 [J]. 医学信息（下旬刊），2011，24（10）：206.
[15] 李瑞麟 . 中西医结合治疗阑尾炎穿孔合并腹膜炎 180 例报告 [J]. 中国医刊，1990，25（2）：60.
[16] 邹凤云，胡际瑞，吴秀芳 . 中医中药治疗急性阑尾炎 187 例分析 [J]. 黑龙江中医药，1990（2）：25.
[17] 麦文，徐光霞 . 自拟“阑尾汤”治疗急性阑尾炎 554 例报告 [J]. 天津中医，1994，11（4）:9–10.
[18] 杨春源 . 中西医结合非手术治疗急性阑尾炎 18 例 [J]. 新中医，1995(6)：50.
[19] 元建中 . 自拟大黄牡丹汤为主治疗急性阑尾炎 369 例 [J]. 安徽中医临床杂志，2000，12（2）：139.
[20] 易新平 . 中药灌肠加外敷治疗急性阑尾炎 47 例临床观察 [J]. 右江民族医学院学报，2006，28(5)：871.
[21] 黄建国，王敏 . 大黄牡丹皮汤治疗急性阑尾炎疗效分析 [J]. 中国误诊学杂志，2008，8（33）：8153–8154.
[22] 李怀生，王希智 . 大黄薏苡仁汤治疗阑尾炎 45 例 [J]. 世界中医药，2009，4（1）：20.
[23] 谭正宇 . 加减大黄牡丹皮汤滴肛治疗急性阑尾炎 43 例报告 [J]. 四川医学，1981，2（2）：103.
[24] 孙维福 . 加味大黄牡丹汤为主治疗阑尾炎 80 例 [J]. 山东中医杂志，1985（5）：33.
[25] 谭正宇 . 加减大黄牡丹皮汤肛肠滴入治疗急性阑尾炎 [J]. 实用医学杂志，1986（6）：36–38.
[26] 颜樟锁 . 中西医结合治疗阑尾炎 153 例体会 [J]. 山西医科大学学报，1994，25（3）：260–262.
[27] 吴继良，吴云，董李 . 中西医结合治疗急性阑尾炎疗效观察 [J]. 实用乡村医生杂志，1995(5)：18–19.
[28] 田兴国 . 中医药治疗急性阑尾炎 54 例 [J]. 河北中医，1996（3）：46.
[29] 徐本云 . 中医药治疗急性阑尾炎 29 例观察 [J]. 临沂医专学报，1996，18（4）：351–352.

[30] 贺振乾 . 阑尾周围脓肿 172 例临床观察 [J]. 中西医结合实用临床急救，1997，4（6）：284-285.
[31] 张杰 . 中药治疗急性阑尾炎 38 例 [J]. 四川中医，1997，15（7）：39.
[32] 何敏 . 阑尾炎的保守治疗和护理 [J]. 中国民间疗法，1999（7）：42.
[33] 宋吉乐，张维旭 . 中西医结合治疗急性阑尾炎合并局限性腹膜炎 42 例 [J]. 中国乡村医药，2001，8（11）：25.
[34] 程寿连 . 中西医结合治疗阑尾炎 243 例临床分析 [J]. 中国乡村医药，2002，9（4）：16.
[35] 周丽琼 . 加味大黄牡丹皮汤治疗急性阑尾炎 158 例 [J]. 实用中医药杂志，2002，18（3）：25.
[36] 曾玲，钟景尧 . 大黄牡丹汤加味治疗急性单纯性阑尾炎 30 例 [J]. 河南中医，2003，23（5）：14.
[37] 杜英汉 . 中西医结合治疗急性阑尾炎 62 例 [J]. 新中医，2003，38（6）：43.
[38] 王兴梅，刘作功，杨杰 . 针灸加中药口服治疗阑尾炎 100 例疗效分析 [J]. 山东医药，2003，43（17）：22.
[39] 魏生林，魏淑艳 . 中西医结合治疗急性阑尾炎 116 例观察 [J]. 甘肃中医，2003，16（4）：27.
[40] 邹椿祥 . 中药内服外敷治疗急性单纯性阑尾炎 30 例 [J]. 浙江中西医结合杂志，2003，13（2）：125.
[41] 曹宇明 . 中西医结合治疗单纯性阑尾炎 368 例 [J]. 实用中西医结合临床，2004，4（5）：368.
[42] 龚循斌 . 中西医结合诊治急性阑尾炎性腹膜炎 [J]. 实用中西医结合临床，2004，4（6）：8.
[43] 凌元仁，施成瑶，刘慧瑛 . 中药保留灌肠治疗急性阑尾炎 56 例 [J]. 实用中医内科杂志，2005，19（2）：181.
[44] 张伟光 . 大黄牡丹汤治疗急性阑尾炎 50 例 [J]. 中国社区医师（综合版），2005，7（22）：66.
[45] 高国庆，王洪亮，王明月 . 自拟阑尾炎汤治疗急性阑尾炎 57 例临床观察 [J]. 中国社区医师（综合版），2006（8）（13）：63-64.
[46] 丁建新，王珍 . 大黄牡丹汤加味治疗阑尾炎 20 例 [J]. 福建中医药，2008，39（6）：44-45.
[47] 靳素萍 . 中西医结合治疗急性阑尾炎 100 例 [J]. 中国医药指南，2008，6（23）：332-333.
[48] 李国权 . 中西医结合治疗气滞血瘀型老年阑尾炎 62 例 [J]. 甘肃中医学院学报，2008，25（4）：27-28.
[49] 张好春 . 中西医结合治疗急性阑尾炎 30 例 [J]. 河北中医，2008，30（12）：1302.
[50] 崔华 . 中西医结合治疗急性阑尾炎 50 例 [J]. 中国中医药现代远程教育，2009，7（6）：117.
[51] 王平，任和 . 中西医结合保守治疗单纯性阑尾炎临床疗效观察 [J]. 遵义医学院学报，2009，32（1）：66-67.
[52] 刘云红 . 大黄牡丹汤加味治疗急性阑尾炎 40 例 [J]. 云南中医中药杂志，2010，31（4）：85-86.
[53] 张学峰，余臣祖 . 运用大黄牡丹汤加减治疗急性阑尾炎 37 例疗效观察 [J]. 中外健康文摘，2010，7（3）：17-18.
[54] 唐俊 . 加味大黄牡丹皮汤治疗急性单纯性阑尾炎 40 例 [J]. 河南中医，2011，31（10）：1102.
[55] 杨军，张刚领，杨朔，等 . 大黄牡丹汤加味联合西医疗法治疗急性阑尾炎 108 例效果观察 [J]. 当代医学，2011，17（35）：145-146.

[56] 邓新盛，胡敏超，邓秀红，等.经脐单孔腹腔镜手术联合大黄牡丹汤加减治疗急性坏疽性阑尾炎临床观察[J].中国中医急症，2012，21（11）：1847.
[57] 周红林，邱小春.大黄牡丹汤加减治疗急性阑尾炎临床疗效观察[J].中外健康文摘，2012，9（23）：418-419.
[58] 程建平.大黄牡丹皮汤配合穴位注射治疗阑尾炎140例[J].陕西中医，2013，34（2）：216.
[59] 胡文江，郭晓明，杨燕灵，等.中西医结合保守治疗急性阑尾炎43例[J].中国中医药信息杂志，2013，20（8）：81.
[60] 欧阳根，徐爱玉，冯志，等.腹腔镜手术联合中药治疗急性化脓性阑尾炎的疗效[J].实用临床医学，2013，14（3）：54-56.
[61] 炊积科.薏苡附子败酱散治疗慢性阑尾炎93例[J].内蒙古中医药，1992（3）：26-27.
[62] 王兴峰.五集阑尾汤治疗急性阑尾炎865例[J].辽宁中医杂志，1996（2）：65.
[63] 董怀文，顾志荣，管迎春.古方合用治疗阑尾炎[J].中华实用中西医杂志，2008，21（15）：1265.
[64] 王博，陈刚，雷芳玉.双针法配合大黄附子汤加味治疗急性阑尾炎36例[J].陕西中医，2006，27（6）：723-724.
[65] 毕明义，张天恩.当归芍药散治疗慢性阑尾炎102例[J].国医论坛，1988（1）：80.
[66] 张庆伟，李春英.桂枝茯苓丸加减治疗急性单纯性阑尾炎112例临床观察[J].光明中医，2006，21（7）：20.
[67] 王乐湖，王建新.温经汤加减治疗慢性阑尾炎19例[J].广西中医药，1994，17（3）：9.

第六节 阑尾周围脓肿

阑尾周围脓肿是化脓性或已穿孔阑尾所产生的脓液被局限于阑尾周围，将阑尾包裹并粘连，从而形成的炎性肿块。由于粘连过多，手术操作难而阑尾不易切除，且容易破坏腹腔防御功能而使炎症扩散。

阑尾周围脓肿一般主张采用非手术治疗，待炎症消退3月后再行手术治疗切除阑尾，其理由主要是避免肠瘘、腹腔感染等并发症发生。但非手术治疗时间长，疗效不确切，部分患者可出现脓肿破溃并发弥漫性腹膜炎、腹腔残余脓肿、化脓性门静脉炎、肠梗阻等并发症。而且非手术治疗不能避免阑尾炎的复发和阑尾周围炎性肿块及脓肿引起的并发症。手术治疗固然有效，但可导致感染扩散，增加切口感染、肠瘘等并发症的发生。

阑尾周围脓肿属中医学“肠痈”“腹痛”等范畴，主要是由于湿热壅积、瘀滞不散而致热盛肉腐而成痈脓。

【《金匮要略》方剂谱】

阑尾周围脓肿的国际病症编码为 K35.107，属于消化系统疾病。在《金匮要略》方治疗的优势病症谱中，其临床研究文献频次居第 15 位，而个案经验文献频次居第 356 位。《金匮要略》方中，能够治疗阑尾周围脓肿的方剂共 6 首，其中有 6 首方剂已经进行过临床研究，3 首方剂有个案经验报道。各方剂的文献频次见表 3-36、表 3-37。从表中看出，临床研究文献和个案经验文献均主要集中在大黄牡丹汤，其余方剂运用频次较低。

表 3-36　　阑尾周围脓肿临床研究文献方剂谱

序号	方剂名称	频次	序号	方剂名称	频次
1	大黄牡丹汤	49	4	桂枝茯苓丸	1
2	薏苡附子败酱散	9	5	泻心汤	1
3	大黄䗪虫丸	1	6	下瘀血汤	1

表 3-37　　阑尾周围脓肿个案经验文献方剂谱

序号	方剂名称	频次	序号	方剂名称	频次
1	大黄牡丹汤	4	3	桂枝茯苓丸	2
2	薏苡附子败酱散	2			

【临床证据评价】

阑尾周围脓肿的临床证据来源于临床研究和个案经验文献，前者有 62 篇，后者有 6 篇。临床研究文献中有 22 篇随机对照试验，4 篇非随机对照试验，36 篇病例系列观察。个案经验文献共有 6 篇，报道了 8 则阑尾周围脓肿的验案。

1. 临床研究文献

（1）大黄牡丹汤

49 篇文献中，18 篇随机对照试验，2 篇非随机对照试验，29 篇病例系列观察。在发表年份上，所有文献分布在 1981 ~ 2012 年。证据质量等级评价情况见表 3-38。可以看出，有高质量证据 4 篇，中等质量证据 2 篇，低质量证据 3 篇，极低质量证据 40 篇。证据的降级因素主要为研究的局限性，精确度低、加入药物干扰也是降级因素之一。证据升级因素主要是单用仲景方干预。

表 3-38　　大黄牡丹汤临床研究文献证据质量一览表

纳入研究	发表年份	文献类型	证据升降因素	等级
冼沛中[1]	2004	CT	研究的局限性（-2）效应值很大（+1）仲景原方（+1）单用仲景方干预（+1）	高
陈志华[2]	2007	RCT	研究的局限性（-2）效应值很大（+1）仲景原方（+1）单用仲景方干预（+1）	高
李志新[3]	2010	RCT	研究的局限性（-2）仲景原方（+1）单用仲景方干预（+1）	高
屈运东[4]	2010	CR	仲景原方（+1）单用仲景方干预（+1）	高
张优福[5]	2008	CR	仲景原方（+1）	中
邹瞭南[6]	2009	RCT	研究的局限性（-2）精确度低（-1）仲景原方（+1）单用仲景方干预（+1）	中
张　瑛[7]	1995	CR	无	低
孙爱菊[8]	2006	CR	无	低
程贤琴[9]	2008	RCT	研究的局限性（-2）加入药物干扰（-1）剂量-效应关系（+1）	低
陈佩璇[10]	1981	CR	加入药物干扰（-1）	极低
唐林森[11]	1984	CR	加入药物干扰（-1）	极低
祝君逵[12]	1989	CR	加入药物干扰（-1）	极低
刘灵祥[13]	1994	CR	加入药物干扰（-1）	极低
王　宏[14]	1994	CR	加入药物干扰（-1）	极低
赵树廷[15]	1994	CR	加入药物干扰（-1）	极低
许灌成[16]	1995	CR	加入药物干扰（-1）	极低
贾新成[17]	1996	CR	加入药物干扰（-1）	极低
吴　军[18]	1997	CR	加入药物干扰（-1）	极低
秦修成[19]	1998	RCT	加入药物干扰（-1）	极低
孙　良[20]	1998	RCT	研究的局限性（-2）加入药物干扰（-1）	极低
李　赞[21]	1999	CR	加入药物干扰（-1）	极低
霍光磊[22]	2000	CR	加入药物干扰（-1）	极低
曹春平[23]	2001	CR	加入药物干扰（-1）	极低

续表

纳入研究	发表年份	文献类型	证据升降因素	等级
陈明善[24]	2001	CR	加入药物干扰（–1）	极低
梁万增[25]	2002	CR	加入药物干扰（–1）	极低
Eks[26]	2003	CR	加入药物干扰（–1）	极低
冯应葆[27]	2003	CT	研究的局限性（–2）小样本（–1）加入药物干扰（–1）	极低
贾贤军[28]	2003	RCT	研究的局限性（–2）加入药物干扰（–1）	极低
康义华[29]	2003	RCT	研究的局限性（–2）加入药物干扰（–1）	极低
杨书让[30]	2003	CR	加入药物干扰（–1）	极低
叶能红[31]	2003	CR	加入药物干扰（–1）	极低
张茂礼[32]	2004	CR	加入药物干扰（–1）	极低
柯孔亮[33]	2005	CR	加入药物干扰（–1）	极低
管小猛[34]	2006	RCT	研究的局限性（–2）加入药物干扰（–1）	极低
吴国水[35]	2006	RCT	研究的局限性（–2）加入药物干扰（–1）	极低
黄国林[36]	2007	CR	加入药物干扰（–1）	极低
王卫华[37]	2007	CR	加入药物干扰（–1）	极低
周　浩[38]	2007	RCT	加入药物干扰（–1）	极低
李小康[39]	2008	CR	加入药物干扰（–1）	极低
姚万刚[40]	2008	RCT	研究的局限性（–2）精确度低（–1）	极低
赵谦知[41]	2008	CR	加入药物干扰（–1）	极低
兰晓玲[42]	2009	RCT	研究的局限性（–2）间接证据（–1）加入药物干扰（–1）	极低
莫锦卫[43]	2009	CR	加入药物干扰（–1）	极低
张永国[44]	2009	RCT	研究的局限性（–2）加入药物干扰（–1）	极低
杨桂洪[45]	2010	RCT	研究的局限性（–2）加入药物干扰（–1）	极低
鞠晓铭[46]	2011	RCT	研究的局限性（–2）精确度低（–1）加入药物干扰（–1）可能降低疗效的混杂因素（–1）	极低
臧　峰[47]	2011	CR	间接证据（–1）加入药物干扰（–1）	极低
王平元[48]	2012	RCT	研究的局限性（–2）精确度低（–1）	极低
张　伟[49]	2012	RCT	研究的局限性（–2）精确度低（–1）加入药物干扰（–1）	极低

（2）薏苡附子败酱散

纳入9篇文献，2篇随机对照试验，2篇非随机对照试验，5篇病例系列观察。所有文献分布在1994～2011年。证据质量等级评价情况见表3–39。可以看出，有高质量证据1篇，中等质量证据1篇，低质量证据2篇，极低质量证据5篇。证据的降级因素主要为研究的局限性、加入药物干扰、精确度低等。证据升级因素主要是单用仲景方干预。

表3–39　薏苡附子败酱散临床研究文献证据质量一览表

纳入研究	发表年份	文献类型	证据升降因素	等级
任东林[50]	1998	RCT	研究的局限性（–2）效应值很大（+1）仲景原方（+1）	高
屈宇鹏[51]	2011	CR	小样本（–1）仲景原方（+1）单用仲景方干预（+1）	中
郭培明[52]	1999	CT	研究的局限性（–2）加入药物干扰（–1）剂量–效应关系（+1）	低
王国民[53]	2007	CT	研究的局限性（–2）加入药物干扰（–1）效应值很大（+1）	低
王兴兰[54]	1994	CR	加入药物干扰（–1）	极低
夏秋甫[55]	2001	CR	加入药物干扰（–1）	极低
蒋胜贤[56]	2002	RCT	研究的局限性（–2）精确度低（–1）加入药物干扰（–1）	极低
吴国水[57]	2006	CR	加入药物干扰（–1）	极低
艾国才[58]	2008	CR	加入药物干扰（–1）	极低

（3）其他方剂

另有4个方剂，分别为大黄䗪虫丸、桂枝茯苓丸、泻心汤、下瘀血汤。据质量等级评价情况见表3–40。可以看出，纳入文献质量均较低。

表3–40　其他方剂临床研究文献证据质量一览表

纳入研究	方剂名称	发表年份	文献类型	证据升降因素	等级
何　静[59]	大黄䗪虫丸	2012	RCT	研究的局限性（–2）间接证据（–1）精确度低（–1）仲景原方（+1）	极低
顾玉凤[60]	桂枝茯苓丸	1999	CR	加入药物干扰（–1）	极低

续表

纳入研究	方剂名称	发表年份	文献类型	证据升降因素	等级
高永昌[61]	泻心汤	2013	RCT	研究的局限性（-2）精确度低（-1）可能降低疗效的混杂因素（-1）	极低
岳锁留[62]	下瘀血汤	2003	CR	研究的局限性（-1）精确度低（-1）加入药物干扰（-1）单用仲景方干预（+1）	极低

2. 个案经验文献

共纳入8则医案，分别采用大黄牡丹汤、桂枝茯苓丸、薏苡附子败酱散。发表年份分布于1985～2011年。各个方剂的证据质量等级评价情况见表3-41。可以看出，纳入相关医案平均质量较高。

表3-41　个案经验文献证据质量一览表

方剂名称	发表年份	医案则数	质量评分平均值	等级
大黄牡丹汤	1997～2011	4	60.38	高等
桂枝茯苓丸	1985～2000	2	58.87	中等
薏苡附子败酱散	1998～2000	2	62.19	高等

【典型临床证据】

阑尾周围脓肿的临床研究证据共有62篇文献支持，高质量证据5篇，中等质量证据3篇，低质量证据5篇，极低质量证据49篇。高质量证据为大黄牡丹汤和薏苡附子败酱散的研究文献。各质量等级文献均有分布。

1. 大黄牡丹汤

大黄牡丹汤合薏苡附子败酱散配合抗生素对照单纯抗生素干预阑尾周围脓肿在临床有效率方面有优势（高质量证据）

冼沛中[1]实施的一项样本量为281例的非随机对照试验中，试验组165例，对照组116例。对照组按血培养结果选择对革兰氏阴性杆菌及厌氧菌有抑菌和杀菌作用的抗生素（一般首选氨卞青霉素，每天6g），以抗生素静脉点滴为主，并予禁食、营养支持及纠正酸碱失衡及电解质紊乱等治疗。试验组在静脉点滴敏感抗生素的同时，结合中药治疗，内服大黄牡丹汤和薏苡附子败酱散加减。先将诸药煎煮、去渣，再纳入芒硝，煮数沸即可。加减法：大便不解或通而不畅者，玄明粉加量（冲）；阑尾周围脓肿形成者，加败酱草；腹痛甚者，加川楝子、广木香；呕吐频繁者，加姜竹茹、黄连、姜半夏；盆腔脓肿，下利无度者，加熟附块、炮姜、焦白术，生大黄改制大黄。两组临床有效率相对危险度 RR=3.16，95%CI（2.26，4.41），$P<0.00001$。（疗效标准：全身中毒症状减轻，体温下降至 37.0℃左右，白细胞计数降低，B 超复查脓肿明显缩小，或脓肿界限愈来愈清楚，局部炎症明显减轻则判为有效。）

2. 薏苡附子败酱散

薏苡附子败酱散合中药外敷配合抗生素对照单用抗生素干预阑尾周围脓肿在缩短住院时间方面有优势（高质量证据）

任东林[50]实施的一项样本量为 172 例的随机对照试验中，试验组 95 例，对照组 77 例。对照组采用静脉点摘抗生素为主，并给予禁食、营养支持及纠正酸碱失衡及电解质紊乱，抗生素的选用原则是对 G 杆菌及厌氧菌有抑菌和杀菌作用的药物，并结合血培养结果选用对感染细菌敏感性较强的药物，本组首选氨苄青霉素每天 6g，均分为两组输入。试验组在静脉点滴抗生素的同时，结合中医治疗，内服薏苡附子败酱散（薏苡仁 30g，附子 6g，败酱草 15g），脓肿局部外敷大蒜芒硝，具体方法如下：大蒜去皮 250g，加芒硝 250g，捣烂混匀成糊状，用 3～4 层凡士林纱布包裹成 6cm×6cm 大小的药饼，外敷于脓肿区域，每日更换一次，外敷时以患者略有局部皮肤有轻微烧灼样感觉为宜，如烧灼感十分明显应移开药饼，用清水清洗局部皮肤，并适当增加凡士林纱布以防蒜汁芒硝直接烧伤皮肤，外敷至脓肿完全消散为宜。两组住院时间加权均数差 WMD=-4.22，95%CI（-5.16，-3.28），$P<0.00001$。（疗效标准：全身中毒症状减轻，体温下降至 37.0℃左右，白细胞计数降低，B 超复查脓肿明显缩小，或脓肿界限愈来愈清楚，局部炎症明显减轻则判为有效。）

【阑尾周围脓肿与应用方剂分析】

此次研究发现共有 5 首方剂可以治疗阑尾周围脓肿，属于同病异治的范畴。根据文献报道，基于循证医学研究得出结论，依次为：大黄牡丹汤共 49 篇文献，纳入 4284 例；薏苡附子败酱散共 9 篇文献，纳入 595 例。高质量证据分布在大黄牡丹汤和薏苡附子败酱散中。可以看出，虽然方剂种类分布较广，但是不论在文献频次还是证据质量方面，均具有一定聚集性。

1. 大黄牡丹汤

大黄牡丹汤是疮痈肠痈浸淫病篇中，主治急性肠痈脓未成的主方，其主证表现为少腹肿痞、拘急拒按、按之疼痛等。其方由大黄、牡丹皮、桃仁、冬瓜子、芒硝组成。阑尾周围脓肿在本方的病症谱中，属于高频病症。高质量证据显示，大黄牡丹汤合薏苡附子败酱散配合抗生素对照单纯抗生素干预阑尾周围脓肿在临床有效率方面有优势。可见热毒结聚、气血瘀滞是本病临床常见病机之一，具有较高的人群聚集度。

2. 薏苡附子败酱散

薏苡附子败酱散是疮痈肠痈浸淫病篇中，主治肠痈已成的主方，其主证表现为腹痛、肌肤甲错等。其方由薏苡仁、附子、败酱草组成。阑尾周围脓肿在本方的病症谱中，属于高频病症。高质量证据显示，薏苡附子败酱散合中药外敷配合抗生素对照单用抗生素干预阑尾周围脓肿在缩短住院时间方面有优势。可见热毒内结、气血耗伤是本病临床常见病机之一，具有较高的人群聚集度。

【优势病证规律】

根据现有文献，阑尾周围脓肿临床常见证型有热毒结聚、气血瘀滞的大黄牡丹汤证和热毒内结、气血耗伤的薏苡附子败酱散证。通过循证医学研究及证据评价，提炼出阑尾周围脓肿用《金匮要略》方治疗呈现出一定趋向性。因此，大黄牡丹汤和薏苡附子败酱散的证型很可能是阑尾周围脓肿在现代临床环境下的主要证候表现。（见图 3–6）

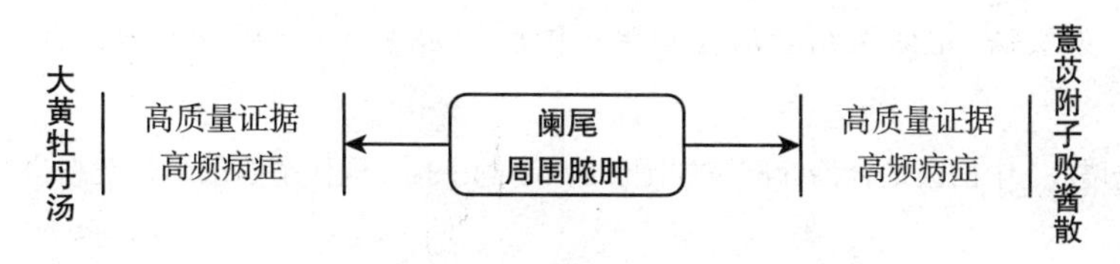

图 3–6　阑尾周围脓肿的证型规律

参考文献

［1］冼沛中，康旭，徐飞鹏．中西医结合非手术治疗阑尾周围脓肿 165 例［J］．广东医学院学报，2004，22（2）：163–164.

［2］陈志华，陈科．中药、针灸联合抗生素治疗阑尾周围脓肿疗效观察［J］．现代中西医结合杂志，2007，16（19）：2682–2683.

［3］李志新，黎芳．中西医结合治疗阑尾周围脓肿临床观察［J］．当代医学，2010，16（19）：160–161.

[4] 屈运东，公丽华．中医中药治疗阑尾周围脓肿 30 例［J］. 中国中医药现代远程教育，2010，8（11）：10.
[5] 张优福．中西医结合治疗阑尾周围脓肿 63 例［J］. 四川中医，2008，26（12）：79–80.
[6] 邹瞭南，何宜斌，何军明，等．大黄牡丹皮汤加大承气汤保留灌肠治疗阑尾周围脓肿 36 例疗效观察［J］. 新中医，2009，41（6）：59.
[7] 张瑛．大黄牡丹汤治疗阑尾周围脓肿 36 例［J］. 云南中医中药杂志，1995，16（2）：11–13.
[8] 孙爱菊．中西医结合治疗阑尾周围脓肿 31 例［J］. 中国中医急症，2006，15（6）：598.
[9] 程贤琴．中西医协同治疗阑尾周围脓肿的临床护理［J］. 中华现代护理学杂志，2008，5（5）：393–395.
[10] 陈佩璇．中西医结合治疗阑尾周围脓肿 136 例小结［J］. 福建医药杂志，1981（2）：19–20.
[11] 唐林森．中西医结合治疗阑尾周围脓肿——附 35 例临床观察［J］. 云南中医中药杂志，1984（2）：30–33.
[12] 祝君逵，张贤媛．仲景方为主治疗阑尾周围脓肿 18 例［J］. 南京中医药大学学报（自然科学版），1989（3）：24.
[13] 刘灵祥 .31 例阑尾炎周围脓肿的辩证治疗［J］. 桂林医学杂志，1994，10（3）：245–246.
[14] 王宏．中药灌肠及外敷治疗阑尾周围脓肿［J］. 天津中医学院学报，1994（4）：11.
[15] 赵树廷，李付远，韩敬泰．中西医结合治疗阑尾周围脓肿 68 例［J］. 山东中医杂志，1994，13（5）：210–211.
[16] 许灌成．中西医结合治疗阑尾周围脓肿 50 例临床观察［J］. 贵阳中医学院学报，1995，17（3）：22–24.
[17] 贾新成，陈斌．中西医结合治疗阑尾周围脓肿 100 例［J］. 现代中医药，1996（2）：33.
[18] 吴军．中西医结合诊治阑尾周围脓肿体会［J］. 安徽医科大学学报，1997，32（1）：94.
[19] 秦修成，朱文法．中西医结合治疗阑尾周围脓肿 88 例［J］. 中国乡村医药，1998，5（5）：17–18.
[20] 孙良，杨增波．中西医结合治疗阑尾周围脓肿 60 例［J］. 现代中西医结合杂志，1998，39（303）：55.
[21] 李赞．综合治疗阑尾周围脓肿 86 例［J］. 江苏中医，1999，20（7）：33.
[22] 霍光磊，王丽双，朱玉清，等．中西医结合内外兼顾治疗阑尾周围脓肿［J］. 青海医药杂志，2000，30（9）：59.
[23] 曹春平，殷志建．中西医结合治疗阑尾周围脓肿 36 例［J］. 中国乡村医药，2001，2（9）：50.
[24] 陈明善，苏纪亭，禹琴．中西医结合治疗阑尾周围脓肿 120 例［J］. 河南医药信息，2001，45（5）：66.
[25] 梁万增．中西医结合治疗阑尾周围脓肿 22 例小结［J］. 甘肃中医，2002，15（3）：42–43.
[26] Eks. 中西医结合治疗阑尾周围脓肿［J］. 中华实用中西医杂志，2003，3（16）：1420.
[27] 冯应葆．中西医结合治疗小儿阑尾周围脓肿 50 例临床疗效观察［J］. 中国医师杂志，2003（S1）：299.

[28] 贾贤军．中西医结合治疗阑尾周围脓肿 80 例疗效观察 [J]．新中医，2003，35（3）：53-54.

[29] 康义华，朱学明．中西医结合治疗阑尾周围脓肿 185 例 [J]．中国中医急症，2003（5）：410.

[30] 杨书让．中西医结合治疗阑尾周围脓肿 128 例疗效观察 [J]．河南外科学杂志，2003，9（1）：79.

[31] 叶能红．中西医结合治疗阑尾周围脓肿 34 例 [J]．实用中医药杂志，2003，35（5）：61-62.

[32] 张茂礼．中药内服外敷治疗阑尾周围脓肿 32 例 [J]．实用中医药杂志，2004，20（2）：76-77.

[33] 柯孔亮，陈品需．中西医结合治疗阑尾周围脓肿疗效观察 [J]．现代中西医结合杂志，2005，16（28）：4186.

[34] 管小猛，洪亮．中西医结合治疗阑尾周围脓肿 57 例疗效观察 [J]．山东医药，2006，46（3）：26.

[35] 吴国水，冯刚，许焕建，等．中西医结合治疗阑尾周围脓肿 [J]．实用中西医结合临床，2006，6（2）：60.

[36] 黄国林．中西医结合治疗阑尾周围脓肿 30 例 [J]．中国中医急症，2007，16（4）：487-488.

[37] 王卫华．中西医结合治疗阑尾周围脓肿 68 例 [J]．湖北中医杂志，2007，29（11）：48.

[38] 周浩，陈晓岗．大黄牡丹汤加减治疗阑尾周围脓肿 90 例疗效观察 [J]．现代实用医学，2007，19（8）：631-632.

[39] 李小康．中药内服外敷治疗阑尾炎周围脓肿 [J]．现代保健：医学创新研究，2008，5（24）：172.

[40] 姚万刚，李昂，吉秀娃．中西医结合非手术治疗阑尾周围脓肿 40 例 [J]．中华现代内科学杂志，2008，5（3）：262-263.

[41] 赵谦知，陈太福．中西医结合治疗阑尾周围脓肿 32 例临床体会 [J]．中国现代医生，2008，46（28）：70.

[42] 兰晓玲，唐杨，林唐唐．63 例阑尾周围脓肿的中西医结合治疗及护理 [J]．中国医疗前沿，2009，4（21）：74-75.

[43] 莫锦卫．中西医结合治疗阑尾周围脓肿 48 例 [J]．云南中医中药杂志，2009，30（9）：34-35.

[44] 张永国，霍成香．大黄牡丹汤配合西药治疗阑尾周围脓肿 87 例 [J]．陕西中医，2009，30（5）：542-543.

[45] 杨桂洪．芒硝内服外用辅助治疗阑尾周围脓肿的临床疗效观察 [J]．中国医药指南，2010，8（19）：211-212.

[46] 鞠晓铭，唐红娟．中西医结合治疗阑尾周围脓肿的临床观察与护理 [J]．实用中医内科杂志，2011，25（3）：70-71.

[47] 臧峰，赵庆芬．中药方剂辅助治疗阑尾周围脓肿 35 例 [J]．中外医学研究，2011，9（18）：80.

[48] 王平元．中西医结合治疗阑尾周围脓肿 100 例分析 [J]．心理医生（下半月版），2012（3）：330-331.

[49] 张伟，李彦龙．中西医结合治疗阑尾周围脓肿 30 例临床研究 [J]．江苏中医药，2012，44（8）：31-32.

[50] 任东林，范小华，罗湛滨，等.中西结合治疗阑尾周围脓肿95例[J].世界华人消化杂志，1998，6(6)：545-546.
[51] 屈宇鹏，雷素斌.中西医结合治疗阑尾周围脓肿临床观察[J].中医学报，2011，3(26)：356-357.
[52] 郭培明，吴学君，梁维强.阑尾周围脓肿治疗方法的对比研究[J].中国中西医结合外科杂志，1999，5(6)：373-374.
[53] 王国民.薏苡附子败酱散加味治疗阑尾周围脓肿[J].浙江中西医结合杂志，2007，17(10)：630.
[54] 王兴兰，赵德全，刘香莲.加味薏苡附子败酱散为主治疗阑尾周围脓肿[J].四川中医，1994(7)：21-22.
[55] 夏秋甫.薏苡附子败酱散加减治疗阑尾周围脓肿50例[J].湖北中医杂志，2001，23(2)：30.
[56] 蒋胜贤，王蓉.中西医结合治疗阑尾周围脓肿25例[J].中国乡村医药，2002，9(4)：17.
[57] 吴国水，冯刚，许焕建，等.中西医结合治疗阑尾周围脓肿[J].实用中西医结合临床，2006，6(2)：60.
[58] 艾国才.薏苡附子败酱汤加减治疗阑尾周围脓肿[J].山东中医杂志，2008，27(1)：21.
[59] 何静.中西医结合治疗阑尾周围脓肿34例疗效观察[J].河北中医，2012，34(9)：1365-1366.
[60] 顾玉凤.桂枝茯苓丸加味治疗阑尾周围脓肿33例[J].云南中医中药杂志，1999，20(5)：32.
[61] 高永昌.加味泻心汤外敷治疗阑尾周围脓肿64例[J].光明中医，2013，28(10)：2082-2083.
[62] 岳锁留.中药外敷内服治疗阑尾脓肿25例小结[J].湖南中医药导报，2003，9(5)：34.

第七节　肝硬变

肝硬变是由一种或多种原因长期作用于肝脏引起的肝脏慢性、进行性、弥漫性损害，肝细胞广泛坏死，残存肝细胞形成再生结节，结缔组织增生及纤维化，导致正常肝脏结构破坏、假小叶形成，在此基础上出现以肝功能损害和门静脉高压为主及腹水形成的临床表现。

肝腹水是肝硬变最突出的临床表现，失代偿期患者75%以上有腹水。腹水形成的机制为钠、水的过量潴留，与下列腹腔局部因素和全身因素有关：门静脉压力增高，低白蛋白血症，淋巴液生成过多，继发性醛固酮增多致肾钠重吸收增加，抗利尿激素分泌增多致水的重吸收增加，有效循环血容量不足。

肝硬变的治疗一般分为基础治疗及合并症的治疗。肝功能代偿者可参加轻工作，有慢性肝炎活动者按肝炎治疗处理，肝功能丧失代偿或发生合并症者应卧床休息予以治疗。病人饮食，原则上应高热量、高蛋白质、低脂肪和富含维生素，忌烟酒，有肝性脑病趋势者应限制蛋白质摄入，有腹水者应限制钠盐或进无盐饮食，食管静脉曲张者应避免坚硬能损伤食道的食物。

肝硬变合并腹水没有特效的治疗方法，除了休息，限制水和盐的摄入，防止水钠潴留引起腹水的进一步增多和积极治疗原发病以外，药物疗法可采用螺内酯、呋塞米等利尿剂治疗；针对严重的低白蛋白血症，可以通过输入人血白蛋白和新鲜冰冻血浆补充血浆胶体渗透压，纠正引起腹水的一大原因；对于顽固性腹水，可通过反复的穿刺放液同时辅以补充白蛋白或血浆缓解症状。

本病在中医古代文献中名称繁多，如“鼓胀”“水蛊”“蛊胀”“单腹胀”“蜘蛛蛊”等。其病因病机，古代医家认识各不相同。但病因归结不外乎酒食不节，情志所伤，血吸虫感染，黄疸、胁痛、积聚迁延不愈等。其病机不外由于肝气郁结，脾胃损伤，由脾气亏耗又引发心肺肝肾功能失调，气结、血瘀、水裹积于腹内，以致腹部日渐胀大，而成鼓胀。

【《金匮要略》方剂谱】

肝硬变的国际病症编码为K74.653，属于消化系统疾病。在《金匮要略》方治疗的优势病症谱中，其临床研究文献频次居第29位，而个案经验文献频次居第22位。《金匮要略》方中，能够治疗肝硬变的方剂共31首，其中有14首方剂已经进行过临床研究，28首方剂有个案经验报道。各方剂的文献频次见表3–42、表3–43。从表中看出，临床研究文献主要集中在大黄䗪虫丸和鳖甲煎丸，其次为己椒苈黄丸和下瘀血汤，而个案经验文献集中在下瘀血汤、当归芍药散，其次为鳖甲煎丸、己椒苈黄丸，其余方剂运用频次较低。

表3–42　肝硬变临床研究文献方剂谱

序号	方剂名称	频次	序号	方剂名称	频次
1	大黄䗪虫丸	33	8	泻心汤	4
2	鳖甲煎丸	23	9	肾气丸	3
3	下瘀血汤	10	10	当归芍药散	2
4	己椒苈黄丸	9	11	甘遂半夏汤	1
5	茵陈五苓散	7	12	猪苓散	1
6	桂枝茯苓丸	6	13	硝石矾石散	1
7	防己黄芪汤	5	14	栝楼瞿麦丸	1

表 3-43　肝硬变个案经验文献方剂谱

序号	方剂名称	频次	序号	方剂名称	频次
1	下瘀血汤	29	15	防已黄芪汤	2
2	当归芍药散	28	16	甘遂半夏汤	2
3	鳖甲煎丸	9	17	大黄䗪虫丸	2
4	已椒苈黄丸	9	18	甘麦大枣汤	1
5	茵陈五苓散	6	19	枳术汤	1
6	大黄甘遂汤	6	20	黄土汤	1
7	桂枝茯苓丸	6	21	葵子茯苓散	1
8	桂枝芍药知母汤	4	22	木防已汤	1
9	桂枝去芍药加麻辛附子汤	4	23	大黄附子汤	1
10	肾气丸	4	24	薯蓣丸	1
11	防已茯苓汤	3	25	硝石矾石散	1
12	越婢汤	2	26	旋覆花汤	1
13	半夏厚朴汤	2	27	厚朴大黄汤	1
14	葶苈大枣泻肺汤	2	28	黄芪建中汤	1

【临床证据评价】

肝硬变的临床证据来源于临床研究和个案经验文献，前者有 106 篇，后者有 113 篇。临床研究文献中有 54 篇随机对照试验，3 篇半随机对照试验，13 篇非随机对照试验，36 篇病例系列观察。个案经验文献共有 113 篇，报道了 131 则肝硬变的验案。

1. 临床研究文献

（1）大黄䗪虫丸

纳入 33 篇文献，25 篇随机对照试验，1 篇半随机对照试验，4 篇非随机对照试验，3 篇病例系列观察。所有文献分布在 1998 ~ 2013 年。证据质量等级评价情况见表 3-44。可以看出，有高质量证据 2 篇，中等质量证据 18 篇，低质量证据 10 篇，极低质量证据 3 篇。证据的降级因素主要为研究的局限性、加入药物干扰、精确度低等。证据升级因素主要是单用仲景方干预、剂量 – 效应关系等。

表 3-44　大黄䗪虫丸临床研究文献证据质量一览表

纳入研究	发表年份	文献类型	证据升降因素	等级
李建军[1]	2006	RCT	研究的局限性（-2）剂量-效应关系（+1）仲景原方（+1）	高
孙秀光[2]	2009	RCT	研究的局限性（-1）单用仲景方干预（+1）	高
焦栓林[3]	1998	RCT	研究的局限性（-2）仲景原方（+1）	中
李海华[4]	2006	RCT	研究的局限性（-2）精确度低（-1）效应值很大（+2）	中
邓丽宁[5]	2008	RCT	研究的局限性（-2）仲景原方（+1）	中
李太平[6]	2008	RCT	研究的局限性（-2）仲景原方（+1）	中
刘晨第[7]	2008	RCT	研究的局限性（-2）剂量-效应关系（+1）	中
刘颖翰[8]	2008	RCT	研究的局限性（-2）仲景原方（+1）	中
张帮杰[9]	2008	RCT	研究的局限性（-1）精确度低（-1）仲景原方（+1）	中
程孟怀[10]	2009	RCT	研究的局限性（-2）仲景原方（+1）	中
刘鸿彬[11]	2009	RCT	研究的局限性（-2）仲景原方（+1）	中
刘江如[12]	2010	CR	单用仲景方干预（+1）	中
戎云清[13]	2010	RCT	研究的局限性（-2）精确度低（-1）仲景原方（+1）	中
王泉滔[14]	2010	RCT	研究的局限性（-2）仲景原方（+1）	中
缪惠娟[15]	2011	RCT	研究的局限性（-2）精确度低（-1）仲景原方（+1）单用仲景方干预（+1）	中
汤　英[16]	2012	RCT	研究的局限性（-2）仲景原方（+1）	中
于水玲[17]	2012	RCT	研究的局限性（-2）单用仲景方干预（+1）	中
朱丽君[18]	2012	RCT	研究的局限性（-2）仲景原方（+1）	中
白　浩[19]	2013	RCT	研究的局限性（-2）小样本（-1）仲景原方（+1）单用仲景方干预（+1）	中
刘晓彦[20]	2013	RCT	研究的局限性（-2）仲景原方（+1）	中
梁锡卫[21]	2002	RCT	研究的局限性（-2）加入药物干扰（-1）剂量-效应关系（+1）	低
吴秋珍[22]	2003	CT	研究的局限性（-2）精确度低（-1）仲景原方（+1）	低
王玉凤[23]	2004	CT	研究的局限性（-2）加入药物干扰（-1）剂量-效应关系（+1）	低
郝爱芹[24]	2008	RCT	研究的局限性（-2）小样本（-1）仲景原方（+1）	低

续表

纳入研究	发表年份	文献类型	证据升降因素	等级
詹小涛[25]	2009	RCT	研究的局限性（–2）精确度低（–1）仲景原方（+1）	低
杜美英[26]	2010	RCT	研究的局限性（–2）小样本（–1）仲景原方（+1）	低
刘文锋[27]	2010	CCT	研究的局限性（–2）精确度低（–1）仲景原方（+1）	低
岳　华[28]	2010	CT	研究的局限性（–2）精确度低（–1）仲景原方（+1）	低
俞　萍[29]	2011	RCT	研究的局限性（–2）精确度低（–1）仲景原方（+1）	低
贺　冬[30]	2012	CT	研究的局限性（–2）精确度低（–1）仲景原方（+1）	低
赵希锋[31]	1998	CR	加入药物干扰（–1）	极低
董伟丽[32]	2001	RCT	研究的局限性（–2）精确度低（–1）	极低
蔡世军[33]	2010	CR	小样本（–1）	极低

（2）鳖甲煎丸

23篇文献中，13篇随机对照试验，2篇非随机对照试验，8篇病例系列观察。在发表年份上，所有文献分布在1992～2013年。证据质量等级评价情况见表3–45。可以看出，有高质量证据10篇，中等质量证据8篇，低质量证据3篇，极低质量证据2篇。证据的降级因素主要为研究的局限性，精确度低、加入药物干扰也是降级因素之一。证据升级因素主要是单用仲景方干预，剂量–效应关系、1979年前有相关病例观察也是升级因素之一。

表3–45　鳖甲煎丸临床研究文献证据质量一览表

纳入研究	发表年份	文献类型	证据升降因素	等级
郑敬文[34]	1998	CT	研究的局限性（–1）加入药物干扰（–1）剂量–效应关系（+1）1979年前病例观察（+1）	高
邹米红[35]	1998	CR	剂量–效应关系（+1）1979年前病例观察（+1）仲景原方（+1）	高
万培祥[36]	1999	RCT	研究的局限性（–2）剂量–效应关系（+1）1979年前病例观察（+1）仲景原方（+1）单用仲景方干预（+1）	高
刘瑞华[37]	2001	CR	剂量–效应关系（+1）1979年前病例观察（+1）仲景原方（+1）	高
朱俊岭[38]	2005	RCT	研究的局限性（–2）精确度低（–1）1979年前病例观察（+1）仲景原方（+1）单用仲景方干预（+1）	高

续表

纳入研究	发表年份	文献类型	证据升降因素	等级
陈治平[39]	2007	RCT	研究的局限性（-2）小样本（-1）1979年前病例观察（+1）效应值很大（+1）仲景原方（+1）	高
孟胜喜[40]	2009	RCT	研究的局限性（-2）小样本（-1）剂量-效应关系（+1）1979年前病例观察（+1）仲景原方（+1）单用仲景方干预（+1）	高
姚飞龙[41]	2011	RCT	研究的局限性（-1）精确度低（-1）1979年前病例观察（+1）仲景原方（+1）	高
李志刚[42]	2012	RCT	研究的局限性（-2）1979年前病例观察（+1）仲景原方（+1）	高
谢鸿昌[43]	2012	RCT	研究的局限性（-2）1979年前病例观察（+1）仲景原方（+1）	高
黄　骏[44]	1992	CR	加入药物干扰（-1）剂量-效应关系（+1）1979年前病例观察（+1）	中
马翔华[45]	1997	RCT	研究的局限性（-2）加入药物干扰（-1）剂量-效应关系（+1）1979年前病例观察（+1）	中
仇璧庭[46]	1998	CR	加入药物干扰（-1）剂量-效应关系（+1）1979年前病例观察（+1）	中
万志强[47]	1998	RCT	研究的局限性（-2）加入药物干扰（-1）剂量-效应关系（+1）1979年前病例观察（+1）	中
周培奇[48]	2003	CR	加入药物干扰（-1）剂量-效应关系（+1）1979年前病例观察（+1）	中
李　平[49]	2008	RCT	研究的局限性（-2）小样本（-1）1979年前病例观察（+1）仲景原方（+1）	中
何　梅[50]	2009	RCT	研究的局限性（-2）精确度低（-1）1979年前病例观察（+1）仲景原方（+1）	中
秦德刚[51]	2013	CR	1979年前病例观察（+1）	中
缪京翔[52]	2010	RCT	研究的局限性（-2）小样本（-1）1979年前病例观察（+1）仲景原方（+1）	低
裴建锋[53]	2010	RCT	研究的局限性（-2）精确度低（-1）小样本（-1）1979年前病例观察（+1）单用仲景方干预（+1）	低
张晓华[54]	2012	CR	间接证据（-1）1979年前病例观察（+1）	低

续表

纳入研究	发表年份	文献类型	证据升降因素	等级
张月霞[55]	2006	CT	研究的局限性（–2）精确度低（–1）加入药物干扰（–1）1979年前病例观察（+1）	极低
毕 军[56]	2007	CR	间接证据（–1）加入药物干扰（–1）1979年前病例观察（+1）	极低

（3）已椒苈黄丸

纳入9篇文献，2篇随机对照试验，1篇半随机对照试验，1篇非随机对照试验，5篇病例系列观察。所有文献分布在1989～2012年。证据质量等级评价情况见表3–46。可以看出，有中等质量证据2篇，低质量证据5篇，极低质量证据2篇。证据的降级因素主要为研究的局限性、加入药物干扰、精确度低等。证据升级因素主要是使用仲景原方和剂量–效应关系。

表3–46　己椒苈黄丸临床研究文献证据质量一览表

纳入研究	发表年份	文献类型	证据升降因素	等级
庄 严[57]	1992	CR	加入药物干扰（–1）剂量–效应关系（+1）单用仲景方干预（+1）	中
李恩德[58]	1995	CR	加入药物干扰（–1）剂量–效应关系（+1）单用仲景方干预（+1）	中
陈兆洋[59]	1989	CR	加入药物干扰（–1）剂量–效应关系（+1）	低
李先德[60]	1993	CR	加入药物干扰（–1）剂量–效应关系（+1）	低
严恒生[61]	1998	CT	研究的局限性（–2）精确度低（–1）加入药物干扰（–1）剂量–效应关系（+1）	低
钟建岳[62]	1998	RCT	研究的局限性（–1）精确度低（–1）加入药物干扰（–1）剂量–效应关系（+1）	低
徐立军[63]	2012	CCT	研究的局限性（–2）加入药物干扰（–1）单用仲景方干预（+1）	低
作者不详[64]	1990	CR	加入药物干扰（–1）	极低
江后俭[65]	2006	RCT	研究的局限性（–2）加入药物干扰（–1）	极低

（4）下瘀血汤

纳入10篇文献，1篇随机对照试验，2篇非随机对照试验，7篇病例系列观察。所有文献分布在 1994 ~ 2013 年。证据质量等级评价情况见表 3–47。可以看出，有高质量证据 3 篇，中等质量证据 4 篇，低质量证据 2 篇，极低质量证据 1 篇。证据的降级因素主要为研究的局限性、加入药物干扰等。证据升级因素主要是单用仲景方干预、1979 年前病例观察、剂量 – 效应关系等。

表 3–47　下瘀血汤临床研究文献证据质量一览表

纳入研究	发表年份	文献类型	证据升降因素	等级
林瑞钦[66]	1996	CR	剂量 – 效应关系（+1）1979 年前病例观察（+1）	高
吴瑟夫[67]	1997	RCT	研究的局限性（–1）加入药物干扰（–1）剂量 – 效应关系（+1）1979 年前病例观察（+1）	高
董昌将[68]	2001	CR	加入药物干扰（–1）剂量 – 效应关系（+1）1979 年前病例观察（+1）单用仲景方干预（+1）	高
刘云先[69]	2000	CR	加入药物干扰（–1）剂量 – 效应关系（+1）1979 年前病例观察（+1）	中
曹福建[70]	2008	CR	加入药物干扰（–1）剂量 – 效应关系（+1）1979 年前病例观察（+1）	中
赵立宁[71]	2009	CR	加入药物干扰（–1）剂量 – 效应关系（+1）1979 年前病例观察（+1）	中
陈新华[72]	2013	CR	研究的局限性（–1）1979 年前病例观察（+1）单用仲景方干预（+1）	中
张启煊[73]	1994	CR	加入药物干扰（–1）1979 年前病例观察（+1）	低
王　星[74]	2011	CT	研究的局限性（–2）1979 年前病例观察（+1）加入药物干扰（–1）	低
吴　旻[75]	2012	CT	研究的局限性（–2）精确度低（–1）加入药物干扰（–1）单用仲景方干预（+1）	极低

（5）其他方剂

另有 10 个方剂，如茵陈五苓散、桂枝茯苓丸等计有 31 篇临床研究文献。各个方剂的证据质量等级评价情况见表 3–48。可以看出，防己黄芪汤、桂枝茯苓丸、茵陈五苓散均有一篇高质量文献，此外的方剂纳入文献质量偏低。

表 3-48　　其他方剂临床研究文献证据质量一览表

纳入研究	方剂名称	发表年份	文献类型	证据升降因素	等级
陈　波[76]	茵陈五苓散	2012	RCT	研究的局限性（-2）小样本（-1）仲景原方（+1）单用仲景方干预（+1）	高
宋德新[77]	茵陈五苓散	2001	RCT	研究的局限性（-2）加入药物干扰（-1）剂量-效应关系（+1）单用仲景方干预（+1）	中
杨令国[78]	茵陈五苓散	2001	RCT	研究的局限性（-2）剂量-效应关系（+1）	中
李　林[79]	茵陈五苓散	1983	CT	研究的局限性（-2）加入药物干扰（-1）效应值很大（+1）	低
陈新瑜[80]	茵陈五苓散	1997	CT	研究的局限性（-2）加入药物干扰（-1）	极低
孟代华[81]	茵陈五苓散	1997	CT	研究的局限性（-2）精确度低（-1）加入药物干扰（-1）	极低
朱昌周[82]	茵陈五苓散	2010	RCT	研究的局限性（-2）间接证据（-1）	极低
赵财仕[83]	桂枝茯苓丸	2005	RCT	研究的局限性（-2）剂量-效应关系（+1）仲景原方（+1）	高
张朝良[84]	桂枝茯苓丸	1994	CR	加入药物干扰（-1）剂量-效应关系（+1）	低
武步涛[85]	桂枝茯苓丸	2012	CR	加入药物干扰（-1）单用仲景方干预（+1）	低
张明平[86]	桂枝茯苓丸	2013	CR	加入药物干扰（-1）单用仲景方干预（+1）	低
赵玉瑶[87]	桂枝茯苓丸	1998	CR	加入药物干扰（-1）	极低
钱国民[88]	桂枝茯苓丸	2011	CR	间接证据（-1）加入药物干扰（-1）	极低
吴培俊[89]	防己黄芪汤	2011	CR	1979年前病例观察（+1）仲景原方（+1）单用仲景方干预（+1）	高
李　勇[90]	防己黄芪汤	1999	CR	加入药物干扰（-1）1979年前病例观察（+1）单用仲景方干预（+1）	中
蔡焦生[91]	防己黄芪汤	2010	CR	小样本（-1）加入药物干扰（-1）1979年前病例观察（+1）单用仲景方干预（+1）	低
王桂芬[92]	防己黄芪汤	2010	RCT	研究的局限性（-2）加入药物干扰（-1）1979年前病例观察（+1）	低

续表

纳入研究	方剂名称	发表年份	文献类型	证据升降因素	等级
张朝臻[93]	防己黄芪汤	2010	CT	研究的局限性（–2）精确度低（–1）加入药物干扰（–1）1979 年前病例观察（+1）	极低
程菊湘[94]	泻心汤	2004	CR	间接证据（–1）加入药物干扰（–1）剂量–效应关系（+1）1979 年前病例观察（+1）	低
陈维华[95]	泻心汤	2008	CCT	研究的局限性（–2）间接证据（–1）小样本（–1）加入药物干扰（–1）效应值很大（+2）1979 年前病例观察（+1）	低
董建华[96]	泻心汤	1999	RCT	研究的局限性（–2）间接证据（–1）精确度低（–1）加入药物干扰（–1）1979 年前病例观察（+1）	极低
利　霞[97]	泻心汤	2002	CR	小样本（–1）加入药物干扰（–1）1979 年前病例观察（+1）	极低
陈　强[98]	肾气丸	2011	RCT	研究的局限性（–2）加入药物干扰（–1）	极低
孟庆芳[99]	肾气丸	2011	RCT	研究的局限性（–2）加入药物干扰（–1）	极低
牛胜利[100]	肾气丸	2013	RCT	研究的局限性（–2）加入药物干扰（–1）	极低
曲志中[101]	当归芍药散	2008	RCT	研究的局限性（–2）精确度低（–1）加入药物干扰（–1）剂量–效应关系（+1）1979 年前病例观察（+1）	低
袁继丽[102]	当归芍药散	2012	RCT	研究的局限性（–2）加入药物干扰（–1）1979 年前病例观察（+1）	低
欧阳钦[103]	甘遂半夏汤	2008	RCT	研究的局限性（–2）加入药物干扰（–1）剂量–效应关系（+1）	低
梁崇俊[104]	猪苓散	1995	CR	加入药物干扰（–1）	极低
蔡书林[105]	硝石矾石散	1997	CR	研究的局限性（–1）未完整报告（–1）1979 年前病例观察（+1）仲景原方（+1）单用仲景方干预（+1）	中
郭险峰[106]	栝楼瞿麦丸	2006	CR	加入药物干扰（–1）	极低

2. 个案经验文献

共纳入 131 则医案，分别采用下瘀血汤、当归芍药散、鳖甲煎丸、己椒苈黄丸等。发表年份分布于 1982 ~ 2013 年。各个方剂的证据质量等级评价情况见表 3-49。可以看出，纳入相关医案平均质量高等、中等居多。

表 3-49　个案经验文献证据质量一览表

方剂名称	发表年份	医案则数	质量评分平均值	等级
下瘀血汤	1982 ~ 2013	29	52.06	中等
当归芍药散	1985 ~ 2006	28	50.03	中等
鳖甲煎丸	1982 ~ 2010	9	58.98	中等
己椒苈黄丸	1993 ~ 2011	9	51.71	中等
茵陈五苓散	1991 ~ 2008	6	57.88	中等
大黄甘遂汤	1985 ~ 1993	6	51.31	中等
桂枝茯苓丸	1997 ~ 2012	6	50.44	中等
桂枝芍药知母汤	1994 ~ 2005	4	56.28	中等
桂枝去芍药加麻辛附子汤	1983 ~ 1997	4	54.92	中等
肾气丸	1987 ~ 2012	4	52	中等
防己茯苓汤	1985 ~ 2010	3	57.71	中等
越婢汤	2009	2	73.23	高等
半夏厚朴汤	2008	2	73.09	高等
葶苈大枣泻肺汤	1995 ~ 1996	2	62.25	高等
防己黄芪汤	2004 ~ 2004	2	60.33	高等
甘遂半夏汤	1982	2	40.9	中等
大黄䗪虫丸	2005 ~ 2009	2	33.28	低等
甘麦大枣汤	2012	1	86.85	高等
枳术汤	2005	1	71.09	高等
黄土汤	1985	1	56.74	中等
葵子茯苓散	2013	1	49.81	中等
木防己汤	1989	1	47.55	中等
大黄附子汤	1990	1	47.2	中等

续表

方剂名称	发表年份	医案则数	质量评分平均值	等级
薯蓣丸	2004	1	45.68	中等
硝石矾石散	1987	1	44.15	中等
旋覆花汤	2003	1	37.71	低等
厚朴大黄汤	1985	1	33.91	低等
黄芪建中汤	1996	1	32.88	低等

【典型临床证据】

肝硬变的临床研究证据共有106篇文献支持，高质量证据18篇，中等质量证据36篇，低质量证据30篇，极低质量证据22篇。高质量证据为大黄䗪虫丸、鳖甲煎丸、下瘀血汤等的研究文献。各质量等级文献均有分布。

1. 大黄䗪虫丸

大黄䗪虫丸联合丹参注射液对照维生素E、维生素C干预代偿期肝硬化在缩小门脉直径方面有效（高质量证据）

孙秀光[2]实施的一项样本量为90例的随机对照试验中，试验组45例，对照组45例。试验组给予静点丹参注射液（安徽天洋药业有限公司）250mL，每天1次，口服大黄䗪虫丸（广东阳江制药）80粒，每天2次，疗程3个月，随访6个月。对照组口服维生素E丸100mg，每天3次，静点维生素C 2.5g，每天1次，疗程3个月，随访6个月。治疗和随访过程中出现明显肝功异常（ALT＞100IU）或肝硬化失代偿者按治疗原则给予相应治疗。治疗后门脉直径加权均数差WMD=-36.00，95%CI（-43.93，-23.07），$P<0.00001$。

2. 鳖甲煎丸

鳖甲煎丸为主干预静止性肝硬变纤维化在降低透明质酸方面有优势（高质量证据）

邹米红[35]实施的一项样本量为40例的病例系列观察中，观察对象均口服鳖甲煎丸，每次3g，每日3次，另加服一般护肝药如垂盆草冲剂、肌苷、维生素C等。治疗前后透明质酸酶加权均数差WMD=147.20，95%CI（111.90，182.50），$P<0.00001$。

3. 己椒苈黄丸

己椒苈黄丸加味干预肝硬化腹水在总有效率方面有效（中等质量证据）

庄严[57]实施的一项样本量为28例的病例系列观察中，采用己椒苈黄丸治疗：汉防己30g，椒目10g，葶苈子15g，大黄6g，泽兰15g，大腹皮18g，生黄芪20g，苍白术各30g，水煎服，每日1剂，30剂为1个疗程，嘱忌盐。胁腹痛胀者，加郁金、青皮；小便短少甚者，加泽泻、茯苓等；热重发黄者，加茵陈；腹水退后则调理肝脾肾，以培其本。疗效标准及治疗结果：显效（服药1个疗程，临床症状及体征消失，B超提示无腹水）19例，有效（服药2个疗程，临床症状及体征消失，B超提示无腹水）8例，无效（服药2个疗程后无变化）1例。总有效率96.5%。

4. 下瘀血汤

下瘀血汤加味干预早中期肝硬化在总有效率方面有效（高质量证据）

董昌将[68]实施的一项样本量为120例的病例系列观察中，采用下瘀血汤加味治疗，药物组成：制大黄、桃仁、炒白术各10g，土鳖虫、炮山甲各3g，丹参20g，炙黄芪、醋鳖甲各30g，党参、茯苓各15g，炙甘草6g。加减：阳虚者，加巴戟天、肉苁蓉、仙灵脾、菟丝子各10g；阴虚者，加生地、女贞子、枸杞子、怀牛膝各10g；肝区疼痛不适者，加醋柴胡、延胡索、广郁金、青皮各10g；腹胀甚者，加槟榔、鸡内金、厚朴、枳壳各10g；恶心呕吐者，加陈皮、法半夏各10g；腹水者，加大腹皮、汉防己各30g，泽泻20g；黄疸者，加茵陈30g，山栀10g；谷丙转氨酶升高者，加升麻30g，蚤休10g。煎服法：土鳖虫烘干与炮山甲分别研成细末。将600mL水放入锅内，入鳖甲先煎半小时后，加入其他诸药煎至药汁300mL滤出，药渣加水再煎至药汁300mL，两药汁混合，冲土鳖虫、炮山甲末，早晚分服，每日1剂。每月连服10天，半年为1个疗程。疗效标准及治疗结果：经1个疗程治疗后，120例中54例显效（症状消失，肝功能检查正常，白蛋白和球蛋白及其比值正常，B超检查示肝脾正常大小，门静脉宽度正常，无腹水），60例好转（症状明显好转，白蛋白升高，白球蛋白比值增大，肝脾大小稳定，或有少许腹水），6例无效（症状、体征及各项生化检查治疗前后无变化或病情恶化者），总有效率为95.00%。

【肝硬变与应用方剂分析】

此次研究发现共有31首方剂可以治疗肝硬变，属于同病异治的范畴。根据文献报道，基于循证医学研究得出结论，依次为：大黄䗪虫丸共33篇文献，纳入2169例；鳖甲煎丸共23篇文献，纳入1374例；己椒苈黄丸共9篇文献，纳入415例；下瘀血汤共10篇文献，纳入606例。高质量证据分布在鳖甲煎丸、大黄䗪虫丸、下瘀血汤等中，其余方剂多为中等、低质量证据。可以看出，虽然方剂种类分布较广，但是不论在文献频次还是证据质量方面，均具有一定聚集性。

1. 大黄䗪虫丸

大黄䗪虫丸是血痹虚劳病篇中，主治虚劳干血的主方，其主证表现为羸瘦、腹满不能食、肌肤甲错等。其方由大黄、黄芩、甘草、桃仁、杏仁、芍药、䗪虫、干地黄、干漆、虻虫、水蛭、蛴螬组成。高质量证据显示，大黄䗪虫丸联合丹参注射液对照维生素E、维生素C干预代偿期肝硬化在缩小门脉直径方面有效。可见虚劳兼有瘀血是本病临床常见病机之一，具有较高的人群聚集度。

2. 鳖甲煎丸

鳖甲煎丸是疟病篇中，主治疟母的主方，其主证表现为腹中痞块，结于胁下。其方由鳖甲、锻灶下灰、乌扇、桃仁、丹皮、紫葳、赤硝、大黄、鼠妇、䗪虫、蜂窝、蜣螂、葶苈子、石韦、瞿麦、柴胡、桂枝、半夏、厚朴、黄芩、干姜、人参、阿胶、芍药组成。肝硬变在本方的病症谱中，属于高频病症。高质量证据显示，鳖甲煎丸为主干预静止性肝硬变纤维化在降低透明质酸方面有优势。可见邪气日久，与痰血相结于胁下是本病临床常见病机之一，具有较高的人群聚集度。

3. 己椒苈黄丸

己椒苈黄丸是痰饮咳嗽病篇中，主治肠间饮聚成实的主方，其主证表现为腹中胀满沥沥有声、口舌干燥等，并无有关治疗肝硬变相关症状的论述。其治疗本病的机理，当为宣上运中导水下行、前后分消，其病自愈。其方由防己、椒目、葶苈、大黄组成。肝硬变在本方的病症谱中，属于高频病症。中等质量证据显示，己椒苈黄丸加味干预肝硬化腹水在总有效率方面有效。可见水邪留滞于中是本病临床常见病机之一，该方的使用体现了中医治病求本的优势，临床见此病机者可酌用此方。

4. 下瘀血汤

下瘀血汤是妇人产后病篇中，主治产后瘀血内结之腹痛的主方，其主证表现为少腹刺痛、痛处固定、舌紫暗等，并无有关治疗肝硬变相关症状的论述，其治疗本病的机理，当为破血逐瘀，瘀去病自安。其方由大黄、桃仁、䗪虫组成。肝硬变在本方的病症谱中，属于中频病症。高质量证据显示，下瘀血汤加味干预早中期肝硬化在总有效率方面有效。可见瘀血内结是本病临床常见病机之一，该方的使用体现了中医治病求本的优势，临床见此病机者可酌用此方。

5. 当归芍药散

当归芍药散是妇人妊娠病篇中，主治肝脾失调、气血瘀滞湿阻之腹痛的主方，其主证表现为腹痛，并无有关治疗肝硬变相关症状的论述。其治疗本病的机理，当为养血调肝，渗湿健脾，其病自愈。其方由当归、芍药、茯苓、白术、泽泻、川芎组成。肝硬变在本方的病症谱中，属于个案高频病症。可见肝脾失调、气血瘀滞湿阻是本病临床常见病机之一，虽证据支持强度低，该方的使用体现了中医治病求本的优势，临床见此病机者可酌用此方。

【优势病证规律】

根据现有文献，肝硬变临床常见证型有虚劳兼有瘀血的大黄䗪虫丸证，邪气日久、与痰血相结于胁下的鳖甲煎丸证，水邪留滞于中的己椒苈黄丸证，瘀血内结的下瘀血汤证和肝脾失调、气血瘀滞湿阻的当归芍药散证。通过循证医学研究及证据评价，提炼出肝硬变用《金匮要略》方治疗呈现出一定趋向性。因此，大黄䗪虫丸、鳖甲煎丸、己椒苈黄丸、下瘀血汤和当归芍药散的证型很可能是肝硬变在现代临床环境下的主要证候表现。（见图 3-7）

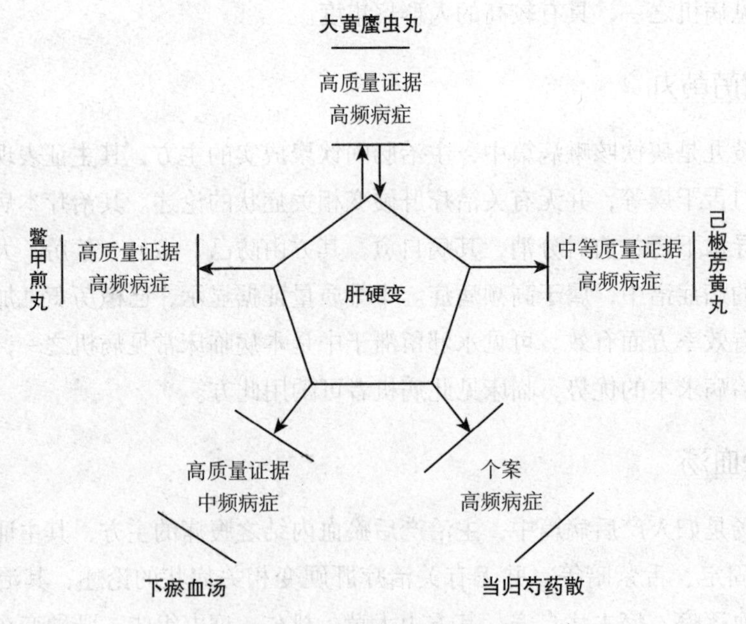

图 3-7　肝硬变的证型规律

参考文献

[1] 李建军.益气化瘀解毒方与大黄䗪虫丸治疗代偿期肝硬化疗效比较观察[J].临床和实验医学杂志，2006，5（10）：1626-1627.

[2] 孙秀光.丹参注射液联合大黄䗪虫丸治疗代偿期肝硬化疗效观察[C].全国中西医结合肝病新进展讲习班、江西省第二次中西医结合肝病学术会议资料汇编，2009，3（7）：108.

[3] 焦栓林，陈红敏，申德林，等.大黄䗪虫丸治疗肝硬变的疗效观察[J].前卫医药杂志，1998，15（4）：251-252.

[4] 李海华，甘先锋，雷一凡，等.大黄䗪虫丸治疗失代偿期肝硬化16例[J].陕西中医，2006，27（1）：86.

[5] 邓丽宁，侯宏波，李纯平，等.大黄䗪虫丸联合恩替卡韦治疗乙型肝炎肝纤维化的临床研究[J].天津医药，2008，36（4）：292-294.

[6] 李太平.拉米夫定联合大黄䗪虫丸治疗乙型病毒性肝炎肝硬化的疗效观察[J].临床荟萃，2008，23（8）：588-589.

[7] 刘晨第，邹金海，李春英，等.黄芪联合大黄䗪虫丸治疗酒精性肝纤维化的临床研究[J].临床消化病杂志，2008，20（5）：298-299，302.

[8] 刘颖翰，曹文智，常桂红，等.大黄䗪虫丸对慢性乙型肝炎肝硬化患者血栓前状态的影响[J].河北中医，2008，30（4）：380-381.

[9] 张帮杰，窦芊.阿德福韦联合大黄䗪虫丸治疗乙型肝炎肝硬化疗效观察[J].中国中医急症，2008，17（5）：611-612，619.

[10] 程孟怀，吴青芳.阿德福韦酯联合大黄䗪虫丸治疗活动性乙型肝炎肝硬化疗效观察[J].中国药物与临床，2009（9）：47-48.

[11] 刘鸿彬，张衍强，张桃凤，等.拉米夫定联合大黄䗪虫丸治慢性乙肝及肝硬化60例[J].江西中医药，2009，40（9）：21.

[12] 刘江如.大黄䗪虫丸治疗肝纤维化41例疗效分析[J].中国社区医师（医学专业），2010，12（22）：151.

[13] 戎云清.大黄䗪虫丸联合复方丹参滴丸治疗慢性乙型肝炎肝纤维化疗效观察[J].现代中西医结合杂志，2010，19（33）：4290-4291.

[14] 王泉滔.阿德福韦酯联合大黄䗪虫丸治疗早期肝硬化67例[J].中国实用医药，2010，5（20）：143-144.

[15] 缪惠娟，王力群.中药活血降纤汤对肝纤维化指标的影响[J].中医药信息，2011，28（6）：86-87.

[16] 汤英.大黄䗪虫丸联合拉米夫定治疗乙肝肝硬化临床观察[J].中国实用医药，2012，7（32）：150-151.

[17] 于水玲.大黄䗪虫丸联合复方甘草酸苷治疗早期肝硬化[J].中国实用医药，2012，7（7）：131-132.

[18] 朱丽君 . 中西药联用对乙型肝炎肝硬变代偿期的临床观察 [J]. 河南中医，2012，32（9）：1147–1148.

[19] 白浩，陆原，郭海燕，等 .HBsAg 多肽刺激树突状细胞联合大黄䗪虫丸治疗肝纤维化的疗效 [J]. 江苏医药，2013，39（3）：298–300.

[20] 刘晓彦，刘静生 . 大黄䗪虫丸联合西药治疗乙型肝炎肝硬化代偿期 66 例 [J]. 河南中医，2013，33（1）：56–57.

[21] 梁锡卫 . 中西医结合治疗肝硬化腹水 35 例疗效观察 [J]. 新中医，2002，34（3）：43.

[22] 吴秋珍，王霞 . 促肝细胞生长素并大黄䗪虫丸治疗活动性肝硬化的临床体会 [J]. 中华临床医药杂志（北京），2003，4（23）：57.

[23] 王玉凤 . 大黄䗪虫丸联合人参健脾丸治疗静止型肝硬化 48 例 [J]. 医学理论与实践，2004，17（4）：412–413.

[24] 郝爱芹 . 拉米夫定联合大黄䗪虫丸治疗乙型肝炎肝硬化 28 例 [J]. 临床荟萃，2008，23（16）：1197–1198.

[25] 詹小涛 . 阿德福韦酯联合大黄䗪虫丸治疗乙型病毒性肝炎失代偿期肝硬化疗效观察 [J]. 四川中医，2009，4（7）：505–507.

[26] 杜美英 . 大黄䗪虫丸联合阿德福韦酯治疗乙型肝炎肝硬化 50 例疗效观察 [C]. 江西省中西医结合学会传染病专业委员会成立大会暨首届江西省中西医结合传染病学术会议论文汇编，2011.

[27] 刘文锋 . 大黄䗪虫丸联合阿德福韦酯治疗乙肝失代偿期肝硬化 82 例疗效观察 [J]. 吉林医学，2010，31（16）：2437–2438.

[28] 岳华，查光成 . 中西医结合治疗肝炎后肝纤维化 28 例临床观察 [J]. 中国医学创新，2010，7（33）：25–26.

[29] 俞萍，毛燕群，朱建娟 . 聚乙二醇干扰素 α–2a 联合大黄䗪虫丸治疗慢性乙型肝炎肝纤维化 65 例疗效观察 [J]. 苏州大学学报（医学版），2011，31（3）：486–487.

[30] 贺冬，贺桂萍，苏立稳，等 . 强肝丸联合大黄䗪虫丸治疗慢性乙型肝炎纤维化的临床研究 [J]. 河南职工医学院学报，2012，24（2）：187–189.

[31] 赵希锋 . 大黄䗪虫丸为主治疗肝硬化 48 例 [J]. 河北中医药学报，1998，13（2）：27–29.

[32] 董伟丽，陈恩华，周志云 . 大黄䗪虫丸、丹参联合抗肝纤维化的疗效观察 [J]. 黑龙江医药科学，2001，24（6）：68.

[33] 蔡世军 . 大黄䗪虫丸联合复方盐酸阿米洛利治疗肝硬化腹腔积液 12 例 [J]. 药物与临床，2010，17（11）：50–51.

[34] 郑敬文，时德廷 . 中西医结合治疗肝炎后肝硬化腹水 78 例 [J]. 新中医，1998，30（10）：34–36.

[35] 邹米红 . 鳖甲煎丸为主改善静止性肝硬变纤维化指标 40 例 [J]. 南京中医药大学学报，1998，14（5）：312.

[36] 万培祥 . 鳖甲煎丸对肝硬化门脉血流动力学的影响 [J]. 南京中医药大学学报，1999，15（2）：125.

[37] 刘瑞华，姜维苓 . 鳖甲煎丸治疗早期肝硬化 30 例 [J]. 山东中医杂志，2001，30（10）：605.

［38］朱俊岭．鳖甲煎丸对乙肝后早期肝硬化的血清纤维化指标影响的临床研究［J］．河南中医学院，中国，2005.
［39］陈治平．鳖甲煎丸治疗肝炎肝硬化 24 例［J］．中西医结合肝病杂志，2007，17（4）：272-243.
［40］孟胜喜．鳖甲煎丸治疗早期肝硬化门脉高压症 63 例［J］．辽宁中医药大学学报，2009，11（6）：155-156.
［41］姚飞龙，贺松其，吕志平，等．鳖甲煎丸联合阿德福韦酯治疗乙型肝炎后肝硬化 50 例疗效观察［J］．新中医，2011，43（4）：31-32.
［42］李志刚，谷宁．阿德福韦酯联合鳖甲煎丸治疗活动性乙型肝炎肝硬化疗效观察［J］．医学信息（上旬刊），2012，25（7）：280-281.
［43］谢鸿昌，吴昊星，程建书．鳖甲煎丸治疗血吸虫病肝纤维化临床观察［J］．湖北中医杂志，2012，34（9）：37.
［44］黄骏．加减鳖甲煎丸为主治疗肝硬化腹水 30 例［J］．新中医，1992（7）：23-24.
［45］马翔华，范丹阳，吴海峰．健脾活血消鼓汤治疗肝硬化腹水 42 例［J］．中西医结合肝病杂志，1997，7（2）：115.
［46］仇璧庭．“愈肝汤”合鳖甲煎丸治疗肝硬化 49 例［J］．江苏中医，1998，19（5）：21.
［47］万志强．逍遥散合鳖甲煎丸化裁治疗肝硬化 60 例临床观察［J］．江西中医药，1998，29（6）：28.
［48］周培奇，高文正．加减鳖甲煎丸为主治疗肝硬化腹水 30 例［J］.安徽中医临床杂志,2003,15(2)：98.
［49］李平，周映梅，谢太喜等．鳖甲煎丸抗肝癌介入治疗致肝纤维化的临床观察［J］．湖南中医药大学学报，2008，28（1）：55-56.
［50］何梅，李芳，朱琳．鳖甲煎丸联合恩替卡韦治疗乙型肝炎肝硬化 30 例［J］．中西医结合肝病杂志，2009，19（1）：53-54.
［51］秦德刚．肝硬化的中医辨证治疗［J］．中国卫生产业，2013，10（15）：179.
［52］缪京翔．鳖甲煎丸治疗 24 例乙肝后肝纤维化疗效观察［J］．实用中西医结合临床，2010，30（5）：457-459.
［53］裴建锋．五苓散合鳖甲煎丸治疗肝硬化腹水 29 例［J］．中国中医药现代远程教育，2010，8（12）：221.
［54］张晓华，易长莲．中西医结合治疗肝硬化 61 例［J］．湖北中医杂志，2012，34（3）：49.
［55］张月霞．鳖甲煎丸、乌鸡白凤丸治疗肝硬化 89 例［J］．河南中医学院学报，2006，21（4）：39.
［56］毕军．养阴益气活血法治疗肝硬化腹水 30 例［J］．中国社区医师（综合版），2007，9（24）：135.
［57］庄严．加味己椒苈黄丸治疗肝硬化腹水 28 例［J］．湖南中医杂志，1992（6）：25.
［58］李恩德，毕士敏．己椒苈黄丸加味治疗肝硬化腹水 36 例［J］．江苏中医，1995，16（11）：9-10.
［59］陈兆洋．己椒苈黄丸合黄体酮治疗肝硬化腹水 22 例［J］．北京中医，1989（2）：20-21.
［60］李先德．己椒苈黄丸合黄体酮治疗肝硬化腹水 27 例［J］．现代医学，1993（2）：210.
［61］严恒生．中西医结合治疗肝硬化腹水 12 例［J］．中西医结合肝病杂志，1998，8（2）：137-138.

[62] 钟建岳，王春兰. 加味已椒苈黄汤治疗60例肝硬化腹水［J］. 青海医药杂志，1998，37（2）：49-50.
[63] 徐立军，毛云龙. 已椒苈黄丸加味治疗肝硬化腹水临床观察［J］. 四川中医，2012，30（11）：103-104.
[64]［作者不详］. 己椒苈黄丸合黄体酮治疗肝硬化腹水［J］. 医学文选，1990（2）：37.
[65] 江后俭，詹国泰，江爱香，等. 三方联用中西医结合治疗肝硬化并腹水32例［C］. 第一次全国中西医结合传染病学术会议论文汇编，2006：441.
[66] 林瑞钦. 黄芪下瘀血汤为主治疗肝硬化腹水——附30例临床观察［J］. 福建中医药，1996，27（2）：24.
[67] 吴瑟夫. 中西医结合治疗肝硬变腹水35例［J］. 世界华人消化杂志，1997，5（1）：68.
[68] 董昌将，陈向荣. 加味下瘀血汤治疗早中期肝硬化120例［J］. 浙江中医杂志，2001（2）：339.
[69] 刘云先，付连超. 下瘀血汤加味治疗肝硬化蛋白异常60例［J］. 山东中医杂志，2000，19（12）：728-729.
[70] 曹福建，高治国，张翠玲. 中西医结合治疗顽固性肝硬化腹腔积液22例［J］. 基层医学论坛，2008，12（25）：835.
[71] 赵立宁. 下瘀血汤加减治疗肝硬化腹水52例［J］. 河北中医，2009，31（3）：386.
[72] 陈新华. 下瘀血汤加味治疗早期肝硬化45例［J］. 浙江中医杂志，2013（10）：705.
[73] 张启煊. 中西医结合治疗肝炎后肝硬化腹水24例［J］. 中西医结合肝病杂志，1994（S1）：93-94.
[74] 王星，唐堪春. 中西医结合治疗肝硬化腹水55例观察［J］. 实用中医药杂志，2011，27（10）：697.
[75] 吴旻，李金会. 下瘀血汤加减治疗肝硬化临床探讨［J］. 中国实用乡村医生杂志，2012，19（15）：36-37.
[76] 陈波. 茵陈五苓散对肝纤维化患者肝功能及血清学指标的影响临床研究［J］. 山东中医杂志，2012，31（3）：162-164.
[77] 宋德新，李光，等. 茵陈五苓散、大黄䗪虫丸治疗肝硬变腹水42例［J］. 中医研究，2001，14（3）：30-31.
[78] 杨令国，闵建荣，等. 菌陈五苓散加味治疗肝硬化腹水42例［J］. 实用中医内科杂志，2001，15（1）：37.
[79] 李林. 中西医结合治疗肝硬化腹水18例的临床观察［J］. 北京中医，1983（4）：31-32.
[80] 陈新瑜，汪平，郑新. 中西医结合治疗肝硬化腹水观察报道［J］. 中国中医急症，1997，6（4）：154-155.
[81] 孟代华. 茵陈五苓散治疗肝硬化腹水50例疗效观察［J］. 泸州医学院学报，1997（4）：291.
[82] 朱昌周，李华. 茵陈五苓散治疗肝硬化难治性腹水65例临床观察［J］. 内蒙古中医药，2010，28（9）：32.
[83] 赵财仕，栾胜风，孙修安. 桂枝茯苓丸内科应用体会［J］. 中华实用中西医杂志，2005，18（7）：1072-1073.

［84］张朝良，徐文均，蔡福孙．消鼓健肝汤治疗肝硬化腹水 50 例临床分析［J］．福建中医药，1994，25（6）：3-4.
［85］武步涛．桂枝茯苓鳖甲汤治疗肝硬化腹水 68 例临床观察［J］. 大家健康（学术版),2012,6(3):4.
［86］张明平．桂枝茯苓丸与小柴胡汤合方辨治肝硬化 108 例的临床疗效观察［J］．医学信息，2013，26（8）：516.
［87］赵玉瑶，侯留法，高天旭．经方桂枝茯苓丸治疗肝硬化 32 例［J］．中国中西医结合脾胃杂志，1998，6（3）：190.
［88］钱国民．中西医结合治疗肝硬变腹水 30 例［J］．河南中医，2011，31（11）：1249.
［89］吴培俊．防己黄芪汤对肝硬化患者门静脉血流的影响［J］．中国中医药科技，2011，18（5）：451.
［90］李勇，张进华，王柏梅．防己黄芪汤加味治肝硬化腹水 108 例［J］．国医论坛，1999，14（5）：11.
［91］蔡焦生，宫临征，张爱萍．防己黄芪汤合猪苓汤治疗肝硬化腹水［J］．光明中医，2010，25（12）：2233.
［92］王桂芬．加味防己黄芪汤治疗肝硬化腹水 69 例疗效观察［J］．中国中医药咨讯，2010，2（16）：104-105.
［93］张朝臻．苍牛防己黄芪汤治疗肝硬化腹水的临床疗效评估［D］．广州：广州中医药大学，2010.
［94］程菊湘．肝硬化上消化道出血的中西医结合护理［J］．现代中西医结合杂志，2004，13（8）：1093-1094.
［95］陈维华，李文勇，邓代富．特利加压素联合中药泻心汤保留灌肠治疗肝硬化肝肾综合征的疗效观察［J］．临床肝胆病杂志，2008，24（5）：351-353.
［96］董建华，胡玉珍．中西医结合治疗肝硬化合并上消化道大出血 48 例［J］．山东中医杂志，1999，18（9）：412-413.
［97］利霞．泻心汤加减治疗肝硬化并上消化道出血 15 例疗效观察［J］．浙江中医杂志，2002（2）：10.
［98］陈强，崔红英．五苓散和肾气丸联合西药治疗肝硬化腹水 49 例［J］．实用中医内科杂志，2011，25（12）：55-56.
［99］孟庆芳，李太峰，崔延昌．中成药为主治疗早期肝硬化疗效分析［J］．实用中医药杂志，2011，27（6）：364-365.
［100］牛胜利．中西医结合治疗肝硬化腹水 42 例疗效观察［J］．国医论坛，2013，28（4）：42-43.
［101］曲志中．肝硬化腹水治疗中服药时间及药物剂型的探究［J］．中外医疗，2008（28）：109.
［102］袁继丽，邢枫，赵长青．当归芍药散加味方结合西医常规疗法治疗肝硬化腹水 30 例［J］．上海中医药杂志，2012，46（6）：41-42.
［103］欧阳钦，吴春明．甘遂半夏膏治疗肝硬化腹水 60 例［J］．中医杂志，2008，49（8）：721-722.
［104］梁崇俊．猪苓散化裁治疗肝硬化腹水 50 例［J］．四川中医，1995（2）：15-16.
［105］蔡书林．《金匮》硝石矾石散治疗慢性黄疸型肝炎肝硬化的临床经验及体会［J］．北京：中国中医药学会中国五方学术会议，1997.

[106] 郭险峰，赵东鹰，马新娟.中西医结合治疗肝硬化腹水30例[J].光明中医，2006，21（12）：84-85.

第八节　口腔溃疡

口腔溃疡俗称“口疮”，是一种常见的发生于口腔黏膜的溃疡性损伤病症，多见于唇内侧、舌头、舌腹、颊黏膜、前庭沟、软腭等部位，这些部位的黏膜缺乏角质化层或角化较差。口腔溃疡发作时疼痛剧烈，局部灼痛明显，严重者还会影响饮食、说话，对日常生活造成极大不便。口腔溃疡具有一定的自愈性，但较常反复发作，治疗和愈合时间长，疼痛感强，给患者的正常生活带来严重困扰。

口腔溃疡的发生是多种因素综合作用的结果，其包括局部创伤、精神紧张、食物、药物、营养不良、激素水平改变及维生素或微量元素缺乏。系统性疾病、遗传、免疫及微生物在口腔溃疡的发生、发展中可能起重要作用。如缺乏微量元素锌、铁，缺乏叶酸、维生素 B_{12} 以及营养不良等，可降低免疫功能，增加口腔溃疡发病的可能性；血链球菌及幽门螺杆菌等细菌也与口腔溃疡关系密切。口腔溃疡通常预示着机体可能有潜在系统性疾病，口腔溃疡与胃溃疡、十二指肠溃疡、溃疡性结肠炎、局限性肠炎、肝炎、女性经期、维生素B族吸收障碍症、植物神经功能紊乱症等均有关。

对于口腔溃疡的治疗，以消除病因、增强体质、局部消炎、防腐、止痛等对症治疗为主，治疗方法应坚持全身治疗和局部治疗相结合，生理和心理治疗相结合。需要引起注意的是，经久不愈，大而深的舌头溃疡，有可能是一种癌前病损，极易癌变，必要时做活检以明确诊断。

口腔溃疡属中医学“口疮”“口疳”等范畴，病因有阴虚火旺、热毒燔灼、内夹湿热、情志不畅损伤心脾等。

【《金匮要略》方剂谱】

口腔溃疡的国际病症编码为K13.752，属于消化系统疾病。在《金匮要略》方治疗的优势病症谱中，其临床研究文献频次居第47位，而个案经验文献频次居第44位。《金匮要略》方中，能够治疗口腔溃疡的方剂共16首，其中有7首方剂已经进行过临床研究，15首方剂有个案经验报道。各方剂的文献频次见表3-50、表3-51。从表中看出，临床研究文献和个案经验文献均主要集中在肾气丸、泻心汤，其余方剂运用频次较低。

表 3-50　口腔溃疡临床研究文献方剂谱

序号	方剂名称	频次	序号	方剂名称	频次
1	肾气丸	13	5	麦门冬汤	2
2	泻心汤	7	6	赤豆当归散	1
3	黄芪建中汤	6	7	黄土汤	1
4	雄黄	6			

表 3-51　口腔溃疡个案经验文献方剂谱

序号	方剂名称	频次	序号	方剂名称	频次
1	肾气丸	32	9	麦门冬汤	1
2	泻心汤	8	10	半夏厚朴汤	1
3	大黄甘草汤	6	11	酸枣汤	1
4	黄芪建中汤	3	12	栝楼瞿麦丸	1
5	薏苡附子败酱散	2	13	雄黄	1
6	当归贝母苦参丸	2	14	大黄附子汤	1
7	赤豆当归散	2	15	桂枝加龙骨牡蛎汤	1
8	大黄牡丹汤	2			

【临床证据评价】

口腔溃疡的临床证据来源于临床研究和个案经验文献，前者有 36 篇，后者有 61 篇。临床研究文献中有 13 篇随机对照试验，2 篇半随机对照试验，1 篇非随机对照试验，20 篇病例系列观察。个案经验文献共有 61 篇，报道了 64 则口腔溃疡的验案。

1. 临床研究文献

（1）肾气丸

13 篇文献中，4 篇随机对照试验，9 篇病例系列观察。在发表年份上，所有文献分布在 1993 ~ 2013 年。证据质量等级评价情况见表 3-52。可以看出，有高质量证据 1 篇，中等质量证据 7 篇，低质量证据 4 篇，极低质量证据 1 篇。证据的降级因素主要为研究的局限性、精确度低。证据升级因素主要是单用仲景方干预。

表 3-52　肾气丸临床研究文献证据质量一览表

纳入研究	发表年份	文献类型	证据升降因素	等级
霍淑敏[1]	2012	RCT	研究的局限性（–2）效应值很大（+1）单用仲景方干预（+1）	高
鲍雅丽[2]	1993	CR	研究的局限性（–1）单用仲景方干预（+1）	中
白玉昊[3]	1993	CR	单用仲景方干预（+1）	中
卢普纯[4]	1997	CR	单用仲景方干预（+1）	中
胡兆明[5]	2002	CR	单用仲景方干预（+1）	中
谢启威[6]	2005	CR	单用仲景方干预（+1）	中
叶卓丁[7]	2012	RCT	研究的局限性（–1）加入药物干扰（–1）单用仲景方干预（+1）	中
王勤勇[8]	2012	RCT	间接证据（–1）精确度（–1）小样本（–1）	中
魏修华[9]	1993	CR	研究的局限性（–1）单用仲景方干预（+1）	低
刘　峥[10]	1996	CR	研究的局限性（–1）单用仲景方干预（+1）	低
朱永清[11]	2007	CR	研究的局限性（–1）单用仲景方干预（+1）	低
杨东东[12]	2013	RCT	研究的局限性（–2）精确度（–1）单用仲景方干预（+1）	低
余苏民[13]	1999	CR	研究的局限性（–1）加入药物干扰（–1）	极低

（2）泻心汤

纳入7篇文献，5篇随机对照试验，2篇病例系列观察。所有文献分布在1999～2011年。证据质量等级评价情况见表3-53。可以看出，有高质量证据1篇，中等质量证据3篇，低质量证据1篇，极低质量证据2篇。证据的降级因素主要为研究的局限性、加入药物干扰、精确度低等。证据升级因素主要是单用仲景方干预。

表 3-53　泻心汤临床研究文献证据质量一览表

纳入研究	发表年份	文献类型	证据升降因素	等级
韩小东[14]	2006	RCT	研究的局限性（–1）加入药物干扰（–1）1979年前病例观察（+1）单用仲景方干预（+1）	高
詹建丽[15]	1999	CR	加入药物干扰（–1）1979年前病例观察（+1）单用仲景方干预（+1）	中

续表

纳入研究	发表年份	文献类型	证据升降因素	等级
张秀梅[16]	2010	RCT	研究的局限性（–1）精确度（–1）加入药物干扰（–1）1979 年前病例观察（+1）单用仲景方干预（+1）	中
晏善模[17]	2011	RCT	研究的局限性（–1）精确度（–1）加入药物干扰（–1）1979 年前病例观察（+1）单用仲景方干预（+1）	中
唐利龙[18]	2008	CR	研究的局限性（–1）小样本（–1）1979 年前病例观察（+1）单用仲景方干预（+1）	低
朱化林[19]	2003	RCT	研究的局限性（–2）精确度（–1）小样本（–1）加入药物干扰（–1）1979 年前病例观察（+1）单用仲景方干预（+1）	极低
陈伟良[20]	2011	RCT	研究的局限性（–1）间接证据（–1）精确度（–1）小样本（–1）加入药物干扰（–1）1979 年前病例观察（+1）	极低

（3）黄芪建中汤

纳入 6 篇文献，2 篇随机对照试验，2 篇半随机对照试验，2 篇病例系列观察。所有文献分布在 1998 ~ 2012 年。证据质量等级评价情况见表 3–54。可以看出，有中等质量证据 3 篇，低质量证据 3 篇。证据的降级因素主要为研究的局限性、加入药物干扰等。证据升级因素主要是单用仲景方干预。

表 3–54　　黄芪建中汤临床研究文献证据质量一览表

纳入研究	发表年份	文献类型	证据升降因素	等级
王　虹[21]	2010	RCT	研究的局限性（–1）加入药物干扰（–1）单用仲景方干预（+1）	中
刘誉华[22]	2012	CCT	研究的局限性（–1）加入药物干扰（–1）单用仲景方干预（+1）	中
王　虹[23]	2012	RCT	研究的局限性（–1）加入药物干扰（–1）单用仲景方干预（+1）	中
梁晓燕[24]	1998	CR	加入药物干扰（–1）单用仲景方干预（+1）	低
李成河[25]	2003	CCT	研究的局限性（–1）间接证据（–1）精确度（–1）加入药物干扰（–1）单用仲景方干预（+1）	低
周静宇[26]	2008	CR	小样本（–1）单用仲景方干预（+1）	低

（4）雄黄

纳入6篇文献，1篇非随机对照试验，5篇病例系列观察。所有文献分布在1988～2012年。证据质量等级评价情况见表3–55。可以看出，有低质量证据1篇，极低质量证据5篇。证据的降级因素主要为研究的局限性、加入药物干扰、精确度低等。证据升级因素主要是单用仲景方干预。

表3–55 雄黄临床研究文献证据质量一览表

纳入研究	发表年份	文献类型	证据升降因素	等级
立　红[27]	2012	CT	研究的局限性（–2）加入药物干扰（–1）单用仲景方干预（+1）	低
马筱荷[28]	1988	CR	研究的局限性（–1）加入药物干扰（–1）单用仲景方干预（+1）	极低
屠永潘[29]	1992	CR	加入药物干扰（–1）单用仲景方干预（+1）	极低
王桂荣[30]	1996	CR	研究的局限性（–1）加入药物干扰（–1）单用仲景方干预（+1）	极低
赵光兵[31]	1996	CR	研究的局限性（–1）加入药物干扰（–1）单用仲景方干预（+1）	极低
吴　斐[32]	2004	CR	研究的局限性（–1）加入药物干扰（–1）单用仲景方干预（+1）	极低

（5）其他方剂

另有3个方剂，分别为麦门冬汤、赤豆当归散、黄土汤。据质量等级评价情况见表3–56。可以看出，纳入文献质量均较低。

表3–56 黄芪建中汤临床研究文献证据质量一览表

纳入研究	方剂名称	发表年份	文献类型	证据升降因素	等级
韩　燕[33]	麦门冬汤	2007	RCT	加入药物干扰（–1）剂量–效应关系（+1）	高
吴跃勇[34]	麦门冬汤	2001	CR	小样本（–1）单用仲景方干预（+1）	低
牛文贵[35]	赤豆当归散	2012	CR	加入药物干扰（–1）单用仲景方干预（+1）	低
李海新[36]	黄土汤	2013	RCT	研究的局限性（–1）间接证据（–1）加入药物干扰（–1）	低

2. 个案经验文献

共纳入 64 则医案，分别采用肾气丸、泻心汤、大黄甘草汤等。发表年份分布于 1981 ~ 2013 年。各个方剂的证据质量等级评价情况见表 3–57。可以看出，纳入相关医案平均质量较高。

表 3–57　个案经验文献证据质量一览表

方剂名称	发表年份	医案则数	质量评分平均值	等级
肾气丸	1981 ~ 2010	32	54.44	中等
泻心汤	1982 ~ 2002	8	47.28	中等
大黄甘草汤	1984 ~ 2006	6	52.27	中等
黄芪建中汤	2008 ~ 2011	3	67.67	高等
薏苡附子败酱散	2010 ~ 2012	2	60.37	高等
当归贝母苦参丸	2011 ~ 2013	2	58.56	中等
赤豆当归散	2010 ~ 2011	2	54.61	中等
大黄牡丹汤	2001	2	54.04	中等
麦门冬汤	2009	1	71.84	高等
半夏厚朴汤	1989	1	66.52	高等
酸枣汤	1997	1	66.52	高等
栝楼瞿麦丸	2009	1	64.15	高等
雄黄	2001	1	60.66	高等
大黄附子汤	2010	1	55.7	中等
桂枝加龙骨牡蛎汤	2013	1	50.4	中等

【典型临床证据】

口腔溃疡的临床研究证据共有 36 篇文献支持，高质量证据 3 篇，中等质量证据 13 篇，低质量证据 12 篇，极低质量证据 8 篇。高质量证据为肾气丸和泻心汤的研究文献。各质量等级文献均有分布。

1. 肾气丸

肾气丸配合六味地黄丸对照西医常规治疗干预口腔溃疡在临床有效率方面有优势（高质量证据）

霍淑敏[1]实施的一项样本量为200例的随机对照试验中，试验组100例，对照组100例。对照组依据患者症状及体征，选取华素片、西瓜霜，维生素 B_{12} 等进行口腔含服或是口服治疗。试验组采用六味地黄丸联合附桂地黄丸进行口服治疗，针对患者进行辨证施治，存在口干舌燥、手足发热、少苔舌红、便秘症状患者，口服六味地黄浓缩丸，每次8粒，每日3次；存在大便溏涩、腹痛腹胀、头晕倦怠、四肢冰冷患者，晨起空腹口服附桂地黄丸浓缩丸，每次8粒，中、晚口服六味地黄丸浓缩丸，每次8粒。两组临床有效率相对危险度RR=2.07，95%CI（1.37，3.11），P=0.0005。（疗效标准：①痊愈：疼痛消失，溃疡面愈合。②好转：疼痛明显好转，溃疡面渐愈。③无效：疼痛无减轻）。

2. 泻心汤

泻心汤合四物汤对照西医常规治疗干预口腔溃疡在临床有效率方面有优势（高质量证据）

韩小东[14]实施的一项样本量为81例的随机对照试验中，试验组42例，对照组39例。对照组口服维生素C、复合维生素B，静点胸腺肽；试验组口服泻心汤合四物汤。半月为1个疗程，连用两疗程。两组临床有效率相对危险度RR= 1.38，95%CI（1.10，1.71），P= 0.004。（疗效标准不详）

【口腔溃疡与应用方剂分析】

此次研究发现共有16首方剂可以治疗口腔溃疡，属于同病异治的范畴。根据文献报道，基于循证医学研究得出结论，依次为：肾气丸共13篇文献，纳入795例；泻心汤共7篇文献，纳入436例。高质量证据分布在肾气丸和泻心汤中。可以看出，虽然方剂种类分布较广，但是不论在文献频次还是证据质量方面，均具有一定聚集性。

1. 肾气丸

肾气丸在《金匮要略》共出现5次，分别在中风历节病篇、血痹虚劳病篇、痰饮咳嗽病篇、消渴小便不利淋病篇、妇人杂病篇中，分别主治脚气上冲、虚劳腰疼、短气有微饮、男子消渴、妇人转胞，虽然其主证各异，但病机一致，即肾气不足、肾阳亏虚。其方由附子、桂枝、干地黄、山药、山茱萸、泽泻、茯苓、丹皮组成。口腔溃疡在本方的病症谱中，属于高频病症。高质量证据显示，肾气丸配合六味地黄丸对照西医常规治疗干预口腔溃疡在临床有效率方面有优势。可见肾气不足、肾阳亏虚是本病临床常见病机之一，具有较高的人群聚集度。

2. 泻心汤

泻心汤是惊悸吐衄下血胸满瘀血病篇中，主治热盛吐衄的主方，其主证表现为心烦不安、吐血、衄血等，并无有关治疗口腔溃疡相关症状的论述，但其心火亢盛的病机相通，故本方可以用于治疗该证型口腔溃疡。其方由大黄、黄芩、黄连组成。口腔溃疡在本方的病症谱中，属于中频病症。高质量证据显示，泻心汤合四物汤对照西医常规治疗干预口腔溃疡在临床有效率方面有优势。可见心火亢盛是本病临床常见病机之一，临床见此病机者可酌用此方。

【优势病证规律】

根据现有文献，口腔溃疡临床常见证型有肾气不足、肾阳亏虚的肾气丸证和心火亢盛的泻心汤证。通过循证医学研究及证据评价，提炼出口腔溃疡用《金匮要略》方治疗呈现出一定趋向性。因此，肾气丸和泻心汤的证型很可能是口腔溃疡在现代临床环境下的主要证候表现。（见图 3–8）

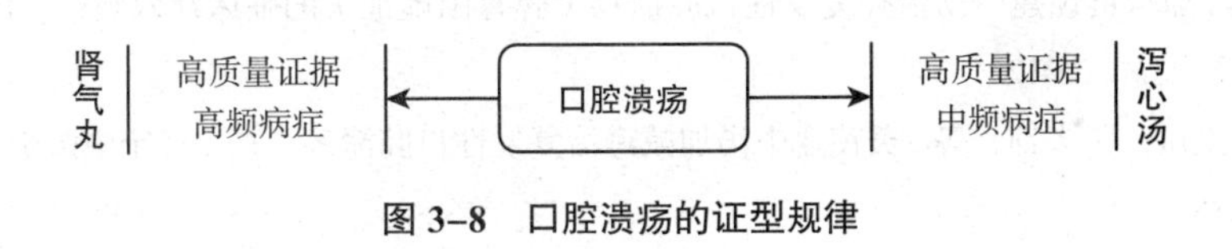

图 3–8　口腔溃疡的证型规律

参考文献

［1］霍淑敏，沈建琳，孟亚玲 . 六味地黄丸、桂附地黄丸在治疗复发性口腔溃疡中的应用［J］. 内蒙古中医药，2012（5）：11.

［2］鲍雅丽，高连芝 . 金匮肾气丸治愈复发性口腔溃疡［J］. 山东中医杂志，1993，12（2）：52.

［3］白玉昊 . 加味肾气丸治疗老年复发性口疳 32 例［J］. 实用中医药杂志，1993：28.

［4］卢普纯，戴陆庆 . 金匮肾气丸加减治疗复发性口疮 64 例［J］. 赣南医学院学报，1997，17（3）：254.

［5］胡兆明 . 理中汤合金匮肾气丸治疗复发性口腔溃疡［J］. 湖北中医杂志，2002，24（12）：32.

［6］谢启威，李击，李丽亚 . 引火归元法治疗复发性口腔溃疡［J］. 时珍国医国药，2005，16（11）：1146.

［7］叶卓丁 . 加味金匮肾气丸治疗复发性口腔溃疡临床观察［J］. 世界中医药，2012，7（3）：225.

[8] 王勤勇 . 艾灸治疗脾肾阳虚型复发性口疮 29 例 [J]. 中医外治杂志，2012，21（4）：48.
[9] 魏修华，董有生，桂清民 . 金匮肾气丸治愈复发性口腔溃疡 [J]. 山东中医杂志，1993，12（2）：52.
[10] 刘峥，柴广慧 . 口疳散治疗复发性口疮 50 例 [J]. 四川中医，1996，14（12）：50.
[11] 朱永清，李德胜 . 金匮肾气丸治疗复发性口疮 30 例临床分析 [J]. 中国煤炭工业医学杂志，2007，10（2）：211.
[12] 杨东东 . 六味地黄丸、桂附地黄丸在治疗复发性口腔溃疡中的应用 [J]. 中国社区医师，2013，15（4）：299-300.
[13] 余苏民 . 补脾肾降浮火治脾肾阳虚型复发性口腔溃疡 30 例 [J]. 新中医，1999，31（10）：51.
[14] 韩小东，苗志勃 . 三黄泻心汤合四物汤治口腔溃疡效佳 [N]. 中国中医药报，2006（6）：1.
[15] 詹建丽，王力，张宽智 . 内服外敷法治疗复发性口疮的疗效观察 [J]. 现代中西医结合杂志，1999，8（1）：90.
[16] 张秀梅 . 三黄泻心汤治疗复发性口腔溃疡 [J]. 中国民间疗法，2010，18（7）：38.
[17] 晏善模 . 加味三黄泻心汤治疗复发性口腔溃疡 38 例 [J]. 中外健康文摘，2011，8（18）：411.
[18] 唐利龙 . 辨证论治慢性复发性口腔溃疡 [J]. 中外医疗，2008（18）：84-86.
[19] 朱化林，潘建华 . 经方治疗复发性口腔溃疡 62 例 [J]. 国医论坛，2003，18（6）：9-10.
[20] 陈伟良 . 复发性口腔溃疡 67 例临床研究 [J]. 医学信息（下旬刊），2011，24（2）：135.
[21] 王虹 . 黄芪建中汤加减治疗脾胃虚寒型复发性口腔溃疡的临床观察 [D]. 成都中医药大学，2010.
[22] 刘誉华 . 加味黄芪建中汤治疗复发性口腔溃疡（脾肾阳虚证）的临床疗效观察 [D]. 成都：成都中医药大学，2012.
[23] 王虹，刘敏，张大铮，等 . 黄芪建中汤加减辨治复发性口腔溃疡 [J]. 辽宁中医杂志，2012，39（2）：288.
[24] 梁晓燕，刘子良，王建丽 . 二方加减治疗顽固性口腔溃疡 32 例 [J]. 实用中医药杂志，1998，14（7）：7.
[25] 李成河 . 中西医结合、内外合用治疗复发性口疮 36 例 [J]. 中国中医药信息杂志，2003，10（3）：57.
[26] 周静宇，庄志坚 . 附子理中汤联合黄芪建中汤治疗脾胃虚寒型复发性口腔溃疡体会 [J]. 河北医学，2008，14（12）：1499-1500.
[27] 立红 . 蒙药哈达嘎尔其与西瓜霜含片在治疗口腔溃疡病中疗效的比较 [J]. 北方药学，2012，9（1）：104.
[28] 马筱荷 . 口腔溃疡膜的临床运用和药效试验 [J]. 中成药，1988（7）：23.
[29] 屠永潘，荣前 ."养阴生肌散" 治疗口疮 40 例报告 [J]. 中医药信息，1992（3）：34.
[30] 王桂荣，哈日巴日青格乐 . 嘎木朱尔膜治口腔溃疡 50 例观察 [J]. 中国民族医药杂志，1996（2）：28.
[31] 赵光兵，韩圣然，侯宇慧 . 雄黄散治疗口腔溃疡 68 例疗效观察 [J]. 中国乡村医生，1996（11）：28.

[32] 吴斐，晏士慧，周珺．中药散剂治疗复发性阿弗他口腔溃疡 60 例 [J]．陕西中医，2004，25（8）：690-691.
[33] 韩燕，贺瀛．加味麦门冬汤治疗阴虚火旺型复发性口腔溃疡 60 例 [J]．中国中西医结合杂志，2007，27（2）：662.
[34] 吴跃勇．加减麦门冬汤治愈顽固性口疮 28 例 [J]．吉林中医药，2001（6）：34.
[35] 牛文贵．甘草泻心汤合赤小豆当归散治疗复发性口腔溃疡 30 例 [J]．中国民间疗法，2012，20（2）：35.
[36] 李海新．加味黄土汤治疗复发性口腔溃疡临床研究 [J]．中医学报，2013，28（5）：755-756.

第四章

循环系统疾病

第一节　冠心病

冠状动脉性心脏病简称冠心病，指由于脂质代谢不正常，血液中的脂质沉着在原本光滑的动脉内膜上，在动脉内膜一些类似粥样的脂类物质堆积而成白色斑块，称为动脉粥样硬化病变。这些斑块渐渐增多造成动脉腔狭窄，使血流受阻，导致心脏缺血，产生心绞痛。

不同人的心绞痛发作表现不一。多数人形容其为“胸部压迫感”“闷胀感”“憋闷感”，部分病人感觉向双侧肩部、背部、颈部、咽喉部放射，休息或者含服硝酸甘油缓解。

本病药物内科治疗有如下几大类：①硝酸酯类，如硝酸甘油、消心痛、欣康、长效心痛治。②他汀类降血脂药，如立普妥、舒降之、洛伐他丁，可延缓或阻止动脉硬化进展。③抗血小板制剂，阿司匹林每日 100～300mg，终生服用，或使用波立维。④ β－受体阻滞剂，常用的有倍他乐克、阿替乐尔、康可。⑤钙通道阻滞剂，冠状动脉痉挛的病人首选，如合心爽、拜新同。此外，还有经皮冠状动脉介入治疗（PCI）支架术、冠状动脉搭桥术（主动脉－冠状动脉旁路移植手术）等手术治疗。

冠心病属中医学“胸痹”“心痛”等范畴。中医认为本病的病机有虚、实两方面。虚有气虚、阴虚、阳虚，实有阴寒、痰浊、血瘀、气滞。

【《金匮要略》方剂谱】

冠心病的国际病症编码为I25.101，属于循环系统疾病。在《金匮要略》方治疗的优势病症谱中，冠心病（合并心绞痛）临床研究文献频次居第14位，而个案经验文献频次居第40位；冠心病（未特指）临床研究文献频次居第46位，个案经验文献频次位18位。《金匮要略》方中，能够治疗冠心病的方剂共41首，其中有23首方剂已经进行过临床研究，36首方剂有个案经验报道。各方剂的文献频次见表4-1、表4-2。从表中看出，临床研究文献主要集中在栝楼薤白半夏汤和栝楼薤白白酒汤，而个案经验文献集中在栝楼薤白半夏汤，其次为枳实薤白桂枝汤和栝楼薤白白酒汤，其余方剂运用频次较低。

表4-1 冠心病临床研究文献方剂谱

序号	方剂名称	频次	序号	方剂名称	频次
1	栝楼薤白半夏汤	52	13	当归芍药散	1
2	栝楼薤白白酒汤	20	14	黄芪建中汤	1
3	枳实薤白桂枝汤	11	15	橘枳姜汤	1
4	人参汤	7	16	苓甘五味姜辛汤	1
5	桂枝茯苓丸	4	17	葶苈大枣泻肺汤	1
6	黄芪桂枝五物汤	4	18	温经汤	1
7	肾气丸	4	19	乌头赤石脂丸	1
8	酸枣汤	4	20	雄黄	1
9	下瘀血汤	3	21	旋覆花汤	1
10	泻心汤	3	22	泽泻汤	1
11	甘麦大枣汤	2	23	栀子大黄汤	1
12	鳖甲煎丸	1			

表4-2 冠心病个案经验文献方剂谱

序号	方剂名称	频次	序号	方剂名称	频次
1	栝楼薤白半夏汤	62	5	黄芪桂枝五物汤	11
2	枳实薤白桂枝汤	41	6	桂枝茯苓丸	10
3	栝楼薤白白酒汤	25	7	酸枣汤	9
4	黄芪建中汤	12	8	茯苓杏仁甘草汤	6

续表

序号	方剂名称	频次	序号	方剂名称	频次
9	肾气丸	6	23	旋覆花汤	1
10	当归芍药散	6	24	栝楼桂枝汤	1
11	桂枝加龙骨牡蛎汤	6	25	橘枳姜汤	1
12	甘麦大枣汤	5	26	甘草附子汤	1
13	栀子大黄汤	4	27	苓甘五味姜辛汤	1
14	奔豚汤	4	28	防己黄芪汤	1
15	温经汤	3	29	厚朴三物汤	1
16	人参汤	3	30	小半夏加茯苓汤	1
17	越婢汤	3	31	防己茯苓汤	1
18	半夏厚朴汤	2	32	木防己汤	1
19	乌头赤石脂丸	2	33	麦门冬汤	1
20	葶苈大枣泻肺汤	2	34	侯氏黑散	1
21	麻黄附子汤	2	35	乌头汤	1
22	赤丸	1	36	桂枝去芍药加麻辛附子汤	1

【临床证据评价】

冠心病的临床证据来源于临床研究和个案经验文献，前者有126篇，后者有207篇。临床研究文献中有69篇随机对照试验，4篇半随机对照试验，9篇非随机对照试验，44篇病例系列观察。个案经验文献共有207篇，报道了239则冠心病的验案。

1. 临床研究文献

（1）栝楼薤白半夏汤

52篇文献中，30篇随机对照试验，2篇半随机对照试验，4篇非随机对照试验，16篇病例系列观察。在发表年份上，所有文献分布在1997～2013年。证据质量等级评价情况见表4-3。可以看出，有低质量证据16篇，极低质量证据36篇。证据的降级因素主要为研究的局限性与精确度低。证据升级因素主要是仲景原方、单用仲景方干预。

表 4-3　　栝楼薤白半夏汤临床研究文献证据质量一览表

纳入研究	发表年份	文献类型	证据升降因素	等级
张　洁[1]	1997	CR	加入药物干扰（-1）单用仲景方干预（+1）	低
卢中蕙[2]	1999	CR	加入药物干扰（-1）单用仲景方干预（+1）	低
王忠凤[3]	2000	CR	无	低
乔文军[4]	2001	CR	加入药物干扰（-1）单用仲景方干预（+1）	低
王万军[5]	2007	CR	加入药物干扰（-1）单用仲景方干预（+1）	低
宋立峰[6]	2008	RCT	研究的局限性（-2）加入药物干扰（-1）单用仲景方干预（+1）	低
段冬杨[7]	2009	RCT	研究的局限性（-2）加入药物干扰（-1）单用仲景方干预（+1）	低
高惠政[8]	2009	CR	加入药物干扰（-1）剂量-效应关系（+1）	低
赵金梅[9]	2009	CR	间接证据（-1）仲景原方（+1）	低
刘丽明[10]	2010	CR	加入药物干扰（-1）单用仲景方干预（+1）	低
米雪山[11]	2011	RCT	研究的局限性（-1）加入药物干扰（-1）	低
李洪权[12]	2012	CR	加入药物干扰（-1）单用仲景方干预（+1）	低
王健俐[13]	2012	RCT	研究的局限性（-2）加入药物干扰（-1）单用仲景方干预（+1）	低
祝宝刚[14]	2012	RCT	研究的局限性（-2）加入药物干扰（-1）单用仲景方干预（+1）	低
刘彦龙[15]	2013	CT	研究的局限性（-2）加入药物干扰（-1）单用仲景方干预（+1）	低
覃菊华[16]	2013	CT	研究的局限性（-2）加入药物干扰（-1）单用仲景方干预（+1）	低
胡先发[17]	2001	RCT	研究的局限性（-2）精确度低（-1）加入药物干扰（-1）单用仲景方干预（+1）	极低
花继平[18]	2003	RCT	研究的局限性（-2）精确度低（-1）加入药物干扰（-1）	极低
张志强[19]	2003	CT	研究的局限性（-2）精确度低（-1）加入药物干扰（-1）	极低
李进华[20]	2004	CR	加入药物干扰（-1）	极低
安　辉[21]	2005	RCT	研究的局限性（-2）精确度低（-1）加入药物干扰（-1）	极低

续表

纳入研究	发表年份	文献类型	证据升降因素	等级
陈茹琴[22]	2006	RCT	研究的局限性（–2）精确度低（–1）加入药物干扰（–1）	极低
何银辉[23]	2006	RCT	研究的局限性（–2）加入药物干扰（–1）	极低
白建民[24]	2007	CCT	研究的局限性（–2）精确度低（–1）加入药物干扰（–1）单用仲景方干预（+1）	极低
杨建东[25]	2007	RCT	研究的局限性（–2）精确度低（–1）加入药物干扰（–1）	极低
杨晓艳[26]	2007	CCT	研究的局限性（–2）精确度低（–1）加入药物干扰（–1）	极低
陈国新[27]	2008	RCT	研究的局限性（–2）精确度低（–1）加入药物干扰（–1）单用仲景方干预（+1）	极低
朱建文[28]	2008	RCT	研究的局限性（–2）精确度低（–1）加入药物干扰（–1）	极低
李庆玉[29]	2009	RCT	研究的局限性（–2）精确度低（–1）加入药物干扰（–1）	极低
宁红雨[30]	2009	RCT	研究的局限性（–2）加入药物干扰（–1）	极低
乔会侠[31]	2009	CT	研究的局限性（–2）精确度低（–1）加入药物干扰（–1）	极低
伊书红[32]	2009	CR	加入药物干扰（–1）	极低
陈桂华[33]	2010	RCT	研究的局限性（–2）精确度低（–1）加入药物干扰（–1）	极低
黄秀先[34]	2010	CR	加入药物干扰（–1）	极低
叶　婷[35]	2010	RCT	研究的局限性（–2）加入药物干扰（–1）	极低
张川波[36]	2010	RCT	研究的局限性（–2）加入药物干扰（–1）	极低
陈正瑜[37]	2011	RCT	研究的局限性（–1）精确度低（–1）加入药物干扰（–1）	极低
房海波[38]	2011	RCT	研究的局限性（–2）精确度低（–1）加入药物干扰（–1）	极低
李军林[39]	2011	RCT	研究的局限性（–2）加入药物干扰（–1）	极低
聂长勇[40]	2011	RCT	研究的局限性（–2）加入药物干扰（–1）	极低
彤　举[41]	2011	CR	加入药物干扰（–1）	极低

续表

纳入研究	发表年份	文献类型	证据升降因素	等级
谭勇明[42]	2011	RCT	研究的局限性（–2）间接证据（–1）加入药物干扰（–1）	极低
唐世球[43]	2011	RCT	研究的局限性（–2）精确度低（–1）加入药物干扰（–1）	极低
王建军[44]	2011	CR	加入药物干扰（–1）	极低
张兰凤[45]	2011	RCT	研究的局限性（–1）精确度低（–1）加入药物干扰（–1）	极低
韩　鹏[46]	2012	RCT	研究的局限性（–1）精确度低（–1）加入药物干扰（–1）	极低
焦　岩[47]	2012	RCT	研究的局限性（–2）加入药物干扰（–1）	极低
李庆海[48]	2012	CR	加入药物干扰（–1）	极低
司金侠[49]	2012	RCT	研究的局限性（–2）精确度低（–1）加入药物干扰（–1）	极低
王正忠[50]	2012	RCT	研究的局限性（–2）精确度低（–1）加入药物干扰（–1）	极低
武雪萍[51]	2012	CR	加入药物干扰（–1）	极低
姜　奥[52]	2013	RCT	研究的局限性（–2）精确度低（–1）加入药物干扰（–1）	极低

（2）栝楼薤白白酒汤

纳入 20 篇文献，8 篇随机对照试验，12 篇病例系列观察。所有文献分布在 1996～2013 年。证据质量等级评价情况见表 4–4。可以看出，有中等质量证据 1 篇，低质量证据 5 篇，极低质量证据 14 篇。证据的降级因素主要为研究的局限性、间接证据、精确度低等。证据升级因素主要是单用仲景方干预。

表 4–4　栝楼薤白白酒汤临床研究文献证据质量一览表

纳入研究	发表年份	文献类型	证据升降因素	等级
沈　达[53]	2011	RCT	研究的局限性（–2）仲景原方（+1）	中
李海平[54]	1998	CR	研究的局限性（–1）单用仲景方干预（+1）	低
黄　娟[55]	2004	CR	加入药物干扰（–1）单用仲景方干预（+1）	低
李姝花[56]	2011	CR	加入药物干扰（–1）单用仲景方干预（+1）	低

续表

纳入研究	发表年份	文献类型	证据升降因素	等级
潘力弢[57]	2013	RCT	研究的局限性（–2）加入药物干扰（–1）单用仲景方干预（+1）	低
王鸿途[58]	2013	CR	研究的局限性（–1）加入药物干扰（–1）单用仲景方干预（+1）	低
赵传成[59]	1996	CR	间接证据（–1）加入药物干扰（–1）	极低
常毓颖[60]	1998	CR	间接证据（–1）加入药物干扰（–1）单用仲景方干预（+1）	极低
孙启温[61]	2001	CR	加入药物干扰（–1）	极低
王集贤[62]	2002	CR	间接证据（–1）加入药物干扰（–1）	极低
李影辉[63]	2002	RCT	研究的局限性（–2）小样本（–1）加入药物干扰（–1）	极低
张玉焕[64]	2003	CR	加入药物干扰（–1）	极低
张　立[65]	2004	RCT	研究的局限性（–2）间接证据（–1）精精确度低（–1）	极低
周艳梅[66]	2007	CR	加入药物干扰（–1）单用仲景方干预（+1）	极低
冉建军[67]	2012	CR	加入药物干扰（–1）	极低
关登明[68]	2012	RCT	研究的局限性（–2）精确度（–1）加入药物干扰（–1）	极低
关登明[69]	2012	RCT	研究的局限性（–2）精确度（–1）加入药物干扰（–1）	极低
王　凡[70]	2013	CR	研究的局限性（–1）加入药物干扰（–1）单用仲景方干预（+1）	极低
张燕辉[71]	2013	RCT	研究的局限性（–2）加入药物干扰（–1）	极低
阮艳梅[72]	2013	RCT	研究的局限性（–1）精确度（–1）加入药物干扰（–1）	极低

（3）枳实薤白桂枝汤

纳入 11 篇文献，7 篇随机对照试验，1 篇非随机对照试验，3 篇病例系列观察。所有文献分布在 2000 ~ 2013 年。证据质量等级评价情况见表 4–5。可以看出，有高质量证据 1 篇，中等质量证据 1 篇，低质量证据 2 篇，极低质量证据 7 篇。证据的降级因素主要为研究的局限性、精确度低、加入药物干扰等。证据升级因素主要是单用仲景方干预。

表 4–5　　枳实薤白桂枝汤临床研究文献证据质量一览表

纳入研究	发表年份	文献类型	证据升降因素	等级
倪　艺[73]	2000	CT	研究的局限性（–2）效应值很大（+1）单用仲景方干预（+1）	高
李　宁[74]	2004	CR	单用仲景方干预（+1）	中
满广博[75]	2005	CR	研究的局限性（–1）单用仲景方干预（+1）	低
郭　来[76]	2007	RCT	研究的局限性（–2）精确度低（–1）仲景原方（+1）	低
郭尧树[77]	2006	RCT	研究的局限性（–2）精确度低（–1）加入药物干扰（–1）	极低
石月萍[78]	2009	RCT	研究的局限性（–2）精确度低（–1）加入药物干扰（–1）	极低
王秀海[79]	2009	RCT	研究的局限性（–2）加入药物干扰（–1）	极低
朱庆松[80]	2010	CR	加入药物干扰（–1）	极低
李典鸿[81]	2011	RCT	研究的局限性（–2）加入药物干扰（–1）	极低
宁姗姗[82]	2012	RCT	研究的局限性（–2）精确度（–1）加入药物干扰（–1）	极低
赵清利[83]	2013	RCT	研究的局限性（–2）精确度（–1）加入药物干扰（–1）	极低

（4）人参汤

纳入 7 篇文献，3 篇随机对照试验，1 篇半随机对照试验，1 篇非随机对照试验，2 篇病例系列观察。所有文献分布在 1994 ~ 2013 年。证据质量等级评价情况见表 4–6。可以看出，有高质量证据 1 篇，中等质量证据 3 篇，极低质量证据 3 篇。证据的降级因素主要为研究的局限性、精确度低。证据升级因素主要是剂量 – 效应关系、单用仲景方干预。

表 4–6　　人参汤临床研究文献证据质量一览表

纳入研究	发表年份	文献类型	证据升降因素	等级
黄干初[84]	2011	CT	研究的局限性（–2）仲景原方（+1）单用仲景方干预（+1）	高
佘香翠[85]	1994	CR	小样本（–1）加入药物干扰（–1）剂量 – 效应关系（+1）单用仲景方干预（+1）	中

续表

纳入研究	发表年份	文献类型	证据升降因素	等级
林志斌[86]	2003	CR	单用仲景方干预（+1）	中
郭宏杰[87]	2009	RCT	研究的局限性（–2）仲景原方（+1）	中
范秉均[88]	2003	CCT	研究的局限性（–2）精确度低（–1）加入药物干扰（–1）	极低
范秉均[89]	2005	RCT	研究的局限性（–2）加入药物干扰（–1）	极低
宁小宁[90]	2013	RCT	研究的局限性（–2）加入药物干扰（–1）	极低

（5）其他方剂

另有19个方剂，如桂枝茯苓丸、肾气丸、黄芪桂枝五物汤等计有36篇临床研究文献。各个方剂的证据质量等级评价情况见表4–7。可以看出，各等级质量文献均有分布。

表4–7　其他方剂临床研究文献证据质量一览表

纳入研究	方剂名称	发表年份	文献类型	证据升降因素	等级
马规划[91]	桂枝茯苓丸	2006	RCT	研究的局限性（–2）加入药物干扰（–1）剂量–效应关系（+1）单用仲景方干预（+1）	中
陆向英[92]	桂枝茯苓丸	2012	RCT	研究的局限性（–1）加入药物干扰（–1）	低
李建汉[93]	桂枝茯苓丸	2009	RCT	研究的局限性（–2）精确度低（–1）加入药物干扰（–1）	极低
金敬梅[94]	桂枝茯苓丸	2010	RCT	研究的局限性（–2）加入药物干扰（–1）	极低
吴建华[95]	肾气丸	2004	CT	研究的局限性（–2）效应值很大（+1）剂量–效应关系（+1）1979年前病例观察（+1）仲景原方（+1）	高
叶仰光[96]	肾气丸	1993	CT	研究的局限性（–2）加入药物干扰（–1）1979年前病例观察（+1）单用仲景方干预（+1）	中
张益康[97]	肾气丸	2007	RCT	研究的局限性（–2）1979年前病例观察（+1）	中
沈银芳[98]	肾气丸	2006	CT	研究的局限性（–2）加入药物干扰（–1）1979年前病例观察（+1）	低

续表

纳入研究	方剂名称	发表年份	文献类型	证据升降因素	等级
王庆莲[99]	黄芪桂枝五物汤	2003	CCT	研究的局限性（-2）精确度低（-1）剂量-效应关系（+1）	低
吴春平[100]	黄芪桂枝五物汤	2011	CR	加入药物干扰（-1）单用仲景方干预（+1）	低
白可公[101]	黄芪桂枝五物汤	2012	RCT	研究的局限性（-2）加入药物干扰（-1）	极低
武晓青[102]	黄芪桂枝五物汤	2004	CR	研究的局限性（-1）加入药物干扰（-1）单用仲景方干预（+1）	极低
姜　宏[103]	酸枣汤	2011	RCT	研究的局限性（-2）	低
张秀云[104]	酸枣汤	2003	RCT	研究的局限性（-2）精确度（-1）加入药物干扰（-1）	极低
毕　榕[105]	酸枣汤	2008	RCT	研究的局限性（-2）精确度低（-1）	极低
杨阿妮[106]	酸枣汤	2012	RCT	研究的局限性（-2）精确度（-1）加入药物干扰（-1）	极低
王保申[107]	下瘀血汤	2006	RCT	研究的局限性（-1）仲景原方（+1）	高
刘革命[108]	下瘀血汤	2007	RCT	研究的局限性（-2）精确度低（-1）仲景原方（+1）	低
刘革命[109]	下瘀血汤	2008	RCT	研究的局限性（-2）精确度低（-1）仲景原方（+1）	低
乔志强[110]	泻心汤	2010	RCT	研究的局限性（-1）剂量-效应关系（+1）	高
乔志强[111]	泻心汤	2011	RCT	研究的局限性（-1）剂量-效应关系（+1）单用仲景方干预（+1）	中
陈松云[112]	泻心汤	2002	RCT	研究的局限性（-2）加入药物干扰（-1）	极低
颜三宝[113]	甘麦大枣汤	1996	CR	间接证据（-1）加入药物干扰（-1）1979年前病例观察（+1）单用仲景方干预（+1）	低
李　校[114]	甘麦大枣汤	2008	RCT	研究的局限性（-2）精确度低（-1）加入药物干扰（-1）	极低
金先红[115]	鳖甲煎丸	2003	CR	研究的局限性（-1）加入药物干扰（-1）	极低
张振东[116]	当归芍药散	1995	CR	研究的局限性（-1）加入药物干扰（-1）单用仲景方干预（+1）	极低

续表

纳入研究	方剂名称	发表年份	文献类型	证据升降因素	等级
宋　红[117]	黄芪建中汤	2009	CR	加入药物干扰（–1）	极低
李世君[118]	橘枳姜汤	2000	CR	加入药物干扰（–1）	极低
王莹威[119]	苓甘五味姜辛汤	2001	RCT	研究的局限性（–2）间接证据（–1）精确度低（–1）加入药物干扰（–1）	极低
刘　新[120]	雄黄	2001	RCT	研究的局限性（–2）单用仲景方干预（+1）	中
苏意铨[121]	葶苈大枣泻肺汤	1995	CR	加入药物干扰（–1）	极低
刘　俐[122]	温经汤	2008	CR	间接证据（–1）1979年前病例观察（+1）单用仲景方干预（+1）	中
王维凤[123]	乌头赤石脂丸	1997	CR	加入药物干扰（–1）1979年前病例观察（+1）	低
张　洁[124]	旋覆花汤	1997	CR	加入药物干扰（–1）单用仲景方干预（+1）	低
王海涛[125]	泽泻汤	2009	RCT	研究的局限性（–2）加入药物干扰（–1）1979年前病例观察（+1）	低
赵　昕[126]	栀子大黄汤	2010	RCT	研究的局限性（–2）	低

2. 个案经验文献

共纳入239则医案，分别采用栝楼薤白半夏汤、枳实薤白桂枝汤、栝楼薤白白酒汤等。发表年份分布于1980～2013年。各个方剂的证据质量等级评价情况见表4–8。可以看出，纳入相关医案除了麦门冬汤、侯氏黑散、乌头汤、桂枝去芍药加麻辛附子汤平均质量为低等以外，其余医案文献均为高等、中等质量。

表4–8　个案经验文献证据质量一览表

方剂名称	发表年份	医案则数	质量评分平均值	等级
栝楼薤白半夏汤	1981～2013	62	52.85	中等
枳实薤白桂枝汤	1995～2013	41	56.82	中等
栝楼薤白白酒汤	1989～2010	25	52.46	中等
黄芪建中汤	1985～2013	12	54.08	中等

续表

方剂名称	发表年份	医案则数	质量评分平均值	等级
黄芪桂枝五物汤	1984～2008	11	52.47	中等
桂枝茯苓丸	1980～2012	10	45.54	中等
酸枣汤	2008～2010	9	54.77	中等
茯苓杏仁甘草汤	2001～2012	6	60.57	高等
肾气丸	1992～2009	6	47.22	中等
当归芍药散	1994～2003	6	45.84	中等
桂枝加龙骨牡蛎汤	1982～2005	6	41.77	中等
甘麦大枣汤	1992～2003	5	45.75	中等
栀子大黄汤	2013	4	69.04	高等
奔豚汤	1997～2013	4	50.86	中等
温经汤	1997～2011	3	57.77	中等
人参汤	1997～2010	3	56.65	中等
越婢汤	2008～2009	3	43.42	中等
半夏厚朴汤	1997～2010	2	60.49	高等
乌头赤石脂丸	2003～2010	2	53.27	中等
葶苈大枣泻肺汤	2009～2010	2	53.08	中等
麻黄附子汤	1980～1994	2	44.09	中等
赤丸	2011	1	68.14	高等
旋覆花汤	2002	1	59.55	中等
栝楼桂枝汤	2006	1	58.31	中等
橘枳姜汤	2012	1	58.25	中等
甘草附子汤	1993	1	57.05	中等
苓甘五味姜辛汤	2008	1	55.27	中等
防己黄芪汤	2011	1	49.58	中等
厚朴三物汤	2009	1	46.84	中等
小半夏加茯苓汤	1997	1	46.15	中等
防己茯苓汤	1981	1	43.3	中等
木防己汤	1997	1	40.99	中等
麦门冬汤	1997	1	39.7	低等
侯氏黑散	2000	1	39.31	低等
乌头汤	2006	1	38.63	低等
桂枝去芍药加麻辛附子汤	2001	1	38.33	低等

【典型临床证据】

冠心病的临床研究证据共有126篇文献支持，高质量证据5篇，中等质量证据11篇，低质量证据35篇，极低质量证据75篇。高质量证据为肾气丸、枳实薤白桂枝汤、下瘀血汤、泻心汤的研究文献。各质量等级文献均有分布。

1. 栝楼薤白半夏汤

栝楼薤白半夏汤合温胆汤加减干预冠心病心绞痛在缓解心绞痛和改善心电图ST-T方面有效（低质量证据）

张洁[1]实施的一项样本量为60例的病例系列观察，以栝楼薤白半夏汤加减为基础方：旋覆花12g，降香12g，茯苓20g，清半夏12g，枳实12g，石菖蒲10g，郁金10g，丹参20g，薤白10g，栝楼30g，炒酸枣仁30g，五味子10g，甘草6g。水煎日1剂，分2次口服。如胸痛甚、瘀血重者，加桃仁、红花、当归；气滞重者，加佛手；气阴两虚者，加太子参、麦冬、天花粉，伴心阳不振、手足发凉者加桂枝；高血压者，加钩藤、生龙骨、生牡蛎、菊花。治疗后心绞痛症状疗效：显效20例，改善36例，无效4例，加重0例，总有效率93.3%。对心电图ST-T改变的疗效：显效15例，改善22例，无效23例，加重0例，总有效率61.67%。（疗效标准：1979年全国中西医结合防治冠心病心绞痛及心律失常座谈会修订的《冠心病心绞痛疗效评定标准》）

2. 栝楼薤白白酒汤

栝楼薤白白酒汤配合西医常规对照单纯西医常规干预冠心病老年不稳定型心绞痛在临床总有效率方面有优势（中等质量证据）

沈达[53]实施的一项样本量为96例的随机对照试验中，试验组48例，对照组48例。两组患者均给予西药常规抗心绞痛治疗，如硝酸酯类药物、β-受体阻滞剂、阿司匹林、ACEI及降脂药。对照组在此基础上给予曲美他嗪20mg，1日3次；试验组在对照组的基础上给予栝楼薤白白酒汤，组方：瓜蒌15g，薤白9g，清酒1400mL，三味同煮，早晚分服。两组患者同时服药4周，治疗结束后对其临床疗效进行评价。两组临床总有效率相对危险度RR=1.18，95%CI（1.02，1.37），P=0.03。[疗效标准：①显效：同等劳力程度不引起心绞痛或者心绞痛发作次数减少80%以上，心电图恢复正常。②有效：心绞痛发作次数减少50%～80%，心电图显示缺血性ST段下移减少0.5～1.0mm以上。③无效：达不到上述标准或者加重。总有效率=（显效+有效）/例数×100%。]

3. 枳实薤白桂枝汤

枳实薤白桂枝汤加减对照地奥心血康、心痛定干预冠心病在心电图总有效率方面有优势（高质量证据）

倪艺[73]实施的一项样本量为84例的病例系列观察中，试验组58例，对照组26例。试验组用枳实薤白桂枝汤加减，基础方为：枳实12g，厚朴12g，薤白12g，桂枝12g，瓜蒌15g。每日1剂，水煎分2次口服。随症加减：气虚甚者加黄芪20g，阴虚重者加水蛭12g，舌苔厚者加胆南星12g、滑石12g，舌光滑少苔者加黄精20g、女贞子12g。对照组选用地奥心血康，1次1粒，1日3次；心痛定片，1次1片，1日3次口服。试验组与对照组均以60天为1个疗程，治疗60天后进行疗效评定。两组心电图总有效率相对危险度RR= 2.02，95%CI（1.10，3.72），P= 0.02。（疗效标准：休息时心电图恢复到正常为显效；休息时心电图S–T段的下降经治疗后回升0.05mv以上，主要导联倒置T波变浅达50%以上，或T波由平坦转为直立，严重心律失常改善为有效；休息时心电图基本无改变者为无效。）

【冠心病与应用方剂分析】

此次研究发现共有42首方剂可以治疗冠心病，属于同病异治的范畴。根据文献报道，基于循证医学研究得出结论，依次为：栝楼薤白半夏汤共52篇文献，纳入4127例；栝楼薤白白酒汤共20篇文献，纳入1266例。枳实薤白桂枝汤共11篇文献，纳入874例。

1. 栝楼薤白半夏汤

栝楼薤白半夏汤是胸痹心痛短气病篇中，主治痰浊痹阻所致之胸痹重证的主方，其主证表现为喘息不得卧、心痛彻背等，其方由栝楼、薤白、半夏、白酒组成。冠心病在本方的病症谱中，属于高频病症。低质量证据显示，栝楼薤白半夏汤加减在缓解心绞痛和改善心电图ST–T方面有效。可见痰浊痹阻是本病临床常见病机之一，具有较高的人群聚集度，虽证据支持强度较低，但临床见此病机者可酌用此方。

2. 栝楼薤白白酒汤

栝楼薤白白酒汤是胸痹心痛短气病篇中，主治胸阳不振之胸痹的主方，其主证表现为喘息咳唾、胸背痛、短气等。其方由栝楼、薤白、白酒组成。冠心病在本方的病症谱中，属于高频病症。中等质量证据显示，栝楼薤白白酒汤配合西医常规对照单纯西医常规干预冠心病老年不稳定型心绞痛在临床总有效率方面有效。可见胸阳不振、阴邪阻滞是本病临床常见病机之一，具有较高的人群聚集度。虽证据支持强度较低，但临床见此病机者可酌用此方。

3. 枳实薤白桂枝汤

枳实薤白桂枝汤是胸痹心痛短气病篇中，主治阴寒痰浊偏盛之胸痹的主方，其主证表现为在胸痹主症的基础上加上脉阴弦、心胸满闷、胁下气逆上冲心胸等。其方由枳实、厚朴、薤白、桂枝、瓜蒌组成。冠心病在本方的病症谱中，属于高频病症。高质量证据显示，枳实薤白桂枝汤加减对照地奥心血康、心痛定在改善心电图方面有优势。可见阴寒痰浊偏盛、胸阳不振是本病临床常见病机之一，临床见此病机者可酌用此方。

【优势病证规律】

根据现有文献，冠心病临床常见证型有阴寒痰浊偏盛胸阳不振的枳实薤白桂枝汤证、痰浊痹阻的栝楼薤白半夏汤证和胸阳不振阴邪阻滞的栝楼薤白白酒汤证。通过循证医学研究及证据评价，提炼出冠心病用《金匮要略》方治疗呈现出一定趋向性。因此，枳实薤白桂枝汤、栝楼薤白半夏汤证和栝楼薤白白酒汤证很可能是冠心病在现代临床环境下的主要证候表现。（见图 4–1）

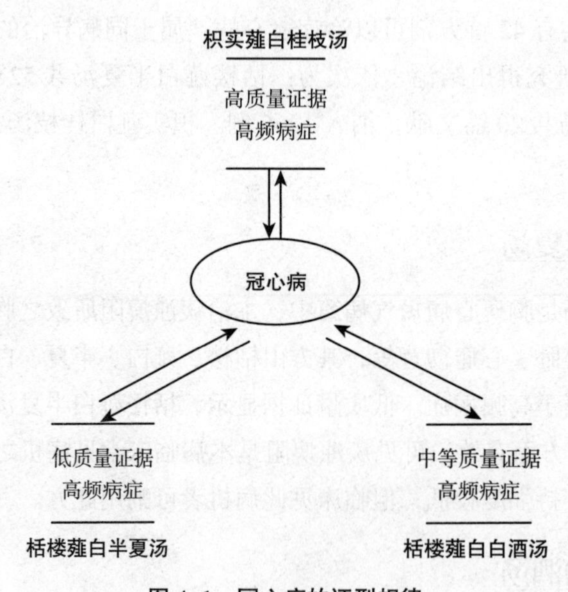

图 4–1　冠心病的证型规律

参考文献

［1］张洁，王立琴，孙长岗．降覆汤治疗冠心病心绞痛 60 例［J］．山东中医杂志，1997，16（7）：

303.
[2] 卢中蕙，丁宁 . 康复饮治疗冠心病 120 例临床观察 [J]. 青岛医药卫生，1999，31 (4)：299.
[3] 王忠凤 . 中西医结合治疗冠心病 50 例 [J]. 黑龙江医学，2000 (8)：78.
[4] 乔文军 . 栝楼薤白半夏汤治疗冠心病心绞痛 30 例观察 [J]. 实用中医内科杂志，2001，21 (7)：60.
[5] 王万军，胡焕柱，马长春 . 温阳化瘀法论治冠心病心绞痛 30 例 [J]. 吉林中医药，2007，5 (57)：21.
[6] 宋立峰，周凤军，王玲玲，等 . 栝楼薤白半夏汤加减治疗冠心病 45 例疗效观察 [J]. 中外健康文摘（医药月刊），2008，5 (1)：2.
[7] 段冬杨 . 栝楼薤白半夏汤加味治疗冠心病心肌缺血 60 例临床观察 [J]. 中外健康文摘，2009，6 (5)：201-202.
[8] 高惠政 . 中医药治疗冠心病心绞痛 70 例 [J]. 中国现代医生，2009，47 (28)：7175.
[9] 赵金梅 . 浅谈中医临床治疗冠心病的方法及预防措施 [J]. 中外医疗，2009 (28)：94.
[10] 刘丽明 . 运用仲景方治疗冠心病 54 例 [J]. 中国实用医药，2010，5 (28)：159-160.
[11] 米雪山，郭志华 . 化痰祛瘀法治疗冠心病稳定型心绞痛 30 例 [J]. 中国中医药现代远程教育，2011，9 (7)：22-23.
[12] 李洪权 . 加味栝楼薤白半夏汤联合针刺治疗冠心病心绞痛 35 例 [J]. 实用中医内科杂志，2012，26 (10)：29，31.
[13] 王健俐 . 栝楼薤白半夏汤加减治疗冠心病心绞痛 58 例 [J]. 光明中医，2012，27 (5)：946-947.
[14] 祝宝刚 . 新加栝楼薤白半夏汤为主治疗冠心病心绞痛 80 例 [J]. 光明中医，2012，27 (6)：1256-1257.
[15] 刘彦龙 . 栝楼薤白半夏汤加减治疗冠心病心绞痛体会 [J]. 中国医疗前沿，2013，8 (11)：19，16.
[16] 覃菊华 . 加味栝楼薤白半夏汤治疗冠心病合并高血压的疗效观察 [J]. 中国保健营养，2013，4 (6)：2138-2139.
[17] 胡先发 . 栝楼薤白半夏汤治疗冠心病心绞痛 36 例临床观察 [J]. 湖南中医药导报，2001，7 (9)：454，465.
[18] 花继平 . 栝楼薤白半夏汤和丹参饮配合西药治疗冠心病心绞痛 48 例观察 [J]. 安徽中医临床杂志，2003，15 (5)：390.
[19] 张志强，朱文宗 . 加味栝楼薤白半夏汤治疗冠心病心绞痛 60 例 [J]. 浙江中西医结合杂志，2003，13 (4)：246-247.
[20] 李进华 . 水针中药结合治疗冠心病心绞痛 10 例疗效观察 [J]. 中国河南安阳：2004 (5)：136-138.
[21] 安辉，林凯旋，缪灿铭 . 加减栝楼薤白半夏汤治疗冠心病高同型半胱氨酸血症 40 例 [J]. 福建中医药，2005，36 (3)：11-12.
[22] 陈茹琴 . 栝楼薤白半夏汤加减治疗冠心病心绞痛的临床研究 [J]. 河南中医，2006，21 (4)：27-29.

[23] 何银辉，罗仕德．加味栝楼薤白半夏汤治疗冠心病心绞痛58例临床观察［J］．中医药导报，2006，12（2）：21-23.
[24] 白建民，时伟峰．栝楼薤白半夏汤加味治疗冠心病心绞痛48例疗效观察［J］．四川中医，2007，25（9）：64-65.
[25] 杨建东，周定华．栝楼薤白半夏汤治疗冠心病心绞痛32例［J］．中国中医急症，2007，16（12）：1530.
[26] 杨晓艳．瓜蒌薤白半夏汤加味治疗痰浊痹阻型冠心病稳定型心绞痛的临床研究［J］．湖北中医学院，2007（5）：7-20.
[27] 陈国新．栝楼薤白半夏汤加味治疗冠心病心绞痛的临床观察［J］．湖北中医学院学报，2008，10（3）：40-41.
[28] 朱建文，杨廷发，杨毅文．血府逐瘀汤合栝楼薤白半夏汤治疗冠心病心绞痛30例临床观察［J］．中医药导报，2008，14（5）：22-23.
[29] 李庆玉．栝楼薤白半夏汤合丹参饮治疗冠心病心绞痛90例［J］．中国临床保健杂志，2009，12（6）：630-631.
[30] 宁红雨．中西医结合治疗冠心病90例［J］．实用中医内科杂志，2009，23（1）：56.
[31] 乔会侠，雷瑗琳，赵明君．宣痹祛痰方治疗冠心病合并肥胖症30例［J］．陕西中医，2009，30（6）：665-666.
[32] 伊书红，武水斗．栝楼薤白半夏汤加减治疗冠心病60例疗效观察［J］．中国社区医师（医学专业），2009，11（22）：146.
[33] 陈桂华．从痰瘀论治冠心病心绞痛痰瘀痹阻型30例［J］．福建中医药，2010，41（3）：22-23.
[34] 黄秀先．中医辨证分型治疗冠心病90例临床分析［J］．临床合理用药杂志，2010，3（17）：100.
[35] 叶婷．栝楼薤白半夏汤加减治疗冠心病合并糖尿病的临床观察［D］．哈尔滨：黑龙江中医药大学，2010.
[36] 张川波．中医药对冠心病心绞痛治疗临床疗效观察［J］．医学信息（下旬刊），2010，23（7）：179.
[37] 陈正瑜．温胆汤合栝楼薤白半夏汤加减治疗冠心病不稳定型心绞痛的临床观察［D］．广州：广州中医药大学，2011.
[38] 房海波．新加栝楼薤白半夏汤为主治疗冠心病心绞痛34例［J］．浙江中医杂志，2011，46（6）：418-419.
[39] 李军林，蔡学兵．栝楼薤白半夏汤加味治疗冠心病临床观察［J］．基层医学论坛，2011，15（9）：846-847.
[40] 聂长勇．中西医结合治疗冠心病稳定型心绞痛68例临床观察［J］．北京中医药，2011，30（8）：609-611.
[41] 彤举．栝楼薤白半夏汤合当归四逆汤治疗冠心病心绞痛40例［J］．国医论坛，2011，26（4）：6-7.
[42] 谭勇明，韦健盛，李洪韬．中西医结合治疗冠心病心绞痛42例［J］．光明中医，2011，26（2）：323-324.
[43] 唐世球．中西医结合治疗冠心病稳定性心绞痛46例疗效观察［J］．甘肃中医学院学报，2011，

28（1）：33-34.
［44］王建军 . 炙甘草汤合栝楼薤白半夏汤治疗冠心病 50 例［J］. 中外健康文摘，2011，8（17）：400-401.
［45］张兰凤 . 冠心病合并抑郁症证候特征与中药干预临床研究［D］. 北京：中国中医科学院，2011.
［46］韩鹏 . 栝楼薤白半夏汤合血府逐瘀汤防治冠状动脉支架内再狭窄的临床观察［J］. 中国卫生产业，2012（28）：172.
［47］焦岩，王东海 . 栝楼薤白半夏汤合血府逐瘀汤治疗冠心病心绞痛 80 例［J］. 实用中医内科杂志，2012，26（6）：34-35.
［48］李庆海，吕永飞 . 瓜蒌薤白半夏汤加减治疗冠心病复杂、难治性心律失常 28 例［C］. 中华中医药学会心病分会北京中医药学会心血管病专业委员会年会论文集，2012：333-336.
［49］司金侠，殷子杰 . 栝楼薤白半夏汤加减治疗冠心病不稳定型心绞痛临床研究［J］. 中医学报，2012，27（9）：1101-1102.
［50］王正忠 . 栝楼薤白半夏汤加味治疗冠心病心绞痛 68 例［J］. 光明中医，2012，27（5）：927-928.
［51］武雪萍，范红，刘超峰，等 . 加味栝楼薤白半夏汤治疗冠心病痰瘀毒互结证的临床观察［J］. 世界中西医结合杂志，2012，7（9）：800-801.
［52］姜奥 . 中西医结合治疗冠心病稳定型心绞痛 50 例临床观察［J］. 健康大视野（医学版），2013（3）：12-13.
［53］沈达，何伟 . 中药联合西医常规药物治疗老年不稳定型心绞痛的疗效分析［J］. 海峡药学，2011，23（10）：99.
［54］李海平 . 加味栝楼薤白白酒汤合海马参七散治疗冠心病心绞痛 48 例疗效观察［J］. 中国中医急症，1998（6）：15.
［55］黄娟 . 通阳化痰祛淤汤治疗冠心病心绞痛 36 例观察［J］. 实用中医药杂志，2004，20（10）：545.
［56］李姝花，范建清，逄金彩 . 栝楼薤白白酒汤加味治疗冠心病心绞痛 30 例［J］. 中国民间疗法，2011，19（8）：45.
［57］潘力弢，曹田梅，高林林 . 栝楼薤白类方治疗冠心病心绞痛的临床观察［J］. 四川中医，2013，31（5）：86-88.
［58］王鸿途 . 血府逐瘀汤合栝楼薤白白酒汤加减治疗冠心病心绞痛 82 例［J］. 健康大视野（医学版），2013，21（7）：647.
［59］赵传成，温丽红 . 针刺治疗冠心病临床 86 例临床观察［J］. 针灸临床杂志，1996，12（12）：21.
［60］常毓颖，范爱春，杨青伟 . 益气活血法治疗冠心病 80 例的临床观察［J］. 中国民间疗法，1998（2）：39-40.
［61］孙启温 . 脉通汤治疗冠心病 102 例［J］. 光明中医，2001，16（94）：45-46.
［62］王集贤 . 中药治疗 43 例冠心病心绞痛临床观察［J］. 中医药信息，2002，19（3）：54.
［63］李影辉，唐向东 . 中西结合治疗自发型心绞痛 27 例［J］. 实用中医内科杂志，2002，16（2）：110.

[64] 张玉焕 . 当归四逆汤和栝楼薤白白酒汤联合心脑康治疗冠心病疗效观察 [J]. 光明中医，2003，18（108）：22-23.
[65] 张立 . 中西医结合治疗冠心病心绞痛 46 例分析 [J]. 中医药学刊，2004，22（6）：1119.
[66] 周艳梅 . 栝楼薤白白酒汤加减治疗冠心病 40 例疗效观察 [J]. 云南中医中药杂志，2007（6）：18.
[67] 苘建军 . 栝楼薤白白酒汤加味治疗慢性冠心病 59 例 [J]. 中外健康文摘，2012，9（34）：409.
[68] 关登明 . 栝楼薤白白酒汤配合他汀类药物治疗不稳定型心绞痛 30 例临床观察 [J]. 中国中医急症，2012，21（6）：994.
[69] 关登明 . 栝楼薤白白酒汤结合他汀类药物对 30 例不稳定型心绞痛患者 ST 段偏移的影响 [J]. 现代医药卫生，2012，28（3）：447.
[70] 王凡 . 活血化痰法治疗冠心病心绞痛 64 例疗效观察 [J]. 临床合理用药杂志，2013，6（23）：36.
[71] 张燕辉 . 栝楼薤白白酒汤治疗冠心病合并血脂异常患者 37 例临床疗效观察 [J]. 中国民族民间医药杂志，2013，22（23）：79.
[72] 阮艳梅 . 栝楼薤白白酒桂枝汤治疗不稳定型心绞痛的疗效观察 [J]. 时珍国医国药,2013,24（6）：1451.
[73] 倪艺，陈梦麟 . 枳实薤白桂枝汤治疗冠心病 58 例 [J]. 国医论坛，2000，15（1）：8.
[74] 李宁 . 从脾胃论治冠心病心绞痛 72 例 [J]. 甘肃中医学院学报，2004.
[75] 满广博 . 辨证治疗冠心病 112 例疗效观察 [J]. 实用中医内科杂志，2005（3）：230.
[76] 郭来 . 枳实薤白桂枝汤治疗冠心病心绞痛 30 例 [J]. 成都中医药大学学报，2007，20（4）：25-26.
[77] 郭尧树 . 丹参Ⅱ A 磺酸钠配合地龙汤治疗冠心病心绞痛 50 例临床研究总结 [J]. 中华实用中西医杂志，2006，19（8）：858-859.
[78] 石月萍，马骏 . 加减枳实薤白桂枝汤治疗冠心病心绞痛 [J]. 辽宁中医杂志，2009，36（6）：962-963.
[79] 王秀海 . 枳实薤白桂枝汤加味治疗冠心病 50 例临床观察 [J]. 临床合理用药杂志，2009，2（13）：49.
[80] 朱庆松，韩一龙 . 四妙勇安汤合枳实薤白桂枝汤治疗冠心病 80 例 [J]. 长春中医药大学学报，2010，26（2）：219-220.
[81] 李典鸿，王清海，靳利利，等 . 通阳宣痹颗粒剂方治疗冠心病稳定性心绞痛临床观察 [C] .2011 年中国医师协会中西医结合医师大会论文集，2011：1-6.
[82] 宁姗姗 . 通阳散结活血化瘀法治疗冠心病心绞痛心血瘀阻证临床疗效观察 [D]. 郑州：河南中医学院，2012.
[83] 赵清利 . 中医药治疗冠心病心绞痛 40 例临床观察 [J]. 中国中医急症，2013，22（9）：1604-1605.
[84] 黄干初 . 人参汤对冠状动脉粥样硬化性心脏病稳定型心绞痛的疗效分析 [J]. 中医临床研究，2011，3（10）：52-53.

[85] 佘香翠，田淑敏，冯淑凤．人参汤为主治疗冠心病的体会［J］．河北中医学院学报，1994，9（4）：9-10.
[86] 林志斌．人参汤配合红花注射液治疗冠心病伴左心功能不全［J］．浙江实用医学，2003，8（5）：288.
[87] 郭宏杰．人参汤治疗冠状动脉粥样硬化性心脏病稳定型心绞痛 49 例［J］．河北中医，2009，31（9）：1332-1333.
[88] 范秉均．人参汤为主治疗虚寒性胸痹心痛（冠心病心绞痛）的临床研究［J］．河北医科大学学报，2003（5）：109-119.
[89] 范秉均，吕志杰．人参汤加味治疗冠心病心绞痛 30 例临床研究［J］．中医杂志，2005，46（4）：273-276.
[90] 宁小宁，郭蕊珠，周海纯．加味人参汤治疗冠心病、心绞痛 60 例临床观察［J］．黑龙江科学，2013，4（5）：68-69.
[91] 马规划．桂枝茯苓汤加减治疗冠心病心绞痛疗效观察［J］．医药产业资讯，2006，03（14）：5-6.
[92] 陆向英．加味桂枝茯苓汤治疗冠心病心绞痛的临床研究［J］．中国临床研究，2012，25（7）：709-710.
[93] 李建汉．桂枝茯苓汤加减治疗冠心病 25 例［J］．实用中医内科杂志，2009，23（7）：43.
[94] 金敬梅．桂枝茯苓汤合二陈汤加减治疗痰瘀交阻型冠心病心绞痛合并高血压病 45 例［J］．河北中医，2010，32（6）：854-855.
[95] 吴建华．温补肾阳法治疗冠心病心绞痛［J］．浙江中西医结合杂志，2004，14（2）：119-120.
[96] 叶仰光，陈振兴，李维丹．肾气丸加味治疗冠心病窦性心动过缓［J］．福建中医药，1993，24（2）：28-29.
[97] 张益康，王诚喜．金匮肾气丸加减治疗冠心病不稳定型心绞痛 40 例疗效观察［J］．新中医，2007，39（6）：19-20.
[98] 沈银芳．益气活血、健脾补肾法治疗老年冠心病 30 例［J］．医药世界，2006（11）：18-19.
[99] 王庆莲，马玉光．加味黄芪桂枝五物汤治疗冠心病心肌梗死的临床观察［J］．黑龙江中医药，2003（4）：12-13.
[100] 吴春平．李姝花．黄芪桂枝五物汤加味治疗冠心病心绞痛 40 例［J］．中国中医药科技，2011，18（5）：370.
[101] 白可公．黄芪桂枝五物汤加味治疗 98 例冠心病心绞痛患者疗效观察［J］．海峡药学，2012，24（12）：134-135.
[102] 武晓青．辨证治疗冠心病心绞痛 180 例［J］．中国民间疗法，2004，12（1）：47-48.
[103] 姜宏，郑子龙，李海涛，等．安舒汤辅助治疗经皮冠状动脉介入术后心绞痛 35 例临床观察［J］．河北中医，2011，33（4）：509-511.
[104] 张秀云，王法祥．中西医结合治疗冠心病 160 例［J］．中国民间疗法，2003，11（5）：8-9.
[105] 毕榕，张泉，姚平，等．养心安神药改善冠心病稳定型心绞痛心肌缺血的疗效观察［J］．中西医结合心脑血管病杂志，2008，6（10）：1135-1137.
[106] 杨阿妮，徐义先．生脉散合酸枣汤联合西药治疗女性冠心病心绞痛 48 例［J］．西部中医药，

2012，25（4）：60-61.
[107] 王保申，刘革命，周建合．下瘀血汤对冠心病心绞痛患者血浆内皮素及血栓素 B2 的影响［J］．吉林中医药，2006，26（4）：38.
[108] 刘革命，郭新侠，熊尚全．下瘀血汤治疗冠心病心绞痛临床观察［J］．浙江中医杂志，2007，42（10）：574-575.
[109] 刘革命，郭新侠，宋莉娟．中西医结合治疗冠心病心绞痛 34 例临床研究［J］．江苏中医药，2008，40（2）：28-29.
[110] 乔志强．清热解毒法治疗冠心病合并高脂血症的临床观察［J］．医学信息（下旬刊），2010，23（8）：152，156.
[111] 乔志强．清热解毒法对冠心病患者凝血纤溶系统的影响［J］．时珍国医国药，2011，22（4）：1001-1002.
[112] 陈松云，张光霞．双解泻心汤治疗老年冠心病心绞痛 30 例临床观察［J］．安徽中医临床杂志，2002，14（1）：7-9.
[113] 颜三宝．分型论治冠心病 108 例［J］．湖北中医杂志，1996，18（3）：36-37.
[114] 李校．童林根．加味甘麦大枣汤治疗冠心病介入治疗术后抑郁症 32 例［J］．浙江中医杂志，2008，43（2）：88-89.
[115] 金先红．鳖甲煎丸治疗气滞血瘀型心绞痛 38 例［J］．陕西中医，2003，24（6）：516.
[116] 张振东，冯克谦．当归芍药散加味治疗心绞痛 96 例［J］．浙江中医杂志，1995（2）：542.
[117] 宋红，郑小伟，王颖．黄芪建中汤合桃红四物汤加减治疗冠心病心绞痛 72 例［J］．中医杂志，2009，50（8）：718.
[118] 李世君，鲍家铸．针药合治冠心病 56 例小结［J］．针灸临床杂志，2000，16（8）：28-29.
[119] 王莹威，李奇虹．中西医结合治疗冠心病心绞痛 90 例临床观察［J］．中医药信息，2001，18（6）：29-30.
[120] 刘新，马鸿斌，李朝平，等．敦煌医方——硝石雄黄散贴敷至阳穴防治冠心病心绞痛 61 例临床研究中医杂志，2001，42（3）：153-155.
[121] 苏意铨，王维凤，贾秀萍，等．中西医结合治疗冠心病 100 例临床观察［J］．中国中西医结合急救杂志，1995，2（4）：165.
[122] 刘俐．应用仲景方治疗冠心病 62 例［C］．第一届全国中西医结合心血管病中青年医师论坛论文汇编，2008（5）：243-244.
[123] 王维凤，贾秀萍，张宝玲，等．中西医结合治疗冠心病 100 例临床观察［J］．中国中西医结合急救杂志，1997，12（6）：22-23.
[124] 张洁，王立琴，孙长岗．降覆汤治疗冠心病心绞痛 60 例［J］．山东中医杂志，1997，16（7）：303.
[125] 王海涛，宋国庆．经方泽泻汤加味治疗胸痹痰浊壅塞证临床观察［J］．辽宁中医药大学学报，2009，11（1）：89-90.
[126] 赵昕，王硕，齐文升．加味栀子大黄汤治疗热结血瘀型冠心病心绞痛 80 例临床观察［J］．中国中医药现代远程教育，2010，8（18）：163-164.

第二节　高血压病

高血压病是指以体循环收缩压和（或）舒张压持续升高为主要临床表现，伴或不伴有多种心血管危险因素的综合征，通常简称为高血压。分为原发性高血压（95%）和继发性高血压（＜5%），高血压是多种心、脑血管疾病的重要病因和危险因素，影响重要脏器，如心、脑、肾的结构与功能，最终导致这些器官的功能衰竭，迄今仍是心血管疾病死亡的主要原因之一。

按照世界卫生组织（WHO）建议使用的血压标准是：凡正常成人收缩压应小于或等于140mmHg，舒张压小于或等于90mmHg。如果成人收缩压大于或等于160mmHg，舒张压大于或等于95mmHg为高血压；血压值在上述两者之间，亦即收缩压在141～159mmHg之间，舒张压在91～94mmHg之间，为临界高血压。诊断高血压时，必须多次测量血压，至少有连续两次舒张期血压的平均值在90mmHg或以上才能确诊为高血压。仅一次血压升高者尚不能确诊，但需随访观察。

高血压病的最初症状多为疲乏，时有头晕，记忆力减退，休息后可消失。血压明显升高时，可出现头晕加重，头痛甚至恶心、呕吐。尤其在劳累或情绪激动等引起血压迅速升高时，症状明显。但是有的病人即使血压很高也没有症状。

高血压的治疗是在调整生活方式，减肥，低盐、低脂饮食的基础上，选用降血压药，如ACEI（血管紧张素转换酶抑制剂）、血管紧张素受体拮抗剂、β受体拮抗剂、钙拮抗剂、扩血管药、α受体拮抗剂等的其中一种，再加用一个利尿药如氢氯噻嗪（原称双氢克尿噻），密切观察血压变化，再调整用药剂量，或增减降血压的药物，使得24小时血压理想控制。

高血压病属中医学“眩晕”“头痛”等范畴。中医认为本病与肝、肾两脏有关。体质的阴阳偏盛或偏虚、气血功能失调，是发病的内在因素。其发病机理主要为上实下虚，上实为肝气郁结，肝火、肝风上扰，气血并走于上。下虚为肾阴虚损，水不涵木，肝木失去肾水滋养，而致肝阳偏盛。患病日久，阴损及阳，又导致阴阳两虚，出现相应的证候。一般说来，病的早期多为肝阳偏盛，中期多数属肝肾阴虚，晚期多属阴阳两虚。

【《金匮要略》方剂谱】

高血压病的国际病症编码为I10.X02，属于循环系统疾病。在《金匮要略》方治疗的优势病症谱中，其临床研究文献频次居第31位，而个案经验文献频次居第26位。

《金匮要略》方中，能够治疗高血压病的方剂共27首，其中有14首方剂已经进行过临床研究，22首方剂有个案经验报道。各方剂的文献频次见表4–9、表4–10。从表中看出，临床研究文献主要集中在肾气丸和泽泻汤，而个案经验文献主要集中在肾气丸，其余方剂运用频次较低。

表4–9　高血压病临床研究文献方剂谱

序号	方剂名称	频次	序号	方剂名称	频次
1	肾气丸	15	8	酸枣汤	2
2	泽泻汤	12	9	桂枝加龙骨牡蛎汤	1
3	侯氏黑散	8	10	木防己汤	1
4	防己黄芪汤	3	11	小半夏加茯苓汤	1
5	当归芍药散	2	12	泻心汤	1
6	甘麦大枣汤	2	13	茵陈五苓散	1
7	矾石汤	2	14	下瘀血汤	1

表4–10　高血压病个案经验文献方剂谱

序号	方剂名称	频次	序号	方剂名称	频次
1	肾气丸	34	12	泽泻汤	3
2	泻心汤	16	13	越婢汤	2
3	酸枣汤	15	14	大黄牡丹汤	2
4	当归芍药散	14	15	防己黄芪汤	2
5	侯氏黑散	11	16	防己地黄汤	2
6	栝楼薤白半夏汤	9	17	百合地黄汤	2
7	桂枝茯苓丸	6	18	黄土汤	1
8	风引汤	6	19	木防己汤	1
9	奔豚汤	6	20	乌头汤	1
10	黄芪桂枝五物汤	5	21	小半夏汤	1
11	小半夏加茯苓汤	3	22	黄芪建中汤	1

【临床证据评价】

高血压病的临床证据来源于临床研究和个案经验文献，前者有52篇，后者有88

篇。临床研究文献中有27篇随机对照试验，25篇病例系列观察。个案经验文献共有88篇，报道了143则高血压病的验案。

1. 临床研究文献

（1）肾气丸

15篇文献中，8篇随机对照试验，7篇病例系列观察。在发表年份上，所有文献分布在1988～2013年。证据质量等级评价情况见表4–11。可以看出，有高质量证据5篇，中等质量证据3篇，低质量证据5篇，极低质量证据2篇。证据的降级因素主要为研究的局限性，精确度低、加入药物干扰也是降级因素之一。证据升级因素主要是单用仲景方干预、剂量–效应关系、1979年前有相关临床病例观察等。

表4–11　　肾气丸临床研究文献证据质量一览表

纳入研究	发表年份	文献类型	证据升降因素	等级
李秉涛[1]	CR	2003	剂量–效应关系（+1）1979年前病例观察（+1）仲景原方（+1）	高
门靖涫[2]	CR	2005	间接证据（–1）1979年前病例观察（+1）仲景原方（+1）单用仲景方干预（+1）	高
李雄伟[3]	RCT	2008	研究的局限性（–1）精确度低（–1）1979年前病例观察（+1）仲景原方（+1）	高
刘远林[4]	RCT	2008	研究的局限性（–1）1979年前病例观察（+1）仲景原方（+1）	高
李　锋[5]	RCT	2013	研究的局限性（–1）1979年前病例观察（+1）单用仲景方干预（+1）	高
薛　敏[6]	CR	2001	间接证据（–1）小样本（–1）剂量–效应关系（+1）1979年前病例观察（+1）仲景原方（+1）	中
赵勇军[7]	CR	2003	加入药物干扰（–1）1979年前病例观察（+1）单用仲景方干预（+1）	中
李新强[8]	RCT	2011	研究的局限性（–1）加入药物干扰（–1）1979年前病例观察（+1）	中
宋文华[9]	RCT	1998	研究的局限性（–2）精确度低（–1）加入药物干扰（–1）剂量–效应关系（+1）1979年前病例观察（+1）	低
陈丽英[10]	RCT	2004	研究的局限性（–2）精确度低（–1）加入药物干扰（–1）1979年前病例观察（+1）单用仲景方干预（+1）	低
陈丽英[11]	RCT	2005	研究的局限性（–2）精确度低（–1）加入药物干扰（–1）1979年前病例观察（+1）单用仲景方干预（+1）	低

续表

纳入研究	发表年份	文献类型	证据升降因素	等级
李　娟[12]	RCT	2009	研究的局限性（–2）加入药物干扰（–1）1979 年前病例观察（+1）	低
李学勇[13]	CR	2012	加入药物干扰（–1）1979 年前病例观察（+1）	低
崔宜武[14]	CR	1988	间接证据（–1）加入药物干扰（–1）1979 年前病例观察（+1）	极低
丁碧云[15]	CR	2007	间接证据（–1）加入药物干扰（–1）1979 年前病例观察（+1）	极低

（2）*泽泻汤*

纳入 12 篇文献，10 篇随机对照试验，2 篇病例系列观察。所有文献分布在 2003 ~ 2013 年。证据质量等级评价情况见表 4–12。可以看出，有 1 篇高质量证据和 3 篇中等质量证据，其余证据质量偏低。证据的降级因素主要为研究的局限性、加入药物干扰、精确度低等。证据升级因素主要是单用仲景方干预和 1979 年前有相关临床病例观察。

表 4–12　　泽泻汤临床研究文献证据质量一览表

纳入研究	发表年份	文献类型	证据升降因素	等级
王春华[16]	RCT	2012	研究的局限性（–1）加入药物干扰（–1）剂量 – 效应关系（+1）1979 年前病例观察（+1）	高
范洪亮[17]	RCT	2011	研究的局限性（–1）精确度低（–1）加入药物干扰（–1）剂量 – 效应关系（+1）1979 年前病例观察（+1）	中
肖花香[18]	RCT	2012	研究的局限性（–2）加入药物干扰（–1）剂量 – 效应关系（+1）1979 年前病例观察（+1）	中
王天玲[19]	RCT	2013	研究的局限性（–2）加入药物干扰（–1）剂量 – 效应关系（+1）1979 年前病例观察（+1）	中
顾国龙[20]	RCT	2003	研究的局限性（–2）精确度低（–1）加入药物干扰（–1）1979 年前病例观察（+1）单用仲景方干预（+1）	低
张先茂[21]	CR	2003	加入药物干扰（–1）1979 年前病例观察（+1）	低
张　军[22]	CR	2006	加入药物干扰（–1）1979 年前病例观察（+1）	低

续表

纳入研究	发表年份	文献类型	证据升降因素	等级
陈利群[23]	RCT	2007	研究的局限性（–2）加入药物干扰（–1）1979年前病例观察（+1）	低
罗明玉[24]	RCT	2012	研究的局限性（–2）加入药物干扰（–1）1979年前病例观察（+1）	低
王春华[25]	RCT	2012	研究的局限性（–2）加入药物干扰（–1）1979年前病例观察（+1）	低
王春华[26]	RCT	2013	研究的局限性（–2）加入药物干扰（–1）1979年前病例观察（+1）	低
陈海生[27]	RCT	2013	研究的局限性（–2）精确度低（–1）加入药物干扰（–1）1979年前病例观察（+1）	极低

（3）其他方剂

另有12个方剂，如侯氏黑散、当归芍药散、防己黄芪汤等计有25篇临床研究文献。各个方剂的证据质量等级评价情况见表4–13。可以看出，有高质量证据6篇，中等质量证据7篇，低质量证据8篇，极低质量证据4篇。

表4–13　　其他方剂临床研究文献证据质量一览表

纳入研究	方剂名称	发表年份	文献类型	证据升降因素	等级
陈业海[28]	侯氏黑散	CR	1990	仲景原方（+1）单用仲景方干预（+1）	高
高　海[29]	侯氏黑散	CR	2002	仲景原方（+1）单用仲景方干预（+1）	高
王延周[30]	侯氏黑散	CR	1985	研究的局限性（–1）仲景原方（+1）单用仲景方干预（+1）	中
陈命新[31]	侯氏黑散	CR	1988	研究的局限性（–1）仲景原方（+1）单用仲景方干预（+1）	中
王延周[32]	侯氏黑散	CR	1993	研究的局限性（–1）仲景原方（+1）单用仲景方干预（+1）	中
陈修常[33]	侯氏黑散	CR	2003	无	低
皮后炎[34]	侯氏黑散	CR	2008	无	低
梁水英[35]	侯氏黑散	CR	2010	无	低
王　侠[36]	防己黄芪汤	RCT	2000	研究的局限性（–2）效应值很大（+2）	高
季正明[37]	防己黄芪汤	CR	1984	加入药物干扰（–1）剂量–效应关系（+1）单用仲景方干预（+1）	中

续表

纳入研究	方剂名称	发表年份	文献类型	证据升降因素	等级
马　界[38]	防己黄芪汤	RCT	2012	研究的局限性（–2）加入药物干扰（–1）	极低
耿宏伟[39]	当归芍药散	CR	1995	剂量–效应关系（+1）1979年前病例观察（+1）	高
李　萍[40]	当归芍药散	RCT	2010	研究的局限性（–2）1979年前病例观察（+1）	中
黄洁红[41]	甘麦大枣汤	RCT	2005	研究的局限性（–2）加入药物干扰（–1）1979年前病例观察（+1）	低
林晓晖[42]	甘麦大枣汤	RCT	2005	研究的局限性（–2）加入药物干扰（–1）1979年前病例观察（+1）	低
杨　嘉[43]	矾石汤	CR	1998	剂量–效应关系（+1）	中
魏明斌[44]	矾石汤	RCT	2013	研究的局限性（–2）精确度低（–1）加入药物干扰（–1）单用仲景方干预（+1）	极低
李　安[45]	酸枣汤	RCT	2007	加入药物干扰（–1）单用仲景方干预（+1）	高
何　艳[46]	酸枣汤	CR	2010	加入药物干扰（–1）单用仲景方干预（+1）	低
叶思文[47]	桂枝加龙骨牡蛎汤	RCT	2012	研究的局限性（–2）精确度低（–1）加入药物干扰（–1）	极低
朱西杰[48]	木防己汤	CR	2004	加入药物干扰（–1）剂量–效应关系（+1）单用仲景方干预（+1）	中
张松柏[49]	小半夏加茯苓汤	CR	1995	加入药物干扰（–1）剂量–效应关系（+1）	低
堀野雅子[50]	泻心汤	CR	2002	剂量–效应关系（+1）1979年前病例观察（+1）仲景原方（+1）单用仲景方干预（+1）	高
罗万英[51]	茵陈五苓散	CR	2002	加入药物干扰（–1）	极低
蔡　倩[52]	下瘀血汤	RCT	2011	研究的局限性（–2）精确度低（–1）仲景原方（+1）	低

2. 个案经验文献

共纳入143则医案，分别采用肾气丸、泻心汤、酸枣汤等。发表年份分布于1979～2013年。各个方剂的证据质量等级评价情况见表4-14。可以看出，纳入相关医案平均质量高等、中等居多。

表4-14　个案经验文献证据质量一览表

方剂名称	发表年份	医案则数	质量评分平均值	等级
肾气丸	1979～2013	34	51.16	中等
泻心汤	1985～2012	16	47.49	中等
酸枣汤	1995～2012	15	58.22	中等
当归芍药散	1987～2013	14	48.35	中等
侯氏黑散	1987～2012	11	46.57	中等
栝楼薤白半夏汤	2001～2013	9	61.69	高等
风引汤	1982～2013	6	57.63	中等
奔豚汤	1998～2012	6	48.18	中等
桂枝茯苓丸	1987～2012	6	34.04	低等
黄芪桂枝五物汤	1988～2013	5	59.25	中等
泽泻汤	1979～1997	3	48.69	中等
小半夏加茯苓汤	1996～2008	3	47.69	中等
防己黄芪汤	2010～2012	2	66.35	高等
百合地黄汤	2000～2012	2	55.26	中等
防己地黄汤	1991	2	52.29	中等
大黄牡丹汤	1987～1999	2	49.74	中等
越婢汤	1993～2008	2	40.06	中等
小半夏汤	2009	1	61.54	高等
乌头汤	2009	1	60.39	高等
黄芪建中汤	2006	1	56.35	中等
木防己汤	1979	1	52.23	中等
黄土汤	1985	1	47.83	中等

【典型临床证据】

高血压病的临床研究证据共有52篇文献支持，高质量证据12篇，中等质量证据13篇，低质量证据20篇，极低质量证据7篇。高质量证据为肾气丸、泽泻汤等的研究文献。各质量等级文献均有分布。

1. 肾气丸

肾气丸干预高血压病在临床总有效率方面有效（高质量证据）

李秉涛[1]实施的一项样本量为68例的病例系列观察中，取仲景牌浓缩金匮肾气丸，早、中、晚各服10丸，60天为1个疗程，治疗1个疗程判断疗效。治疗效果：显效62例，无效6例。有效率91.25%。（疗效标准：①显效：治疗1个疗程，患者自觉症状消失，测血压基本在正常范围、头不晕，下肢不浮肿，小便正常、腰膝不酸软，走路有力。②无效：服1个疗程，患者临床症状不减，血压不降。）

2. 泽泻汤

泽泻汤联合辨证论治对照单纯辨证论治干预高血压病降低28天偶测血压方面有优势（高质量证据）

王春华[16]实施的一项样本量为140例的随机对照试验中，试验组70例，对照组70例。对照组采用辨证论治，肝火亢盛证用龙胆泻肝汤加减方（每袋100mL，含生药：龙胆草10g，生地黄10g，夏枯草10g，泽泻7g，黄芩7g，决明子7g，栀子5g，白芍5g），阴虚阳亢证用杞菊地黄汤加减（每袋100mL，含生药：枸杞子10g，生地黄10g，北沙参10g，丹皮10g，菊花5g，泽泻5g，怀牛膝3g，白芍5g，钩藤3g），痰湿壅盛证用半夏白术天麻汤加减（每袋100mL，含生药：清半夏8g，炒白术7g，天麻8g，陈皮6g，薏苡仁10g，茯苓10g，竹茹5g，砂仁5g），阴阳两虚证用右归饮加减（每袋100mL，含生药：熟地黄10g，山药10g，山茱萸10g，枸杞子10g，杜仲10g，肉桂3g，当归5g，附子3g）。试验组各证型在此基础上，同时服用泽泻汤加味方浓缩水煎剂（每袋50mL，含生药：泽泻7g，炒白术3g，泽兰5g，石菖蒲5g），每日2袋，分2次口服。治疗后28天偶测血压加权均数差WMD=−2.68，95%CI（−4.06，−1.30），P=0.0001。

【高血压病与应用方剂分析】

此次研究发现共有26首方剂可以治疗高血压病，属于同病异治的范畴。根据文献报道，基于循证医学研究得出结论，依次为：肾气丸共 15 篇文献，纳入 1316 例；泽泻汤共 12 篇文献，纳入 1398 例。高质量证据分布在肾气丸、泽泻汤等方剂中，其余方剂多为中等、低质量证据。可以看出，虽然方剂种类分布较广，但是不论在文献频次还是证据质量方面，均具有一定聚集性。

1. 肾气丸

肾气丸在《金匮要略》共出现 5 次，分别在中风历节病篇、血痹虚劳病篇、痰饮咳嗽病篇、消渴小便不利淋病篇、妇人杂病篇中，分别主治脚气上冲、虚劳腰疼、短气有微饮、男子消渴、妇人转胞，虽然其主证各异，但病机一致，即肾气不足、肾阳亏虚。其方由附子、桂枝、干地黄、山药、山茱萸、泽泻、茯苓、丹皮组成。高血压病在本方的病症谱中，属于高频病症。高质量证据显示，肾气丸干预高血压病在临床总有效率方面有效。可见肾气不足、肾阳亏虚是本病临床常见病机之一，具有较高的人群聚集度。

2. 泽泻汤

泽泻汤是痰饮咳嗽病篇中，主治支饮上泛、蒙蔽清阳冒眩的主方，其主证表现为头昏目眩。其方由泽泻、白术组成。高血压病在本方的病症谱中，属于高频病症。高质量证据显示，泽泻汤联合辨证论治对照单纯辨证论治干预高血压病降低 28 天偶测血压方面有优势。可见脾虚饮泛是本病临床常见病机之一，具有较高的人群聚集度。

【优势病证规律】

根据现有文献，高血压病临床常见证型有肾气不足、肾阳亏虚的肾气丸证和脾虚饮泛的泽泻汤证。通过循证医学研究及证据评价，提炼出高血压病用《金匮要略》方治疗呈现出一定趋向性。因此，肾气丸和泽泻汤的证型很可能是高血压病在现代临床环境下的主要证候表现。（见图 4–2）

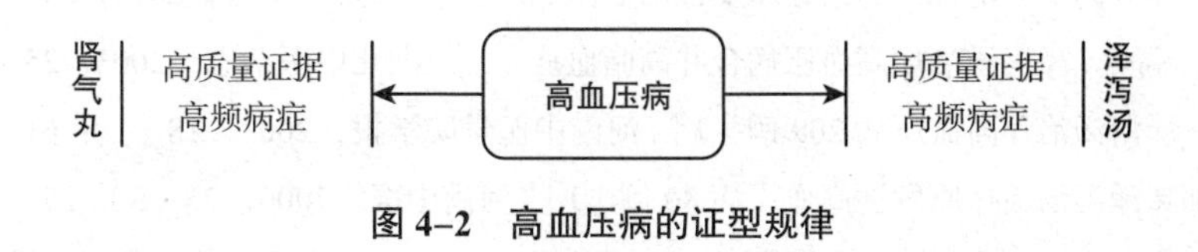

图 4–2　高血压病的证型规律

参考文献

［1］李秉涛，张居运，张晓萌 . 金匮肾气丸治疗高血压病 68 例［J］. 中医杂志，2003，44（10）：757.
［2］门靖涫，祁芳珍 . 高血压从肾论治 50 例［J］. 四川中医，2005，23（11）：40–41.

[3] 李雄伟.肾气丸对中青年男性高血压患者性功能的影响[J].浙江中西医结合杂志,2008,18(4):214-215.
[4] 刘远林.金匮肾气丸与依那普利联用对高血压患者尿微量白蛋白影响的研究[J].新中医,2008,40(8):37-38.
[5] 李锋.辨证分型治疗高血压随机平行对照研究[J].实用中医内科杂志,2013,27(10):11-12.
[6] 薛敏.倍他乐克治疗高血压病伴肾脏损害22例疗效观察[J].临床医学,2001,12(7):50-51.
[7] 赵勇军.肾气丸加味治疗老年单纯收缩期高血压30例[J].现代中西医结合杂志,2003,12(9):925-926.
[8] 李新强,张建群,高会峰.中西医结合治疗高血压肾病92例[J].河南中医,2011,31(7):778-779.
[9] 宋文华,黄经文.中西医结合治疗老年高血压病58例[J].陕西中医,1998,19(1):9.
[10] 陈丽英,张曼韵,张蓓莉.自拟肾气丸加减方在虚证高血压病中的运用[J].辽宁中医学院学报,2004,6(6):468-469.
[11] 陈丽英,张蓓莉,张曼韵.自拟肾气丸加减方治疗虚证高血压病合并稳定型心绞痛44例[J].上海中医药杂志,2005,39(11):18-19.
[12] 李娟,张东霞,曹莉芳.中西医结合治疗原发性高血压病的临床疗效观察[J].医学综述,2009,15(24):3824-3826.
[13] 李学勇.辨证治疗高血压病临床观察[J].中医学报,2012,27(10):1333-1334.
[14] 崔宜武.滋肾法治疗高血压病63例[J].安徽中医学院学报,1988,7(2):37-38.
[15] 丁碧云.从肾论治老年高血压病[J].中医药临床杂志,2007,22(5):26.
[16] 王春华,高怡,陈建芝,等.辨证论治联合泽泻汤加味方对高血压病中医症候积分的影响[J].环球中医药,2012,5(7):538-540.
[17] 范洪亮,张树峰,张连和,等.泽泻汤加味方对原发性高血压痰湿壅盛证症候影响研究[J].世界中医药,2011,6(2):107-110.
[18] 肖花香.泽泻汤加味治疗原发性高血压痰湿壅盛证症候效果研究[J].健康必读:下半月,2012(1):165.
[19] 王天玲.泽泻汤加味配合西药治疗原发性高血压50例[J].陕西中医,2013,34(1):39-41.
[20] 顾国龙,高峥.泽泻汤治疗高血压病合并高脂血症[J].湖北中医杂志,2003,25(4):9-10.
[21] 张先茂.泽泻汤治疗高血压病208例[J].河南中医学院学报,2003,18(1):61.
[22] 张军.加味泽泻汤治疗原发性高血压病80例[J].河南中医,2006,26(5):25.
[23] 陈利群.半夏白术天麻汤合泽泻汤加味对痰湿壅盛型高血压病体重指数、降压效果的影响[J].中国中医急症,2007,16(6):650-651.
[24] 罗明玉.泽泻汤和半夏白术天麻汤治疗痰湿内阻型原发性高血压36例临床观察[J].中国临床研究,2012,4(11):76-77.
[25] 王春华,高怡,陈建芝,等.辨证论治联合泽泻汤加味方治疗高血压病70例临床观察[J].环球中医药,2012,7(4):289-292.

［26］王春华，高怡，陈建芝，等．辨证论治联合泽泻汤加味方对高血压患者各证型单项症状影响分析［J］．世界中医药，2013，8（3）：285-287.
［27］陈海生．泽泻汤联合半夏白术天麻汤治疗高血压的临床效果观察［J］．健康必读（中旬刊），2013，12（4）：78.
［28］陈业海，侯氏黑散加减治疗高血压病53例近期疗效观察［J］．广西中医药，1990，13（4）：9.
［29］高海，孙大庆．侯氏黑散治疗原发性高血压74例［J］．黑龙江中医药，2002（1）：41.
［30］王延周．侯氏黑散治疗高血压病［J］．山东中医杂志，1985（5）：45.
［31］陈命新．侯氏黑散治疗高血压病32例［J］．湖南中医杂志，1988（2）：48.
［32］王延周，邵桂珍．侯氏黑散降压降脂作用的观察［J］．中国中西医结合杂志，1993（7）：396.
［33］陈修常，王延周，邵桂珍．侯氏黑散降压降脂作用的检测及探讨［J］．医药论坛杂志，2003，24（17）：60-61.
［34］皮后炎．侯氏黑散加减治疗颈性高血压病53例［J］．实用中医内科杂志，2008，22（5）：26.
［35］梁水英，张晨旭．侯氏黑散加减治疗阳虚型高血压36例［J］．中国民间疗法，2010，18（3）：38-39.
［36］王侠，林晓忠．中西医结合治疗高血压左心室肥厚逆转的临床观察［J］．山西中医，2000，16（1）：24-25.
［37］季正明．黄芪防己汤加减治疗阳虚型高血压病40例［J］．基层医刊，1984（6）：36.
［38］马界，陈学忠，王毅．防己黄芪汤加减结合西药治疗高血压肾损害水肿的临床观察［J］．中国中医基础医学杂志，2012，18（8）：879-880.
［39］耿宏伟，张改莲，杨彦．加味当归芍药散治疗高血压病湿滞血瘀型62例［J］．河南中医药学刊，1995，10（5）：33-34.
［40］李萍．当归芍药散治疗高血压病的临床研究［D］．南宁：广西中医药大学，2010.
［41］黄洁红．中西医结合疗法对72例高血压病人血压昼夜节律及夜间睡眠的影响［J］．中医研究，2005，18（6）：33-35.
［42］林晓晖．调整阴阳对改善高血压病患者血压昼夜节律及夜间睡眠的临床研究［J］．现代医院，2005，5（7）：80-81.
［43］杨嘉．改良矾石汤外治高血压［J］．实用医学杂志，1998，14（2）：142.
［44］魏明斌．关于中医泡脚疗法治疗高血压的临床观察［J］．大家健康（学术版），2013，7（10）：58-59.
［45］李安．酸枣汤加味治疗原发性高血压病睡眠障碍58例［J］．内科，2007，2（3）：359-361.
［46］何艳，李春华．子时服用酸枣汤治疗原发性高血压病临床体会［J］．新疆中医药，2010，28（5）：94-95.
［47］叶思文．桂枝加龙骨牡蛎汤治疗老年单纯收缩期高血压合并睡眠障碍临床观察［J］．新中医，2012，44（12）：28-29.
［48］朱西杰．木防己汤加减治疗单纯性收缩压升高50例临床分析［J］．四川中医，2004，22（12）：43-44.

[49] 张松柏 . 吴茱萸汤合小半夏加茯苓汤加味治疗临界性高血压 44 例 [J]. 黑龙江中医药,1995(6):09-10.
[50] 堀野雅子，柽坤 . 三黄泻心汤开水浸渍剂治疗高血压的疗效 [J]. 国外医学（中医中药分册），2002，24（5）：287.
[51] 罗万英 . 茵陈五苓散加减治疗高血压 102 例 [J]. 现代中医药，2002（4）：22.
[52] 蔡倩 . 下瘀血汤治疗高血压性肾损害患者夜尿增多临床研究 [D]. 北京：北京中医药大学，2011.

第五章

肌肉骨骼系统和结缔组织疾病

第一节　坐骨神经痛

坐骨神经痛是多种病因所致的沿坐骨神经通路，以疼痛为主要症状的综合征。本病多为一侧腰腿部阵发性或持续性疼痛。其主要症状是臀部、大腿后侧、小腿后外侧及足部发生放射性、烧灼样或针刺样疼痛，疼痛部位多自臀部向大腿后侧、小腿后外侧及足背外侧放射。每遇咳嗽、打喷嚏等易使腹压升高的动作及行走等牵引坐骨神经的活动时，疼痛加剧。屈膝屈髋或向健侧卧休息后疼痛可减轻；直腿抬高试验阳性，跟腱反射减弱。坐骨神经痛只是一个临床症状，而不是一种独立的疾病。本病发病年龄常在20～60岁，其中40岁左右最多见。20岁以前和60岁以后少见。坐骨神经痛分为原发性坐骨神经痛和继发性坐骨神经痛。原发性坐骨神经痛（坐骨神经炎）原因不明，临床比较少见。继发性坐骨神经痛是由邻近病变的压迫或刺激引起，又分为根性和干性坐骨神经痛。根性多见，病因以椎间盘突出最常见，其他病因有椎管内肿瘤、椎体转移病、腰椎结核、腰椎管狭窄等；干性可由骶髂关节炎、盆腔内肿瘤、妊娠子宫压迫、髋关节炎、臀部外伤、糖尿病等导致。坐骨神经痛的原因大多数是由于坐骨神经经行径途中受到附近组织病变侵犯而引起。西医治疗主要是对症处理及去除病因，包括：急性期卧硬板床休息，使用止痛药、镇静剂、B族维生素等，局部理疗（包括超短波、普鲁卡因离子透入、紫外线、各种热疗等），神经阻滞术，牵引疗法，手术疗法。可见目前西医疗法以手术及止痛治疗为主，存在治疗费用高、疗效不满意、易复发、后遗症多等问题。相比而言，中药内服及外敷、针刺、艾灸等疗法不仅疗效好，而且治疗费用低、患者承受的痛苦少，在坐骨神经痛的治疗中发挥了重要的作用。

根据本病的临床表现可大致将其归纳于中医的“痹症”“腰腿痛”“肾痹”“伤筋”“腰脚痛”“坐臀风”“腿股风”等范畴。其病因病机包括：禀赋不足、素体虚弱，加之劳累过度，或久病体虚、肝肾不足、气血耗伤、腠理疏松，致使寒湿、湿热等外邪乘虚入侵；闪挫撞击、持重努伤可造成气滞血瘀、血行不畅，不通则痛。可见本证多以肝肾不足为本，风、寒、湿等邪犯为标，急则治标，采用祛风、散寒、除湿、活血化瘀等治疗方法；缓则治本，治用补肝肾、强筋骨之法。

【《金匮要略》方剂谱】

坐骨神经痛的国际病症编码为M54.381，属于肌肉骨骼系统和结缔组织疾病。在《金匮要略》方治疗的优势病症谱中，其临床研究文献频次居第45位，而个案经验文献频次居第67位。《金匮要略》方中，能够治疗坐骨神经痛的方剂共16首，其中有8首方剂已经进行过临床研究，14首方剂有个案经验报道。各方剂的文献频次见表5–1、表5–2。从表中看出，临床研究文献主要集中在乌头汤，其次是黄芪桂枝五物汤和桂枝芍药知母汤，而个案经验文献集中在黄芪桂枝五物汤，其次是桂枝芍药知母汤和乌头汤，其余方剂运用频次较低。

表5–1　坐骨神经痛临床研究文献方剂谱

序号	方剂名称	频次	序号	方剂名称	频次
1	乌头汤	29	5	甘草附子汤	1
2	黄芪桂枝五物汤	7	6	肾气丸	1
3	桂枝芍药知母汤	7	7	乌头赤石脂丸	1
4	大黄附子汤	2	8	薏苡仁附子散	1

表5–2　坐骨神经痛个案经验文献方剂谱

序号	方剂名称	频次	序号	方剂名称	频次
1	黄芪桂枝五物汤	23	8	旋覆花汤	1
2	桂枝芍药知母汤	21	9	温经汤	1
3	乌头汤	16	10	侯氏黑散	1
4	大黄附子汤	4	11	肾气丸	1
5	当归芍药散	4	12	乌头赤石脂丸	1
6	桂枝茯苓丸	2	13	下瘀血汤	1
7	越婢加术汤	1	14	甘草干姜茯苓白术汤	1

【临床证据评价】

坐骨神经痛的临床证据来源于临床研究和个案经验文献，前者有 49 篇，后者有 74 篇。临床研究文献中有 1 篇随机对照试验，3 篇非随机对照试验，45 篇病例系列观察。个案经验文献共有 74 篇，报道了 78 则坐骨神经痛的验案。

1. 临床研究文献

（1）乌头汤

29 篇文献中，1 篇随机对照试验，1 篇非随机对照试验，27 篇病例系列观察。在发表年份上，所有文献分布在 1979 ~ 2012 年。证据质量等级评价情况见表 5-3。可以看出，有高质量证据 4 篇，中等质量证据 12 篇，低质量证据 13 篇。证据的降级因素主要为加入药物干扰。证据升级因素主要是 1979 年前相关病例观察、单用仲景方干预。

表 5-3　乌头汤临床研究文献证据质量一览表

纳入研究	发表年份	文献类型	证据升降因素	等级
张克畏[1]	1989	CR	小样本（-1）剂量 - 效应关系（+1）1979 年前病例观察（+1）单用仲景方干预（+1）	高
许建功[2]	1990	CR	加入药物干扰（-1）剂量 - 效应关系（+1）1979 年前病例观察（+1）单用仲景方干预（+1）	高
王道轩[3]	1994	CR	加入药物干扰（-1）剂量 - 效应关系（+1）1979 年前病例观察（+1）单用仲景方干预（+1）	高
张世华[4]	2001	CR	加入药物干扰（-1）剂量 - 效应关系（+1）1979 年前病例观察（+1）单用仲景方干预（+1）	高
许建功[5]	1984	CR	加入药物干扰（-1）1979 年前病例观察（+1）单用仲景方干预（+1）	中
周　虎[6]	1985	CR	加入药物干扰（-1）1979 年前病例观察（+1）单用仲景方干预（+1）	中
沈允浩[7]	1995	CR	加入药物干扰（-1）1979 年前病例观察（+1）单用仲景方干预（+1）	中
高　峰[8]	1998	CR	加入药物干扰（-1）1979 年前病例观察（+1）单用仲景方干预（+1）	中
刘观湘[9]	1998	CR	加入药物干扰（-1）1979 年前病例观察（+1）单用仲景方干预（+1）	中

续表

纳入研究	发表年份	文献类型	证据升降因素	等级
刘天礼[10]	1999	CR	加入药物干扰（–1）1979年前病例观察（+1）单用仲景方干预（+1）	中
江华鸣[11]	2000	CR	加入药物干扰（–1）1979年前病例观察（+1）单用仲景方干预（+1）	中
刘太平[12]	2002	CR	加入药物干扰（–1）1979年前病例观察（+1）单用仲景方干预（+1）	中
张光栓[13]	2003	CR	加入药物干扰（–1）1979年前病例观察（+1）单用仲景方干预（+1）	中
裴广玉[14]	2006	CT	研究的局限性（–2）加入药物干扰（–1）1979年前病例观察（+1）单用仲景方干预（+1）	中
李建勇[15]	2009	CR	加入药物干扰（–1）1979年前病例观察（+1）单用仲景方干预（+1）	中
张建平[16]	2012	RCT	研究的局限性（–2）加入药物干扰（–1）1979年前病例观察（+1）单用仲景方干预（+1）	中
任善军[17]	1979	CR	研究的局限性（–1）加入药物干扰（–1）1979年前病例观察（+1）0	低
张建福[18]	1988	CR	加入药物干扰（–1）1979年前病例观察（+1）	低
殷　成[19]	1995	CR	加入药物干扰（–1）1979年前病例观察（+1）	低
陈邦芝[20]	1995	CR	研究的局限性（–1）加入药物干扰（–1）1979年前病例观察（+1）单用仲景方干预（+1）	低
韩向郎[21]	1996	CR	研究的局限性（–1）加入药物干扰（–1）1979年前病例观察（+1）单用仲景方干预（+1）	低
胡为江[22]	1998	CR	间接证据（–1）1979年前病例观察（+1）	低
李明山[23]	1998	CR	加入药物干扰（–1）1979年前病例观察（+1）	低
张丽娟[24]	1999	CR	研究的局限性（–1）加入药物干扰（–1）1979年前病例观察（+1）单用仲景方干预（+1）	低
程济芳[25]	1999	CR	小样本（–1）加入药物干扰（–1）1979年前病例观察（+1）单用仲景方干预（+1）	低
吉耀召[26]	1999	CR	加入药物干扰（–1）1979年前病例观察（+1）	低
常建华[27]	2001	CR	研究的局限性（–1）加入药物干扰（–1）1979年前病例观察（+1）单用仲景方干预（+1）	低
胡瑞义[28]	2003	CR	加入药物干扰（–1）1979年前病例观察（+1）	低
马思中[29]	2003	CR	加入药物干扰（–1）1979年前病例观察（+1）	低

（2）黄芪桂枝五物汤

纳入7篇文献，1篇非随机对照试验，6篇病例系列观察。所有文献分布在1984～2007年。证据质量等级评价情况见表5-4。可以看出，有中等质量证据2篇，低质量证据3篇，极低质量证据2篇。证据的降级因素主要加入药物干扰。证据升级因素主要是单用仲景方干预和剂量效应关系。

表5-4　　黄芪桂枝五物汤临床研究文献证据质量一览表

纳入研究	发表年份	文献类型	证据升降因素	等级
许建功[30]	1990	CR	加入药物干扰（-1）剂量-效应关系（+1）单用仲景方干预（+1）	中
孟宪凯[31]	2002	CR	加入药物干扰（-1）剂量-效应关系（+1）单用仲景方干预（+1）	中
许建功[32]	1984	CR	加入药物干扰（-1）单用仲景方干预（+1）	低
陈齐鸣[33]	2004	CR	加入药物干扰（-1）单用仲景方干预（+1）	低
刘　兰[34]	2007	CT	研究的局限性（-2）加入药物干扰（-1）单用仲景方干预（+1）	低
张来朝[35]	1994	CR	加入药物干扰（-1）	极低
胡瑞义[36]	2003	CR	加入药物干扰（-1）	极低

（3）桂枝芍药知母汤

纳入7篇文献，1篇非随机对照试验，6篇病例系列观察。所有文献分布在1989～2011年。证据质量等级评价情况见表5-5。可以看出，有高质量证据1篇，中等低质量证据4篇，低质量证据1篇，极低质量证据1篇。证据的降级因素有研究的局限性、加入药物干扰等。证据升级因素主要是单用仲景方干预。

表5-5　　桂枝芍药知母汤临床研究文献证据质量一览表

纳入研究	发表年份	文献类型	证据升降因素	等级
邓　明[37]	1989	CR	剂量-效应关系（+1）单用仲景方干预（+1）	高
邱志济[38]	1997	CR	单用仲景方干预（+1）	中
刘国元[39]	2003	CR	单用仲景方干预（+1）	中
裴海泉[40]	2004	CR	单用仲景方干预（+1）	中

续表

纳入研究	发表年份	文献类型	证据升降因素	等级
邢　越[41]	2011	CT	研究的局限性（–2）加入药物干扰（–1）单用仲景方干预（+1）	中
张建功[42]	2005	CR	加入药物干扰（–1）单用仲景方干预（+1）	低
赵　琳[43]	2010	CR	研究的局限性（–1）加入药物干扰（–1）单用仲景方干预（+1）	极低

（4）其他方剂

另有 5 个方剂，分别为大黄附子汤、甘草附子汤、肾气丸、乌头赤石脂丸、薏苡仁附子散。各个方剂的证据质量等级评价情况见表 5–6。可以看出，纳入文献除 1 篇为中等质量外，其余质量均偏低。

表 5–6　其他方剂临床研究文献证据质量一览表

纳入研究	方剂	发表年份	文献类型	证据升降因素	等级
周来兴[44]	大黄附子汤	1994	CR	加入药物干扰（–1）单用仲景方干预（+1）	低
牛国民[45]	大黄附子汤	1991	CR	加入药物干扰（–1）	极低
宁国良[46]	甘草附子汤	1989	CR	单用仲景方干预（+1）	中
苏凤阁[47]	肾气丸	2004	CR	加入药物干扰（–1）单用仲景方干预（+1）	低
董恒星[48]	乌头赤石脂丸	2001	CR	加入药物干扰（–1）单用仲景方干预（+1）	低
包哲辉[49]	薏苡仁附子散	1996	CR	小样本（–1）加入药物干扰（–1）剂量 – 效应关系（+1）	极低

2. 个案经验文献

共纳入 78 则医案，分别采用黄芪桂枝五物汤、桂枝芍药知母汤、乌头汤等。发表年份分布于 1981 ~ 2013 年。各个方剂的证据质量等级评价情况见表 5–7。可以看出，纳入相关医案平均质量均为中等。

表 5-7　　个案经验文献证据质量一览表

方剂名称	发表年份	医案则数	质量评分平均值	等级
黄芪桂枝五物汤	1982 ~ 2009	23	51.13	中等
桂枝芍药知母汤	1981 ~ 2005	21	45.54	中等
乌头汤	1988 ~ 2013	16	51.32	中等
大黄附子汤	1982 ~ 1992	4	56.1	中等
当归芍药散	1995 ~ 2010	4	48.65	中等
桂枝茯苓丸	1998 ~ 2002	2	51.49	中等
越婢加术汤	2001	1	59.57	中等
旋覆花汤	2000	1	58.74	中等
温经汤	1982	1	54.81	中等
侯氏黑散	1984	1	48.45	中等
肾气丸	1993	1	48.35	中等
乌头赤石脂丸	1987	1	47.83	中等
下瘀血汤	2012	1	42.69	中等
甘草干姜茯苓白术汤	1990	1	40.16	中等

【典型临床证据】

坐骨神经痛的临床研究证据共有 49 篇文献支持，高质量证据 5 篇，中等质量证据 19 篇，低质量证据 20 篇，极低质量证据 5 篇。高质量证据为乌头汤和桂枝芍药知母汤的研究文献。各质量等级文献均有分布。

1. 乌头汤

乌头汤加味干预坐骨神经痛有一定疗效（高质量证据）

张克畏[1]实施的一项样本量为 24 例的病例系列观察。采用乌头汤加味治疗：制川乌 5g，麻黄 10g，白芍 15g，黄芪 20g，制马钱子 2.5g，地龙 15g，威灵仙 15g，甘草 10g。用水 400mL 浸泡后，煮取 200mL，每次服 100mL，一天 2 次。治疗效果：治疗 24 例病人，用药 1 ~ 2 周后患者疼痛减轻，可以下床活动。在治疗过程中，未出现任何毒性反应。疼痛消失时间，2 周内 3 例，2 ~ 3 周内 8 例，4 ~ 5 周 13 例。

2. 黄芪桂枝五物汤

黄芪桂枝五物汤合乌头汤加减干预坐骨神经痛有一定疗效（中等质量证据）

孟宪凯[31]实施的一项样本量为158例的病例系列观察。采用黄芪桂枝五物汤合乌头汤加减干预。基本方：黄芪30g，白芍药30g，桂枝10g，川牛膝15g，当归10g，制川乌头10g，制草乌头10g，木瓜15g，全蝎10g，蜈蚣2条，狗脊15g，甘草6g，制乳香10g，制没药10g，生姜3片，大枣4枚。每日1剂，水煎3次取汁300mL，早晚分服，10日为1个疗程，1个疗程未愈可续服下个疗程。加减：若寒性偏重者，重用制川乌头、制草乌头用量直至20g；若血虚者调整黄芪、当归用量，按6：1比例为佳；疼痛甚，拘挛不能伸者，重用白芍药、木，酌加穿山甲、水蛭、地龙等虫类药物；若肾虚较明显者，重用狗脊，加熟地黄、续断、杜仲等；若湿邪较盛者，重用木瓜，薏苡仁、苍术；若湿热并存者，去制川乌头、制草乌头，重用黄柏、苍术、牡丹皮、土茯苓。治疗后，痊愈153例（1个疗程痊愈76例，2个疗程痊愈48例，3个疗程痊愈29例），无效5例（中断治疗），总有效率96.84%。（疗效标准：痊愈：症状、体征完全消失，肢体活动自如同常人；好转：疼痛明显减轻，体征有所改善；无效：症状、体征无明显变化。）

3. 桂枝芍药知母汤

桂枝芍药知母汤加减干预坐骨神经痛有一定疗效（高质量证据）

邓明[37]实施的一项样本量为30例的病例系列观察。桂枝芍药知母汤加减干预。方药及临床运用基本方：桂枝、知母、防风各24g，白芍18g，麻黄、甘草各8g，白术、生姜各30g，附子60g（先煎2小时）。水煎服，每日1剂，7天为1个疗程。加减：寒重者，加重附子用量；湿重者，加薏仁、木瓜、蚕砂；有热者，附子减量或去之，加黄柏；阳虚者，加仙茅、巴戟；阴虚者，去附子或减量，加石斛、天冬、龟板：气虚者，加黄芪，党参；血虚者，加血藤、首乌、鹿角胶；瘀阻者，加乳没、桃仁、红花、苏木。治疗结果及疗效标准；痊愈（症状消失，一年内无复发者）18例（其中1～2疗程10例，2疗程以上8例）；好转（症状消失，一年内复发者）10例；无效（经治疗3疗程以上症状无改变或中断治疗者）2例。病程短者，效果迅速，病程长者，效果缓慢。

【坐骨神经痛与应用方剂分析】

此次研究发现共有16首方剂可以治疗坐骨神经痛，属于同病异治的范畴。根据文献报道，基于循证医学研究得出结论，依次为：乌头汤共29篇文献，纳入2256例；黄芪桂枝五物汤共7篇文献，纳入906例；桂枝芍药知母汤共7篇文献，纳入560例。高质量证据分布在乌头汤和桂枝芍药知母汤中，其余方剂多为中等、低质量证据。可以看出，虽然方剂种类分布较广，但是不论在文献频次还是证据质量方面，均具有一定聚集性。

1. 乌头汤

乌头汤是中风历节病篇中，主治寒湿历节病的主方，其主证表现为关节疼痛剧烈，屈伸活动不利等。其方由麻黄、芍药、黄芪、甘草、川乌、白蜜组成。坐骨神经痛在本方的病症谱中，属于高频病症。高质量证据显示，乌头汤加味干预坐骨神经痛有一定疗效。可见寒湿痹阻、气血不利是本病临床常见病机之一，具有较高的人群聚集度。

2. 黄芪桂枝五物汤

黄芪桂枝五物汤是血痹虚劳病篇中，主治阳气不足、阴血涩滞的血痹重证的主方，其主证表现为局部肌肤麻木不仁、可兼有酸痛感等。坐骨神经痛的某些并发症可能出现血痹类似的症状，其阴阳俱不足证型病机相通，故本方可以用于治疗该证型的坐骨神经痛。其方由黄芪、芍药、桂枝、生姜、大枣组成。坐骨神经痛在本方的病症谱中，属于高频病症。中等质量证据提示，黄芪桂枝五物汤合乌头汤加减干预坐骨神经痛有一定疗效。可见阳气不足、阴血涩滞是本病临床常见病机之一，具有较高的人群聚集度。

3. 桂枝芍药知母汤

桂枝芍药知母汤是中风历节病篇中，主治感受风湿、化热伤阴之痹证的主方，其主证表现为身体逐渐消瘦、脚肿麻木、眩晕、短气恶心等。其方由桂枝、芍药、甘草、麻黄、生姜、白术、知母、防风、附子组成。坐骨神经痛在本方的病症谱中，属于高频病症。高质量证据显示，桂枝芍药知母汤加减干预坐骨神经痛有一定疗效。可见感受风湿、化热伤阴是本病临床常见病机之一，具有较高的人群聚集度。

【优势病证规律】

根据现有文献，坐骨神经痛临床常见证型有寒湿痹阻、气血不利的乌头汤证，阳气不足、阴血涩滞的黄芪桂枝五物汤证和感受风湿、化热伤阴的桂枝芍药知母汤证。通过循证医学研究及证据评价，提炼出坐骨神经痛用《金匮要略》方治疗呈现出一定趋向性。因此，乌头汤证、黄芪桂枝五物汤证和桂枝芍药知母汤的证型很可能是坐骨神经痛在现代临床环境下的主要证候表现。（见图5–1）

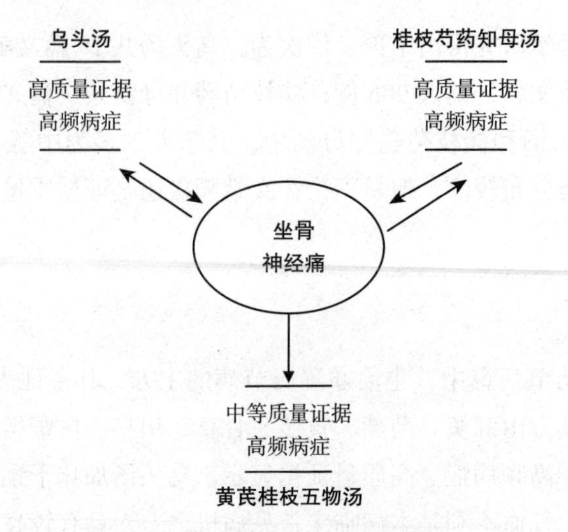

图 5-1　坐骨神经痛的证型规律

参考文献

[1] 张克畏，冯贵让 . 乌头汤加味治疗坐骨神经痛［J］. 实用中医内科杂志，1989，3（1）：26.

[2] 许建功，许素琴，李金星 . 中药治疗坐骨神经痛 154 例报告［J］. 中医正骨，1990，2（3）：16-17.

[3] 王道轩，雷世芳 . 乌头汤加味治疗坐骨神经痛 38 例［J］. 河南中医药学刊，1994，9（4）：55-56.

[4] 张世华，刘玉兰 . 乌头汤加减治疗坐骨神经痛 30 例小结［J］. 甘肃中医，2001，14（6）：38.

[5] 许建功 . 黄芪桂枝五物汤合乌头汤化裁治疗坐骨神经痛 54 例临床观察［J］. 河南中医，1984（1）：27-28.

[6] 周虎 . 乌头汤加减治疗坐骨神经炎［J］. 中国中西医结合杂志，1985（1）：32.

[7] 沈允浩 .《金匮》乌头汤加味治疗坐骨神经痛 36 例［J］. 江西中医药，1995（6）：67-68.

[8] 高峰 . 加味乌头汤治疗坐骨神经痛 50 例小结［J］. 甘肃中医，1998，11（6）：25-26.

[9] 刘观湘 . 乌头细辛汤治疗坐骨神经痛 60 例［J］. 中国乡村医药，1998，5（3）：23.

[10] 刘天礼，马生珍 . 乌头汤治疗老年坐骨神经痛 85 例［J］. 陕西中医，1999，20（6）：253.

[11] 江华鸣 . 中药热熨配合内服治疗坐骨神经痛 42 例［J］. 中医外治杂志，2000，9（1）：17.

[12] 刘太平 . 乌头汤加味治疗坐骨神经痛 85 例疗效观察［J］. 中医正骨，2002，14（11）：8.

[13] 张光栓，张桂芳 . 乌头黄芪汤治疗坐骨神经痛 54 例［J］. 中医研究，2003，16（2）：37.

[14] 裴广玉 . 乌头汤加味治疗坐骨神经痛疗效观察［J］. 中医药学刊，2006，24（1）：161.

[15] 李建勇 . 乌头汤加减治疗坐骨神经痛 54 例［J］. 河南中医，2009，29（11）：1055-1056.

[16] 张建平 . 乌头细辛通痹汤治疗干性坐骨神经痛临床观察［J］. 山西中医，2012，28（12）：10.

[17] 任善军 . 千金乌头汤加封闭治疗坐骨神经痛 24 例［J］. 河南医药，1979（3）：25-26.

[18] 张建福，付新礼 . 独活寄生汤合乌头汤化裁治疗坐骨神经痛［J］. 广西中医药，1988（5）：13.

[19] 殷成，周虎 . 乌头的临床应用研究——烫附加味乌头汤治疗坐骨神经痛 52 例总结［J］. 湖南中

医药导报，1995，1（5）：11-13.
［20］陈邦芝．细辛乌头汤治疗坐骨神经痛 52 例［J］．辽宁中医杂志，1995，22（7）：318.
［21］韩向郎．乌头地马汤治疗坐骨神经痛 68 例［J］．湖南中医药导报，1996，2（1）：40.
［22］胡为江．水针加中药治疗坐骨神经痛 50 例［J］．现代康复，1998，2（7）：720.
［23］李明山，许长有，王洛芳．乌头汤合当归四逆汤治疗坐骨神经痛 74 例［J］．陕西中医，1998，19（2）：58.
［24］张丽娟．桃仁独活乌头汤治疗坐骨神经痛 51 例报告［J］．中医正骨，1999，11（11）：40.
［25］程济芳．乌头汤加味治疗原发性坐骨神经痛 15 例［J］．国医论坛，1999，142（3）：12.
［26］吉耀召．乌头汤与羌活胜湿汤治疗坐骨神经痛 100 例［J］．河南医药信息，1999，7（9）：34.
［27］常建华，刘明成，王志超．名老中医刘健运运用乌头酒治疗坐骨神经痛 336 例临床经验介绍［C］．全国张仲景学术思想及医方应用研讨会论文集，2001.
［28］胡瑞义，李群志，李昂．中西医结合治疗坐骨神经痛性偏瘫 200 例［J］．国医论坛，2003，18（6）：32-33.
［29］马思中，马爱琴，翟雁宾．中西医结合治疗坐骨神经痛 78 例［J］．医药论坛杂志，2003，24（20）：64.
［30］许建功，许素琴，李金星．中药治疗坐骨神经痛 154 例报告［J］．中医正骨，1990，2（8）：16-17.
［31］孟宪凯，陈文婷．温经宣痹通络法治疗坐骨神经痛 158 例［J］．河北中医，2002，24（1）：18.
［32］许建功．黄芪桂枝五物汤合乌头汤化裁治疗坐骨神经痛 54 例临床观察［J］．河南中医，1984（1）：27-28.
［33］陈齐鸣．黄芪桂枝五物汤加味治疗坐骨神经痛 148 例疗效分析［J］．中华实用中西医杂志，2004，4（5）：724-725.
［34］刘兰．针刺合黄芪桂枝五物汤治疗坐骨神经痛临床观察［J］．湖南中医药大学学报，2007，27（3）：65-66.
［35］张来朝，张世敏．中西医结合治疗坐骨神经痛［J］．河南医药信息，1994，2（7）：37.
［36］胡瑞义，李群志，李昂．中西医结合治疗坐骨神经痛性偏瘫 200 例［J］．国医论坛，2003，18（6）：32-33.
［37］邓明．桂枝芍药知母汤加减治疗坐骨神经痛 30 例［J］．湖北中医杂志，1989（4）：18.
［38］邱志济，邱江东．桂枝芍药知母汤加味治原发性坐骨神经痛 300 例［J］．辽宁中医杂志，1997，24（12）：550.
［39］刘国元，朱大明．桂枝芍药知母汤治疗坐骨神经痛 40 例［J］．世界今日医学杂志，2003，4（6）：518-519.
［40］裴海泉，胡梦月．桂枝芍药知母汤加味治疗坐骨神经痛 35 例［J］．中国实用乡村医生杂志，2004，11（1）：33.
［41］邢越，邢锐，张瑀，等．桂枝芍药知母汤结合针刺治疗坐骨神经痛 30 例临床观察［J］．黑龙江中医药，2011，53（6）：46.
［42］张建功，王兴凯．加味桂枝芍药知母汤治疗坐骨神经痛 62 例临床报告［J］．时珍国医国药，

2005，16（9）：907-908.
[43] 赵琳.已故名医焦树德补肾祛寒治尪汤治疗原发性坐骨神经痛33例[J].光明中医，2010，25（7）：1148.
[44] 周来兴，骆伟斌.骆安邦运用大黄附子汤加味治疗原发性坐骨神经痛[J].福建中医药，1994，25（1）：1-2.
[45] 牛国民.大黄附子汤合芍药甘草汤治疗坐骨神经痛30例[J].河北中医，1991，13（6）：35.
[46] 宁国良，王天明，李广.甘草附子汤配合手法治疗坐骨神经痛[J].四川中医，1989（11）：31.
[47] 苏风阁.金匮肾气丸加味治疗坐骨神经痛34例临床观察[J].中国实用乡村医生杂志，2004，11（9）：38.
[48] 董恒星，吕长青.《金匮》乌头赤石脂丸治疗坐骨神经痛60例[J].四川中医，2001，19（9）：31.
[49] 包哲辉.应用薏苡附子散合芍药甘草汤加味治疗坐骨神经痛23例[J].中国乡村医药，1996，3（5）：13.

第二节　类风湿性关节炎

类风湿性关节炎（rheumatoid arthritis，RA）是一种以慢性侵蚀性关节炎为特征的全身性自身免疫病。类风湿性关节炎的病变特点为滑膜炎，以及由此造成的关节软骨和骨质破坏，最终导致关节畸形。如果不经过正规治疗，约75%的患者在3年内出现残疾。类风湿性关节炎分布于世界各地，在不同人群中的患病率为0.18%～1.07%，其发病具有一定的种族差异，印第安人高于白种人，白种人高于亚洲黄种人。在我国的总患病人数逾500万。类风湿关节炎在各年龄中皆可发病，高峰年龄在30～50岁左右，一般女性发病多于男性。

类风湿性关节炎的临床表现多样，主要分为关节表现和关节外表现。关节表现：受累关节的对称性、持续性关节肿胀和疼痛，常伴有晨僵。关节外表现如：类风湿结节、血管炎、心包炎、非特异性心瓣膜炎、心肌炎、肺类风湿结节等。

类风湿性关节炎治疗的目的在于控制病情，改善关节功能和预后。应强调早期治疗、联合用药和个体化治疗的原则。治疗方法包括一般治疗、药物治疗和外科手术和其他治疗等。

类风湿性关节炎属中医学“痹证”“骨痹”“历节风”等范畴。正气不足为发病的内在因素，而感受风、寒、湿、热等邪为引起本病的外在因素。《素问·痹论》云：“风寒湿三气杂至，合而为痹也。”阐明了痹证是由于风寒湿三邪侵袭人体，留滞肌肉经络，导致气血闭阻，引起关节疼痛、麻木、屈伸不利。治以扶正的同时根据风寒湿偏重有针对性的祛邪。

【《金匮要略》方剂谱】

类风湿性关节炎的国际病症编码为M06.991，属于肌肉骨骼系统和结缔组织疾病。在《金匮要略》方治疗的优势病症谱中，其临床研究文献频次居第6位，而个案经验文献频次居第11位。《金匮要略》方中，能够治疗类风湿性关节炎的方剂共22首，其中有15首方剂已经进行过临床研究，18首方剂有个案经验报道。各方剂的文献频次见表5-8、表5-9。从表中看出，临床研究文献主要集中在桂枝芍药知母汤，其次为乌头汤和黄芪桂枝五物汤，而个案经验文献也集中在桂枝芍药知母汤，其次为乌头汤和黄芪桂枝五物汤，其余方剂运用频次较低。

表5-8　类风湿性关节炎临床研究文献方剂谱

序号	方剂名称	频次	序号	方剂名称	频次
1	桂枝芍药知母汤	88	9	越婢汤	1
2	乌头汤	37	10	当归芍药散	1
3	黄芪桂枝五物汤	15	11	防己茯苓汤	1
4	防己黄芪汤	5	12	桂枝茯苓丸	1
5	白虎加桂枝汤	3	13	木防己汤	1
6	甘草附子汤	2	14	乌头桂枝汤	1
7	越婢加术汤	2	15	雄黄	1
8	肾气丸	2			

表5-9　类风湿性关节炎个案经验文献方剂谱

序号	方剂名称	频次	序号	方剂名称	频次
1	桂枝芍药知母汤	91	10	麻黄杏仁薏苡甘草汤	2
2	乌头汤	26	11	薏苡附子败酱散	1
3	黄芪桂枝五物汤	12	12	桂枝茯苓丸	1
4	麻黄加术汤	4	13	乌头煎	1
5	防己地黄汤	4	14	乌头桂枝汤	1
6	当归芍药散	3	15	薯蓣丸	1
7	白虎加桂枝汤	3	16	黄芪建中汤	1
8	甘草附子汤	3	17	肾气丸	1
9	防己黄芪汤	2	18	越婢加术汤	1

【临床证据评价】

类风湿性关节炎的临床证据来源于临床研究和个案经验文献，前者有161篇，后者有146篇。临床研究文献中有68篇随机对照试验，5篇半随机对照试验，11篇非随机对照试验，77篇病例系列观察。个案经验文献共有146篇，报道了158则类风湿性关节炎的验案。

1. 临床研究文献

（1）桂枝芍药知母汤

88篇文献中，33篇随机对照试验，5篇半随机对照试验，5篇非随机对照试验，45篇病例系列观察。在发表年份上，所有文献分布在1981～2013年。证据质量等级评价情况见表5-10。可以看出，有高质量证据6篇，中等质量证据15篇，低质量证据23篇，极低质量证据44篇。证据的降级因素主要为研究的局限性，精确度低、加入药物干扰也是降级因素之一。证据升级因素主要是仲景原方和单用仲景方干预。

表5-10　桂枝芍药知母汤临床研究文献证据质量一览表

纳入研究	发表年份	文献类型	证据升降因素	等级
姚树棠[1]	1986	CR	仲景原方（+1）单用仲景方干预（+1）	高
肖洪德[2]	1989	CR	仲景原方（+1）单用仲景方干预（+1）	高
张　栩[3]	2001	CR	仲景原方（+1）单用仲景方干预（+1）	高
王　夜[4]	2003	RCT	加入药物干扰（-1）单用仲景方干预（+1）	高
王　成[5]	2009	CCT	研究的局限性（-2）仲景原方（+1）单用仲景方干预（+1）	高
卢俊荣[6]	2009	RCT	仲景原方（+1）单用仲景方干预（+1）	高
黄自存[7]	1981	CR	仲景原方（+1）	中
张谟瑞[8]	1981	CR	仲景原方（+1）	中
李双贵[9]	1991	CR	仲景原方（+1）	中
孟凡运[10]	1995	CR	仲景原方（+1）	中
裴海泉[11]	2000	CR	仲景原方（+1）	中
姜百灵[12]	2002	CR	仲景原方（+1）	中
谢　斌[13]	2003	RCT	研究的局限性（-2）精确度（-1）仲景原方（+1）单用仲景方干预（+1）	中
张继元[14]	2004	CR	仲景原方（+1）	中

续表

纳入研究	发表年份	文献类型	证据升降因素	等级
刘文超[15]	2005	CR	仲景原方（+1）	中
赵　威[16]	2005	CT	研究的局限性（–2）精确度（–1）仲景原方（+1）单用仲景方干预（+1）	中
杨大赋[17]	2006	CT	研究的局限性（–2）仲景原方（+1）	中
郭朝阳[18]	2007	CR	仲景原方（+1）	中
张维钧[19]	2009	CR	仲景原方（+1）	中
郑　丽[20]	2009	RCT	精确度（–1）加入药物干扰（–1）	中
杨先钊[21]	2011	RCT	研究的局限性（–2）加入药物干扰（–1）单用仲景方干预（+1）	中
黄水源[22]	1990	CR	无	低
杨宝元[23]	1996	CR	加入药物干扰（–1）单用仲景方干预（+1）	低
李典鸿[24]	1997	CR	无	低
邱联群[25]	2000	CR	无	低
周贵明[26]	2000	CR	无	低
梁广和[27]	2002	CR	无	低
田河水[28]	2002	CR	无	低
杨建洪[29]	2003	CR	无	低
赵新秀[30]	2004	RCT	研究的局限性（–2）	低
余　阗[31]	2005	CR	无	低
张　宏[32]	2005	CR	无	低
赵玉柱[33]	2005	CR	无	低
董顺明[34]	2006	CR	加入药物干扰（–1）单用仲景方干预（+1）	低
郭　勤[35]	2006	CR	无	低
蔡洁武[36]	2006	RCT	研究的局限性（–2）	低
周正球[37]	2006	RCT	研究的局限性（–2）精确度（–1）仲景原方（+1）	低
田河水[38]	2007	CR	无	低
周爱香[39]	2007	CCT	研究的局限性（–2）	低
姬凤瑞[40]	2007	RCT	研究的局限性（–2）	低
朱凯军[41]	2008	CR	研究的局限性（–1）加入药物干扰（–1）剂量–效应关系（+1）单用仲景方干预（+1）	低

续表

纳入研究	发表年份	文献类型	证据升降因素	等级
王君琴[42]	2009	RCT	研究的局限性（–2）加入药物干扰（–1）单用仲景方干预（+1）	低
梁秀春[43]	2009	CR	无	低
赵　奎[44]	2013	RCT	研究的局限性（–2）加入药物干扰（–1）单用仲景方干预（+1）	低
侯平玺[45]	1982	CR	研究的局限性（–1）发表偏倚（–1）加入药物干扰（–1）单用仲景方干预（+1）	极低
金　友[46]	1984	CR	研究的局限性（–1）小样本（–1）加入药物干扰（–1）单用仲景方干预（+1）	极低
陈纪藩[47]	1991	CR	加入药物干扰（–1）	极低
李荫昆[48]	1991	CR	加入药物干扰（–1）	极低
裘惠占[49]	1999	CR	加入药物干扰（–1）	极低
张海龙[50]	1999	CR	加入药物干扰（–1）	极低
郑均山[51]	1999	CT	研究的局限性（–2）加入药物干扰（–1）	极低
杨中杰[52]	1999	RCT	研究的局限性（–2）加入药物干扰（–1）	极低
房莉萍[53]	2000	CR	加入药物干扰（–1）	极低
古明高[54]	2000	CR	加入药物干扰（–1）	极低
王吕成[55]	2000	CR	加入药物干扰（–1）	极低
张艳玲[56]	2000	CR	加入药物干扰（–1）	极低
穆传军[57]	2000	CCT	研究的局限性（–2）加入药物干扰（–1）	极低
李　旭[58]	2000	CT	研究的局限性（–2）加入药物干扰（–1）	极低
徐　俊[59]	2000	RCT	研究的局限性（–2）间接证据（–1）加入药物干扰（–1）	极低
安欣欣[60]	2001	CR	加入药物干扰（–1）	极低
刘学义[61]	2003	CT	研究的局限性（–2）加入药物干扰（–1）	极低
李　拥[62]	2003	CR	研究的局限性（–1）加入药物干扰（–1）单用仲景方干预（+1）	极低
关　彤[63]	2004	CR	加入药物干扰（–1）	极低
贾英鹏[64]	2004	RCT	研究的局限性（–2）加入药物干扰（–1）	极低
续　青[65]	2004	RCT	研究的局限性（–2）精确度（–1）	极低
李淑勤[66]	2005	CR	加入药物干扰（–1）	极低
王春良[67]	2005	CCT	研究的局限性（–2）加入药物干扰（–1）	极低

续表

纳入研究	发表年份	文献类型	证据升降因素	等级
胡卫东[68]	2005	RCT	研究的局限性（-2）精确度（-1）	极低
何煜舟[69]	2005	RCT	研究的局限性（-2）加入药物干扰（-1）	极低
蒋建刚[70]	2006	RCT	研究的局限性（-2）小样本（-1）加入药物干扰（-1）	极低
隋　丰[71]	2006	RCT	研究的局限性（-2）精确度低（-1）小样本（-1）加入药物干扰（-1）	极低
陈明东[72]	2007	RCT	研究的局限性（-2）精确度低（-1）加入药物干扰（-1）单用仲景方干预（+1）	极低
邹蕴珏[73]	2007	RCT	加入药物干扰（-1）	极低
李建新[74]	2007	RCT	研究的局限性（-2）精确度（-1）	极低
刘茂祥[75]	2008	RCT	研究的局限性（-2）加入药物干扰（-1）	极低
刘文军[76]	2008	RCT	研究的局限性（-2）精确度（-1）	极低
周　杰[77]	2009	CR	加入药物干扰（-1）	极低
曹　雨[78]	2009	RCT	研究的局限性（-2）加入药物干扰（-1）	极低
欧阳文军[79]	2009	RCT	研究的局限性（-2）加入药物干扰（-1）	极低
石修玉[80]	2009	RCT	研究的局限性（-2）精确度低（-1）加入药物干扰（-1）	极低
肖银雪[81]	2010	CR	研究的局限性（-1）小样本（-1）单用仲景方干预（+1）	极低
董怀章[82]	2011	CCT	研究的局限性（-2）间接证据（-1）加入药物干扰（-1）单用仲景方干预（+1）	极低
庄秀萍[83]	2011	RCT	研究的局限性（-2）精确度低（-1）加入药物干扰（-1）单用仲景方干预（+1）	极低
胡智敏[84]	2012	RCT	研究的局限性（-2）精确度低（-1）小样本（-1）加入药物干扰（-1）	极低
李纪高[85]	2012	RCT	研究的局限性（-2）精确度低（-1）加入药物干扰（-1）	极低
汉辉传[86]	2013	RCT	研究的局限性（-2）精确度低（-1）加入药物干扰（-1）	极低
汤祚新[87]	2013	RCT	研究的局限性（-2）精确度低（-1）加入药物干扰（-1）	极低
祝传松[88]	2013	RCT	研究的局限性（-2）加入药物干扰（-1）	极低

（2）乌头汤

纳入37篇文献，19篇随机对照试验，4篇非随机对照试验，14篇病例系列观察。所有文献分布在1984～2013年。证据质量等级评价情况见表5–11。可以看出，有高质量证据2篇，中等质量证据7篇，低质量证据9篇，极低质量证据19篇。证据的降级因素主要为研究的局限性、加入药物干扰、精确度低等。证据升级因素主要是仲景原方和单用仲景方干预。

表5–11　乌头汤临床研究文献证据质量一览表

纳入研究	发表年份	文献类型	证据升降因素	等级
冷钰玲[89]	2000	RCT	研究的局限性（–2）仲景原方（+1）单用仲景方干预（+1）	高
张　洪[90]	2011	RCT	研究的局限性（–2）加入药物干扰（–1）剂量–效应关系（+1）单用仲景方干预（+1）	高
游开泓[91]	1988	CT	研究的局限性（–2）小样本（–1）仲景原方（+1）单用仲景方干预（+1）	中
勾廷祥[92]	1996	CR	仲景原方（+1）	中
黄丽华[93]	2008	RCT	研究的局限性（–2）精确度低（–1）仲景原方（+1）单用仲景方干预（+1）	中
刘　芳[94]	2009	RCT	研究的局限性（–2）精确度低（–1）剂量–效应关系（+1）仲景原方（+1）	中
朱艺成[95]	2009	RCT	研究的局限性（–2）精确度低（–1）仲景原方（+1）单用仲景方干预（+1）	中
刘君玲[96]	2011	RCT	研究的局限性（–2）仲景原方（+1）	中
郭　福[97]	2012	RCT	研究的局限性（–2）精确度低（–1）仲景原方（+1）单用仲景方干预（+1）	中
吴宗柏[98]	1984	CR	无	低
董松林[99]	1992	CR	无	低
汤云龙[100]	1994	CT	研究的局限性（–2）精确度（–1）	低
程建萍[101]	1999	CT	研究的局限性（–2）加入药物干扰（–1）效应值很大（+1）	低
王绍海[102]	2000	CR	加入药物干扰（–1）单用仲景方干预（+1）	低
罗试计[103]	2008	RCT	研究的局限性（–2）精确度低（–1）仲景原方（+1）	低
郑献敏[104]	2008	RCT	研究的局限性（–2）精确度低（–1）仲景原方（+1）	低

续表

纳入研究	发表年份	文献类型	证据升降因素	等级
何守再[105]	2009	RCT	研究的局限性（–2）	低
汤祚新[106]	2013	RCT	研究的局限性（–2）精确度低（–1）单用仲景方干预（+1）	低
钱桐荪[107]	1982	CR	研究的局限性（–1）小样本（–1）加入药物干扰（–1）	极低
李汉章[108]	1988	CR	加入药物干扰（–1）	极低
秦　玮[109]	1994	CR	加入药物干扰（–1）	极低
施旭光[110]	1999	CR	无	极低
王平东[111]	1999	CR	研究的局限性（–1）加入药物干扰（–1）单用仲景方干预（+1）	极低
杨　骏[112]	2000	CR	研究的局限性（–1）加入药物干扰（–1）单用仲景方干预（+1）	极低
戴子辰[113]	2001	CT	研究的局限性（–2）加入药物干扰（–1）	极低
徐　峰[114]	2004	RCT	研究的局限性（–2）加入药物干扰（–1）	极低
王金琐[115]	2004	RCT	研究的局限性（–2）间接证据（–1）加入药物干扰（–1）单用仲景方干预（+1）	极低
张至惠[116]	2005	RCT	研究的局限性（–2）间接证据（–1）加入药物干扰（–1）	极低
郭蜀京[117]	2006	CR	加入药物干扰（–1）	极低
王　晶[118]	2006	CR	加入药物干扰（–1）	极低
施　波[119]	2007	RCT	研究的局限性（–2）加入药物干扰（–1）	极低
刘　臣[120]	2010	CR	研究的局限性（–1）加入药物干扰（–1）单用仲景方干预（+1）	极低
张淑英[121]	2010	CR	研究的局限性（–1）小样本（–1）加入药物干扰（–1）单用仲景方干预（+1）	极低
黄子冬[122]	2012	RCT	研究的局限性（–1）精确度低（–1）小样本（–1）加入药物干扰（–1）	极低
刘　炜[123]	2012	RCT	研究的局限性（–2）精确度低（–1）	极低
魏淑凤[124]	2012	RCT	研究的局限性（–2）精确度低（–1）小样本（–1）仲景原方（+1）	极低
李艳梅[125]	2013	RCT	研究的局限性（–2）精确度低（–1）小样本（–1）仲景原方（+1）	极低

（3）黄芪桂枝五物汤

纳入15篇文献，9篇随机对照试验，1篇非随机对照试验，5篇病例系列观察。所有文献分布在1996～2013年。证据质量等级评价情况见表5-12。可以看出，有中等质量证据3篇，极低质量证据12篇。证据的降级因素主要为研究的局限性、加入药物干扰、精确度低等。证据升级因素主要是使用仲景原方和单用仲景方。

表5-12　黄芪桂枝五物汤临床研究文献证据质量一览表

纳入研究	发表年份	文献类型	证据升降因素	等级
贺立成[126]	2003	RCT	研究的局限性（-2）加入药物干扰（-1）单用仲景方干预（+1）	中
王志坤[127]	2006	RCT	研究的局限性（-2）单用仲景方干预（+1）	中
高　喜[128]	2013	RCT	研究的局限性（-1）精确度低（-1）加入药物干扰（-1）剂量-效应关系（+1）单用仲景方干预（+1）	中
陆肇中[129]	1996	CT	研究的局限性（-2）加入药物干扰（-1）	极低
柴可夫[130]	1997	RCT	研究的局限性（-2）加入药物干扰（-1）	极低
程金仓[131]	1999	CR	加入药物干扰（-1）	极低
伍德军[132]	2001	CR	加入药物干扰（-1）	极低
许文洲[133]	2001	CR	加入药物干扰（-1）	极低
赵晓荣[134]	2003	CR	加入药物干扰（-1）	极低
王成福[135]	2004	RCT	研究的局限性（-2）加入药物干扰（-1）	极低
唐光阳[136]	2005	CR	研究的局限性（-1）加入药物干扰（-1）	极低
魏澜涛[137]	2008	RCT	研究的局限性（-2）间接证据（-1）精确度低（-1）加入药物干扰（-1）	极低
李素琴[138]	2010	RCT	研究的局限性（-2）加入药物干扰（-1）	极低
汤祚新[139]	2013	RCT	研究的局限性（-2）精确度低（-1）加入药物干扰（-1）	极低
王卡珂[140]	2013	RCT	研究的局限性（-2）精确度低（-1）加入药物干扰（-1）	极低

（4）防己黄芪汤

纳入5篇文献，2篇随机对照试验，1篇非随机对照试验，2篇病例系列观察。所有文献分布在1990～2005年。证据质量等级评价情况见表5-13。可以看出，有中等质量证据 2 篇，极低质量证据 3 篇。证据的降级因素主要为研究的局限性、加入药物干扰等。证据升级因素主要是仲景原方和单用仲景方干预。

表 5-13　防己黄芪汤临床研究文献证据质量一览表

纳入研究	发表年份	文献类型	证据升降因素	等级
田中政彦[141]	1990	CR	仲景原方（+1）	中
崔　昕[142]	1996	CR	仲景原方（+1）	中
史　晓[143]	1998	RCT	研究的局限性（-2）加入药物干扰（-1）仲景原方（+1）单用仲景方干预（+1）	极低
郑均山[144]	1999	CT	研究的局限性（-2）加入药物干扰（-1）	极低
张四方[145]	2005	RCT	研究的局限性（-2）加入药物干扰（-1）	极低

（5）其他方剂

另有 11 个方剂，如白虎加桂枝汤、肾气丸、甘草附子汤等计有 16 篇临床研究文献。各个方剂的证据质量等级评价情况见表 5-14。可以看出，有高质量证据 1 篇，中等质量证据 7 篇，低质量证据 1 篇，极低质量证据 7 篇。

表 5-14　其他方剂临床研究文献证据质量一览表

纳入研究	方剂名称	发表年份	文献类型	证据升降因素	等级
牛雪彩[146]	白虎加桂枝汤	1999	CR	加入药物干扰（-1）	极低
郭守香[147]	白虎加桂枝汤	2003	RCT	研究的局限性（-2）加入药物干扰（-1）	极低
崔育生[148]	白虎加桂枝汤	2008	CR	加入药物干扰（-1）	极低
廖常志[149]	甘草附子汤	2001	CR	仲景原方（+1）	中
罗试计[150]	甘草附子汤	2006	CR	仲景原方（+1）	中
陈　敏[151]	肾气丸	2000	CR	仲景原方（+1）	中
欧阳汉[152]	肾气丸	2002	CR	仲景原方（+1）	中
古结乃特汗·拜克里木[153]	越婢加术汤	2013	RCT	研究的局限性（-1）加入药物干扰（-1）	中
罗试计[154]	越婢加术汤	2006	CR	研究的局限性（-1）仲景原方（+1）	低
李晶晶[155]	越婢汤	2009	RCT	研究的局限性（-1）精确度低（-1）小样本（-1）加入药物干扰（-1）	极低

续表

纳入研究	方剂名称	发表年份	文献类型	证据升降因素	等级
王　勇[156]	雄黄	2012	RCT	研究的局限性（-1）加入药物干扰（-1）剂量－效应关系（+1）单用仲景方干预（+1）	高
张苗海[157]	当归芍药散	2005	CR	仲景原方（+1）	中
张苗海[157]	桂枝茯苓丸	2005	CR	仲景原方（+1）	中
谭　畅[158]	防己茯苓汤	2007	RCT	研究的局限性（-2）精确度（-1）加入药物干扰（-1）	极低
肖甫媛[159]	木防己汤	2001	CR	无	极低
罗世惠[160]	乌头桂枝汤	2003	CR	加入药物干扰（-1）	极低

2. 个案经验文献

共纳入 158 则医案，分别采用桂枝芍药知母汤、乌头汤、黄芪桂枝五物汤等。发表年份分布于 1978 ~ 2013 年之间。各个方剂的证据质量等级评价情况见表 5-15。可以看出，纳入相关医案中等质量居多。

表 5-15　　个案经验文献证据质量一览表

方剂名称	发表年份	医案则数	质量评分平均值	等级
桂枝芍药知母汤	1979 ~ 2013	91	48.26	中等
乌头汤	1981 ~ 2012	26	49.68	中等
黄芪桂枝五物汤	1982 ~ 2010	12	38.97	低等
麻黄加术汤	2002 ~ 2009	4	41.91	中等
防己地黄汤	1997 ~ 2011	4	38.55	低等
当归芍药散	2003 ~ 2005	3	54.79	中等
白虎加桂枝汤	1983 ~ 2009	3	47.66	中等
甘草附子汤	1986 ~ 2002	3	39.84	低等
防己黄芪汤	1994 ~ 1995	2	47.76	中等
麻黄杏仁薏苡甘草汤	2001 ~ 2002	2	37.01	低等
薏苡附子败酱散	2009	1	52.97	中等
桂枝茯苓丸	2006	1	52.8	中等

续表

方剂名称	发表年份	医案则数	质量评分平均值	等级
乌头煎	1992	1	48.81	中等
乌头桂枝汤	1986	1	39.28	低等
薯蓣丸	1991	1	36.72	低等
黄芪建中汤	2009	1	23.55	低等
肾气丸	2002	1	23.45	低等
越婢加术汤	1982	1	18.53	低等

【典型临床证据】

类风湿性关节炎的临床研究证据共有161篇文献支持，高质量证据9篇，中等质量证据34篇，低质量证据33篇，极低质量证据85篇。高质量证据为桂枝芍药知母汤、乌头汤等研究文献。各质量等级文献均有分布。

1. 桂枝芍药知母汤

桂枝芍药知母汤对照雷公藤片治疗类风湿性关节炎在临床总有效率方面有优势（高质量证据）

卢俊荣[6]实施的一项样本量为60例的随机对照试验。试验组30例，对照组30例。试验组口服桂枝芍药知母汤：桂枝15g，白芍15g，甘草10g，麻黄6g，生姜15g，白术30g，知母10g，防风10g，制附片15g。（以上中药饮片均由台湾天一药厂股份有限公司提供）中药煎剂的制备：将制附片、生姜二味药浸泡半小时后先煎，同时将桂枝、白芍、麻黄、知母、防风、白术、甘草七味药注水浸泡30分钟，待制附片、生姜二味煮沸30分钟后，将上六味加入附片、生姜中同煎，煮沸30分钟，过滤、取药汁。二煎加水（高出药面1～2cm）再煮沸半小时，取药汁。将两次药汁混合后，分早晚两次分服。对照组口服雷公藤片：雷公藤片30mg，一次2片，每日3次（由台湾天一药厂股份有限公司提供，B1604）。疗程与合并用药服药以一月为1个疗程，共3个疗程，试验期间禁用一切与试验药物效用相同的中西药物或可能有治疗作用的方法如推拿疗法等。如有其他合并用药应详细记录。两组临床总有效率相对危险度RR=1.33，95%CI（1.04，1.72），P=0.03。（疗效标准：①显效：主要症状、体征整体改善率＞75%，血沉及C反应蛋白正常或明显改善或接近正常。②进步：主要症状、体征整体改善率＞50%，血沉及C反应蛋白有改善。③有效：主要症状、体征整体改善率＞30%，血沉及C反应蛋白有改善或无改善。④无效：主要症状、体征整体改善率＜30%，血沉及

C 反应蛋白无改善。）

2. 乌头汤

乌头汤及针灸配合双氯芬酸钠缓释片、柳氮磺吡啶片、雷公藤多甙片对照单用西药在临床总有效率方面有优势（高质量证据）

张洪[90]实施的一项样本量为 76 例随机对照试验中，试验组 40 例，对照组 36 例。对照组采用口服双氯芬酸钠缓释片 0.1g，每天 1 次，柳氮磺吡啶片 0.75g，每天 3 次，雷公藤多苷片 20mg，每天 3 次，甲氨蝶呤片 10mg，每周 1 次。试验组在对照组的基础上给予乌头汤加味：川乌 6g，麻黄 9g，白芍 60g，黄芪 30g，生甘草 12g。并随证加减：若寒邪偏重者，加细辛、干姜等；风邪偏重者，加防风、络石藤、海风藤、青风藤等；湿邪偏重者，加防己、威灵仙、木鳖子、独活、羌活等；兼痰浊阻滞者，加陈皮、茯苓；兼血瘀者，加乳香、没药、红花、三七、穿山甲、皂角刺等。每日 1 剂，川乌浸泡，先煎半小时，每天 3 次口服，并配以针灸治疗。2 组药物治疗均以 24 周为 1 个疗程，1 个疗程结束后统计疗效。两组临床总有效率相对危险度 RR=1.44，95%CI（1.03，2.00），*P*=0.03。（疗效标准：根据中医病症诊断疗效标准中痹证的疗效评定标准进行评定）

3. 防己黄芪汤

防己黄芪汤在总有效率方面有效（中等质量证据）

田中政彦[141]实施的一项样本量为 32 例病例系列观察中，投用防己黄芪汤，治疗 6 周。治疗结果，有效 14 例（44%），轻度有效 6 例（16%），不变 9 例（28%），恶化 4 例（12%），轻度有效以上的共 19 例（60%）。恶化的病例中，3 例为服药不规则的病例，另外 1 例为人工血液透析中的患者。在投药期间及投药后，未见 1 例有副作用。（疗效标准：根据疼痛关节数或肿胀关节数，防己黄芪汤投用后与投用前相比，减少到 1／2 以下的为有效，服药前后没有变化的为不变，处于有效与不变之间的为轻度有效，投与后比投与前增加的为恶化例。）

4. 黄芪桂枝五物汤

黄芪桂枝五物汤对照阿司匹林、消炎痛、英太青等在总有效率方面有优势（中等质量证据）

贺立成[126]实施的一项样本量为 93 例随机对照试验中，试验组 63 例，对照组 30 例。试验组以黄芪桂枝五物汤加味：黄芪 30g，桂枝 10g，白芍 15g，党参 15g，归尾 10g，桃仁 10g，红花 10g，秦艽 10g，灵仙 15g，青风藤 20g，生姜 3 片，大枣 5 枚。临证加减：湿胜者，加薏米20g，防己10g；寒胜者，加附子10g；痛甚者，加蜈蚣1条，全蝎3g，制川乌、制草乌各10g；血虚者，加熟地10g，鸡血藤15g；阳虚寒凝者，加仙茅10g，仙灵脾10g，鹿角霜10g。上方水煎内服，日1剂，分2次口服，1个月为1个疗程。对照组用阿司匹林0.6g，消炎痛25mg，英太青50mg，口服，日3次。其中6例关节肿痛明显加强的松10mg，口服，日3次，连服1周，逐渐减量至停药。持续服药1个月为1疗程。两组临床总有效率相对危险度RR=1.31，95%CI（1.01，1.72），P=0.04。（疗效标准：①显效：临床症状消失，关节活动功能恢复，实验室检查结果恢复正常。②有效：关节肿痛减轻，功能改善，类风湿因子弱阳性或阴性，但遗留下关节变形或轻度功能障碍。③无效：临床症状、功能状态及其他阳性体征，实验室检查无变化。）

【类风湿性关节炎与应用方剂分析】

此次研究发现共有22首方剂可以治疗类风湿性关节炎，属于同病异治的范畴。根据文献报道，基于循证医学研究得出结论，依次为：桂枝芍药知母汤共88篇文献，纳入6357例；乌头汤共37篇文献，纳入2961例；黄芪桂枝五物汤共15篇文献，纳入1026例；防己黄芪汤共5篇文献，纳入285例。高质量证据分布在桂枝芍药知母汤、乌头汤中，其余方剂多为中等、低质量证据。可以看出，虽然方剂种类分布较广，但是不论在文献频次还是证据质量，均具有一定聚集性。

1. 桂枝芍药知母汤

桂枝芍药知母汤是中风历节病篇中，主治风湿相搏，郁遏日久，化热伤阴的风湿历节病的主方，其主证表现为身体逐渐消瘦、脚肿麻木、眩晕、短气恶心等。其方由桂枝、芍药、甘草、麻黄、生姜、白术、知母、防风、附子组成。类风湿性关节炎在本方的病症谱中，属于高频病症。高质量证据显示，桂枝芍药知母汤对照雷公藤片治疗类风湿性关节炎在临床总有效率方面有优势。可见风湿相搏，郁遏日久，化热伤阴是本病临床常见病机之一，具有较高的人群聚集度。

2. 乌头汤

乌头汤是中风历节病篇中，主治寒湿历节病的主方，其主证表现为关节疼痛剧烈、伸活动不利等。其方由麻黄、芍药、黄芪、甘草、川乌、白蜜组成。类风湿性关节炎在本方的病症谱中，属于高频病症。高质量证据显示，乌头汤及针灸配合双氯芬酸钠缓释片、柳氮磺吡啶片、雷公藤多苷片对照单用西药在临床总有效率方面有优势。可见寒湿痹阻、气血不利是本病临床常见病机之一，具有较高的人群聚集度。

3. 防己黄芪汤

防己黄芪汤是痉湿暍病篇中，主治风湿伤表的主方，其主证表现为全身关节疼痛、脉浮、身重、汗出恶风等。其方由防己、甘草、白术、黄芪组成。类风湿性关节炎在本方的病症谱中，属于中频病症。中等质量证据显示，防己黄芪汤在总有效率方面有效。可见表虚兼湿是本病临床常见病机之一，虽证据频次低，该方的使用体现了中医治病求本的优势，临床见此病机者可酌用此方。

4. 黄芪桂枝五物汤

黄芪桂枝五物汤是血痹虚劳病篇中，主治阳气不足、阴血涩滞的血痹重证的主方，其主证表现为局部肌肤麻木不仁，可兼有酸痛感等。虽然血痹与类风湿关节炎有一定区别，但其阴阳俱不足证型病机相通，故本方可以用于治疗该证型的痹证。其方由黄芪、芍药、桂枝、生姜、大枣组成。类风湿性关节炎在本方的病症谱中，属于高频病症。中等质量证据显示，黄芪桂枝五物汤对照阿司匹林、消炎痛、英太青等在总有效率方面有优势。可见阳气内郁、气机不畅是本病临床常见病机之一，虽证据支持强度低，该方的使用体现了中医治病求本的优势，临床见此病机者可酌用此方。

【优势病证规律】

根据现有文献，类风湿性关节炎临床常见证型有风湿相搏，郁遏日久，化热伤阴的桂枝芍药知母汤证，寒湿痹阻、气血不利的乌头汤证，血虚火盛的防己黄芪汤证和阳气内郁、气机不畅的黄芪桂枝五物汤证。通过循证医学研究及证据评价，提炼出类风湿性关节炎用《金匮要略》方治疗呈现出一定趋向性。因此，桂枝芍药知母汤、乌头汤、防己黄芪汤和黄芪桂枝五物汤的证型很可能是类风湿性关节炎在现代临床环境下的主要证候表现。（图 5-2）

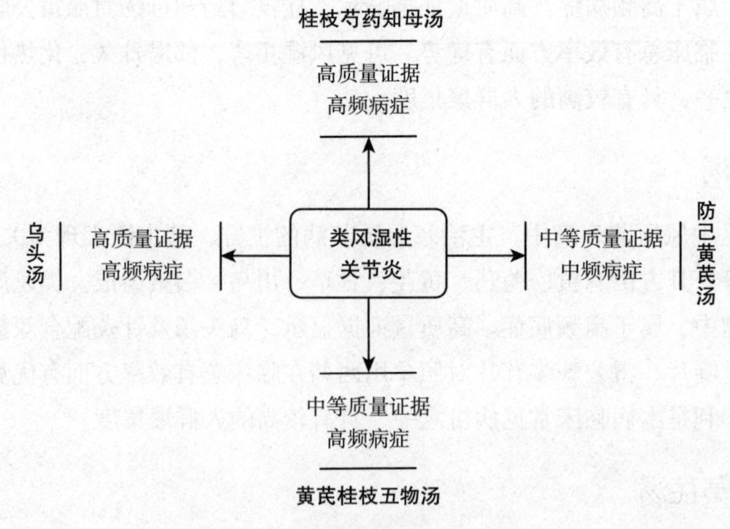

图 5-2　类风湿性关节炎的证型规律

参考文献

[1] 姚树棠，曹清华 . 中医药治疗类风湿性关节炎［J］. 陕西中医，1986，7（3）：129.

[2] 肖洪德，肖银雪 . 桂枝芍药知母汤治疗类风湿性关节炎——附 23 例临床小结［J］. 湖南中医杂志，1989（5）：12-13.

[3] 张栩 . 针药并用治疗类风湿关节功能障碍［J］. 现代康复，2001，5（3）：92.

[4] 王夜，靳端阳，马艳平 . 痹痛安胶囊治疗类风湿性关节炎 100 例疗效观察［J］. 中国中西医结合杂志，2003，23（7）：511.

[5] 王成，刘春景 . 桂枝芍药知母汤治疗类风湿关节炎临床研究［J］. 浙江中西医结合杂志，2009，19（8）：477-478.

[6] 卢俊荣 . 桂枝芍药知母汤治疗类风湿性关节炎（风寒湿痹型）的临床研究［J］. 广州中医药大学，2009.

[7] 黄自存 . 桂枝芍药知母汤治疗类风湿性关节炎 32 例临床分析［J］. 新医学，1981，12（5）：233.

[8] 张谟瑞，姚振华，高国峰，等 . 桂枝芍药知母汤治疗类风湿性关节炎 32 例临床分析［J］. 中医杂志，1981（1）：38-40.

[9] 李双贵，刘雅蓉 . 桂枝芍药知母汤加味治疗风湿性关节炎 30 例疗效观察［J］. 时珍国医国药，1991，2（4）：158-159.

[10] 孟凡运 . 桂枝芍药知母汤合参蛇酒治疗类风湿性关节炎 38 例［J］. 张家口医学院学报，1995，12（3）：47.

[11] 裴海泉 . 正清风痛宁合桂枝芍药知母汤加减治疗类风湿性关节炎 28 例［C］. 第四届全国中西医结合风湿类疾病学术会议论文汇编 .2000：98.

[12] 姜百灵 . 桂枝芍药知母汤治疗类风湿性关节炎 36 例［J］. 辽宁中医杂志，2002，29（10）：614.

[13] 谢斌，田雪飞 . 桂枝芍药知母汤治疗类风湿性关节炎 60 例临床观察［J］. 湖南中医学院学报，2003，23（5）：49.

[14] 张继元 . 桂枝芍药知母汤治疗类风湿性关节炎 34 例临床观察［J］. 河南大学学报（医学科学版），2004，23（4）：52.

[15] 刘文超 . 桂枝芍药知母汤加味治疗类风湿性关节炎 23 例［J］. 河北中医，2005，27（3）：166.

[16] 赵威，黄仰模，林昌松，等 . 桂枝芍药知母汤加味治疗活动性类风湿关节炎临床观察［C］. 中华中医药学会第十三届仲景学说讨论会论文集 .2005：50-51.

[17] 杨大赋 . 中医辨证治疗类风湿性关节炎 112 例疗效观察［J］. 中医药临床杂志，2006，18（2）：175.

[18] 郭朝阳，王雪勤，毛寿荣 . 桂枝芍药知母汤治疗类风湿性关节炎 21 例体会［J］. 中国实用乡村医生杂志，2007，14（8）：23.

[19] 张维钧 . 桂枝芍药知母汤治疗类风湿关节炎疗效及对生存质量影响的研究［D］. 广州：广州中医药大学，2009.

[20] 郑丽，邵明义 . 桂枝芍药知母汤加味治疗类风湿性关节炎 20 例［J］. 河南中医，2009，29（4）：

331–332.

[21] 杨先钊，黄黎明，赵国武，等.起尪蠲痹方治疗类风湿性关节炎46例[J].湖南中医杂志，2011，27(4)：81–82.

[22] 黄水源.桂枝芍药知母汤加青风藤治疗28例类风湿性关节炎[J].福建中医药，1990，21(4)：11.

[23] 杨宝元.消痹汤治疗类风湿性关节炎疗效分析[J].中医研究，1996，9(1)：29–30.

[24] 李典鸿，胡祖光.桂枝芍药知母汤治疗类风湿性关节炎143例[J].山西中医，1997，13(3)：16.

[25] 邱联群.桂枝芍药知母汤为主治疗类风湿病45例[J].湖南中医药导报，2000，6(10)：22–23.

[26] 周贵明，周维富.桂枝芍药知母汤加减治疗类风湿性关节炎36例[J].陕西中医,2000,21(11)：494.

[27] 梁广和.桂枝芍药知母汤加减治疗类风湿性关节炎[J].湖北中医杂志，2002，24(2)：17–18.

[28] 田河水，李向录.桂枝芍药知母汤加减治疗类风湿性关节炎136例疗效观察[J].中国中医基础医学杂志，2002，8(8)：63.

[29] 杨建洪.桂枝芍药知母汤加减治疗类风湿性关节炎60例[J].大理学院学报(综合版)，2003，2(3)：75–76.

[30] 赵新秀.桂枝芍药知母汤治疗早期类风湿性关节炎50例[J].北京中医药大学学报(中医临床版)，2004，11(1)：16–18.

[31] 余阗，卿茂盛，林远方，等.桂枝芍药知母汤治疗类风湿性关节炎临床疗效观察[J].中华临床医学研究杂志，2005，11(13)：1873.

[32] 张宏.桂枝芍药知母汤治疗类风湿性关节炎100例[C].中华中医药学会第十三届仲景学说讨论会论文集，2005：235–236.

[33] 赵玉柱.桂枝芍药知母汤治疗类风湿性关节炎26例[J].内蒙古中医药，2005，24(3)：M002.

[34] 董顺明.补气活血祛风汤治疗活动性类风湿性关节炎52例[J].辽宁中医学院学报,2006,8(2)：70–71.

[35] 郭勤.观察桂枝芍药知母汤治疗风湿病ESR和CRP的变化[J].甘肃中医，2006，19(12)：20–21.

[36] 蔡洁武，洪壁芬.桂枝芍药知母汤加减治疗类风湿性关节炎50例[J].甘肃中医,2006,19(3)：17–18.

[37] 周正球，周定华，吴炅，等.桂枝芍药知母汤合三军丸治疗类风湿性关节炎42例[J].辽宁中医药大学学报，2006，8(5)：64–65.

[38] 田河水.桂枝芍药知母汤加减治疗类风湿性关节炎272例[J].中国民间疗法，2007，15(9)：37.

[39] 周爱香，刘野光，李兰泉.桂枝芍药知母汤治疗类风湿性关节炎36例临床观察[J].河南中医，2007，27(8)：12–13.

[40] 姬凤瑞，赵小乐.桂枝芍药知母汤加减治疗类风湿性关节炎45例[J].中国社区医师(综合版)，2007(16)：102.

[41] 朱凯军 . 通痹灵联合二藤通痹合剂治疗类风湿关节炎临床疗效评价 [D]. 广州：广州中医药大学，2008.

[42] 王君琴 . 尪痹汤治疗风寒湿型类风湿关节炎临床观察 [J]. 中国医药导报，2009，6（32）：61.

[43] 梁秀春，梁晶 . 桂枝芍药知母汤治疗类风湿性关节炎 56 例 [J]. 中国中医急症，2009，18（3）：457-458.

[44] 赵奎 . 桂枝芍药知母汤加减治疗类风湿性关节炎的临床观察 [J]. 中外健康文摘，2013（47）：8.

[45] 侯平玺，焦树德 . 补肾祛寒治尫汤随证加减治疗 42 例类风湿性关节炎临床分析 [J]. 辽宁中医杂志，1982（2）：9.

[46] 金友，陈敏，孙平 . 中医辨证治疗风湿性关节炎活动期 30 例临床观察 [J]. 中医药学报，1984（3）：48-50.

[47] 陈纪藩，李颂华，邱联群 . 通痹灵治疗类风湿病 52 例临床观察 [J]. 广州中医药大学学报，1991，8（2）：139-142.

[48] 李荫昆 . 中西医结合治疗类风湿性关节炎 20 例 [J]. 云南中医学院学报，1991，14（3）：20-21.

[49] 裘惠占 . 桂枝芍药知母汤加减治疗类风湿性关节炎 36 例 [J]. 河北中医药学报，1999，14（3）：15-16.

[50] 张海龙 . 蠲痹汤合桂枝芍药知母汤加减治疗类风湿性关节炎 22 例临床观察 [J]. 青海医药杂志，1999，29（11）：21.

[51] 郑均山 . 经方合用治类风湿性关节炎 42 例临床观察 [J]. 国医论坛，1999，14（5）：10.

[52] 杨中杰 . 桂枝芍药知母汤加减治疗急性期类风湿性关节炎 280 例 [J]. 河南中医药学刊，1999，14（2）：46-47.

[53] 房莉萍 . 桂枝芍药知母汤加减对类风湿性关节炎近期疗效观察 [J]. 江苏中医，2000，21（4）：11-12.

[54] 古明高 . 温针为主治疗类风湿性关节炎 32 例 [J]. 新中医，2000，1（2）：32.

[55] 王吕成 . 桂枝芍药知母汤加减治疗类风湿性关节炎 34 例 [J]. 四川中医，2000，18（5）：22-23.

[56] 张艳玲 . 桂枝芍药知母汤治疗类风湿性关节炎 62 例 [C]. 国际中西医结合养生学与康复医学学术研讨会论文汇编，2000.

[57] 穆传军，林本全 . 桂枝芍药知母汤加减治疗类风湿性关节炎 95 例 [J]. 山西中医，2000，16（4）：24.

[58] 李旭 . 中西医结合治疗类风湿性关节炎 33 例 [J]. 湖南中医杂志，2000，16（4）：43-44.

[59] 徐俊 . 扶他灵片配合中药治疗类风湿性关节炎 80 例 [J]. 浙江中西医结合杂志，2000，10（3）：30.

[60] 安欣欣 . 桂枝芍药知母汤治疗类风湿性关节炎 48 例观察 [J]. 甘肃中医，2001，14（1）：31-32.

[61] 刘学义，俞平 . 桂枝芍药知母汤治疗类风湿性关节炎 83 例 [J]. 贵阳中医学院学报，2003，25（4）：23-24.

[62] 李拥 . 以寒热为纲辨证治疗类风湿关节炎 148 例报告 [J]. 中医正骨，2003，15（7）：47-48.

[63] 关彤，林昌松，陈光星，等 . 通痹灵治疗不同证型类风湿关节炎 212 例疗效分析 [J]. 中国中医药科技，2004，11（4）：242-242.

[64] 贾英鹏，刘延春，贾冉. 桂枝芍药知母汤加减治疗类风湿性关节炎33例 [J]. 实用中医药杂志，2004，20 (9)：496.

[65] 续青，王健，刘永红. 桂枝芍药知母汤加味治疗类风湿性关节炎临床疗效观察 [J]. 中国现代医学杂志，2004，14 (8)：140-142.

[66] 李淑勤，施光其. 加味桂芍知母汤治疗类风湿性关节炎65例疗效观察 [J]. 中华临床新医学，2005，5 (2)：170-171.

[67] 王春良，林亚. 加减桂枝芍药知母汤为主治疗类风湿关节炎59例临床观察 [J]. 实用中西医结合临床，2005，5 (3)：10-11.

[68] 胡卫东，林昌松，孔德奇，等. 桂枝芍药知母汤加味治疗活动性类风湿关节炎观察 [J]. 中国基层医药，2005，12 (12)：1699-1700.

[69] 何煜舟，温成平，曹灵勇，等. 桂乌汤治疗类风湿性关节炎临床观察 [J]. 浙江中西医结合杂志，2005，15 (5)：269.

[70] 蒋建刚. 雷公藤多苷联合补肾祛寒治尪汤治疗类风湿性关节炎23例 [J]. 广西医学，2006，28 (10)：1648.

[71] 隋丰. 中医辨证论治合用复方雷公藤涂膜剂治疗类风湿性关节炎的临床观察 [D]. 广州：广州中医药大学，2006.

[72] 陈明东. 桂枝芍药知母汤治疗 (RA) 风湿44例治疗观察 [C]. 北京：中国科学家论坛，2007.

[73] 邹蕴珏. 桂枝芍药知母汤加味治疗类风湿关节炎30例临床观察 [J]. 中国中医急症，2007，16 (6)：672-673.

[74] 李建新. 桂枝芍药知母加生石膏汤治疗类风湿性关节炎30例临床观察 [J]. 中国保健，2007，15 (15)：107.

[75] 刘茂祥. 桂枝芍药知母汤合四妙丸治疗活动期类风湿关节炎32例 [J]. 山东中医杂志，2008，27 (6)：374-375.

[76] 刘文军，杨建东，周定华. 桂枝芍药知母汤加味治疗类风湿性关节炎22例 [J]. 实用中医内科杂志，2008，22 (7)：44.

[77] 周杰. 桂枝芍药知母汤治疗寒湿痹阻型类风湿性关节炎20例 [J]. 河南中医，2009，29 (6)：540-541.

[78] 曹雨，邢锐. 桂枝芍药知母汤治疗类风湿性关节炎30例临床观察 [J]. 中国现代药物应用，2009，3 (16)：94.

[79] 欧阳文军. 桂枝芍药知母汤结合虫类药治疗类风湿性关节炎56例 [J]. 中医药导报，2009，15 (5)：65-66.

[80] 石修玉. 除湿通痹汤治疗类风湿性关节炎61例临床观察 [J]. 中医药导报，2009，15 (1)：47.

[81] 肖银雪. 桂枝芍药知母汤治疗类风湿性关节炎 [J]. 中外医学研究，2010，8 (24)：74.

[82] 董怀章. 中医联合性治疗类风湿关节炎的临床效果分析 [J]. 中医临床研究，2011，3 (24)：22.

[83] 庄秀萍. 桂芍通络汤治疗类风湿关节炎寒热错杂证的临床研究 [D]. 济南：山东中医药大学，2011.

[84] 胡智敏. 中西医结合治疗类风湿性关节炎的疗效观察 [J]. 中国医药指南，2012，10 (32)：620.

[85] 李纪高 . 辨证分型治疗活动期类风湿关节炎的临床研究 [D]. 郑州：河南中医学院，2012.
[86] 汉辉传 . 加减桂枝芍药知母汤治疗类风湿关节炎疗效观察及生存质量的临床研究 [D]. 南京：南京中医药大学，2013.
[87] 汤祚新 . 中西医结合治疗类风湿性关节炎 65 例疗效观察 [J]. 湖南中医杂志，2013，29（9）：64.
[88] 祝传松，陈嘉敏 . 中西医结合治疗类风湿性关节炎 70 例疗效观察 [J]. 中外医学研究，2013，11（30）：26.
[89] 冷钰玲，李义，陈学农，等 . 穴位埋线加中药治疗类风湿性关节炎 48 例 [J]. 时珍国医国药，2000，11（12）：1125.
[90] 张洪 . 中西医结合治疗类风湿性关节炎 40 例 [J]. 中国中医药现代远程教育，2011，9（24）：38.
[91] 游开泓，周爱英，杨舒谨 . 乌头通痹汤治疗类风湿性关节炎临床分析 [J]. 福建中医药，1988，18（2）：11.
[92] 勾廷祥，阴公举，勾德铭，等 . 乌头汤治类风湿性关节炎 42 例 [J]. 国医论坛，1996，11（1）：20.
[93] 黄丽华，朱艺成 . 血藤乌头汤治疗类风湿性关节炎的疗效观察及护理 [J]. 医学信息，2008，31（8）：1423.
[94] 刘芳，付慧稳，王建波，等 . 益赛普联合来氟米特、乌头汤治疗类风湿性关节炎的临床观察 [J]. 河北医药，2009，31（1）：101.
[95] 朱艺成，黄丽华 . 中药乌头治疗类风湿关节炎的疗效与护理 [J]. 全科护理，2009，7（33）：3023.
[96] 刘君玲 . 综合疗法治疗类风湿性关节炎疗效观察 [J]. 中国现代药物应用，2011，5（18）：60.
[97] 郭福，郑献敏，谢淑慧 . 中西医结合治疗类风湿性关节炎 72 例疗效观察 [J]. 中医临床研究，2012，4（6）：69.
[98] 吴宗柏，杨国瑾 . 乌头汤加味治疗类风湿性关节炎 [J]. 云南中医学院学报，1984（5）：1-3.
[99] 董松林，张立新 . 乌头汤治疗类风湿性关节炎 146 例 [J]. 浙江中医杂志，1992（9）：471-472.
[100] 汤云龙，李青峰 . 乌头汤为主治疗类风湿性关节炎 31 例 [J]. 国医论坛，1994（2）：15-16.
[101] 程建萍，林洁 . 加味乌头汤治疗类风湿性关节炎 42 例临床观察 [J]. 浙江中医杂志，1999（12）：355.
[102] 王绍海 . 乌头汤加味治疗类风湿性关节炎 [J]. 天津中医学院学报，2000，19（1）：26.
[103] 罗试计 . 乌头汤治疗类风湿性关节炎 36 例疗效观察 [J]. 新中医，2008，40（11）：45.
[104] 郑献敏，黄丽华，朱艺成，等 . 血藤乌头汤对类风湿关节炎病情活动及血小板的影响 [J]. 医学信息，2008，21（8）：1388.
[105] 何守再，夏世念 . 中西医结合治疗类风湿性关节炎 78 例 [J]. 临床合理用药杂志，2009，2（3）：54-55.
[106] 汤祚新 . 中西医结合治疗类风湿性关节炎 65 例疗效观察 [J]. 湖南中医杂志，2013，10（9）：64.

[107] 钱桐荪．类风湿性多关节炎的中西结合治疗［J］．南通大学学报（医学版），1982（2）：42–43.
[108] 李汉章，田华．重用甘遂治疗关节肿大型类风湿性关节炎38例的体会［J］.北京中医，1988（6）：33–34.
[109] 秦玮．加减乌头汤治疗寒湿痹证56例［J］．湖南中医杂志，1994，10（3）：36.
[110] 施旭光，杨经远．中西药合用治疗类风湿性关节炎112例疗效观察［J］．上海中医药杂志，1999（12）：28–29.
[111] 王平东，庄敬才．乌头加味汤治疗类风湿性关节炎180例［J］．中医药学报，1999，27（1）：26.
[112] 杨骏，程宗敏．乌头汤加味治疗类风湿性关节炎［J］．河北医学，2000，6（2）：190.
[113] 戴子辰，程法森．加味乌头汤治疗类风湿性关节炎62例疗效观察［J］．中华实用中西医杂志，2001，1（3）：584.
[114] 徐峰，白玉宾，桑希生，等．痛痹贴治疗类风湿性关节炎临床疗效观察［J］．中医药信息，2004，21（1）：26–27.
[115] 王金琐，沈桂琴．炎痛贴治疗类风湿性关节炎100例疗效观察［C］．哈尔滨：国际中西医结合风湿病学术会议，2004.
[116] 张至惠，韩海珍．中西医结合内外合治治疗类风湿性关节炎96例——附单用内服法治疗64例对照［J］．浙江中医杂志，2005（6）：32.
[117] 郭蜀京，盖兰．乌头汤加味治疗类风湿性关节炎35例疗效观察［J］．四川中医，2006，24（1）：58–59.
[118] 王晶．中医辨证治疗类风湿性关节炎40例分析［J］．中国误诊学杂志，2006，6（23）：4657–4658.
[119] 施波．乌头汤加味治疗类风湿性关节炎64例［J］．中国社区医师（综合版），2007（7）：75.
[120] 刘臣，张曦光．辨证治疗类风湿关节炎31例［J］．实用中医内科杂志，2010，24（2）：82–83.
[121] 张淑英，刘杰．加味乌头汤治疗活动性类风湿关节炎26例［J］．中国中医药科技，2010，17（4）：326.
[122] 黄子冬，黄崇平．乌头汤加味配合云克治疗类风湿性关节炎的疗效分析［J］．中国现代医生，2012，50（25）：114.
[123] 刘炜．乌头汤加味配合云克治疗类风湿性关节炎的疗效分析［J］．中国现代医生，2012，50（25）：114.
[124] 魏淑凤，梁丽娜，李秀峰，等．乌头汤加味治疗类风湿关节炎疗效研究［J］．中国医药导刊，2012，14（1）：161.
[125] 李艳梅．乌头汤加味对46例类风湿性关节炎患者的疗效及护理分析［J］．中国实用医药，2013，8（31）：226.
[126] 贺立成．芪桂五物加味方治疗类风湿性关节炎63例小结［J］．湖南中医药导报，2003，9（8）：24.
[127] 王志坤，解国华．黄芪桂枝汤加味治疗气阳两虚型类风湿性关节炎30例［J］．陕西中医，2006，27（8）：974–975.

[128] 高喜 . 辨证分型联合二消散外敷治疗类风湿性关节炎随机平行对照研究 [J]. 实用中医内科杂志，2013，27（11）：36.

[129] 陆肇中 . 顽痹类风冲剂治疗类风湿性关节炎 30 例临床观察 [J]. 天津中医，1996，13（1）：26.

[130] 柴可夫，胡补菊 . 黄芪桂枝五物汤治疗老年类风湿性关节炎 36 例 [J]. 中国中西医结合外科杂志，1997，3（5）：350-351.

[131] 程金仓，周海兰，韩梅，等 . 黄芪桂枝五物汤加味治疗类风湿性关节炎活动期 30 例 [J]. 安徽中医学院学报，1999，18（2）：13-14.

[132] 伍德军，周明果 . 中西医结合治疗类风湿性关节炎 32 例 [J]. 广西中医学院学报,2001,21（1）：38-40.

[133] 许文洲 . 黄芪桂枝五物汤加味治疗类风湿性关节炎疗效观察 [J]. 中华临床医药杂志，2001，2（10）：96.

[134] 赵晓荣 . 中西药联合治疗类风湿性关节炎 26 例 [J]. 光明中医，2003，18（105）：55-56.

[135] 王成福，张红梅 . 黄芪桂枝五物汤治疗类风湿关节炎 58 例 [J]. 实用中医内科杂志，2004，18（5）：434.

[136] 唐光阳 . 老年类风湿性关节炎的中西医结合治疗（附 32 例报告）[J]. 中国医学文摘（老年医学），2005，14（2）：136-137.

[137] 魏澜涛 . 中西医结合治疗类风湿性关节炎临床观察 [J]. 实用中医内科杂志，2008，22（7）：52.

[138] 李素琴，王俊宏 . 黄芪桂枝五物汤加味治疗类风湿性关节炎临床体会 [J]. 山西中医学院学报，2010，11（3）：50.

[139] 汤祚新 . 中西医结合治疗类风湿性关节炎 65 例疗效观察 [J]. 湖南中医杂志，2013，29（9）：64-65.

[140] 王卡珂 . 黄芪桂枝五物汤加味治疗类风湿关节炎临床疗效研究 [J]. 亚太传统医药,2013,9(12)：183.

[141] 田中政彦，桑滨生 . 防己黄芪汤治疗类风湿性关节炎的效果 [J]. 国外医学（中医中药分册），1990，12（4）：21-23.

[142] 崔昕 . 防己黄芪汤对类风湿性关节炎的疗效 [J]. 国外医学（中医中药分册），1996，18（5）：23.

[143] 史晓，陈建军 . 风 1 号合防己黄芪汤治疗类风湿性关节炎 46 例 [J]. 南京中医药大学学报（自然科学版），1998，14（1）：55.

[144] 郑均山 . 经方合用治类风湿性关节炎 42 例临床观察 [J]. 国医论坛，1999，14（5）：10.

[145] 张四方，朱伟光 . 防己黄芪汤治疗类风湿性关节炎近期疗效观察 [J]. 中国医师杂志，2005，7（6）：856-857.

[146] 牛雪彩 . 白虎加桂枝汤合用胸腺肽治疗类风湿性关节炎 30 例 [J]. 中国中医药信息杂志，1999，6（9）：43-44.

[147] 郭守香 . 白虎加桂枝汤加味治疗类风湿关节炎 120 例 [J]. 现代中西医结合杂志,2003,12（11）：1163.

[148] 崔育生，赵丽娜 . 内外兼治治疗类风湿性关节炎 100 例 [J]. 中国社区医师（医学专业半月刊），2008（19）：118.
[149] 廖常志 . 甘草附子汤治疗类风湿 23 例 [J]. 四川中医，2001，19（11）：27.
[150] 罗试计 . 中医辨证联合云克治疗类风湿关节炎 34 例临床疗效观察 [C]. 第六届中国中西医结合风湿病学术会议论文汇编，2006：135-136.
[151] 陈敏 . 针刺加药物治疗类风湿性关节炎 72 例 [J]. 中国基层医药，2000，7（6）：407.
[152] 欧阳汉 . 金匮肾气丸加减治疗类风湿性关节炎 20 例小结 [C]. 首届全国中西医结合变态反应学术会议论文汇编，2002：73.
[153] 古结乃特汗·拜克里木 . 越婢加术汤合三藤汤配合西药常规治疗湿热痹阻型类风湿关节炎的临床观察 [J]. 新疆中医药，2013，31（5）：37.
[154] 罗试计 . 中医辨证联合云克治疗类风湿关节炎 34 例临床疗效观察 [C]. 第六届中国中西医结合风湿病学术会议论文汇编，2006：135.
[155] 李晶晶 . 越婢汤加减治疗类风湿关节炎寒热错杂证的临床研究 [J]. 南京中医药大学，2009.
[156] 王勇，马玉琛，赵志勇，等 . 雄附方治疗类风湿关节炎间质性肺病的临床观察 [J]. 军医进修学院学报，2012，33（1）：42.
[157] 张苗海 . 活血化瘀剂对类风湿关节炎的疗效 [J]. 国外医学（中医中药分册）.2005，27（5）：304.
[158] 谭畅，韦志辉 . 防己茯苓汤加味治疗类风湿关节炎疗效观察 [J]. 现代中西医结合杂志 .2007，16（7）：906.
[159] 肖甫媛 . 辨证治疗类风湿性关节炎 56 例体会 [J]. 江西中医药 .2001，32（2）：31-32.
[160] 罗世惠，周登科 . 中药治疗类风湿性关节炎 68 例 [J]. 中国中医急症 .2003，12（4）：372.

第六章

呼吸系统疾病

第一节 支气管哮喘

支气管哮喘是由多种细胞（如嗜酸性粒细胞、肥大细胞、T 淋巴细胞、中性粒细胞、气道上皮细胞等）和细胞组分参与气道慢性炎症性疾患。这种慢性炎症导致气道高反应性的产生，通常出现广泛多变的可逆性气流受限，并引起反复发作的喘息、气急、胸闷或咳嗽等症状，常在夜间和（或）凌晨发作、多数患者可自行缓解或经治疗缓解。支气管哮喘是一个全球性的健康问题，估计有 3 亿人受本病困扰。

目前认为支气管哮喘是一种有明显家族聚集倾向的多基因遗传性疾病，它的发生既受遗传因素又受环境因素的影响。常见的环境因素有变应原、感染、气候改变、吸烟、环境污染等。典型的支气管哮喘出现反复发作的胸闷、气喘、呼吸困难、咳嗽等症状。发作时出现两肺散在、弥漫分布的呼气相哮鸣音，呼气相延长，有时吸气、呼气相均有干啰音。在发作前常有鼻塞、打喷嚏、眼痒等先兆症状，发作严重者可短时间内出现严重呼吸困难、低氧血症。在夜间或凌晨发作和加重是哮喘的特征之一。哮喘症状可在数分钟内发作。有些症状轻重可自行缓解，但大部分需积极处理。根据临床表现可分为急性发作期、慢性持续期和临床缓解期。

虽然目前哮喘不能根治，但长期规范化治疗可使大多数患者达到良好或完全的临床控制。哮喘治疗的目标是长期控制症状、预防未来风险的发生，即在使用最小有效剂量药物治疗或不用药物的基础上，能使患者与正常人一样生活、学习和工作。常用药物有糖皮质激素、β_2激动剂、白三烯调节剂、茶碱类药物、抗胆碱药等。

本病属中医的“哮病”“喘证”等范畴。多因外感邪气、饮食失节、情志失调等致痰浊内生，宿痰伏肺，胶结不去，一旦新感外邪，引动宿痰，以致痰随气动，壅塞气道，肺之宣肃不利，哮喘发作。总属邪实正虚之证。

【《金匮要略》方剂谱】

支气管哮喘的国际病症编码为J45.903，属于呼吸系统疾病。在《金匮要略》方治疗的优势病症谱中，其临床研究文献频次居第6位，而个案经验文献频次居第5位。《金匮要略》方中，能够治疗支气管哮喘的方剂共37首，其中有16首方剂已经进行过临床研究，34首方剂有个案经验报道。各方剂的文献频次见表6–1、表6–2。从表中看出，临床研究文献主要集中在射干麻黄汤，其次为肾气丸和葶苈大枣泻肺汤，而个案经验文献集中在射干麻黄汤和肾气丸，其余方剂运用频次较低。

表6–1　支气管哮喘临床研究文献方剂谱

序号	方剂名称	频次	序号	方剂名称	频次
1	射干麻黄汤	67	9	苓甘五味姜辛汤	2
2	肾气丸	22	10	桂枝茯苓丸	2
3	葶苈大枣泻肺汤	11	11	己椒苈黄丸	1
4	越婢加半夏汤	4	12	麦门冬汤	1
5	麻黄杏仁薏苡甘草汤	3	13	薏苡附子败酱散	1
6	小青龙加石膏汤	3	14	枳实薤白桂枝汤	1
7	栝楼薤白半夏汤	2	15	紫参汤	1
8	厚朴麻黄汤	2	16	皂荚丸	1

表6–2　支气管哮喘个案经验文献方剂谱

序号	方剂名称	频次	序号	方剂名称	频次
1	射干麻黄汤	58	5	葶苈大枣泻肺汤	9
2	肾气丸	33	6	半夏厚朴汤	8
3	小青龙加石膏汤	13	7	桂枝茯苓丸	7
4	厚朴麻黄汤	12	8	越婢加半夏汤	5

续表

序号	方剂名称	频次	序号	方剂名称	频次
9	黄芪建中汤	4	22	甘麦大枣汤	1
10	麦门冬汤	4	23	奔豚汤	1
11	桂枝加龙骨牡蛎汤	4	24	甘遂半夏汤	1
12	泽漆汤	3	25	甘草干姜茯苓白术汤	1
13	枳实薤白桂枝汤	3	26	己椒苈黄丸	1
14	麻黄杏仁薏苡甘草汤	3	27	厚朴大黄汤	1
15	皂荚丸	3	28	百合知母汤	1
16	栝楼薤白白酒汤	2	29	防己地黄汤	1
17	薯蓣丸	2	30	栀子大黄汤	1
18	苓甘五味姜辛汤	2	31	大黄甘草汤	1
19	茯苓杏仁甘草汤	1	32	苓甘五味加姜辛半夏杏仁汤	1
20	当归芍药散	1	33	桂苓五味甘草汤	1
21	厚朴七物汤	1	34	雄黄	1

【临床证据评价】

支气管哮喘的临床证据来源于临床研究和个案经验文献，前者有124篇，后者有155篇。临床研究文献中有55篇随机对照试验，5篇半随机对照试验，5篇非随机对照试验，59篇病例系列观察。个案经验文献共有155篇，报道了191则支气管哮喘的验案。

1. 临床研究文献

（1）射干麻黄汤

67篇文献中，35篇随机对照试验，3篇半随机对照试验，3篇非随机对照试验，26篇病例系列观察。在发表年份上，所有文献分布在1990～2013年。证据质量等级评价情况见表6-3。可以看出，有高质量证据8篇，中等质量证据32篇，低质量证据14篇，极低质量证据13篇。证据的降级因素主要为研究的局限性、精确度低、加入药物干扰等。证据升级因素主要是1979年前有相关病例观察、仲景原方、单用仲景方干预等。

表 6–3　射干麻黄汤临床研究文献证据质量一览表

纳入研究	发表年份	文献类型	证据升降因素	等级
李　群[1]	1998	RCT	研究的局限性（–2）1979 年前病例观察（+1）单用仲景方干预（+1）	高
陈培英[2]	1999	CR	1979 年前病例观察（+1）单用仲景方干预（+1）	高
龚人爱[3]	2004	CT	研究的局限性（–1）1979 年前病例观察（+1）仲景原方（+1）单用仲景方干预（+1）	高
林　杨[4]	2004	CR	1979 年前病例观察（+1）单用仲景方干预（+1）	高
刘　琼[5]	2005	RCT	研究的局限性（–2）精确度低（–1）1979 年前病例观察（+1）仲景原方（+1）单用仲景方干预（+1）	高
姜洪玉[6]	2011	RCT	研究的局限性（–2）1979 年前病例观察（+1）单用仲景方干预（+1）	高
张　波[7]	2011	CR	研究的局限性（–1）1979 年前病例观察（+1）单用仲景方干预（+1）	高
孙虹伟[8]	2013	RCT	研究的局限性（–2）1979 年前病例观察（+1）单用仲景方干预（+1）	高
陈　成[9]	1994	CR	加入药物干扰（–1）1979 年前病例观察（+1）单用仲景方干预（+1）	中
杨惠琴[10]	1997	CR	加入药物干扰（–1）剂量 – 效应关系（+1）1979 年前病例观察（+1）	中
张裕图[11]	1997	CR	加入药物干扰（–1）1979 年前病例观察（+1）单用仲景方干预（+1）	中
岑万玲[12]	1998	CR	间接证据（–1）1979 年前病例观察（+1）单用仲景方干预（+1）	中
贺建华[13]	1998	CT	研究的局限性（–2）间接证据（–1）1979 年前病例观察（+1）单用仲景方干预（+1）	中
田步青[14]	1999	CR	加入药物干扰（–1）剂量 – 效应关系（+1）1979 年前病例观察（+1）	中
周俊杰[15]	1999	CR	间接证据（–1）1979 年前病例观察（+1）单用仲景方干预（+1）	中
刘玉山[16]	2001	RCT	研究的局限性（–2）精确度低（–1）加入药物干扰（–1）剂量 – 效应关系（+1）1979 年前病例观察（+1）单用仲景方干预（+1）	中

续表

纳入研究	发表年份	文献类型	证据升降因素	等级
李 霞[17]	2002	CR	加入药物干扰（–1）1979 年前病例观察（+1）单用仲景方干预（+1）	中
朱富华[18]	2002	CR	加入药物干扰（–1）1979 年前病例观察（+1）单用仲景方干预（+1）	中
赵 峰[19]	2003	CR	加入药物干扰（–1）1979 年前病例观察（+1）单用仲景方干预（+1）	中
钟亮环[20]	2005	RCT	研究的局限性（–2）精确度低（–1）1979 年前病例观察（+1）单用仲景方干预（+1）	中
王荣忠[21]	2005	RCT	研究的局限性（–2）加入药物干扰（–1）剂量 – 效应关系（+1）1979 年前病例观察（+1）	中
孔维平[22]	2006	CR	1979 年前病例观察（+1）	中
李富强[23]	2007	RCT	研究的局限性（–2）间接证据（–1）剂量 – 效应关系（+1）1979 年前病例观察（+1）	中
雍善晴[24]	2008	CR	1979 年前病例观察（+1）	中
张 彤[25]	2008	CR	间接证据（–1）剂量 – 效应关系（+1）1979 年前病例观察（+1）	中
赵承栩[26]	2008	RCT	研究的局限性（–2）1979 年前病例观察（+1）	中
林欣江[27]	2009	CR	间接证据（–1）剂量 – 效应关系（+1）1979 年前病例观察（+1）	中
马新荣[28]	2009	CR	1979 年前病例观察（+1）	中
任世平[29]	2009	CR	加入药物干扰（–1）1979 年前病例观察（+1）单用仲景方干预（+1）	中
杨桂莲[30]	2010	RCT	研究的局限性（–2）精确度低（–1）1979 年前病例观察（+1）单用仲景方干预（+1）	中
卫敬勇[31]	2010	RCT	研究的局限性（–2）1979 年前病例观察（+1）	中
詹 瑾[32]	2011	RCT	研究的局限性（–2）1979 年前病例观察（+1）	中
钟 挺[33]	2012	RCT	研究的局限性（–2）1979 年前病例观察（+1）	中
莫柳芬[34]	2012	RCT	研究的局限性（–1）加入药物干扰（–1）1979 年前病例观察（+1）	中
康艳娟[35]	2013	CCT	研究的局限性（–2）精确度低（–1）1979 年前病例观察（+1）仲景原方（+1）	中

续表

纳入研究	发表年份	文献类型	证据升降因素	等级
齐　锋[36]	2013	CCT	研究的局限性（–2）精确度低（–1）1979 年前病例观察（+1）仲景原方（+1）	中
杨　露[37]	2013	RCT	研究的局限性（–2）精确度低（–1）1979 年前病例观察（+1）仲景原方（+1）	中
张俊红[38]	2013	CR	研究的局限性（–1）1979 年前病例观察（+1）仲景原方（+1）	中
朱佳琪[39]	2013	CR	加入药物干扰（–1）1979 年前病例观察（+1）单用仲景方干预（+1）	中
张家骏[40]	1996	CR	加入药物干扰（–1）1979 年前病例观察（+1）	低
刘小虹[41]	2000	RCT	研究的局限性（–2）精确度低（–1）加入药物干扰（–1）1979 年前病例观察（+1）单用仲景方干预（+1）	低
程荣朵[42]	2005	RCT	研究的局限性（–2）精确度低（–1）1979 年前病例观察（+1）	低
刘昌鹏[43]	2005	RCT	研究的局限性（–2）精确度低（–1）1979 年前病例观察（+1）	低
张俊红[44]	2013	CR	研究的局限性（–1）1979 年前病例观察（+1）仲景原方（+1）	中
苗连绪[45]	2007	CR	研究的局限性（–1）加入药物干扰（–1）1979 年前病例观察（+1）单用仲景方干预（+1）	低
马晓明[46]	2007	CR	加入药物干扰（–1）1979 年前病例观察（+1）	低
蔡　彦[47]	2009	RCT	研究的局限性（–2）精确度低（–1）1979 年前病例观察（+1）	低
秦双件[48]	2009	RCT	研究的局限性（–2）精确度低（–1）1979 年前病例观察（+1）	低
王现英[49]	2009	RCT	研究的局限性（–2）加入药物干扰（–1）1979 年前病例观察（+1）	低
窦　钊[50]	2011	RCT	研究的局限性（–2）精确度低（–1）1979 年前病例观察（+1）	低
褚桂克[51]	2012	CCT	研究的局限性（–2）间接证据（–1）1979 年前病例观察（+1）	低
范　萍[52]	2013	RCT	研究的局限性（–2）精确度低（–1）1979 年前病例观察（+1）	低

续表

纳入研究	发表年份	文献类型	证据升降因素	等级
庞亚辉[53]	2013	RCT	研究的局限性（–2）间接证据（–1）加入药物干扰（–1）1979年前病例观察（+1）单用仲景方干预（+1）	低
乔志羽[54]	2013	RCT	研究的局限性（–2）精确度低（–1）加入药物干扰（–1）1979年前病例观察（+1）单用仲景方干预（+1）	低
强克礼[55]	1990	CR	间接证据（–1）加入药物干扰（–1）1979年前病例观察（+1）	极低
刘小凡[56]	2001	RCT	研究的局限性（–2）间接证据（–1）精确度低（–1）加入药物干扰（–1）1979年前病例观察（+1）	极低
张学兰[57]	2003	RCT	研究的局限性（–2）间接证据（–1）加入药物干扰（–1）1979年前病例观察（+1）	极低
邢　政[58]	2004	RCT	研究的局限性（–2）间接证据（–1）加入药物干扰（–1）1979年前病例观察（+1）	极低
张忠德[59]	2004	RCT	研究的局限性（–2）间接证据（–1）加入药物干扰（–1）1979年前病例观察（+1）	极低
柴书芹[60]	2006	RCT	研究的局限性（–2）间接证据（–1）精确度低（–1）加入药物干扰（–1）1979年前病例观察（+1）	极低
彭明松[61]	2006	RCT	研究的局限性（–2）精确度低（–1）加入药物干扰（–1）1979年前病例观察（+1）	极低
柳　波[62]	2009	RCT	研究的局限性（–2）精确度低（–1）小样本（–1）加入药物干扰（–1）1979年前病例观察（+1）单用仲景方干预（+1）	极低
曾小勤[63]	2010	RCT	研究的局限性（–2）小样本（–1）精确度低（–1）加入药物干扰（–1）1979年前病例观察（+1）	极低
张培中[64]	2011	CR	研究的局限性（–1）加入药物干扰（–1）1979年前病例观察（+1）单用仲景方干预（+1）	极低
肖　莉[65]	2011	RCT	研究的局限性（–2）精确度低（–1）小样本（–1）1979年前病例观察（+1）	极低
蔡　文[66]	2012	CT	研究的局限性（–2）间接证据（–1）精确度低（–1）加入药物干扰（–1）1979年前病例观察（+1）	极低
崔传东[67]	2013	RCT	研究的局限性（–2）精确度低（–1）加入药物干扰（–1）1979年前病例观察（+1）	极低

（2）肾气丸

纳入22篇文献，8篇随机对照试验，2篇半随机对照试验，12篇病例系列观察。所有文献分布在1988～2013年。证据质量等级评价情况见表6–4。可以看出，有高质量证据6篇，中等质量证据8篇，低质量证据5篇，极低质量证据3篇。证据的降级因素主要为研究的局限性、加入药物干扰、精确度低等。证据升级因素主要是1979年前有相关病例观察、单用仲景方干预和剂量效应关系。

表6–4　肾气丸临床研究文献证据质量一览表

纳入研究	发表年份	文献类型	证据升降因素	等级
黄多术[68]	2004	CR	研究的局限性（–1）1979年前病例观察（+1）仲景原方（+1）单用仲景方干预（+1）	高
李玉冰[69]	2007	RCT	研究的局限性（–2）间接证据（–1）1979年前病例观察（+1）仲景原方（+1）	高
赵付清[70]	2007	CR	剂量–效应关系（+1）1979年前病例观察（+1）单用仲景方干预（+1）	高
刘　辉[71]	2010	RCT	研究的局限性（–1）1979年前病例观察（+1）仲景原方（+1）单用仲景方干预（+1）	高
黄　飞[72]	2010	CR	研究的局限性（–1）加入药物干扰（–1）1979年前病例观察（+1）单用仲景方干预（+1）	高
邓实敏[73]	2012	RCT	研究的局限性（–2）1979年前病例观察（+1）单用仲景方干预（+1）	高
孙界平[74]	1988	CR	研究的局限性（–1）1979年前病例观察（+1）单用仲景方干预（+1）	中
刘益新[75]	1994	CR	加入药物干扰（–1）剂量–效应关系（+1）1979年前病例观察（+1）	中
潘化远[76]	1998	CR	加入药物干扰（–1）剂量–效应关系（+1）1979年前病例观察（+1）	中
任真义[77]	2003	CR	间接证据（–1）1979年前病例观察（+1）仲景原方（+1）	中
陈秀萍[78]	2006	CR	加入药物干扰（–1）1979年前病例观察（+1）单用仲景方干预（+1）	中
韩瑞锋[79]	2007	CR	1979年前病例观察（+1）	中
罗祥顺[80]	2013	CCT	研究的局限性（–2）1979年前病例观察（+1）仲景原方（+1）	中

续表

纳入研究	发表年份	文献类型	证据升降因素	等级
张　弘[81]	2013	RCT	研究的局限性（–2）1979 年前病例观察（+1）	中
俞美玉[82]	1995	RCT	研究的局限性（–2）间接证据（–1）精确度低（–1）1979 年前病例观察（+1）单用仲景方干预（+1）	低
武丹平[83]	1997	RCT	研究的局限性（–2）间接证据（–1）1979 年前病例观察（+1）	低
夏桂花[84]	1998	CR	加入药物干扰（–1）1979 年前病例观察（+1）	低
罗凤鸣[85]	2001	CR	小样本（–1）1979 年前病例观察（+1）	低
杨卫东[86]	2012	RCT	研究的局限性（–2）加入药物干扰（–1）1979 年前病例观察（+1）	低
罗长元[87]	2000	CR	间接证据（–1）小样本（–1）加入药物干扰（–1）1979 年前病例观察（+1）	极低
李景巍[88]	2009	CCT	研究的局限性（–2）精确度低（–1）加入药物干扰（–1）1979 年前病例观察（+1）	极低
杨兆林[89]	2009	RCT	研究的局限性（–2）间接证据（–1）加入药物干扰（–1）1979 年前病例观察（+1）	极低

（3）*葶苈大枣泻肺汤*

纳入 11 篇文献，3 篇随机对照试验，8 篇病例系列观察。所有文献分布在 1994 ~ 2003 年。证据质量等级评价情况见表 6–5。可以看出，低质量证据 4 篇，极低质量证据 7 篇。证据的降级因素主要为研究的局限性、加入药物干扰等。证据升级因素主要是单用仲景方干预。

表 6–5　　葶苈大枣泻肺汤临床研究文献证据质量一览表

纳入研究	发表年份	文献类型	证据升降因素	等级
刘建仁[90]	1994	CR	加入药物干扰（–1）单用仲景方干预（+1）	低
潘化远[91]	1998	CR	加入药物干扰（–1）剂量 – 效应关系（+1）	低
崔　悦[92]	2001	RCT	研究的局限性（–2）加入药物干扰（–1）单用仲景方干预（+1）	低
罗长元[93]	2001	CR	加入药物干扰（–1）单用仲景方干预（+1）	低
陈福华[94]	1997	CR	加入药物干扰（–1）	极低

续表

纳入研究	发表年份	文献类型	证据升降因素	等级
李永贵[95]	1997	CR	加入药物干扰（–1）	极低
宣建芳[96]	1999	CR	间接证据（–1）加入药物干扰（–1）	极低
朱建秀[97]	2001	CR	加入药物干扰（–1）	极低
刘继花[98]	2002	CR	加入药物干扰（–1）	极低
李振乾[99]	2003	RCT	研究的局限性（–2）精确度低（–1）加入药物干扰（–1）单用仲景方干预（+1）	极低
朱红霞[100]	2003	RCT	研究的局限性（–2）精确度低（–1）加入药物干扰（–1）单用仲景方干预（+1）	极低

（4）其他方剂

另有13个方剂，如麻黄杏仁薏苡甘草汤、越婢加半夏汤、栝楼薤白半夏汤、桂枝茯苓丸等计有24篇临床研究文献。各个方剂的证据质量等级评价情况见表6–6。可以看出，除厚朴麻黄汤、己椒苈黄丸、薏苡附子败酱散、麦门冬汤、越婢加半夏汤有高质量证据以外，其余方剂纳入文献质量均偏低。

表6–6　其他方剂临床研究文献证据质量一览表

纳入研究	方剂	发表年份	文献类型	证据升降因素	等级
阿部胜利[101]	越婢加半夏汤	1992	CR	小样本（–1）1979年前病例观察（+1）仲景原方（+1）单用仲景方干预（+1）	高
陆立东[102]	越婢加半夏汤	2007	RCT	研究的局限性（–1）	高
付国春[103]	越婢加半夏汤	2000	RCT	研究的局限性（–2）加入药物干扰（–1）1979年前病例观察（+1）单用仲景方干预（+1）	中
成　菲[104]	越婢加半夏汤	2010	RCT	研究的局限性（–2）加入药物干扰（–1）1979年前病例观察（+1）	低
周基旺[105]	麻黄杏仁薏苡甘草汤	1998	CR	间接证据（–1）加入药物干扰（–1）	极低
云少敏[106]	麻黄杏仁薏苡甘草汤	1999	CR	加入药物干扰（–1）	极低
可　可[107]	麻黄杏仁薏苡甘草汤	2001	CR	加入药物干扰（–1）	极低

续表

纳入研究	方剂	发表年份	文献类型	证据升降因素	等级
王　然[108]	小青龙加石膏汤	2007	RCT	研究的局限性（–1）间接证据（–1）精确度低（–1）	中
孙　飞[109]	小青龙加石膏汤	2002	CR	小样本（–1）单用仲景方干预（+1）	低
曾立言[110]	小青龙加石膏汤	1991	CR	间接证据（–1）加入药物干扰（–1）	极低
严　华[111]	栝楼薤白半夏汤	2005	CR	加入药物干扰（–1）单用仲景方干预（+1）	低
魏道祥[112]	栝楼薤白半夏汤	2003	RCT	研究的局限性（–2）间接证据（–1）精确度低（–1）加入药物干扰（–1）	极低
张燕萍[113]	桂枝茯苓丸	2009	CT	研究的局限性（–2）单用仲景方干预（+1）	中
刘　臣[114]	桂枝茯苓丸	2005	CR	加入药物干扰（–1）单用仲景方干预（+1）	低
刘书含[115]	厚朴麻黄汤	2007	CR	1979年前病例观察（+1）单用仲景方干预（+1）	高
李建军[116]	厚朴麻黄汤	2007	RCT	研究的局限性（–2）精确度低（–1）1979年前病例观察（+1）	低
张富强[117]	苓甘五味姜辛汤	1996	CR	加入药物干扰（–1）	极低
王立欣[118]	苓甘五味姜辛汤	2003	RCT	研究的局限性（–2）间接证据（–1）加入药物干扰（–1）	极低
顾明达[119]	己椒苈黄丸	1994	CR	加入药物干扰（–1）剂量–效应关系（+1）1979年前病例观察（+1）单用仲景方干预（+1）	高
张亚强[120]	麦门冬汤	2000	CR	1979年前病例观察（+1）仲景原方（+1）单用仲景方干预（+1）	高
于宗学[121]	薏苡附子败酱散	2011	RCT	研究的局限性（–1）仲景原方（+1）单用仲景方干预（+1）	高
魏道祥[122]	枳实薤白桂枝汤	2004	RCT	研究的局限性（–2）精确度低（–1）加入药物干扰（–1）单用仲景方干预（+1）	极低
牛爱红[123]	紫参汤	2003	CR	加入药物干扰（–1）单用仲景方干预（+1）	低
刘征雁[124]	皂荚丸	2003	CT	研究的局限性（–2）精确度低（–1）加入药物干扰（–1）	极低

2. 个案经验文献

共纳入 191 则医案，分别采用射干麻黄汤、肾气丸、小青龙加石膏汤等。发表年份分布于 1979 ~ 2013 年。各个方剂的证据质量等级评价情况见表 6-7。可以看出，纳入相关医案大部分平均质量为中等质量。

表 6-7　　个案经验文献证据质量一览表

方剂名称	发表年份	医案则数	质量评分平均值	等级
射干麻黄汤	1982 ~ 2013	58	49.25	中等
肾气丸	1985 ~ 2009	33	50.72	中等
小青龙加石膏汤	1982 ~ 2002	13	43.82	中等
厚朴麻黄汤	1981 ~ 2012	12	45.63	中等
葶苈大枣泻肺汤	1989 ~ 2012	9	50.09	中等
半夏厚朴汤	1986 ~ 2012	8	49.25	中等
桂枝茯苓丸	1985 ~ 2013	7	50.16	中等
越婢加半夏汤	2002 ~ 2013	5	57.85	中等
黄芪建中汤	1990 ~ 2002	4	57.80	中等
麦门冬汤	1983 ~ 2012	4	53.91	中等
桂枝加龙骨牡蛎汤	1983 ~ 2007	4	46.30	中等
泽漆汤	1991 ~ 2001	3	50.67	中等
枳实薤白桂枝汤	2002 ~ 2003	3	48.88	中等
麻黄杏仁薏苡甘草汤	1990 ~ 2008	3	46.82	中等
皂荚丸	2000 ~ 2007	3	44.40	中等
栝楼薤白白酒汤	2002	2	62.25	高等
薯蓣丸	2007 ~ 2012	2	53.71	中等
苓甘五味姜辛汤	1996 ~ 1998	2	51.71	中等
茯苓杏仁甘草汤	2008	1	75.19	高等
当归芍药散	2001	1	63.50	高等
厚朴七物汤	2011	1	53.54	中等
甘麦大枣汤	2002	1	51.63	中等
奔豚汤	2013	1	51.6	中等
甘遂半夏汤	1992	1	48.58	中等

续表

方剂名称	发表年份	医案则数	质量评分平均值	等级
甘草干姜茯苓白术汤	1987	1	48.07	中等
己椒苈黄丸	1993	1	45.87	中等
厚朴大黄汤	1990	1	44.39	中等
百合知母汤	1999	1	43.44	中等
防己地黄汤	2003	1	37.51	低等
栀子大黄汤	2013	1	34.46	低等
大黄甘草汤	2006	1	33.73	低等
苓甘五味加姜辛半夏杏仁汤	2012	1	30.22	低等
桂苓五味甘草汤	2002	1	29.51	低等
雄黄	2004	1	29.27	低等

【典型临床证据】

支气管哮喘的临床研究证据共有124篇文献支持，高质量证据20篇，中等质量证据43篇，低质量证据29篇，极低质量证据32篇。高质量证据为射干麻黄汤、肾气丸等的研究文献。各质量等级文献均有分布。

1. 射干麻黄汤

射干麻黄冲剂对照氨茶碱、先锋Ⅳ、病毒灵干预寒饮型哮喘在临床总有效率方面有优势（高质量证据）

李群[1]实施的一项样本量为80例的随机对照试验中，试验组40例，对照组40例。试验组口服射干麻黄冲剂（由射干、麻黄、细辛、半夏、冬花、紫苑、五味子、生姜、大枣组成，黑龙江中医药大学附属医院药厂制备，每袋10g）每次1袋，每日3次，温开水冲服，或以下列药味煎汁兑服：若咳嗽、哮较甚而目胞微浮者，以车前子煎汁兑服冲剂；若以细菌感染为主者，以蚤休、金银花煎汁兑服；若以病毒感染为主者，以贯众煎汁兑服；若喉中痰鸣及肺部哮鸣音中等度以上增多者，以地龙、蝉蜕、钩藤煎汁兑服。对照组予氨茶碱片0.1g，先锋Ⅳ片0.5g，每日3次口服。以病毒感染为主者，加病毒灵1片，每日3次口服。另可酌用复方甘草合剂10mL，每日3次口服。两组均以10天为1个疗程。两组总有效率相对危险度RR=1.38，95%CI（1.08，1.78），P=0.01。[疗效标准：①痊愈：咳嗽、喘息、痰鸣、哮鸣均消失，其他症状消失，两肺哮鸣音和/或干湿啰音消失。②显效：咳嗽、喘息、痰鸣明显减轻，听诊哮鸣音及干湿啰音明显减少（+++ → ++）。③好转：咳嗽、喘息症状减轻或发作次数减少，痰鸣、哮喘减轻，两肺哮鸣音、啰音较前减少（+++ → ++ 或 ++ → +）。④无效：症状及肺部哮鸣音、啰音无改善甚或加重。）

2. 肾气丸

金匮肾气丸加减干预支气管哮喘在临床总有效率方面有效（高质量证据）

赵付清[70]实施的一项样本量为67例的病例系列观察，以金匮肾气丸为主方，方药组成：肉桂6g，附子12，熟地黄20g，山药20g，山萸肉15g，泽泻15g，茯苓15g，丹皮12g。在发作期痰郁气阻者，加葶苈子、陈皮、半夏以泻肺除痰，宣通气机；大便闭结者，加大黄以通腑泻浊；热象明显者，加鱼腥草、黄芩、苇茎以清热宣肺；瘀血阻遏者，加丹参、川芎、赤芍以活血化瘀；肾不纳气者，加五味子、蛤蚧以补肾纳气。每日1剂，水煎2次，取汁500mL，混匀，早晚餐前服，7天为1个疗程，休息3天行下一疗程治疗，发作期控制后仍需继续服用2个疗程，以巩固疗效。治疗2个疗程后，临床控制31例，显效23例，有效7例，无效6例，总有效率91%。对近期临床控制和显效的54例患者，继续治疗2个疗程，并随访1年，结果临床治愈18例，显效29例，有效5例，无效2例，总有效率96%（疗效标准：①临床控制：喘息症状及肺部哮鸣音消失或不足轻度。②显效：喘息症状及肺部哮鸣音明显好转（+++ → +）。③好转：喘息症状及肺部哮鸣音明显好转（+++ → ++）或（++ → +）。④无效：喘息症状及肺部哮鸣音无好转或加重。）

3. 葶苈大枣泻肺汤

葶苈大枣泻肺汤加味对照地塞米松干预重度支气管哮喘在临床总有效率方面有优势（低质量证据）

马晓明[46]实施的一项样本量为116例的随机对照试验中，试验组86例，对照组30例。试验组以中药葶苈大枣泻肺汤加味治疗，用葶苈子15g，大枣、川芎、炙麻黄各10g。加减法：寒哮，加细辛3g，干姜10g；热哮，加桑皮、石膏、黄芩各15g。上方水煎服，每日1剂。对照组以地塞米松10mg加入5%葡萄糖液250mL静滴，每日1次，治疗3天后观察疗效。两组总有效率相对危险度RR=1.47，95%CI（1.14，1.89），P=0.003。（疗效标准：①显效：治疗后胸闷、呼吸困难等症状控制，哮鸣音消失。②有效：胸闷、呼吸困难等症状减轻，哮鸣音减少。③无效：治疗后胸闷、呼吸困难等症状及肺部哮鸣音无明显改善。）

【支气管哮喘与应用方剂分析】

此次研究发现共有38首方剂可以治疗支气管哮喘，属于同病异治的范畴。根据文献报道，基于循证医学研究得出结论，依次为：射干麻黄汤共67篇文献，纳入5618例；肾气丸共22篇文献，纳入1745例，葶苈大枣泻肺汤共11篇文献，纳入1024例。高质量证据分布在射干麻黄汤和肾气丸中，其余方剂多为中等、低质量证据。可以看出，虽然方剂种类分布较广，但是不论在文献频次还是证据质量方面，均具有一定聚集性。

1. 射干麻黄汤

射干麻黄汤是肺痿肺痈咳嗽上气病篇中，主治寒饮郁肺的咳嗽上气的主方，其主证表现为咳嗽气喘、喉中痰鸣似水鸡声等。其方由射干、麻黄、生姜、细辛、紫菀、款冬花、五味子、大枣、半夏组成。支气管哮喘在本方的病症谱中，属于高频病症。高质量证据显示，射干麻黄冲剂对照氨茶碱、先锋Ⅳ、病毒灵干预寒饮型哮喘在临床总有效率方面有优势。可见寒饮郁肺是本病临床常见病机之一，具有较高的人群聚集度。

2. 肾气丸

肾气丸在《金匮要略》共出现5次，分别在中风历节病篇、血痹虚劳病篇、痰饮咳嗽病篇、消渴小便不利淋病篇、妇人杂病篇中，分别主治脚气上冲、虚劳腰疼、短气有微饮、男子消渴、妇人转胞，虽然其主证各异，但病机一致，即肾气不足、肾阳亏虚。其方由附子、桂枝、干地黄、山药、山茱萸、泽泻、茯苓、丹皮组成。支气管哮喘在本方的病症谱中，属于高频病症。高质量证据显示，金匮肾气丸加减干预支气管哮喘在临床总有效率方面有效。可见肾气不足、肾阳亏虚是本病临床常见病机之一，具有较高的人群聚集度。

3. 葶苈大枣泻肺汤

葶苈大枣泻肺汤是肺痿肺痈咳嗽上气病篇中，主治邪实壅肺之肺痈的主方，其主证表现为胸部胀满而不能平卧、咳嗽上气等。其方由葶苈子、大枣组成。支气管哮喘在本方的病症谱中，属于高频病症。低质量证据显示，葶苈大枣泻肺汤加味对照地塞米松干预重度支气管哮喘在临床总有效率方面有优势。可见邪实壅肺是本病临床常见病机之一，虽证据支持强度低，该方的使用体现了中医治病求本的优势，临床见此病机者可酌用此方。

【优势病证规律】

根据现有文献，支气管哮喘临床常见证型有寒饮郁肺的射干麻黄汤证，肾气不足、肾阳亏虚的肾气丸证和邪实壅肺葶苈大枣泻肺汤证。通过循证医学研究及证据评价，提炼出支气管哮喘用《金匮要略》方治疗呈现出一定趋向性。因此，射干麻黄汤、肾气丸和葶苈大枣泻肺汤的证型很可能是支气管哮喘在现代临床环境下的主要证候表现。（见图 6–1）

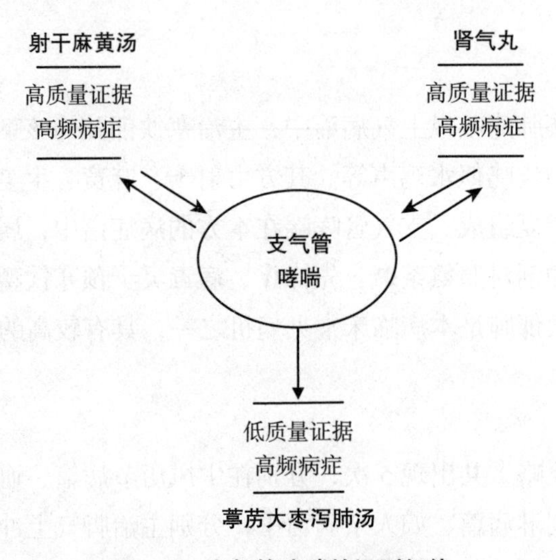

图 6–1　支气管哮喘的证型规律

参考文献

［1］李群．射干麻黄冲剂为主治疗寒饮型哮喘 40 例［J］．浙江中医杂志，1998（6）：379.

［2］陈培英．射干麻黄汤加味治疗 82 例小儿寒喘的近期及远期疗效［J］．浙江中医杂志，1999（6）：388.

［3］龚人爱．射干麻黄汤加味治疗咳嗽变异性哮喘［J］．浙江中医学院学报，2004，28（3）：28.

［4］林杨．射干麻黄汤加味治疗小儿哮喘 62 例［J］．中国中医急症，2004，13（1）：6.

［5］刘琼．射麻止喘液对支气管哮喘患者肺功能的影响［J］．河北中医，2005，27（10）：731–732.

［6］姜洪玉，周兆山．补肾散寒法治疗哮喘急性发作期（寒哮证）临床研究［J］．新中医，2011，43（11）：12–13.

［7］张波．参蛤散合射干麻黄汤加减治疗哮喘 64 例［J］．陕西中医，2011，32（4）：397.

［8］孙虹伟．参蛤散合射干麻黄汤治疗哮喘 68 例临床观察［J］．中国医药指南，2013，11（18）：659–660.

［9］陈成，唐士诚，曲建强，等．哮喘宁合剂的制备与临床疗效观察［J］．中药材，1994，17（6）：

48–49.
[10] 杨惠琴 . 宣降温化法治疗支气管哮喘 42 例 [J]. 湖南中医杂志，1997，13（5）：12.
[11] 张裕図 . 射干麻黄汤加减配合耳穴贴敷治疗哮喘 100 例 [J]. 实用中医药杂志，1997（5）：14.
[12] 岑万玲 . 中药雾化吸入治疗哮喘 180 例临床观察 [J]. 云南中医中药杂志，1998，19（4）：28.
[13] 贺建华 . 运用虫类药辨证治疗发作期支气管哮喘 68 例 [J]. 湖南中医杂志，1998，14（4）：27.
[14] 田步青 . 二陈汤和射干麻黄汤加减治疗支气管哮喘 88 例 [C]. 全国第三届继承老中医经验研讨会第四届全国中青年中医学术研讨会论文集，1999：24–26.
[15] 周俊杰 . 中药内服配合穴位敷贴治疗支气管哮喘 153 例 [J]. 河南中医药学刊，1999，14（6）：26–27.
[16] 刘玉山，张爱华，王玉民，等 . 射干麻黄汤加味治疗小儿哮喘 103 例疗效观察 [J]. 河北中医，2001，23（6）：454.
[17] 李霞，杜镶滨，江惠萍 . 降气定喘汤治疗支气管哮喘 36 例小结 [J]. 甘肃中医，2002，15（2）：31.
[18] 朱富华，姚桂芳，冯玉章 . 加减射干麻黄汤治疗儿童哮喘 32 例及峰速值疗效观察 [J]. 陕西中医，2002，23（6）：487–488.
[19] 赵峰 . 自拟宁哮汤为主治疗支气管哮喘（寒哮）46 例 [J]. 中医研究，2003，16（5）：43.
[20] 钟亮环 . 射麻止喘液治疗哮喘发作期的临床疗效观察及其对外周血 IL–5、IL–8 的影响 [D]. 广州：广州中医药大学，2005.
[21] 王荣忠，王顺民，何汝强，等 . 加味射干麻黄汤超声雾化吸入治疗婴幼儿哮喘疗效观察 [J]. 中国实用乡村医生杂志，2005，12（11）：53.
[22] 孔维平 . 标本兼顾治疗哮证发作期 56 例 [J]. 河北中医，2006，28（11）：831.
[23] 李富强 . 中西医结合治疗支气管哮喘持续状态疗效观察 [J]. 现代医药卫生，2007，23（21）：3273.
[24] 雍善晴 . 射干麻黄汤治疗支气管哮喘 66 例 [J]. 陕西中医，2008，29（8）：944–945.
[25] 张彤，胡建军 . 中医辨证结合西药治疗支气管哮喘 32 例 [J]. 中国社区医师（医学专业半月刊），2008，10（4）：63.
[26] 赵承栩 . 射干麻黄汤加减治疗小儿哮喘疗效分析 [J]. 中国误诊学杂志，2008，8（26）：6355.
[27] 林欣江，臧晓萍 . 中西医结合治疗支气管哮喘 64 例 [J]. 中国现代药物应用，2009，3（2）：90.
[28] 马新荣 . 射干麻黄汤加味治疗哮病发作期 84 例 [J]. 光明中医，2009，24（4）：669–670.
[29] 任世平 . 射干麻黄汤治疗哮喘病 60 例 [J]. 内蒙古中医药，2009（6）：36.
[30] 杨桂莲 . 消喘汤治疗支气管哮喘 38 例临床观察 [J]. 青海医药杂志，2010（11）：67.
[31] 卫敬勇 . 射干麻黄汤加减治疗发作期哮病的临床研究 [J]. 中国医学创新，2010，7（21）：7–8.
[32] 詹瑾 . 金喉健雾化吸入配合中医药治疗支气管哮喘临床观察 [J]. 亚太传统医药，2011，7（12）：56–57.
[33] 钟挺，黄如红，毕美芬 . 射干麻黄汤灌肠佐治哮喘急性发作期重度患儿 35 例临床观察 [J]. 中国中医急症，2012，21（6）：1010.
[34] 莫柳芬 . 中医药在支气管哮喘急性发作期作用随机对照临床研究 [J]. 实用中医内科杂志，

2012，26（10）：10–11.
[35] 康艳娟，童奎骅 . 射干麻黄汤合小青龙汤辅治支气管哮喘急性发作效果观察［J］. 中国乡村医药，2013（22）.
[36] 齐锋，李朝喧 . 射干麻黄汤合小青龙汤治疗支气管哮喘急性发作 32 例［J］. 中国乡村医药，2013，21（1）：37–38.
[37] 杨露 . 加味射干麻黄汤治疗支气管哮喘（外寒内饮证）临床研究［D］. 武汉：湖北中医药大学，2013.
[38] 张俊红 . 中医药治疗支气管哮喘的疗效观察［J］. 中国医药指南，2013（18）：648.
[39] 朱佳琪，方向明 . 射干麻黄汤联合黄芪粉治疗支气管哮喘 34 例临床观察［J］. 实用中医内科杂志，2013，27（10）：29.
[40] 张家骏 . 平喘化痰糖浆治疗哮喘 256 例［J］. 辽宁中医杂志，1996，23（8）：362.
[41] 刘小虹，梁直英 . 射麻止喘液治疗哮喘的近期疗效及其机理［J］. 广州中医药大学学报，2000，17（1）：20–23.
[42] 程荣朵，赵木昆，冉洪强 . 射干麻黄汤配合西药治疗支气管哮喘 46 例［J］. 陕西中医，2005，26（4）：294–295.
[43] 刘昌鹏，刘小凡 . 射干麻黄汤化裁治疗婴幼儿哮喘急性发作 102 例［J］. 四川中医，2005，23（7）：90–91.
[44] 张俊红 . 中医药治疗支气管哮喘的疗效观察［J］. 中国医药指南，2013（18）：648.
[45] 苗连绪，杨惠琴 . 自拟双龙利气汤治疗哮喘病 44 例［J］. 新疆中医药，2007，25（6）：8.
[46] 马晓明 . 射干麻黄汤加味治疗支气管哮喘急性发作期 48 例疗效观察［J］. 山西中医学院学报，2007，8（2）：24.
[47] 蔡彦 . 祛风平喘汤治疗支气管哮喘急性发作期的临床疗效观察［J］. 广州：广州中医药大学，2009.
[48] 秦双件，何军锋 . 射干麻黄汤化裁方配合西药治疗支气管哮喘（寒哮）急性发作期 30 例［J］. 中国中医药现代远程教育，2009，7（1）：29–31.
[49] 王现英 . 射干麻黄汤在支气管哮喘急性发作期临床应用研究［J］. 中外医疗，2009（9）：87.
[50] 窦钊 . 加减射干麻黄汤治疗支气管哮喘的临床观察［D］. 哈尔滨：黑龙江中医药大学，2011.
[51] 褚桂克 . 中西医结合治疗小儿支气管哮喘缓解期 160 例临床研究［J］. 国医论坛，2012，27（2）：19–20.
[52] 范萍，祝勇军，潘伟钰，等 . 射麻止喘方治疗支气管哮喘慢性持续期的临床研究［J］. 中国中医急症，2013（8）：1289.
[53] 庞亚辉 . 射干麻黄汤加减治疗小儿哮喘的疗效及安全性系统评价［D］. 成都：成都中医药大学，2013.
[54] 乔志羽 . 射干麻黄汤加减治疗支气管哮喘急性发作 53 例疗效观察［J］. 中国医疗前沿，2013（20）：8.
[55] 强克礼，张惠云，曹丽萍 . 中药治疗哮喘 42 例［J］. 陕西中医，1990，11（10）：446–447.
[56] 刘小凡，郭蓉晓，孟晓露，等 . 哮宁口服液治疗小儿哮喘的临床与实验研究［J］. 上海中医药杂

志，2001（9）：24.
[57] 张学兰 . 中西药综合疗法治疗支气管哮喘发作期 30 例［J］. 陕西中医，2003，24（4）：300-301.
[58] 邢政 . 中西医结合治疗支气管哮喘临床体会［J］. 中国中医急症，2004，13（11）：776.
[59] 张忠德 . 中医药治疗支气管哮喘临床观察［J］. 中华实用中西医杂志，2004，24（3）：33-34.
[60] 柴书芹，景德全 . 中医治疗支气管哮喘 42 例临床分析［J］. 河南预防医学杂志，2006，17（4）：241-242.
[61] 彭明松，陈延，向微 . 中西医结合治疗支气管哮喘 25 例［J］. 甘肃中医学院学报，2006，23（4）：16-17.
[62] 柳波 . 清宣平喘汤治疗支气管哮喘痰热蕴肺证疗效观察［D］. 济南：山东中医药大学，2009.
[63] 曾小勤，黄润新 . 金喉健雾化吸入配合中医药治疗支气管哮喘临床探讨［J］. 医学信息，2010，23（7）：2122-2123.
[64] 张培中，李昌德 . 射干麻黄汤加虫类药治疗小儿慢性支气管哮喘 74 例［J］. 中国民间疗法，2011，19（8）：44.
[65] 肖莉 . 射麻止喘方治疗支气管哮喘急性发作期的临床研究［J］. 实用中医内科杂志，2011（1）：36.
[66] 蔡文，张炜 . 宣肺平喘饮治疗支气管哮喘急性发作期寒哮证 78 例［J］. 中国中医药现代远程教育，2012，10（4）：142.
[67] 崔传东 . 清热化痰平喘汤治疗支气管哮喘痰热壅肺证疗效观察［J］. 山东中医杂志，2013（5）：328.
[68] 黄多术，张玉菁 . 金匮肾气丸治疗咳喘的疗效观察［J］. 中国医药学报，2004，19（11）：700.
[69] 李玉冰，王玉青 . 试用中药替代肾上腺皮质激素治疗小儿哮喘的临床探讨［J］. 中国民族民间医药杂志，2007，88（5）：284-285.
[70] 赵付清 . 金匮肾气丸治疗支气管哮喘疗效观察［J］. 现代中西医结合杂志，2007，16（16）：2184.
[71] 刘辉 . 金匮肾气丸辅助治疗非急性发作期哮喘 28 例［J］. 吉林中医药，2010，30（12）：1059-1060.
[72] 黄飞 ."春夏养阳" 调治小儿支气管哮喘 25 例［J］. 中国医药指南，2010，8（20）：92-93.
[73] 邓实敏 . 金匮肾气丸联合西药治疗哮喘非急性期临床观察［J］. 中外医学研究，2012，10（24）：16-17.
[74] 孙界平 . 金匮肾气丸治疗哮喘发作［J］. 中成药，1988（11）：47.
[75] 刘益新，萧佐桃 . 复方锁阳冲剂类糖皮质激素样作用的临床观察［J］. 中国医药学报，1994，9（1）：49-50.
[76] 潘化远，王富兰 . 中西医结合治疗哮喘 60 例［J］. 山东医药，1998，38（6）：4.
[77] 任真义 . 中西医结合治疗老年支气管哮喘［J］. 浙江中西医结合杂志，2003，13（1）：42.
[78] 陈秀萍 . 金匮肾气丸加味治疗阳虚喘证 90 例［J］. 北京中医，2006，25（6）：357-358.
[79] 韩瑞锋 . 金匮肾气丸合玉屏风散对咳嗽变异性哮喘肺功能的改善作用［J］. 中医药临床杂志，

2007，19（3）：270–271.
[80] 罗祥顺，曾华芳. 金匮肾气丸加味治疗支气管哮喘缓解期36例临床观察［J］. 中医药导报，2013，19（2）：65–66.
[81] 张弘，陈芳，何薇，等. 中西医结合治疗支气管哮喘缓解期临床观察［J］. 浙江中医药大学学报，2013，37（2）：158–160.
[82] 俞美玉. 治疗儿童哮喘118例临床小结［J］. 上海中医药杂志，1995（1）：23–24.
[83] 武丹平. 中西医结合治疗支气管哮喘108例［J］. 山西中医，1997，13（1）：15–16.
[84] 夏桂花. 温补肾阳法治疗阳虚型哮喘38例［J］. 湖南中医学院学报，1998，18（1）：38.
[85] 罗凤鸣，何成奇，杜建. 加味肾气丸对支气管哮喘气道炎症抑制作用的临床研究［J］. 中国中医药信息杂志，2001，8（8）：20–21.
[86] 杨卫东，陈强，漆忠国. 中西医结合治疗哮喘56例观察［J］. 实用中医药杂志，2012，28（4）：284–285.
[87] 罗长元. 补肾治本散治疗哮喘病25例［J］. 实用中医药杂志，2000，16（4）：22–23.
[88] 李景巍，罗翊，黄爱芬，等. 综合疗法治疗缓解期支气管哮喘临床观察［J］. 长春中医药大学学报，2009，25（3）：373–374.
[89] 杨兆林. 山药咳喘汤治疗支气管哮喘30例［J］. 新中医，2009，41（3）：71–72.
[90] 刘建仁，吴士杰. 葶苈大枣泻肺汤治小儿喘证64例［J］. 国医论坛，1994（4）：11.
[91] 潘化远，王富兰. 中西医结合治疗哮喘60例［J］. 山东医药，1998，38（6）：4.
[92] 崔悦. 葶苈大枣泻肺汤加味治疗重度支气管哮喘86例［J］. 实用中医药杂志，2001，17（12）：16.
[93] 罗长元. 葶苈大枣泻肺汤加味治疗支气管哮喘［J］. 中国中医急症，2001，10（1）：54–55.
[94] 陈福华，梁庆祝. 葶苈大枣汤辨证加味治喘30例［J］. 时珍国药研究，1997，8（4）：295–296.
[95] 李永贵. 麻杏石甘汤合葶苈大枣泻肺汤加味治疗支气管哮喘138例［J］. 实用中医内科杂志，1997，11（4）：19.
[96] 宣建芳，李拥平. 小儿支气管哮喘中医综合治疗56例体会［J］. 江西中医药，1999，30（4）：36.
[97] 朱建秀，顾涛，杨永华. 葶苈大枣泻肺汤加味治疗支气管哮喘46例［J］. 上海中医药杂志，2001（10）：17–18.
[98] 刘继花. 中西医结合治疗支气管哮喘50例［J］. 湖北中医杂志，2002，24（6）：21.
[99] 李振乾，魏素丽，陈选，等. 葶苈平喘栓治疗支气管哮喘151例［J］. 陕西中医，2003，24（10）：881–882.
[100] 朱红霞，杨建宇，于峥，等. 葶苈平喘栓治疗热哮151例［J］. 中国民间疗法，2003，11（9）：18–19.
[101] 阿部胜利. 煎剂越婢加半夏汤及提取剂越婢加术汤合半夏厚朴汤对小儿支气管哮喘的有效性［J］. 国外医学（中医中药分册），1992，14（5）：10.
[102] 陆立东，李小钢，黄建萍. 吸入皮质激素联合中医辨证论治治疗儿童支气管哮喘疗效观察［J］. 中国误诊学杂志，2007，7（3）：489–490.

［103］付国春，郜启全．加味越婢加半夏汤治疗哮喘 55 例［J］．实用中医药杂志，2000，16（9）：18.
［104］成非．越婢加半夏汤治疗支气管哮喘急性发作期热哮证 35 例［J］．中国中医药现代远程教育，2010，8（13）：25–26.
［105］周基旺，尤传芳．内服外治法治疗小儿哮喘 40 例［J］．福建中医药，1998，29（1）：28.
［106］云少敏．麻黄杏仁薏苡甘草汤加味治疗支气管哮喘［J］．河南中医，1999，19（4）：13.
［107］可可．麻黄杏仁薏苡甘草汤加味治疗支气管哮喘［J］．中华实用中西医杂志，2001，01（14）：371.
［108］王然．小青龙加石膏汤治疗支气管哮喘急性发作期的临床观察［J］．辽宁中医药大学，2007.
［109］孙飞，冯素莲，等．小青龙加石膏汤保留灌肠治疗喘证 15 例［J］．现代中西医结合杂志，2002，11（23）：2350–2351.
［110］曾立言．辨证治疗喘证 65 例临床小结［J］．浙江中医药大学学报，1991，15（2）：22–23.
［111］严华．栝楼薤白半夏汤加味治疗支气管哮喘 60 例［J］．实用中医药杂志，2005，21（6）：22–23.
［112］魏道祥．开泄法治疗哮喘 101 例［J］．陕西中医，2003，24（10）：877–879.
［113］张燕萍，张文江，苗青．辨证治疗支气管哮喘缓解期的临床研究［C］．第十次全国中西医结合防治呼吸系统疾病学术研讨会论文集，2009：32.
［114］刘臣，王俊杰，徐然．大柴胡汤合桂枝茯苓丸治疗支气管哮喘 50 例［J］．河南中医，2005，25（3）：19–20.
［115］刘书含．《金匮》方治疗哮喘的文献研究及临床疗效初步探讨［D］．成都：成都中医药大学，2007.
［116］李建军，庞志勇．厚朴麻黄汤治疗支气管哮喘 126 例［J］．中医研究，2007，20（10）：42–43.
［117］张富强，范玉义，刘尊秀．苓甘五味姜辛汤加味治疗哮喘 53 例［J］．山东中医杂志，1996，15（9）：395.
［118］王立欣，李冰玲．中西医结合治疗支气管哮喘的疗效观察［J］．辽宁中医杂志，2003，30（3）：223.
［119］顾明达，胡俊艳，唐为勇．热喘方治疗小儿哮喘的机理探讨——附 69 例疗效总结［J］．上海中医药杂志，1994（8）：20–21.
［120］张亚强．麦门冬汤的临床疗效与尿中排泄成分的分析：麦门冬汤对支气管哮喘的镇咳作用及其有效成分［J］．国外医学（中医中药分册），2000，22（6）：337–338.
［121］于宗学，胡东明，李强．薏苡附子散治疗哮喘发作期临床观察［J］．光明中医，2011，26（11）：2228–2229.
［122］魏道祥．开泄法治疗哮病急性期 101 例疗效观察［J］．新中医，2004，36（11）：29–31.
［123］牛爱红，李光辉．自拟方化裁治疗儿童哮喘 38 例［J］．中华现代临床医学杂志，2003，1（11）：1017–1018.
［124］刘征雁，魏素丽，杨建宇，等．葶苈平喘栓治疗热哮的临床研究［J］．山东中医杂志，2003，22（11）：662.

第二节　咳嗽变异性哮喘

咳嗽变异性哮喘又称咳嗽性哮喘，是指以慢性咳嗽为主要或唯一临床表现的一种特殊类型哮喘。在支气管哮喘开始发病时，大约有5%～6%是以持续性咳嗽为主要症状的，多发生在夜间或凌晨，常为刺激性咳嗽，此时往往被误诊为支气管炎。发病年龄较典型哮喘为高，约有13%的患者年龄大于50岁，中年女性较多见。而在儿童时期，咳嗽可能是哮喘的唯一症状，甚至是发展为支气管哮喘的一个先兆。

咳嗽性哮喘的发病原因是错综复杂的，除了病人本身的遗传素质、免疫状态、精神心理状态、内分泌和健康状态等主观因素外，变应原、病毒感染、职业因素、气候、药物、运动和饮食等环境因素也是导致哮喘发生发展的重要原因。

本病内科治疗原则和典型哮喘一样，主要应用支气管扩张剂，口服茶碱类药物和（或）β_2受体兴奋剂。一些抗变态反应及稳定肥大细胞的药物如奈多罗米、色甘酸、酮替芬也可以收到良好的效果。这些药物若不显效，可考虑应用肾上腺糖皮质激素，加用倍氯米松（二丙酸倍氯米松）气雾剂或口服泼尼松，另可试用雾化吸入抗胆碱能类药物。

咳嗽变异性哮喘属中医学“咳嗽”“喘证”等范畴。病因有外邪与内伤，外邪见于风寒袭肺、风热犯肺、燥热犯肺及痰热壅肺，内伤见于木火刑金。缓解期多见肺脾气虚证。

【《金匮要略》方剂谱】

咳嗽变异性哮喘的国际病症编码为J45.991，属于呼吸系统疾病。在《金匮要略》方治疗的优势病症谱中，其临床研究文献频次居第38位，而个案经验文献频次居第155位。《金匮要略》方中，能够治疗咳嗽变异性哮喘的方剂共9首，其中有8首方剂已经进行过临床研究，4首方剂有个案经验报道。各方剂的文献频次见表6-8、表6-9。从表中看出，临床研究文献和个案经验均主要集中在射干麻黄汤，其余方剂运用频次较低。

表6-8　咳嗽变异性哮喘临床研究文献方剂谱

序号	方剂名称	频次	序号	方剂名称	频次
1	射干麻黄汤	30	5	小青龙加石膏汤	2
2	苓甘五味姜辛汤	3	6	半夏厚朴汤	1
3	肾气丸	2	7	麻黄杏仁薏苡甘草汤	1
4	桂枝加龙骨牡蛎汤	2	8	麦门冬汤	1

表 6-9　咳嗽变异性哮喘个案经验文献方剂谱

序号	方剂名称	频次	序号	方剂名称	频次
1	射干麻黄汤	10	3	半夏厚朴汤	1
2	麦门冬汤	2	4	当归芍药散	1

【临床证据评价】

咳嗽变异性哮喘的临床证据来源于临床研究和个案经验文献，前者有42篇，后者有13篇。临床研究文献中有21篇随机对照试验，4篇半随机对照试验，3篇非随机对照试验，14篇病例系列观察。个案经验文献共有13篇，报道了14则咳嗽变异性哮喘的验案。

1. 临床研究文献

（1）射干麻黄汤

30篇文献中，14篇随机对照试验，4篇半随机对照试验，3篇非随机对照试验，9篇病例系列观察。在发表年份上，所有文献分布在1997～2013年。证据质量等级评价情况见表6-10。可以看出，有高质量证据1篇，中等质量证据7篇，低质量证据13篇，极低质量证据9篇。证据的降级因素主要为研究的局限性；精确度低、加入药物干扰也是降级因素之一。证据升级因素主要是单用仲景方干预。

表 6-10　射干麻黄汤临床研究文献证据质量一览表

纳入研究	发表年份	文献类型	证据升降因素	等级
陈志兴[1]	2010	RCT	效应值很大（+1）	高
张德生[2]	2005	RCT	研究的局限性（-1）	中
樊志明[3]	2008	RCT	研究的局限性（-2）仲景原方（+1）	中
李虹乐[4]	2008	RCT	研究的局限性（-1）精确度低（-1）仲景原方（+1）	中
钱　逸[5]	2009	CR	单用仲景方干预（+1）	中
胡春英[6]	2010	CCT	研究的局限性（-1）	中
孔祥文[7]	2010	CCT	研究的局限性（-2）单用仲景方干预（+1）	中
王　兵[8]	2012	RCT	研究的局限性（-2）仲景原方（+1）	中
甘寿熙[9]	2001	CR	无	低

续表

纳入研究	发表年份	文献类型	证据升降因素	等级
余金全[10]	2001	RCT	研究的局限性（–2）	低
翟乃海[11]	2001	CR	无	低
曾 莺[12]	2003	RCT	研究的局限性（–2）	低
龚人爱[13]	2004	CT	研究的局限性（–2）	低
王树凡[14]	2004	CCT	研究的局限性（–2）	低
田作造[15]	2005	RCT	研究的局限性（–2）	低
李虹乐[16]	2008	RCT	研究的局限性（–2）精确度低（–1）仲景原方（+1）	低
陆 远[17]	2008	CR	无	低
夏海波[18]	2008	CR	无	低
朱璐卡[19]	2008	RCT	研究的局限性（–2）	低
吴靖升[20]	2009	RCT	研究的局限性（–1）精确度低（–1）	低
杨忠诚[21]	2013	CT	研究的局限性（–2）	低
吴海雁[22]	1997	CR	加入药物干扰（–1）	极低
徐凤琴[23]	2002	CR	加入药物干扰（–1）	极低
张玉溪[24]	2003	RCT	研究的局限性（–2）加入药物干扰（–1）	极低
侯爱凤[25]	2006	CR	加入药物干扰（–1）	极低
胡延芳[26]	2007	RCT	研究的局限性（–2）加入药物干扰（–1）	极低
赵 娟[27]	2009	CCT	研究的局限性（–2）加入药物干扰（–1）	极低
李玉强[28]	2011	CT	研究的局限性（–1）精确度低（–1）加入药物干扰（–1）仲景原方（+1）	极低
吴继平[29]	2011	CR	研究的局限性（–1）加入药物干扰（–1）单用仲景方干预（+1）	极低
俞建良[30]	2011	RCT	研究的局限性（–2）加入药物干扰（–1）	极低

（2）其他方剂

另有 7 个方剂，如苓甘五味姜辛汤、小青龙加石膏汤等计有 12 篇临床文献。各个方剂的证据质量等级评价情况见表 6–11。可以看出，除了肾气丸和苓甘五味姜辛汤有高质量文献，其他纳入文献质量均偏低。

表 6-11　　其他方剂临床研究文献证据质量一览表

纳入研究	方剂名称	发表年份	文献类型	证据升降因素	等级
董桂青[31]	苓甘五味姜辛汤	2008	RCT	研究的局限性（–1）仲景原方（+1）	高
陈　潮[32]	苓甘五味姜辛汤	2008	RCT	研究的局限性（–2）	低
董桂青[33]	苓甘五味姜辛汤	2008	RCT	研究的局限性（–2）	低
李学麟[34]	小青龙加石膏汤	2005	RCT	研究的局限性（–2）精确度低（–1）单用仲景方干预（+1）	低
曹红洲[35]	小青龙加石膏汤	2012	CR	研究的局限性（–1）加入药物干扰（–1）单用仲景方干预（+1）	极低
黄舒怀[36]	桂枝加龙骨牡蛎汤	2010	RCT	精确度低（–1）	中
弓晓霞[37]	桂枝加龙骨牡蛎汤	2005	CR	加入药物干扰（–1）	极低
王中甫[38]	肾气丸	2010	RCT	精确度低（–1）仲景原方（+1）	高
韩瑞锋[39]	肾气丸	2007	CR	无	低
江丽平[40]	半夏厚朴汤	2011	RCT	研究的局限性（–2）仲景原方（+1）	低
徐　杰[41]	麻黄杏仁薏苡甘草汤	2002	CR	加入药物干扰（–1）	极低
褚东宁[42]	麦门冬汤	2003	CR	无	低

2. 个案经验文献

共纳入 14 则医案，采用射干麻黄汤、麦门冬汤、半夏厚朴汤、当归芍药散。发表年份分布于 2001 ~ 2013 年。各个方剂的证据质量等级评价情况见表 6-12。可以看出，纳入相关医案平均质量较高。

表 6-12　　个案经验文献证据质量一览表

方剂名称	发表年份	医案则数	质量评分平均值	等级
射干麻黄汤	2001 ~ 2012	10	54.48	中等
麦门冬汤	2012 ~ 2013	2	44.89	中等
半夏厚朴汤	2012	1	63.37	高等
当归芍药散	2011	1	59.27	中等

【典型临床证据】

咳嗽变异性哮喘的临床研究证据共有42篇文献支持，高质量证据3篇，中等质量证据8篇，低质量证据19篇，极低质量证据12篇。高质量证据为射干麻黄汤和苓甘五味姜辛汤。

1. 射干麻黄汤

射干麻黄汤对照孟鲁司特片干预小儿咳嗽变异性哮喘在临床总有效率方面有优势（高质量证据）

陈志兴[1]实施的一项样本量为154例的随机对照试验中，试验组79例，对照组75例。试验组用加味射干麻黄汤：射干6～9g，炙麻黄3～6g，细辛3g，地龙6g，法半夏6g，紫菀9g，款冬花9g，太子参10g，黄芪10g组成。每天1剂，水煎分2次服。对照组用孟鲁司特片（每片10mg，四川大冢制药有限公司生产）2～5岁4mg，6～14岁5mg，每晚1次睡前口服，两组均用药4周。观察期间，两组患儿均不用激素类及其他平喘药。两组临床总有效率相对危险度RR=2.02，95%CI（1.53，2.66），$P<0.00001$。[疗效标准参照中华医学会儿科学分会呼吸学组编制的《儿童支气管哮喘防治常规（试行）（附件：哮喘常用药物及治疗简介）》]

2. 苓甘五味姜辛汤

苓甘五味姜辛汤合二陈汤加减对照博利康尼、西替利嗪干预咳嗽变异性哮喘在临床总有效率方面有优势（高质量证据）

董桂青[31]实施的一项样本量为116例的随机对照试验中，试验组60例，对照组56例。试验组用苓甘五味姜辛汤合二陈汤加减治疗。药物组成：茯苓15g，甘草10g，五味子10g，干姜10g，细辛3g，法夏10g，陈皮15g。加减：痰多者，加紫菀25g，麦冬25g；咽痒则咳、不能自止者，加蝉蜕10g，僵蚕15g，薄荷10g；胸闷气涌上冲而咳者，加炙麻黄10g，苏子10g，杏仁12g；痰稀薄、舌淡苔白腻或白滑者，加桂枝10g，白术12g；痰黄稠、舌红苔薄黄者，去干姜，加知母10g，桑白皮12g，紫菀25g，款冬花25g；干咳无痰、口干少饮者，去干姜，加沙参12g，麦冬12g，知母10g；咳甚则汗出、乏力者，加北黄芪18g，白术15g，牡蛎20g；咳而遗尿者，加人参10g，补骨脂12g，益智仁12g，桑螵蛸10g。每日1剂，水煎服。对照组用博利康尼2.5mg，每日3次，口服；西替利嗪10mg，每日1次，晚上睡前口服。两组临床总有效率相对危险度RR=1.19，95%CI（1.02，1.38），$P=0.03$。（疗效标准：根据《中药新药临床研究指导原则》拟定。）

【咳嗽变异性哮喘与应用方剂分析】

此次研究发现共有 9 首方剂可以治疗咳嗽变异性哮喘，属于同病异治的范畴。根据文献报道，基于循证医学研究得出结论，依次为：射干麻黄汤共 30 篇文献，纳入 2130 例；苓甘五味姜辛汤共 3 篇文献，纳入 455 例。可以看出，虽然方剂种类分布较广，但是不论在文献频次还是证据质量方面，均具有一定聚集性。

1. 射干麻黄汤

射干麻黄汤是肺痿肺痈咳嗽上气病篇中，主治寒饮郁肺之咳嗽上气的主方，其主证表现为咳嗽气喘、喉中痰鸣如水鸡声等。其方由射干、麻黄、生姜、大枣、细辛、五味子、半夏、紫菀、款冬花组成。咳嗽变异性哮喘在本方的病症谱中，属于高频病症。高质量证据显示，射干麻黄汤对照孟鲁司特片干预小儿咳嗽变异性哮喘在临床总有效率方面有优势。可见寒饮郁肺、肺气失宣是本病临床常见病机之一，具有较高的人群聚集度。

2. 苓甘五味姜辛汤

苓甘五味姜辛汤是痰饮咳嗽病篇中，主治寒饮伏肺之支饮的主方，其主证表现为咳嗽、胸满等。其方由茯苓、甘草、干姜、细辛、五味子组成。咳嗽变异性哮喘在本方的病症谱中，属于中频病症。高质量证据显示，苓甘五味姜辛汤合二陈汤加减对照博利康尼、西替利嗪干预咳嗽变异性哮喘在临床总有效率方面有优势。可见寒饮伏肺是本病临床常见病机之一，具有较高的人群聚集度。

【优势病证规律】

根据现有文献，咳嗽变异性哮喘临床常见证型有寒饮郁肺、肺气失宣的射干麻黄汤证和寒饮伏肺的苓甘五味姜辛汤证。通过循证医学研究及证据评价，提炼出咳嗽变异性哮喘用《金匮要略》方治疗呈现出一定趋向性。因此，射干麻黄汤和苓甘五味姜辛汤的证型很可能是咳嗽变异性哮喘在现代临床环境下的主要证候表现。（见图 6-2）

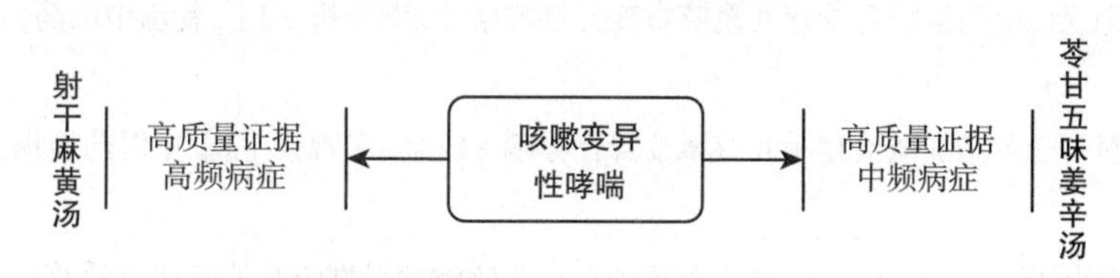

图 6-2　咳嗽变异性哮喘的证型规律

参考文献

[1] 陈志兴，胡国华.加味射干麻黄汤对小儿咳嗽变异性哮喘细胞因子的影响[J].中国中西医结合杂志，2010，30(2)：208-210.

[2] 张德生，张冬卿.射干麻黄汤配合西替利嗪治疗小儿咳嗽变异性哮喘疗效观察[J].儿科药学杂志，2005，11(2)：57-58.

[3] 樊志明.射干麻黄汤合用西药治疗咳嗽变异型哮喘39例[J].中国中医药科技，2008，15(5)：392-293.

[4] 李虹乐.射干麻黄汤化裁治疗小儿咳嗽变异性哮喘临床观察[D].哈尔滨：黑龙江中医药大学，2008.

[5] 钱逸.射干麻黄汤化裁治疗咳嗽变异性哮喘40例疗效观察[J].内蒙古中医药，2009(12)：8-9.

[6] 胡春英，雷小兵.射干麻黄汤辨证治疗儿童咳嗽变异性哮喘的疗效观察[J].中国基层医药，2010，17(16)：2250-2251.

[7] 孔祥文.宣肺散寒化痰逐饮法治疗咳嗽变异性哮喘70例[J].浙江中医药大学学报，2010，34(5)：684-685.

[8] 王兵.射干麻黄汤对咳嗽变异性哮喘患儿血清免疫指标及炎性因子的影响[J].实用临床医药杂志，2012，26(19)：55-63.

[9] 甘寿熙，赵玛丽.射干麻黄汤加减治疗咳嗽变异性哮喘36例[J].国医论坛，2001，16(4)：7.

[10] 余金全.射干麻黄汤化裁方治疗咳嗽变异性哮喘30例[J].福建中医药，2001，32(10)：32-33.

[11] 翟乃海，朱永霞.二龙射干麻黄汤治疗小儿咳嗽变异性哮喘42例[J].中国社区医师，2001，17(12)：39-40.

[12] 曾莺.射干麻黄汤加减治疗小儿咳嗽变异性哮喘35例[J].实用医学杂志，2003，19(7)：806-807.

[13] 龚人爱.射干麻黄汤加味治疗咳嗽变异性哮喘[J].浙江中医学院学报，2004，28(3)：28.

[14] 王树凡，荆新建.加味射干麻黄汤治疗咳嗽变异性哮喘60例[J].中医研究，2004，17(4)：30-31.

[15] 田作造.射干麻黄汤加味雾化吸入治疗咳嗽变异性哮喘36例[J].实用中医药杂志，2005，21(8)：480-481.

[16] 李虹乐，张凤春，何希艳.射干麻黄汤化裁治疗小儿咳嗽变异性哮喘25例临床观察[J].中国中医药科技，2008，15(2)：92.

[17] 陆远，张红芳.中西医结合治疗儿童咳嗽变异性哮喘12例分析[J].新疆中医药，2008，26(4)：47-48.

[18] 夏海波.射干麻黄汤加减治疗小儿咳嗽变异性哮喘84例临床观察[J].中医药导报，2008，14(9)：49-50.

[19] 朱璐卡，胡国华，王井和，等.射干麻黄汤对小儿咳嗽变异性哮喘的临床疗效及血清IgE，IL-4，

TNF-α 水平的影响［J］. 中国中药杂志，2008，33（19）：2265–2266.
［20］吴靖升 . 加味射干麻黄汤对咳嗽变异型哮喘临床疗效观察［D］. 广州：广州中医药大学，2009.
［21］杨忠诚，张桂菊，房艳艳，等 . 射干麻黄汤加减治疗小儿咳嗽变异性哮喘临床研究［J］. 实用中医药杂志，2013，29（11）：892–893.
［22］吴海雁 . 咳嗽变异型哮喘的中医辨治［J］. 江西中医药，1997，28（5）：29.
［23］徐凤琴，吴茜，蔡宏波 . 综合疗法治疗小儿过敏性咳嗽 36 例［J］. 中医药信息，2002，19（2）：53–54.
［24］张玉溪 . 中西医结合治疗咳嗽性哮喘［J］. 湖北中医杂志，2003，25（6）：35.
［25］侯爱凤，于豪 . 中药治疗小儿过敏性咳嗽 120 例［J］. 现代中西医结合杂志，2006，15（1）：83.
［26］胡延芳，梁丽，何静，等 .36 例小儿过敏性咳嗽中西医结合治疗［J］. 中国现代药物应用，2007，1（4）：53–54.
［27］赵娟，王芳，宋照营，等 . 射干麻黄汤加味治疗变应性咳嗽疗效观察［J］. 现代中西医结合杂志，2009，18（27）：3334–3335.
［28］李玉强 . 经方合用治疗小儿咳嗽变异型哮喘 29 例［J］. 国医论坛，2011，26（5）：9.
［29］吴继平，肖海霞 . 宣肺降逆止嗽汤治疗咳嗽变异型哮喘 32 例［J］. 中国中医急症,2011,20（10）：1678.
［30］俞建良 . 加味射干麻黄汤治疗咳嗽变异性哮喘 35 例［J］. 浙江中医杂志，2011，46（8）：571–572.
［31］董桂青，王桂春 . 苓甘五味姜辛汤合二陈汤加减治疗咳嗽变异性哮喘 60 例［J］. 国医论坛，2008，23（5）：24–25.
［32］陈潮，余蓉，叶秀琳，等 . 苓甘五味姜辛汤合二陈汤加减治疗咳嗽变异性哮喘 125 例［J］. 四川中医，2008，26（1）：58–59.
［33］董桂青，王桂春 . 苓甘五味姜辛汤合二陈汤加减治疗咳嗽变异性哮喘 60 例［J］. 国医论坛，2008，23（5）：24–25.
［34］李学麟，陈少东，杨鸿 . 寒温并用治小儿咳嗽变异性哮喘临床体会［J］. 江西中医药，2005，55（9）：31.
［35］曹红洲 . 小青龙加石膏汤加减治疗咳嗽变异性哮喘 25 例［C］. 中国河南南阳全国张仲景学术思想及医方应用研讨会论文集，2001：521–522.
［36］黄舒怀 . 桂枝加龙骨牡蛎汤治疗咳嗽变异型哮喘 32 例［J］. 实用中医内科杂志，2010，24（8）：33–35.
［37］弓晓霞 . 桂枝加龙牡汤治疗小儿变异性咳嗽 36 例［J］. 中医药学刊，2005，23（3）：568.
［38］王中甫 . 金匮肾气丸治疗小儿咳嗽变异性哮喘 55 例疗效观察［J］. 中医儿科杂志，2010，6（4）：108–110.
［39］韩瑞锋 . 金匮肾气丸合玉屏风散对咳嗽变异性哮喘肺功能的改善作用［J］. 中医药临床杂志，2007，19（3）：270–271.
［40］江丽平 . 半夏厚朴汤联合孟鲁司特治疗咳嗽变异性哮喘疗效观察［J］. 山东中医药大学学报，2011，35（6）：503–504.

[41] 徐杰，韩德华．中西医结合治疗小儿过敏性咳嗽 60 例临床观察 [J]．河北中医，2002，24（7）：536.
[42] 褚东宁，杜勤．麦门冬汤加减治疗儿童咳嗽变异性哮喘 34 例 [J]．浙江中西医结合杂志，2003，13（10）：643.

第三节　慢性咽炎

慢性咽炎主要是指咽部黏膜、黏膜下及其淋巴组织的慢性弥漫性炎症，临床上以咽喉干燥、痒痛不适、咽部异物感或灼热感、干咳少痰为特征，病程长，症状易反复发作。其病理类型分为慢性单纯性咽炎、慢性肥厚性咽炎和慢性萎缩性咽炎。现代医学将慢性咽炎发病因素分为两部分：一、局部因素：①急性咽炎反复发作转为慢性咽炎。②患有各种鼻病，因鼻阻塞而长期张口呼吸及鼻腔脓液下流，以致长期刺激咽部，或慢性扁桃体炎、龋齿等的影响所致。③长期受物理因素（如粉尘、颈部放疗），化学因素（如各种酸、氯、氨以及长期烟酒过度）或机械性因素（如刮除腺样体或切除扁桃体时损伤咽部黏膜过多）的影响，都可引起本病。二、全身因素：各种慢性病，如贫血、便秘、下呼吸道慢性炎症、心血管疾病等引起的瘀血性改变，都可继发本病。随着现代自然环境、社会环境的变化，慢性咽炎的发病率呈逐年递增趋势，据统计，其发病率占咽喉部疾病的 10%～12%，占耳鼻喉疾病的 1%～4%。西医对本病的治疗多使用局部治疗的方法，如使用漱口液漱口、喉片含化、咽局部封闭、超声雾化、理疗，甚至运用烧烙、冷冻、激光、微波、射频等疗法。这些虽然能缓解局部症状，在短期内有一定的疗效，但其治法重在治标不治本，远期疗效较差，因此，慢性咽炎被称为“难治愈的慢性病”。

根据本病的临床表现可大致将其归纳于中医的“喉痹”“咳嗽”“梅核气”等范畴。发病原因和发病机制较为复杂，内因多为肺、脾、胃等脏阴阳失衡，外因多为风、寒、湿、热等邪趁机侵犯，产生痰、火、瘀血等病理产物，而这些病理产物日久都可化火伤阴，至阴虚火炎。此病急性发作期以邪实为主，缓解期以正虚为主。使用中医治疗慢性咽炎能够因人而异，以整体观念为指导进行治疗，显著降低了复发率，且毒副作用少，用药时间短，费用低，因此在慢性咽炎的治疗中，中药得到了广泛的运用。

【《金匮要略》方剂谱】

慢性咽炎的国际病症编码为 J31.203，属于呼吸系统疾病。在《金匮要略》方治疗的优势病症谱中，其临床研究文献频次居第 28 位，而个案经验文献频次居第 30 位。《金匮要略》方中，能够治疗慢性咽炎的方剂共 11 首，其中有 5 首方剂已经进行过临床研究，9首方剂有个案经验报道。各方剂的文献频次见表6-13、表6-14。从表中看出，临床研究文献主要集中在半夏厚朴汤，而个案经验文献亦集中在半夏厚朴汤，其次是麦门冬汤和肾气丸，其余方剂运用频次较低。

表6-13　慢性咽炎临床研究文献方剂谱

序号	方剂名称	频次	序号	方剂名称	频次
1	半夏厚朴汤	36	4	肾气丸	1
2	黄芪桂枝五物汤	1	5	泻心汤	1
3	麦门冬汤	1			

表6-14　慢性咽炎个案经验文献方剂谱

序号	方剂名称	频次	序号	方剂名称	频次
1	半夏厚朴汤	32	6	当归芍药散	2
2	麦门冬汤	11	7	黄芪建中汤	1
3	肾气丸	7	8	桂枝茯苓丸	1
4	甘麦大枣汤	4	9	苓甘五味姜辛汤	1
5	温经汤	2			

【临床证据评价】

慢性咽炎的临床证据来源于临床研究和个案经验文献，前者有40篇，后者有54篇。临床研究文献中有5篇随机对照试验，2篇非随机对照试验，33篇病例系列观察。个案经验文献共有54篇，报道了61则慢性咽炎的验案。

1. 临床研究文献

（1）半夏厚朴汤

36篇文献中，4篇随机对照试验，2篇非随机对照试验，30篇病例系列观察。在发表年份上，所有文献分布在1995～2013年。证据质量等级评价情况见表6-15。可以看出，有高质量证据1篇，中等质量证据4篇，低质量证据12篇，极低质量证据19篇。证据的降级因素主要为研究的局限性；精确度低、加入药物干扰也是降级因素之一。证据升级因素主要是单用仲景方干预。

表 6–15　　半夏厚朴汤临床研究文献证据质量一览表

纳入研究	发表年份	文献类型	证据升降因素	等级
仇惠莺[1]	1998	CR	仲景原方（+1）单用仲景方干预（+1）	高
刘绍萱[2]	1995	CR	仲景原方（+1）	中
葛正刚[3]	1999	RCT	研究的局限性（–2）精确度低（–1）效应值很大（+1）仲景原方（+1）	中
陈术红[4]	2004	CR	仲景原方（+1）	中
尚录增[5]	2008	CR	仲景原方（+1）	中
周友财[6]	1997	CR	无	低
马　艳[7]	2000	CR	无	低
张秀瑜[8]	2001	CR	加入药物干扰（–1）效应值很大（+1）	低
王光东[9]	2004	CR	无	低
赵文玲[10]	2004	CR	无	低
李红莲[11]	2007	CT	研究的局限性（–2）	低
吴光耀[12]	2007	RCT	研究的局限性（–2）	低
于兴娟[13]	2010	RCT	研究的局限性（–2）加入药物干扰（–1）单用仲景方干预（+1）	低
祝　卫[14]	2011	CR	加入药物干扰（–1）单用仲景方干预（+1）	低
邹爱国[15]	2011	CR	加入药物干扰（–1）单用仲景方干预（+1）	低
范新霞[16]	2012	CR	加入药物干扰（–1）单用仲景方干预（+1）	低
付连超[17]	2013	CR	加入药物干扰（–1）单用仲景方干预（+1）	低
杨德放[18]	1995	CR	加入药物干扰（–1）	极低
陈旭萍[19]	1997	CR	加入药物干扰（–1）	极低
高艳蕊[20]	2000	CR	加入药物干扰（–1）	极低
阎爱民[21]	2000	CR	加入药物干扰（–1）	极低
毛智荣[22]	2001	CR	加入药物干扰（–1）	极低
段胜红[23]	2002	CR	加入药物干扰（–1）	极低
郝　森[24]	2002	CR	加入药物干扰（–1）	极低
王殿友[25]	2002	CR	加入药物干扰（–1）	极低
张磊昌[26]	2002	CR	加入药物干扰（–1）	极低
王宗英[27]	2005	CT	研究的局限性（–2）加入药物干扰（–1）	极低
单泽松[28]	2006	CR	加入药物干扰（–1）	极低

续表

纳入研究	发表年份	文献类型	证据升降因素	等级
胡文健[29]	2006	RCT	研究的局限性（-2）加入药物干扰（-1）	极低
彭光超[30]	2006	CR	加入药物干扰（-1）	极低
谢　军[31]	2006	CR	加入药物干扰（-1）	极低
张明星[32]	2007	CR	加入药物干扰（-1）	极低
周　斌[33]	2007	CR	加入药物干扰（-1）	极低
邓　婧[34]	2008	CR	加入药物干扰（-1）	极低
麻日明[35]	2008	CR	加入药物干扰（-1）	极低
王桂兰[36]	2008	CR	加入药物干扰（-1）	极低

（2）其他方剂

另有4个方剂，分别为黄芪桂枝五物汤、麦门冬汤、肾气丸、泻心汤。各个方剂的证据质量等级评价情况见表6-16。可以看出，各级别证据各一篇。

表6-16　　其他方剂临床研究文献证据质量一览表

纳入研究	方剂名称	发表年份	文献类型	证据升降因素	等级
袁肇湘[37]	黄芪桂枝五物汤	1999	RCT	研究的局限性（-2）	低
计惠民[38]	麦门冬汤	1995	CR	仲景原方（+1）单用仲景方干预（+1）	高
周锦先[39]	肾气丸	2011	CR	单用仲景方干预（+1）	中
陈　琴[40]	泻心汤	1995	CR	加入药物干扰（-1）	极低

2. 个案经验文献

共纳入61则医案，分别采用半夏厚朴汤、麦门冬汤、肾气丸等。发表年份分布于1982～2013年。各个方剂的证据质量等级评价情况见表6-17。可以看出，纳入相关医案平均质量除温经汤、苓甘五味姜辛汤外，其余均为中等质量。

表6-17　　个案经验文献证据质量一览表

方剂名称	发表年份	医案则数	质量评分平均值	等级
半夏厚朴汤	1982～2012	32	50.28	中等
麦门冬汤	1988～2013	11	49.25	中等

续表

方剂名称	发表年份	医案则数	质量评分平均值	等级
肾气丸	1994 ~ 2011	7	45.91	中等
甘麦大枣汤	2001 ~ 2008	4	55.48	中等
温经汤	1998 ~ 1999	2	66.87	高等
当归芍药散	1989 ~ 2001	2	49.29	中等
黄芪建中汤	2006	1	51.55	中等
桂枝茯苓丸	1995	1	50.50	中等
苓甘五味姜辛汤	2003	1	27.57	低等

【典型临床证据】

慢性咽炎的临床研究证据共有 40 篇文献支持，高质量证据 2 篇，中等质量证据 5 篇，低质量证据 13 篇，极低质量证据 20 篇。各质量等级文献均有分布。

半夏厚朴汤

半夏厚朴汤干预小儿慢性咽炎在临床总有效率方面有效（高质量证据）

仇惠莺[1]实施的一项样本量为 60 例的病例系列观察中，半夏厚朴汤组成：制半夏 10g，厚朴 10g，茯苓 10g，苏叶 10g，生姜 6g。每日 1 剂，每 3 剂 1 个疗程。疗效标准及治疗结果：本组病例经治疗后，50 例咽异物感症状消失，不再有“嗯”“吭”的声音，为痊愈；8 例咽异感症状未完全消失，发“嗯”“吭”的声音次数明显减少，为有效；2 例症状无改善，为无效。1 个疗程治愈的有 20 例，其余的有 2 例用药 5 个疗程，超过 5 个疗程的效果不明显而改用其他方剂。

【慢性咽炎与应用方剂分析】

此次研究发现共有 11 首方剂可以治疗慢性咽炎，属于同病异治的范畴。根据文献报道，基于循证医学研究得出结论：半夏厚朴汤共 36 篇文献，纳入 4222 例。高质量证据分布在半夏厚朴汤和麦门冬汤中，其余方剂多为中等、低质量证据。可以看出，虽然方剂种类分布较广，但是不论在文献频次还是证据质量方面，均具有一定聚集性。

1. 半夏厚朴汤

半夏厚朴汤是妇人杂病篇中，主治妇人痰凝气滞于咽之梅核气的主方。其主证表现为自觉咽中有物梗阻，咯之不出，吞之不下等。其方由半夏、厚朴、茯苓、生姜、苏叶组成。慢性咽炎在本方的病症谱中，属于高频病症。高质量证据显示，半夏厚朴汤干预小儿慢性咽炎在临床总有效率方面有效。可见痰凝气滞是本病临床常见病机之一，具有较高的人群聚集度。

2. 麦门冬汤

麦门冬汤是肺痿肺痈咳嗽上气病篇中，主治虚热肺痿的主方，其主证表现为咳喘、痰黏难咳等，并无有关治疗慢性咽炎相关症状的论述。其治疗本病的机理，当为滋阴清热，使肺气得降，其病自愈。其方由麦冬、半夏、人参、甘草、粳米、大枣组成。慢性咽炎在本方的病症谱中，属于个案高频病症。可见肺胃阴虚、虚火上炎是本病临床常见病机之一，虽证据支持强度低，该方的使用体现了中医治病求本的优势，临床见此病机者可酌用此方。

【优势病证规律】

根据现有文献，慢性咽炎临床常见证型有痰凝气滞的半夏厚朴汤证和肺胃阴虚、虚火上炎的麦门冬汤证。通过循证医学研究及证据评价，提炼出慢性咽炎用《金匮要略》方治疗呈现出一定趋向性。因此，半夏厚朴汤和麦门冬汤的证型很可能是慢性咽炎在现代临床环境下的主要证候表现。（见图 6–3）

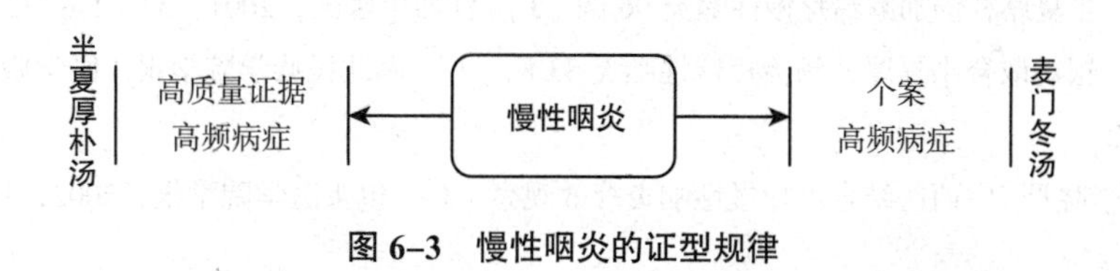

图 6–3　慢性咽炎的证型规律

参考文献

[1] 仇惠莺 . 半夏厚朴汤治疗小儿慢性咽炎 60 例体会［J］. 青海医药杂志，1998，28（4）：60.

[2] 刘绍萱 . 辨证治疗慢性咽炎 345 例［J］. 陕西中医，1995，16（5）：203.

[3] 葛正刚 . 半夏厚朴汤加华蟾素雾化治疗慢性咽炎 20 例疗效观察［J］. 江苏临床医学杂志，1999，3（2）：162–163.

[4] 陈术红，臧传国 . 半夏厚朴汤治疗慢性咽炎 36 例［J］. 中国民间疗法，2004，12（1）：54.

[5] 尚录增 . 半夏厚朴汤加味配合针刺治疗慢性咽炎 110 例［J］. 陕西中医，2008，29（4）：453–454.

[6] 周友财，林跃明 . 半夏厚朴汤加减治疗慢性咽炎 56 例［J］. 湖南中医杂志，1997，13（3）：61–62.

[7] 马艳. 针刺配合中药治疗慢性咽炎 60 例 [J]. 现代中西医结合杂志，2000，9 (17)：1720-1721.
[8] 张秀瑜. 慢咽灵治疗慢性咽炎 136 例 [J]. 广东医学，2001，22 (2)：173.
[9] 王光东. 中医治疗慢性咽炎 80 例 [J]. 中国煤炭工业医学杂志，2004，7 (5)：475-476.
[10] 赵文玲. 半夏厚朴汤治疗慢性咽炎的体会 [J]. 泰山卫生，2004，28 (1)：31.
[11] 李红莲，张承宇. 半夏厚朴汤合威灵仙加减治疗慢性咽炎 50 例 [J]. 湖南中医杂志，2007，23(2)：69-70.
[12] 吴光耀. 半夏厚朴汤配合针刺治疗慢性咽炎所致咽异物感临床观察 [J]. 中华现代内科学杂志，2007，4 (5)：458-459.
[13] 于兴娟. 加味半夏厚朴汤治疗慢性咽炎 43 例疗效观察 [J]. 辽宁中医杂志，2010，37 (5)：870-871.
[14] 祝卫. 古方今用治疗慢性咽炎 300 例 [J]. 中国中医药现代远程教育，2011，9 (4)：40.
[15] 邹爱国. 加味四七汤治疗慢性咽喉炎 98 例临床观察 [J]. 中国中医药咨询，2011，3 (3)：106.
[16] 范新霞. 半夏厚朴汤加味治疗慢性咽炎 96 例 [J]. 河南中医，2012，32 (11)：1438.
[17] 付连超. 半夏厚朴汤加减治疗慢性咽炎 180 例临床观察 [J]. 中国保健营养 (中旬刊)，2013，23 (8)：462.
[18] 杨德放. 理气化痰法治疗慢性咽炎 66 例 [J]. 陕西中医，1995，16 (5)：204.
[19] 陈旭萍，张振辉. 慢性咽炎 138 例治疗小结 [J]. 实用中西医结合杂志，1997，10 (15)：1451.
[20] 高艳蕊，杨朝坤. 大剂量鱼腥草合半夏厚朴汤治顽固性咽炎 102 例 [J]. 现代康复，2000，4 (6)：955.
[21] 阎爱民. 辨证治疗慢性咽炎的体会 [C]. 全国耳鼻喉专业会议，2000：267.
[22] 毛智荣. 半夏厚朴汤加减治疗慢性咽炎 96 例 [J]. 江西中医药，2001，32 (1)：33.
[23] 段胜红. 银翘散合半夏厚朴汤治疗慢性咽炎 33 例 [J]. 湖北民族学院学报 (医学版)，2002，12 (6)：32.
[24] 郝森，李晓丹. 中西医结合治疗慢性咽炎疗效观察 [J]. 包头医学院学报，2002，19 (2)：137-138.
[25] 王殿友. 自拟桔梗半夏厚朴汤加减治疗慢性咽炎 80 例 [C]. 全国土家族苗族医药学术会议，2002：164.
[26] 张磊昌. 中西医结合治疗慢性咽炎 120 例疗效观察 [J]. 四川中医，2002，20 (6)：70.
[27] 王宗英. 中西医结合治疗慢性肥厚性咽炎 62 例疗效观察 [J]. 四川中医，2005，23 (9)：93.
[28] 单泽松. "半启汤"治疗慢性放射性咽炎 80 例 [J]. 中医药学刊，2006，24 (4)：728-729.
[29] 胡文健，卫凯. 中西医结合治疗慢性肥厚性咽炎 106 例 [J]. 湖南中医杂志，2006，22 (5)：62.
[30] 彭光超. 旋覆代赭汤合半夏厚朴汤治疗慢性咽炎 418 例 [J]. 河南中医，2006，26 (4)：16.
[31] 谢军，马骏. 微波配合半夏厚朴汤治疗慢性咽炎 100 例 [J]. 陕西中医，2006，26 (9)：1124-1125.
[32] 张明星. 半夏厚朴汤加味治疗慢性咽炎 76 例 [J]. 实用中医药杂志，2007，23 (3)：162-163.
[33] 周斌. 加味半夏厚朴汤治疗慢性咽炎 68 例报告 [J]. 中国社区医师，2007，23 (4)：45.
[34] 邓婧，吴茂林. 半夏厚朴汤加减与玄麦甘桔饮加味袋泡茶联合运用治疗慢性咽炎 466 例 [J]. 实

用中医内科杂志，2008，22（5）：81–82.
[35] 麻日明 . 半夏厚朴汤加味治疗慢性咽炎 69 例 [J] . 山西中医，2008，24（10）：14–15.
[36] 王桂兰 . 半夏厚朴汤加减治疗慢性咽炎 90 例 [J] . 甘肃中医学院学报，2008，25（4）：23–24.
[37] 袁肇湘 . 黄芪桂枝五物汤加减治疗慢性咽炎的疗效观察 [J] . 陕西中医，1999，15（11）：49–50.
[38] 计惠民 . 麦门冬汤治疗慢性干燥性咽炎的使用经验 [J]. 国外医学（中医中药分册）,1995,17(5)：14.
[39] 周锦先，张钦祥 . 肾气丸加减治疗慢性咽喉炎 100 例 [J] . 中医药临床杂志，2011，23（10）：899.
[39] 陈琴 . 泻心汤与导赤散加减治疗溃疡型咽炎 [J] . 中国中西医结合耳鼻咽喉科杂志，1995，3（1）：50.

第七章

内分泌、营养和代谢疾病

第一节　糖尿病

糖尿病（diabetes mellitus，DM）是由于胰岛素绝对 / 相对不足或胰岛素的细胞代谢作用缺陷所引起的葡萄糖、蛋白质及脂质代谢紊乱的一种综合征。其特征为血循环中葡萄糖浓度异常升高及尿糖。血糖过高时出现典型的“三多一少”症状，即多饮、多尿、多食及体重减轻，且伴有疲乏无力，严重者可发生酮症酸中毒。据统计资料显示，1980年我国糖尿病发病率为1.00%，1996年上升到3.21%，年增0.1%以上。糖尿病常并发感染、心脏病变、脑血管病变、肾功能衰竭、视网膜病、下肢坏疽等并发症，严重者可致死致残。糖尿病分为1型糖尿病、2型糖尿病、妊娠糖尿病及其他特殊类型的糖尿病。其中2型糖尿病所占的比例约为95%。目前糖尿病已成为仅次于心脑血管疾病、恶性肿瘤的第三大杀手，严重威胁人类的健康和生命安全。现有研究表明，1型糖尿病的发病机制可能为异常的自身抗体损伤胰岛B细胞，使之不能正常分泌胰岛素；2型糖尿病的发病机制可能为遗传因素、肥胖、年龄、饮食和活动习惯等导致人体在高血糖和高游离脂肪酸的刺激下，自由基大量生成，进而启动氧化应激，导致胰岛素抵抗、胰岛素分泌受损和糖尿病血管病变；妊娠糖尿病的发病机制可能为妊娠时胎盘产生的多种供胎儿发育生长的激素阻断母亲体内的胰岛素作用而引发糖尿病。糖尿病是一种多因素、多基因疾病，其遗传方式和发病机制十分复杂，亟待研究。糖尿病的治疗包括控制饮食、适量运动锻炼、合理用药等，其中药物治疗措施包括：①口服药物治疗，包括服用促胰岛素分泌剂、双胍类、噻唑烷二酮类、α 葡萄糖苷酶抑制剂；②胰岛素治疗；③胰高血糖素样肽 -1 类似物和 DPP Ⅳ抑制剂。单纯西药治疗糖尿病因其降糖效果迅速，便于服用而易被患者接受，但对于乏力、便干、失眠、多汗等症状的改善不明显，且易出现耐药及继发胃脘不适、皮疹等副作用，而中药可弥补其不足。故现今有许多临床工作者采用中西医结合的方法治疗糖尿病。

根据本病的临床表现可大致将其归纳于中医的“消渴”“脾瘅”“消瘅”等范畴。本病是因素体阴虚、五脏虚弱、情志不畅、饮食不节、外邪侵袭等原因导致肺、胃、肾三脏燥热阴虚，水谷精微输布失常，产生口渴多饮、消谷善饥、尿频量多或尿浊而有甜味、形体逐渐消瘦等症状。此病以禀赋不足为本，以情志所伤、饮食失序、外邪侵袭等内外因为标。“虚实夹杂，因实致虚”是本病的显著特点。使用中医治疗糖尿病毒副作用少，且能有效缓解糖尿病的临床症状，因此在糖尿病的治疗中，中药得到了广泛的运用。

【《金匮要略》方剂谱】

糖尿病的国际病症编码为 E11.952，属于内分泌、营养和代谢疾病。在《金匮要略》方治疗的优势病症谱中，其临床研究文献频次居第 18 位，而个案经验文献频次居第 19 位。《金匮要略》方中，能够治疗糖尿病的方剂共 37 首，其中有 26 首方剂已经进行过临床研究，22 首方剂有个案经验报道。各方剂的文献频次见表 7–1、表 7–2。从表中看出，临床研究文献主要集中在肾气丸，而个案经验文献集中在肾气丸和黄芪桂枝五物汤，其余方剂运用频次较低。

表 7–1　糖尿病临床研究文献方剂谱

序号	方剂名称	频次	序号	方剂名称	频次
1	肾气丸	38	10	橘皮竹茹汤	2
2	黄芪桂枝五物汤	10	11	百合地黄汤	1
3	麦门冬汤	5	12	大黄附子汤	1
4	防己黄芪汤	3	13	大黄甘草汤	1
5	泻心汤	3	14	大黄䗪虫丸	1
6	枳术汤	3	15	茯苓泽泻汤	1
7	桂枝茯苓丸	2	16	甘麦大枣汤	1
8	红蓝花酒	2	17	栝楼牡蛎散	1
9	黄芪建中汤	2	18	桂枝加黄芪汤	1

续表

序号	方剂名称	频次	序号	方剂名称	频次
19	桂枝加龙骨牡蛎汤	1	23	酸枣汤	1
20	苦参汤	1	24	一物瓜蒂汤	1
21	木防己汤	1	25	泽泻汤	1
22	人参汤	1	26	枳实薤白桂枝汤	1

表 7–2 糖尿病个案经验文献方剂谱

序号	方剂名称	频次	序号	方剂名称	频次
1	肾气丸	63	12	白虎加桂枝汤	1
2	黄芪桂枝五物汤	13	13	栝楼瞿麦丸	1
3	泻心汤	10	14	葶苈大枣泻肺汤	1
4	酸枣汤	5	15	小半夏汤	1
5	麦门冬汤	5	16	乌头汤	1
6	百合知母汤	4	17	当归贝母苦参丸	1
7	木防己汤	4	18	甘麦大枣汤	1
8	桂枝茯苓丸	3	19	百合地黄汤	1
9	栝楼薤白半夏汤	2	20	黄芪建中汤	1
10	栝楼牡蛎散	2	21	桂枝去芍药加麻辛附子汤	1
11	茯苓杏仁甘草汤	1	22	当归芍药散	1

【临床证据评价】

糖尿病的临床证据来源于临床研究和个案经验文献，前者有 86 篇，后者有 100 篇。临床研究文献中有 1 篇系统评价，34 篇随机对照试验，3 篇半随机对照试验，8 篇非随机对照试验，40 篇病例系列观察。个案经验文献共有 100 篇，报道了 123 则糖尿病的验案。

1. 临床研究文献

（1）肾气丸

38 篇文献中，1 篇系统评价，15 篇随机对照试验，1 篇半随机对照试验，2 篇非随机对照试验，19 篇病例系列观察。在发表年份上，所有文献分布在 1991 ~ 2013 年。证据质量等级评价情况见表7–3。可以看出，有高质量证据11篇，中等质量证据11篇，低质量证据10篇，极低质量证据6篇。证据的降级因素主要为研究的局限性、精确度低、加入药物干扰等。证据升级因素主要是1979年前病例观察、仲景原方、单用仲景方干预。

表7–3　　肾气丸临床研究文献证据质量一览表

纳入研究	发表年份	文献类型	证据升降因素	等级
吴松涛[1]	2000	RCT	研究的局限性（–2）加入药物干扰（–1）效应值很大（+1）1979年前病例观察（+1）	高
赵绪华[2]	2003	CR	1979年前病例观察（+1）单用仲景方干预（+1）	高
刘得华[3]	2004	CR	1979年前病例观察（+1）仲景原方（+1）	高
赵绪华[4]	2004	CR	1979年前病例观察（+1）单用仲景方干预（+1）	高
黄金莲[5]	2006	CR	1979年前病例观察（+1）仲景原方（+1）单用仲景方干预（+1）	高
黄召谊[6]	2010	CCT	研究的局限性（–1）精确度低（–1）剂量效应关系（+1）仲景原方（+1）单用仲景方干预（+1）	高
许月熙[7]	2010	CR	仲景原方（+1）单用仲景方干预（+1）	高
杨晓明[8]	2011	RCT	研究的局限性（–2）剂量效应关系（+1）仲景原方（+1）单用仲景方干预（+1）	高
陈莉娜[9]	2012	RCT	研究的局限性（–2）剂量效应关系（+1）仲景原方（+1）	高
焦永伟[10]	2012	RCT	研究的局限性（–2）仲景原方（+1）单用仲景方干预（+1）	高
陈俊杰[11]	2013	系统评价	无	高
刘亚明[12]	1991	CR	1979年前病例观察（+1）	中
王洪绪[13]	1994	CR	间接证据（–1）1979年前病例观察（+1）单用仲景方干预（+1）	中
王继建[14]	2001	CR	1979年前病例观察（+1）	中
刘丽秋[15]	2002	CR	加入药物干扰（–1）1979年前病例观察（+1）单用仲景方干预（+1）	中
孙　飞[16]	2002	CR	加入药物干扰（–1）1979年前病例观察（+1）单用仲景方干预（+1）	中
邓泽孝[17]	2005	RCT	研究的局限性（–2）精确度低（–1）1979年前病例观察（+1）仲景原方（+1）	中

续表

纳入研究	发表年份	文献类型	证据升降因素	等级
金　鑫[18]	2011	RCT	研究的局限性（–2）仲景原方（+1）	中
郭玉婷[19]	2012	RCT	研究的局限性（–2）仲景原方（+1）	中
谢富书[20]	2012	RCT	研究的局限性（–2）仲景原方（+1）	中
王泽军[21]	2013	RCT	研究的局限性（–2）仲景原方（+1）	中
吴红专[22]	2013	RCT	研究的局限性（–1）仲景原方（+1）单用仲景方干预（+1）	中
黄河清[23]	1995	CR	加入药物干扰（–1）1979 年前病例观察（+1）	低
黄河清[24]	1995	CR	加入药物干扰（–1）1979 年前病例观察（+1）	低
石高举[25]	2000	CR	加入药物干扰（–1）1979 年前病例观察（+1）	低
徐炜华[26]	2003	CT	研究的局限性（–2）精确度低（–1）1979 年前病例观察（+1）	低
云　霞[27]	2004	CR	小样本（–1）加入药物干扰（–1）1979 年前病例观察（+1）单用仲景方干预（+1）	低
李　盛[28]	2007	CR	小样本（–1）1979 年前病例观察（+1）	低
张福东[29]	2010	RCT	研究的局限性（–2）间接证据（–1）仲景原方（+1）	低
张信义[30]	2011	RCT	研究的局限性（–2）间接证据（–1）仲景原方（+1）	低
李太峰[31]	2011	RCT	研究的局限性（–2）加入药物干扰（–1）单用仲景方干预（+1）	低
李银忠[32]	2013	RCT	研究的局限性（–2）	低
赵德柱[33]	1991	CR	间接证据（–1）小样本（–1）1979 年前病例观察（+1）	极低
马桂英[34]	2001	CR	间接证据（–1）加入药物干扰（–1）1979 年前病例观察（+1）	极低
李继军[35]	2003	CR	间接证据（–1）加入药物干扰（–1）1979 年前病例观察（+1）	极低
刘　莉[36]	2006	CR	小样本（–1）加入药物干扰（–1）1979 年前病例观察（+1）	极低
林文革[37]	2011	RCT	研究的局限性（–2）加入药物干扰（–1）	极低
侯　荣[38]	2012	CT	研究的局限性（–2）精确度低（–1）加入药物干扰（–1）	极低

（2）黄芪桂枝五物汤

纳入10篇文献，7篇随机对照试验，3篇病例系列观察。所有文献分布在2003～2013年。证据质量等级评价情况见表7–4。可以看出，有高质量证据2篇，低质量证据3篇，极低质量证据5篇。证据的降级因素主要为研究的局限性、加入药物干扰、精确度低等。证据升级因素主要是单用仲景方干预和剂量效应关系。

表7–4 黄芪桂枝五物汤临床研究文献证据质量一览表

纳入研究	发表年份	文献类型	证据升降因素	等级
刘晓宏[39]	2009	RCT	研究的局限性（–2）加入药物干扰（–1）效应值很大（+1）剂量效应关系（+1）	高
郑发斌[40]	2012	RCT	RCT（–1）仲景原方（+1）	高
蔡炳川[41]	2008	CR	加入药物干扰（–1）剂量效应关系（+1）	低
王爱军[42]	2008	RCT	研究的局限性（–2）	低
李　旭[43]	2013	RCT	研究的局限性（–2）加入药物干扰（–1）仲景原方（+1）	低
王　兵[44]	2003	RCT	研究的局限性（–2）精确度低（–1）加入药物干扰（–1）	极低
刘晓棠[45]	2006	RCT	研究的局限性（–2）精确度低（–1）加入药物干扰（–1）	极低
司银套[46]	2007	RCT	研究的局限性（–2）精确度低（–1）加入药物干扰（–1）	极低
刘海壮[47]	2008	CR	小样本（–1）加入药物干扰（–1）单用仲景方干预（+1）	极低
张井芬[48]	2008	CR	间接证据（–1）小样本（–1）加入药物干扰（–1）	极低

（3）其他方剂

另有24个方剂，如防己黄芪汤、麦门冬汤、泻心汤等计有38篇临床研究文献。各个方剂的证据质量等级评价情况见表7–5。可以看出，除桂枝茯苓丸有1篇高质量证据以外，其余方剂纳入文献质量均较低。

表7–5 其他方剂临床研究文献证据质量一览表

纳入研究	方剂	发表年份	文献类型	证据升降因素	等级
李天庆[49]	防己黄芪汤	1997	CR	小样本（–1）仲景原方（+1）	低
李天庆[50]	防己黄芪汤	1997	CT	研究的局限性（–2）精确度低（–1）小样本（–1）仲景原方（+1）	极低
王锦丽[51]	防己黄芪汤	1999	CT	研究的局限性（–2）精确度低（–1）小样本（–1）仲景原方（+1）	极低

续表

纳入研究	方剂	发表年份	文献类型	证据升降因素	等级
周　静[52]	麦门冬汤	2002	CR	加入药物干扰（–1）单用仲景方干预（+1）	低
卢　晨[53]	麦门冬汤	2008	RCT	研究的局限性（–2）精确度低（–1）加入药物干扰（–1）	极低
卢　晨[54]	麦门冬汤	2008	RCT	研究的局限性（–2）精确度低（–1）加入药物干扰（–1）	极低
宋恩峰[55]	麦门冬汤	2008	CR	–1 小样本（–1）加入药物干扰（–1）单用仲景方干预（+1）	极低
丛日晖[56]	麦门冬汤	2010	RCT	研究的局限性（–2）精确度低（–1）加入药物干扰（–1）	极低
范征吟[57]	泻心汤	2001	CR	单用仲景方干预（+1）	中
范金茹[58]	泻心汤	2002	RCT	研究的局限性（–2）加入药物干扰（–1）单用仲景方干预（+1）	低
薛　青[59]	泻心汤	2007	RCT	研究的局限性（–2）加入药物干扰（–1）	极低
周　力[60]	枳术汤	2002	CR	加入药物干扰（–1）	极低
周嘉鹤[61]	枳术汤	2004	CT	研究的局限性（–2）间接证据（–1）加入药物干扰（–1）	极低
魏丹蕾[62]	枳术汤	2006	CR	小样本（–1）加入药物干扰（–1）	极低
王文英[63]	桂枝茯苓丸	2008	RCT	研究的局限性（–2）效应值很大（+1）仲景原方（+1）	高
何灵芝[64]	桂枝茯苓丸	2001	CR	无	低
王继弟[65]	黄芪建中汤	1998	CR	间接证据（–1）加入药物干扰（–1）单用仲景方干预（+1）	极低
王继升[66]	黄芪建中汤	2003	CR	小样本（–1）加入药物干扰（–1）单用仲景方干预（+1）	极低
胡艳丽[67]	橘皮竹茹汤	2005	RCT	研究的局限性（–2）间接证据（–1）加入药物干扰（–1）	极低
史红霞[68]	橘皮竹茹汤	2006	RCT	研究的局限性（–2）加入药物干扰（–1）	极低
戢艳琼[69]	红蓝花酒	2011	CCT	研究的局限性（–2）小样本（–1）效应值很大（+1）	低

续表

纳入研究	方剂	发表年份	文献类型	证据升降因素	等级
潘庆敏[70]	红蓝花酒	2011	CCT	研究的局限性（–2）小样本（–1）	极低
赵立新[71]	百合地黄汤	2005	CR	加入药物干扰（–1）	极低
骆洪武[72]	大黄附子汤	2000	CR	间接证据（–1）加入药物干扰（–1）	极低
胡元坤[73]	大黄甘草汤	2007	RCT	研究的局限性（–2）加入药物干扰（–1）	极低
寇天芹[74]	桂枝加黄芪汤	2004	CR	加入药物干扰（–1）	极低
柯　帆[75]	苦参汤	2012	RCT	研究的局限性（–2）间接证据（–1）加入药物干扰（–1）单用仲景方干预（+1）	极低
李美玲[76]	酸枣汤	2012	CT	研究的局限性（–2）小样本（–1）	极低
张立培[77]	一物瓜蒂汤	1998	CR	–1 间接证据（–1）加入药物干扰（–1）单用仲景方干预（+1）	极低
艾长明[78]	大黄䗪虫丸	2008	CR	小样本（–1）仲景原方（+1）	低
林海飞[79]	茯苓泽泻汤	2001	CT	研究的局限性（–2）精确度低（–1）	极低
李　霞[80]	甘麦大枣汤	2010	RCT	研究的局限性（–2）加入药物干扰（–1）效应值很大（+1）	低
陈林霞[81]	栝楼牡蛎散	1999	CR	小样本（–1）加入药物干扰（–1）	极低
张　静[82]	桂枝加龙骨牡蛎汤	2008	CR	加入药物干扰（–1）剂量效应关系（+1）	低
王　平[83]	木防己汤	2003	RCT	研究的局限性（–2）精确度低（–1）加入药物干扰（–1）	极低
魏丹蕾[84]	人参汤	2006	CR	加入药物干扰（–1）	极低
李翠萍[85]	泽泻汤	2004	CT	研究的局限性（–2）间接证据（–1）加入药物干扰（–1）效应值很大（+1）	极低
魏丹蕾[86]	枳实薤白桂枝汤	2006	CR	加入药物干扰（–1）	极低

2. 个案经验文献

共纳入 123 则医案，分别采用肾气丸、黄芪桂枝五物汤、泻心汤等。发表年份分布于 1979 ~ 2013 年。各个方剂的证据质量等级评价情况见表 7–6。可以看出，纳入的相关医案除了栝楼薤白半夏汤、茯苓杏仁甘草汤、白虎加桂枝汤平均质量为高等以外，其余医案文献均为中低等质量。

表 7–6　个案经验文献证据质量一览表

方剂名称	发表年份	医案则数	质量评分平均值	等级
肾气丸	1979 ~ 2012	63	50.43	中等
黄芪桂枝五物汤	1993 ~ 2013	13	55.34	中等
泻心汤	1992 ~ 2010	10	51.53	中等
酸枣汤	2001 ~ 2013	5	55.33	中等
麦门冬汤	2003 ~ 2012	5	51.00	中等
百合知母汤	2000 ~ 2012	4	54.12	中等
木防己汤	1989 ~ 2010	4	45.97	中等
桂枝茯苓丸	2008 ~ 2011	3	37.42	低等
栝楼薤白半夏汤	2006 ~ 2009	2	67.10	高等
栝楼牡蛎散	1999 ~ 2009	2	56.91	中等
茯苓杏仁甘草汤	2008	1	75.19	高等
白虎加桂枝汤	1995	1	62.90	高等
栝楼瞿麦丸	2010	1	57.07	中等
葶苈大枣泻肺汤	1998	1	54.46	中等
小半夏汤	2009	1	54.41	中等
乌头汤	2009	1	54.41	中等
当归贝母苦参丸	1991	1	54.14	中等
甘麦大枣汤	1996	1	52.25	中等
百合地黄汤	2012	1	51.44	中等
黄芪建中汤	1998	1	49.44	中等
桂枝去芍药加麻辛附子汤	2001	1	43.44	中等
当归芍药散	2011	1	42.66	中等

【典型临床证据】

糖尿病的临床研究证据共有 86 篇文献支持，高质量证据 14 篇，中等质量证据 12

篇，低质量证据21篇，极低质量证据39篇。高质量证据为肾气丸、黄芪桂枝五物汤等的研究文献。各质量等级文献均有分布。

1. 肾气丸

有限证据表明肾气丸及加减方对照西药治疗糖尿病在临床总有效率方面有优势（高质量证据）

陈俊杰[11]实施的一项研究肾气丸及其加减方治疗糖尿病疗效的系统评价。共纳入4个随机对照试验。试验组为肾气丸及其加减方，对照组为西药。总有效率相对危险度$RR_{合并}$=0.19，95% CI（0.12，0.27），合并效应量的检验，Z=5.06，$P<0.00001$。结论：肾气丸及其加减方对照西药治疗糖尿病在总有效率有优势，但纳入研究质量偏低，有待深入研究。

肾气丸配合优降糖对照优降糖在临床总有效率方面有优势（高质量证据）

吴松涛[1]实施的一项样本量为110例的随机对照试验中，试验组58例，对照组52例。试验组：采用加味肾气丸配合优降糖片治疗，加味肾气丸基本方：熟地黄24g，怀山药、山茱萸各12g，丹皮、茯苓、泽泻各9g，附片6g，肉桂3g，生黄芪、党参、葛根各20g，白术15g。加减：伴有阴虚火旺，加知母20g，玄参15g；伴有气滞血瘀，加丹参、生地黄各20g，山楂、制首乌各15g。优降糖片每次2.5mg，每日2次。对照组：单用优降糖片治疗，每次2.5mg，每日2次。两组总有效率相对危险度RR=9.50，95%CI（4.11，21.95），$P<0.00001$。（疗效标准按照《中医病证诊断疗效标准》中消渴病的疗效标准评定。临床治愈：症状消失，实验室检查多次正常。好转：主要症状及有关实验室检查有改善。未愈：症状及实验室检查无变化。）

2. 黄芪桂枝五物汤

黄芪桂枝五物汤加减口服泡脚配合基础治疗对照单纯基础治疗在临床总有效率方面有优势（高质量证据）

刘晓宏[39]实施的一项样本量为60例的随机对照试验中，试验组30例，对照组30例。两组均进行基础治疗：对患者进行糖尿病健康知识教育；饮食和运动疗法；降血糖治疗，要求达到FPG＜7.0mmol/L，2hPG＜8.0mmol/L（葡萄糖氧化酶法测定空腹及餐后2小时静脉血糖）。试验组口服中黄芪桂枝五物汤加减，药物组成：黄芪、桂枝、芍药、桑椹、丹参、川芎、鸡血藤、银花藤等。药物服用方法：中药汤剂口服，每次150mL，每日3次，饭后服用；药渣加水2000mL熬开半小时后外用泡脚半小时，水温控制在40℃左右，每日1次，睡前外用。4周1个疗程。共两个疗程。对照组不给予中药口服和外用泡脚，只进行基础治疗。两组总有效率相对危险度RR=6.78，95%CI（2.88, 15.94），$P < 0.0001$。（疗效标准：①痊愈：中医临床症状、体征消失或基本消失，证候积分减少≥90%。②显效：中医临床症状、体征明显改善，证候积分减少≥70%。③有效：中医临床症状、体征均有好转，证候积分减少≥30%。⑤无效：中医临床症状、体征均无明显改善，甚或加重，证候积分减少不足30%。）

【糖尿病与应用方剂分析】

此次研究发现共有37首方剂可以治疗糖尿病，属于同病异治的范畴。根据文献报道，基于循证医学研究得出结论，依次为：肾气丸共38篇文献，纳入2988例；黄芪桂枝五物汤共10篇文献，纳入662例。高质量证据分布在肾气丸和黄芪桂枝五物汤中，其余方剂多为中等、低质量证据。可以看出，虽然方剂种类分布较广，但是不论在文献频次还是证据质量，均具有一定聚集性。

1. 肾气丸

肾气丸在《金匮要略》共出现5次，分别在中风历节病篇、血痹虚劳病篇、痰饮咳嗽病篇、消渴小便不利淋病篇、妇人杂病篇中，分别主治脚气上冲、虚劳腰疼、短气有微饮、男子消渴、妇人转胞，虽然其主证各异，但病机一致，即肾气不足、肾阳亏虚。其方由附子、桂枝、干地黄、山药、山茱萸、泽泻、茯苓、丹皮组成。糖尿病在本方的病症谱中，属于高频病症。高质量证据显示，肾气丸配合优降糖对照优降糖在临床总有效率方面有优势。可见肾气不足、肾阳亏虚是本病临床常见病机之一，具有较高的人群聚集度。

2. 黄芪桂枝五物汤

黄芪桂枝五物汤是血痹虚劳病篇中，主治阳气不足、阴血涩滞的血痹重证的主方，其主证表现为局部肌肤麻木不仁、可兼有酸痛感等。糖尿病的某些并发症可能出现与血痹类似的症状，两者阴阳俱不足的证型病机相通，故本方可以用于治疗该证型的糖尿病。其方由黄芪、芍药、桂枝、生姜、大枣组成。糖尿病在本方的病症谱中，属于高频病症。高质量证据提示，黄芪桂枝五物汤加减口服泡脚配合基础治疗对照单纯基础治疗在临床总有效率方面有优势。可见阳气不足、阴血涩滞是本病临床常见病机之一，具有较高的人群聚集度。

【优势病证规律】

根据现有文献，糖尿病临床常见证型有肾气不足、肾阳亏虚的肾气丸证和阳气不足、阴血涩滞的黄芪桂枝五物汤。通过循证医学研究及证据评价，提炼出糖尿病用《金匮要略》方治疗呈现出一定趋向性。因此，肾气丸和黄芪桂枝五物汤的证型很可能是糖尿病在现代临床环境下的主要证候表现。（见图 7-1）

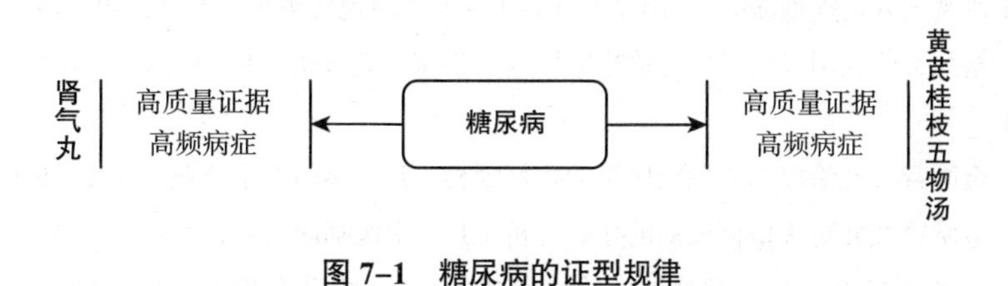

图 7-1 糖尿病的证型规律

参考文献

［1］吴松涛．加味肾气丸配合西药治疗糖尿病 58 例：附优降糖治疗 52 例对照［J］．浙江中医杂志，2000，45（5）：194.

［2］赵绪华，庞兆荣．肾气丸加减治疗 2 型糖尿病 58 例［J］．吉林中医药，2003，23（5）：18.

［3］刘得华．金匮肾气丸治疗阴阳两虚型 2 型糖尿病 62 例临床观察［J］．新中医，2004，36（7）：31-32.

［4］赵绪华．肾气丸加减治疗 2 型糖尿病 58 例［J］．河南中医，2004，24（4）：10.

［5］黄金莲，赖朝华．苏允荣结合金匮肾气丸治疗阴阳两虚证糖尿病 62 例［C］．第九次全国中医糖尿病学术大会论文汇编，2006：580-581.

［6］黄召谊，陈广，雷宏伟．金匮肾气丸治疗 2 型糖尿病并发高脂血症的临床研究［J］．中华中医药学刊，2010，28（11）：2457-2459.

［7］许月熙．金匮肾气丸治疗糖尿病疗效观察［J］．中国保健营养（临床医学学刊），2010，19（4）：58.

［8］杨晓明．金匮肾气丸治疗 2 型糖尿病 120 例［J］．中国实验方剂学杂志，2011，17（17）：261-263.

［9］陈莉娜．金匮肾气丸治疗 2 型糖尿病 60 例临床疗效观察［J］．中国医药导报，2012，9（3）：102-103.

［10］焦永伟．金匮肾气丸治疗消渴 53 例疗效观察［J］．医学理论与实践，2012，25（1）：47-48.

［11］陈俊杰．基于 Meta 分析法近 20 年经方治疗糖尿病及并发症临床文献整理［D］．广州：广州中医药大学，2013.

［12］刘亚明，任保成．试论八味地黄丸“蒸动水气”治疗［J］．山西中医，1991，7（3）：21-22.

［13］王洪绪，贺丽琼．中医辨治糖尿病临床观察［C］．中医药治疗糖尿病新进展——首届糖尿病（消渴病）国际学术会议论文集，1994：137.

［14］王继建．仙黄液合肾气丸治疗糖尿病 64 例［J］．现代中西医结合杂志，2001，10（1）：52-53.

［15］刘丽秋．肾气丸加味治疗老年糖尿病的临床观察［C］．第六次中国中西医结合糖尿病学术会议

论文汇编，2002：219-220.

[16] 孙飞，贾宝玲. 温阳滋阴法治疗老年糖尿病115例[J]. 内蒙古中医药，2002，21(2)：2.

[17] 邓泽孝，彭如一，陈惠英，等. 聚维酮碘软膏和金匮肾气丸治疗糖尿病足17例疗效观察[J]. 现代医院，2005，05(4)：66-68.

[18] 金鑫. 金匮肾气丸治疗糖尿病50例疗效观察[J]. 中国现代医生，2011，49(12)：60、66.

[19] 郭玉婷. 格列美脲联用金匮肾气丸治疗糖尿病的临床疗效分析[J]. 中国医药导报，2012，9(21)：110-111.

[20] 谢富书. 金匮肾气丸治疗106例糖尿病的疗效观察[J]. 中国卫生产业，2012，9(13)：159.

[21] 王泽军. 金匮肾气丸对2型糖尿病的疗效分析[J]. 中医临床研究，2013，5(7)：66、68.

[22] 吴红专. 金匮肾气丸治疗2型糖尿病的临床观察[J]. 中药药理与临床，2013，29(3)：191-193.

[23] 黄河清，黄骏. 金匮肾气丸加味治疗气阴两虚Ⅱ型糖尿病[J]. 新中医，1995，27(9)：39-40.

[24] 黄河清，黄骏. 金匮肾气丸加味治疗肾气虚Ⅱ型糖尿病38例临床观察[J]. 湖北中医杂志，1995，17(1)：19-20.

[25] 石高举，陶黛芸，王延宾. 化瘀补肾法治疗中老年糖尿病80例[J]. 吉林中医药，2000，22(4)：29.

[26] 徐炜华. 中西医结合治疗2型糖尿病临床效果观察[J]. 现代中西医结合杂志，2003，12(9)：929.

[27] 云霞，王万林，熊云. 胰金丸治疗2型糖尿病20例疗效观察[J]. 新中医，2004，36(9)：38.

[28] 李盛. 金匮肾气丸治疗糖尿病疗效观察[J]. 中华临床医学研究杂志，2007，13(17)：2560-2561.

[29] 张福东. 中西医结合治疗糖尿病38例[J]. 中国民族民间医药，2010，19(23)：126-127.

[30] 张信义. 金匮肾气丸治疗2型糖尿病临床观察[J]. 中医学报，2011，26(8)：982-983.

[31] 李太峰. 桂枝茯苓丸合金匮肾气丸治疗糖尿病脑梗死疗效分析[J]. 实用中医药杂志，2011，27(10)：656-657.

[32] 李银忠. 甘舒霖联合金匮肾气丸治疗新诊断2型糖尿病39例疗效观察[J]. 实用糖尿病杂志，2013，9(6)：35.

[33] 赵德柱. 辨证治疗糖尿病14例报告[J]. 黑龙江中医药，1991，34(3)：37-38.

[34] 马桂英，高莉，等. 辨证分型加化瘀解毒法治疗2型糖尿病100例疗效观察[J]. 河北中医，2001，23(9)：677.

[35] 李继军，荣雅琪. 中西医结合治疗糖尿病足125例总结[J]. 实用中医药杂志，2003，19(7)：363.

[36] 刘莉，罗美玉，李维彩，等. 金匮肾气丸合血塞通治疗糖尿病末梢神经病变26例[J]. 陕西中医，2006，27(8)：933-934.

[37] 林文革. 中西医结合治疗2型糖尿病52例疗效观察[J]. 海南医学，2011，22(8)：41-42.

[38] 侯荣，许明跃. 中西医结合治疗糖尿病效果观察[J]. 医学美学美容(中旬刊)，2012，20(9)：162.

［39］刘晓宏．益气养阴、活血化瘀法治疗糖尿病中高危足气阴两虚、瘀血阻滞证的临床疗效观察［D］．成都：成都中医药大学，2009.

［40］郑发斌．黄芪桂枝五物汤治疗2型糖尿病对照研究［J］．实用中医内科杂志，2012，26（11）：44–45.

［41］蔡炳川中西医结合治疗糖尿病合并皮肤溃疡36例［J］．福建中医药，2008，39（3）：5.

［42］王爱军，朱红林，王卫广中西医结合治疗老年糖尿病下肢血管病变疗效观察［J］．山西中医，2008，24（7）：35–36.

［43］李旭．黄芪桂枝五物汤外洗治疗糖尿病足60例疗效观察［J］．湖南中医杂志，2013，29（7）：53–54.

［44］王兵．黄芪桂枝五物汤配合血塞通治疗早期糖尿病足21例［J］．河南中医，2003，23（11）:5–6.

［45］刘晓棠．黄芪桂枝五物汤治疗糖尿病末梢神经炎50例临床观察［J］．中华临床医学研究杂志，2006，12（19）：2608–2609.

［46］司银套，马永坤，黄志良．活血通脉法治疗2型糖尿病90例［J］．河南中医，2007，27（10）：34–35.

［47］刘海壮．黄芪桂枝五物汤治疗糖尿病多汗症10例［J］．中外健康文摘（医药月刊），2008，5（6）：491–492.

［48］张井芬．综合疗法治疗糖尿病足20例［J］．长春中医药大学学报，2008，24（5）：518–519.

［49］李天庆．防己黄芪汤对伴肥胖的糖尿病患者的疗效观察［J］．国外医学（中医中药分册），1997，19（5）：39.

［50］李天庆．防己黄芪汤对于内脏脂肪肥胖型糖尿病患者的疗效［J］．国外医学（中医中药分册），1997，19（5）：39.

［51］王锦丽，武艳敏．防己黄芪汤对肥胖型糖尿病的效果［J］．国外医学（中医中药分册），1999，21（6）：28.

［52］周静．加味麦门冬汤治疗糖尿病性胃轻瘫36例［J］．黑龙江中医药，2002，45（7）：27.

［53］卢晨，彭飞，葛慧颖，等．加味麦门冬汤合西药治疗气阴两虚型糖尿病胃轻瘫28例临床研究［J］．中国社区医师，2008，24（16）：49–50.

［54］卢晨，彭飞，葛慧颖，等．中西医结合治疗气阴两虚型糖尿病胃轻瘫52例［J］．光明中医，2008，23（5）：615–616.

［55］宋恩峰，张湘云，刘俊．辨证治疗2型糖尿病性胃轻瘫临床研究［J］．中国中西医结合脾胃杂志，2008，8（4）：207–208.

［56］丛日晖．中西医结合治疗糖尿病胃轻瘫33例［J］．中国民族民间医药，2010，19（3）：133.

［57］范征吟，叶信莉，陆小菁．泻心清肝法治疗糖尿病120例临床研究［J］．上海医药，2001，22（11）：497–498.

［58］范金茹，王行宽，姚欣艳，等．清肝泻心胶囊治疗Ⅱ型糖尿病30例临床观察［J］．中国中医药科技，2002，9（3）：175–176.

［59］薛青，谢丹红，卫苓，等．清肝泻心汤对2型糖尿病胰岛素抵抗相关因素影响的研究［J］．第三军医大学学报，2007，29（7）：613–616.

[60] 周力，刘保民，李玺 . 中西医结合治疗Ⅱ型糖尿病性胃轻瘫症 32 例［J］. 陕西中医，2002，23（2）：133–135.

[61] 周嘉鹤 . 加味枳术汤治疗 2 型糖尿病性胃轻瘫 40 例［J］. 福建中医药，2004，35（3）：22–23.

[62] 魏丹蕾 . 健脾益气化痰消痞法治疗糖尿病胃轻瘫的疗效分析［J］. 中医药学刊，2006，24（10）：1922.

[63] 王文英，简小兵，戴莲仪 . 痰瘀同治法治疗 2 型糖尿病下肢血管病变 30 例总结［J］. 湖南中医杂志，2008，24（6）：19–21.

[64] 何灵芝，李学铭 . 桂枝茯苓丸治疗糖尿病肾病肾功能不全 20 例［J］. 浙江中西医结合杂志，2001，11（9）：584.

[65] 王继弟，张素君 . 中医治疗糖尿病 720 例分析［J］. 光明中医，1998，13（5）：42–44.

[66] 王继升 . 黄芪建中汤加减治疗糖尿病胃轻瘫 28 例［J］. 实用中医药杂志，2003，19（12）：634.

[67] 胡艳丽，王桐玲 . 橘皮竹茹汤加减治疗糖尿病胃轻瘫 42 例［J］. 河北中医，2005，27（11）：848.

[68] 史红霞 . 中西医结合治疗糖尿病性胃轻瘫 36 例［J］. 中国民间疗法，2006，14（4）：15–16.

[69] 戢艳琼 . 藏红花浸泡液在老年糖尿病下肢溃疡的应用［J］. 湖北医药学院学报，2011，30（6）：635.

[70] 潘庆敏，严洁，屈红 . 藏红花浸泡液治疗老年糖尿病下肢溃疡 18 例［J］. 中国老年学杂志，2011，31（20）：4053–4054.

[71] 赵立新，赵卫 . 百合地黄汤合抵当汤加减治疗糖尿病合并失眠临床观察［J］. 中华实用中西医杂志，2005，18（3）：410.

[72] 骆洪武 . 蚕术粉治疗Ⅱ型糖尿病 67 例［J］. 辽宁中医杂志，2000，27（8）：374.

[73] 胡元坤 . 加味大黄甘草汤治疗糖尿病胃轻瘫 38 例［J］. 中国中医急症，2007，16（7）：876–877.

[74] 寇天芹 . 桂枝加黄芪汤加减治疗糖尿病多汗证 36 例［J］. 实用中医内科杂志，2004，18（3）：238.

[75] 柯帆 . 三黄苦参汤对糖尿病足治疗的临床研究［J］. 中西医结合研究，2012，4（3）：125.

[76] 李美玲 . 疏郁安神、益气养阴法治疗 57 例糖尿病抑郁状态患者的临床前瞻性对照研究［D］. 北京：北京中医药大学，2012.

[77] 张立培 . 黄连瓜蒂滴鼻液治疗非胰岛素依赖型糖尿病 40 例［J］. 实用中医药杂志，1998，14（9）：28.

[78] 艾长明，张广普 . 大黄䗪虫丸治疗糖尿病足的临床疗效观察［C］. 络病学基础与临床研究（四）——第四届国际络病学大会论文集，2008：393–394.

[79] 林海飞 . 茯苓泽泻汤治疗糖尿病性胃轻瘫 26 例——附西沙比利治疗 20 例对照［J］. 浙江中医杂志，2001，46（9）：381.

[80] 李霞 . 针灸加中药治疗糖尿病并发抑郁症临床对比观察 .［J］. 中医学报，2010，25（4）：781–782.

[81] 陈林霞，牛旭明栝楼牡蛎散加味治疗Ⅱ型糖尿病［J］. 河南中医，1999，19（5）：3.

[82] 张静 . 桂枝加龙骨牡蛎汤治疗糖尿病多汗症 32 例 [J]. 社区医学杂志，2008，6（5）：74.
[83] 王平 . 加减木防己汤治疗糖尿病胸水 36 例 [J]. 河南中医，2003，23（9）：7.
[84] 魏丹蕾，李思宁 . 人参汤合枳实薤白桂枝汤治疗糖尿病无症状性心肌缺血 35 例 [J]. 陕西中医，2006，27（7）：776-777.
[85] 李翠萍 . 加用中药治疗 2 型糖尿病湿热困脾证疗效观察 [J]. 广西中医药，2004，27（4）：13-14.
[86] 魏丹蕾，李思宁 . 人参汤合枳实薤白桂枝汤治疗糖尿病无症状性心肌缺血 35 例 [J]. 陕西中医，2006，27（7）：776-777.

第二节　糖尿病性肾病

糖尿病性肾病是由不同病因与发病机制引起体内胰岛素绝对与相对不足以致糖蛋白质和脂肪代谢障碍，而以慢性高血糖为主要临床表现的全身性疾病。糖尿病性肾病是糖尿病全身微血管病性合并症之一，是糖尿病致残、致死的重要原因。1 型糖尿病病人发生糖尿病性肾病多在起病 10 ~ 15 年后，而 2 型糖尿病病人发生糖尿病性肾病的时间则短，与年龄大、同时合并较多其他基础疾病有关。微量白蛋白尿是诊断糖尿病性肾病的标志。微量白蛋白尿指 UAE 持续升高 20 ~ 200μg/min，或尿白蛋白 30 ~ 300mg/24h 或尿白蛋白：尿肌酐为 30 ~ 300μg/mg。

糖尿病性肾病尚无特效治疗。应积极控制血糖，包括饮食治疗、口服降糖药和应用胰岛素。当出现氮质血症时，要根据血糖及时调整胰岛素和口服降糖药的剂量和种类。限制蛋白质摄入量（＜ 0.8g/ 日）。必要时加必需氨基酸或 α－酮酸治疗。伴高血压或浮肿但肾功正常者，可选用小剂量噻嗪类利尿剂。若血压过高或有心功能不全，经积极扩溶利尿病情无改善者，可考虑透析治疗。积极将血压降到 140mmHg 以下。建议首选血管紧张素转化酶抑制剂（ACEI），在降压的同时可改善肾小球滤过率和减少尿白蛋白排出率，但要防止功能性肾小球滤过率下降，酌情合用利尿剂、钙通道阻滞剂和心脏选择性 β－受体阻滞剂及血管紧张素 II 受体拮抗剂。积极治疗高脂血症和高尿酸血症。当 Ccr 在 10 ~ 15mL/min 或血肌酐 530 ~ 710μmol/L 时可考虑替代治疗。

糖尿病性肾病属中医学“消渴”“水肿”“虚劳”“关格”等范畴。目前中医界对糖尿病性肾病的认识，一般认为是本虚标实，本虚主要与脾肾虚损有关，包括气、血、阴、阳的虚损。

【《金匮要略》方剂谱】

糖尿病性肾病的国际病症编码为 E14.203，属于内分泌、营养和代谢疾病。在《金匮要略》方治疗的优势病症谱中，其临床研究文献频次居第44位，而个案经验文献频次居第75位。《金匮要略》方中，能够治疗糖尿病性肾病的方剂共14首，其中有7首方剂已经进行过临床研究，11首方剂有个案经验报道。各方剂的文献频次见表7–7、表7–8。从表中看出，临床研究文献主要集中在黄芪桂枝五物汤，而个案经验文献亦集中在黄芪桂枝五物汤，其余方剂运用频次较低。

表7–7　糖尿病性肾病临床研究文献方剂谱

序号	方剂名称	频次	序号	方剂名称	频次
1	肾气丸	32	5	当归芍药散	1
2	大黄䗪虫丸	4	6	葶苈大枣泻肺汤	1
3	栝楼瞿麦丸	4	7	下瘀血汤	1
4	大黄附子汤	3			

表7–8　糖尿病性肾病个案经验文献方剂谱

序号	方剂名称	频次	序号	方剂名称	频次
1	肾气丸	15	7	茯苓杏仁甘草汤	1
2	防己黄芪汤	6	8	栝楼薤白半夏汤	1
3	当归芍药散	4	9	越婢加术汤	1
4	桂枝茯苓丸	3	10	黄芪桂枝五物汤	1
5	大黄附子汤	2	11	茵陈五苓散	1
6	栝楼瞿麦丸	2			

【临床证据评价】

糖尿病性肾病的临床证据来源于临床研究和个案经验文献，前者有46篇，后者有31篇。临床研究文献中有27篇随机对照试验，2篇半随机对照试验，4篇非随机对照试验，13篇病例系列观察。个案经验文献共有31篇，报道了37则糖尿病性肾病的验案。

1. 临床研究文献

（1）肾气丸

32篇文献中，20篇随机对照试验，4篇非随机对照试验，8篇病例系列观察。在发表年份上，所有文献分布在 1996～2013 年。证据质量等级评价情况见表 7–9。可以看出，有高质量证据 6 篇，中等质量证据 6 篇，低质量证据 8 篇，极低质量证据 12 篇。证据的降级因素主要为研究的局限性；精确度低、加入药物干扰也是降级因素之一。证据升级因素有单用仲景方干预、1979 年前病例观察、使用仲景原方等。

表 7–9　　肾气丸临床研究文献证据质量一览表

纳入研究	发表年份	文献类型	证据升降因素	等级
唐世球[1]	1998	RCT	研究的局限性（–1）精确度低（–1）1979 年前病例观察（+1）仲景原方（+1）单用仲景方干预（+1）	高
杨　琦[2]	2004	RCT	研究的局限性（–1）1979 年前病例观察（+1）	高
杨　娜[3]	2011	RCT	研究的局限性（–2）1979 年前病例观察（+1）仲景原方（+1）	高
郑晓梅[4]	2011	RCT	研究的局限性（–1）精确度低（–1）1979 年前病例观察（+1）仲景原方（+1）单用仲景方干预（+1）	高
李建秋[5]	2011	CT	研究的局限性（–2）1979 年前病例观察（+1）仲景原方（+1）	高
樊东升[6]	2012	CT	研究的局限性（–2）发表偏倚（–1）剂量–效应关系（+1）1979 年前病例观察（+1）单用仲景方干预（+1）	高
曹　奕[7]	1996	CR	研究的局限性（–1）小样本（–1）1979 年前病例观察（+1）仲景原方（+1）单用仲景方干预（+1）	中
汪少林[8]	2002	CR	研究的局限性（–1）小样本（–1）1979 年前病例观察（+1）仲景原方（+1）单用仲景方干预（+1）	中
杨小红[9]	2004	RCT	研究的局限性（–1）精确度低（–1）小样本（–1）1979 年前病例观察（+1）仲景原方（+1）	中
董正华[10]	2007	RCT	研究的局限性（–2）加入药物干扰（–1）1979 年前病例观察（+1）单用仲景方干预（+1）	中
孙士杰[11]	2010	RCT	研究的局限性（–2）间接证据（–1）1979 年前病例观察（+1）仲景原方（+1）	中
佘卫吉[12]	2012	RCT	研究的局限性（–2）精确度低（–1）1979 年前病例观察（+1）仲景原方（+1）单用仲景方干预（+1）	中
方立曙[13]	1998	RCT	研究的局限性（–2）小样本（–1）加入药物干扰（–1）1979 年前病例观察（+1）单用仲景方干预（+1）	低
何少霞[14]	2004	CR	研究的局限性（–1）1979 年前病例观察（+1）	低
敖绍勇[15]	2006	RCT	研究的局限性（–2）1979 年前病例观察（+1）	低

续表

纳入研究	发表年份	文献类型	证据升降因素	等级
夏　云[16]	2008	RCT	研究的局限性（–2）间接证据（–1）精确度低（–1）1979 年前病例观察（+1）	低
杜春燕[17]	2009	RCT	研究的局限性（–2）精确度低（–1）加入药物干扰（–1）1979 年前病例观察（+1）单用仲景方干预（+1）	低
佟晓光[18]	2009	RCT	研究的局限性（–2）加入药物干扰（–1）1979 年前病例观察（+1）	低
周硕果[19]	2009	RCT	研究的局限性（–2）精确度低（–1）1979 年前病例观察（+1）	低
韩振启[20]	2013	CR	加入药物干扰（–1）1979 年前病例观察（+1）	低
方立曙[21]	1998	RCT	研究的局限性（–2）精确度低（–1）小样本（–1）加入药物干扰（–1）1979 年前病例观察（+1）单用仲景方干预（+1）	极低
作者不详[22]	2004	CR	研究的局限性（–1）加入药物干扰（–1）1979 年前病例观察（+1）单用仲景方干预（+1）	极低
夏　云[23]	2005	RCT	研究的局限性（–2）精确度低（–1）加入药物干扰（–1）1979 年前病例观察（+1）	极低
高　林[24]	2006	CR	研究的局限性（–1）加入药物干扰（–1）1979 年前病例观察（+1）	极低
张　松[25]	2009	RCT	研究的局限性（–2）间接证据（–1）加入药物干扰（–1）1979 年前病例观察（+1）	极低
丁　毅[26]	2009	RCT	研究的局限性（–2）间接证据（–1）加入药物干扰（–1）1979 年前病例观察（+1）	极低
路亚娥[27]	2009	CT	研究的局限性（–2）精确度低（–1）加入药物干扰（–1）1979 年前病例观察（+1）	极低
路亚娥[28]	2009	CT	研究的局限性（–2）间接证据（–1）精确度低（–1）加入药物干扰（–1）1979 年前病例观察（+1）	极低
骆建平[29]	2011	RCT	研究的局限性（–2）精确度低（–1）加入药物干扰（–1）1979 年前病例观察（+1）	极低
冯海灵[30]	2011	CR	研究的局限性（–1）加入药物干扰（–1）1979 年前病例观察（+1）	极低
梁雪芳[31]	2012	RCT	研究的局限性（–2）精确度低（–1）小样本（–1）1979 年前病例观察（+1）	极低
韩振启[32]	2013	CR	间接证据（–1）加入药物干扰（–1）1979 年前病例观察（+1）	极低

（2）其他方剂

另有6个方剂，分别为大黄䗪虫丸、栝楼瞿麦丸、大黄附子汤、当归芍药散、葶苈大枣泻肺汤、下瘀血汤。各个方剂的证据质量等级评价情况见表7–10。

表7–10　　其他方剂临床研究文献证据质量一览表

纳入研究	方剂	发表年份	文献类型	证据升降因素	等级
李建生[33]	大黄䗪虫丸	1998	RCT	研究的局限性（–1）	中
李建生[34]	大黄䗪虫丸	2000	RCT	研究的局限性（–2）仲景原方（+1）	中
魏连波[35]	大黄䗪虫丸	2002	RCT	研究的局限性（–2）仲景原方（+1）	中
李　帆[36]	大黄䗪虫丸	2007	RCT	研究的局限性（–2）	低
陈志刚[37]	栝楼瞿麦丸	2009	RCT	研究的局限性（–2）单用仲景方干预（+1）	中
罗试计[38]	栝楼瞿麦丸	2007	RCT	研究的局限性（–2）	低
张基栋[39]	栝楼瞿麦丸	1994	CR	研究的局限性（–1）小样本（–1）仲景原方（+1）	极低
孙　光[40]	栝楼瞿麦丸	1995	CR	研究的局限性（–1）加入药物干扰（–1）	极低
吕宏义[41]	大黄附子汤	2002	CR	研究的局限性（–1）加入药物干扰（–1）单用仲景方干预（+1）	极低
李建丰[42]	大黄附子汤	2006	CR	研究的局限性（–1）加入药物干扰（–1）	极低
范　华[43]	大黄附子汤	2007	CCT	研究的局限性（–1）间接证据（–1）小样本（–1）加入药物干扰（–1）单用仲景方干预（+1）	极低
李晓冰[44]	当归芍药散	2013	CCT	研究的局限性（–2）间接证据（–1）精确度低（–1）加入药物干扰（–1）	极低
许公平[45]	葶苈大枣泻肺汤	2002	CR	研究的局限性（–1）加入药物干扰（–1）	极低
郭凤莲[46]	下瘀血汤	2008	RCT	研究的局限性（–1）加入药物干扰（–1）	低

2. 个案经验文献

共纳入37则医案，分别采用肾气丸、防己黄芪汤、当归芍药散等。发表年份分布于 1994 ~ 2013 年。各个方剂的证据质量等级评价情况见表 7–11。可以看出，纳入相关医案均为中高等。

表 7–11　　个案经验文献证据质量一览表

方剂名称	发表年份	医案则数	质量评分平均值	等级
肾气丸	1994 ~ 2009	15	58.90	中等
防己黄芪汤	1995 ~ 2013	6	58.34	中等
当归芍药散	2006 ~ 2013	4	65.97	高等
桂枝茯苓丸	2000 ~ 2010	3	61.29	高等
大黄附子汤	2010 ~ 2010	2	64.86	高等
栝楼瞿麦丸	2001 ~ 2001	2	61.41	高等
茯苓杏仁甘草汤	1998	1	75.46	高等
栝楼薤白半夏汤	2010	1	69.46	高等
越婢加术汤	2007	1	60.71	高等
黄芪桂枝五物汤	2013	1	46.22	中等
茵陈五苓散	2012	1	40.70	中等

【典型临床证据】

糖尿病性肾病的临床研究证据共有 47 篇文献支持，高质量证据 6 篇，中等质量证据 11 篇，低质量证据 11 篇，极低质量证据 19 篇。高质量证据为肾气丸的研究文献。各质量等级文献均有分布。

肾气丸

金匮肾气丸配合洛丁新对照洛丁新干预阴阳两虚型糖尿病性肾病在临床总有效率方面有优势（高质量证据）

杨娜[3]实施的一项样本量为 60 例的随机对照试验中，试验组 30 例，对照组 30 例。试验组口服金匮肾气丸（河南宛西制药股份有限公司）8 粒，每日 2 次；洛丁新 10mg，每日 1 次。对照组口服洛丁新 10mg，每日 1 次，30 天为 1 个疗程。疗程结束统计疗效。两组总有效率相对危险度 RR=2.00，95%CI（1.19，3.36），P=0.009。疗效标准：证候疗效评定标准参照《中药新药临床研究指导原则》症状分级量化法，对口干、乏力、腰膝酸软、手足畏寒、夜尿频多、大便干、舌脉分级量化评分，按轻、中、重分别给予1分、2分、3分。采用尼莫地平法［（治疗前积分－治疗后积分）÷治疗前积分］×100%，计算出证候积分。证候积分减少≥70%，为显效；证候积分减少≥30%，为有效；证候积分减少不足30%，为无效。

【糖尿病性肾病与应用方剂分析】

此次研究发现共有14首方剂可以治疗糖尿病性肾病，属于同病异治的范畴。根据文献报道，基于循证医学研究得出结论：肾气丸共32篇文献，纳入2247例。高质量证据分布在肾气丸中，其余方剂多为中等、低质量证据。可以看出，虽然方剂种类分布较广，但是不论在文献频次还是证据质量方面，均具有一定聚集性。

1. 肾气丸

肾气丸在《金匮要略》共出现5次，分别在中风历节病篇、血痹虚劳病篇、痰饮咳嗽病篇、消渴小便不利淋病篇、妇人杂病篇中，分别主治脚气上冲、虚劳腰疼、短气有微饮、男子消渴、妇人转胞，虽然其主证各异，但病机一致，即肾气不足、肾阳亏虚。其方由附子、桂枝、干地黄、山药、山茱萸、泽泻、茯苓、丹皮组成。糖尿病性肾病在本方的病症谱中，属于高频病症。高质量证据显示，金匮肾气丸配合洛丁新对照洛丁新干预阴阳两虚型糖尿病性肾病在临床总有效率方面有优势。可见肾气不足、肾阳亏虚是本病临床常见病机之一，临床见此病机者可酌用此方。

2. 防己黄芪汤

防己黄芪汤是痉湿暍病篇中，主治风湿伤表、三焦气机壅滞、卫表气虚不固的主方，其主证表现为全身关节疼痛、脉浮、身重、汗出恶风等，并无有关治疗糖尿病性肾病相关症状的论述。其治疗本病的机理，当为益气除湿，其病自愈。其方由防己、甘草、白术、黄芪组成。肾病综合征在本方的病症谱中，属于个案高频病症。可见风湿伤表、卫气不固是本病临床常见病机之一，虽证据频次低，该方的使用体现了中医治病求本的优势，临床见此病机者可酌用此方。

【优势病证规律】

根据现有文献，糖尿病性肾病临床常见证型有肾气不足、肾阳亏虚的肾气丸证和风湿伤表、卫气不固的防己黄芪汤证。通过循证医学研究及证据评价，提炼出糖尿病性肾病用《金匮要略》方治疗呈现出一定趋向性。因此，肾气丸和防己黄芪汤很可能是糖尿病性肾病在现代临床环境下的主要证候表现。（见图7-2）

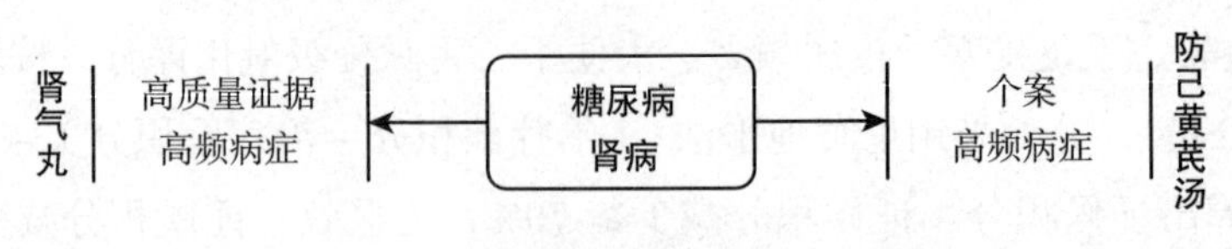

图 7-2 糖尿病性肾病的证型规律

参考文献

[1] 唐世球，郝建军，邱李华，等. 中西医结合治疗糖尿病性肾病变的临床观察［J］. 河南医药信息，1998，6（2）：53.

[2] 杨琦. 中西医结合治疗糖尿病肾病 34 例［J］. 福建中医药，2004，35（4）：11.

[3] 杨娜. 张德宪. 金匮肾气丸结合洛丁新治疗阴阳两虚型糖尿病肾病临床观察［J］. 山东中医药大学学报，2011，35（3）：232–234.

[4] 郑晓梅，代宏勋，黄宗文，等. 补肾法治疗糖尿病肾损害随机对照临床试验［J］. 中国中西医结合肾病杂志，2011，12（1）：53–54.

[5] 李建秋. 金匮肾气丸在脾肾阳虚型血液透析患者中的临床应用［J］. 中国中西医结合肾病杂志，2011，12（8）：707–708.

[6] 樊东升. 合方序贯干预对糖尿病肾病水肿的疗效观察［J］. 中国药物与临床，2012，12（6）：831–832.

[7] 曹奕，姜英，张庆萍. 金匮肾气丸治疗糖尿病肾病 18 例［J］. 陕西中医，1996，17（8）：363–363.

[8] 汪少林，汪培玲. 金匮肾气丸临床应用［J］. 甘肃中医学院学报，2002，19（3）：34–36.

[9] 杨小红，刘丽云，张伟程. 中西医结合治疗糖尿病肾病 25 例疗效观察［J］. 新中医，2004，36（10）：39–39.

[10] 董正华，曹广顺，曹雯. 通络益肾汤治疗糖尿病肾病 30 例［J］. 上海中医药杂志，2007，41（9）：46–48.

[11] 孙士杰. 金匮肾气丸联合西药治疗Ⅳ期糖尿病肾病疗效观察［J］. 陕西中医，2010，31（8）：960–962.

[12] 佘卫吉，吕雄. 金匮肾气丸合四君子汤治疗早期糖尿病性肾病蛋白尿 52 例［J］. 中国社区医师，2012，14（313）：237.

[13] 方立曙. 金匮肾气丸为主治疗早期糖尿病肾病［J］. 浙江中医杂志，1998，43（8）：362.

[14] 何少霞. 金匮肾气丸为主治疗糖尿病肾病 46 例临床观察［J］. 湖北中医杂志，2004，26（5）：40–40.

[15] 敖绍勇，吴正平. 中西医结合治疗早期糖尿病肾病临床观察［J］. 宜春学院学报，2006，28（2）：125–126.

[16] 夏云. 中西医结合治疗糖尿病肾病的临床研究［D］. 武汉：湖北中医学院，2008.

[17] 杜春燕. 温肾健脾、活血利水法治疗糖尿病肾脏疾病（脾肾阳虚、络瘀湿阻型）的临床观察

［D］. 成都：成都中医药大学，2009.
［18］佟晓光，王昌辉 . 加味金匮肾气汤治疗老年糖尿病肾病临床研究［J］. 中国老年学杂志，2009（29）：1682–1683.
［19］周硕果 . 温肾健脾法治疗早期糖尿病肾病的临床观察［J］. 四川中医，2009，27（1）：74–75.
［20］韩振启 . 金匮肾气丸加减治疗糖尿病肾病Ⅳ期 84 例报告［J］. 中医药临床杂志，2013，25（6）：524–524.
［21］方立曙 . 金匮肾气丸为主治疗早期糖尿病肾病［J］. 浙江中医杂志，1998，43（8）：362.
［22］［作者不详］. 金匮肾气丸加味可有效治疗糖尿病肾病［N］. 中国中医药报，2004–7–29.
［23］夏云 . 中西医结合治疗糖尿病肾病的临床研究［D］. 武汉：湖北中医学院，2008.
［24］高林 . 中西药结合治疗糖尿病肾病 40 例疗效观察［C］. 全国中西医结合内分泌代谢病学术会议论文汇编，2006.
［25］张松 . 中西医结合治疗早期糖尿病肾病 48 例［J］. 吉林中医药，2009，29（12）：1037–1038.
［26］丁毅 . 复方牛车肾气丸治疗糖尿病肾病的临床疗效评价［J］. 中国当代医药，2009，16（8）：81–82.
［27］路亚娥 . 金匮肾气丸加味配合西药治疗糖尿病肾病 60 例［J］. 陕西中医学院学报，2009，32（5）：29–31.
［28］路亚娥 . 金匮肾气丸加味配合西药治疗糖尿病肾病 60 例［J］. 陕西中医学院学报，2009，32（5）：29–31.
［29］骆建平 . 中西医结合治疗糖尿病肾病 40 例［J］. 河南中医，2011，31（9）：1035.
［30］冯海灵 . 益气养阴活血法治疗糖尿病肾病 40 例［J］. 河南中医，2011，31（4）：389–390.
［31］梁雪芳，张东毅 . 肾气丸加黄芪治疗早期糖尿病肾病的临床观察［J］.2012，33（5）：595–596.
［32］韩振启 . 金匮肾气丸加减治疗糖尿病肾病Ⅳ期 84 例报告［J］. 中医药临床杂志，2013，25（6）：524–524.
［33］李建生 . 大黄䗪虫丸对老年糖尿病早期肾病 TXB2 和 6–Keto–PGF1α 的影响［J］. 辽宁中医杂志，1998，25（10）：466–467.
［34］李建生 . 大黄䗪虫丸对老年糖尿病早期肾病期患者肾脏血栓素和前列腺素的影响［J］. 中国老年学杂志，2000（20）：13–15.
［35］魏连波 . 大黄䗪虫丸对非胰岛素依赖型Ⅳ期糖尿病肾病Ⅷ因子相关抗原及纤维蛋白原的影响［J］. 中成药，2002，24（5）：357–358.
［36］李帆 . 大黄䗪虫丸对糖尿病肾病蛋白尿的疗效观察［J］. 海南医学，2007，18（6）：86.
［37］陈志刚 . 瓜蒌瞿麦丸治疗糖尿病肾病蛋白尿的临床观察［J］. 长春中医药大学学报，2009，25（1）：92.
［38］罗试计 . 瓜蒌瞿麦丸合氯沙坦对糖尿病肾病早期尿微量白蛋白影响的研究［J］. 新中医，2007，39（4）：83–84.
［39］张基栋 . 栝蒌瞿麦丸治疗糖尿病肾病 23 例［J］. 河南中医，1994，14（6）：373.
［40］孙光，胡中梁，王芳 . 中西医结合治疗糖尿病肾病 78 例［J］. 福建中医学院学报，1995，5（3）：6–7.

[41] 吕宏义，邹蕴珏，安玲 . 加味大黄附子汤治疗糖尿病肾病 30 例 [J]. 中国民间疗法,2002,10(8): 41.

[42] 李建丰 . 加味大黄附子汤治疗糖尿病肾病 30 例临床报道 [J]. 医药产业资讯，2006，3（18）: 109.

[43] 范华 . 温阳活血法治疗糖尿病肾病临床研究 [D]. 武汉：湖北中医药大学，2007.

[44] 李晓冰，谢忠礼 . 赵云芳 . 厄贝沙坦联合加味当归芍药散对早期糖尿病肾病患者相关炎症因子的影响 [J]. 时珍国医国药，2013，24（6）：1447-1448.

[45] 许公平，邓德强 . 中西医结合治疗糖尿病肾病 45 例 [J]. 实用中医内科杂志，2002，16（1）: 40.

[46] 郭凤莲 . 四妙勇安汤联合下瘀血汤加味治疗早期糖尿病肾病 45 例临床观察 [J]. 中华现代中医学杂志，2008，4（2）：124-125.

第八章

肿　瘤

子宫肌瘤

子宫肌瘤是女性生殖器官中最常见的一种良性肿瘤，也是人体中最常见的肿瘤之一，又称为纤维肌瘤、子宫纤维瘤，由平滑肌及结缔组织组成。常见于 30 ~ 50 岁的妇女，20 岁以下少见。本病确切病因尚未明了。因肌瘤好发于生育年龄，青春期前少见，绝经后萎缩或消退，提示其发生可能与女性性激素相关。

多数患者无症状，仅在盆腔检查或超声检查时偶被发现。如有症状则与肌瘤生长部位、速度、有无变性及有无并发症关系密切，子宫出血为子宫肌瘤最主要的症状。其中以周期性出血为多，可表现为月经量增多、经期延长或周期缩短，亦可表现为不具有月经周期性的不规则阴道流血。子宫出血以黏膜下肌瘤及肌壁间肌瘤较多见，而浆膜下肌瘤很少引起子宫出血。肌瘤逐渐生长，当其使子宫增大超过 3 个月妊娠子宫大小或为位于宫底部的较大浆膜下肌瘤时，常能在腹部扪到包块，清晨膀胱充盈时更为明显。包块呈实性，可活动，无压痛。肌瘤长到一定大小时可引起周围器官压迫症状，子宫前壁肌瘤贴近膀胱者可产生尿频、尿急；巨大宫颈肌瘤压迫膀胱可引起排尿不畅甚至尿潴留；子宫后壁肌瘤特别是峡部或宫颈后唇肌瘤可压迫直肠，引起大便不畅、排便后不适感；巨大阔韧带肌瘤可压迫输尿管，甚至引起肾盂积水。

本病的治疗应根据患者的症状、年龄和生育要求，以及肌瘤的类型、大小、数目全面考虑。无症状肌瘤一般不需治疗，特别是近绝经期妇女。绝经后肌瘤多可萎缩和症状消失，每3～6个月随访一次。对于症状轻、近绝经年龄或全身情况不宜手术者可以采用药物治疗。常用药物有亮丙瑞林、戈舍瑞林、米非司酮等。对于月经过多致继发贫血，药物治疗无效；严重腹痛、性交痛或慢性腹痛、有蒂肌瘤扭转引起的急性腹痛；体积大或引起膀胱、直肠等压迫症状；能确定肌瘤是不孕或反复流产的唯一原因者等情况的可施行手术治疗。手术方式有肌瘤切除术和子宫切除术，根据患者生育需求选择。

本病属中医的“癥瘕”“积聚”“崩漏”等范畴。多由于正气内虚，感受邪毒，情志怫郁，饮食损伤，宿有旧疾等因素，使脏腑功能失调，气血津液运行失常，产生气滞、血瘀、痰凝、湿浊、热毒等病理变化，蕴结于脏腑组织，相互搏结，日久成疾。

【《金匮要略》方剂谱】

子宫肌瘤的国际病症编码为D25.902，属于肿瘤疾病系统。在《金匮要略》方治疗的优势病症谱中，其临床研究文献频次居第4位，而个案经验文献频次居第12位。《金匮要略》方中，能够治疗子宫肌瘤的方剂共10首，其中有8首方剂已经进行过临床研究，8首方剂有个案经验报道。各方剂的文献频次见表8–1、表8–2。从表中看出，临床研究文献主要集中在桂枝茯苓丸，而个案经验文献集中在桂枝茯苓丸，其次为当归芍药散，其余方剂运用频次较低。

表8–1　子宫肌瘤临床研究文献方剂谱

序号	方剂名称	频次	序号	方剂名称	频次
1	桂枝茯苓丸	161	5	当归芍药散	1
2	大黄䗪虫丸	6	6	肾气丸	1
3	鳖甲煎丸	2	7	温经汤	1
4	大黄牡丹汤	1	8	下瘀血汤	1

表8–2　子宫肌瘤个案经验文献方剂谱

序号	方剂名称	频次	序号	方剂名称	频次
1	桂枝茯苓丸	98	5	下瘀血汤	2
2	当归芍药散	20	6	大黄牡丹汤	1
3	温经汤	6	7	升麻鳖甲汤	1
4	大黄䗪虫丸	4	8	雄黄	1

【临床证据评价】

子宫肌瘤的临床证据来源于临床研究和个案经验文献，前者有 174 篇，后者有 108 篇。临床研究文献中有 72 篇随机对照试验，8 篇半随机对照试验，10 篇非随机对照试验，84 篇病例系列观察。个案经验文献共有 108 篇，报道了 133 则子宫肌瘤的验案。

1. 临床研究文献

（1）桂枝茯苓丸

161 篇文献中，69 篇随机对照试验，8 篇半随机对照试验，9 篇非随机对照试验，75 篇病例系列观察。在发表年份上，所有文献分布在 1991 ~ 2013 年。证据质量等级评价情况见表 8–3。可以看出，有高质量证据 93 篇，中等质量证据 55 篇，低质量证据 9 篇，极低质量证据 4 篇。证据的降级因素主要为研究的局限性、精确度低、加入药物干扰等。证据升级因素主要是 1979 年前有相关病例观察、仲景原方、单用仲景方干预。

表 8–3　桂枝茯苓丸临床研究文献证据质量一览表

纳入研究	发表年份	文献类型	证据升降因素	等级
陈柏莲[1]	1997	CR	加入药物干扰（–1）剂量–效应关系（+1）1979 年前病例观察（+1）单用仲景方干预（+1）	高
陈淑音[2]	2000	CR	加入药物干扰（–1）剂量–效应关系（+1）1979 年前病例观察（+1）单用仲景方干预（+1）	高
苗媛秋[3]	2000	CR	1979 年前病例观察（+1）仲景原方（+1）单用仲景方干预（+1）	高
史党民[4]	2000	CR	1979 年前病例观察（+1）仲景原方（+1）单用仲景方干预（+1）	高
陈喜玲[5]	2001	CR	小样本（–1）1979 年前病例观察（+1）仲景原方（+1）单用仲景方干预（+1）	高
崔维平[6]	2001	CR	加入药物干扰（–1）剂量–效应关系（+1）1979 年前病例观察（+1）单用仲景方干预（+1）	高
张　玲[7]	2002	CR	加入药物干扰（–1）剂量–效应关系（+1）1979 年前病例观察（+1）单用仲景方干预（+1）	高
张丽华[8]	2003	CR	剂量–效应关系（+1）1979 年前病例观察（+1）仲景原方（+1）	高
刁　莉[9]	2004	CR	加入药物干扰（–1）剂量–效应关系（+1）1979 年前病例观察（+1）单用仲景方干预（+1）	高

续表

纳入研究	发表年份	文献类型	证据升降因素	等级
董玉华[10]	2004	CR	1979 年前病例观察（+1）仲景原方（+1）单用仲景方干预（+1）	高
季培英[11]	2004	RCT	研究的局限性（–2）1979 年前病例观察（+1）仲景原方（+1）单用仲景方干预（+1）	高
罗连英[12]	2004	RCT	研究的局限性（–2）1979 年前病例观察（+1）仲景原方（+1）单用仲景方干预（+1）	高
齐宝宁[13]	2005	RCT	研究的局限性（–2）1979 年前病例观察（+1）仲景原方（+1）	高
邱文山[14]	2005	CR	1979 年前病例观察（+1）仲景原方（+1）单用仲景方干预（+1）	高
孙利秋[15]	2005	CR	1979 年前病例观察（+1）仲景原方（+1）单用仲景方干预（+1）	高
杜爱枝[16]	2006	CR	剂量－效应关系（+1)1979 年前病例观察（+1）仲景原方（+1）	高
黄孟芹[17]	2006	CR	1979 年前病例观察（+1）仲景原方（+1）单用仲景方干预（+1）	高
田丽君[18]	2006	CR	1979 年前病例观察（+1）仲景原方（+1）单用仲景方干预（+1）	高
熊冬梅[19]	2006	RCT	研究的局限性（–2）1979 年前病例观察（+1）仲景原方（+1）单用仲景方干预（+1）	高
周留勇[20]	2006	CR	加入药物干扰（–1）剂量－效应关系（+1）1979 年前病例观察（+1）单用仲景方干预（+1）	高
周亚杰[21]	2006	RCT	研究的局限性（–2）精确度低（–1）1979 年前病例观察（+1）仲景原方（+1）单用仲景方干预（+1）	高
陈秀洁[22]	2007	RCT	研究的局限性（–2）精确度低（–1）1979 年前病例观察（+1）仲景原方（+1）单用仲景方干预（+1）	高
江雪娟[23]	2007	CCT	研究的局限性（–2）1979 年前病例观察（+1）仲景原方（+1）	高
滕美君[24]	2007	RCT	研究的局限性（–2）1979 年前病例观察（+1）仲景原方（+1）	高

续表

纳入研究	发表年份	文献类型	证据升降因素	等级
伍雪梅[25]	2007	CR	1979年前病例观察（+1）仲景原方（+1）	高
肖笃凯[26]	2007	CR	1979年前病例观察（+1）仲景原方（+1）单用仲景方干预（+1）	高
昝红娟[27]	2007	CR	1979年前病例观察（+1）仲景原方（+1）	高
詹玉容[28]	2007	RCT	研究的局限性（–2）1979年前病例观察（+1）仲景原方（+1）单用仲景方干预（+1）	高
卞福萍[29]	2008	CCT	研究的局限性（–2）1979年前病例观察（+1）仲景原方（+1）单用仲景方干预（+1）	高
陈丽霞[30]	2008	RCT	研究的局限性（–2）精确度低（–1）1979年前病例观察（+1）仲景原方（+1）单用仲景方干预（+1）	高
何 燕[31]	2008	RCT	研究的局限性（–1）1979年前病例观察（+1）仲景原方（+1）	高
李 宪[32]	2008	RCT	研究的局限性（–2）精确度低（–1）1979年前病例观察（+1）仲景原方（+1）	高
梁如碧[33]	2008	CR	加入药物干扰（–1）剂量–效应关系（+1）1979年前病例观察（+1）单用仲景方干预（+1）	高
吕倩灵[34]	2008	CR	1979年前病例观察（+1）仲景原方（+1）	高
潘 琴[35]	2008	RCT	研究的局限性（–2）1979年前病例观察（+1）仲景原方（+1）	高
任冠桦[36]	2008	CT	研究的局限性（–1）精确度低（–1）1979年前病例观察（+1）仲景原方（+1）单用仲景方干预（+1）	高
王联欢[37]	2008	CR	1979年前病例观察（+1）仲景原方（+1）	高
徐正萍[38]	2008	CR	1979年前病例观察（+1）仲景原方（+1）单用仲景方干预（+1）	高
伊国丽[39]	2008	RCT	研究的局限性（–2）精确度低（–1）1979年前病例观察（+1）仲景原方（+1）单用仲景方干预（+1）	高
胡文惠[40]	2009	RCT	研究的局限性（–2）小样本（–1）1979年前病例观察（+1）仲景原方（+1）单用仲景方干预（+1）	高

续表

纳入研究	发表年份	文献类型	证据升降因素	等级
刘壬通[41]	2009	CT	研究的局限性（–2）精确度低（–1）1979 年前病例观察（+1）仲景原方（+1）单用仲景方干预（+1）	高
吕倩灵[42]	2009	CR	1979 年前病例观察（+1）仲景原方（+1）	高
史妍嫣[43]	2009	RCT	研究的局限性（–1）小样本（–1）1979 年前病例观察（+1）仲景原方（+1）	高
王秀玲[44]	2009	CR	1979 年前病例观察（+1）仲景原方（+1）单用仲景方干预（+1）	高
魏巧芳[45]	2009	CR	1979 年前病例观察（+1）仲景原方（+1）	高
张雪芬[46]	2009	CR	剂量 – 效应关系（+1）1979 年前病例观察（+1）仲景原方（+1）	高
高苏宝[47]	2010	CR	1979 年前病例观察（+1）仲景原方（+1）单用仲景方干预（+1）	高
李冬云[48]	2010	CR	1979 年前病例观察（+1）仲景原方（+1）单用仲景方干预（+1）	高
刘洪鸽[49]	2010	CT	研究的局限性（–2）1979 年前病例观察（+1）仲景原方（+1）	高
刘路芬[50]	2010	RCT	研究的局限性（–2）1979 年前病例观察（+1）仲景原方（+1）	高
路慧娟[51]	2010	RCT	研究的局限性（–1）1979 年前病例观察（+1）仲景原方（+1）	高
张利媛[52]	2010	RCT	研究的局限性（–1）精确度低（–1）1979 年前病例观察（+1）仲景原方（+1）	高
周鑫磊[53]	2010	RCT	研究的局限性（–2）1979 年前病例观察（+1）仲景原方（+1）	高
安丽君[54]	2011	RCT	研究的局限性（–2）1979 年前病例观察（+1）仲景原方（+1）	高
董　梅[55]	2011	RCT	研究的局限性（–1）精确度低（–1）1979 年前病例观察（+1）仲景原方（+1）	高
焦俊芳[56]	2011	RCT	研究的局限性（–1）小样本（–1）1979 年前病例观察（+1）仲景原方（+1）	高

续表

纳入研究	发表年份	文献类型	证据升降因素	等级
路　阳[57]	2011	RCT	研究的局限性（–1）精确度低（–1）1979 年前病例观察（+1）仲景原方（+1）	高
潘冬梅[58]	2011	RCT	研究的局限性（–2）1979 年前病例观察（+1）仲景原方（+1）单用仲景方干预（+1）	高
潘晓红[59]	2011	RCT	研究的局限性（–2）1979 年前病例观察（+1）仲景原方（+1）	高
王菊英[60]	2011	RCT	研究的局限性（–2）1979 年前病例观察（+1）仲景原方（+1）	高
王　媛[61]	2011	CT	研究的局限性（–1）1979 年前病例观察（+1）仲景原方（+1）	高
王智慧[62]	2011	CT	研究的局限性（–1）精确度低（–1）1979 年前病例观察（+1）仲景原方（+1）	高
吴娟花[63]	2011	RCT	研究的局限性（–2）1979 年前病例观察（+1）仲景原方（+1）	高
张妙兰[64]	2011	RCT	研究的局限性（–2）1979 年前病例观察（+1）仲景原方（+1）	高
邓秀莲[65]	2012	RCT	研究的局限性（–1）1979 年前病例观察（+1）仲景原方（+1）	高
高春蓉[66]	2012	CCT	研究的局限性（–1）1979 年前病例观察（+1）仲景原方（+1）	高
贡桂华[67]	2012	CR	1979 年前病例观察（+1）仲景原方（+1）单用仲景方干预（+1）	高
古　玉[68]	2012	RCT	研究的局限性（–1）精确度低（–1）1979 年前病例观察（+1）仲景原方（+1）	高
贺卫英[69]	2012	RCT	研究的局限性（–2）1979 年前病例观察（+1）仲景原方（+1）	高
陆　菁[70]	2012	RCT	研究的局限性（–1）1979 年前病例观察（+1）仲景原方（+1）单用仲景方干预（+1）	高
罗小卿[71]	2012	RCT	研究的局限性（–2）1979 年前病例观察（+1）仲景原方（+1）	高
毛春仙[72]	2012	RCT	研究的局限性（–1）1979 年前病例观察（+1）仲景原方（+1）	高

续表

纳入研究	发表年份	文献类型	证据升降因素	等级
毛小刚[73]	2012	RCT	研究的局限性（–1）1979 年前病例观察（+1）仲景原方（+1）	高
齐海艳[74]	2012	CR	1979 年前病例观察（+1）仲景原方（+1）	高
谭晓莉[75]	2012	CR	1979 年前病例观察（+1）仲景原方（+1）	高
王俊俐[76]	2012	RCT	研究的局限性（–2）1979 年前病例观察（+1）仲景原方（+1）	高
吴　淳[77]	2012	CCT	研究的局限性（–2）精确度低（–1）1979 年前病例观察（+1）仲景原方（+1）	高
许明会[78]	2012	CR	研究的局限性（–2）1979 年前病例观察（+1）仲景原方（+1）	高
衣尚国[79]	2012	RCT	研究的局限性（–2）1979 年前病例观察（+1）仲景原方（+1）	高
应力健[80]	2012	RCT	研究的局限性（–2）精确度低（–1）1979 年前病例观察（+1）仲景原方（+1）单用仲景方干预（+1）	高
余　霞[81]	2012	CT	研究的局限性（–2）1979 年前病例观察（+1）仲景原方（+1）	高
臧洪岩[82]	2012	CR	1979 年前病例观察（+1）仲景原方（+1）	高
资　静[83]	2012	CR	1979 年前病例观察（+1）仲景原方（+1）	高
董聪慧[84]	2013	CCT	研究的局限性（–2）1979 年前病例观察（+1）仲景原方（+1）	高
李秀红[85]	2013	RCT	研究的局限性（–2）小样本（–1）1979 年前病例观察（+1）仲景原方（+1）单用仲景方干预（+1）	高
李燕舞[86]	2013	RCT	研究的局限性（–2）1979 年前病例观察（+1）仲景原方（+1）	高
吴利云[87]	2013	RCT	研究的局限性（–2）1979 年前病例观察（+1）仲景原方（+1）	高
徐爱玲[88]	2013	RCT	研究的局限性（–1）1979 年前病例观察（+1）仲景原方（+1）	高
姚爱红[89]	2013	RCT	研究的局限性（–1）加入药物干扰（–1）1979 年前病例观察（+1）单用仲景方干预（+1）	高

续表

纳入研究	发表年份	文献类型	证据升降因素	等级
张芹芹[90]	2013	CR	剂量－效应关系（+1）1979年前病例观察（+1）	高
赵 艳[91]	2013	RCT	研究的局限性（–1）精确度低（–1）1979年前病例观察（+1）仲景原方（+1）单用仲景方干预（+1）	高
赵一芳[92]	2013	RCT	研究的局限性（–2）1979年前病例观察（+1）仲景原方（+1）	高
朱 兰[93]	2013	CT	研究的局限性（–2）小样本（–1）1979年前病例观察（+1）仲景原方（+1）单用仲景方干预（+1）	高
华占福[94]	1991	CR	加入药物干扰（–1）1979年前病例观察（+1）单用仲景方干预（+1）	中
李长城[95]	1991	CR	小样本（–1）加入药物干扰（–1）剂量－效应关系（+1）1979年前病例观察（+1）单用仲景方干预（+1）	中
杜文华[96]	1993	CR	加入药物干扰（–1）1979年前病例观察（+1）单用仲景方干预（+1）	中
张建伟[97]	1994	CR	加入药物干扰（–1）1979年前病例观察（+1）单用仲景方干预（+1）	中
曾海菊[98]	1995	CR	加入药物干扰（–1）1979年前病例观察（+1）单用仲景方干预（+1）	中
张丽娟[99]	1995	CR	小样本（–1）1979年前病例观察（+1）仲景原方（+1）	中
刘 颖[100]	1997	CR	加入药物干扰（–1）1979年前病例观察（+1）单用仲景方干预（+1）	中
李冬梅[101]	1998	RCT	研究的局限性（–2）精确度低（–1）1979年前病例观察（+1）单用仲景方干预（+1）	中
杨 渐[102]	1998	CR	加入药物干扰（–1）1979年前病例观察（+1）单用仲景方干预（+1）	中
林赛英[103]	1999	CR	小样本（–1）加入药物干扰（–1）剂量－效应关系（+1）1979年前病例观察（+1）单用仲景方干预（+1）	中
宋宝君[104]	1999	CR	加入药物干扰（–1）1979年前病例观察（+1）单用仲景方干预（+1）	中

续表

纳入研究	发表年份	文献类型	证据升降因素	等级
陈芝强[105]	2000	CR	加入药物干扰（–1）1979 年前病例观察（+1）单用仲景方干预（+1）	中
王婉娇[106]	2001	CR	加入药物干扰（–1）1979 年前病例观察（+1）单用仲景方干预（+1）	中
吴绣虹[107]	2001	CR	小样本（–1）加入药物干扰（–1）剂量 – 效应关系（+1）1979 年前病例观察（+1）单用仲景方干预（+1）	中
王建红[108]	2002	CR	加入药物干扰（–1）1979 年前病例观察（+1）单用仲景方干预（+1）	中
李　琼[109]	2003	CR	加入药物干扰（–1）1979 年前病例观察（+1）单用仲景方干预（+1）	中
刘继刚[110]	2003	CR	加入药物干扰（–1）1979 年前病例观察（+1）单用仲景方干预（+1）	中
冯爱华[111]	2004	CR	加入药物干扰（–1）1979 年前病例观察（+1）单用仲景方干预（+1）	中
高玉芬[112]	2004	CR	加入药物干扰（–1）1979 年前病例观察（+1）单用仲景方干预（+1）	中
王其蓉[113]	2004	CR	小样本（–1）加入药物干扰（–1）剂量 – 效应关系（+1）1979 年前病例观察（+1）单用仲景方干预（+1）	中
李晋先[114]	2006	RCT	研究的局限性（–2）精确度低（–1）1979 年前病例观察（+1）仲景原方（+1）	中
李晓红[115]	2006	CR	小样本（–1）1979 年前病例观察（+1）仲景原方（+1）	中
栾　峰[116]	2006	RCT	研究的局限性（–2）精确度低（–1）1979 年前病例观察（+1）仲景原方（+1）	中
沈　丹[117]	2006	RCT	研究的局限性（–2）精确度低（–1）1979 年前病例观察（+1）仲景原方（+1）	中
张　珍[118]	2006	CR	加入药物干扰（–1）1979 年前病例观察（+1）单用仲景方干预（+1）	中
孙德金[119]	2007	CR	加入药物干扰（–1）剂量 – 效应关系（+1）1979 年前病例观察（+1）	中

续表

纳入研究	发表年份	文献类型	证据升降因素	等级
陈黎琼[120]	2008	RCT	研究的局限性（–2）精确度低（–1）1979 年前病例观察（+1）仲景原方（+1）	中
陈秀洁[121]	2008	RCT	研究的局限性（–2）精确度低（–1）1979 年前病例观察（+1）仲景原方（+1）	中
姬莉丽[122]	2008	CR	加入药物干扰（–1）1979 年前病例观察（+1）单用仲景方干预（+1）	中
吕倩灵[123]	2008	RCT	研究的局限性（–1）1979 年前病例观察（+1）仲景原方（+1）	中
佟英歌[124]	2008	CR	加入药物干扰（–1）1979 年前病例观察（+1）单用仲景方干预（+1）	中
张春英[125]	2008	CCT	研究的局限性（–2）精确度低（–1）1979 年前病例观察（+1）仲景原方（+1）	中
张明健[126]	2008	CR	间接证据（–1）加入药物干扰（–1）剂量 – 效应关系（+1）1979 年前病例观察（+1）单用仲景方干预（+1）	中
赵 辉[127]	2008	RCT	研究的局限性（–2）加入药物干扰（–1）1979 年前病例观察（+1）单用仲景方干预（+1）	中
郝瑞芳[128]	2009	CR	加入药物干扰（–1）1979 年前病例观察（+1）单用仲景方干预（+1）	中
刘 彦[129]	2009	RCT	研究的局限性（–1）加入药物干扰（–1）1979 年前病例观察（+1）	中
朱聿君[130]	2009	RCT	研究的局限性（–2）精确度低（–1）1979 年前病例观察（+1）仲景原方（+1）	中
吕 健[131]	2010	CT	研究的局限性（–2）精确度低（–1）1979 年前病例观察（+1）仲景原方（+1）	中
魏玉峰[132]	2010	CR	研究的局限性（–2）精确度低（–1）1979 年前病例观察（+1）仲景原方（+1）	中
杨东晓[133]	2010	RCT	研究的局限性（–2）精确度低（–1）1979 年前病例观察（+1）仲景原方（+1）	中
杨桂洪[134]	2010	CT	研究的局限性（–2）精确度低（–1）1979 年前病例观察（+1）仲景原方（+1）	中
顾红红[135]	2011	RCT	研究的局限性（–2）精确度低（–1）1979 年前病例观察（+1）仲景原方（+1）	中

续表

纳入研究	发表年份	文献类型	证据升降因素	等级
王秀蓉[136]	2011	RCT	研究的局限性（–2）精确度低（–1）1979 年前病例观察（+1）仲景原方（+1）	中
伍艳芳[137]	2011	RCT	研究的局限性（–2）精确度低（–1）1979 年前病例观察（+1）仲景原方（+1）	中
梁玉屏[138]	2012	RCT	研究的局限性（–2）精确度低（–1）1979 年前病例观察（+1）仲景原方（+1）	中
王德琪[139]	2012	CCT	研究的局限性（–2）精确度低（–1）1979 年前病例观察（+1）仲景原方（+1）	中
王金平[140]	2012	RCT	研究的局限性（–1）加入药物干扰（–1）1979 年前病例观察（+1）	中
于文芳[141]	2012	CR	加入药物干扰（–1）1979 年前病例观察（+1）单用仲景方干预（+1）	中
于志会[142]	2012	RCT	研究的局限性（–2）精确度低（–1）1979 年前病例观察（+1）仲景原方（+1）	中
康素娥[143]	2013	CR	研究的局限性（–2）精确度低（–1）1979 年前病例观察（+1）仲景原方（+1）	中
李春梅[144]	2013	CR	加入药物干扰（–1）1979 年前病例观察（+1）单用仲景方干预（+1）	中
沈秀妹[145]	2013	CCT	研究的局限性（–2）精确度低（–1）1979 年前病例观察（+1）仲景原方（+1）	中
岳　莉[146]	2013	RCT	研究的局限性（–2）精确度低（–1）1979 年前病例观察（+1）仲景原方（+1）	中
张　瑞[147]	2013	RCT	研究的局限性（–2）精确度低（–1）1979 年前病例观察（+1）仲景原方（+1）	中
张引儒[148]	2013	CR	加入药物干扰（–1）1979 年前病例观察（+1）单用仲景方干预（+1）	中
张寿国[149]	1994	CR	小样本（–1）加入药物干扰（–1）1979 年前病例观察（+1）单用仲景方干预（+1）	低
叶文贞[150]	1995	CR	加入药物干扰（–1）1979 年前病例观察（+1）单用仲景方干预（+1）	低
刘乔平[151]	2001	CR	加入药物干扰（–1）1979 年前病例观察（+1）	低
李凤军[152]	2005	CR	加入药物干扰（–1）1979 年前病例观察（+1）	低
潘金丽[153]	2007	CR	加入药物干扰（–1）1979 年前病例观察（+1）	低

续表

纳入研究	发表年份	文献类型	证据升降因素	等级
王海艳[154]	2007	CR	间接证据（–1）加入药物干扰（–1）1979 年前病例观察（+1）单用仲景方干预（+1）	低
康素娥[155]	2009	RCT	研究的局限性（–2）精确度低（–1）1979 年前病例观察（+1）	低
刘秀峰[156]	2011	RCT	研究的局限性（–2）加入药物干扰（–1）1979 年前病例观察（+1）	低
郑雪风[157]	2011	RCT	研究的局限性（–2）精确度低（–1）1979 年前病例观察（+1）	低
张志军[158]	1994	CR	间接证据（–1）加入药物干扰（–1）1979 年前病例观察（+1）	极低
舒　珊[159]	2001	RCT	研究的局限性（–2）精确度低（–1）加入药物干扰（–1）1979 年前病例观察（+1）	极低
顾传茂[160]	2008	CR	间接证据（–1）小样本（–1）加入药物干扰（–1）1979 年前病例观察（+1）	极低
顾　彦[161]	2011	RCT	研究的局限性（–2）精确度低（–1）加入药物干扰（–1）1979 年前病例观察（+1）	极低

（2）大黄䗪虫丸

纳入 6 篇文献，1 篇随机对照试验，5 篇病例系列观察。所有文献分布在 2003 ~ 2012 年。证据质量等级评价情况见表 8–4。可以看出，有高质量证据 1 篇，中等质量证据 4 篇，极低质量证据 1 篇。证据的降级因素有研究的局限性、加入药物干扰、精确度低等。证据升级因素主要是单用仲景方干预和使用仲景原方。

表 8–4　大黄䗪虫丸临床研究文献证据质量一览表

纳入研究	发表年份	文献类型	证据升降因素	等级
王淑世[162]	2011	RCT	研究的局限性（–1）精确度低（–1）仲景原方（+1）单用仲景方干预（+1）	高
郑楚云[163]	2003	CR	单用仲景方干预（+1）	中
郑筱玲[164]	2010	CR	仲景原方（+1）	中
李　欣[165]	2011	CR	仲景原方（+1）	中
魏　芳[166]	2012	CR	仲景原方（+1）	中
冯爱华[167]	2004	CR	加入药物干扰（–1）	极低

（3）其他方剂

另有6个方剂，分别为鳖甲煎丸、大黄牡丹汤、当归芍药散、肾气丸、温经汤、下瘀血汤。各个方剂的证据质量等级评价情况见表8–5。可以看出，除了大黄牡丹汤和当归芍药散，其余纳入文献质量均偏低。

表8–5　其他方剂临床研究文献证据质量一览表

纳入研究	方剂	发表年份	文献类型	证据升降因素	等级
付　萍[168]	鳖甲煎丸	1997	CT	研究的局限性（–2）间接证据（–1）加入药物干扰（–1）	极低
刘　颖[169]	鳖甲煎丸	2006	CR	研究的局限性（–1）加入药物干扰（–1）单用仲景方干预（+1）	极低
盛温温[170]	大黄牡丹汤	1997	CR	仲景原方（+1）单用仲景方干预（+1）	高
王慧芝[171]	当归芍药散	1999	RCT	研究的局限性（–1）仲景原方（+1）单用仲景方干预（+1）	高
张慧雯[172]	肾气丸	2002	RCT	研究的局限性（–2）精确度低（–1）加入药物干扰（–1）仲景原方（+1）	极低
龚循斌[173]	温经汤	2008	CR	单用仲景方干预（+1）	中
周洪前[174]	下瘀血汤	2008	CR	小样本（–1）加入药物干扰（–1）剂量–效应关系（+1）单用仲景方干预（+1）	低

2. 个案经验文献

共纳入133则医案，分别采用桂枝茯苓丸、当归芍药散、温经汤等。发表年份分布于1979～2013年。各个方剂的证据质量等级评价情况见表8–6。可以看出，纳入相关医案平均质量均为中等质量。

表8–6　个案经验文献证据质量一览表

方剂名称	发表年份	医案则数	质量评分平均值	等级
桂枝茯苓丸	1979～2013	98	43.84	中等
当归芍药散	1992～2010	20	47.15	中等
温经汤	1981～2008	6	54.86	中等
大黄䗪虫丸	1998～2010	4	42.18	中等

续表

方剂名称	发表年份	医案则数	质量评分平均值	等级
下瘀血汤	1995 ~ 2012	2	54.37	中等
大黄牡丹汤	2007	1	52.40	中等
升麻鳖甲汤	1991	1	54.00	中等
雄黄	2000	1	49.44	中等

【典型临床证据】

子宫肌瘤的临床研究证据共有 174 篇文献支持，高质量证据 96 篇，中等质量证据 60 篇，低质量证据 10 篇，极低质量证据 8 篇。高质量证据为桂枝茯苓丸、大黄䗪虫丸等的研究文献。各质量等级文献均有分布。

1. 桂枝茯苓丸

桂枝茯苓丸联合米非司酮对照单用米非司酮在缩小肌瘤体积方面有优势（高质量证据）

徐爱玲[88]实施的一项样本量为 142 例的随机对照试验中，试验组 71 例，对照组 71 例。试验组患者口服米非司酮，每次 12.5mg，每日 1 次，结合桂枝茯苓丸每日 1 剂，每 10 剂为 1 个疗程；对照组患者口服米非司酮，每次 25mg，每日 1 次。治疗期间每个月彩超检查子宫体积与肌瘤体积。两组治疗后肌瘤体积加权均数差 WMD=23.3，95%CI（–31.97，–14.63），$P < 0.0001$。

2. 大黄䗪虫丸

大黄䗪虫丸对照米非司酮在临床总有效率方面尚无差异（高质量证据）

王淑世[162]实施的一项样本量为 46 例的随机对照试验中，试验组 23 例，对照组 23 例。对照组自月经第 1 天开始服用米非司酮（上海华联药厂，批号 010406），每天 12.5mg，于睡前服用，疗程 3 个月。试验组口服大黄䗪虫丸（广东阳江制药厂，批号：991306），每次 3g，每天 2 次，1 个月为 1 个疗程，连续治疗 3 个疗程。两组患者治疗期间均停用其他治疗药物，治疗结束后评价疗效。两组总有效率相对危险度 RR=1.25，95%CI（0.91，1.71），P=0.16。（疗效标准：①治愈：临床症状、体征消失，月经正常或绝经，B 超复查子宫大小恢复正常，肌瘤消失。②显效：临床症状、体征明显改善，月经周期及经量基本正常，B 超复查子宫体积较治疗前缩小，肌瘤体积缩小大于 1/2。③有效：临床症状、体征均有改善，子宫体积恢复不明显，肌瘤体积缩小大于 1/3。④无效：临床症状无明显改善，肌瘤未见明显缩小。）

【子宫肌瘤与应用方剂分析】

此次研究发现共有 10 首方剂可以治疗子宫肌瘤，属于同病异治的范畴。根据文献报道，基于循证医学研究得出结论，依次为：桂枝茯苓丸共 161 篇文献，纳入 12659 例；大黄䗪虫丸共 6 篇文献，纳入 336 例。高质量证据分布在桂枝茯苓丸和大黄䗪虫丸中，其余方剂多为中等、低质量证据。可以看出，虽然方剂种类分布较广，但是不论在文献频次还是证据质量方面，均具有一定聚集性。

1. 桂枝茯苓丸

桂枝茯苓丸是妇人妊娠病篇中，主治瘀血阻滞、寒湿凝滞的癥病漏下的主方，其主证表现为经水异常、漏下不止等。其方由桂枝、茯苓、丹皮、桃仁、芍药组成。子宫肌瘤在本方的病症谱中，属于高频病症。高质量证据显示，桂枝茯苓丸联合米非司酮对照单用米非司酮在缩小肌瘤体积方面有优势。可见瘀血阻滞、寒湿凝滞是本病临床常见病机之一，具有较高的人群聚集度。

2. 大黄䗪虫丸

大黄䗪虫丸是血痹虚劳病篇中，主治虚劳干血的主方，其主证表现为羸瘦、腹满不能食、肌肤甲错等，并无有关治疗子宫肌瘤相关症状的论述，其治疗本病的机理，当为扶正祛瘀，瘀去新生，其病自愈。其方由大黄、黄芩、甘草、桃仁、杏仁、芍药、䗪虫、干地黄、干漆、虻虫、水蛭、蛴螬组成。子宫肌瘤在本方的病症谱中，属于中频病症。高质量证据显示，大黄䗪虫丸对照米非司酮在临床总有效率方面尚无差异。可见虚劳兼有瘀血是本病临床常见病机之一，具有较高的人群聚集度。

【优势病证规律】

根据现有文献，子宫肌瘤临床常见证型有瘀血阻滞、寒湿凝滞的桂枝茯苓丸证和虚劳兼有瘀血的大黄䗪虫丸证。通过循证医学研究及证据评价，提炼出子宫肌瘤用《金匮要略》方治疗呈现出一定趋向性。因此，桂枝茯苓丸证和大黄䗪虫丸的证型很可能是子宫肌瘤在现代临床环境下的主要证候表现。（见图 8–1）

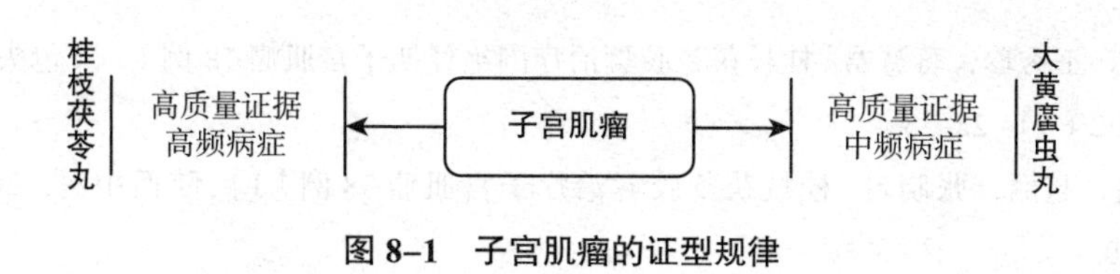

图 8-1 子宫肌瘤的证型规律

参考文献

[1] 陈柏莲 . 消癥汤治疗子宫肌瘤 80 例 [J]. 辽宁中医杂志，1997，24（11）：506.

[2] 陈淑音 . 加味桂枝茯苓丸治疗早期子宫肌瘤 98 例 [J]. 陕西中医，2000，21（7）：296.

[3] 苗媛秋 . 桂枝茯苓胶囊治疗子宫肌瘤 70 例观察 [J]. 邯郸医学高等专科学校学报，2000，13（3）：236.

[4] 史党民，孙国珍 . 桂枝茯苓胶囊治疗 60 例子宫肌瘤临床疗效观察 [J]. 中草药，2000，31（5）：356.

[5] 陈喜玲，王伟，薛泉，等 . 桂枝茯苓胶囊治疗妇科疾病 80 例 [J]. 陕西中医，2001，22（6）：343.

[6] 崔维平 . 桂枝茯苓丸加味治疗子宫肌瘤疗效观察 [J]. 现代中西医结合杂志，2001，10（19）：1857–1858.

[7] 张玲 . 桂苓丸治疗子宫肌瘤 60 例 [J]. 实用中医药杂志，2002，18（6）：18–19.

[8] 张丽华 . 米非司酮配伍桂枝茯苓胶囊治疗围绝经期子宫肌瘤的临床探讨 [J]. 中华现代中西医杂志，2003，1（12）：1094–1095.

[9] 刁莉 . 桂枝茯苓丸加味治疗子宫肌瘤 [J]. 中国冶金工业医学杂志，2004，21（4）：317–318.

[10] 董玉华 . 桂枝茯苓胶囊治疗子宫肌瘤 36 例临床观察 [J]. 中华名医论坛，2004（5）：60.

[11] 季培英，孟炜 . 活血化瘀法治疗子宫肌瘤的临床免疫学研究 [J]. 中医药学刊，2004，22（9）：1655，1660–1661.

[12] 罗连英 . 桂枝茯苓胶囊治疗子宫肌瘤 61 例临床观察 [J]. 中国中西医结合杂志，2004，24（8）：734.

[13] 齐宝宁，齐权，王小红，等 . 中西医结合治疗子宫肌瘤 56 例临床观察 [J]. 中华实用中西医杂志，2005，18（21）：1504–1505.

[14] 邱文山，郭赛群，谭春燕 . 桂枝茯苓胶囊治疗子宫肌瘤 60 例 [J]. 广东医学，2005，26（11）：1580–1581.

[15] 孙利秋，马秀荣 . 桂枝茯苓丸治疗子宫肌瘤 40 例临床观察 [J]. 黑龙江中医药，2005，48（6）：22–65.

[16] 杜爱枝，郭凤枝 . 米非司酮配伍桂枝茯苓胶囊治疗围绝经期子宫肌瘤 32 例分析 [J]. 中国误诊学杂志，2006，6（13）：2587–2588.

[17] 黄孟芹，姚荣杰，王为民 . 桂枝茯苓胶囊联合高能超声聚焦治疗绝经前期子宫肌瘤 57 例 [J]. 中医药临床杂志，2006，18（6）：612.

[18] 田丽君，王秀珍，蒋慧君.桂枝茯苓胶囊治疗围绝经期子宫肌瘤78例[J].包头医学院学报，2006，22（4）：22-33.
[19] 熊冬梅，赵丽，张晓玲.桂枝茯苓胶囊治疗子宫肌瘤38例[J].陕西中医，2006，27（6）：679-680.
[20] 周留勇，单珍珠.中药微调三号合桂枝茯苓丸治疗子宫肌瘤40例[J].时珍国医国药，2006，17（10）：2031.
[21] 周亚杰，高杰.桂枝茯苓胶囊治疗子宫肌瘤30例[J].中华临床医学卫生杂志，2006，4（10）：66-67.
[22] 陈秀洁.米非司酮与桂枝茯苓胶囊治疗子宫肌瘤的临床疗效分析[J].中国当代医学，2007，6（20）：36-37.
[23] 江雪娟，何方洪.米非司酮序贯桂枝茯苓胶囊治疗子宫肌瘤的临床分析[J].浙江临床医学，2007，9（10）：1338.
[24] 滕美君.中西医结合治疗子宫肌瘤的临床疗效观察[J].现代中西医结合杂志，2007，16（36）：5421-5422.
[25] 伍雪梅，刘芳，刘庆芝.中西医结合治疗子宫肌瘤67例疗效观察[J].黑龙江医学,2007,31(8)：22-72.
[26] 肖笃凯.桂枝茯苓胶囊治疗子宫肌瘤308例疗效情况分析[J].基层医学论坛，2007，11（9）：793-794.
[27] 昝红娟，郭菊梅.米非司酮联合桂枝茯苓胶囊治疗子宫肌瘤的效果观察[J].实用医技杂志，2007，14（21）：2901.
[28] 詹玉容.米非司酮与桂枝茯苓胶囊治疗子宫肌瘤分析[J].国际医药卫生导报，2007，13（2）：22-117.
[29] 卞福萍，贾士全.桂枝茯苓胶囊治疗子宫肌瘤74例临床观察[J].中国中医急症,2008,17（1）：46，50.
[30] 陈丽霞.桂枝茯苓胶囊择期治疗子宫肌瘤的临床研究[J].云南中医中药杂志,2008,29(7):9-10.
[31] 何燕.米非司酮合桂枝茯苓胶囊治疗子宫肌瘤的临床观察[J].实用中西医结合临床,2008,8(6)：33-34.
[32] 李宪，石景洋.桂枝茯苓丸和米非司酮治疗子宫肌瘤疗效观察[J].中国医药导报,2008,5(16)：89-90.
[33] 梁如碧.加味桂枝茯苓丸治疗子宫肌瘤62例[J].陕西中医，2008，29（3）：273-274.
[34] 吕倩灵，林慧敏.米非司酮联合桂枝茯苓胶囊治疗子宫肌瘤56例临床分析[J].现代中西医结合杂志，2008，17（17）：2664-2665.
[35] 潘琴.中西医结合治疗慢性盆腔炎临床疗效观察[J].实用中西医结合临床，2008，8（6）：35.
[36] 任冠桦，卢好，梁金笑，等.桂枝茯苓胶囊治疗子宫肌瘤122例临床观察[J].中国实用医药，2008，3（33）：131-132.
[37] 王联欢，潘农.桂枝茯苓胶囊口服联合超声引导瘤内注射无水乙醇治疗子宫肌瘤[J].北京中医药，2008，27（7）：547-548.

[38] 徐正萍.桂枝茯苓胶囊治疗子宫肌瘤65例临床体会[J].山东医药，2008，48（25）：61.
[39] 伊国丽.米非司酮配伍桂枝茯苓胶囊治疗子宫肌瘤效果观察[J].医学信息（西安），2008，21（4）：559-561.
[40] 胡文惠，杨梅.桂枝茯苓胶囊治疗子宫肌瘤115例临床观察[J].中国实用医药，2009，4（16）：30-31.
[41] 刘壬通.两种治疗子宫肌瘤中成药的药物经济学分析[J].数理医药学杂志，2009，22（3）：341-342.
[42] 吕倩灵.中西医结合治疗子宫肌瘤48例临床分析[J].山东中医杂志，2009，28（5）：329-330.
[43] 史妍嫣，王丰莲.来曲唑联合桂枝茯苓胶囊治疗子宫肌瘤40例疗效观察[J].青岛医药卫生，2009，41（3）：169-171.
[44] 王秀玲，袁润强，吴汝桐.桂枝茯苓胶囊治疗育龄期妇女子宫肌瘤的临床观察[J].国际医药卫生导报，2009，15（1）：87-88.
[45] 魏巧芳.中西药合用治疗子宫肌瘤50例[J].实用中医药杂志，2009，31（12）：1838-1839.
[46] 张雪芬.桂枝茯苓丸加甲基睾丸素治疗子宫肌瘤的体会[J].基层医学论坛，2009，13（32）：1019-1020.
[47] 高苏宝.桂枝茯苓胶囊治疗子宫肌瘤86例临床分析[J].中国当代医药，2010，17（4）：44.
[48] 李冬云.桂枝茯苓胶囊治疗60例子宫肌瘤临床疗效观察[J].吉林医学，2010，31（18）：2845.
[49] 刘洪鸽.桂枝茯苓胶囊联合米非司酮治疗子宫肌瘤疗效分析[J].中国现代药物应用，2010，4（21）：186.
[50] 刘路芬，邓莉.中西医结合治疗子宫肌瘤40例疗效观察[J].实用中西医结合临床，2010，10（5）：40-41.
[51] 路慧娟.米非司酮联合桂枝茯苓胶囊治疗子宫肌瘤的疗效观察[J].临床合理用药，2010，3（17）：49-50.
[52] 张利媛.米非司酮配伍桂枝茯苓胶囊治疗子宫肌瘤疗效观察[J].中国医药指南，2010，8（17）：50-51.
[53] 周鑫磊.中西医结合治疗子宫肌瘤90例的临床分析[J].中国医药指南，2010，8（11）：64-65.
[54] 安丽君.高强度聚焦超声（HIFU）联合中成药治疗子宫肌瘤疗效总结性探讨[J].健康必读杂志，2011，6（6）：295.
[55] 董梅.桂枝茯苓胶囊联合亮丙瑞林治疗绝经前期子宫肌瘤临床研究[J].中国医疗前沿，2011，6（19）：69-70.
[56] 焦俊芳.米非司酮联合桂枝茯苓胶囊治疗子宫肌瘤39例[J].中国实验方剂学杂志，2011，17（12）：292-293.
[57] 路阳，曹敏.不同剂量米非司酮联合桂枝茯苓胶囊治疗子宫肌瘤的疗效观察[J].中外医疗，2011，31（13）：127.
[58] 潘冬梅.米非司酮治疗子宫肌瘤60例的疗效分析[J].中国医药指南，2011，9（35）：286-287.

[59] 潘晓红. 米非司酮联合桂枝茯苓胶囊治疗子宫肌瘤 39 例观察 [J]. 实用中医药杂志，2011，27（12）：851.
[60] 王菊英. 米非司酮联合桂枝茯苓丸治疗子宫肌瘤 100 例疗效观察 [J]. 中国医疗前沿，2011，6（15）：47-48.
[61] 王媛，师晓艳. 米非司酮联合桂枝茯苓加减丸治疗子宫肌瘤的临床观察 [J]. 中国实用医药，2011，6（17）：14-15.
[62] 王智慧. 子宫肌瘤临床治疗分析 [J]. 医学信息，2011，25（5）：2206-2207.
[63] 吴娟花. 桂枝茯苓胶囊联合米非司酮治疗子宫肌瘤临床效果分析 [J]. 中国妇幼保健，2011（6）：2910-2911.
[64] 张妙兰. 米非司酮配伍与不配伍桂枝茯苓丸治疗子宫肌瘤的临床观察 [J]. 中外妇儿健康，2011，19（9）：229-230.
[65] 邓秀莲，李彩荣. 桂枝茯苓胶囊联合米非司酮治疗子宫肌瘤 33 例临床观察 [J]. 河北中医，2012，32（11）：1670-1671.
[66] 高春蓉. 不同药物治疗子宫肌瘤 60 例疗效观察 [J]. 中国民族民间医药，2012，8（11）：73.
[67] 贡桂华. 桂枝茯苓胶囊在腹腔镜下子宫肌壁间肌瘤剥除术后的临床应用：附 66 例分析 [J]. 中国民族民间医药，2012，8（20）：98.
[68] 古玉. 米非司酮联合桂枝茯苓胶囊治疗子宫肌瘤的临床研究 [J]. 中国社区医师（医学专业），2012，14（31）：206-207.
[69] 贺卫英. 米非司酮联合桂枝茯苓胶囊治疗子宫肌瘤的疗效观察 [J]. 内蒙古医学杂志，2012，44（11）：1338-1340.
[70] 陆菁，沈群. 补消法针刺与桂枝茯苓胶囊治疗子宫肌瘤的临床研究 [J]. 同济大学学报（医学版），2012，33（3）：90-93.
[71] 罗小卿，陈少娟，黄冰霜. 米非司酮联合桂枝茯苓胶囊治疗子宫肌瘤的价值 [J]. 中国医药指南，2012，10（16）：104-106.
[72] 毛春仙，蔡蓉蓉，王秀萍，等. 桂枝茯苓胶囊配伍米非司酮治疗绝经前期子宫肌瘤的疗效观察 [J]. 中华中医药学刊，2012，30（3）：665-667.
[73] 毛小刚，方珊珊. 桂枝茯苓丸联合米非司酮治疗子宫肌瘤 33 例临床观察 [J]. 亚太传统医药，2012，8（4）：125-126.
[74] 齐海艳. 米非司酮联合应用活血化瘀中药治疗早期子宫肌瘤 42 例 [J]. 中国民族民间医药，2012，6（11）：53.
[75] 谭晓莉，高智达，石冬梅. 桂枝茯苓胶囊联合米非司酮治疗子宫肌腺症 89 例 [J]. 陕西中医，2012，32（7）：772-773.
[76] 王俊俐. 中西医结合治疗子宫肌瘤 38 例效果观察 [J]. 社区医学杂志，2012，10（19）：30-31.
[77] 吴淳，杨建都. 桂枝茯苓胶囊联合米非司酮治疗子宫肌瘤的临床观察 [J]. 临床和实验医学杂志，2012，11（10）：771-772.
[78] 许明会. 桂枝茯苓胶囊治疗子宫肌瘤 100 例 [J]. 中国医药科学，2012，2（12）：83，110.
[79] 衣尚国，李春侠. 口服桂枝茯苓胶囊治疗子宫肌腺病的临床疗效 [J]. 中国医药指南，2012，10

（18）：292-293.
［80］应力健 . 桂枝茯苓胶囊对子宫肌瘤患者血清性激素水平的影响［J］. 中国现代医生，2012，50（10）：80-81.
［81］余霞 . 米非司酮与桂枝茯苓胶囊联合治疗子宫肌瘤临床疗效及安全性研究［J］. 中国性科学，2012，21（9）：29-31，88.
［82］臧洪岩 . 中西医结合治疗子宫肌瘤 84 例临床疗效观察［J］. 中国现代药物应用，2012，6（13）：71-72.
［83］资静 . 中西医结合治疗子宫肌瘤临床疗效观察［J］. 内蒙古中医药，2012，31（5）：48-49.
［84］董聪慧 . 桂枝茯苓胶囊治疗子宫肌瘤疗效分析［J］. 中国现代药物应用，2013，7（4）：79.
［85］李秀红 .32 例药物配合手术治疗子宫肌瘤的临床疗效观察［J］. 中国保健营养（下旬刊），2013（9）：5023-5024.
［86］李燕舞 . 米非司酮联合桂枝茯苓胶囊保守治疗子宫肌瘤的临床观察［J］. 中外医学研究，2013，11（16）：47-48.
［87］吴利云 . 桂枝茯苓胶囊联合米非司酮治疗子宫肌瘤效果观察［J］. 社区医学杂志，2013，11（11）：33-34.
［88］徐爱玲 . 米司非酮联合桂枝茯苓丸治疗子宫肌瘤的临床效果分析［J］. 中国民族民间医药，2012，14（31）：20-21.
［89］姚爱红 . 桂枝茯苓丸加减治疗子宫肌瘤 86 例临床观察［J］. 健康大视野，2013，21（8）：433-434.
［90］张芹芹 . 超声引导射频治疗子宫肌瘤 130 例临床分析［J］. 医学信息，2013，26（2）：172.
［91］赵艳，刘继红，顾伟萍 . 经前期应用桂枝茯苓胶囊治疗子宫肌腺症痛经疗效观察［J］. 现代中西医结合杂志，2013，22（2）：170-171.
［92］赵一芳，赵紫榆，王晓临 . 米非司酮联合桂枝茯苓胶囊治疗 120 例子宫肌瘤的疗效［J］. 职业与健康，2013，29（1）：122-123.
［93］朱兰 . 子宫肌瘤的非手术治疗［J］. 中国保健营养（下旬刊），2013（8）：4210.
［94］华占福，费桂芳，华红 . 桂枝茯苓丸加味治疗子宫肌瘤 60 例临床观察［J］. 甘肃中医学院学报，1991，8（3）：22-47.
［95］李长城 . 桂枝茯苓丸治疗子宫肌瘤的体会：附 13 例疗效分析［J］. 湖北中医杂志，1991，13（1）：9.
［96］杜文华 . 桂枝茯苓丸保留灌肠与口服治疗子宫肌瘤 40 例［J］. 山东中医杂志，1993，12（2）：28-29.
［97］张建伟，戴维正 . 疏肝化瘀法治疗子宫肌瘤 40 例［J］. 辽宁中医杂志，1994，21（1）：34-35.
［98］曾海菊 . 桂枝茯苓丸为主治疗子宫肌瘤 45 例临床观察［J］. 甘肃中医学院学报，1995，12（2）：20.
［99］张丽娟 . 桂枝茯苓丸对子宫肌瘤的治疗效果：从生命质量方面进行疗效评价［J］. 国外医学（中医中药分册），1995，17（4）：28-29.
［100］刘颖，刘彬 . 张仲景方药加减治疗子宫肌瘤 100 例疗效分析［J］. 亚太传统医药，1997，12（6）：22-57.

[101] 李冬梅，高森，李红梅 . 自拟消癥饮治疗子宫肌瘤疗效观察 [J]. 中国中医药科技,1998,5(2):85.
[102] 杨渐 . 桂枝茯苓丸加味治疗子宫肌瘤 40 例 [J]. 陕西中医，1998，19(2)：49.
[103] 林赛英 . 桂枝茯苓丸加味治疗子宫肌瘤 [J]. 中国社区医师，1999，15(3)：36-37.
[104] 宋宝君，李建平，姬宏宇，等 . 桂枝茯苓丸加减治疗子宫肌瘤 130 例 [J]. 中国医刊，1999，34(1)：55.
[105] 陈芝强，陈小玲 . 桂枝茯苓丸加味治疗子宫肌瘤 40 例 [J]. 福建中医药，2000，31(4)：48.
[106] 王婉娇 . 消瘤方治疗子宫肌瘤 42 例 [J]. 实用中医药杂志，2001，17(9)：16.
[107] 吴绣虹 . 桂枝茯苓丸配合活血化瘀药治疗子宫肌瘤 26 例 [J]. 新中医，2001，33(8)：56-57.
[108] 王建红 . 中药治疗子宫肌瘤 67 例 [J]. 辽宁中医杂志，2002，29(6)：335.
[109] 李琼，赖慧红，陈朝辉 . 加味桂枝茯苓丸治疗子宫肌瘤 40 例 [J]. 安徽中医学院学报，2003，22(1)：22-24.
[110] 刘继刚 . 桂枝茯苓丸加味治疗子宫肌瘤 65 例 [J]. 现代中医药，2003，31(1)：38.
[111] 冯爱华 . 桂枝茯苓胶囊合并大黄䗪虫丸治疗子宫肌瘤 32 例体会 [J]. 中华实用中西医杂志，2004，4(11)：1685.
[112] 高玉芬 . 桂枝茯苓汤加减治疗子宫肌瘤 62 例 [J]. 河南中医，2004，24(8)：8.
[113] 王其蓉，魏书德 . 桂枝茯苓汤治疗子宫肌瘤 13 例 [J]. 实用中医药杂志，2004，20(3)：124.
[114] 李晋先，张慧珍 . 中西医结合治疗子宫肌瘤疗效观察 [J]. 长治医学院学报，2006，20(4)：300-301.
[115] 李晓红，王永玲 . 介入栓塞联合桂枝茯苓胶囊治疗子宫肌瘤 24 例 [J]. 中华临床医学研究杂志，2006，12(5)：659-660.
[116] 栾峰，胡丽媚 . 米非司酮配伍桂枝茯苓胶囊治疗子宫肌瘤效果观察 [J]. 中国实用乡村医生杂志，2006，13(12)：42-43.
[117] 沈丹，沈晓萍 . 丙酸睾丸酮配伍与不配伍桂枝茯苓胶囊治疗子宫肌瘤的临床观察 [J]. 中华现代医学与临床，2006，5(4)：12-13.
[118] 张珍 . 加味桂枝茯苓丸治疗子宫肌瘤 62 例 [J]. 四川中医，2006，24(1)：88.
[119] 孙德金 . 中西医结合治疗子宫肌瘤 68 例疗效观察 [J]. 亚太传统医药，2007，3(8)：55.
[120] 陈黎琼，尤卉，伍参荣 . 桂枝茯苓胶囊合米非司酮治疗子宫肌瘤的疗效及对血清性激素水平的影响 [J]. 湖南中医药大学学报，2008，28(3)：57-59.
[121] 陈秀洁，李青 . 米非司酮联合桂枝茯苓胶囊治疗子宫肌瘤的临床疗效分析 [J]. 海南医学，2008，19(5)：94-95.
[122] 姬莉丽 . 桂枝茯苓丸加减治疗子宫肌瘤 66 例 [J]. 中外健康文摘（医药月刊），2008，5(3)：235-236.
[123] 吕倩灵，林慧敏 . 米非司酮联合桂枝茯苓胶囊治疗子宫肌瘤 56 例临床分析 [J]. 山东中医杂志，2008，17(17)：2664-2665.
[124] 佟英歌 . 桂枝茯苓汤加味治疗子宫肌瘤 30 例 [J]. 内蒙古中医药，2008，34(1)：16.
[125] 张春英 . 中药治疗子宫肌瘤的临床分析 [J]. 中华临床医学研究杂志，2008，14(3)：383-

384.
[126] 张明健 . 中医治疗子宫肌瘤的体会 [J]. 四川中医，2008，26（4）：93-94.
[127] 赵辉，何妍 . 桂枝茯苓汤加减治疗子宫肌瘤疗效观察 [J]. 中华中医药学刊，2008，26（3）：651-652.
[128] 郝瑞芳 . 桂枝茯苓丸加减治疗子宫肌瘤 66 例临床观察 [J]. 中国医药指南，2009，7（12）：200.
[129] 刘彦 . 米非司酮联合中药治疗子宫肌瘤 30 例疗效观察 [J]. 世界中西医结合杂志，2009，4（4）：268-270.
[130] 朱聿君 . 小剂量米非司酮配伍桂枝茯苓丸治疗子宫肌瘤的临床观察 [J]. 中国妇幼保健，2009，24（30）：4311-4312.
[131] 吕健 . 中西医联合治疗 52 例子宫肌瘤临床观察 [J]. 中国医药指南，2010，8（15）：235.
[132] 魏玉峰 . 宫瘤消胶囊伍桂枝茯苓丸治疗子宫肌瘤 106 例 [J]. 中国民间疗法，2010，18（3）：43.
[133] 杨东晓 . 米非司酮配合桂枝茯苓胶囊治疗子宫肌瘤的观察 [J]. 医药论坛杂志，2010，31（19）：151-152.
[134] 杨桂洪 . 桂枝茯苓胶囊治疗子宫肌瘤的临床分析 [J]. 中医临床研究，2010，2（14）：63-64.
[135] 顾红红，胡晴雁 . 中西药结合治疗子宫肌瘤临床疗效观察 [J]. 海峡药学，2011，23（4）：127-128.
[136] 王秀蓉 . 桂枝茯苓胶囊联合米非司酮治疗子宫肌瘤临床疗效观察 [J]. 海峡药学，2011，23（10）：127-128.
[137] 伍艳芳，何凌 . 米非司酮联合桂枝茯苓胶囊治疗子宫肌瘤疗效观察 [J]. 现代生物医学进展，2011，11（16）：3146-3148.
[138] 梁玉屏 . 子宫肌瘤的两种治疗方案药物经济学分析 [J]. 现代医院，2012，12（12）：55-56.
[139] 王德琪 . 桂枝茯苓胶囊联合米非司酮片治疗子宫肌瘤 38 例疗效观察 [J]. 西南军医，2012，14（2）：258.
[140] 王金平 .132 例子宫肌瘤患者采用米非司酮联合桂枝茯苓丸治疗的效果分析 [J]. 中国保健营养（中旬刊），2012（9）：17-18.
[141] 于文芳，韩克 . 桂枝茯苓丸加味治疗子宫肌瘤 35 例 [J]. 江苏中医药，2012，44（6）：43-44.
[142] 于志会 . 中西医结合治疗子宫肌瘤 69 例疗效观察 [J]. 中国中医药咨讯，2012，4（4）：296.
[143] 康素娥，高春雪，李静，等 . 中西药结合配合电磁波谱治疗仪治疗子宫肌瘤 30 例 [J]. 河北中医，2013，22（2）：171-172.
[144] 李春梅 . 加味桂枝茯苓汤治疗子宫肌瘤 100 例 [J]. 中国民间疗法，2013，21（7）：42-43.
[145] 沈秀妹，唐婷玉 . 米非司酮联合桂枝茯苓胶囊治疗子宫肌瘤的疗效观察 [J]. 中国现代医生，2013，51（7）：83-85.
[146] 岳莉，刘若星 . 米非司酮联合桂枝茯苓胶囊应用于子宫肌瘤的疗效分析 [J]. 吉林医学，2013，34（9）：1676-1677.
[147] 张瑞 . 穴位埋线联合桂枝茯苓胶囊对子宫肌瘤疗效的临床观察 [J]. 山西中医学院，2013，4（1）：

15.

[148] 张引儒. 桂枝茯苓丸加味治疗寒凝血瘀型子宫肌瘤 50 例 [J]. 基层医学论坛，2013，17（20）：2680.

[149] 张寿国. 桂枝茯苓丸加味治疗子宫肌瘤 18 例 [J]. 湖北中医杂志，1994，16（2）：52.

[150] 叶文贞. 消症三联法治疗子宫肌瘤 70 例 [J]. 福建中医药，1995，26（6）：23.

[151] 刘乔平，何玉宁，郭红. 桂枝茯苓丸加味治疗子宫肌瘤 37 例临床观察 [J]. 云南中医中药杂志，2001，22（3）：35-36.

[152] 李凤军. 中西医结合序贯治疗子宫肌瘤 160 例 [J]. 河南中医，2005，25（1）：59-60.

[153] 潘金丽，李妍妍. 加味桂枝茯苓汤治疗子宫肌瘤 [J]. 医药论坛杂志，2007，28（23）：82-83.

[154] 王海艳. 中药配合耳穴贴压治疗子宫肌瘤 38 例 [J]. 中国医药导报，2007，4（20）：84.

[155] 康素娥，高春雪，李静，等. 中西医结合非手术治疗子宫肌瘤 50 例疗效观察 [J]. 河北医药，2009，31（16）：2157-2158.

[156] 刘秀峰. 中医辨证配合西药治疗子宫肌瘤临床观察 [J]. 辽宁中医杂志，2011，38（6）：1160-1161.

[157] 郑雪风，姜家全. 小剂量米非司酮联合逍遥丸、桂枝茯苓胶囊治疗子宫肌瘤疗效观察 [J]. 临床合理用药杂志，2011，4（6）：57-58.

[158] 张志军. 子宫肌瘤的药物疗法：汉方疗法与布舍瑞林疗法的比较 [J]. 国外医学，1994，16（3）：29-30.

[159] 舒珊，舒畅. 中西医结合治疗子宫肌瘤 30 例临床观察 [J]. 洛阳医专学报，2001，19（4）：308-309.

[160] 顾传茂. 中西医结合治疗子宫肌瘤 10 例的临床观察 [J]. 中外医疗，2008，18（4）：76.

[161] 顾彦. 四君子汤合桂枝茯苓丸加减治疗子宫肌瘤疗效观察 [J]. 实用中医药杂志，2011，27（12）：838-839.

[162] 王淑世，崔英，张华. 大黄䗪虫丸治疗子宫肌瘤 46 例临床观察 [J]. 国际中医中药杂志，2011，33（7）：640-641.

[163] 郑楚云，钟启良. 大黄䗪虫丸加味治疗子宫肌瘤 60 例 [J]. 广西中医药，2003，26（5）：33.

[164] 郑筱玲，王玉萍. 大黄䗪虫丸和多种维生素联合治疗子宫肌瘤的疗效观察 [J]. 中国校医，2010，24（12）：943.

[165] 李欣. 自拟消瘤方配合大黄䗪虫丸治疗子宫肌瘤 120 例疗效观察 [J]. 陕西中医，2011，9（30）：58.

[166] 魏芳，叶青. 大黄䗪虫丸联合米非司酮治疗子宫肌瘤 50 例 [J]. 陕西中医，2012，31（11）：804.

[167] 冯爱华. 桂枝茯苓胶囊合并大黄䗪虫丸治疗子宫肌瘤 32 例体会 [J]. 中华实用中西医杂志，2004，4（17）：1685.

[168] 付萍. 少腹逐瘀汤合鳖甲煎丸加减治疗子宫肌瘤 [J]. 浙江中医学院学报，1995，19（4）：42.

[169] 刘颖，刘彬. 张仲景方药加减治疗子宫肌瘤 100 例疗效分析 [J]. 亚太传统医药，2006，2（11）：79-80.

［170］盛温温 . 大黄牡丹汤加减治疗子宫肌瘤 50 例［J］. 实用中医药杂志，2013，29（9）：733.
［171］王慧芝，常虹 . 桂枝茯苓丸合当归芍药散治疗子宫肌瘤 52 例临床观察［J］. 中医药临床杂志，2010，22（4）：322.
［172］张慧雯 . 温肾化痰祛瘀法治疗子宫肌瘤痰湿瘀结证的临床研究［D］. 广州：广州中医药大学，2013.
［173］龚循斌 . 温经汤治疗子宫肌瘤 100 例疗效观察［C］. 第八届全国中西医结合肿瘤学术会议论文集，2000：119.
［174］周洪前 . 下瘀血汤加味治疗子宫肌瘤 16 例［J］. 四川中医，1995，14（2）：37-38.

第九章
妊娠、分娩和产褥期疾病

妊娠恶阻

妊娠恶阻，出自《金匮要略·妇人妊娠病脉证并治》。是指妇女怀孕以后1~3个月期间，反复出现的以恶心、呕吐、厌食或食入即吐为主要症状的孕期病症。古人因其恶心而阻碍饮食，所以称之为“恶阻”，如《胎产心法》所说：“恶阻者，谓有胎气，恶心阻其饮食也。”

临床表现：①恶心呕吐，停经6周左右出现恶心、流涎和呕吐并随妊娠逐渐加重，至停经8周左右发展为频繁呕吐不能进食，呕吐物中有胆汁或咖啡样分泌物。②水、电解质紊乱严重，呕吐和长期饥饿导致脱水、电解质紊乱，使氢、钠、钾离子大量丢失，出现低钾血症。患者消瘦明显，极度疲乏，口唇干裂，皮肤干燥，眼球凹陷，尿量减少营养摄入不足使体重下降。③酸碱平衡失调，饥饿情况下机体动用脂肪组织供给能量，使脂肪代谢的中间产物－酮体聚积，引起代谢性酸中毒。

本病的发病机理尚不完全清楚。目前公认妊娠剧吐与血中HCG水平增高关系密切但症状的严重程度个体差异很大，且不一定与HCG含量成正比。此外，心身因素，一直被认为是妊娠剧吐的发病因素之一。临床上观察到有些神经系统功能不稳定、精神紧张的孕妇妊娠剧吐多见，说明本病可能与大脑皮质和皮质下中枢功能失调致使下丘脑自主神经功能紊乱有关。本病治疗原则为住院休息，适当禁食，记出入量，纠正脱水、酸中毒及电解质紊乱，补充营养，防治并发症。

本病中医病机多由平素胃气虚弱或肝热气逆，受孕后冲脉之气上逆，致使胃失和降，或引动肝热气火上冲所致。

【《金匮要略》方剂谱】

妊娠恶阻的国际病症编码为K21.001，属于消化系统疾病。在《金匮要略》方治疗的优势病症谱中，其临床研究文献频次居第63位，而个案经验文献频次居第38位。《金匮要略》方中，能够治疗妊娠恶阻的方剂共24首，其中有5首方剂已经进行过临床研究，24首方剂有个案经验报道。各方剂的文献频次见表9–1、9–2。从表中看出，临床研究文献主要集中在橘皮竹茹汤，其次为小半夏加茯苓汤，而个案经验文献集中在当归芍药散，其次为麦门冬汤、橘皮竹茹汤、小半夏加茯苓汤、干姜人参半夏丸、小半夏汤等，其余方剂运用频次较低。

表9–1　妊娠恶阻临床研究文献方剂谱

序号	方剂名称	频次	序号	方剂名称	频次
1	橘皮竹茹汤	7	4	小半夏汤	3
2	小半夏加茯苓汤	4	5	半夏厚朴汤	1
3	干姜人参半夏丸	3			

表9–2　妊娠恶阻个案经验文献方剂谱

序号	方剂名称	频次	序号	方剂名称	频次
1	当归芍药散	12	13	黄芪建中汤	1
2	麦门冬汤	10	14	大建中汤	1
3	橘皮竹茹汤	6	15	生姜半夏汤	1
4	小半夏加茯苓汤	6	16	白术散	1
5	干姜人参半夏丸	5	17	橘枳姜汤	1
6	小半夏汤	5	18	桂枝生姜枳实汤	1
7	大半夏汤	4	19	桂枝加龙骨牡蛎汤	1
8	大黄甘草汤	3	20	甘草附子汤	1
9	半夏厚朴汤	3	21	茯苓泽泻汤	1
10	附子粳米汤	3	22	黄芪桂枝五物汤	1
11	甘麦大枣汤	2	23	半夏干姜散	1
12	猪苓散	2	24	泻心汤	1

【临床证据评价】

妊娠恶阻的临床证据来源于临床研究和个案经验文献，前者有18篇，后者有66篇。临床研究文献中有4篇随机对照试验，14篇病例系列观察。个案经验文献共有66篇，报道了73则妊娠恶阻的验案。

1. 临床研究文献

（1）橘皮竹茹汤

7篇文献中，1篇随机对照试验，6篇病例系列观察。在发表年份上，所有文献分布在1992～2012年。证据质量等级评价情况见表9-3。可以看出，有中等质量证据1篇，低质量证据1篇，极低质量证据5篇。证据的降级因素主要为加入药物干扰。证据升级因素主要是使用仲景原方。

表9-3　橘皮竹茹汤临床研究文献证据质量一览表

纳入研究	发表年份	文献类型	证据升降因素	等级
李占彪[1]	2000	CR	仲景原方（+1）	中
杨小锋[2]	2001	CR	无	低
罗善祐[3]	1992	CR	加入药物干扰（-1）	极低
吴　红[4]	2007	CR	加入药物干扰（-1）	极低
李　莉[5]	2008	CR	加入药物干扰（-1）	极低
赵旭辉[6]	2008	CR	加入药物干扰（-1）	极低
杨建喜[7]	2012	RCT	研究的局限性（-2）间接证据（-1）精确度低（-1）加入药物干扰（-1）	极低

（2）小半夏加茯苓汤

纳入4篇文献，全为病例系列观察。所有文献分布在1992～2003年。证据质量等级评价情况见表9-4。可以看出，有高质量证据1篇，中等质量证据1篇，极低质量证据2篇。证据的降级因素主要为加入药物干扰。证据升级因素主要是使用仲景原方。

表9-4　小半夏加茯苓汤临床研究文献证据质量一览表

纳入研究	发表年份	文献类型	证据升降因素	等级
易星星[8]	1997	CR	仲景原方（+1）单用仲景方干预（+1）	高

续表

纳入研究	发表年份	文献类型	证据升降因素	等级
陈慧珍[9]	1992	CR	仲景原方（+1）	中
徐廷良[10]	1994	CR	加入药物干扰（–1）	极低
何建聪[11]	2003	CR	加入药物干扰（–1）	极低

（3）其他方剂

另有3个方剂，分别为干姜人参半夏丸、小半夏汤和半夏厚朴汤。各个方剂的证据质量等级评价情况见表9–5。可以看出，纳入文献质量有1篇中等质量文献。

表9–5　其他方剂临床研究文献证据质量一览表

纳入研究	方剂名称	发表年份	文献类型	证据升降因素	等级
陈林兴[12]	干姜人参半夏丸	1997	CR	加入药物干扰（–1）	极低
范建红[13]	干姜人参半夏丸	2013	CR	加入药物干扰（–1）	极低
佟玉涛[14]	干姜人参半夏丸	2011	RCT	研究的局限性（–2）精确度低（–1）仲景原方（+1）	低级
胡师圣[15]	小半夏汤	1997	CR	加入药物干扰（–1）	极低
颜丽青[16]	小半夏汤	1998	RCT	研究的局限性（–2）精确度低（–1）	极低
董彩英[17]	小半夏汤	2010	RCT	研究的局限性（–2）精确度低（–1）加入药物干扰（–1）	极低
张运凯[18]	半夏厚朴汤	2009	CR	仲景原方（+1）	中

2. 个案经验文献

共纳入73则医案，分别采用当归芍药散、麦门冬汤、橘皮竹茹汤等。发表年份分布于1981～2011年。各个方剂的证据质量等级评价情况见表9–6。可以看出，纳入相关医案均为低等质量。

表9–6　个案经验文献证据质量一览表

方剂名称	发表年份	医案则数	质量评分平均值	等级
当归芍药散	1982～2010	12	35.84	低等
麦门冬汤	1985～2010	10	31.09	低等

续表

方剂名称	发表年份	医案则数	质量评分平均值	等级
橘皮竹茹汤	1995 ~ 2011	6	26.66	低等
小半夏加茯苓汤	1994 ~ 2007	6	26.24	低等
干姜人参半夏丸	1985 ~ 2006	5	22.87	低等
小半夏汤	1995 ~ 2007	5	22.73	低等
大半夏汤	1985 ~ 2006	4	24.02	低等
大黄甘草汤	2004 ~ 2007	3	27.86	低等
半夏厚朴汤	1981 ~ 1994	3	27.67	低等
附子粳米汤	1993 ~ 2006	3	22.35	低等
甘麦大枣汤	1984 ~ 1988	2	38.77	低等
猪苓散	2007	2	22.69	低等
黄芪建中汤	2005	1	35.10	低等
大建中汤	2007	1	32.05	低等
生姜半夏汤	2007	1	29.71	低等
白术散	1987	1	26.73	低等
橘枳姜汤	2006	1	22.86	低等
桂枝生姜枳实汤	2006	1	22.51	低等
桂枝加龙骨牡蛎汤	2007	1	22.51	低等
甘草附子汤	2007	1	22.51	低等
茯苓泽泻汤	2007	1	22.51	低等
黄芪桂枝五物汤	1987	1	20.16	低等
半夏干姜散	2007	1	20.16	低等
泻心汤	2006	1	19.47	低等

【典型临床证据】

妊娠恶阻的临床研究证据共有 18 篇文献支持，高质量证据 1 篇，中等质量证据 3 篇，低质量证据 1 篇，极低质量证据 13 篇。高质量证据为小半夏加茯苓汤的研究文献。各质量等级文献均有分布。

1. 橘皮竹茹汤

橘皮竹茹汤在临床总有效率方面有效（中等质量证据）

李占彪[1]实施的一项样本量为38例的病例系列观察中，以橘皮竹茹汤为基本方。处方：橘皮15g，竹茹15g，人参6g，大枣10g，生姜6g，甘草6g。胃虚证加砂仁6g，白术12g，茯苓12g，法夏6g。肝热证，去参、枣，加黄芩6g，黄连3g，白芍12g，麦冬10g，石斛10g，茯苓12g。痰滞证，加藿香10g，法夏6g，云苓15g，白术10g，苏梗10g。若气阴两伤，可合生脉散加减。每日1剂，每剂煎汁200mL，少量频服。若呕吐剧烈，可配合按摩内关穴。结果治愈27例，占71.1%；好转9例，占23.7%；无效2例，占5.3%。总有效率94.7%。（疗效标准：依据中华人民共和国中医药行业标准《中医病证诊断疗效标准》）

2. 小半夏加茯苓汤

小半夏加茯苓汤在临床总有效率方面有效（高质量证据）

易星星[8]实施的一项样本量为32例的病例系列观察中，以小半夏加茯苓汤原方：姜半夏10g，茯苓12g，生姜6g。每日1次，呕剧者日服1.5剂，饮食不入者配合静脉补液。治疗后，显效25例（占78.1%），有效7例（占21.9%），全部有效。（疗效标准：①显效：服药后恶阻在2天内好转，或2～5天内消失者。②有效：服药后恶阻在3天以上好转，或6～7天内消失。③无效：服药后恶阻无好转者。）

【妊娠恶阻与应用方剂分析】

此次研究发现共有24首方剂可以治疗妊娠恶阻，属于同病异治的范畴。根据文献报道，基于循证医学研究得出结论，依次为：橘皮竹茹汤共7篇文献，纳入365例；小半夏加茯苓汤共4篇文献，纳入192例。1篇高质量证据分布在小半夏加茯苓汤中，其余方剂多为中等、低质量证据。可以看出，虽然方剂种类分布较广，但是不论在文献频次还是证据质量，均具有一定聚集性。

1. 橘皮竹茹汤

橘皮竹茹汤是呕吐哕下利病篇中，主治胃虚有热之呃逆的主方，其主证表现为痞满、呕吐、下利、肠鸣等。其方由橘皮、竹茹、大枣、生姜、甘草、人参组成。妊娠恶阻在本方的病症谱中，属于高频病症。中等质量证据显示，橘皮竹茹汤在临床总有效率方面有效。可见胃虚有热是本病临床常见病机之一，具有较高的人群聚集度。

2. 小半夏加茯苓汤

小半夏加茯苓汤是痰饮咳嗽病篇中，主治饮邪停聚于胃之支饮呕吐兼眩悸的主方，其主证表现为呕吐、心下痞、眩晕、心悸等。其方由半夏、生姜、茯苓组成。妊娠恶阻在本方的病症谱中，属于高频病症。高质量证据显示，小半夏加茯苓汤在临床总有效率方面有效。可见饮邪停胃、水饮上泛是本病临床常见病机之一，具有较高的人群聚集度。

3. 当归芍药散

当归芍药散是妇人妊娠病篇中，主治肝脾失调、气血瘀滞湿阻之腹痛的主方，其主证表现为腹痛，并无有关治疗妊娠恶阻相关症状的论述。其治疗本病的机理，当为养血调肝，渗湿健脾，气机得畅，其病自愈。其方由当归、芍药、茯苓、白术、泽泻、川芎组成。妊娠恶阻在本方的病症谱中，属于个案高频病症。可见肝脾失调，气血瘀滞湿阻是本病临床常见病机之一，虽证据支持强度低，该方的使用体现了中医治病求本的优势，临床见此病机者可酌用此方。

【优势病证规律】

根据现有文献，妊娠恶阻临床常见证型有胃虚有热的橘皮竹茹汤证，饮邪停胃、水饮上泛的小半夏加茯苓汤证和肝脾失调、气血瘀滞湿阻的当归芍药散证。通过循证医学研究及证据评价，提炼出妊娠恶阻用《金匮要略》方治疗呈现出一定趋向性。因此，橘皮竹茹汤、小半夏加茯苓汤和当归芍药散的证型很可能是妊娠恶阻在现代临床环境下的主要证候表现。（见图 9–1）

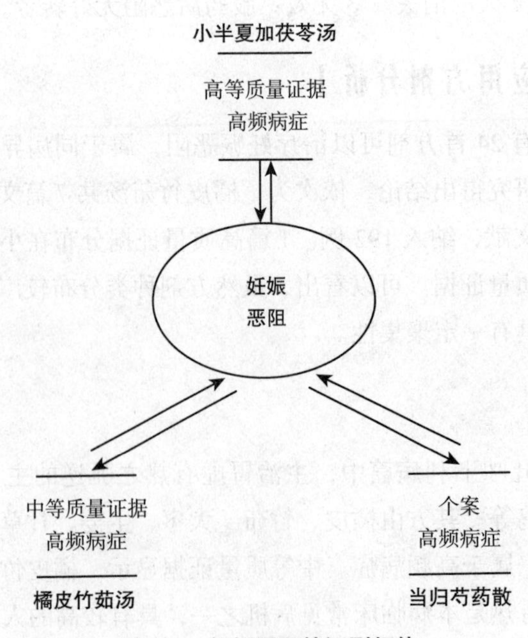

图 9–1　妊娠恶阻的证型规律

参考文献

[1] 李占彪.运用橘皮竹茹汤化裁治疗妊娠恶阻38例疗效观察[J].成都医药，2000，26(2)：92-93.

[2] 杨小锋，郑继田.加味橘皮竹茹汤治疗妊娠恶阻42例[J].实用医技杂志，2001，8(7)：505-506.

[3] 罗善祐.人参橘皮竹茹汤加减治疗妊娠呕吐51例[J].广西中医药，1992，15(2)：6.

[4] 吴红.加味橘皮竹茹汤治疗妊娠恶阻40例[J].黑龙江医药，2007，20(3)：264-265.

[5] 李莉.橘皮竹茹汤加减治疗妊娠恶阻[J].内蒙古中医药，2008，21(1)：11.

[6] 赵旭辉，吴丽华.加味苏叶竹茹汤治疗妊娠呕吐临床观察[J].中医药学报，2008，36(4)：54-55.

[7] 杨建喜.疏肝和胃法治疗妊娠恶阻40例临床观察[J].湖南中医杂志，2012，28(5)：55-56.

[8] 易星星.小半夏加茯苓汤治疗妊娠恶阻32例[J].湖南中医杂志，1997，13(2)：52.

[9] 陈慧珍.小半夏加茯苓汤治疗妊娠剧吐66例[J].广西中医药，1992，15(2)：16-18.

[10] 徐廷良，申福贵.小半夏加茯苓汤加味治疗妊娠恶阻26例[J].湖北中医杂志，1994，16(6)：12.

[11] 何建聪."孩儿养胃汤"治疗妊娠恶阻68例[J].浙江中西医结合杂志，2003，13(3)：172.

[12] 陈林兴，苗晓玲.半夏在妊娠恶阻中的应用[J].云南中医学院学报，1997，20(4)：30-31.

[13] 范建红，王小军.干姜人参半夏丸合桂枝汤治疗妊娠恶阻48例[J].中国民间疗法，2013，21(3)：40-41.

[14] 佟玉涛，李庆芬.干姜人参半夏汤治疗重症妊娠剧吐的疗效观察[J].现代中西医结合杂志，2011，20(29)：3702.

[15] 胡师圣.妊阻饮治疗妊娠恶阻40例体会[J].甘肃中医，1997，10(5)：35.

[16] 颜丽青，芦太娥.竹茹降逆汤与小半夏汤治疗妊娠期呕吐[J].长治医学院学报，1998，12(3)：218.

[17] 董彩英，田艳敏.降逆通便汤配合西药治疗妊娠反应综合征26例[J].陕西中医，2010，31(3)：290.

[18] 张运凯，雷成菊.半夏厚朴汤加味治疗妊娠呕吐的临床疗效[J].湖北民族学院学报(医学版)，2009，26(2)：63-64.

第十章

精神和行为障碍

抑郁症

抑郁症又称抑郁障碍，以显著而持久的心境低落为主要临床特征，是心境障碍的主要类型。临床可见心境低落与其处境不相称，情绪的消沉可以从闷闷不乐到悲痛欲绝、自卑抑郁，甚至悲观厌世，可有自杀企图或行为；甚至发生木僵；部分病例有明显的焦虑和运动性激越；严重者可出现幻觉、妄想等精神病性症状。每次发作持续至少2周以上，长者甚或数年，多数病例有反复发作的倾向，每次发作大多数可以缓解，部分可有残留症状或转为慢性。

抑郁症患者中有10%～15%面临自杀的危险。每次发作持续至少2周以上、长者甚或数年，多数病例有反复发作的倾向，每次发作大多数可以缓解，部分可有残留症状或转为慢性。在世界范围内，抑郁性障碍的发病年龄有提早趋势，发病率增加。终身患病率在不同国家中不尽相同，有调查显示，中国的患病率约为6%，而日本的患病率则高达20%。

迄今，抑郁症的病因并不清楚，但可以肯定的是，生物、心理与社会环境诸多方面因素参与了抑郁症的发病过程。生物学因素主要涉及遗传、神经生化、神经内分泌、神经再生等方面；与抑郁症关系密切的心理学易患素质是病前性格特征，如抑郁气质。成年期遭遇应激性的生活事件，是导致出现具有临床意义的抑郁发作的重要触发条件。然而，以上这些因素并不是单独起作用的，目前强调遗传与环境或应激因素之间的交互作用，以及这种交互作用的出现时点在抑郁症发生过程中具有重要的影响。

本病的治疗的目标是：①提高临床治愈率，最大限度减少病残率和自杀率，关键在于彻底消除临床症状；②提高生存质量，恢复社会功能；③预防复发。治疗原则如下：①个体化治疗；②剂量逐步递增，尽可能采用最小有效量，使不良反应减至最少，以提高服药依从性；③足量足疗程治疗；④尽可能单一用药，如疗效不佳可考虑转换治疗、增效治疗或联合治疗，但需要注意药物相互作用；⑤治疗前知情告知；⑥治疗期间密切观察病情变化和不良反应并及时处理；⑦可联合心理治疗增加疗效；⑧积极治疗与抑郁共病的其他躯体疾病、物质依赖、焦虑障碍等。

药物治疗是中度以上抑郁发作的主要治疗措施。目前临床上一线的抗抑郁药主要包括选择性 5- 羟色胺再摄取抑制剂（SSRI，代表药物：氟西汀、帕罗西汀、舍曲林、氟伏沙明、西酞普兰和艾司西酞普兰）、5- 羟色胺和去甲肾上腺素再摄取抑制剂（SNRI，代表药物：文拉法辛和度洛西汀）、去甲肾上腺素和特异性 5- 羟色胺能抗抑郁药（NaSSA，代表药物：米氮平）等。

抑郁症属中医学“郁证”“脏躁”“癫证”“梅核气”“百合病”等范畴。中医认为本病的病因复杂，肝郁气滞是主要病机，与五脏均相关。故治疗时应当针对不同病情，详加辨证。

【《金匮要略》方剂谱】

抑郁症的国际病症编码为 F32.902，属于精神和行为障碍。在《金匮要略》方治疗的优势病症谱中，其临床研究文献频次居第 41 位，而个案经验文献频次居第 39 位。《金匮要略》方中，能够治疗抑郁症的方剂共 16 首，其中有 7 首方剂已经进行过临床研究，15 首方剂有个案经验报道。各方剂的文献频次见表 10–1、表 10–2。从表中看出，临床研究文献主要集中在甘麦大枣汤和酸枣汤，而个案经验文献亦集中在甘麦大枣汤和酸枣汤，其余方剂运用频次较低。

表 10–1　　抑郁症临床研究文献方剂谱

序号	方剂名称	频次	序号	方剂名称	频次
1	甘麦大枣汤	30	5	奔豚汤	1
2	酸枣汤	6	6	当归芍药散	1
3	半夏厚朴汤	5	7	枳实薤白桂枝汤	1
4	百合知母汤	1			

表 10–2　抑郁症个案经验文献方剂谱

序号	方剂名称	频次	序号	方剂名称	频次
1	甘麦大枣汤	24	9	大黄附子汤	1
2	酸枣汤	13	10	奔豚汤	1
3	半夏厚朴汤	7	11	桂枝茯苓丸	1
4	桂枝加龙骨牡蛎汤	4	12	肾气丸	1
5	百合地黄汤	4	13	防己地黄汤	1
6	百合知母汤	3	14	栝楼薤白半夏汤	1
7	黄芪桂枝五物汤	2	15	大黄甘遂汤	1
8	当归芍药散	1			

【临床证据评价】

抑郁症的临床证据来源于临床研究和个案经验文献，前者有 45 篇，后者有 63 篇。临床研究文献中有 19 篇随机对照试验，5 篇半随机对照试验，3 篇非随机对照试验，18 篇病例系列观察。个案经验文献共有 63 篇，报道了 65 则抑郁症的验案。

1. 临床研究文献

（1）甘麦大枣汤

30 篇文献中，11 篇随机对照试验，4 篇半随机对照试验，3 篇非随机对照试验，12 篇病例系列观察。在发表年份上，所有文献分布在 1989 ~ 2013 年。证据质量等级评价情况见表 10–3。可以看出，有高质量证据 2 篇，中等质量证据 2 篇，低质量证据 8 篇，极低质量证据 18 篇。证据的降级因素主要为研究的局限性、加入药物干扰。证据升级因素主要是单用仲景方干预。

表 10–3　甘麦大枣汤临床研究文献证据质量一览表

纳入研究	发表年份	文献类型	证据升降因素	等级
任建宁[1]	2011	CCT	研究的局限性（–2）仲景原方（+1）单用仲景方干预（+1）	高
林业森[2]	2012	CR	研究的局限性（–1）剂量 – 效应关系（+1）仲景原方（+1）单用仲景方干预（+1）	高
郭雅明[3]	2003	RCT	研究的局限性（–1）加入药物干扰（–1）单用仲景方干预（+1）	中

续表

纳入研究	发表年份	文献类型	证据升降因素	等级
孟陇南[4]	2011	RCT	研究的局限性（-1）加入药物干扰（-1）单用仲景方干预（+1）	中
丁文娟[5]	1994	CR	加入药物干扰（-1）单用仲景方干预（+1）	低
赵仕奇[6]	2003	RCT	研究的局限性（-2）精确度低（-1）剂量-效应关系（+1）单用仲景方干预（+1）	低
李五成[7]	2008	CR	加入药物干扰（-1）单用仲景方干预（+1）	低
郭悟振[8]	2008	CT	研究的局限性（-2）精确度低（-1）小样本（-1）剂量-效应关系（+1）单用仲景方干预（+1）	低
石　捷[9]	2008	CCT	研究的局限性（-1）精确度低（-1）加入药物干扰（-1）剂量-效应关系（+1）	低
任建宁[10]	2011	CCT	研究的局限性（-2）加入药物干扰（-1）单用仲景方干预（+1）	低
沈　琳[11]	2012	RCT	研究的局限性（-2）加入药物干扰（-1）单用仲景方干预（+1）	低
缪卫红[12]	2012	RCT	研究的局限性（-1）精确度低（-1）加入药物干扰（-1）单用仲景方干预（+1）	低
韩钟博[13]	1994	CR	研究的局限性（-1）加入药物干扰（-1）单用仲景方干预（+1）	极低
刘玉华[14]	2001	RCT	研究的局限性（-1）精确度低（-1）加入药物干扰（-1）	极低
吴鉴明[15]	2002	CT	研究的局限性（-2）精确度低（-1）小样本（-1）加入药物干扰（-1）单用仲景方干预（+1）	极低
王兰珍[16]	2004	CR	研究的局限性（-1）加入药物干扰（-1）单用仲景方干预（+1）	极低
李　辉[17]	2006	CR	研究的局限性（-1）加入药物干扰（-1）单用仲景方干预（+1）	极低
陈　莉[18]	2006	RCT	研究的局限性（-2）精确度低（-1）加入药物干扰（-1）	极低
何宇芬[19]	2006	CT	研究的局限性（-2）精确度低（-1）加入药物干扰（-1）	极低

续表

纳入研究	发表年份	文献类型	证据升降因素	等级
刘荣焱[20]	2008	CCT	研究的局限性（–2）加入药物干扰（–1）	极低
周美红[21]	2009	CR	研究的局限性（–1）加入药物干扰（–1）	极低
何守利[22]	2010	CR	小样本（–1）加入药物干扰（–1）单用仲景方干预（+1）	极低
赵凤鸣[23]	2010	CR	研究的局限性（–1）加入药物干扰（–1）单用仲景方干预（+1）	极低
赵智林[24]	2010	CR	间接证据（–1）加入药物干扰（–1）	极低
谭建平[25]	2010	RCT	研究的局限性（–2）精确度低（–1）加入药物干扰（–1）	极低
陈亨平[26]	2010	RCT	研究的局限性（–1）精确度低（–1）加入药物干扰（–1）单用仲景方干预（+1）	极低
尹燕霞[27]	2010	RCT	研究的局限性（–2）精确度低（–1）加入药物干扰（–1）	极低
徐天舒[28]	2011	RCT	研究的局限性（–1）精确度低（–1）加入药物干扰（–1）单用仲景方干预（+1）	极低
段飞茹[29]	2012	CR	研究的局限性（–1）小样本（–1）加入药物干扰（–1）单用仲景方干预（+1）	极低
韦韩荣[30]	2013	CR	研究的局限性（–1）加入药物干扰（–1）单用仲景方干预（+1）	极低

（2）酸枣汤

纳入6篇文献，3篇随机对照试验，3篇病例系列观察。所有文献分布在2008～2012年。证据质量等级评价情况见表10–4。可以看出，有中等质量证据1篇，低质量证据2篇，极低质量证据3篇。证据的降级因素主要为精确度低、加入药物干扰等。证据升级因素主要是单用仲景方干预。

表10–4　酸枣汤临床研究文献证据质量一览表

纳入研究	发表年份	文献类型	证据升降因素	等级
马菁菁[31]	2011	RCT	研究的局限性（–1）精确度低（–1）加入药物干扰（–1）剂量–效应关系（+1）单用仲景方干预（+1）	中

续表

纳入研究	发表年份	文献类型	证据升降因素	等级
王彦英[32]	2011	CR	加入药物干扰（–1）单用仲景方干预（+1）	低
刘　璇[33]	2012	RCT	研究的局限性（–1）精确度低（–1）加入药物干扰（–1）剂量–效应关系（+1）	低
殷泽刚[34]	2008	CR	加入药物干扰（–1）	极低
段名远[35]	2011	RCT	研究的局限性（–1）精确度低（–1）加入药物干扰（–1）	极低
肖四飞[36]	2012	CR	研究的局限性（–1）加入药物干扰（–1）单用仲景方干预（+1）	极低

（3）其他方剂

另有 5 个方剂，分别为半夏厚朴汤、百合知母汤、奔豚汤、当归芍药散和枳实薤白桂枝汤。各个方剂的证据质量等级评价情况见表 10–5。可以看出，纳入文献质量偏低。

表 10–5　其他方剂临床研究文献证据质量一览表

纳入研究	方剂名称	发表年份	文献类型	证据升降因素	等级
蔡三郎[37]	半夏厚朴汤	2004	RCT	研究的局限性（–2）精确度低（–1）加入药物干扰（–1）剂量–效应关系（+1）单用仲景方干预（+1）	低
周　鹏[38]	半夏厚朴汤	2011	RCT	研究的局限性（–1）加入药物干扰（–1）	低
廖大发[39]	半夏厚朴汤	2012	CR	加入药物干扰（–1）单用仲景方干预（+1）	低
张南国[40]	半夏厚朴汤	2000	RCT	研究的局限性（–2）精确度低（–1）加入药物干扰（–1）	极低
钟礼勇[41]	半夏厚朴汤	2008	CR	小样本（–1）加入药物干扰（–1）单用仲景方干预（+1）	极低
陈　卓[42]	百合知母汤	2012	RCT	研究的局限性（–2）加入药物干扰（–1）单用仲景方干预（+1）	低
史先芬[43]	奔豚汤	2006	CR	研究的局限性（–1）单用仲景方干预（+1）	低
王会丽[44]	当归芍药散	2012	CCT	研究的局限性（–2）	低
孙明军[45]	枳实薤白桂枝汤	2012	RCT	研究的局限性（–1）加入药物干扰（–1）	低

2. 个案经验文献

共纳入65则医案，分别采用甘麦大枣汤、酸枣汤、半夏厚朴汤等。发表年份分布于1983～2013年。各个方剂的证据质量等级评价情况见表10-6。可以看出，除了当归芍药散、大黄附子汤纳入相关医案平均质量为高等以外，其余医案文献均为中等或低等质量。

表10-6 个案经验文献证据质量一览表

方剂名称	发表年份	医案则数	质量评分平均值	等级
甘麦大枣汤	1994～2013	24	52.59	中等
酸枣汤	1987～2012	13	49.57	中等
半夏厚朴汤	1992～2013	7	45.63	中等
桂枝加龙骨牡蛎汤	2010～2012	4	55.05	中等
百合地黄汤	1984～2012	4	46.08	中等
百合知母汤	1992～2012	3	58.15	中等
黄芪桂枝五物汤	2009	2	48.37	中等
当归芍药散	2009	1	73.42	高等
大黄附子汤	2012	1	60.70	高等
奔豚汤	2013	1	59.13	中等
桂枝茯苓丸	2010	1	55.18	中等
肾气丸	2010	1	53.11	中等
防已地黄汤	1983	1	44.77	中等
栝楼薤白半夏汤	2010	1	42.23	中等
大黄甘遂汤	1985	1	39.70	低等

【典型临床证据】

抑郁症的临床研究证据共有45篇文献支持，高质量证据2篇，中等质量证据3篇，低质量证据17篇，极低质量证据23篇。

1. 甘麦大枣汤

甘麦大枣汤合四逆散治疗抑郁症在改善汉密尔顿抑郁量表评分方面有效（高等质量证据）

林业森[2]实施的一项样本量为30例的病例系列观察中，以甘麦大枣汤合四逆散治疗：小麦 18 g，大枣 9 枚，柴胡 6g，枳实 6g，芍药 6g，炙甘草 6g。辨证加减法：失眠较重者，加酸枣仁 15g，远志 10g；痰浊明显，苔厚腻者，加石菖蒲 10g；大便实者，加大黄 6g。煎煮后分 3 次于饭后 30 分钟服用。连续服用 8 周为 1 个疗程，共观察 1 个疗程。在治疗期间禁用其他一切抗抑郁药及抗焦虑药。治疗结果：干预 2 周后，总有效率为 36.67%；干预 4 周后，总有效率为 73.33%；干预 6 周后，总有效率为 80%；干预 8 周后，总有效率为 86.67%。[疗效标准：汉密尔顿抑郁量表（HAMD）减分率=（疗前评分－疗后评分）/ 疗前评分 ×100%。无效：减分率＜ 25%。进步：减分率 25% ~ 49%。显著进步：减分率 50% ~ 74%。痊愈：减分率＞ 75%。有效为痊愈、显著进步和进步之和。]

2. 酸枣汤

酸枣汤合逍遥散对照氟西汀治疗抑郁症在改善汉密尔顿抑郁量表（HAMD）评分方面尚无差异（中等质量证据）

马菁菁[31]实施的一项样本量为 78 例的随机对照试验中，试验组 40 例，对照组 38 例。试验组给予中药酸枣汤合逍遥散治疗，药物组成：柴胡 12g，白术 12g，茯苓 15g，薄荷 6g，当归 10g，白芍 12g，甘草 6g，炒酸枣仁 35g，川芎 9g。日 1 剂，分早晚口服。对照组给予口服西药氟西汀 20mg，日 1 次，两组均连用 6 周为 1 个疗程，1 个疗程后评定疗效。两组比较，汉密尔顿抑郁量表（HAMD）加权均数差 WMD=1.30，95%CI（–3.70，1.10），P=0.29。（疗效标准：①痊愈：皮损消退，临床症状消失，积分值减少≥ 95%。②显效：皮损大部分消退，临床症状明显减轻，积分值减少＞ 70%。③有效：皮损部分消退，临床症状有所改善，积分值减少≥ 30%。④无效：皮损消退不明显，临床症状未减轻或反恶化，积分值减少＜ 30%。）

【抑郁症与应用方剂分析】

此次研究发现共有 16 首方剂可以治疗抑郁症，属于同病异治的范畴。根据文献报道，基于循证医学研究得出结论，依次为：甘麦大枣汤共 30 篇文献，纳入 2341 例；酸枣汤共 6 篇文献，纳入 363 例。可以看出，虽然方剂种类分布较广，但是不论在文献频次还是证据质量方面，均具有一定聚集性。

1. 甘麦大枣汤

甘麦大枣汤是妇人杂病篇中，主治脏阴不足、虚热躁扰脏躁证的主方。其主证表现为精神失常，无故悲伤欲哭，神疲乏力，伴有心烦失眠、情绪易于波动等。其方由甘草、小麦、大枣组成。抑郁症在本方的病症谱中，属于高频病症。高质量证据显示，甘麦大枣汤合四逆散治疗抑郁症在改善汉密尔顿抑郁量表评分方面有效。可见脏阴不足，虚热躁扰是本病临床常见病机之一，具有较高的人群聚集度。

2. 酸枣汤

酸枣汤是血痹虚劳病脉证并治中，主治心肝阴血虚的失眠的主方，其主证表现为虚烦、失眠，并无有关治疗抑郁症相关症状的论述。其治疗本病的机理，当为养阴清热，安神宁心，其病自愈。其方由酸枣仁、茯苓、甘草、知母、川芎组成。抑郁症在本方的病症谱中，属于高频病症。中等质量证据显示，酸枣汤合逍遥散对照氟西汀治疗抑郁症在改善汉密尔顿抑郁量表评分方面尚无差异。可见心肝阴血虚是本病临床常见病机之一，具有较高的人群聚集度。

【优势病证规律】

根据现有文献，抑郁症临床常见证型有脏阴不足，虚热躁扰的甘麦大枣汤证和心肝阴血虚的酸枣汤证。通过循证医学研究及证据评价，提炼出抑郁症用《金匮要略》方治疗呈现出一定趋向性。因此，甘麦大枣汤和酸枣汤的证型很可能是抑郁症在现代临床环境下的主要证候表现。（见图 10–1）

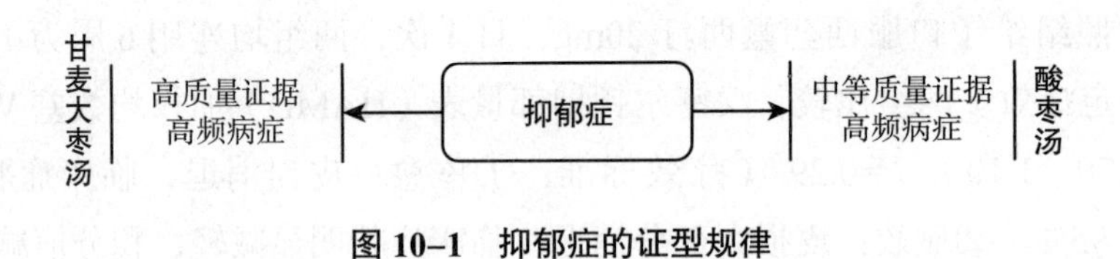

图 10–1　抑郁症的证型规律

参考文献

［1］任建宁．针刺配合甘麦大枣汤治疗抑郁症疗效观察［J］．新中医，2011，43（12）：98–99.
［2］林业森．甘麦大枣汤合四逆散治疗肝郁脾虚型抑郁症的临床研究［J］．广州中医药大学，2012.
［3］郭雅明，刘翠峰．中医辨证治疗躯体疾病伴发抑郁 78 例［J］．中国民间疗法，2003，11（6）：52–53.
［4］孟陇南．中医药治疗抑郁障碍相关性失眠 51 例［J］．中国中医药咨讯，2011，3（10）：203.
［5］丁文娟，徐国祥．中医治疗抑郁症 40 例临床分析［J］．江苏中医，1994，15（4）：18.
［6］赵仕奇，朱莉，赵鹏．加味甘麦大枣汤治疗抑郁症临床观察［J］．中医药临床杂志，2003，24（8）：731–732.
［7］李五成．自拟疏肝解郁汤治疗郁证 48 例疗效观察［J］．国医论坛，2008，23（4）：22.
［8］郭悟振．甘麦大枣汤合柴胡加龙骨牡蛎汤治疗抑郁症的研究［J］．南京中医药大学，2008.
［9］石捷，陶建青，曾强．解郁丸治疗轻中度抑郁症 68 例［J］．陕西中医，2008，29（11）：1486–

1488.
[10] 任建宁 . 针药并治抑郁症 40 例临床观察 [J]. 江苏中医药，2011，43（12）：67-68.
[11] 沈琳，韦婧 . 柴胡疏肝散合甘麦大枣汤治疗灾后抑郁症（肝郁气滞型）的临床研究 [J]. 中国急救复苏与灾害医学杂志，2012，7（7）：655-657.
[12] 缪卫红 . 甘麦大枣汤合百合地黄汤治疗老年抑郁症 19 例临床观察 [J]. 中医药导报，2012，18（5）：39-40.
[13] 韩钟博 . 解亦与抑郁性精神障碍的关系浅探——附 58 例临床报道 [J]. 上海中医药杂志，1994，2：14-16.
[14] 刘玉华，周保慧 . 中西医结合治疗抑郁性神经症 67 例 [J]. 国医论坛，2001，16（6）：38-39.
[15] 吴鉴明 . 加味甘麦大枣汤抗抑郁疗效的对照研究 [J]. 中国临床医生，2002，30（11）：18-19.
[16] 王兰珍 . 逍遥散甘麦大枣汤配以心理疗法治疗抑郁症 36 例 [J]. 实用中医内科杂志，2004，18（3）：67-68.
[17] 李辉 . 补益心脾方治疗抑郁症 40 例疗效观察 [J]. 山西中医，2006（22）：17-18.
[18] 陈莉 . 中西医结合治疗围绝经期综合征 30 例 [J]. 江西中医药，2006，37（278）：39.
[19] 何宇芬，谭斌 . 甘麦大枣汤结合氯丙咪嗪治疗抑郁症的临床观察 [J]. 时珍国医国药，2006，17（10）：2026-2027.
[20] 刘荣焱，李晓华，秦利民，等 . 甘麦大枣汤加味治疗自杀未遂后抑郁临床体会 [J]. 辽宁中医杂志，2008，17（11）：1599.
[21] 周美红 . 甘麦大枣汤合黛力新治疗抑郁症 42 例 [J]. 山东中医杂志，2009，28（3）：178.
[22] 何守利 . 疏肝解郁汤治疗郁症 24 例临床观察 [J]. 中国实用医药，2010，5（30）：149-150.
[23] 赵凤鸣 . 甘麦大枣汤治疗抑郁症 50 例 [J]. 现代中西医结合杂志，2010，19（15）：1870.
[24] 赵智林 . 中西医结合治疗隐匿性抑郁症 311 例 [J]. 辽宁中医杂志，2010，23（2）：155-156.
[25] 谭建平，邓腊翠 . 甘麦大枣汤合黛力新治疗抑郁性失眠 30 例 [J]. 中国中医药咨讯，2010，2（1）：124-125.
[26] 陈亨平 . 归脾合甘麦大枣汤治疗抑郁障碍相关性失眠的临床观察 [J]. 浙江中医药大学学报，2010，34（3）：367-368.
[27] 尹燕霞 . 甘麦大枣汤辅助治疗抑郁症的临床观察 [J]. 中国医药指南，2010，8（29）：277.
[28] 徐天舒，万茜 ."加味甘麦大枣汤"治疗抑郁症 31 例临床研究 [J]. 江苏中医药，2011，43（9）：24-25.
[29] 段飞茹，王志勇，高少才 . 逍遥散合甘麦大枣汤治疗抑郁症 23 例 [J]. 中国中医药现代远程教育，2012，10（15）：107-108.
[30] 韦韩荣 . 归脾汤合甘麦大枣汤治疗心脾两虚型抑郁证 56 例 [J]. 实用中医内科杂志，2013，27（3）：50-51.
[31] 马菁菁，林海 . 逍遥散合酸枣汤加减治疗轻度抑郁症 40 例 [J]. 河南中医，2011，31（9）：1063-1064.
[32] 王彦英，樊瑞 . 针药并举治疗抑郁失眠症 32 例疗效观察 [J]. 新中医，2011，43（11）：95-96.
[33] 刘璇，刘红敏，虢周科 . 中西医结合治疗抑郁症伴心脏神经症临床研究 [J]. 中医学报，2012，

27（170）：873–874.
[34] 殷泽刚，初海滨．黛安神联合心神宁片治疗骨折后抑郁 73 例［J］．中国中医骨伤科杂志，2008，16（11）：51–52.
[35] 段名远，欧亚龙，谢文．盐酸帕罗西汀联合加味酸枣汤治疗抑郁症疗效观察［J］．实用中医内科杂志，2011，25（1）：60–62.
[36] 肖四飞，虢周科，刘红敏，等．郁乐冲剂对抑郁症患者脑功能影响的临床研究［J］．中医神志病重点专科建设与发展、临床诊疗标准化及专业教材建设研讨会专家讲课和论文汇编，2012（6）：47–49.
[37] 蔡三郎．仲景和解行气法治疗抑郁症的临床研究［D］．福州：福建中医学院，2004.
[38] 周鹏，陈林庆，彭晓明，等．半夏厚朴汤加味联合盐酸氟西汀治疗青年抑郁症临床观察［J］．中西医结合心脑血管病杂志，2011，9（2）：247–248.
[39] 廖大发．越鞠丸合半夏厚朴汤治疗郁证 30 例愈后的体会［J］．中国社区医师，2012，14（16）：219–220.
[40] 张南国．中西医结合治疗老年抑郁症 18 例［J］．云南中医中药杂志，2000，21（2）：17.
[41] 钟礼勇．半夏厚朴汤配合针刺治疗郁证 29 例［J］．实用中医药杂志，2008，24（9）：574–575.
[42] 陈卓，丁亮吾．柴胡加龙骨牡蛎汤合百合知母汤治疗抑郁症 40 例临床观察［J］．中医临床研究，2012，3（4）：4139.
[43] 史先芬，吴自广．奔豚汤治疗抑郁症 50 例疗效观察［J］．中国社区医师，2006（17）：37.
[44] 王会丽，牛清涛，吉春阳．针刺配合当归芍药散治疗抑郁症 30 例［J］．河南中医，2012，32（11）：1527–1528.
[45] 孙明军，康坦坦．中西医结合治疗 PCI 术后抑郁症临床研究［J］．中医学报，2012，9（27）：1172–1173.

第十一章
某些传染病和寄生虫病

带状疱疹

带状疱疹是水痘带状疱疹病毒（varicella–zoster virus，VZV）引起的急性疱疹性皮肤病。其特征为簇集性水疱沿身体一侧周围神经，呈带状分布，伴有显著的神经痛及局部淋巴结肿大，愈后极少复发。带状疱疹患者一般可获得对该病毒的终生免疫。

本病由水痘 – 带状疱疹病毒引起，病毒通过呼吸道黏膜进入人体，经过血行传播，在皮肤上出现水痘，但大多数人感染后不出现水痘，是为隐性感染，成为带病毒者。此种病毒为嗜神经性，在侵入皮肤感觉神经末梢后可沿着神经移动到脊髓后根的神经节中，并潜伏在该处，当宿主的细胞免疫功能低下时，如患感冒、发热、系统性红斑狼疮及恶性肿瘤时，病毒又被激发，致使神经节发炎、坏死，同时再次激活的病毒可以沿着周围神经纤维再移动到皮肤发生疱疹。本病有自限性。带状疱疹皮肤损害愈合后，疼痛仍可持续一段时间，部分老年患者神经痛可持续数月或年余，可严重影响睡眠和情绪，疼痛程度较重，持续时间较长者可导致精神焦虑，抑郁等表现。

带状疱疹治疗原则为止痛，抗病毒，消炎，缩短病程，预防感染。抗病毒药物方面尽早应用伐昔洛韦、泛昔洛韦，这两种前体药比阿昔洛韦口服生物药效率高，小剂量产生的血液中药物浓度高，二者经口服所达到的血清中抗病毒活性浓度所需时间均比通过静脉点滴阿昔洛韦所需时间短。早期应用可减少新疹形成，抑制疼痛，制止病毒扩散，减少内脏损害发生，轻者口服，病情严重、头面部疱疹、高龄患者可以静脉滴注。此外病情严重可早期合用皮质类固醇激素，以减轻神经节炎症后的纤维化，减少神经痛。

本病归属于中医“蛇丹痛”“缠腰火丹”“蛇串疮”“蜘蛛疮”范畴。多由湿热疫毒蕴结脾胃，熏蒸肝胆，以致肝脾（胃）不和出现全身乏力、纳呆等症状。中医药干预本病在改善急性期症状、缩短病程、预防减轻后遗神经痛等方面有一定优势。

【《金匮要略》方剂谱】

带状疱疹的国际病症编码为B02.901，属于某些传染病和寄生虫病。在《金匮要略》方治疗的优势病症谱中，其临床研究文献频次居第19位，而个案经验文献频次居第30位。《金匮要略》方中，能够治疗带状疱疹的方剂共19首，其中有6首方剂已经进行过临床研究，15首方剂有个案经验报道。各方剂的文献频次见表11–1、表11–2。从表中看出，临床研究文献主要集中在雄黄，而个案经验文献集中在茵陈五苓散，其余方剂运用频次较低。

表11–1　带状疱疹临床研究文献方剂谱

序号	方剂名称	频次	序号	方剂名称	频次
1	雄黄	82	4	王不留行散	1
2	枳实芍药散	1	5	蛇床子散	1
3	旋覆花汤	1	6	苦参汤	1

表11–2　带状疱疹个案经验文献方剂谱

序号	方剂名称	频次	序号	方剂名称	频次
1	雄黄	13	9	当归贝母苦参丸	1
2	泻心汤	2	10	大黄䗪虫丸	1
3	乌头汤	1	11	当归芍药散	1
4	薏苡附子败酱散	1	12	甘草干姜茯苓白术汤	1
5	当归散	1	13	大黄牡丹汤	1
6	桂枝茯苓丸	1	14	蛇床子散	1
7	越婢汤	1	15	黄芪桂枝五物汤	1
8	酸枣汤	1			

【临床证据评价】

带状疱疹的临床证据来源于临床研究和个案经验文献，前者有87篇，后者有26

篇。临床研究文献中有22篇随机对照试验，1篇半随机对照试验，8篇非随机对照试验，56篇病例系列观察。个案经验文献共有26篇，报道了28则带状疱疹的验案。

1. 临床研究文献

（1）雄黄

82篇文献中，20篇随机对照试验，1篇半随机对照试验，8篇非随机对照试验，53篇病例系列观察。在发表年份上，所有文献分布在1987～2013年。证据质量等级评价情况见表11-3。可以看出，有高质量证据2篇，中等质量证据12篇，低质量证据24篇，极低质量证据44篇。证据的降级因素主要为研究的局限性，精确度低、加入药物干扰也是降级因素之一。证据升级因素主要是使用仲景原方和单用仲景方干预。

表11-3　雄黄临床研究文献证据质量一览表

纳入研究	发表年份	文献类型	证据升降因素	等级
房锡晓[1]	1996	CT	研究的局限性（-1）剂量-效应关系（+1）仲景原方（+1）单用仲景方干预（+1）	高
陈诗堂[2]	1997	CR	研究的局限性（-1）剂量-效应关系（+1）仲景原方（+1）单用仲景方干预（+1）	高
纪在兴[3]	1997	CT	研究的局限性（-2）加入药物干扰（-1）剂量-效应关系（+1）单用仲景方干预（+1）	中
赵　焱[4]	1999	CR	研究的局限性（-1）仲景原方（+1）单用仲景方干预（+1）	中
万庆华[5]	2000	RCT	研究的局限性（-2）单用仲景方干预（+1）	中
韩福鹏[6]	2000	RCT	研究的局限性（-2）单用仲景方干预（+1）	中
刘忠鑫[7]	2002	CR	研究的局限性（-1）仲景原方（+1）单用仲景方干预（+1）	中
潘凤芝[8]	2003	CR	研究的局限性（-1）仲景原方（+1）单用仲景方干预（+1）	中
马　强[9]	2004	CR	研究的局限性（-1）仲景原方（+1）单用仲景方干预（+1）	中
来幼红[10]	2006	CR	研究的局限性（-1）仲景原方（+1）单用仲景方干预（+1）	中
胡秀荣[11]	2006	CR	研究的局限性（-1）仲景原方（+1）单用仲景方干预（+1）	中
杜仕君[12]	2009	RCT	研究的局限性（-2）单用仲景方干预（+1）	中

续表

纳入研究	发表年份	文献类型	证据升降因素	等级
秦秀丽[13]	2013	RCT	研究的局限性（-2）单用仲景方干预（+1）	中
王耿红[14]	2013	RCT	研究的局限性（-2）单用仲景方干预（+1）	中
王发书[15]	1989	CR	研究的局限性（-1）加入药物干扰（-1）剂量-效应关系（+1）单用仲景方干预（+1）	低
王海江[16]	1992	CR	间接证据（-1）加入药物干扰（-1）单用仲景方干预（+1）	低
陈建明[17]	1994	CT	研究的局限性（-2）加入药物干扰（-1）单用仲景方干预（+1）	低
陆汉武[18]	1997	CT	研究的局限性（-2）加入药物干扰（-1）效应值很大（+1）	低
黄逸玲[19]	1997	CR	研究的局限性（-1）小样本（-1）仲景原方（+1）单用仲景方干预（+1）	低
赵东滨[20]	1997	RCT	研究的局限性（-2）加入药物干扰（-1）单用仲景方干预（+1）	低
朱国英[21]	1997	RCT	研究的局限性（-2）精确度低（-1）单用仲景方干预（+1）	低
江建高[22]	1998	CR	加入药物干扰（-1）单用仲景方干预（+1）	低
崔京茂[23]	1999	CR	研究的局限性（-1）加入药物干扰（-1）剂量-效应关系（+1）单用仲景方干预（+1）	低
陈德林[24]	1999	RCT	研究的局限性（-2）加入药物干扰（-1）单用仲景方干预（+1）	低
张忠芳[25]	2002	RCT	研究的局限性（-2）加入药物干扰（-1）单用仲景方干预（+1）	低
张志国[26]	2003	RCT	研究的局限性（-2）精确度低（-1）单用仲景方干预（+1）	低
彭新菊[27]	2003	CT	研究的局限性（-2）小样本（-1）精确度低（-1）剂量-效应关系（+1）仲景原方（+1）单用仲景方干预（+1）	低
丛英珍[28]	2004	CR	研究的局限性（-1）小样本（-1）仲景原方（+1）单用仲景方干预（+1）	低
周咏梅[29]	2006	CR	研究的局限性（-1）加入药物干扰（-1）剂量-效应关系（+1）单用仲景方干预（+1）	低

续表

纳入研究	发表年份	文献类型	证据升降因素	等级
邬双喜[30]	2007	CT	研究的局限性（-2）加入药物干扰（-1）单用仲景方干预（+1）	低
邹　波[31]	2007	CR	加入药物干扰（-1）单用仲景方干预（+1）	低
陈卫平[32]	2007	RCT	研究的局限性（-2）精确度低（-1）仲景原方（+1）单用仲景方干预（+1）	低
郑建华[33]	2009	CCT	研究的局限性（-2）加入药物干扰（-1）单用仲景方干预（+1）	低
闫景利[34]	2010	CR	加入药物干扰（-1）单用仲景方干预（+1）	低
夏宝林[35]	2011	CR	研究的局限性（-1）加入药物干扰（-1）剂量－效应关系（+1）单用仲景方干预（+1）	低
徐鸿雁[36]	2011	RCT	研究的局限性（-2）加入药物干扰（-1）单用仲景方干预（+1）	低
黄飞平[37]	2011	RCT	研究的局限性（-2）小样本（-1）单用仲景方干预（+1）	低
李明英[38]	2012	RCT	研究的局限性（-2）精确度低（-1）仲景原方（+1）单用仲景方干预（+1）	低
黄宇康[39]	1987	CR	研究的局限性（-1）小样本（-1）加入药物干扰（-1）	极低
魏明铎[40]	1995	CR	研究的局限性（-1）加入药物干扰（-1）单用仲景方干预（+1）	极低
金万斌[41]	1995	CR	研究的局限性（-1）加入药物干扰（-1）单用仲景方干预（+1）	极低
于福生[42]	1996	CR	研究的局限性（-1）间接证据（-1）加入药物干扰（-1）单用仲景方干预（+1）	极低
杨家茂[43]	1996	CR	研究的局限性（-1）间接证据（-1）加入药物干扰（-1）	极低
柒拾陆[44]	1996	CR	研究的局限性（-1）间接证据（-1）加入药物干扰（-1）	极低
任纪林[45]	1997	CR	研究的局限性（-1）加入药物干扰（-1）单用仲景方干预（+1）	极低
乌　云[46]	1997	CR	研究的局限性（-1）小样本（-1）加入药物干扰（-1）单用仲景方干预（+1）	极低

续表

纳入研究	发表年份	文献类型	证据升降因素	等级
韩先锋[47]	1997	CR	研究的局限性（–1）小样本（–1）加入药物干扰（–1）单用仲景方干预（+1）	极低
何　毅[48]	1997	CR	研究的局限性（–1）加入药物干扰（–1）单用仲景方干预（+1）	极低
周国秀[49]	1997	CT	研究的局限性（–2）小样本（–1）加入药物干扰（–1）单用仲景方干预（+1）	极低
许丽羚[50]	1997	CT	研究的局限性（–2）小样本（–1）精确度低（–1）加入药物干扰（–1）单用仲景方干预（+1）	极低
董庆区[51]	1997	CR	研究的局限性（–1）加入药物干扰（–1）单用仲景方干预（+1）	极低
陈永盛[52]	1998	CR	研究的局限性（–1）间接证据（–1）加入药物干扰（–1）	极低
宋同春[53]	1999	CR	研究的局限性（–1）间接证据（–1）加入药物干扰（–1）单用仲景方干预（+1）	极低
张建忠[54]	1999	CR	研究的局限性（–1）加入药物干扰（–1）单用仲景方干预（+1）	极低
刘治中[55]	2000	CR	研究的局限性（–1）间接证据（–1）加入药物干扰（–1）	极低
李桂英[56]	2000	CR	研究的局限性（–1）加入药物干扰（–1）单用仲景方干预（+1）	极低
陈玉贵[57]	2001	CR	研究的局限性（–1）加入药物干扰（–1）单用仲景方干预（+1）	极低
吴文花[58]	2001	RCT	研究的局限性（–2）小样本（–1）加入药物干扰（–1）	极低
古　英[59]	2001	CR	研究的局限性（–1）间接证据（–1）小样本（–1）加入药物干扰（–1）	极低
尚祖文[60]	2002	CR	研究的局限性（–1）加入药物干扰（–1）单用仲景方干预（+1）	极低
郭　穗[61]	2003	CR	研究的局限性（–1）加入药物干扰（–1）剂量–效应关系（+1）	极低
尹秀梅[62]	2003	CR	研究的局限性（–1）加入药物干扰（–1）单用仲景方干预（+1）	极低

续表

纳入研究	发表年份	文献类型	证据升降因素	等级
杨玉祥[63]	2003	CR	研究的局限性（-1）加入药物干扰（-1）单用仲景方干预（+1）	极低
李军体[64]	2003	CR	研究的局限性（-1）	极低
艾正海[65]	2003	CR	研究的局限性（-1）加入药物干扰（-1）单用仲景方干预（+1）	极低
王丽宁[66]	2004	CR	研究的局限性（-1）小样本（-1）加入药物干扰（-1）单用仲景方干预（+1）	极低
葛少亮[67]	2004	CR	研究的局限性（-1）加入药物干扰（-1）单用仲景方干预（+1）	极低
邢玉梅[68]	2004	CR	研究的局限性（-1）间接证据（-1）加入药物干扰（-1）	极低
张晓荣[69]	2004	CR	研究的局限性（-1）加入药物干扰（-1）单用仲景方干预（+1）	极低
卢佳文[70]	2005	RCT	研究的局限性（-2）小样本（-1）精确度低（-1）加入药物干扰（-1）	极低
郑红波[71]	2006	CR	研究的局限性（-1）加入药物干扰（-1）单用仲景方干预（+1）	极低
朱功新[72]	2007	CR	研究的局限性（-1）小样本（-1）加入药物干扰（-1）单用仲景方干预（+1）	极低
吴粉娥[73]	2007	CR	研究的局限性（-1）加入药物干扰（-1）单用仲景方干预（+1）	极低
眭洪峰[74]	2007	RCT	研究的局限性（-2）加入药物干扰（-1）	极低
韦　雄[75]	2009	CR	研究的局限性（-1）加入药物干扰（-1）单用仲景方干预（+1）	极低
董贺福[76]	2010	CR	研究的局限性（-1）加入药物干扰（-1）单用仲景方干预（+1）	极低
郑改琴[77]	2011	RCT	研究的局限性（-2）精确度低（-1）加入药物干扰（-1）	极低
霍清龙[78]	2011	CR	研究的局限性（-1）加入药物干扰（-1）单用仲景方干预（+1）	极低
黄略宗[79]	2012	RCT	研究的局限性（-2）间接证据（-1）	极低

续表

纳入研究	发表年份	文献类型	证据升降因素	等级
张玉珊[80]	2012	RCT	研究的局限性（–2）小样本（–1）加入药物干扰（–1）	极低
刘长海[81]	2013	CR	研究的局限性（–1）间接证据（–1）加入药物干扰（–1）剂量 – 效应关系（+1）	极低
吉朝阳[82]	2013	CR	研究的局限性（–1）加入药物干扰（–1）单用仲景方干预（+1）	极低

（2）其他方剂

另有 5 个方剂有相关临床文献，分别为苦参汤、蛇床子散、王不留行散、旋覆花汤和枳实芍药散。各个方剂的证据质量等级评价情况见表 11–4。可以看出，纳入文献质量均偏低。

表 11–4　其他方剂临床研究文献证据质量一览表

纳入研究	方剂名称	发表年份	文献类型	证据升降因素	等级
周光英[83]	苦参汤	1997	RCT	研究的局限性（–2）间接证据（–1）小样本（–1）精确度低（–1）加入药物干扰（–1）单用仲景方干预（+1）	极低
何天佑[84]	蛇床子散	2004	CR	研究的局限性（–1）加入药物干扰（–1）单用仲景方干预（+1）	极低
罗志军[85]	王不留行散	2005	CR	研究的局限性（–1）单用仲景方干预（+1）	低
李静军[86]	旋覆花汤	2012	RCT	研究的局限性（–2）小样本（–1）加入药物干扰（–1）效应值很大（+1）单用仲景方干预（+1）	低
刘永祥[87]	枳实芍药散	1996	CR	研究的局限性（–1）加入药物干扰（–1）单用仲景方干预（+1）	极低

2. 个案经验文献

共纳入 28 则医案，分别采用雄黄、泻心汤、乌头汤等。发表年份分布于 1985 ~ 2013 年。各个方剂的证据质量等级评价情况见表 11–5。可以看出，纳入相关医案质量较高。

表 11-5　　个案经验文献证据质量一览表

方剂名称	发表年份	医案则数	质量评分平均值	等级
雄黄	1986 ~ 2012	13	41.75	中等
泻心汤	1999 ~ 2009	2	53.58	中等
乌头汤	2009	1	64.60	高等
薏苡附子败酱散	2013	1	64.42	高等
当归散	1995	1	64.28	高等
桂枝茯苓丸	2011	1	62.51	高等
越婢汤	1987	1	60.98	高等
酸枣汤	2007	1	60.18	高等
当归贝母苦参丸	2010	1	57.67	中等
大黄䗪虫丸	2010	1	56.26	中等
当归芍药散	1997	1	46.32	中等
甘草干姜茯苓白术汤	2002	1	41.74	中等
大黄牡丹汤	2010	1	37.99	中等
蛇床子散	1985	1	35.71	中等
黄芪桂枝五物汤	2005	1	24.35	低等

【典型临床证据】

带状疱疹的临床研究证据共有 87 篇文献支持，高质量证据 2 篇，中等质量证据 12 篇，低质量证据 26 篇，极低质量证据 47 篇。高质量证据为雄黄的研究文献。各质量等级文献均有分布。

1. 雄黄

雄黄香油调搽外用干预带状疱疹有一定疗效（高质量证据）

房锡晓[1]实施的一项样本量为 56 例的病例系列观察中，用雄黄 3 ~ 4g 研末，加香油适量调成稀糊状，均匀擦于皮损局部，每日更换 1 次，直至痊愈。治疗结果：以疱疹干涸，红斑、疼痛消失为痊愈。一般治疗 2 ~ 3 天即可痊愈，病情重者可延长至 5 ~ 6 天方愈。56 例均痊愈，经 2 ~ 3 天治愈者 25 例，4 ~ 5 天治愈者 26 例，6 天治愈者 5 例。未见有后遗症。

雄黄蒜泥外用对照酞丁胺搽剂外用干预带状疱疹在加快疼痛减轻方面有优势（中等质量证据）

杜仕君[12]实施的一项样本量为80例的病例系列观察中，试验组48例，对照组32例。试验组外用雄蒜泥膏：雄黄30g，独蒜60g，将雄黄粉碎过100目筛，独蒜捣烂如泥，二药拌匀，以白纸包裹搓成指状条形，阴干备用。使用方法：将雄蒜泥条以少量冷沸水或新鲜纯净水磨成浆汁外涂敷患处。水疱破裂、糜烂处禁用。每天2次，7日为1个疗程；对照组外用酞丁胺搽剂（芜湖三益制药有限公司生产）每天2次，7日为1个疗程；两组均内服阿昔洛韦片0.2，每天5次，肌注维生素B_{12} 500μg，每天1次。均1个疗程后判定疗效。两组比较，疼痛开始减轻天数加权均数差WMD= −5.10，95%CI（−5.83，−4.37），$P < 0.00001$。

【带状疱疹与应用方剂分析】

此次研究发现共有19首方剂可以治疗带状疱疹，属于同病异治的范畴。根据文献报道，基于循证医学研究得出结论，依次为：雄黄共82篇文献，纳入6071例。2篇高质量证据分布在雄黄中。可以看出，虽然方剂种类分布较广，但是不论在文献频次还是证据质量方面，均具有一定聚集性。

雄黄

雄黄是百合狐惑阴阳毒病篇中，主治后阴蚀烂的狐惑病，针对湿热虫毒蚀于后阴之肛门溃烂，用雄黄加之火热烧烟熏肛门溃烂处，取其杀虫解毒燥湿之功。原著并无有关带状疱疹相关治疗论述，其治疗本病的机理，当为解毒燥湿，其病自愈。其方由雄黄组成，原方为熏方，以雄黄加火烧，烟熏患处。现多以雄黄配合其他药物外敷为主。剂型有一定改变。带状疱疹在本方的病症谱中，属于高频病症。高质量证据显示，雄黄香油调搽外用干预带状疱疹有一定疗效。中等质量证据显示，雄黄蒜泥外用对照酞丁胺搽剂外用干预带状疱疹在加快疼痛减轻方面有优势。可见湿热浸淫是本病临床常见病机之一，具有较高的人群聚集度。

【优势病证规律】

根据现有文献，带状疱疹临床常见证型是湿热浸淫的雄黄证。通过循证医学研究及证据评价，提炼出带状疱疹用《金匮要略》方治疗呈现出一定趋向性。因此，雄黄证型很可能是带状疱疹在现代临床环境下的主要证候表现。（见图11-1）

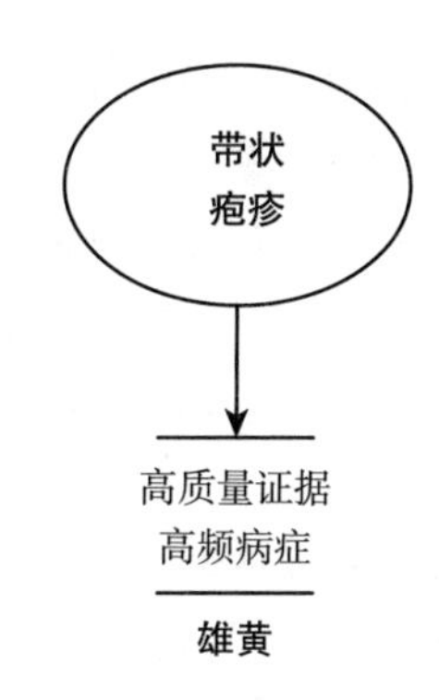

图 11-1　带状疱疹的证型规律

参考文献

[1] 房锡晓，宋文君．雄黄香油调搽治疗带状疱疹 56 例［J］．中国民间疗法，1996，4（6）：39-40.

[2] 陈诗堂，王清波．雄黄醋调外敷治疗带状疱疹［J］．时珍国药研究，1997，8（2）：22.

[3] 纪在兴，刘金祥．针药并举治疗带状疱疹临床观察［J］．针灸临床杂志，1997，13（Z1）：32-33.

[4] 赵焱．对“雄黄加大蒜治疗带状疱疹 61 例”的验证［J］．新医学，1999，30（12）：738.

[5] 万庆华，宋宁静．雄黄加白芷治疗带状疱疹 40 例疗效观察［J］．皮肤病与性病，2000，22（4）：22.

[6] 韩福鹏，王善祥，殷河慧．雄黄醇搽剂联合阿昔洛韦治疗带状疱疹的研究［J］．中国疗养医学，2000，9（1）：23-24.

[7] 刘忠鑫．“雄黄加大蒜泥治疗带状疱疹 61 例”的验证［J］．新医学，2002，33（6）：382.

[8] 潘凤芝．单味雄黄外敷治带状疱疹 50 例［J］．中国中医基础医学杂志，2003，9（7）：77.

[9] 马强．对“雄黄加大蒜泥治疗带状疱疹 61 例”的验证［J］．新医学，2004，35（6）：348.

[10] 来幼红，潘萍，金萍．雄黄酊治疗带状疱疹 38 例［J］．海峡药学，2006，18（1）：138-138.

[11] 胡秀荣，田晓晔．应用雄黄油治疗带状疱疹 116 例［J］．辽宁中医杂志，2006，33（6）：720.

[12] 杜仕君．雄黄蒜泥外用治疗带状疱疹疗效观察［J］．皮肤病与性病，2009，31（1）：34-35.

[13] 秦秀丽，王慧峰，祁琳．自拟瓜蒌解毒汤配合青黛雄黄散外敷治疗带状疱疹 60 例临床观察［J］．河北中医药学报，2013，28（2）：27.

[14] 王耿红．外敷中药治疗老年带状疱疹疗效分析［J］．中国现代药物应用，2013，7（19）：145-146.

[15] 王发书，邹景华．雄黄散治疗带状疱疹 39 例［J］．湖南中医杂志，1989，16（4）：27.

[16] 王海江．带状疱疹治验［J］．中医杂志，1992，38（5）：53.

[17] 陈建明，吴胜利．龙胆泻肝汤配合外治治疗带状疱疹 58 例［J］．新中医，1994，26（5）：47.

[18] 陆汉武．季德胜蛇药加雄黄治疗带状疱疹 32 例［C］．中国中医药学会基层中医药会议专刊．1997.

[19] 黄逸玲．外敷雄黄口服泰胃美治疗带状疱疹 26 例［J］．甘肃中医学院学报，1997，14（3）：40.

[20] 赵东滨. 疱疹净治疗带状疱疹［J］. 河南中医，1997，17（5）：308.
[21] 朱国英，苏耀欧. 雄黄加大蒜泥治疗带状疱疹 61 例［J］. 新医学，1997，28（12）：25.
[22] 江建高. 雄黄冰片酊外治带状疱疹 43 例［J］. 中国民间疗法，1998，6（4）：43-44.
[23] 崔京茂，于文玫. 中药酊治疗带状疱疹［J］. 吉林中医药，1999，21（1）：27.
[24] 陈德林，邢巨星. 丝瓜叶大蒜头汁加雄黄治疗带状疱疹 58 例［J］. 交通医学，1999，13（2）：154.
[25] 张忠芳，张玉润. 中药内服和外用治疗带状疱疹 125 例［J］. 陕西中医，2002，23（9）：800.
[26] 张志国，刘利娟. 中药外敷治疗带状疱疹 53 例［J］. 中原医刊，2003，30（1）：36.
[27] 彭新菊. 自制雄黄药酒治疗带状疱疹［J］. 中国乡村医药，2003，10（2）：38-39.
[28] 丛英珍，王志军. 雄黄与醋治疗带状疱疹的疗效观察［J］. 解放军护理杂志，2004，21（6）：4.
[29] 周咏梅，李岩. 雄黄散外涂治疗带状疱疹 32 例［J］. 内蒙古中医药，2006，19（1）：26.
[30] 邬双喜. 雄黄蜈蚣治疗带状疱疹 36 例［J］. 内蒙古中医药，2007，20（3）：26.
[31] 邹波. 雄蜈散醋调涂治带状疱疹 186 例［J］. 中医外治杂志，2007，17（1）：11.
[32] 陈卫平. 中西医结合治疗带状疱疹临床观察［J］. 实用中医药杂志，2007，23（4）：228.
[33] 郑建华. 中药内服配合外敷治疗肝胆湿热型带状疱疹 32 例临床分析［J］. 新疆医科大学学报，2009，32（9）：1352-1353，1355.
[34] 闫景利. 中药内服外敷治疗带状疱疹 40 例［J］. 基层医学论坛，2010，14（32）：1001.
[35] 夏宝林，刘莉. 黛黄散外敷治疗带状疱疹 47 例体会［J］. 内蒙古中医药，2011，25（23）：70.
[36] 徐鸿雁. 解毒活血汤配合芦黄散治疗带状疱疹疗效观察［J］. 新中医，2011，43（1）：48-49.
[37] 黄飞平. 中医治疗带状疱疹后遗神经痛 25 例疗效观察［J］. 中外医学研究，2011，9（30）：59.
[38] 李明英，李易霞. 外涂自拟雄黄散辅助治疗带状疱疹的运用［J］. 中国医药指南，2012，10（27）：616-617.
[39] 黄宇康. 枯雄散治带状疱疹［J］. 实用医学杂志，1987，16（2）：7.
[40] 魏明铎. 三物二鲜一糖膏外治带状疱疹 110 例［J］. 河南医药信息，1995，3（10）：42-43.
[41] 金万斌，金占伟. 雄矾散外涂治疗带状疱疹 33 例［J］. 内蒙古中医药，1995，14（2）：32.
[42] 于福生，社卫华. 雄黄散治疗带状疱疹［J］. 山东中医杂志，1996，15（4）：185.
[43] 杨家茂，秦振华. 带状疱疹及相关疾病 66 例临床观察［J］. 陕西中医，1996，17（4）：163.
[44] 柒拾陆，哈斯朝鲁. 蒙西医结合治疗带状疱疹 37 例体会［J］. 中国社区医师，1996，12（9）：26-26.
[45] 任纪林. 雄黄蜈蚣治疗带状疱疹［J］. 山东中医杂志，1997，16（12）：41.
[46] 乌云，哈斯苏德，伊丽娜. 伊乐得 -5 味外敷治疗带状疱疹 20 例临床观察［J］. 中国民族医药杂志，1997，3（1）：22.
[47] 韩先锋. 斩蛇散外敷治愈蛇盘疮 10 例［J］. 中国民间疗法，1997，5（3）：39.
[48] 何毅. 五味解毒散外敷治疗带状疱疹 98 例［J］. 中医外治杂志，1997，7（4）：21.
[49] 周国秀，王跃华，余秋生. 疱疹净治疗带状疱疹后遗神经痛 152 例［J］. 中国民间疗法，1997，5（4）：25-26.
[50] 许丽羚. 疱疹软膏治疗放疗引起的带状疱疹 23 例［J］. 中国民间疗法，1997，5（4）：26.

[51] 董庆区，孟庆磊．珠黄散治疗带状疱疹62例［J］．中医外治杂志，1997，7（4）：36.
[52] 陈永盛．雄黄酊、激光治疗带状疱疹68例［J］．中医外治杂志，1998，8（1）：35.
[53] 宋同春．针药并施外治带状疱疹97例［J］．中国中医药科技，1999，6（4）：230.
[54] 张建忠，胡采凤．蜈蚣雄黄膏治疗带状疱疹38例［J］．中医外治杂志，1999，9（3）：12.
[55] 刘治中．中西医结合治疗带状疱疹200例［J］．陕西中医，2000，21（2）：80-81.
[56] 李桂英，陈瑞华，米艳红，陈淑玉．雄黄黄柏冰片膏外敷治疗带状疱疹［J］．中华护理杂志，2000，35（5）：296.
[57] 陈玉贵，张凤玲．疱疹净散治疗带状疱疹有奇效［J］．国医论坛，2001，16（3）：54.
[58] 吴文花，段斐，魏会敏，孙晓芳．中西医结合治疗带状疱疹54例［J］．河北职工医学院学报，2001，18（1）：40-41.
[59] 古英．针药并用治疗带状疱疹28例临床观察［J］．针刺研究，2001，26（3）：191.
[60] 尚祖文．龙胆泻肝汤与雄黄合剂治疗带状疱疹36例［J］．现代中西医结合杂志，2002，11（19）：1901.
[61] 郭穗．中西医结合治疗带状疱疹38例临床体会［J］．现代诊断与治疗，2003，14（3）：134.
[62] 尹秀梅，于德莉．针刺配合外涂药物治疗带状疱疹58例［J］．针灸临床杂志，2003，19（6）：18.
[63] 杨玉祥，李传武．复方雄黄酊外搽治疗带状疱疹40例［J］．河北中医，2003，25（3）：181.
[64] 计磊，陈世壮，党海珍．雄黄外敷治疗带状疱疹200例观察［J］．中华实用中西医杂志，2003，16（4）：505.
[65] 艾正海，钟万翠．中医发泡疗法治疗带状疱疹48例［J］．辽宁中医学院学报，2003，5（4）：358.
[66] 王丽宁．鲜苦参根合雄黄等治疗带状疱疹25例［J］．中国实用乡村医生杂志，2004，11（11）：33.
[67] 葛少亮，孔凡明．蜈蚣雄黄散治疗带状疱疹56例［J］．中国民间疗法，2004，12（3）：22.
[68] 邢玉梅，隋丽红．中西医结合治疗带状疱疹17例［J］．山东中医杂志，2004，23（9）：560.
[69] 张晓荣．龙胆泻肝汤加减配合外用治疗带状疱疹112例［J］．实用中西医结合临床，2004，4（4）：58-59.
[70] 卢佳文．应用雄黄止痛搽剂治疗带状疱疹50例疗效观察［J］．哈尔滨医药，2005，25（2）：52.
[71] 郑红波．解毒粉外敷治疗带状疱疹49例［J］．陕西中医，2006，27（4）：437-438.
[72] 朱功新．中药单方外用治疗带状疱疹［J］．医学理论与实践，2007，20（11）：1304.
[73] 吴粉娥．中医药内外合治带状疱疹38例临床观察［J］．北京中医，2007，26（6）：350.
[74] 眭洪峰．疱疹灵外用联合阿昔洛韦治疗带状疱疹疗效观察［J］．中国误诊学杂志，2007，7（15）：3512-3513.
[75] 韦雄．杠板归汤湿敷与雄黄散外涂治疗带状疱疹120例［J］．山西中医，2009，25（8）：35.
[76] 董贺福，张雯萍，郭淑芬．雄黄、白芷糊治疗带状疱疹的临床观察［J］．国际中医中药杂志，2010，32（3）：226-226.
[77] 郑改琴，王迪．三粉擦剂治疗带状疱疹40例［J］．陕西中医，2011，32（6）：710-711.

[78] 霍清龙 . 利湿解毒汤联合雄黄蜈蚣散治疗带状疱疹 90 例 [J]. 河北中医，2011，33 (7)：1014.
[79] 黄略宗 . 带状疱疹中西医结合治疗体会 [J]. 医学信息，2012，25 (12)：318-319.
[80] 张玉珊 . 自拟中药粉剂外治带状疱疹临床研究 [J]. 中医学报，2012，27 (10)：1364-1365.
[81] 刘长海 . 中西药联用治疗带状疱疹 60 例 [J]. 中国中医药科技，2013，20 (2)：214.
[82] 吉朝阳 . 公英解毒汤配合针灸治疗带状疱疹 80 例 [J]. 陕西中医，2013，34 (10)：1370.
[83] 周光英，王少敏，秦幼平 . 中医内外兼治带状疱疹 40 例临床观察 [J]. 四川省卫生管理干部学院学报，1997，16 (2)：18.
[84] 何天佑，刘娟 . 蛇床子散化裁治疗病毒性疱疹 87 例疗效观察 [J]. 云南中医中药杂志，2004，25 (5)：18.
[85] 罗志军 . 自拟内外合治带状疱疹 36 例观察 [J]. 健康大视野 (医学分册)，2005 (11)：70-70.
[86] 李静军 . 中西医治疗带状疱疹后遗神经痛对照观察 [J]. 实用心脑肺血管病杂志，2012，20 (1)：146.
[87] 刘永祥 . 枳实芍药散治疗带状疱疹的临床运用 [J]. 现代中西医结合杂志，1996，5 (2)：71-72.

第十二章

耳和乳突疾病

梅尼埃病

梅尼埃病（Ménière disease）又称美尼尔综合征、内耳性眩晕，是一种特发性内耳疾病，在1861年由法国医师Prosper Ménière首次提出。该病主要的病理改变为膜迷路积水，临床表现为反复发作的旋转性眩晕、波动性听力下降、耳鸣和耳闷胀感。本病多发生于30～50岁的中、青年人，儿童少见。男女发病无明显差别。双耳患病者约占10%～50%。

典型的梅尼埃病有如下4个症状：眩晕、耳聋、耳鸣及耳内闷胀感。眩晕多为突然发作的旋转性眩晕。患者常感周围物体围绕自身沿一定的方向旋转，闭目时症状可减轻。常伴恶心、呕吐、面色苍白、出冷汗、血压下降等自主神经反射症状。眩晕持续时间多为数十分钟或数小时，最长者不超过24小时。耳聋早期多为低频（125～500Hz）下降的感音神经性聋，可为波动性，发作期听力下降，而间歇期可部分或完全恢复。耳鸣可能是本病最早的症状，初期可表现为持续性的低调吹风样，晚期可出现多种音调的嘈杂声，如铃声、蝉鸣声、风吹声等。耳闷胀感眩晕发作期，患耳可出现耳内胀满感、压迫感、沉重感。少数患者诉患耳轻度疼痛，耳痒感。

由于梅尼埃病病因及发病机制不明，目前尚无使本病痊愈的治疗方法。目前多采用调节自主神经功能、改善内耳微循环、解除迷路积水为主的药物治疗及手术治疗。

梅尼埃病属中医学“眩晕”“呕吐”等范畴。中医认为本病多由痰、风、火、虚扰乱清阳或清窍失养所致，其病位在于头窍，与肝、脾、肾三脏有关。

【《金匮要略》方剂谱】

梅尼埃病的国际病症编码为H81.001，属于耳和乳突疾病。在《金匮要略》方治疗的优势病症谱中，其临床研究文献频次居第11位，而个案经验文献频次居第28位。《金匮要略》方中，能够治疗梅尼埃病的方剂共19首，其中有6首方剂已经进行过临床研究，18首方剂有个案经验报道。各方剂的文献频次见表12–1、表12–2。从表中看出，临床研究文献主要集中在泽泻汤，而个案经验文献亦集中在泽泻汤，其次为当归芍药散，其余方剂运用频次较低。

表12–1　梅尼埃病临床研究文献方剂谱

序号	方剂名称	频次	序号	方剂名称	频次
1	泽泻汤	67	4	小半夏加茯苓汤	2
2	小半夏汤	4	5	茯苓泽泻汤	1
3	当归芍药散	3	6	甘麦大枣汤	1

表12–2　梅尼埃病个案经验文献方剂谱

序号	方剂名称	频次	序号	方剂名称	频次
1	泽泻汤	23	10	侯氏黑散	1
2	当归芍药散	13	11	肾气丸	1
3	半夏厚朴汤	5	12	温经汤	1
4	小半夏加茯苓汤	4	13	黄芪建中汤	1
5	大建中汤	2	14	橘皮竹茹汤	1
6	黄芪桂枝五物汤	2	15	甘麦大枣汤	1
7	桂枝茯苓丸	2	16	葶苈大枣泻肺汤	1
8	酸枣汤	1	17	小半夏汤	1
9	大黄甘草汤	1	18	大黄甘遂汤	1

【临床证据评价】

梅尼埃病的临床证据来源于临床研究和个案经验文献，前者有78篇，后者有59篇。临床研究文献中有22篇随机对照试验，1篇半随机对照试验，6篇非随机对照试验，49篇病例系列观察。个案经验文献共有60篇，报道了62则梅尼埃病的验案。

1. 临床研究文献

（1）*泽泻汤*

67篇文献中，19篇随机对照试验，1篇半随机对照试验，5篇非随机对照试验，42篇病例系列观察。在发表年份上，所有文献分布在1986～2013年。证据质量等级评价情况见表12–3。可以看出，有高质量证据5篇，中等质量证据5篇，低质量证据3篇，极低质量证据54篇。证据的降级因素主要为研究的局限性，精确度低、加入药物干扰也是降级因素之一。证据升级因素主要是仲景原方、单用仲景方干预。

表12–3　　泽泻汤临床研究文献证据质量一览表

纳入研究	发表年份	文献类型	证据升降因素	等级
刘勤建[1]	2002	CT	研究的局限性（–2）仲景原方（+1）单用仲景方干预（+1）	高
范喜军[2]	2004	CR	仲景原方（+1）单用仲景方干预（+1）	高
宋春叶[3]	2010	CR	仲景原方（+1）单用仲景方干预（+1）	高
汤宏涛[4]	2011	CR	仲景原方（+1）单用仲景方干预（+1）	高
李伟峰[5]	2012	CR	仲景原方（+1）单用仲景方干预（+1）	高
饶云中[6]	1992	CR	仲景原方（+1）	中
吴春燕[7]	1996	CR	仲景原方（+1）	中
贺自平[8]	2005	RCT	研究的局限性（–2）加入药物干扰（–1）	中
李进东[9]	2010	CR	小样本（–1）仲景原方（+1）单用仲景方干预（+1）	中
刘　成[10]	2012	CT	研究的局限性（–2）精确度低（–1）仲景原方（+1）单用仲景方干预（+1）	中
岳建平[11]	1995	CR	无	低
文志南[12]	2011	RCT	研究的局限性（–1）精确度低（–1）加入药物干扰（–1）	低
邹水华[13]	2012	RCT	研究的局限性（–1）加入药物干扰（–1）	低
吴协兵[14]	1986	CR	加入药物干扰（–1）	极低
张西恒[15]	1992	CR	加入药物干扰（–1）	极低
张大勇[16]	1994	CR	加入药物干扰（–1）	极低
李海平[17]	1995	CR	加入药物干扰（–1）	极低
曹玉庆[18]	1996	CR	加入药物干扰（–1）	极低

续表

纳入研究	发表年份	文献类型	证据升降因素	等级
黄成远[19]	1996	CR	加入药物干扰（-1）	极低
宋明福[20]	1996	CR	加入药物干扰（-1）	极低
黄冬度[21]	1997	CR	加入药物干扰（-1）	极低
王　悦[22]	1997	CR	加入药物干扰（-1）	极低
李宝华[23]	1998	CR	加入药物干扰（-1）	极低
覃振界[24]	1998	CR	加入药物干扰（-1）	极低
胡素芬[25]	1999	CR	加入药物干扰（-1）	极低
冯　毅[26]	2000	CT	研究的局限性（-2）精确度低（-1）	极低
冯仲华[27]	2000	CR	加入药物干扰（-1）	极低
陈兴泉[28]	2001	RCT	研究的局限性（-2）加入药物干扰（-1）	极低
程玉峰[29]	2001	CR	加入药物干扰（-1）	极低
邓　超[30]	2001	CT	研究的局限性（-2）加入药物干扰（-1）	极低
李秀莲[31]	2001	RCT	研究的局限性（-2）加入药物干扰（-1）	极低
田炳恒[32]	2001	CR	加入药物干扰（-1）	极低
张中柏[33]	2001	CR	加入药物干扰（-1）	极低
曹喜旺[34]	2002	CR	加入药物干扰（-1）	极低
李盛田[35]	2002	CR	加入药物干扰（-1）	极低
林岩德[36]	2002	CR	加入药物干扰（-1）	极低
吕士君[37]	2002	CR	加入药物干扰（-1）	极低
汤金彪[38]	2002	CT	研究的局限性（-2）加入药物干扰（-1）	极低
王新坦[39]	2002	CR	加入药物干扰（-1）	极低
张安富[40]	2002	CR	加入药物干扰（-1）	极低
赵晓敏[41]	2002	CR	加入药物干扰（-1）	极低
陈俊波[42]	2003	RCT	研究的局限性（-2）加入药物干扰（-1）	极低
刘子旺[43]	2003	RCT	研究的局限性（-2）加入药物干扰（-1）	极低
杨永忠[44]	2003	CR	加入药物干扰（-1）	极低
李清泉[45]	2004	RCT	研究的局限性（-2）加入药物干扰（-1）	极低
马　蓉[46]	2004	CR	加入药物干扰（-1）	极低
彭　暾[47]	2004	CCT	研究的局限性（-2）加入药物干扰（-1）	极低

续表

纳入研究	发表年份	文献类型	证据升降因素	等级
张雪梅[48]	2004	RCT	研究的局限性（–2）加入药物干扰（–1）	极低
蔡　健[49]	2005	CR	加入药物干扰（–1）	极低
黄盛金[50]	2005	CR	加入药物干扰（–1）	极低
姜剑华[51]	2005	RCT	研究的局限性（–2）加入药物干扰（–1）	极低
李容华[52]	2005	RCT	研究的局限性（–2）加入药物干扰（–1）	极低
张可堂[53]	2005	RCT	研究的局限性（–2）加入药物干扰（–1）	极低
曹　江[54]	2006	CR	加入药物干扰（–1）	极低
王凤云[55]	2008	CR	加入药物干扰（–1）	极低
雒焕文[56]	2009	CR	加入药物干扰（–1）	极低
陈宗堂[57]	2010	CR	加入药物干扰（–1）	极低
郭　飚[58]	2010	RCT	研究的局限性（–2）精确度低（–1）加入药物干扰（–1）	极低
沈秀辉[59]	2010	CR	加入药物干扰（–1）	极低
生　虹[60]	2010	RCT	研究的局限性（–2）精确度低（–1）加入药物干扰（–1）仲景原方（+1）	极低
唐绍明[61]	2010	CR	小样本（–1）加入药物干扰（–1）	极低
王　昱[62]	2010	RCT	研究的局限性（–2）精确度低（–1）加入药物干扰（–1）	极低
马　骥[63]	2011	RCT	研究的局限性（–2）加入药物干扰（–1）	极低
张居东[64]	2011	CR	加入药物干扰（–1）	极低
安平祥[65]	2012	RCT	研究的局限性（–1）精确度低（–1）加入药物干扰（–1）	极低
李文军[66]	2013	RCT	研究的局限性（–1）小样本（–1）加入药物干扰（–1）	极低
刘　臣[67]	2013	RCT	研究的局限性（–1）精确度低（–1）加入药物干扰（–1）	极低

（2）其他方剂

另有 5 个方剂，分别为小半夏汤、当归芍药散、小半夏加茯苓汤、茯苓泽泻汤和甘麦大枣汤。各个方剂的证据质量等级评价情况见表 12–4。可以看出，小半夏汤和当归芍药散有高质量文献纳入。

表 12-4　其他方剂临床研究文献证据质量一览表

纳入研究	方剂名称	发表年份	文献类型	证据升降因素	等级
柳巧红[68]	小半夏汤	2012	CR	仲景原方（+1）单用仲景方干预（+1）	高
吴永钧[69]	小半夏汤	2012	CR	仲景原方（+1）单用仲景方干预（+1）	高
刘成[70]	小半夏汤	2012	RCT	研究的局限性（-2）精确度低（-1）仲景原方（+1）单用仲景方干预（+1）	中
刘峰林[71]	小半夏汤	1997	CR	加入药物干扰（-1）	极低
李伟峰[72]	当归芍药散	2012	CR	仲景原方（+1）单用仲景方干预（+1）	高
马克敏[73]	当归芍药散	1994	RCT	研究的局限性（-2）精确度低（-1）	极低
裴建锋[74]	当归芍药散	2003	CR	小样本（-1）加入药物干扰（-1）单用仲景方干预（+1）	极低
石冬辉[75]	小半夏加茯苓汤	2002	CR	加入药物干扰（-1）	极低
李本华[76]	小半夏加茯苓汤	2004	CR	加入药物干扰（-1）	极低
吴建华[77]	茯苓泽泻汤	2010	CT	研究的局限性（-1）加入药物干扰（-1）	低
王靖博[78]	甘麦大枣汤	2012	RCT	研究的局限性（-1）加入药物干扰（-1）	低

2. 个案经验文献

共纳入 63 则医案，分别采用泽泻汤、当归芍药散、半夏厚朴汤等。发表年份分布于 1980 ~ 2012 年。各个方剂的证据质量等级评价情况见表 12-5。可以看出，纳入相关医案除了大黄甘草汤和酸枣汤平均质量为中等以外，其余医案文献均为低等质量。

表 12-5　个案经验文献证据质量一览表

方剂名称	发表年份	医案则数	质量评分平均值	等级
泽泻汤	1988 ~ 2009	23	33.28	中等
当归芍药散	1989 ~ 2008	13	38.87	中等
半夏厚朴汤	1980 ~ 1997	5	33.15	中等
小半夏加茯苓汤	1986 ~ 2009	4	31.78	中等
大建中汤	1986 ~ 1991	2	46.16	中等
黄芪桂枝五物汤	1997 ~ 2009	2	29.64	低等
桂枝茯苓丸	1987 ~ 2008	2	25.42	低等

续表

方剂名称	发表年份	医案则数	质量评分平均值	等级
酸枣汤	2012	1	56.95	中等
大黄甘草汤	2007	1	40.17	中等
侯氏黑散	1997 ~ 2004	1	34.55	中等
肾气丸	1989	1	32.57	中等
温经汤	1994	1	31.71	中等
黄芪建中汤	1988	1	31.12	中等
橘皮竹茹汤	1997	1	27.84	低等
甘麦大枣汤	1997	1	26.44	低等
葶苈大枣泻肺汤	1996	1	25.95	低等
小半夏汤	1989	1	20.78	低等
大黄甘遂汤	1982	1	17.12	低等

【典型临床证据】

梅尼埃病的临床研究证据共有 78 篇文献支持，高质量证据 8 篇，中等质量证据 6 篇，低质量证据 5 篇，极低质量证据 59 篇。高质量证据为泽泻汤等的研究文献。各质量等级文献均有分布。

1. 泽泻汤

泽泻汤干预梅尼埃病在临床总有效率方面有效（高质量证据）

范喜军[2]实施的一项样本量为 72 例的病例系列观察中，以泽泻汤原方治疗。处方：泽泻 30 ~ 50g，白术 12 ~ 20g。每天 1 剂，水煎 2 次，取汁 400mL，每服 200mL，分 2 次温服；重症每次 200mL，分 3 次温服。根据年龄及体质强弱增减药物剂量，泽泻与白术始终按 5 : 2 的比例配伍。10 天为 1 个疗程。治疗后治愈 51 例，好转 17 例，未愈 4 例，总有效率 94.4%，其中 41 例在 1 个疗程内治愈，10 例在 2 个疗程内治愈，17 例在 2 个疗程内好转，治愈病例疗程最短 3 天，最长 18 天，平均疗程为 9 天。随访 3 个月，48 例无复发，3 例复发后再用泽泻汤治疗仍有效。（疗效标准：①治愈：眩晕症状消失，听力及其他有关检查正常。②好转：症状及体征明显减轻。③未愈：症状及体征无明显改善。）

2. 当归芍药散

当归芍药散合泽泻汤干预梅尼埃病在临床总有效率方面有效（高质量证据）

李伟峰[72]实施的一项样本量为90例的病例系列观察中，给予当归芍药散合泽泻汤，药物组成：当归15g，白芍20g，茯苓15g，白术12g，泽泻60g，川芎10g，葛根20g，半夏12g，甘草12g。每日1剂，水煎2次，每次取汁250mL，分2次温服。3～5天为1个疗程，治疗2个疗程后判定疗效。治疗结果：治愈67例，好转16例，未愈7例，有效率占92.2%。其中43例在1个疗程内治愈，12例在2个疗程内治愈，13例在2个疗程内好转。随访2个月，11例复发后再服当归芍药散7例痊愈。（疗效标准：按照《中医病证诊断疗效标准》中眩晕病疗效判定标准。治愈：症状、体征及有关实验室检查基本正常。好转：症状及体征减轻，实验室检查有改善。未愈：症状无改善。）

【梅尼埃病与应用方剂分析】

此次研究发现共有20首方剂可以治疗梅尼埃病，属于同病异治的范畴。根据文献报道，基于循证医学研究得出结论，依次为：泽泻汤共67篇文献，纳入4615例。高质量证据分布在泽泻汤中，其余方剂多为中等、低质量证据。可以看出，虽然方剂种类分布较广，但是不论在文献频次还是证据质量方面，均具有一定聚集性。

1. 泽泻汤

泽泻汤是痰饮咳嗽病篇中，主治支饮上泛、蒙蔽清阳冒眩的主方，其主证表现为头昏目眩。其方由泽泻、白术组成。梅尼埃病在本方的病症谱中，属于高频病症。高质量证据显示，泽泻汤在临床总有效率方面有效。可见脾虚饮泛、蒙蔽清阳是本病临床常见病机之一，具有较高的人群聚集度。

2. 当归芍药散

当归芍药散是妇人妊娠病篇中，主治肝脾失调，气血瘀滞湿阻之腹痛的主方，其主证表现为腹痛，并无有关治疗梅尼埃病相关症状的论述，其治疗本病的机理，当为渗湿健脾，饮去眩安，其病自愈。其方由当归、芍药、茯苓、白术、泽泻、川芎组成。梅尼埃病在本方的病症谱中，属于个案高频病症。高质量证据显示，当归芍药散合泽泻汤干预梅尼埃病在临床总有效率方面有效。可见肝脾失调，气血瘀滞湿阻是本病临床常见病机之一，具有较高的人群聚集度。虽证据支持强度较低，但临床见此病机者可酌用此方。

【优势病证规律】

根据现有文献，梅尼埃病临床常见证型有脾虚饮泛、蒙蔽清阳的泽泻汤证和肝脾失调、气血瘀滞湿阻的当归芍药散证。通过循证医学研究及证据评价，提炼出梅尼埃病用《金匮要略》方治疗呈现出一定趋向性。因此，泽泻汤和当归芍药散的证型很可能是梅尼埃病在现代临床环境下的主要证候表现。（见图 12–1）

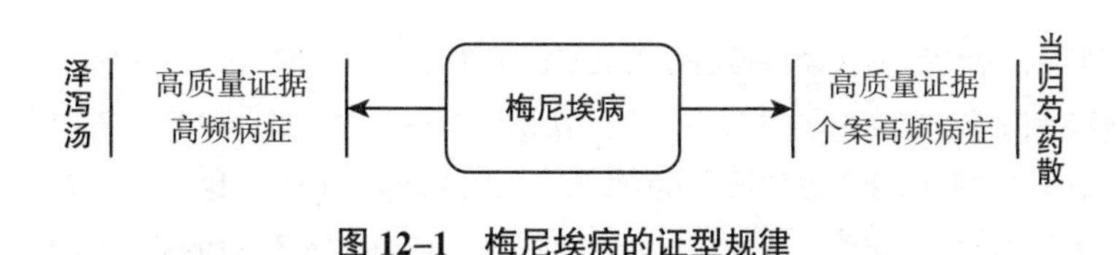

图 12–1　梅尼埃病的证型规律

参考文献

[1] 刘勤建，杨俊 . 泽泻汤治疗美尼尔氏病 56 例［ J ］. 中国民间疗法，2002，10（ 7 ）：52.

[2] 范喜军，范晓亮 . 泽泻汤治疗梅尼埃病 72 例［ J ］. 新中医，2004，36（ 4 ）：60–61.

[3] 宋春叶，于友三 . 泽泻汤加味综合治疗梅尼埃病 32 例［ J ］. 中国中医急症，2010，19（ 2 ）：307–308.

[4] 汤宏涛 . 泽泻汤合半夏白术天麻汤加减治疗梅尼埃病临床观察［ J ］. 中医学报，2011，10（ 26 ）：1129–1130.

[5] 李伟峰，程璐，吕雁 . 当归芍药散合泽泻汤治疗梅尼埃病 90 例［ J ］. 中医研究，2012，25（ 6 ）：46–47.

[6] 饶云中 . 重用泽泻汤治疗内耳性晕眩症［ J ］. 中医杂志，1992（ 3 ）：13.

[7] 吴春燕 . 泽泻汤加味治疗美尼尔综合征 63 例［ J ］. 安徽中医学院学报，1996，15（ 6 ）：24.

[8] 贺自平 . 加味泽泻汤治疗梅尼埃综合征 40 例［ J ］. 湖南中医杂志，2005，21（ 3 ）：65.

[9] 李进东 . 运用小柴胡汤合泽泻汤加味治疗美尼尔氏综合征 26 例的体会［ J ］. 医学信息，2010，12（ 8 ）：2268–2269.

[10] 刘成 . 泽泻汤加味治疗美尼尔氏综合征 30 例［ J ］. 陕西中医，2012，33（ 6 ）：680–681.

[11] 岳建平 . 泽泻汤加味治疗美尼尔氏综合征 100 例［ J ］. 内蒙古中医药，1995（ 6 ）：14.

[12] 文志南，谭凤 . 柴陈泽泻汤治疗美尼尔氏综合征 43 例临床观察［ J ］. 中医药导报,2011,17（ 12 ）：51–52.

[13] 邹水华 . 中西医结合治疗美尼尔氏综合征 50 例临床分析［ J ］. 江西医药，2012，47（ 2 ）：145–164.

[14] 吴协兵 . 加味泽泻汤治疗美尼尔氏综合征 32 例［ J ］. 陕西中医，1986，7（ 3 ）：129.

[15] 张西恒 . 自拟泽泻汤治疗美尼尔氏综合征 58 例临床观察［ J ］. 中医药临床杂志，1992，4（ 1 ）：25–26.

[16] 张大勇，门铁良.泽泻汤加味治疗美尼尔氏病46例临床体会[J].内蒙古中医药，1994(6)：98.

[17] 李海平，介曙光.复方泽泻治疗美尼尔氏病47例[J].中医研究，1995，8(4)：39-40.

[18] 曹玉庆，赵临浩.藿香泽泻汤治疗美尼尔氏病32例[C].中国民族医药学会首届研讨会，1996：302.

[19] 黄成远.中西医结合治疗内耳眩晕病18例[J].黑龙江中医药，1996(6)：37.

[20] 宋明福，刘坚.仙鹤泽泻汤治疗美尼尔氏综合征88例临床报告[J].湖北中医杂志,1996,18(1)：7-8.

[21] 黄冬度.半夏白术天麻汤合泽泻汤治疗美尼尔病178例[J].重庆医学，1997，26(6)：372.

[22] 王悦.回味泽泻汤治疗美尼尔病32例[J].南京中医药大学学报，1997，13(1)：58.

[23] 李宝华.加味泽泻汤治疗美尼尔氏病60例[J].山西中医，1998，14(5)：12-13.

[24] 覃振界.泽泻汤加味治疗美尼尔氏综合征50例[J].广西中医药，1998，21(1)：42.

[25] 胡素芬.自拟清眩汤配合穴位按摩治疗美尼尔氏征14例[J].河南中医药学刊，1999，14(3)：52.

[26] 冯毅.泽泻汤加味治疗美尼尔氏病[J].湖北中医杂志，2000，22(5)：26.

[27] 冯仲华.抗眩汤治疗梅尼埃病42例[J].河北中医，2000，22(5)：357.

[28] 陈兴泉.金匮泽泻汤加味治疗美尼尔氏病78例[J].四川中医，2001，19(1)：29.

[29] 程玉峰.加味泽泻汤治疗梅尼埃病30例[J].安徽中医临床杂志，2001，13(5)：346.

[30] 邓超.苓泽汤加减治疗美尼尔综合征32例[J].实用中医药杂志，2001，17(9)：23.

[31] 李秀莲.泽泻汤加味治疗梅尼埃综合征[J].山东中医杂志，2001，20(9)：552.

[32] 田炳恒.自拟清眩汤治疗美尼尔氏病[J].中国乡村医生，2001(6)：31-32.

[33] 张中柏，张云.中西医结合治疗梅尼埃病113例[J].河北中医，2001，23(2)：149.

[34] 曹喜旺，陶新萍.小柴胡合泽泻汤加味治疗美尼尔病58例[J].实用中医药杂志，2002，18(1：26.

[35] 李盛田.泽泻苓桂术甘汤治疗美尼尔氏综合征35例疗效观察[J].云南中医中药杂志，2002，23(6)：10.

[36] 林岩德.中西医结合治疗美尼尔氏综合征32例[J].江苏中医药，2002，23(7)：26.

[37] 吕士君.复方泽泻汤治疗老年脑性眩晕56例临床观察[J].现代中西医结合杂志,2002,11(9)：811.

[38] 汤金彪.治眩方治疗梅尼埃氏综合征92例[J].湖南中医杂志，2002，18(4)：29-30.

[39] 王新坦.真武汤合泽泻汤治疗梅尼埃病20例[J].河北中医，2002，24(6)：466.

[40] 张安富.小柴胡汤合泽泻汤加味治疗美尼尔氏征48例[J].中国中医急症，2002(4)：285.

[41] 赵晓敏，张冬玲，邹淑波，等.自拟清眩汤治疗美尼尔氏病[J].吉林中医药，2002，22(1)：35.

[42] 陈俊波.黄芪泽泻汤配合耳穴治疗美尼尔氏综合征66例疗效观察[J].云南中医中药杂志，2003，24(4)：25-26.

[43] 刘子旺，赵长衔，李卫红，等.中药治疗梅尼埃病40例疗效观察[J].中国中西医结合耳鼻咽

喉科杂志，2003，11（1）：26–27.
[44] 杨永忠.加味泽泻汤治疗内耳眩晕症100例[J].实用临床医学，2003，4（5）：69.
[45] 李清泉，贺冬梅.中西药结合治疗美尼尔氏病38例[J].中国社区医师（综合版），2004，6（4）：33.
[46] 马蓉.复方丹参注射液合泽泻加味汤治疗美尼尔病36例临床分析[J].四川中医，2004，22（7）：87.
[47] 彭暾，刘向明，杨东山.升补泽泻汤治疗美尼尔氏病90例临床观察[J].四川中医，2004，22(3)：59.
[48] 张雪梅.中药配合β－七叶皂苷钠治疗梅尼埃病40例——附常规西药治疗38例对照[J].浙江中医杂志，2004（6）：478.
[49] 蔡健.温胆汤合泽泻汤治疗美尼尔病28例临床观察[J].医药产业资讯，2005，2（28）：113.
[50] 黄盛金.中西医结合治疗梅尼埃病26例[J].实用中医药杂志，2005，21（1）：24.
[51] 姜剑华，姜华新.泽泻汤加味治疗梅尼埃病68例[J].中华中西医学杂志，2005，3（6）：93.
[52] 李容华.中西医结合治疗梅尼埃病临床观察[J].辽宁中医杂志，2005，23（6）：571–572.
[53] 张可堂.泽泻汤加味治疗梅尼埃综合征80例[J].实用中医内科杂志，2005，19（6）：552–553.
[54] 曹江.定眩汤治疗美尼尔综合征138例[J].陕西中医，2006，27（7）：799.
[55] 王凤云.二陈汤合泽泻汤加味治疗梅尼埃病56例[J].河南中医，2008，28（7）：87.
[56] 雒焕文.加味白术泽泻汤治疗梅尼埃病60例[J].中国中医急症，2009，18（12）：2053.
[57] 陈宗堂.二陈泽泻汤化裁治疗梅尼埃病38例[J].中国民间疗法，2010，18（9）：33.
[58] 郭飚.重用泽泻治疗美尼尔病56例[J].福建中医药，2010，41（1）：43–44.
[59] 沈秀辉.加味泽泻汤治疗梅尼埃病42例疗效观察[J].航空航天医药，2010，21（10）：1904.
[60] 生虹.中西医结合治疗梅尼埃病224例临床分析[J].内蒙古医学杂志，2010，42（4）：471–472.
[61] 唐绍明.加味泽泻汤治疗内耳眩晕疗效观察[J].中医临床研究，2010，2（20）：37.
[62] 王昱，刘子旺.健脾化痰法治疗46例痰浊中阻型梅尼埃病患者回顾性研究[J].中医药学报，2010，38（5）：123–124.
[63] 马骥，赵宇川.中西医结合治疗美尼尔氏病34例临床观察[C].国际中医药临床研究学术会议暨全国第二届中医临床研究学术会议论文集，2011：15.
[64] 张居东.泽泻汤加味治疗梅尼埃征30例临床观察[J].中国社区医师，2011，28（13）：195–196.
[65] 安平祥，孙向毓.泽泻汤加味治疗梅尼埃病38例临床观察[J].西部中医药，2012，25（7）：51–52.
[66] 李文军.加味泽泻汤治疗内耳眩晕症效果分析[J].现代养生，2013（9）：101.
[67] 刘臣.柴陈泽泻汤治疗梅尼埃病随机平行对照研究[J].实用中医内科杂志，2013，27（5）：15–17.
[68] 柳巧红，刘青山.苓桂术甘汤联合小半夏汤治疗梅尼埃病40例[J].陕西中医，2012，33（2）：

167–168.
［69］吴永钧，红岩．泽泻汤合小半夏汤加味治疗眩晕伴呕吐 81 例［J］．中国保健营养（下旬刊），2012，9（下）：3528–3529.
［70］刘成．泽泻汤加味治疗美尼尔氏综合征 30 例［J］．陕西中医，2012，33（6）：680–681.
［71］刘峰林，黄焰．中西医结合治疗美尼尔氏病 48 例［J］．四川中医，1997，15（8）：25.
［72］李伟峰，程璐，吕雁．当归芍药散合泽泻汤治疗梅尼埃病 90 例［J］．中医研究，2012，25（6）：46–47.
［73］马克敏，张振东．当归芍药散加味治疗美尼尔氏病 38 例［J］．河南中医药学刊，1994，9（6）：23–24.
［74］裴建锋．当归芍药散加味治疗梅尼埃病 28 例［J］．新中医，2003，35（8）：68–69.
［75］石冬辉．定眩汤治疗美尼尔综合征 35 例［J］．深圳中西医结合杂志，2002，12（6）：367.
［76］李本华，宋鹰．自拟熄风定眩饮治疗美尼尔综合征 68 例［J］．现代医药卫生，2004，20（17）：1781.
［77］吴建华．仲景茯苓泽泻汤治疗梅尼埃病疗效观察［J］．中国实用乡村医生杂志，2010，17（11）：74.
［78］王靖博，杨朝坤．中西医结合治疗梅尼埃病 502 例疗效观察［J］．新中医，2012，44（12）：80–82.

第十三章 中医病证

第一节　胃脘痛

胃脘痛，凡由于脾胃受损，气血不调所引起胃脘部疼痛的病证。历代文献中所称的“心痛”“心下痛”，多指胃痛而言。

胃脘痛发生的常见原因有寒邪客胃、饮食伤胃、肝气犯胃和脾胃虚弱等。胃主受纳腐熟水谷，若寒邪客于胃中，寒凝不散，阻滞气机，可致胃气不和而疼痛；或因饮食不节，饥饱无度，或过食肥甘，食滞不化，气机受阻，胃失和降引起胃痛；肝对脾胃有疏泄作用，如因恼怒抑郁，气郁伤肝，肝失条达，横逆犯胃，亦可发生胃痛；若劳倦内伤，久病脾胃虚弱，或禀赋不足，中阳亏虚，胃失温养，内寒滋生，中焦虚寒而痛；亦有气郁日久，瘀血内结，气滞血瘀，阻碍中焦气机，而致胃痛发作。总之，胃痛发生的病机分为虚实两端，实证为气机阻滞，不通则痛；虚证为胃腑失于温煦或濡养，失养则痛。

【《金匮要略》方剂谱】

胃脘痛属于消化系统疾病的中医疾病。在《金匮要略》方治疗的优势病症谱中，其临床研究文献频次居第 36 位，而个案经验文献频次位亦居第 12 位。《金匮要略》方中，能够治疗胃脘痛的方剂共 25 首，其中有 6 首方剂已经进行过临床研究，23 首方剂有个案经验报道。各方剂的文献频次见表 13-1、表 13-2。从表中看出，临床研究文献主要集中在黄芪建中汤，而个案经验文献亦集中在黄芪建中汤，其余方剂运用频次较低。

表 13-1　　胃脘痛临床研究文献方剂谱

序号	方剂名称	频次	序号	方剂名称	频次
1	黄芪建中汤	19	4	厚朴三物汤	2
2	泻心汤	5	5	当归贝母苦参丸	1
3	黄芪桂枝五物汤	4	6	温经汤	1

表 13-2　　胃脘痛个案经验文献方剂谱

序号	方剂名称	频次	序号	方剂名称	频次
1	黄芪建中汤	41	13	酸枣汤	2
2	当归芍药散	6	14	温经汤	2
3	黄芪桂枝五物汤	5	15	肾气丸	2
4	半夏厚朴汤	5	16	旋覆花汤	2
5	泻心汤	5	17	栝楼薤白半夏汤	1
6	小半夏加茯苓汤	4	18	人参汤	1
7	枳实薤白桂枝汤	4	19	百合地黄汤	1
8	枳术丸	3	20	百合知母汤	1
9	甘麦大枣汤	3	21	桂枝加龙骨牡蛎汤	1
10	大黄附子汤	3	22	木防己汤	1
11	乌头赤石脂丸	3	23	乌头汤	1
12	当归生姜羊肉汤	2			

【临床证据评价】

胃脘痛的临床证据来源于临床研究和个案经验文献，前者有 32 篇，后者有 90 篇。临床研究文献中有 8 篇随机对照试验，24 篇病例系列观察。个案经验文献共有 90 篇，报道了 99 则胃脘痛的验案。

1. 临床研究文献

（1）黄芪建中汤

19 篇文献中，5 篇随机对照试验，14 篇病例系列观察。在发表年份上，所有文献分布在 1994 ~ 2013 年。证据质量等级评价情况见表 13-3。可以看出，有中等质量证据

4篇，低质量证据7篇，极低质量证据8篇。证据的降级因素主要为加入药物干扰、间接证据。证据升级因素主要是单用仲景方干预。

表 13-3　　黄芪建中汤临床研究文献证据质量一览表

纳入研究	发表年份	文献类型	证据升降因素	等级
王建光[1]	1994	CR	单用仲景方干预（+1）	中
蔡志成[2]	1997	CR	单用仲景方干预（+1）	中
班太峰[3]	1998	CR	单用仲景方干预（+1）	中
王洪白[4]	2006	CR	单用仲景方干预（+1）	中
刘晨光[5]	1994	CR	加入药物干扰（–1）单用仲景方干预（+1）	低
刘保祥[6]	1996	CR	小样本（–1）加入药物干扰（–1）剂量–效应关系（+1）单用仲景方干预（+1）	低
丁兆兰[7]	1996	CR	小样本（–1）加入药物干扰（–1）剂量–效应关系（+1）单用仲景方干预（+1）	低
于宝玲[8]	1997	CR	无	低
全惠兰[9]	2002	CR	加入药物干扰（–1）单用仲景方干预（+1）	低
曾金花[10]	2006	RCT	研究的局限性（–1）精确度低（–1）加入药物干扰（–1）单用仲景方干预（+1）	低
王红霞[11]	2013	RCT	研究的局限性（–2）精确度低（–1）单用仲景方干预（+1）仲景原方（+1）	低
石景伟[12]	1995	CR	间接证据（–1）加入药物干扰（–1）单用仲景方干预（+1）	极低
马思林[13]	1999	CR	加入药物干扰（–1）	极低
王翠真[14]	2000	CR	加入药物干扰（–1）	极低
闵照国[15]	2001	CR	加入药物干扰（–1）	极低
杜　磊[16]	2009	RCT	研究的局限性（–2）间接证据（–1）精确度低（–1）单用仲景方干预（+1）	极低
陈　勇[17]	2011	CR	加入药物干扰（–1）	极低
杜利民[18]	2013	RCT	研究的局限性（–2）间接证据（–1）加入药物干扰（–1）	极低
谭远忠[19]	2013	RCT	研究的局限性（–2）间接证据（–1）精确度低（–1）	极低

（2）泻心汤

纳入5篇文献，1篇随机对照试验，4篇病例系列观察。所有文献分布在1993～2000年。证据质量等级评价情况见表13-4。可以看出，有中等质量证据2篇，低质量证据3篇。证据的降级因素主要为研究的局限性、小样本等。证据升级因素主要是1979年前病例观察。

表13-4　泻心汤临床研究文献证据质量一览表

纳入研究	发表年份	文献类型	证据升降因素	等级
张　琳[20]	1993	RCT	研究的局限性（–1）小样本（–1）加入药物干扰（–1）1979年前病例观察（+1）单用仲景方干预（+1）	中
怡　悦[21]	1995	CR	1979年前病例观察（+1）仲景原方（+1）	中
屠文先[22]	1997	CR	小样本（–1）加入药物干扰（–1)1979年前病例观察（+1）	低
吴同寅[23]	1999	CR	小样本（–1）加入药物干扰（–1）1979年前病例观察（+1）单用仲景方干预（+1）	低
许晓泉[24]	2000	CR	加入药物干扰（–1）1979年前病例观察（+1）	低

（3）黄芪桂枝五物汤

纳入4篇文献，1篇随机对照试验，3篇病例系列观察。所有文献分布在2002～2006年。证据质量等级评价情况见表13-5。可以看出，有低质量证据3篇，极低质量证据1篇。证据的降级因素主要为加入药物干扰。证据升级因素主要是使用单用仲景方干预。

表13-5　黄芪桂枝五物汤临床研究文献证据质量一览表

纳入研究	发表年份	文献类型	证据升降因素	等级
凌卫国[25]	2002	CR	加入药物干扰（–1）单用仲景方干预（+1）	低
侯世文[26]	2005	CR	加入药物干扰（–1）单用仲景方干预（+1）	低
杨见民[27]	2006	CR	加入药物干扰（–1）单用仲景方干预（+1）	低
周向红[28]	2006	RCT	研究的局限性（–2）精确度低（–1）加入药物干扰（–1）	极低

（4）其他方剂

另有3个方剂，分别为厚朴三物汤、当归贝母苦参丸、温经汤。各个方剂的证据质量等级评价情况见表13-6。可以看出，纳入文献质量均较低。

表 13-6　其他方剂临床研究文献证据质量一览表

纳入研究	方剂名称	发表年份	文献类型	证据升降因素	等级
向一青[29]	厚朴三物汤	2004	CR	加入药物干扰（-1）1979 年前病例观察（+1）单用仲景方干预（+1）	中
栗滢波[30]	厚朴三物汤	2004	CR	加入药物干扰（-1）1979 年前病例观察（+1）	低
毕明义[31]	当归贝母苦参丸	1992	CR	加入药物干扰（-1）单用仲景方干预（+1）	低
魏家亭[32]	温经汤	2001	RCT	研究的局限性（-2）单用仲景方干预（+1）	中

2. 个案经验文献

共纳入 99 则医案，分别采用黄芪建中汤、当归芍药散、黄芪桂枝五物汤等。发表年份分布于 1980 ~ 2013 年。各个方剂的证据质量等级评价情况见表 13-7。可以看出，纳入相关医案总体平均质量偏低。

表 13-7　个案经验文献证据质量一览表

方剂名称	发表年份	医案则数	质量评分平均值	等级
黄芪建中汤	1980 ~ 2013	41	36.14	低等
当归芍药散	1983 ~ 2011	6	41.28	中等
黄芪桂枝五物汤	1996 ~ 2013	5	47.43	中等
半夏厚朴汤	1987 ~ 2012	5	34.59	低等
泻心汤	1985 ~ 2011	5	34.37	低等
小半夏加茯苓汤	1983	4	26.78	低等
枳实薤白桂枝汤	1989	4	20.69	低等
枳术丸	2013	3	62.74	高等
甘麦大枣汤	1988 ~ 2000	3	32.44	低等
大黄附子汤	1983 ~ 2007	3	27.45	低等
乌头赤石脂丸	1980 ~ 1995	3	23.97	低等
当归生姜羊肉汤	2007	2	39.17	低等
酸枣汤	1985 ~ 2007	2	36.15	低等
温经汤	1999 ~ 2002	2	35.01	低等

续表

方剂名称	发表年份	医案则数	质量评分平均值	等级
肾气丸	1987 ~ 2008	2	29.26	低等
旋覆花汤	1996 ~ 2003	2	27.86	低等
栝楼薤白半夏汤	2008	1	78.03	高等
人参汤	2012	1	73.9	高等
百合地黄汤	2011	1	71.17	高等
百合知母汤	2000	1	42.63	中等
桂枝加龙骨牡蛎汤	1986	1	31.95	低等
木防己汤	2002	1	30.07	低等
乌头汤	1995	1	27.89	低等

【典型临床证据】

胃脘痛的临床研究证据共有 32 篇文献支持，中等质量证据 8 篇，低质量证据 15 篇，极低质量证据 9 篇。尚无高质量证据。

1. 黄芪建中汤

黄芪建中汤在临床总有效率方面有效（中等质量证据）

王建光[1]实施的一项样本量为 34 例的病例系列观察中，基本方药黄芪 24g，桂枝 10g，白芍 20g，炙甘草 6g，生姜 6g，大枣 5 枚。加减：伴有吞酸嘈杂者，加海螵蛸 15g，浙贝母 15g；嗳气泛恶者，加旋覆花 10g，代赭石 30g；大便溏薄者，加茯苓 15g，山药 15g。每日 1 剂，水煎 2 遍，空腹分 3 次温服。疗效标准及结果：①临床治愈：自觉症状完全消失，少数病例经胃镜复查，胃黏膜病理改变明显好转 10 例。②显效：主要症状明显好转，疼痛程度减轻，时间缩短 23 例。③无效：临床症状无改善 1 例。总有效率 97%。

2. 泻心汤

泻心汤加味对照空白对照在临床总有效率方面尚无优势（中等质量证据）

张琳[20]实施的一项样本量为 69 例的随机对照试验中，试验组 36 例，对照组 33

例。试验组予泻心汤（黄连、黄芩、大黄）加丹参、莪术，三七粉为基础方，针对不同证型加减治疗。胃热型，加柴胡、公英、赤芍、沙参、乌梅等；胃寒型，可酌情去大黄加黄芪、党参、肉桂、厚朴、茯苓、内金等；寒热错杂型，可加党参、肉桂、茯苓、柴胡、沙参、乌梅等，仅服用中药汤剂，不使用其他药物。对照组采用空白对照。两组总有效率相对危险度 RR=1.14，95%CI（0.99，1.30），*P*=0.07。（疗效标准：①痊愈：自觉症状及体征消失，胃复查未发现溃疡面。②好转：自觉症状及体征消失或好转，胃镜复查溃疡面较前缩小 1/2 以上。③无效：自觉症状、体征、胃镜检查均无改善或未达到好转的标准。）

【胃脘痛与应用方剂分析】

此次研究发现共有 25 首方剂可以治疗胃脘痛，属于同病异治的范畴。根据文献报道，基于循证医学研究得出结论，依次为：黄芪建中汤共 19 篇文献，纳入 1433 例；泻心汤共 5 篇文献，纳入 308 例。尚无高质量证据。

1. 黄芪建中汤

黄芪建中汤是血痹虚劳病篇中，主治里急虚劳气虚甚者的主方，其主证表现为腹中拘急疼痛等。其方由黄芪、桂枝、白芍、生姜、甘草、大枣组成。胃脘痛在本方的病症谱中，属于高频病症。中等质量证据显示，黄芪建中汤在临床总有效率方面有效。可见气血阴阳俱虚是本病临床常见病机之一，具有较高的人群聚集度。

2. 泻心汤

泻心汤是惊悸吐衄下血胸满瘀血病篇中，主治热盛吐衄，其主证表现为心烦不安、吐血、衄血等，并无有关治疗胃脘痛相关症状的论述，但其心火亢盛、邪热内盛的病机相通，故本方可以用于治疗该证型的胃脘痛。其方由大黄、黄芩、黄连组成。胃脘痛在本方的病症谱中，属于中频病症。中等质量证据显示，泻心汤加味对照空白对照在临床总有效率方面尚无优势。可见邪热内盛是本病临床常见病机之一，虽频次及证据支持强度较低，但临床见此病机者可酌用此方。

【优势病证规律】

根据现有文献，胃脘痛临床常见证型有气血阴阳俱虚的黄芪建中汤证和邪热内盛的泻心汤证。通过循证医学研究及证据评价，提炼出胃脘痛用《金匮要略》方治疗呈现出一定趋向性。因此，黄芪建中汤和泻心汤的证型很可能是胃脘痛在现代临床环境下的主要证候表现。（见图 13-1）

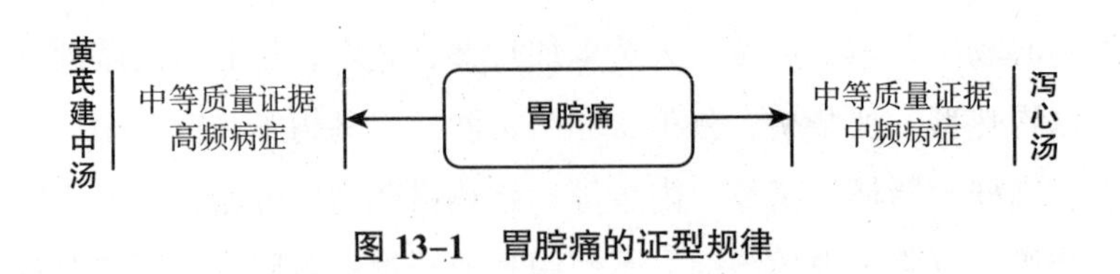

图 13-1 胃脘痛的证型规律

参考文献

[1] 王建光.黄芪建中汤治疗虚寒性胃脘痛 34 例［J］.河北中医，1994，16（4）：30-31.

[2] 蔡志成.加味黄芪建中汤治疗脾胃虚寒型胃脘痛 32 例疗效观察［J］.天津中医学院学报，1997，16（3）：9.

[3] 班太峰，李林安，阎婷.黄芪建中汤治疗虚寒性胃脘痛 36 例疗效观察［J］.河南中医药学刊，1998，13（6）：7-8.

[4] 王洪白，杨准.黄芪建中汤治疗胃脘痛 62 例［J］.实用中医药杂志，2006，22（10）：622.

[5] 刘晨光.黄芪建中汤治疗胃脘痛 80 例［J］.四川中医，1994（3）：27.

[6] 刘保祥.黄芪建中汤治疗脾胃虚寒证 15 例临床观察［J］.云南中医中药杂志，1996，17（2）：16-17.

[7] 丁兆兰.黄芪建中汤治疗脾胃虚寒型胃痛［J］.实用中医内科杂志，1996，10（2）：38.

[8] 于宝玲.黄芪建中汤加减治疗胃脘痛 80 例［J］.中国民间疗法，1997（7）：33.

[9] 全惠兰.黄芪建中汤加减治疗胃脘痛 30 例体会［J］.陕西中医学院学报，2002，25（5）：27.

[10] 曾金花.加味黄芪建中汤治疗胃脘痛 26 例［J］.河南中医学院学报，2006，21（1）：52-53.

[11] 王红霞，许戈林，罗文昭，等.中药热奄包联合穴位贴敷配合中药内服治疗虚寒胃痛 180 例临床与护理研究［J］.时珍国医国药，2013，24（7）：1675.

[12] 石景伟，刘素蓉，聂丹丽.辨证论治胃脘痛 40 例［J］.陕西中医，1995，16（7）：301.

[13] 马思林.胃宁汤治疗胃脘痛 50 例［J］.云南中医中药杂志，1999，20（5）：29-30.

[14] 王翠真.黄芪建中汤配合穴位注射治疗胃脘痛 360 例［J］.河南医药信息，2000，8（7）：58-59.

[15] 闵照国.辨证应用黄芪建中汤治疗慢性胃脘痛［J］.中华实用中西医杂志，2001，1（6）：1259.

[16] 杜磊.针药结合治疗胃脘痛 40 例［J］.河南中医，2009，29（6）：574-575.

[17] 陈勇，邱继兰，陶玲.黄芪建中汤合香砂养胃汤治疗胃脘痛 38 例［J］.中国民间疗法，2011，19（4）：44.

[18] 杜利民，王启.奥美拉唑+克拉霉素片+阿莫西林胶囊联合加味黄芪建中汤治疗脾胃虚寒型胃脘痛效果分析［J］.社区医学杂志，2013，11（7）：34.

[19] 谭远忠，徐奔，卢进武，等.黄芪建中汤加艾灸联合西药常规治疗虚寒型胃脘痛 60 例［J］.中国中西医结合消化杂志，2013，21（8）：484.

[20] 张琳，郑晓光，刘今秀.清热化瘀法为主治疗难治性胃脘痛的临床研究［J］.中国中西医结合消化杂志，1993，1（1）：29-30.

[21] 怡悦.三黄泻心汤及黄连解毒汤治疗胃炎与消化性溃疡临床有用性的探讨［J］.国外医学（中医

中药分册），1995，17（2）：30–31.
［22］屠文先．公茵黄连泻心汤治疗湿热型胃脘痛 25 例［J］．中国民间疗法，1997（1）：32.
［23］吴同寅．加味泻心汤治胃脘痛疗效分析［J］．苏州医学院学报，1999，19（4）：421.
［24］许晓泉．四逆泻心汤治胃脘痛 98 例［J］．江西中医药，2000，31（5）：23.
［25］凌卫国．黄芪桂枝五物汤化裁治疗胃脘痛 89 例［J］．江苏中医药，2002，23（5）：26–27.
［26］侯世文，杨积茂．名老中医杨积茂治疗胃脘痛之经验［J］．中国中医药杂志，2005，3（4）：717–718.
［27］杨见民．黄芪桂枝五物汤加味治疗胃脘痛 50 例［J］．黑龙江中医药，2006（2）：18.
［28］周向红，李玲，牟德英，等．弥可保合黄芪桂枝五物汤治疗糖尿病周围神经病变［J］．浙江中西医结合杂志，2006，16（8）：469–470.
［29］向一青．加味厚朴三物汤治疗气滞型胃脘痛 65 例疗效观察［J］．河北中医，2004，26（8）：585.
［30］栗滢波，马秀芹，阴斌．温中降逆法治疗慢性胃炎及消化性溃疡 35 例临床观察［J］．现代中西医结合杂志，2004，13（23）：3145.
［31］毕明义．当归贝母苦参丸治疗胃脘痛 180 例［J］．河南中医，1992，12（1）：17–18.
［32］魏家亭，贺子岑．温经汤治疗虚寒性胃脘痛［J］．湖北中医杂志，2001，23（11）：25.

第二节　痹　证

痹证，是因风、寒、湿、热等外邪侵袭人体，闭阻经络而导致气血运行不畅的病证。主要表现为肌肉、筋骨、关节等部位酸痛或麻木、重着、屈伸不利，甚或关节肿大灼热等。临床上具有渐进性或反复发作的特点。痹证的发生，与体质的盛衰以及气候条件、生活环境有关。痹证初起，不难获愈，晚期病程缠绵。

痹证作为症状可见于西医的风湿热、风湿性关节炎、类风湿性关节炎、反应性关节炎、肌纤维炎、强直性脊柱炎、痛风、坐骨神经痛、以及骨质增生性疾病，其他如布氏杆菌病、血栓闭塞性脉管炎、硬皮病、结节性红斑、结节性脉管炎、系统性红斑狼疮、多发性肌炎等也可见到痹证证候。

依据病因以及病邪的偏盛，痹证一般分为风寒湿痹和热痹两大类。辨证时，首先应辨清风寒湿痹和热痹的不同。热痹（风湿热痹）以关节红肿灼热疼痛为特点，风寒湿痹虽有关节酸痛，但局部无红肿灼热，喜暖畏寒；对风寒湿痹又应区别风寒湿偏盛的不同。风邪偏盛，则关节酸痛，游走不定为风痹（行痹）；寒邪偏盛，则痛有定处，疼痛剧烈为寒痹（痛痹）；湿邪偏盛，肢体酸痛重着，肌肤不仁为湿痹（着痹）。其次辨患者体质，阳气虚衰者，多呈虚胖体型，属风寒湿痹。阴精不足者，多呈瘦削体型，多属风热湿痹。此外，对病程久者，尚应辨识有无痰瘀阻络，气血亏虚及脏腑损伤证候。痹为闭阻不通之意，故治则以宣通为主，气血流通，营卫复常，则痹证可逐渐痊愈。除内服药物治疗外、针灸、熏洗等疗法，均有一定效果。

痹证的发生，主要由风、寒、湿、热之邪乘虚侵袭人体，闭阻经络，引起气血运行不畅，或病久痰浊瘀血，阻于经隧，深入关节筋脉。一般多以正气虚衰为内因；风寒湿热之邪为外因。痹证起病一般不明显。疼痛呈游走性或有定处，有的为刺痛，或麻木，或肿胀。但部分患者起病有发热、汗出、口渴、咽红痛、全身不适等症，继之出现关节症状。本病初起，以邪实为主，病位在肢体皮肤经络。久病多属正虚邪恋，或虚实夹杂，病位则深入筋骨或脏腑。临床上可出现瘀血痰浊阻痹、气血亏虚，或复感于邪、脏腑损伤等病理变化。

【《金匮要略》方剂谱】

痹证属于中医病证。在《金匮要略》方治疗的优势病症谱中，其临床研究文献频次居第42位，而个案经验文献频次居第23位。《金匮要略》方中，能够治疗痹证的方剂共28首，其中有12首方剂已经进行过临床研究，26首方剂有个案经验报道。各方剂的文献频次见表13–8、13–9。从表中看出，临床研究文献主要集中在乌头汤、桂枝芍药知母汤，其次为白虎加桂枝汤、黄芪桂枝五物汤，而个案经验文献集中在乌头汤、黄芪桂枝五物汤、桂枝芍药知母汤等，其余方剂运用频次较低。

表13–8　痹证临床研究文献方剂谱

序号	方剂名称	频次	序号	方剂名称	频次
1	乌头汤	41	7	麻黄杏仁薏苡甘草汤	2
2	桂枝芍药知母汤	21	8	白术附子汤	1
3	白虎加桂枝汤	12	9	防己黄芪汤	1
4	黄芪桂枝五物汤	12	10	麻黄加术汤	1
5	甘草附子汤	3	11	木防己汤	1
6	越婢加术汤	3	12	乌头桂枝汤	1

表13–9　痹证个案经验文献方剂谱

序号	方剂名称	频次	序号	方剂名称	频次
1	乌头汤	76	4	白虎加桂枝汤	13
2	黄芪桂枝五物汤	59	5	甘草附子汤	12
3	桂枝芍药知母汤	50	6	麻黄杏仁薏苡甘草汤	8

续表

序号	方剂名称	频次	序号	方剂名称	频次
7	麻黄加术汤	6	17	乌头桂枝汤	2
8	风引汤	5	18	枳术汤	1
9	大黄附子汤	4	19	枳术丸	1
10	当归芍药散	4	20	防己地黄汤	1
11	桂枝茯苓丸	3	21	乌头煎	1
12	赤豆当归散	3	22	薏苡附子败酱散	1
13	温经汤	3	23	附子粳米汤	1
14	甘草干姜茯苓白术汤	3	24	皂荚丸	1
15	木防己汤	2	25	黄芪建中汤	1
16	防己黄芪汤	2	26	栝楼薤白白酒汤	1

【临床证据评价】

痹证的临床证据来源于临床研究和个案经验文献，前者有99篇，后者有204篇。临床研究文献中有15篇随机对照试验，2篇半随机对照试验，5篇非随机对照试验，77例系列观察。个案经验文献共有204篇，报道了264则痹证的验案。

1. 临床研究文献

（1）*乌头汤*

41篇文献中，有6篇随机对照试验，2篇半随机对照试验，3篇非随机对照试验，30篇病例系列观察。在发表年份上，所有文献分布在1987～2013年。证据质量等级评价情况见表13-10。可以看出，有高质量证据1篇，中等质量证据16篇，低质量证据12篇，极低质量证据12篇。证据的降级因素主要为研究的局限性，精确度低、加入药物干扰也是降级因素之一。证据升级因素主要是单用仲景方干预。

表13-10　乌头汤临床研究文献证据质量一览表

纳入研究	发表年份	文献类型	证据升降因素	等级
龚建强[1]	2012	RCT	小样本（-1）单用仲景方干预（+1）	高
孟继民[2]	1988	CR	仲景原方（+1）	中
秦　玮[3]	1994	CR	研究的局限性（-1）仲景原方（+1）单用仲景方干预（+1）	中

续表

纳入研究	发表年份	文献类型	证据升降因素	等级
夏善玲[4]	1995	CR	研究的局限性（–1）仲景原方（+1）单用仲景方干预（+1）	中
蔡　月[5]	1996	CR	加入药物干扰（–1）仲景原方（+1）单用仲景方干预（+1）	中
胡守平[6]	1996	CR	间接证据（–1）仲景原方（+1）单用仲景方干预（+1）	中
杨作平[7]	1996	CR	仲景原方（+1）	中
张跃传[8]	1996	CR	仲景原方（+1）	中
李昌荣[9]	1997	CR	仲景原方（+1）	中
雷琨美[10]	1999	CR	仲景原方（+1）	中
陈保平[11]	2003	CR	研究的局限性（–1）仲景原方（+1）单用仲景方干预（+1）	中
鲁明清[12]	2005	CR	仲景原方（+1）	中
李晓惠[13]	2007	CR	仲景原方（+1）	中
陈保平[14]	2009	CR	研究的局限性（–1）仲景原方（+1）单用仲景方干预（+1）	中
曾　祯[15]	2010	CR	单用仲景方干预（+1）	中
胡海璋[16]	2011	RCT	研究的局限性（–2）单用仲景方干预（+1）	中
张康勇[17]	2011	CR	单用仲景方干预（+1）	中
庞春旭[18]	1987	CR	研究的局限性（–1）加入药物干扰（–1）仲景原方（+1）单用仲景方干预（+1）	低
王吉林[19]	1997	CR	仲景原方（+1）	低
范希进[20]	1999	CR	研究的局限性（–1）加入药物干扰（–1）仲景原方（+1）单用仲景方干预（+1）	低
孔维平[21]	2002	CR	无	低
谭业宏[22]	2006	CR	加入药物干扰（–1）效应值很大（+1）	低
刁洪亮[23]	2008	CR	加入药物干扰（–1）	低
宋建中[24]	2008	CR	研究的局限性（–1）单用仲景方干预（+1）	低
蔡　丹[25]	2009	CR	加入药物干扰（–1）单用仲景方干预（+1）	低
宗时先[26]	2009	CR	无	低

续表

纳入研究	发表年份	文献类型	证据升降因素	等级
王昭琦[27]	2011	RCT	研究的局限性（–1）加入药物干扰（–1）	低
赵　宏[28]	2012	CR	加入药物干扰（–1）单用仲景方干预（+1）	低
刘英明[29]	2013	CCT	研究的局限性（–2）加入药物干扰（–1）单用仲景方干预（+1）	低
韩秋月[30]	1987	CT	研究的局限性（–2）精确度低（–1）加入药物干扰（–1）	极低
吴瑞贤[31]	1990	CT	研究的局限性（–2）精确度低（–1）加入药物干扰（–1）	极低
张晓光[32]	1993	CR	加入药物干扰（–1）	极低
张兴华[33]	1995	CCT	研究的局限性（–2）间接证据（–1）加入药物干扰（–1）仲景原方（+1）	极低
毛玉安[34]	2004	CR	加入药物干扰（–1）	极低
覃彬森[35]	2004	CR	加入药物干扰（–1）	极低
黄启庭[36]	2009	RCT	研究的局限性（–2）精确度低（–1）加入药物干扰（–1）	极低
李省让[37]	2009	CR	加入药物干扰（–1）	极低
林光湘[38]	2011	CR	小样本（–1）加入药物干扰（–1）单用仲景方干预（+1）	极低
毛红接[39]	2011	RCT	研究的局限性（–2）精确度低（–1）加入药物干扰（–1）单用仲景方干预（+1）	极低
袁　满[40]	2012	CT	研究的局限性（–2）精确度低（–1）加入药物干扰（–1）单用仲景方干预（+1）	极低
姚瑞东[41]	2013	RCT	研究的局限性（–2）小样本（–1）加入药物干扰（–1）单用仲景方干预（+1）	极低

（2）桂枝芍药知母汤

纳入21篇文献，4篇随机对照试验，1篇非随机对照试验，16篇病例系列观察。所有文献分布在1983～2011年。证据质量等级评价情况见表13–11。可以看出，有高质量证据2篇，中等质量证据5篇，低质量证据9篇，极低质量证据5篇。证据的降级因素主要为研究的局限性、加入药物干扰、精确度低等。证据升级因素主要是单用仲景方干预。

表 13-11　　桂枝芍药知母汤临床研究文献证据质量一览表

纳入研究	发表年份	文献类型	证据升降因素	等级
赵小婷[42]	2009	RCT	剂量 - 效应关系（+1）仲景原方（+1）	高
全海龙[43]	2011	RCT	研究的局限性（-1）仲景原方（+1）	高
王明惠[44]	1993	RCT	研究的局限性（-2）仲景原方（+1）	中
王丽波[45]	1996	CR	仲景原方（+1）	中
陈爱菊[46]	1998	CR	发表偏倚（-1）仲景原方（+1）	中
时　红[47]	2002	CR	仲景原方（+1）	中
薛宪锋[48]	2012	CR	研究的局限性（-1）仲景原方（+1）单用仲景方干预（+1）	中
陈命新[49]	1987	CR	研究的局限性（-1）单用仲景方干预（+1）	低
陈立荣[50]	1994	CR	加入药物干扰（-1）仲景原方（+1）	低
王俊民[51]	1998	CR	无	低
朱卫东[52]	1999	CR	无	低
丁　辉[53]	2005	CR	无	低
钱占红[54]	2005	CR	无	低
王　伟[55]	2008	CR	无	低
张怀礼[56]	2011	CR	无	低
李俊庆[57]	2012	CR	研究的局限性（-1）单用仲景方干预（+1）	低
陈果然[58]	1983	CR	发表偏倚（-1）	极低
沈茂泉[59]	1987	CR	研究的局限性（-1）小样本（-1）	极低
张元鸿[60]	1995	CR	加入药物干扰（-1）	极低
冯俊强[61]	2009	RCT	研究的局限性（-2）加入药物干扰（-1）	极低
宋乐勇[62]	2009	CT	研究的局限性（-2）精确度低（-1）加入药物干扰（-1）	极低

（3）白虎加桂枝汤

纳入 12 篇文献，2 篇随机对照试验，10 篇病例系列观察。所有文献分布在 1986 ~ 2010 年。证据质量等级评价情况见表 13-12。可以看出，有中等质量证据 3 篇，低质量证据 4 篇，极低质量证据 5 篇。证据的降级因素主要为研究的局限性、加入药物干扰等。证据升级因素主要是使用仲景原方。

表 13-12　白虎加桂枝汤临床研究文献证据质量一览表

纳入研究	发表年份	文献类型	证据升降因素	等级
徐玉芳[63]	1996	CR	仲景原方（+1）	中
杨　磊[64]	2002	RCT	研究的局限性（-2）仲景原方（+1）	中
丁仲华[65]	2005	CR	效应值很大（+1）	中
王　权[66]	1995	CR	加入药物干扰（-1）仲景原方（+1）	低
安应庆[67]	2009	CR	加入药物干扰（-1）单用仲景方干预（+1）	低
杨冬梅[68]	2009	CR	无	低
冯晓东[69]	2010	RCT	研究的局限性（-2）	低
杜善颖[70]	1986	CR	加入药物干扰（-1）	极低
黄朝水[71]	1992	CR	加入药物干扰（-1）	极低
高云风[72]	1995	CR	加入药物干扰（-1）	极低
韩麦鲜[73]	2004	CR	加入药物干扰（-1）	极低
李叶萍[74]	2009	CR	加入药物干扰（-1）	极低

（4）黄芪桂枝五物汤

纳入12篇文献，3篇随机对照试验，9篇病例系列观察。所有文献分布在1995～2012年。证据质量等级评价情况见表13-13。可以看出，有高质量证据2篇，中等质量证据2篇，低质量证据3篇，极低质量证据5篇。证据的降级因素主要为研究的局限性、精确度低、加入药物干扰等。证据升级因素主要是单用仲景方干预。

表 13-13　黄芪桂枝五物汤临床研究文献证据质量一览表

纳入研究	发表年份	文献类型	证据升降因素	等级
李慧曼[75]	1995	CR	效应值很大（+1）仲景原方（+1）	高
钟宝兴[76]	2011	RCT	研究的局限性（-1）精确度低（-1）仲景原方（+1）单用仲景方干预（+1）	高
陈思良[77]	2003	RCT	研究的局限性（-2）仲景原方（+1）	中
李　芸[78]	2003	CR	仲景原方（+1）	中
覃厚华[79]	1995	CR	加入药物干扰（-1）	低
张　亮[80]	2011	CR	加入药物干扰（-1）单用仲景方干预（+1）	低
赵红奎[81]	2012	CR	加入药物干扰（-1）单用仲景方干预（+1）	低

续表

纳入研究	发表年份	文献类型	证据升降因素	等级
李家珍[82]	1996	CR	加入药物干扰（–1）	极低
姜春壮[83]	1997	RCT	研究的局限性（–2）精确度低（–1）加入药物干扰（–1）	极低
杨永年[84]	2001	CR	加入药物干扰（–1）	极低
陈国侠[85]	2007	CR	加入药物干扰（–1）	极低
吴跃男[86]	2008	CR	加入药物干扰（–1）	极低

（5）其他方剂

另有8个方剂，分别为甘草附子汤、越婢加术汤、麻黄杏仁薏苡甘草汤、白术附子汤、防己黄芪汤、麻黄加术汤、木防己汤、乌头桂枝汤。各个方剂的证据质量等级评价情况见表13–14。可以看出，纳入文献质量均偏低。

表13–14　其他方剂临床研究文献证据质量一览表

纳入研究	方剂名称	发表年份	文献类型	证据升降因素	等级
王雪梅[87]	甘草附子汤	2003	CR	仲景原方（+1）	中
于　虹[88]	甘草附子汤	2003	CR	仲景原方（+1）	中
廖大榕[89]	甘草附子汤	2006	CR	仲景原方（+1）	中
潘文奎[90]	越婢加术汤	1990	CR	研究的局限性（–1）加入药物干扰（–1）单用仲景方干预（+1）	极低
李志芹[91]	越婢加术汤	1998	CR	研究的局限性（–1）加入药物干扰（–1）单用仲景方干预（+1）	极低
俞惠英[92]	越婢加术汤	2013	CR	研究的局限性（–1）加入药物干扰（–1）单用仲景方干预（+1）	极低
花宝金[93]	麻黄杏仁薏苡甘草汤	1990	CR	加入药物干扰（–1）	极低
花宝金[94]	麻黄杏仁薏苡甘草汤	1997	CT	研究的局限性（–2）精确度低（–1）加入药物干扰（–1）	极低
刘锦龙[95]	白术附子汤	2007	CR	仲景原方（+1）	中
章泽华[96]	防己黄芪汤	2012	CR	单用仲景方干预（+1）	中
李春英[97]	麻黄加术汤	2000	CR	仲景原方（+1）	中
董其宇[98]	木防己汤	2004	CR	加入药物干扰（–1）	极低
万伟芸[99]	乌头桂枝汤	1995	CR	间接证据（–1）仲景原方（+1）	低

2. 个案经验文献

共纳入264则医案，分别采用黄芪桂枝五物汤、乌头汤、桂枝芍药知母汤等。发表年份分布于1979~2013年。各个方剂的证据质量等级评价情况见表13-15。可以看出，纳入相关医案除了桂枝茯苓丸、大黄附子汤和枳术汤平均质量为高等以外，其余医案文献均偏低。

表13-15　个案经验文献证据质量一览表

方剂名称	发表年份	医案则数	质量评分平均值	等级
乌头汤	1980~2013	76	50.4	中等
黄芪桂枝五物汤	1982~2013	59	48.15	中等
桂枝芍药知母汤	1983~2012	50	48.15	中等
白虎加桂枝汤	1979~2010	13	42.22	中等
甘草附子汤	1980~2011	12	48.71	中等
麻黄杏仁薏苡甘草汤	1984~2010	8	48.88	中等
麻黄加术汤	1998~2011	6	51.08	中等
风引汤	2011~2013	5	52.23	中等
大黄附子汤	1985~2009	4	61.64	高等
当归芍药散	1999~2011	4	39.72	低等
桂枝茯苓丸	1983~2013	3	62.29	高等
赤豆当归散	1993~2011	3	49.03	中等
温经汤	2007~2009	3	48.41	中等
甘草干姜茯苓白术汤	1979~1996	3	46.37	中等
木防己汤	1990~2005	2	53.29	中等
防己黄芪汤	1996	2	36.19	低等
乌头桂枝汤	1986~1990	2	31.03	低等
枳术汤	1998	1	60.14	高等
枳术丸	2011	1	57.67	中等
防己地黄汤	2011	1	51.59	中等
乌头煎	1993	1	50.91	中等
薏苡附子败酱散	1994	1	49.56	中等
附子粳米汤	2000	1	42.87	中等
皂荚丸	1995	1	40.52	中等
黄芪建中汤	1991	1	36.69	低等
栝楼薤白白酒汤	2003	1	31.17	低等

【典型临床证据】

痹证的临床研究证据共有99篇文献支持，高质量证据5篇，中等质量证据32篇，低质量证据29篇，极低质量证据33篇。高质量证据为乌头汤、桂枝芍药知母汤、黄芪桂枝五物汤的研究文献。各质量等级文献均有分布。

1. 乌头汤

乌头汤加味对照氟米特干预风湿痹证在临床总有效率方面有优势（高质量证据）

龚建强[1]实施的一项样本量为58例的随机对照试验中，试验组29例，对照组29例。试验组使用的是乌头汤加味方剂治疗，具体为：麻黄20g，黄芪20g，芍药20g，制川乌9g，当归9g，甘草10g。针对血虚合并关节肿大的患者，添加鸡血藤30g；湿盛关节合并僵直肿大的患者，添加汉防己20g，桂枝10g；严重上肢疼痛的患者，添加干姜15g，威灵仙30g；严重下肢疼痛的患者，添加木瓜15g，川牛膝20g；明显活动受限，肌肉萎缩，关节畸形的患者，添加穿山甲20g，鹿角片30g，细辛6g，杜仲30g，土鳖虫15g。每天1剂，煎为300mL，采用白蜜30g兑在药中，每天分3次温服，连续服用30剂为1个疗程。另外针对严重屈伸不利、畸形、关节肿胀者，加伸筋草、千年健各50g，追地风、透骨消各30g，以水煎后早晚熏洗1次。对照组使用常规西药治疗，给予每晚睡前口服50mg的氟米特治疗，每天1次，治疗3天后减少使用剂量直至10～20mg，连续使用1个月。两组总有效率相对危险度RR=1.29，95%CI（1.01，1.64），P=0.04。（疗效标准：①临床治愈：临床症状消失，关节功能恢复正常，能正常工作、生活。②显效：主要临床症状基本消失，关节及肢体活动功能改善。③进步：临床症状有所减轻，肢体功能活动有一定程度恢复。④无效：主要症状无改善。）

2. 桂枝芍药知母汤

桂枝芍药知母汤干预痹证在临床总有效率方面有效（高质量证据）

赵小婷[42]实施的一项样本量为200例的痹证病例系列观察中，类风湿性关节炎110例，强直性脊柱炎35例，骨性关节炎35例，痛风性关节炎20例。给予中药汤剂桂枝芍药知母汤（桂枝20g，白芍15g，麻黄10g，生姜25g，白术25g，知母20g，防风20g，熟附子10g，甘草10g），结合辨证论治、随症加减治疗，每日1剂，水煎2次，观察时间半年。治疗后，110例类风湿性关节炎患者12周时进步35例（31.8%）、有效60例（54.5%）、无效10例（9.2%），总有效率为90.8%；24周时显效9例（8.1%）、进步41例（37.7%）、有效52例（47.3%）、无效8例（7.3%），总有效率为92.7%。35例强直性脊柱炎患者12周时显效10例（28.6%）、有效20例（57.1%）、无效5例（14.4%），总有效率为85.6%；24周时临床缓解2例（5.7%）、显效12例（34.3%）、有效17例（48.6%）、无效4例（11.4%），总有效率为88.6%。35例骨性关节炎患者12周时显效13例（37.1%）、有效12例（34.3%）、无效4例（11.4%），总有效率为88.6%；24周时临床控制3例（8.6%）、显效15例（42.8%）、有效14例（40.0%）、无效3例（8.6%），总有效率为91.4%。20例痛风性关节炎患者在疗程12周时显效5例（25.0%）、有效10例（50.0%）、无效4例（20.0%），总有效率为80.0%；24周时临床控制2例（10.0%）、显效9例（45.0%）、有效6例（30.0%）、无效3例（15.0%），总有效率为85.0%。疗效标准为2002年国家药品监督管理局颁布实施的《中药新药研究指导原则（试行）》。

3. 白虎加桂枝汤

白虎加桂枝汤干预风湿热痹在总有效率方面有效（中等质量证据）

丁仲华[65]实施的一项样本量为20例的病例系列观察中，由知母、生石膏、桂枝、苍术、炙甘草、粳米等六味药组成。病在上肢，加桑枝、秦艽；病在下肢，加独活、牛膝；挟瘀者，加乳香、没药、穿山甲、牡丹皮、生地等；兼有痰凝而麻木者，加半夏、胆南星、白芥子等。病久体虚，则宜据正邪盛衰，采扶正祛邪之法：如肝肾阴亏，关节畸形者，可酌加桑寄生、熟地、独活、川断、牛膝等滋养肝肾之品；若痹久内舍于心，则酌加人参、麦门冬、附子等益气养心、温阳复脉之品。取上方加减成方后，水煎温服，服后覆被取微汗，避风。每日1剂，10天为1个疗程。治疗后，20例患者3剂后均热退而关节痛减，5剂后关节红肿开始消退。10剂收功者3例，15剂收功者8例，20剂收功者4例，40剂收功者1例。服40剂效不显者3例，无效者1例。

4. 黄芪桂枝五物汤

黄芪桂枝五物汤加味干预痹证在总有效率方面有效（高质量证据）

李慧曼[75]实施的一项样本量为50例的病例系列观察中，根据病情不同，寒胜用乌头汤并重用细辛治疗，药物：制川乌、细辛、麻黄、白芍、黄芪、甘草等。风寒湿邪夹杂，用蠲痹汤，并重用细辛，药物：细辛、羌活、独活、桂枝、秦艽、当归、川芎、海风藤、桑枝、乳香、木香、甘草等。虚性用黄芪桂枝五物汤，并重用细辛，药物：黄芪、桂枝、白芍、细辛、大枣、生姜等。夹瘀，配合桃红四物汤。热痹，热在气分，用石膏知母加桂枝汤，热在血分，用犀角地黄汤，夹湿热配四妙散，热毒重加清热解毒药如黄柏、黄连、连翘、栀子、虎杖等，水煎服每日1剂，10剂1个疗程。治疗后，50

例中显效 7 例（14%），有效 41 例（82%），无效 2 例（4%），有效率为 96%。（疗效标准：①症状明显减轻或消失；②血沉正常；③类风湿因子转阴；④关节肿胀消失；⑤功能恢复正常。具备以上四项者为显效，具备以上三项者为有效，治疗前后无变化，或变化不大为无效。）

【痹证与应用方剂分析】

此次研究发现共有 28 首方剂可以治疗痹证，属于同病异治的范畴。根据文献报道，基于循证医学研究得出结论，依次为：乌头汤共 41 篇文献，纳入 5025 例；桂枝芍药知母汤共 21 篇文献，纳入 1610 例；白虎加桂枝汤共 12 篇文献，纳入 794 例；黄芪桂枝五物汤共 12 篇文献，纳入 1042 例。高质量证据分布在乌头汤、桂枝芍药知母汤和黄芪桂枝五物汤中，其余方剂多为中等、低质量证据。可以看出，虽然方剂种类分布较广，但是不论在文献频次还是证据质量方面，均具有一定聚集性。

1. 乌头汤

乌头汤是中风历节病篇中，主治寒湿历节病的主方，其主证表现为关节疼痛剧烈、屈伸活动不利等。其方由麻黄、芍药、黄芪、甘草、川乌、白蜜组成。痹证在本方的病症谱中，属于高频病症。高质量证据显示，乌头汤加味对照氟米特干预风湿痹证在临床总有效率方面有优势。可见寒湿痹阻、气血不利是本病临床常见病机之一，具有较高的人群聚集度。

2. 桂枝芍药知母汤

桂枝芍药知母汤是中风历节病篇中，主治风湿相搏，郁遏日久，化热伤阴的风湿历节病的主方，其主证表现为身体逐渐消瘦、脚肿麻木、眩晕、短气恶心等。其方由桂枝、芍药、甘草、麻黄、生姜、白术、知母、防风、附子组成。痹证在本方的病症谱中，属于高频病症。高质量证据显示，桂枝芍药知母汤干预痹证在临床总有效率方面有效。可见风湿相搏，郁遏日久，化热伤阴是本病临床常见病机之一，具有较高的人群聚集度。

3. 白虎加桂枝汤

白虎加桂枝汤是疟病篇中，主治里热炽盛、表有寒邪的温疟的主方，其主证表现为骨节疼烦、呕吐等。其方由知母、甘草、石膏、粳米、桂枝组成。痹证在本方的病症谱中，属于高频病症。中等质量证据显示，白虎加桂枝汤干预风湿热痹在总有效率方面有效。可见里热炽盛、表有寒邪是本病临床常见病机之一，临床见此病机者可酌用此方。

4. 黄芪桂枝五物汤

黄芪桂枝五物汤是血痹虚劳病篇中，主治阳气不足、阴血涩滞的血痹重证的主方。其主证表现为局部肌肤麻木不仁，可兼有酸痛感等。虽然血痹与痹证有一定区别，但其阴阳俱不足证型病机相通，故本方可以用于治疗该证型的痹证。其方由黄芪、芍药、桂枝、生姜、大枣组成。痹证在本方的病症谱中，属于中频病症。高质量证据显示，黄芪桂枝五物汤加味干预痹证在总有效率方面有效。可见阳气不足、阴血涩滞是本病临床常见病机之一，临床见此病机者可酌用此方。

【优势病证规律】

根据现有文献，痹证临床常见证型有寒湿痹阻、气血不利的乌头汤，风湿相搏、郁遏日久、化热伤阴的桂枝芍药知母汤，里热炽盛、表有寒邪的白虎加桂枝汤，阳气不足、阴血涩滞的黄芪桂枝五物汤。通过循证医学研究及证据评价，提炼出痹证用《金匮要略》方治疗呈现出一定趋向性。因此，乌头汤、桂枝芍药知母汤、白虎加桂枝汤和黄芪桂枝五物汤的证型很可能是痹证在现代临床环境下的主要证候表现。（见图 13-2）

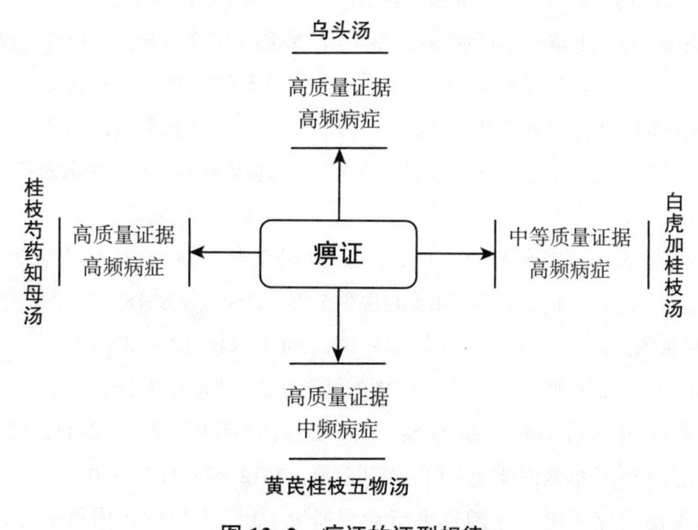

图 13-2　痹证的证型规律

参考文献

［1］龚建强 . 乌头汤加味治疗风湿痹症的疗效［J］. 按摩与康复医学，2012，3（11）：351.
［2］孟继民 . 乌头汤治疗痹证 74 例［J］. 湖北中医杂志，1988（5）：21-22.
［3］秦玮 . 加减乌头汤治疗寒湿痹证 56 例［J］. 湖南中医杂志，1994，10（3）：36.

[4] 夏善玲，孙益鑫 . 加味乌头汤治疗寒性关节痛 379 例［J］. 安徽中医学院学报，1995，14（3）：17.
[5] 蔡丹 . 乌头汤加味治痛痹心得［J］. 广东医学，1996，17（3）：185.
[6] 胡守平 . 综合疗法治疗风寒湿型痹症 218 例分析［J］. 中医函授通讯，1996（6）：42.
[7] 杨作平 . 重用草乌治疗痹证 43 例的小结［J］. 甘肃中医，1996，9（2）：21.
[8] 张跃传 . 乌头汤加减治疗痹证 100 例临床观察［J］. 河南中医，1996，16（4）：214.
[9] 李昌荣 . 乌头汤治疗坐骨神经痛［J］. 中医药研究，1997，13（1）：27.
[10] 雷琨美 . 应用经方乌头汤治疗痹证 42 例临床体会［J］. 云南中医学院学报，1999，22（1）：42-43.
[11] 陈保平 . 乌头汤加减治疗痹症 92 例总结［J］. 中国社区医师：医学专业，2003，5（6）：38.
[12] 鲁明清，曹勇 . 应用仲景乌头汤加减治疗痹证 120 例临床体会［J］. 时珍国医国药,2005,16（9）：896-897.
[13] 李晓惠，罗增武 . 乌头汤治疗痹证 138 例临床体会［J］. 中国医药导报，2007，4（21）：82.
[14] 陈保平 . 附子汤加减治疗顽痹 160 例［J］. 现代中西医结合杂志，2009，18（31）：3856.
[15] 曾祯 . 乌头汤加味治疗风湿寒性关节痛 38 例［J］. 中国民族民间医药，2010，19（17）：40.
[16] 胡海璋 . 乌头汤加味治疗风湿痹症的临床分析［J］. 中医临床研究，2011，3（2）：20.
[17] 张康勇，南顺梅 . 加味乌头汤治疗痹证 83 例［J］. 内蒙古中医药，2011，30（5）：55.
[18] 庞春旭 . 马钱治痹汤治疗痹证 800 例临床观察［J］. 实用中医内科杂志，1987，1（1）：22.
[19] 王吉林 . 乌头汤治疗风寒湿痹 50 例疗效观察［J］. 贵阳中医学院学报，1997，19（4）：26.
[20] 范希进 . 自拟秦艽乌头汤治疗痹症 378 例［J］. 中医药研究，1999，15（5）：21.
[21] 孔维平 . 乌头汤加减治疗风寒湿痹 45 例体会［J］. 云南中医中药杂志，2002，23（2）：28.
[22] 谭业宏 . 三合汤合雷公藤治疗痹证（寒湿阻络）367 例临床观察［J］. 中国浙江义乌，2006（6）：210.
[23] 刁洪亮 . 乌头汤加减治疗痛痹 47 例［J］. 实用中医药杂志，2008，24（4）：220-221.
[24] 宋建中 . 痹证辨治刍议［J］. 中国实用乡村医生杂志，2008（9）：18.
[25] 蔡丹 . 加味乌头汤治疗痛痹 102 例［J］. 新中医，2009，41（12）：82-83.
[26] 宗时先 . 乌头汤加味治疗痹病 90 例［J］. 中外健康文摘，2009，3（6）：224.
[27] 王昭琦，董宝强 . 中医治疗痛痹临床观察［J］. 辽宁中医药大学学报，2011，13（11）：202-203.
[28] 赵宏 . 乌头汤加味治疗痹病的体会［J］. 医药前沿，2012，2（11）：330.
[29] 刘英明 . 乌头汤治疗风湿痹症随机平行对照研究［J］. 实用中医内科杂志，2013，27（8）：38-39.
[30] 韩秋月 . 痹证 49 例临床观察［J］. 山西中医，1987（6）：12.
[31] 吴瑞贤，廉曲，丁雁 . 性别差异对痹证中药疗效影响的临床观察［J］. 北京中医，1990（1）：20.
[32] 张晓光 . 乌头汤加味治疗痹证 40 例［J］. 黑龙江中医药，1993（5）：39.
[33] 张兴华，陈传举 . 炎夏贴药金秋服乌头汤治疗寒痹 96 例［J］. 国医论坛，1995，3（51）：21.
[34] 毛玉安 . 调和营卫治疗痹证 180 例［J］. 中国民间疗法，2004，12（4）：45-46.
[35] 覃彬森，林涌波，李雅男 . 乌头汤合桂枝芍药知母汤治疗夏季痹痛 40 例［J］. 实用中医内科杂

志，2004，18（4）：346.
[36] 黄启庭．加味乌头汤不同配伍治疗寒湿痹证的临床观察 [D]．福州：福建中医药大学，2009.
[37] 李省让．乌头汤合雷公藤总苷治疗痹证 184 例 [J]．陕西中医，2009，30（12）：1616.
[38] 林光湘，梁尚财．辨证治疗痹证 62 例 [J]．实用中医药杂志，2011，27（10）：683.
[39] 毛红接．乌头汤加味治疗风湿痹症的临床分析 [J]．中国中医药咨讯，2011，19（3）：91.
[40] 袁满，周振坤，马政涛．加味乌头汤治疗寒湿痹阻型强直性脊柱炎的临床研究 [J]．黑龙江中医药，2012（3）：24–25.
[41] 姚瑞东，耿旦，梁大荣，等．酒制乌头汤治疗寒痹的疗效观察（加酒比较）[J]．中外医学研究，2013，11（22）：190–191.
[42] 赵小婷．桂枝芍药知母汤治疗痹证的临床与实验研究 [D]．广州：广州中医药大学，2009.
[43] 全海龙，王金海，陈晨．桂枝芍药知母汤加西药治疗颈肩腰腿痛的临床观察 [J]．中国中医药咨讯，2011，3（23）：188.
[44] 王明惠，赵东升，赵亚平．不同剂量芍药知母汤治痹证临床观察 [J]．国医论坛，1993（3）：15.
[45] 王丽波，牛翠菊，王红，等．桂枝芍药知母汤加减治疗寒痹 50 例 [J]．牡丹江医学院学报，1996，17（3）：18–19.
[46] 陈爱菊．桂枝芍药知母汤治疗痹证 30 例 [J]．实用中医药杂志，1998，14（8）：12–13.
[47] 时红．桂枝芍药知母汤加减治疗关节痹痛证 [C]．中华全国中医药“五新”暨“五方”学术研讨会论文汇编，2002：95–96.
[48] 薛宪锋．桂枝芍药知母汤治疗自身免疫系统疾病初探 [J]．中国保健营养，2012（22）：5432.
[49] 陈命新．辨证治疗痺证 132 例临床分析 [J]．云南中医杂志，1987，10（5）：16.
[50] 陈立荣．辨证治疗痹证 318 例 [J]．湖南中医杂志，1994，10（2）：59–60.
[51] 王俊民．桂枝芍药知母汤加减治痹证 26 例 [J]．江西中医药，1998，29（2）：61.
[52] 朱卫东．桂枝芍药知母汤治疗痹证 58 例疗效观察 [J]．成都医药，1999，25（2）：112.
[53] 丁辉．桂枝芍药知母汤加味治疗热痹 62 例 [J]．湖南中医杂志，2005，21（3）：77.
[54] 钱占红，郭绍伟．桂枝芍药知母汤治疗痹证 [J]．中华临床医学杂志，2005，6（4）：72.
[55] 王伟．桂枝芍药知母汤加减治疗顽痹 83 例 [J]．吉林中医药，2008，28（3）：187.
[56] 张怀礼．桂枝芍药知母汤加西药治疗颈肩腰腿痛 65 例临床观察 [J]. 中医临床研究,2011,3(16)：46.
[57] 李俊庆．辨证治疗风湿痹证的临床观察 [J]．中国民间疗法，2012，20（3）：39.
[58] 陈果然．中药治疗热痹 33 例小结 [J]．南京中医药大学学报（自然科学版），1983（3）：12.
[59] 沈茂泉，孙岩．痹证 25 例疗效观察 [J]．浙江中医学院学报，1987，11（5）：25.
[60] 张元鸿，党庆先，张元凯．变通芍药知母汤治疗顽痹 49 例 [J]．深圳中西医结合杂志，1995，5（3）：26.
[61] 冯俊强．加味桂枝芍药知母汤两种不同配伍法治疗风湿痹证的临床观察 [D]．福州：福建中医学院，2009.
[62] 宋乐勇．桂枝芍药知母汤对寒湿痹阻症患者的临床疗效观察 [J]．当代医学，2009，15（1）：149–150.

[63] 徐玉芳 . 白虎加桂枝汤治疗风湿热痹 48 例 [J]. 新中医，1996，28（6）：52.
[64] 杨磊，郑均山，毛秉豫，等 . 热痹煎治疗热痹 145 例 [J]. 新中医，2002，34（8）：59-60.
[65] 丁仲华 . 白虎加桂枝汤加减治疗热痹的体会 [J]. 中医药学刊，2005，23（8）：1489-1490.
[66] 王权，彭学杰，董颜田 . 痹证的临床辨证 [J]. 张家口医学院学报，1995，12（4）：139.
[67] 安应庆 . 针药并用治疗热痹 30 例 [J]. 中医杂志，2009，50（S1）：215.
[68] 杨冬梅，赖登红 . 白虎加桂枝汤合二妙散治疗热痹 42 例 [J]. 江西中医药，2009，40（11）：44-45.
[69] 冯晓东 . 白虎加桂枝汤合二妙散治疗热痹 75 例 [J]. 陕西中医，2010，31（11）：1480-1481.
[70] 杜善颖 . 辨证治疗痹证 220 例疗效观察 [J]. 中医药学刊，1986（6）：762.
[71] 黄朝水，桂河山 . 白虎加桂枝汤加减治疗热痹 40 例 [J]. 福建中医药，1992，23（2）：13.
[72] 高云风 . 辨证治疗痹证 50 例临床总结 [J]. 山西临床医药，1995，4（1）：45.
[73] 韩麦鲜，张金良 . 辨证论治配合药浴治疗风寒湿痹 156 例 [J]. 光明中医，2004（2）：51-52.
[74] 李叶萍 . 加味白虎加桂枝汤治疗风湿热痹 87 例 [J]. 中国中医药现代远程教育，2009，7（5）：34.
[75] 李慧曼 . 中药治疗痹证 50 例临床观察 [J]. 贵阳医学院学报，1995，20（3）：222-223.
[76] 钟宝兴 . 黄芪桂枝五物汤治疗血虚痹证的临床研究 [D]. 南京：南京中医药大学，2011.
[77] 陈思良 . 黄芪桂枝五物汤加减治疗痹证 128 例 [J]. 辽宁中医学院学报，2003，5（1）：25.
[78] 李芸，胡光忠 . 补血温经逐痹汤治疗痹证 186 例体会 [J]. 中华临床医学研究杂志，2003（78）：12.
[79] 覃厚华 . 黄芪桂枝五物汤治疗痛痹 114 例 [J]. 湖北中医杂志，1995，17（6）：11.
[80] 张亮，纪再生 . 黄芪桂枝通痹汤治疗痹证 65 例 [J]. 河南中医，2011，31（9）：1018.
[81] 赵红奎 . 加减黄芪桂枝五物汤治疗风湿热痹证 30 例 [J]. 中国民族民间医药，2012，21（2）：61.
[82] 李家珍 . 黄芪桂枝五物汤加味治疗中风邪在经络之体会 [J]. 贵州医药，1996，20（1）：63.
[83] 姜春壮，吴柏华 . 黄芪桂枝五物汤加减治疗白细胞减少症 216 例观察 [J]. 实用中医内科杂志，1997，11（3）：25.
[84] 杨永年 . 黄芪桂枝五物汤加味治疗虚痹 48 例 [C]. 全国中药研究与开发学术研讨会论文摘要集，2001：172.
[85] 陈国侠 . 自拟加味黄芪桂枝五物汤治疗风寒湿痹 [J]. 中国社区医师，2007，22（23）：49.
[86] 吴跃男 . 补益气血治疗痹证 36 例临床体会 [J]. 基层医学论坛，2008，5（6）：52-52.
[87] 王雪梅，岳里佳，等 . 甘草附子汤治疗痹证 107 例 [J]. 实用中医内科杂志，2003，17（3）：107-108.
[88] 于虹，杜惠莲 . 甘草附子汤加味治疗痹证 66 例 [J]. 辽宁中医杂志，2003，30（10）：830.
[89] 廖大榕 . 加味甘草附子汤治疗风寒湿痹 179 例体会 [J]. 蛇志，2006（6）：317-318.
[90] 潘文奎 . 越婢加术汤治疗风湿热痹 32 例 [J]. 新中医，1990（1）：20-21.
[91] 李志芹 . 越婢加术汤治疗风湿热痹 48 例 [J]. 陕西中医，1998，19（5）：206.
[92] 俞惠英 . 越婢加术汤治疗风湿热痹 37 例疗效观察 [J]. 亚太传统医药，2013，9（6）：152-153.

［93］花宝金，李冀．麻黄杏仁薏苡甘草汤加味治疗痹证 20 例临床观察［J］．中医药学报，1990（3）：25–26.
［94］花宝金，姚玉梅，彭原，等．痛痹冲剂治疗痹证 30 例临床疗效观察［J］．中国中医药科技，1997，4（2）：25–26.
［95］刘锦龙，贾秀华．白术附子汤加味治疗风湿痹证 87 例［J］．中华实用中西医杂志，2007，20（7）：566.
［96］章泽华．防己黄芪汤治疗风寒湿痹 58 例疗效观察［J］．中国实用乡村医生杂志，2012，19（15）：51–52.
［97］李春英，张庆伟．麻黄加术汤治疗寒湿痹 96 例疗效观察［J］．黑龙江中医药，2000（5）：12.
［98］董其宁．加减木防己汤治疗湿热痹 40 例疗效观察［J］．云南中医中药杂志，2004，25（4）：22.
［99］万伟芸，刘水香．103 例痹证治疗一得［J］．江西中医药，1995（6）：75.

第三节　梅核气

梅核气（imagined bolus in throat）是指咽喉中有异常感觉，但不影响进食的病症。本病是以如梅核塞于咽喉，咯之不出，咽之不下，时发时止为特征的咽喉部位远伤病。西医称为咽异感症，又常被诊为咽部神经官能症，或称咽癔症、癔球。该病多发于壮年人，以女性居多。

此病既无全身病变，更无前驱症状。惟觉喉头有痰黏感、蚁行感、灼热感、梗阻感、异物感等，无疼痛，往往在工作紧张时或睡着后或专心做事时可以完全消失，闲暇无事或情志不畅时异物感明显，当吞咽口涎或空咽时更觉明显吐之不出，咽之不下，而进食时，则毫无梗阻感觉。

梅核气多由于七情不畅，肝气郁结，肺胃宣降失常，不能正常运化和敷布津液，湿聚为痰，痰气相搏，逆于咽中而成。

【《金匮要略》方剂谱】

梅核气属于中医病证，尚无完全对应的国际病症编码。在《金匮要略》方治疗的优势病症谱中，其临床研究文献频次居第 5 位，而个案经验文献频次居第 6 位。《金匮要略》方中，能够治疗梅核气的方剂共 10 首，其中有 3 首方剂已经进行过临床研究，10 首方剂有个案经验报道。各方剂的文献频次见表 13–16、表 13–17。从表中看出，临床研究文献主要集中在半夏厚朴汤，而个案经验文献亦集中在半夏厚朴汤，其次为麦门冬汤，其余方剂运用频次较低。

表 13-16　梅核气临床研究文献方剂谱

序号	方剂名称	频次	序号	方剂名称	频次
1	半夏厚朴汤	77	3	甘麦大枣汤	1
2	麦门冬汤	3			

表 13-17　梅核气个案经验文献方剂谱

序号	方剂名称	频次	序号	方剂名称	频次
1	半夏厚朴汤	68	6	奔豚汤	1
2	麦门冬汤	7	7	茯苓杏仁甘草汤	1
3	肾气丸	2	8	人参汤	1
4	甘麦大枣汤	2	9	黄芪建中汤	1
5	当归芍药散	1	10	橘枳姜汤	1

【临床证据评价】

梅核气的临床证据来源于临床研究和个案经验文献，前者有 81 篇，后者有 73 篇。临床研究文献中有 13 篇随机对照试验，1 篇半随机对照试验，3 篇非随机对照试验，64 篇病例系列观察。个案经验文献共有 73 篇，报道了 85 则梅核气的验案。

1. 临床研究文献

（1）半夏厚朴汤

77 篇文献中，13 篇随机对照试验，1 篇半随机对照试验，3 篇非随机对照试验，60 篇病例系列观察。在发表年份上，所有文献分布在 1991 ~ 2013 年。证据质量等级评价情况见表 13-18。可以看出，有高质量证据 7 篇，中等质量证据 15 篇，低质量证据 17 篇，极低质量证据 38 篇。证据的降级因素主要为研究的局限性与加入药物干扰。证据升级因素主要是仲景原方、单用仲景方干预。

表 13-18　半夏厚朴汤临床研究文献证据质量一览表

纳入研究	发表年份	文献类型	证据升降因素	等级
郁任杰[1]	1997	CR	仲景原方（+1）单用仲景方干预（+1）	高
黄韶芳[2]	2002	CR	剂量－效应关系（+1）仲景原方（+1）	高

续表

纳入研究	发表年份	文献类型	证据升降因素	等级
庄　诚[3]	2006	CR	仲景原方（+1）单用仲景方干预（+1）	高
李成宏[4]	2009	RCT	研究的局限性（–1）仲景原方（+1）单用仲景方干预（+1）	高
钮国英[5]	2010	CR	仲景原方（+1）单用仲景方干预（+1）	高
杨　倜[6]	2010	RCT	研究的局限性（–1）效应值很大（+1）仲景原方（+1）	高
王砚奇[7]	2013	CR	仲景原方（+1）单用仲景方干预（+1）	高
陈困龙[8]	1998	CR	仲景原方（+1）	中
郭继春[9]	2001	CR	仲景原方（+1）	中
王金光[10]	2001	CR	仲景原方（+1）	中
李　明[11]	2002	CR	仲景原方（+1）	中
刘　红[12]	2002	CR	仲景原方（+1）	中
华　刚[13]	2003	CR	仲景原方（+1）	中
张　驰[14]	2004	CR	仲景原方（+1）	中
戚英林[15]	2005	CR	仲景原方（+1）	中
杨胜平[16]	2005	CR	仲景原方（+1）	中
毕旭新[17]	2007	RCT	研究的局限性（–2）加入药物干扰（–1）	中
刘立忠[18]	2008	CR	仲景原方（+1）	中
卜　平[19]	2009	RCT	发表偏倚（–1）可能降低疗效的混杂因素（–1）仲景原方（+1）	中
仇　娜[20]	2009	RCT	研究的局限性（–2）加入药物干扰（–1）	中
刘　红[21]	2010	CR	仲景原方（+1）	中
冯　豪[22]	2011	RCT	研究的局限性（–2）发表偏倚（–1）仲景原方（+1）单用仲景方干预（+1）	中
熊道明[23]	1991	CR	加入药物干扰（–1）剂量 – 效应关系（+1）	低
晋毓香[24]	1996	CR	无	低
周桂娟[25]	1998	CR	无	低
应有荣[26]	2002	RCT	研究的局限性（–2）加入药物干扰（–1）剂量 – 效应关系（+1）	低
曾华云[27]	2003	CR	无	低
李俊松[28]	2003	CR	无	低
马秀华[29]	2005	CR	无	低

续表

纳入研究	发表年份	文献类型	证据升降因素	等级
张云峰[30]	2005	CR	无	低
李树通[31]	2006	CR	加入药物干扰（-1）	低
李　毅[32]	2008	CR	加入药物干扰（-1）仲景原方（+1）	低
刘　伟[33]	2008	CR	无	低
简永英[34]	2009	RCT	研究的局限性（-2）加入药物干扰（-1）	低
唐合娟[35]	2009	CR	无	低
徐美爱[36]	2009	CCT	研究的局限性（-1）小样本（-1）	低
井辉明[37]	2010	CR	加入药物干扰（-1）单用仲景方干预（+1）	低
郭　瑛[38]	2011	RCT	研究的局限性（-1）加入药物干扰（-1）	低
马青芳[39]	2012	CR	加入药物干扰（-1）单用仲景方干预（+1）	低
阎占表[40]	1993	CR	加入药物干扰（-1）	极低
靳士英[41]	1995	CR	加入药物干扰（-1）	极低
陈廷明[42]	1996	CR	加入药物干扰（-1）	极低
贾　蓉[43]	1996	RCT	研究的局限性（-2）加入药物干扰（-1）	极低
胡淑兰[44]	1997	CR	加入药物干扰（-1）	极低
田荣祥[45]	1997	CR	加入药物干扰（-1）	极低
张志科[46]	1997	CR	加入药物干扰（-1）	极低
刘灵仙[47]	1998	CR	加入药物干扰（-1）	极低
沈兆熊[48]	1998	CR	加入药物干扰（-1）	极低
张凤芹[49]	1998	CR	加入药物干扰（-1）	极低
张允忠[50]	1998	CR	加入药物干扰（-1）	极低
黄运通[51]	1999	CT	研究的局限性（-2）小样本（-1）	极低
田金舟[52]	2000	CR	无	极低
郭玉峰[53]	2003	CR	加入药物干扰（-1）	极低
韦子章[54]	2003	CR	加入药物干扰（-1）	极低
郎立和[55]	2004	RCT	研究的局限性（-2）加入药物干扰（-1）	极低
杨国安[56]	2004	CR	加入药物干扰（-1）	极低
付　旭[57]	2005	CR	加入药物干扰（-1）	极低
李春红[58]	2005	RCT	研究的局限性（-2）加入药物干扰（-1）	极低
李汝华[59]	2005	CR	加入药物干扰（-1）	极低
孙辞仙[60]	2005	CR	加入药物干扰（-1）	极低

续表

纳入研究	发表年份	文献类型	证据升降因素	等级
韩新强[61]	2006	CR	加入药物干扰（–1）	极低
王　萍[62]	2006	CR	加入药物干扰（–1）	极低
孔卫平[63]	2007	CR	加入药物干扰（–1）	极低
李怀章[64]	2007	CR	加入药物干扰（–1）	极低
李深良[65]	2007	CT	研究的局限性（–2）加入药物干扰（–1）	极低
柳凤兰[66]	2007	RCT	研究的局限性（–2）加入药物干扰（–1）	极低
孙铁汉[67]	2007	CR	加入药物干扰（–1）	极低
徐流国[68]	2007	CR	加入药物干扰（–1）	极低
王　春[69]	2008	CR	加入药物干扰（–1）	极低
杨旭霞[70]	2008	CR	加入药物干扰（–1）	极低
朱雪琼[71]	2008	CR	加入药物干扰（–1）	极低
李　岩[72]	2009	CT	研究的局限性（–2）小样本（–1）	极低
赵建欣[73]	2010	CR	加入药物干扰（–1）	极低
周惠珍[74]	2010	CR	加入药物干扰（–1）	极低
邓玉娥[75]	2012	CR	加入药物干扰（–1）	极低
周爱玲[76]	2012	CR	加入药物干扰（–1）	极低
沈红亮[77]	2013	CR	加入药物干扰（–1）	极低

（2）其他方剂

另有 2 个方剂，分别为麦门冬汤、甘麦大枣汤。各个方剂的证据质量等级评价情况见表 13–19。可以看出，麦门冬汤纳入文献质量有一篇高质量文献。

表 13–19　　其他方剂临床研究文献证据质量一览表

纳入研究	方剂名称	发表年份	文献类型	证据升降因素	等级
刘志雄[78]	麦门冬汤	2013	CR	仲景原方（+1）单用仲景方干预（+1）	高
王国庆[79]	麦门冬汤	1988	CR	加入药物干扰（–1）	极低
周仕亮[80]	麦门冬汤	2003	CR	加入药物干扰（–1）	极低
陈廷明[81]	甘麦大枣汤	1996	CR	加入药物干扰（–1）	极低

2. 个案经验文献

共纳入 85 则医案，分别采用半夏厚朴汤、麦门冬汤、肾气丸等。发表年份分布于 1982 ~ 2012 年。各个方剂的证据质量等级评价情况见表 13-20。可以看出，纳入相关医案除了当归芍药散平均质量为中等以外，其余医案文献均为低等质量。

表 13-20　个案经验文献证据质量一览表

方剂	发表年份	医案则数	质量评分平均值	等级
半夏厚朴汤	1982 ~ 2012	68	34.10	低等
麦门冬汤	1989 ~ 2010	7	32.79	低等
肾气丸	1995 ~ 1998	2	33.35	低等
甘麦大枣汤	1998 ~ 2006	2	33.06	低等
当归芍药散	2006	1	41.75	中等
黄芪建中汤	1991	1	45.93	中等
橘枳姜汤	1999	1	34.12	低等
奔豚汤	1997	1	29.93	低等
茯苓杏仁甘草汤	1999	1	28.18	低等
人参汤	1999	1	25.92	低等

【典型临床证据】

梅核气的临床研究证据共有 81 篇文献支持，高质量证据 8 篇，中等质量证据 15 篇，低质量证据 17 篇，极低质量证据 41 篇。高质量证据为半夏厚朴汤和麦门冬汤的研究文献。各质量等级文献均有分布。

1. 半夏厚朴汤

半夏厚朴汤干预梅核气在临床总有效率方面有效（高质量证据）

庄诚[3]实施的一项样本量为 126 例的病例系列观察中，以半夏厚朴汤加减为基础方：法半夏（嚼后稍有麻喉感）2kg，制厚朴 1.5kg，干紫苏（新货）1kg，白茯苓 2kg，生姜 1.5kg。将药物洗净，碾碎，加适量清水提取蒸馏液 500 ~ 800mL（另置备用）。药渣加清水煎煮 40 分钟后滤取药液，又加清水煮沸 50 分钟，滤取第二次药液，再加清水煮沸 60 分钟，滤取第三次药液，合并 3 次药液用文火浓缩至 4500mL，加适量蔗糖，溶化后待药液冷却至40℃左右，兑入蒸馏液，装入灭菌玻璃瓶内，再用低温间歇灭菌法，使药物符合卫生部药品卫生标准。服法：每次15～20mL，每日2～3次，加温水调服。21天为一疗程。结果，临床治愈43例，好转56例，未愈27例，总有效率为83%。治疗一般需要1～2个疗程，病程长者需要2～4个疗程。半夏厚朴汤临床未发现任何副作用，且有增强胃肠动力作用，故多数病员服用后有改善食欲，情绪好转的良好反应。本研究组追踪1年，该病复发36例，复发率为32.22%。（疗效标准：①治愈：咽喉异物感症状消除。②好转：咽部异物感症状减轻。③未愈：咽部异物感症状无明显变化。）

2. 麦门冬汤

麦门冬汤合桔梗汤干预肺胃阴虚型梅核气在临床总有效率方面有效（高质量证据）

刘志雄[78]实施的一项样本量为40例的病例系列观察中，中药治疗予麦门冬汤合桔梗汤，基本方：麦冬12g，党参15g，半夏9g，桔梗12g，甘草6g，大枣5枚，粳米15g。肾阴虚型予六味地黄汤合桔梗汤，基本方：熟地黄24g，山茱萸12g，山药12g，茯苓9g，泽泻9g，牡丹皮9g，桔梗9g，甘草6g。中药加水1000mL，煮沸后文火煎取200mL，肾阴虚型饭前温服，肺胃阴虚型饭后温服，每日2次。治疗10天为1个疗程，2个疗程后统计疗效。治疗结果：40例患者中治愈32例，占80.0%；显效7例，占17.5%；1例在首次诊疗后中断治疗，视为无效病例，占2.5%。总有效率达97.5%。（疗效标准：参照《中医病证诊断疗效标准》。治愈：咽部异物感消失。显效：咽部异物感明显减轻。无效：咽部异物感无明显变化。）

【梅核气与应用方剂分析】

此次研究发现共有10首方剂可以治疗梅核气，属于同病异治的范畴。根据文献报道，基于循证医学研究得出结论，依次为：半夏厚朴汤共77篇文献，纳入5286例；麦门冬汤共3篇文献，纳入86例。高质量证据分布在半夏厚朴汤和麦门冬汤中，其余方剂多为中等、低质量证据。可以看出，虽然方剂种类分布较广，但是不论在文献频次还是证据质量方面，均具有一定聚集性。

1. 半夏厚朴汤

半夏厚朴汤是妇人杂病篇中，主治妇人痰凝气滞于咽之梅核气的主方。其主证表现为自觉咽中有物梗阻，咯之不出，吞之不下等。其方由半夏、厚朴、茯苓、生姜、苏叶组成。梅核气在本方的病症谱中，属于高频病症。高质量证据显示，半夏厚朴汤干预梅核气在临床总有效率方面有效。可见痰凝气滞是本病临床常见病机之一，具有较高的人群聚集度。

2. 麦门冬汤

麦门冬汤是肺痿肺痈咳嗽上气病篇中，主治虚热肺痿的主方，其主证表现为咳喘、痰黏难咳等，并无有关治疗梅核气相关症状的论述。其治疗本病的机理，当为滋阴清热，使肺气得降，其病自愈。其方由麦冬、半夏、人参、甘草、粳米、大枣组成。梅核气在本方的病症谱中，属于中频病症。高质量证据显示，麦门冬汤合桔梗汤干预肺胃阴虚型梅核气在临床总有效率方面有效。可见肺胃阴虚、虚火上炎是本病临床常见病机之一，虽证据支持强度低，该方的使用体现了中医治病求本的优势，临床见此病机者可酌用此方。

【优势病证规律】

根据现有文献，梅核气临床常见证型有痰凝气滞的半夏厚朴汤证和肺胃阴虚、虚火上炎的麦门冬汤证。通过循证医学研究及证据评价，提炼出梅核气用《金匮要略》方治疗呈现出一定趋向性。因此，半夏厚朴汤和麦门冬汤的证型很可能是梅核气在现代临床环境下的主要证候表现。（见图 13-3）

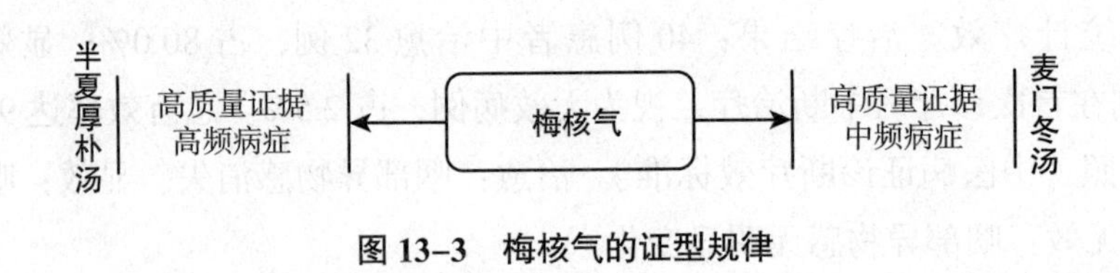

图 13-3　梅核气的证型规律

参考文献

[1] 郁任杰 . 半夏厚朴汤加味治疗梅核气 20 例［J］. 广西中医药，1997（2）：14.

[2] 黄韶芳 . 半夏厚朴汤配合意想法治疗梅核气 60 例［J］. 安徽中医临床杂志，2002，14（4）：154.

[3] 庄诚，庄元春，周洁 . 半夏厚朴汤治疗梅核气 126 例［J］. 陕西中医，2006，27（10）：1263-1264.

[4] 李成宏，楚胜 . 辨证针刺治疗梅核气的临床观察［J］. 中国医疗前沿，2009，4（20）：29-30.

[5] 钮国英 . 半夏厚朴汤加味治疗梅核气 148 例［J］. 江西中医药，2010，8（10）：10-11.

[6] 杨僩 . 中西结合治疗咽异感症的临床观察［J］. 内蒙古中医药，2010（3）：57.

[7] 王砚奇 . 小柴胡汤合半夏厚朴汤加减治疗梅核气 70 例［J］. 内蒙古中医药，2013，2（10）：5.

[8] 陈困龙 . 半夏厚朴汤治疗梅核气 68 例［J］. 江西中医学院学报，1998，10（1）：5.

[9] 郭继春，梁起寿 . 中西医结合治疗梅核气 36 例疗效观察［J］. 现代中西医结合杂志，2001，10（9）：843-844.

[10] 王金光.半夏厚朴汤治疗梅核气36例[J].中医研究，2001，14(5)：62.
[11] 李明.半夏厚朴汤加减治疗梅核气79例[J].右江民族医学院学报，2002，24(4)：613-614.
[12] 刘红，王泽山.半夏厚朴汤治疗癔球42例[J].现代中西医结合杂志，2002，11(16)：1056.
[13] 华刚.半夏厚朴汤加减治疗梅核气66例[J].云南中医中药杂志，2003，24(3)：66.
[14] 张驰，张正海.半夏厚朴汤加减治疗梅核气17例疗效观察[J].世界今日医学杂志,2004,5(4)：288.
[15] 戚英林，任大鹏，刘文华.半夏厚朴汤治疗梅核气82例[J].实用中医内科杂志,2005,19(3)：253.
[16] 杨胜平，沈群.半夏厚朴汤治疗梅核气的临床体会[J].中华现代中西医结合，2005，2(10)：56.
[17] 毕旭新，陈隆晖，郑谦.二四胶囊治疗梅核气90例[J].新中医，2007，39(4)：61-62.
[18] 刘立忠.半夏厚朴汤加减治疗梅核气38例临床观察[J].基层医学论坛，2008，12(2)：822-823.
[19] 卜平，陈齐鸣，朱海杭，等.半夏厚朴汤加味治疗癔球症46例临床观察[J].中医杂志，2009，50(4)：314-316.
[20] 仇娜.加减半夏厚朴汤治疗癔球症的临床观察[D].成都：成都中医药大学，2009.
[21] 刘红，王竹峰，陈春.半夏厚朴汤治疗癔球42例分析[J].中国误诊学杂志，2010，10(7)：1683.
[22] 冯豪.天突穴位埋线合半夏厚朴汤治疗梅核气48例[J].浙江中医杂志，2011，46(9)：653.
[23] 熊道明.半夏厚朴汤加减和灵仙水醋各半汤治疗梅核气62例[J].实用中医内科杂志，1991，5(4)：21.
[24] 晋毓香.半夏厚朴汤加味治疗梅核气32例[J].皖南医学院学报，1996，15(2)：161.
[25] 周桂娟.半夏厚朴汤治“梅核气”贵在变通[J].上海中医药杂志，1998(2)：24.
[26] 应有荣.加味半夏厚朴汤治疗颈椎病合并梅核气的疗效观察[J].中国中医骨伤科杂志，2002，10(4)：35-37.
[27] 曾华云，屈英勤.半夏厚朴汤加花粉、苡仁治梅核气64例临床体会[J].中国社区医师(综合版)，2003，5(7)：45.
[28] 李俊松，邹艳红，等.加味半夏厚朴汤治疗梅核气的临床研究[J].黑龙江中医药，2003(2)：38.
[29] 马秀华.加味半夏厚朴汤治疗梅核气31例[J].中国民间疗法，2005，13(3)：45.
[30] 张云峰.加味半夏厚朴汤治疗梅核气130例体会[J].甘肃中医，2005，18(4)：12-13.
[31] 李树通.赭石半夏厚朴汤治疗“梅核气”61例疗效分析[J].中国医药论坛，2006，4(7)：83.
[32] 李毅.中医辨证结合心理辅导治疗梅核气48例[J].河南中医，2008，28(6)：49-50.
[33] 刘伟.半夏厚朴汤治疗梅核气100例[J].实用中医内科杂志，2008，22(6)：91.
[34] 简永英，沈德友.半夏厚朴汤加味治疗咽异感症61例[J].实用中医内科杂志，2009，23(1)：67.
[35] 唐合娟.半夏厚朴汤加减治疗梅核气50例临床观察[J].中国保健营养：临床医学学刊，2009，18(10)：100-101.

[36] 徐美爱，周贤华．针药合用治疗咽异感症 30 例观察［J］．浙江中医杂志，2009，44（3）：220.
[37] 井辉明，孙秀萍．针药结合治疗梅核气 47 例［J］．四川中医，2010，28（12）：102-103.
[38] 郭瑛．中药治疗梅核气 120 例临床观察［J］．中国中医药咨讯，2011，3（16）：161-162.
[39] 马青芳．半夏厚朴汤加减治疗梅核气 42 例［J］．实用中医药杂志，2012，28（1）：24.
[40] 阎占表，孙彦章，孙云飞．临证治疗梅核气 68 例疗效观察［J］．中医药学刊，1993（2）：278.
[41] 靳上英，邓应宏．梅核气的诊治研究附 30 例报告［J］．第一军医大学分校学报，1995，18（2）：43-45.
[42] 陈廷明．"梅核汤"治疗梅核气 37 例［J］．中医药研究，1996（1）：45-46.
[43] 贾蓉，陈爱民，胡燕，等．中药治疗梅核气病 60 例临床疗效观察［J］．甘肃中医，1996，9（1）：31.
[44] 胡淑兰．玫瑰半夏汤治疗梅核气 60 例疗效观察［J］．中国医刊，1997，32（7）：18，28.
[45] 田荣祥．半夏厚朴汤加味治疗梅核气 28 例体会［J］．时珍国医国药，1997，8（6）：494.
[46] 张志科．四七汤加味治疗梅核气 63 例［J］．陕西中医，1997，18（11）：509.
[47] 刘灵仙．运用半夏厚朴汤合五味消毒饮治疗梅核气 28 例［C］．第三届全国基层中医药学术交流会论文集，1998：726-727.
[48] 沈兆熊．梅核气与胃疾关系的临床探讨——附 76 例临床资料分析［J］．江苏中医，1998，19（8）：18.
[49] 张凤芹．加味半夏厚朴汤治疗梅核气 29 例［J］．内蒙古中医药，1998（1）：5.
[50] 张允忠，李本英，张允奎．安神半夏厚朴汤治疗梅核气 60 例疗效观察［J］．青岛医药卫生，1998，30（6）：29.
[51] 黄运通．半夏厚朴汤加减治疗梅核气病 90 例疗效观察［J］．时珍国医国药，1999，10（4）：290.
[52] 田金舟，刘劲松．半夏厚朴汤合涤痰汤治疗梅核气 26 例［J］．安徽中医学院学报，2000，19（5）：30.
[53] 郭玉峰．半夏厚朴汤加减治疗梅核气［J］．山西中医，2003，19（4）：16.
[54] 韦子章．半夏厚朴汤加减治疗痰气互结型梅核气 80 例［J］．新中医，2003，35（5）：60-61.
[55] 郎立和，张剑波，李立胜．加味半夏厚朴汤并心理疗法治疗痰气互结型梅核气 60 例临床观察［J］．中华实用中西医杂志，2004，4（5）：715.
[56] 杨国安．加味四七汤治疗梅核气［J］．中华实用中西医杂志，2004，4（7）：1015-1016.
[57] 付旭．半夏厚朴汤加减治疗梅核气 38 例［J］．中华医学研究杂志，2005，5（8）：800.
[58] 李春红，王建华．中西医结合治疗梅核气体会［J］．浙江中西医结合杂志，2005，15（11）：721-722.
[59] 李汝华．半夏厚朴汤加味治疗梅核气 20 例［J］．中国社区医师：综合版，2005（1）：35.
[60] 孙辞仙，张渝平．加味四七汤治疗梅核气 30 例［J］．新中医，2005，37（12）：67.
[61] 韩新强，韩宝茹，韩艳茹．针刺配合中药治疗梅核气 40 例［J］．中国医药导报，2006，3（17）：118.
[62] 王萍，江宁．耳穴结合中药治疗梅核气疗效观察［J］．内蒙古中医药，2006（3）：45.
[63] 孔卫平．小柴胡汤合半夏厚朴汤治疗梅核气 47 例［J］．吉林中医药，2007，27（8）：33.

[64] 李怀章 .180 例梅核气中医辨证分型治疗临床分析 [J]. 中国实用医药，2007，2（3）：38-39.
[65] 李深良 . 中西医结合治疗梅核气 35 例 [J]. 湖南中医杂志，2007，23（6）：41.
[66] 柳凤兰，张庆掣，郝秀霞 . 针药并用治疗梅核气疗效观察 [J]. 内蒙古医学杂志，2007，39（5）：601.
[67] 孙铁汉，熊红 . 半夏厚朴汤加味治疗梅核气 48 例疗效观察 [J]. 中国民康医学，2007，19（10）：866.
[68] 徐流国 . 解郁散结散治疗梅核气 120 例 [J]. 中国医药导报，2007，4（28）：80.
[69] 王春 . 化痰解郁汤治疗梅核气 60 例 [J]. 河南中医，2008（8）：28.
[70] 杨旭霞 . 半夏厚朴汤加味治疗咽部异感症 78 例 [J]. 陕西中医，2008，29（7）：866-867.
[71] 朱雪琼，朱建龙，朱雪梅，等 . 小柴胡汤合半夏厚朴汤加减治疗梅核气 35 例 [J]. 辽宁中医药大学学报，2008，10（9）：69.
[72] 李岩 . 半夏厚朴汤与硝苯地平治疗梅核气 30 例疗效观察 [J]. 当代医学，2009，15（1）：154.
[73] 赵建欣，陈桂霞 . 丹栀逍遥散合半夏厚朴汤治疗梅核气 80 例 [J]. 光明中医，2010，25（7）：1190-1191.
[74] 周惠珍 . 加味半夏厚朴汤治疗梅核气 30 例 [J]. 中国保健，2010，18（11）：107.
[75] 邓玉娥 . 半夏厚朴汤合二陈汤治疗梅核气 30 例疗效观察 [J]. 医学信息，2012，25（3）：586-587.
[76] 周爱玲 . 半夏厚朴汤加味治疗梅核气 90 例的临床观察 [J]. 内蒙古中医药，2012，13（10）：2.
[77] 沈红亮，杨大赋 . 中西医结合治疗咽异感症 80 例疗效观察 [J]. 新中医，2013，45（7）：108.
[78] 刘志雄 . 中医辨证治疗阴虚型梅核气 40 例 [J]. 甘肃中医学院，2013，30（3）：53-54.
[79] 王国庆 . 自拟麦桔逍遥汤治疗梅核气的体会 [J]. 江西中医药，1988（2）：52.
[80] 周仕亮 . 加减麦门冬汤治疗梅核气 20 例 [J]. 河南中医，2003，23（9）：29.
[81] 陈廷明 ."梅核汤"治疗梅核气 37 例 [J]. 中医药研究，1996（1）：45-46.

第四节　不　寐

不寐（失眠）是指无法入睡或无法保持睡眠状态，导致睡眠不足，又称入睡和维持睡眠障碍（DIMS），为各种原因引起的入睡困难、睡眠深度或频度过短、早醒及睡眠时间不足或质量差等。导致失眠的常见原因主要有环境原因、个体因素、躯体原因、精神因素、情绪因素等。

不寐的症状众多，常见症状如下：入睡困难；不能熟睡，睡眠时间减少；早醒、醒后无法再入睡；频频从噩梦中惊醒，自感整夜都在做噩梦；睡过之后精力没有恢复；容易被惊醒，有的对声音敏感，有的对灯光敏感等。不寐会引起人的疲劳感、不安、全身不适、无精打采、反应迟缓、头痛、注意力不能集中，它的最大影响是精神方面的，严重的会导致精神分裂和抑郁症、焦虑症、植物神经功能紊乱等功能性疾病，以及各个系统疾病，如心血管系统、消化系统等。

临床将失眠分为原发性失眠和继发性失眠。原发性失眠是一种无法解释的、长期或终生存在的频繁的睡眠中断、短睡伴日间疲劳、紧张、压抑和困倦。除外其他内在原因和环境干扰的因素，部分患者可能有失眠的家族史。病因不详但大多渐渐变为慢性精神心理失眠；继发性失眠：由疼痛、咳嗽、呼吸困难、夜尿多、心绞痛和其他的躯体疲劳和症状引起的失眠。许多新陈代谢疾病可以引起睡眠结构的改变，干扰正常的睡眠。本篇主要讨论原发性失眠。

治疗不寐的非药物治疗方法有心理治疗，自我调节治疗。药物治疗主要有巴比妥类、苯二氮卓类等镇静催眠药，但因不良反应较多，使用有一定限制。

不寐出自《难经・第四十六难》。《内经》有夜不瞑（见《灵枢・营卫生会》）、目不瞑（见《灵枢・大惑论》）等名称，又名不得卧、不得眠、不能眠、失眠等。以夜间不易入睡或睡而易醒为主要症状的病证。轻者入睡困难，时寐时醒，醒后不能再寐，重者可彻夜不眠。不寐有虚实之分，虚者多属阴虚火旺，心脾两虚，心胆气虚，实者多为肝郁化火、痰热内扰。

【《金匮要略》方剂谱】

不寐尚无对应的国际病症编码，本研究将其归于中医病证。在《金匮要略》方治疗的优势病症谱中，其临床研究文献频次居第48位，而个案经验文献频次居第53位。《金匮要略》方中，能够治疗不寐的方剂共30首，其中有15首方剂已经进行过临床研究，25首方剂有个案经验报道。各方剂的文献频次见表13-21、表13-22。从表中看出，临床研究文献主要集中在酸枣汤、甘麦大枣汤，其次为桂枝加龙骨牡蛎汤和百合地黄汤，而个案经验文献集中在酸枣汤、甘麦大枣汤和桂枝加龙骨牡蛎汤，其余方剂运用频次较低。

表13-21　不寐临床研究文献方剂谱

序号	方剂名称	频次	序号	方剂名称	频次
1	酸枣汤	125	9	大半夏汤	1
2	甘麦大枣汤	22	10	当归芍药散	1
3	桂枝加龙骨牡蛎汤	11	11	黄芪桂枝五物汤	1
4	百合地黄汤	7	12	四逆汤	1
5	奔豚汤	2	13	温经汤	1
6	肾气丸	2	14	炙甘草汤	1
7	百合知母汤	2	15	竹皮大丸	1
8	枳实薤白桂枝汤	1			

表 13-22　不寐个案经验文献方剂谱

序号	方剂名称	频次	序号	方剂名称	频次
1	酸枣汤	195	14	防己地黄汤	3
2	甘麦大枣汤	39	15	黄芪建中汤	3
3	桂枝加龙骨牡蛎汤	32	16	竹皮大丸	2
4	肾气丸	14	17	温经汤	2
5	奔豚汤	11	18	小半夏加茯苓汤	1
6	半夏厚朴汤	9	19	风引汤	1
7	百合地黄汤	7	20	枳术汤	1
8	泻心汤	7	21	大黄牡丹汤	1
9	枳实芍药散	7	22	大黄甘草汤	1
10	桂枝茯苓丸	6	23	麦门冬汤	1
11	百合知母汤	5	24	赤豆当归散	1
12	当归芍药散	5	25	枳术丸	1
13	鳖甲煎丸	4			

【临床证据评价】

不寐的临床证据来源于临床研究和个案经验文献，前者有 179 篇，后者有 292 篇。临床研究文献中有 67 篇随机对照试验，8 篇半随机对照试验，9 篇非随机对照试验，95 篇病例系列观察。个案经验文献共有 292 篇，报道了 359 则不寐的验案。

1. 临床研究文献

（1）酸枣汤

125 篇文献中，55 篇随机对照试验，7 篇半随机对照试验，7 篇非随机对照试验，56 篇病例系列观察。在发表年份上，所有文献分布在 1995 ~ 2013 年。证据质量等级评价情况见表 13-23。可以看出，有高质量证据 7 篇，中等质量证据 26 篇，低质量证据 49 篇，极低质量证据 43 篇。证据的降级因素主要为研究的局限性，精确度低、加入药物干扰也是降级因素之一。证据升级因素主要是单用仲景方干预。

表 13-23　酸枣汤临床研究文献证据质量一览表

纳入研究	发表年份	文献类型	证据升降因素	等级
毛爱民[1]	1997	CR	仲景原方（+1）单用仲景方干预（+1）	高
黄洁红[2]	2005	RCT	研究的局限性（–1）仲景原方（+1）单用仲景方干预（+1）	高
景兴文[3]	2011	RCT	加入药物干扰（–1）效应值很大（+1）单用仲景方干预（+1）	高
王福海[4]	2012	RCT	研究的局限性（–1）精确度低（–1）仲景原方（+1）单用仲景方干预（+1）	高
作者不详[5]	2012	RCT	研究的局限性（–2）效应值很大（+2）仲景原方（+1）单用仲景方干预（+1）	高
朱福平[6]	2013	RCT	研究的局限性（–1）仲景原方（+1）单用仲景方干预（+1）	高
高声传[7]	2013	RCT	研究的局限性（–1）单用仲景方干预（+1）	高
宋　蓓[8]	2001	CR	单用仲景方干预（+1）	中
郑逸文[9]	2001	RCT	研究的局限性（–2）单用仲景方干预（+1）	中
张水法[10]	2004	CR	单用仲景方干预（+1）	中
马宏明[11]	2005	CR	单用仲景方干预（+1）	中
娄卫东[12]	2006	CR	研究的局限性（–1）仲景原方（+1）单用仲景方干预（+1）	中
谭　斌[13]	2006	RCT	研究的局限性（–2）精确度低（–1）仲景原方（+1）单用仲景方干预（+1）	中
韩文功[14]	2008	CCT	研究的局限性（–1）加入药物干扰（–1）单用仲景方干预（+1）	中
桑　林[15]	2008	RCT	研究的局限性（–2）仲景原方（+1）	中
王金宝[16]	2009	CT	研究的局限性（–2）精确度低（–1）仲景原方（+1）单用仲景方干预（+1）	中
李　峰[17]	2009	CCT	研究的局限性（–2）精确度低（–1）仲景原方（+1）单用仲景方干预（+1）	中
罗亚芳[18]	2009	RCT	研究的局限性（–1）加入药物干扰（–1）单用仲景方干预（+1）	中
邵世才[19]	2009	CR	单用仲景方干预（+1）	中

续表

纳入研究	发表年份	文献类型	证据升降因素	等级
余玉清[20]	2009	RCT	研究的局限性（–1）加入药物干扰（–1）单用仲景方干预（+1）	中
张福庆[21]	2011	RCT	研究的局限性（–2）精确度低（–1）小样本（–1）剂量–效应关系（+1）仲景原方（+1）单用仲景方干预（+1）	中
邓志蓉[22]	2012	RCT	研究的局限性（–2）单用仲景方干预（+1）	中
姜雪华[23]	2012	RCT	研究的局限性（–2）单用仲景方干预（+1）	中
李鸿霞[24]	2012	CCT	研究的局限性（–1）精确度低（–1）单用仲景方干预（+1）	中
张青山[25]	2012	CR	单用仲景方干预（+1）	中
于慧杰[26]	2012	RCT	研究的局限性（–2）精确度低（–1）仲景原方（+1）单用仲景方干预（+1）	中
杨爱萍[27]	2013	RCT	研究的局限性（–2）精确度低（–1）仲景原方（+1）单用仲景方干预（+1）	中
徐劲松[28]	2013	RCT	研究的局限性（–1）精确度低（–1）加入药物干扰（–1）单用仲景方干预（+1）	中
侯桂平[29]	2013	RCT	研究的局限性（–1）加入药物干扰（–1）单用仲景方干预（+1）	中
聂　红[30]	2013	RCT	研究的局限性（–2）仲景原方（+1）	中
曾丽芳[31]	2013	RCT	研究的局限性（–1）加入药物干扰（–1）单用仲景方干预（+1）	中
孔建明[32]	2013	CR	仲景原方（+1）	中
周　琴[33]	2013	RCT	研究的局限性（–1）加入药物干扰（–1）单用仲景方干预（+1）	中
王国才[34]	1995	CR	加入药物干扰（–1）	低
郑作祯[35]	1996	CT	研究的局限性（–2）精确度低（–1）小样本（–1）仲景原方（+1）单用仲景方干预（+1）	低
程兴祥[36]	1997	CR	加入药物干扰（–1）单用仲景方干预（+1）	低
葛秀英[37]	1999	CR	加入药物干扰（–1）单用仲景方干预（+1）	低
张诗军[38]	2002	RCT	研究的局限性（–2）小样本（–1）单用仲景方干预（+1）	低

续表

纳入研究	发表年份	文献类型	证据升降因素	等级
李宝玲[39]	2003	RCT	研究的局限性（–2）加入药物干扰（–1）单用仲景方干预（+1）	低
陆伟珍[40]	2004	CR	研究的局限性（–1）单用仲景方干预（+1）	低
黄世一[41]	2004	CT	研究的局限性（–2）精确度低（–1）加入药物干扰（–1）单用仲景方干预（+1）	低
杨　伟[42]	2004	CR	加入药物干扰（–1）单用仲景方干预（+1）	低
叶宗铭[43]	2005	CR	加入药物干扰（–1）单用仲景方干预（+1）	低
李小波[44]	2006	CR	研究的局限性（–1）单用仲景方干预（+1）	低
吴立明[45]	2006	RCT	研究的局限性（–1）加入药物干扰（–1）单用仲景方干预（+1）	低
丁世幸[46]	2006	CR	加入药物干扰（–1）单用仲景方干预（+1）	低
高孟英[47]	2006	CR	加入药物干扰（–1）单用仲景方干预（+1）	低
罗志青[48]	2006	CR	加入药物干扰（–1）单用仲景方干预（+1）	低
倪国栋[49]	2007	CR	加入药物干扰（–1）单用仲景方干预（+1）	低
薛蓓云[50]	2008	CR	加入药物干扰（–1）单用仲景方干预（+1）	低
李　翔[51]	2008	RCT	研究的局限性（–2）加入药物干扰（–1）单用仲景方干预（+1）	低
郝春波[52]	2008	CR	加入药物干扰（–1）单用仲景方干预（+1）	低
李彩霞[53]	2008	CR	加入药物干扰（–1）单用仲景方干预（+1）	低
倪志坚[54]	2008	CR	加入药物干扰（–1）单用仲景方干预（+1）	低
王建欣[55]	2008	CR	无	低
张　飚[56]	2008	CR	无	低
周立清[57]	2008	CR	加入药物干扰（–1）单用仲景方干预（+1）	低
林　翎[58]	2009	CR	研究的局限性（–1）单用仲景方干预（+1）	低
王文同[59]	2009	CR	无	低
杨　敏[60]	2009	RCT	研究的局限性（–2）加入药物干扰（–1）单用仲景方干预（+1）	低
袁梦石[61]	2009	RCT	研究的局限性（–1）精确度低（–1）加入药物干扰（–1）单用仲景方干预（+1）	低
席艳香[62]	2010	RCT	研究的局限性（–1）精确度低（–1）加入药物干扰（–1）单用仲景方干预（+1）	低

续表

纳入研究	发表年份	文献类型	证据升降因素	等级
李芬梅[63]	2011	CCT	研究的局限性（–2）加入药物干扰（–1）单用仲景方干预（+1）	低
毛　蕾[64]	2011	CR	研究的局限性（–1）单用仲景方干预（+1）	低
冯金星[65]	2011	RCT	研究的局限性（–2）加入药物干扰（–1）单用仲景方干预（+1）	低
李　敏[66]	2011	CR	加入药物干扰（–1）单用仲景方干预（+1）	低
刘彩玲[67]	2011	CR	加入药物干扰（–1）单用仲景方干预（+1）	低
马永林[68]	2011	CR	加入药物干扰（–1）单用仲景方干预（+1）	低
周　鹏[69]	2011	CR	加入药物干扰（–1）单用仲景方干预（+1）	低
陈亦民[70]	2012	CR	无	低
康守山[71]	2012	CR	加入药物干扰（–1）单用仲景方干预（+1）	低
刘文蕊[72]	2012	CR	加入药物干扰（–1）单用仲景方干预（+1）	低
时　蒙[73]	2012	CR	加入药物干扰（–1）单用仲景方干预（+1）	低
王万军[74]	2012	CR	加入药物干扰（–1）单用仲景方干预（+1）	低
袁武龙[75]	2012	CR	加入药物干扰（–1）单用仲景方干预（+1）	低
张凤茹[76]	2012	RCT	研究的局限性（–2）加入药物干扰（–1）单用仲景方干预（+1）	低
陈中兰[77]	2013	CR	加入药物干扰（–1）单用仲景方干预（+1）	低
龚翠华[78]	2013	CR	加入药物干扰（–1）单用仲景方干预（+1）	低
马建栎[79]	2013	CCT	研究的局限性（–2）精确度低（–1）仲景原方（+1）单用仲景方干预（+1）	低
郭长学[80]	2013	RCT	研究的局限性（–1）精确度低（–1）加入药物干扰（–1）单用仲景方干预（+1）	低
龙　渊[81]	2013	CCT	研究的局限性（–2）加入药物干扰（–1）单用仲景方干预（+1）	低
刘时喜[82]	2013	RCT	研究的局限性（–2）加入药物干扰（–1）单用仲景方干预（+1）	低
柴福勋[83]	1997	RCT	研究的局限性（–2）精确度低（–1）小样本（–1）仲景原方（+1）	极低
王惠明[84]	1998	CR	研究的局限性（–1）加入药物干扰（–1）单用仲景方干预（+1）	极低

续表

纳入研究	发表年份	文献类型	证据升降因素	等级
方宏图[85]	1999	CT	研究的局限性（–2）精确度低（–1）小样本（–1）加入药物干扰（–1）单用仲景方干预（+1）	极低
崔江凌[86]	2000	CR	研究的局限性（–1）加入药物干扰（–1）单用仲景方干预（+1）	极低
孙立利[87]	2002	CR	研究的局限性（–1）加入药物干扰（–1）单用仲景方干预（+1）	极低
严　锋[88]	2003	CR	研究的局限性（–1）加入药物干扰（–1）单用仲景方干预（+1）	极低
廖木兰[89]	2005	CT	研究的局限性（–2）精确度低（–1）加入药物干扰（–1）单用仲景方干预（+1）	极低
何传强[90]	2006	CR	研究的局限性（–1）加入药物干扰（–1）单用仲景方干预（+1）	极低
周宏军[91]	2006	CR	研究的局限性（–1）加入药物干扰（–1）单用仲景方干预（+1）	极低
喻炳奎[92]	2006	RCT	研究的局限性（–2）精确度低（–1）加入药物干扰（–1）单用仲景方干预（+1）	极低
连　毅[93]	2007	CR	研究的局限性（–1）小样本（–1）加入药物干扰（–1）单用仲景方干预（+1）	极低
吕玉娥[94]	2007	RCT	研究的局限性（–2）间接证据（–1）精确度低（–1）单用仲景方干预（+1）	极低
范桂滨[95]	2007	CR	研究的局限性（–1）加入药物干扰（–1）单用仲景方干预（+1）	极低
孙淑英[96]	2007	CR	研究的局限性（–1）加入药物干扰（–1）单用仲景方干预（+1）	极低
郭改云[97]	2008	CR	研究的局限性（–1）小样本（–1）加入药物干扰（–1）单用仲景方干预（+1）	极低
周仁义[98]	2008	CCT	研究的局限性（–2）精确度低（–1）加入药物干扰（–1）单用仲景方干预（+1）	极低
吴立明[99]	2008	RCT	研究的局限性（–2）加入药物干扰（–1）	极低
郭传扬[100]	2009	RCT	研究的局限性（–2）精确度低（–1）加入药物干扰（–1）单用仲景方干预（+1）	极低

续表

纳入研究	发表年份	文献类型	证据升降因素	等级
刘忠良[101]	2009	RCT	研究的局限性（–2）精确度低（–1）加入药物干扰（–1）单用仲景方干预（+1）	极低
衡向阳[102]	2010	RCT	研究的局限性（–2）加入药物干扰（–1）	极低
尚　坤[103]	2010	RCT	研究的局限性（–2）精确度低（–1）单用仲景方干预（+1）	极低
韩卫军[104]	2011	RCT	研究的局限性（–2）精确度低（–1）加入药物干扰（–1）单用仲景方干预（+1）	极低
陈兴术[105]	2011	CR	加入药物干扰（–1）	极低
丛　科[106]	2011	RCT	研究的局限性（–2）精确度低（–1）加入药物干扰（–1）单用仲景方干预（+1）	极低
冯海鹏[107]	2011	RCT	研究的局限性（–2）精确度低（–1）加入药物干扰（–1）单用仲景方干预（+1）	极低
王静兰[108]	2011	CT	研究的局限性（–2）精确度低（–1）小样本（–1）加入药物干扰（–1）	极低
王彦英[109]	2011	CR	加入药物干扰（–1）	极低
张宝文[110]	2011	RCT	研究的局限性（–2）精确度低（–1）加入药物干扰（–1）	极低
康文杰[111]	2012	RCT	研究的局限性（–2）精确度低（–1）加入药物干扰（–1）单用仲景方干预（+1）	极低
刘飞红[112]	2012	CT	研究的局限性（–2）精确度低（–1）加入药物干扰（–1）	极低
刘硕年[113]	2012	RCT	研究的局限性（–2）精确度低（–1）加入药物干扰（–1）单用仲景方干预（+1）	极低
邵益峰[114]	2012	RCT	研究的局限性（–2）加入药物干扰（–1）	极低
周宏军[115]	2012	CR	加入药物干扰（–1）	极低
高旭阳[116]	2013	CR	研究的局限性（–1）加入药物干扰（–1）单用仲景方干预（+1）	极低
郭　璟[117]	2013	CR	研究的局限性（–1）加入药物干扰（–1）单用仲景方干预（+1）	极低
刘　禄[118]	2013	RCT	研究的局限性（–2）精确度低（–1）小样本（–1）加入药物干扰（–1）单用仲景方干预（+1）	极低

续表

纳入研究	发表年份	文献类型	证据升降因素	等级
李录山[119]	2013	RCT	研究的局限性（-2）精确度低（-1）加入药物干扰（-1）单用仲景方干预（+1）	极低
高　冲[120]	2013	RCT	研究的局限性（-2）精确度低（-1）加入药物干扰（-1）	极低
关运祥[121]	2013	RCT	研究的局限性（-2）精确度低（-1）加入药物干扰（-1）	极低
李清媛[122]	2013	RCT	研究的局限性（-2）精确度低（-1）加入药物干扰（-1）单用仲景方干预（+1）	极低
王　辉[123]	2013	RCT	研究的局限性（-2）精确度低（-1）加入药物干扰（-1）单用仲景方干预（+1）	极低
张安平[124]	2013	RCT	研究的局限性（-2）精确度低（-1）加入药物干扰（-1）单用仲景方干预（+1）	极低
张压西[125]	2013	RCT	研究的局限性（-2）精确度低（-1）加入药物干扰（-1）单用仲景方干预（+1）	极低

（2）甘麦大枣汤

22篇文献中，3篇随机对照试验，19篇病例系列观察。在发表年份上，所有文献分布在1979～2013年。证据质量等级评价情况见表13-24。可以看出，有中等质量证据4篇，低质量证据6篇，极低质量证据12篇。证据的降级因素主要为加入药物干扰。证据升级因素主要是使用仲景原方和单用仲景方干预。

表13-24　　甘麦大枣汤临床研究文献证据质量一览表

纳入研究	发表年份	文献类型	证据升降因素	等级
相其林[126]	2002	CR	仲景原方（+1）	中
赖明彦[127]	2010	RCT	研究的局限性（-2）精确度低（-1）仲景原方（+1）单用仲景方干预（+1）	中
雷胜龙[128]	2010	RCT	研究的局限性（-2）单用仲景方干预（+1）	中
方先顺[129]	2012	CR	单用仲景方干预（+1）	中
穆齐金[130]	1987	CR	加入药物干扰（-1）仲景原方（+1）	低
游先发[131]	2001	CR	仲景原方（+1）	低

续表

纳入研究	发表年份	文献类型	证据升降因素	等级
冯文莉[132]	2004	RCT	研究的局限性（–2）精确度低（–1）仲景原方（+1）	低
吴业林[133]	2006	CR	加入药物干扰（–1）仲景原方（+1）	低
张德新[134]	2006	CR	无	低
王文同[135]	2009	CR	无	低
曹怀仁[136]	1979	CR	加入药物干扰（–1）	极低
张　洪[137]	1995	CR	加入药物干扰（–1）	极低
潘苏白[138]	1997	CR	加入药物干扰（–1）	极低
胡占康[139]	1999	CR	加入药物干扰（–1）	极低
冯光泽[140]	2000	CR	加入药物干扰（–1）	极低
李　昊[141]	2000	CR	加入药物干扰（–1）	极低
潘君贤[142]	2002	CR	加入药物干扰（–1）	极低
玄光洙[143]	2003	CR	加入药物干扰（–1）	极低
赵云芝[144]	2003	CR	加入药物干扰（–1）	极低
何传强[145]	2006	CR	加入药物干扰（–1）	极低
钟婉婷[146]	2009	CR	加入药物干扰（–1）	极低
郭润英[147]	2011	CR	加入药物干扰（–1）	极低

（3）桂枝加龙骨牡蛎汤

纳入11篇文献，3篇随机对照试验，8篇病例系列观察。所有文献分布在1999～2012年。证据质量等级评价情况见表13–25。可以看出，有高质量证据1篇，中等质量证据5篇，低质量证据2篇，极低质量证据3篇。证据的降级因素主要为研究的局限性、加入药物干扰、精确度低等。证据升级因素主要是使用仲景原方。

表13–25　桂枝加龙骨牡蛎汤临床研究文献证据质量一览表

纳入研究	发表年份	文献类型	证据升降因素	等级
陈建斌[148]	2009	CR	仲景原方（+1）单用仲景方干预（+1）	高
吕建华[149]	1999	CR	仲景原方（+1）	中
王诗伟[150]	2003	CR	仲景原方（+1）	中

续表

纳入研究	发表年份	文献类型	证据升降因素	等级
张福顺[151]	2008	CR	仲景原方（+1）	中
周　山[152]	2011	RCT	研究的局限性（–2）单用仲景方干预（+1）	中
林素珊[153]	2012	CR	加入药物干扰（–1）剂量 – 效应关系（+1）单用仲景方干预（+1）	中
金文流[154]	2005	CR	无	低
黄春华[155]	2011	CR	加入药物干扰（–1）单用仲景方干预（+1）	低
倪碧云[156]	2000	CR	加入药物干扰（–1）	极低
姚　杰[157]	2001	RCT	研究的局限性（–2）加入药物干扰（–1）	极低
王穗生[158]	2010	RCT	研究的局限性（–2）精确度低（–1）加入药物干扰（–1）单用仲景方干预（+1）	极低

（4）百合地黄汤

纳入 7 篇文献，1 篇随机对照试验，1 篇半随机对照试验，5 篇病例系列观察。所有文献分布在 1999 ~ 2011 年。证据质量等级评价情况见表 13–26。可以看出，有高质量证据 1 篇，中等质量证据 1 篇，极低质量证据 5 篇。证据的降级因素主要为研究的局限性、加入药物干扰。证据升级因素主要是单用仲景方干预。

表 13–26　　百合地黄汤临床研究文献证据质量一览表

纳入研究	发表年份	文献类型	证据升降因素	等级
严　锋[159]	2003	CR	仲景原方（+1）单用仲景方干预（+1）	高
洪　燕[160]	2000	CR	仲景原方（+1）	中
彭　刚[161]	1999	CR	加入药物干扰（–1）	极低
李　燕[162]	2002	CR	加入药物干扰（–1）	极低
孙立利[163]	2002	CR	加入药物干扰（–1）	极低
王振宇[164]	2008	RCT	研究的局限性（–2）加入药物干扰（–1）	极低
王　敬[165]	2011	CCT	研究的局限性（–2）精确度低（–1）加入药物干扰（–1）单用仲景方干预（+1）	极低

（5）其他方剂

另有 11 个方剂，如奔豚汤、肾气丸、百合知母汤等计有 14 篇临床研究文献。各个方剂的证据质量等级评价情况见表13-27。可以看出，奔豚汤、肾气丸、当归芍药散、四逆汤均有高质量文献纳入。

表13-27　　其他方剂临床研究文献证据质量一览表

纳入研究	方剂名称	发表年份	文献类型	证据升降因素	等级
侯合云[166]	奔豚汤	2012	CT	研究的局限性（–1）仲景原方（+1）	高
王雷芳[167]	奔豚汤	2010	RCT	研究的局限性（–1）间接证据（–1）小样本（–1）发表偏倚（–1）	极低
师　林[168]	肾气丸	2012	RCT	研究的局限性（–2）仲景原方（+1）单用仲景方干预（+1）	高
孙振涛[169]	肾气丸	2003	CR	仲景原方（+1）	中
院朱沈[170]	百合知母汤	2000	CR	加入药物干扰（–1）	极低
方先顺[171]	百合知母汤	2012	CR	加入药物干扰（–1）单用仲景方干预（+1）	低
毛平安[172]	大半夏汤	2007	CR	无	低
李东阳[173]	当归芍药散	2010	RCT	研究的局限性（–1）精确度低（–1）仲景原方（+1）单用仲景方干预（+1）	高
黄　韬[174]	黄芪桂枝五物汤	2009	CR	无	低
杨志敏[175]	四逆汤	2013	CR	仲景原方（+1）单用仲景方干预（+1）	高
危兆璋[176]	温经汤	2011	CT	单用仲景方干预（+1）	中
王杰林[177]	枳实薤白桂枝汤	2009	CR	研究的局限性（–1）加入药物干扰（–1）单用仲景方干预（+1）	极低
刘媛媛[178]	炙甘草汤	2009	RCT	研究的局限性（–2）加入药物干扰（–1）	极低
吴积海[179]	竹皮大丸	2006	RCT	研究的局限性（–2）精确度低（–1）仲景原方（+1）	低

2. 个案经验文献

共纳入359则医案，分别采用酸枣汤、甘麦大枣汤、桂枝加龙骨牡蛎汤等。发表年份分布于1979～2013年。各个方剂的证据质量等级评价情况见表13-28。可以看出，纳入相关医案除了小半夏加茯苓汤、风引汤平均质量为高等以外，其余医案文献质量均为中等或低等。

表 13-28　个案经验文献证据质量一览表

方剂名称	发表年份	医案则数	质量评分平均值	等级
酸枣汤	1983 ~ 2013	195	48.15	中等
甘麦大枣汤	1979 ~ 2013	39	57.6	中等
桂枝加龙骨牡蛎汤	1980 ~ 2013	32	51.9	中等
肾气丸	1982 ~ 2008	14	50.08	中等
奔豚汤	1990 ~ 2013	11	46.36	中等
半夏厚朴汤	1987 ~ 2013	9	54.79	中等
百合地黄汤	1987 ~ 2013	7	44.68	中等
泻心汤	1985 ~ 2013	7	43.76	中等
枳实芍药散	2004 ~ 2004	7	30.2	低等
桂枝茯苓丸	1991 ~ 2013	6	45.51	中等
百合知母汤	2006 ~ 2013	5	49.23	中等
当归芍药散	1990 ~ 2002	5	46.5	中等
鳖甲煎丸	2012	4	54.16	中等
防已地黄汤	2011 ~ 2013	3	58.64	中等
黄芪建中汤	1998 ~ 2009	3	50.36	中等
竹皮大丸	1986 ~ 2012	2	53.83	中等
温经汤	2004	2	53.68	中等
小半夏加茯苓汤	1994	1	66.01	高等
风引汤	2014	1	65.22	高等
枳术汤	2000	1	59.44	中等
大黄牡丹汤	1998	1	59.44	中等
大黄甘草汤	1999	1	56.88	中等
麦门冬汤	2012	1	40.69	中等
赤豆当归散	1985	1	37.34	低等
枳术丸	2011	1	34.88	低等

【典型临床证据】

不寐的临床研究证据共有 179 篇文献支持，高质量证据 13 篇，中等质量证据 38 篇，低质量证据 61 篇，极低质量证据 67 篇。高质量证据为酸枣汤、百合地黄汤、桂枝加龙骨牡蛎汤等研究文献。各质量等级文献均有分布。

1. 酸枣汤

酸枣汤配合针刺对照酸枣汤干预肝血不足型不寐在总有效率方面尚无差异（高质量证据）

王福海[4]实施的一项样本量为60例的随机对照试验中，试验组30例，对照组30例。试验组针刺配合中药酸枣汤，针刺取穴：四神聪、照海、申脉、神门、心俞、肝俞、脾俞。治疗方法：患者安静仰卧位，取四神聪穴，常规消毒，用1.5寸毫针斜刺进针1寸，捻转使针下有酸麻胀感得气，留针30分钟。余穴分别针刺照海、申脉、神门、心俞、肝俞、脾俞，均采用常规刺法，在刺入后捻转酸麻胀感得气后留针30分钟。每日1次，10次为1个疗程。对照组采用酸枣汤，方药组成：酸枣仁30g，茯苓6g，知母9g，川芎6g，甘草3g。加水200mL，煎30分钟，取汁100mL，分2次温服，每日1剂，10天为1个疗程，未痊愈者继续下1个疗程。两组总有效率相对危险度RR=1.11，95%CI（0.97，1.27），P=0.13。（疗效标准：①临床痊愈：睡眠时间在6小时以上，睡眠深沉，醒后精神充沛。②显效：睡眠明显好转，睡眠时间增加3小时以上，睡眠深度增加。③有效：症状减轻，但睡眠时间较治疗前增加不足3小时。④无效：治疗后失眠无明显改善或反加重。）

2. 甘麦大枣汤

佳乐静液（甘麦大枣汤加味）干预不寐在改善匹兹堡睡眠量表评分上有优势（中等质量证据）

相其林[126]实施的一项样本量为60例的病例系列观察中，以甘麦大枣汤为主方：甘草10g，小麦30g，大枣5个。加减法：气虚，加党参、白术、茯苓；阴虚，加山茱萸、生地、麦冬；阳虚，加桂枝、附子、白芍。经煎煮、提取、过滤浓缩而得的200mL/瓶佳乐静合剂口服液，睡前或饭前20mL～40mL，疗程1～14天。治疗后采用匹兹堡睡眠量表（PSQI）进行评定疗效，治疗前后评分加权均数差WMD=6.63，95%CI（4.96，8.30），$P<0.00001$，差异有统计学意义。

3. 桂枝加龙骨牡蛎汤

桂枝加龙骨牡蛎汤合四逆汤、四逆散干预阳虚不寐在改善匹兹堡睡眠量表评分上有优势（高质量证据）

陈建斌[148]实施的一项样本量为40例病例系列观察中，用四逆汤散加龙骨牡蛎汤：熟附子 15g（先煎），干姜 15g，炙甘草 10g，桂枝 15g，白芍 15g，龙骨 30g（先煎），牡蛎 30g（先煎），枳壳 10g，柴胡 10g，大枣 10g，生姜 30g（自备）。嘱咐患者在家煎药时注意煎药先后顺序，熟附子须先煎 45 分钟，再放入其余药物同煎 1 小时，每日 1 服。嘱咐患者尽量每周复诊以审查其安全用药情况，经 1 个月治疗后再次进行问卷调查。治疗后采用匹兹堡睡眠量表（PSQI）进行评定疗效，治疗前后评分加权均数差 WMD=2.50，95%CI（1.27，3.73），$P < 0.0001$，差异有统计学意义。

4. 百合地黄汤

百合地黄汤合酸枣汤干预老年不寐在临床总有效率方面有效（高质量证据）

严锋[159]实施的一项样本量为 58 例的病例系列观察中，用百合地黄汤合酸枣汤加味。基本药物为：百合 30g，生地黄 20g，酸枣仁 15g，知母 10g，茯苓 12g，川芎 6g，生甘草 6g。辨证：肝郁化火者，加龙胆草 6g，柴胡 10g，黄芩 10g；痰热内扰者，加黄连 3g，竹茹 10g，山栀 6g；阴虚火旺者，加黄连 3g，阿胶珠 10g，柏子仁 15g；心脾两虚者，加生黄芪 15g，党参 15g，当归 12g；心虚胆怯者，加太子参 15g，煅龙骨 20g，茯神 15g。每天 1 剂，浓煎 300mL，早晚分服，2 周为 1 个疗程。效果：治愈 12 例，好转 46 例，未愈 0 例。治愈率为 20.7%，总有效率为 100%。（疗效标准：睡眠正常，伴有症状消失，为治愈；睡眠时间延长，伴有症状改善，为好转；症状无改变，为未愈。）

【不寐与应用方剂分析】

此次研究发现共有 30 首方剂可以治疗不寐，属于同病异治的范畴。根据文献报道，基于循证医学研究得出结论，依次为：酸枣汤共 125 篇文献，纳入 9666 例；甘麦大枣汤共 25 篇文献，纳入 1213 例；桂枝加龙骨牡蛎汤共 11 篇文献，纳入 631 例；百合地黄汤共 7 篇文献，纳入 403 例。高质量证据分布在酸枣汤、百合地黄汤、桂枝加龙骨牡蛎汤等方剂中，其余方剂多为中等、低质量证据。可以看出，虽然方剂种类分布较广，但是不论在文献频次还是证据质量，均具有一定聚集性。

1. 酸枣汤

酸枣汤是血痹虚劳病篇中，主治肝阴不足的虚劳不寐，其主证表现为心烦不得眠。

其方由枣仁、茯苓、甘草、知母、川芎组成。不寐在本方的病症谱中，属于高频病症。高质量证据显示，酸枣汤配合针刺对照酸枣汤干预肝血不足型不寐在总有效率方面尚无差异。可见肝阴不足是本病临床常见病机之一，具有较高的人群聚集度。

2. 甘麦大枣汤

甘麦大枣汤是妇人杂病篇中，主治脏阴不足，虚热躁扰脏躁证的主方。其主证表现为精神失常，无故悲伤欲哭，神疲乏力，伴有心烦失眠、情绪易于波动等。其方由甘草、小麦、大枣组成。不寐在本方的病症谱中，属于高频病症。中等质量证据显示，佳乐静液（甘麦大枣汤加味）干预不寐在改善匹兹堡睡眠量表评分上有优势。可见脏阴不足，虚热躁扰是本病临床常见病机之一，具有较高的人群聚集度。

3. 桂枝加龙骨牡蛎汤

桂枝加龙骨牡蛎汤是血痹虚劳病篇中，主治阴阳不和、心肾不交的虚劳失精梦交的主方，其主证表现为目眩发落、少腹弦急、男子失精、女子梦交等，并无有关治疗不寐相关症状的论述。其治疗本病的机理，当调和阴阳，潜阳固涩，其病自愈。其方由桂枝、芍药、生姜、甘草、大枣、龙骨、牡蛎组成。不寐在本方的病症谱中，属于高频病症。高质量证据显示，桂枝加龙骨牡蛎汤合四逆汤、四逆散干预阳虚不寐在改善匹兹堡睡眠量表评分上有优势。可见阴阳不和，心肾不交是本病临床常见病机之一。

4. 百合地黄汤

百合地黄汤是百合狐惑阴阳毒病篇中，主治心肺阴虚内热的百合病的主方，其主证表现为心神不安及饮食行为失调等。其方由百合、地黄组成。不寐在本方的病症谱中，属于高频病症。高质量证据显示，百合地黄汤合酸枣汤干预老年不寐在临床总有效率方面有效。可见心肺阴虚内热是本病临床常见病机之一，具有较高的人群聚集度。

【优势病证规律】

根据现有文献，不寐临床常见证型有肝阴不足的酸枣汤证，脏阴不足、虚热躁扰的甘麦大枣汤证，阴阳不和、心肾不交的桂枝加龙骨牡蛎汤证和心肺阴虚内热的百合地黄汤证。通过循证医学研究及证据评价，提炼出不寐用《金匮要略》方治疗呈现出一定趋向性。因此，酸枣汤、甘麦大枣汤、百合地黄汤和桂枝加龙骨牡蛎汤的证型很可能是不寐在现代临床环境下的主要证候表现。（见图 13–4）

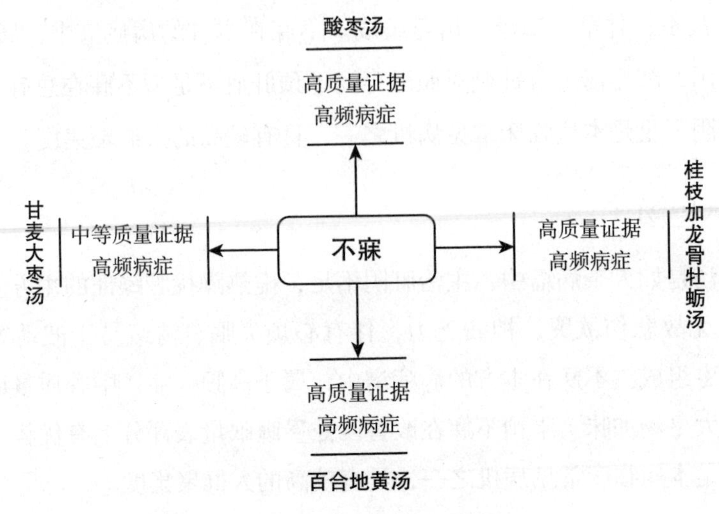

图 13-4 不寐的证型规律

参考文献

［1］毛爱民．酸枣仁汤治疗失眠体会［J］．水电医学杂志，1997（4）：51.

［2］黄洁红．中西医结合疗法对 72 例高血压病人血压昼夜节律及夜间睡眠的影响［J］．中医研究，2005，18（6）：33–35.

［3］景兴文．心神宁治疗失眠症心脾两虚兼虚热内扰证 48 例临床观察［D］．成都：成都中医药大学，2011.

［4］王福海，刘建军．针刺配合酸枣仁汤治疗肝血不足型失眠 30 例［J］．中外健康文摘，2012，9（29）：397–398.

［5］［作者不详］．从单胺类神经递质与肝血亏虚证失眠相关变化探讨加味酸枣仁汤的调治作用［C］．系统和网络生物学与中医药学学术大会论文集，2012.

［6］朱福平．免煎颗粒酸枣仁汤治疗 65 例顽固性失眠的临床观察［J］．中国民族民间医药，2013，22（22）：42.

［7］高声传，王沈歌，陈卫东．酸枣仁颗粒治疗中老年失眠症临床疗效观察［J］．实用药物与临床，2013，16（2）：171–172.

［8］宋蓓，黄育平，苗凌娜．酸枣仁汤加减治疗失眠 42 例［J］．中医杂志，2001，42（11）：653.

［9］郑逸文．酸枣仁汤加减治疗不寐 58 例［J］．福建中医药，2001，32（4）：37–37.

［10］张水法．酸枣仁汤加味治疗失眠 28 例［J］．实用中医药杂志，2004，20（10）：560–560.

［11］马宏明．酸枣仁汤加减治疗虚证顽固性失眠 36 例［J］．中医药学报，2005，33（6）：50–50.

［12］娄卫东，冯正昕，段大航，等．重用主药酸枣仁汤对脑血栓患者失眠 182 例疗效观察［J］．中国民康医学，2006，18（8）：273–274.

［13］谭斌．酸枣仁汤协同奥沙西泮治疗失眠的临床疗效［J］．中国临床药理学杂志，2006，22（3）：175–175.

[14] 韩文功 . 中药配合针刺治疗失眠 48 例观察 [J] . 实用中医药杂志，2008，24（6）：356-356.
[15] 桑林 . 酸枣安神胶囊治疗失眠（血虚阳浮证）的临床研究 [D] . 长春：长春中医药大学，2008.
[16] 王金宝，寇绍杰，赵晓锋，等 . 酸枣仁汤对失眠症疗效及血浆褪黑素水平的影响 [J] . 神经疾病与精神卫生，2009，9（4）：303-304.
[17] 李峰 . 酸枣仁汤配合针灸疗法治疗不寐证 60 例临床观察 [J]. 长春中医药大学学报,2009,25(5)：719-720.
[18] 罗亚芳 . 酸枣仁汤治疗失眠 30 例观察 [J] . 内蒙古中医药，2009（24）：7.
[19] 邵世才 . 失眠的中医辨证临床观察 [D] . 北京：中国中医科学院中国中医研究院，2009.
[20] 佘玉清 . 酸枣仁汤加减治疗女性失眠症疗效观察 [J] . 广西中医学院学报，2009，12（4）：14-16.
[21] 张福庆 . 酸枣仁汤治疗慢性肝病失眠症（血虚型）的临床研究 [J] . 武汉：湖北中医药大学，2011.
[22] 邓志蓉 . 针药结合治疗失眠 38 例临床分析 [J] . 中国卫生产业，2012，9（18）：176-177.
[23] 姜雪华 . 酸枣仁加味治疗不明原因性失眠的临床疗效分析 [J] . 中国卫生产业，2012（25）：172.
[24] 李鸿霞 . 加味酸枣仁汤配合耳穴贴压治疗老年顽固性失眠 51 例 [J] . 国际中医中药杂志，2012，34（4）：344-345.
[25] 张青山 . 经方加味治疗顽固性失眠 32 例 [J] . 世界中医药，2012，7（1）：39.
[26] 于慧杰 . 慢性乙型肝炎（肝血虚型）睡眠障碍的临床特征及酸枣仁汤干预 [D] . 武汉：湖北中医药大学，2012.
[27] 杨爱萍，王学武，王东 . 电脑中频治疗仪穴位疗法联合酸枣仁汤治疗虚证失眠 48 例临床观察 [J] . 河北中医，2013（11）：1665-1666.
[28] 徐劲松，刘继洪，余志映 . 加味酸枣仁汤治疗阴虚体质失眠症 44 例临床观察 [J] . 中国中医基础医学杂志，2013（12）：1491-1493.
[29] 侯桂平 . 酸枣仁汤合交泰丸治疗老年失眠症临床观察 [J] . 山西中医，2013，29（10）：10-11.
[30] 聂红，赵志熊 . 中西医结合治疗失眠症疗效观察 [J] . 内蒙古中医药，2013，32（20）：24-25.
[31] 曾丽芳 . 酸枣仁汤加味治疗失眠 32 例疗效观察 [J] . 医药前沿，2013（18）：337.
[32] 孔建明 . 酸枣仁汤、穴位按摩联合中药足浴治疗艾司唑仑依赖性失眠 10 例 [J] . 中国乡村医药，2013，20（9）：35-36.
[33] 周琴，黄晓春 . 酸枣仁汤加味治疗更年期失眠疗效观察 [J] . 辽宁中医杂志，2013，40（6）：1165-1166.
[34] 王国才，褚景文，许广亮，等 . 中西医结合治疗 113 例顽固性失眠的疗效观察 [J] . 黑龙江中医药，1995（1）：11-12.
[35] 郑作祯 . 养生功合酸枣仁汤治疗不寐 213 例 [J] .. 现代养生，1996（8）：9.
[36] 程兴祥 . 推拿手法及内服中药治疗失眠证 10 例疗效分析 [J] . 黔南民族医专学报，1997（1）：40-41.
[37] 葛秀英，朱新义 . 酸枣仁汤临床运用 [J] . 河南中医，1999（6）：9.
[38] 张诗军，陈泽雄，李俊彪，等 . 加味酸枣仁汤治疗失眠证临床疗效及对 SIL-2R 水平的影响 [J] .

中国中医基础医学杂志 2002，8（1）：40-40.
［39］李宝玲，赵福润．焦虑平胶囊治疗失眠 80 例临床观察［J］．山西中医学院学报，2003，4（1）：16-17.
［40］陆伟珍．中药配合耳穴贴压治疗失眠症 50 例［J］．实用中医药杂志，2004，20（8）：441.
［41］黄世一．安神汤治疗不寐症 116 例的疗效分析［J］．中国医师杂志，2004，6（4）：553-554.
［42］杨伟，王嘉惠．活血化瘀安神法治疗失眠症 50 例小结［J］．中医药导报，2004，10（8）：20.
［43］叶宗铭．温胆汤合酸枣仁汤治疗痰热失眠 62 例［J］．江苏中医药，2005，26（2）：61.
［44］李小波，白丽萍，米新．中医辨证治疗失眠症 60 例［J］．陕西中医，2006，27（5）：543-544.
［45］吴立明，郝芬兰．加味酸枣仁汤治疗慢性重度失眠 70 例疗效观察［C］．中华中医药学会中医方证基础研究与临床应用学术研讨会 .2006.
［46］丁世幸．自拟枣仁百合汤治疗阴虚型顽固性失眠 58 例［J］．现代中西医结合杂志，2006，15（21）：2947-2948.
［47］高孟英．血府逐瘀汤合酸枣仁汤治疗顽固性失眠 40 例［J］．河南中医，2006，26（4）：60.
［48］罗志青．针药合用治疗顽固性失眠 140 例疗效观察［J］．现代保健：医学创新研究，2006，3（7）：64-65.
［49］倪国栋．安神定志丸合酸枣仁汤治疗顽固性失眠 36 例体会［J］．现代中西医结合杂志，2007，16（8）：1099-1100.
［50］薛蓓云．自拟安神汤治疗失眠 128 例［J］．现代中西医结合杂志，2008，17（33）：5151-5152.
［51］李翔．助眠汤治疗失眠症 68 例临床观察［J］．武警后勤学院学报医学版，2008，17（10）：885-886.
［52］郝春波．酸枣仁汤加减治疗失眠 36 例［J］．中国医药指南，2008，6（15）：153-154.
［53］李彩霞．柴胡加龙骨牡蛎汤合酸枣仁汤加减治疗失眠 56 例［J］．社区中医药报，2008，10（15）：128.
［54］倪志坚，王玉珏．酸枣仁汤加减治疗失眠 82 例［J］．云南中医中药杂志，2008，29（7）：37.
［55］王建欣．柴胡疏肝散合酸枣仁汤加减治疗不寐 43 例［J］．实用中医内科杂志，2008，22（12）：34.
［56］张飚．酸枣仁汤合交泰丸加减治疗不寐 50 例［J］．长春中医药大学学报，2008，24（1）：64-65.
［57］周立清．加味酸枣仁汤合穴位推拿治疗重症失眠 39 例［J］．江西中医药，2008，39（11）：67.
［58］林翎．中药配合按摩穴位治疗失眠 67 例［J］．福建中医药，2009，40（3）：30-30.
［59］王文同，刘竹丽．酸枣仁汤合甘麦大枣汤治疗失眠 60 例［J］．中医杂志，2009，50（S1）：19.
［60］杨敏，杨红杰．耳穴压籽合酸枣仁汤加减治疗不寐虚证 45 例临床观察［J］．海南医学，2009，20（12）：82-83.
［61］袁梦石，庄振中，周雪．酸枣仁汤加味治疗不明原因性失眠 69 例临床观察［J］．中医药导报，2009，15（4）：13-15.
［62］席艳香．安神汤治疗更年期心肾不交型失眠的临床研究［D］．哈尔滨：黑龙江中医药大学，2010.
［63］李芬梅，连斌海．枣仁栀藤片治疗失眠心脾两虚兼虚热内扰证的临床研究［J］．内蒙古中医药，

2011，30（7）：1–2.
［64］毛蕾．酸枣仁汤加减配合针刺治疗失眠 38 例［J］．中国中医药咨讯，2011，3（6）：107.
［65］冯金星．酸枣仁汤治疗失眠的临床观察［J］．中国医药指南，2011，9（28）：328.
［66］李敏，李崖雪．酸枣仁汤加味治疗失眠症 40 例临床观察［J］．航空航天医学杂志，2011，22（6）：768–769.
［67］刘彩玲．酸枣仁汤加减治疗女性更年期失眠 38 例临床观察［J］．中医临床研究，2011，3（23）：62–63.
［68］马永林．酸枣仁汤加减治疗失眠 32 例［J］．实用中医内科杂志，2011，25（10）：37.
［69］周鹏，陈林庆，萧怡，等．加减酸枣仁汤治疗虚劳虚烦失眠 20 例［J］．中西医结合心脑血管病杂志，2011，9（3）：384.
［70］陈亦民．加味酸枣仁汤合步长脑心通胶囊治疗慢性失眠症 70 例［J］. 中国实用医药，2012，7(23)：190–191.
［71］康守山．辨证论治治疗失眠 260 例临床疗效观察［J］．山西中医学院学报，2012，13（6）：38–39.
［72］刘文蕊．酸枣仁汤加减治疗失眠 28 例疗效观察［J］．国医论坛，2012，27（4）：8.
［73］时蒙．加减酸枣仁汤治疗失眠 150 例疗效观察［J］．中国保健营养，2012，22（11）：4772–4773.
［74］王万军．酸枣仁汤加减治疗失眠 56 例［J］．中国保健营养，2012，22（9）：3524–3525.
［75］袁武龙，曹云超．酸枣仁汤加减治疗失眠 126 例［J］．内蒙古中医药，2012，31（15）：5.
［76］张凤茹．酸枣仁汤治疗失眠 70 例疗效观察［J］．中国卫生产业，2012（19）：161.
［77］陈中兰．酸枣仁汤治疗失眠 56 例［J］．医学信息，2013，26（4）：469.
［78］龚翠华 .84 例加味酸枣仁汤治疗失眠症的临床效果［J］．中国保健营养，2013（8）：2132–2133.
［79］马建标．安神定志针刺法配合中药治疗失眠的临床研究［D］．福州：福建中医药大学，2013.
［80］郭长学，李书霞，王剑英．酸枣仁汤加减配合耳穴压贴治疗失眠的疗效观察［J］. 中外健康文摘，2013（24）：395–396.
［81］龙渊．酸枣仁汤加味治疗肝血亏虚证失眠临床观察［J］．云南中医中药杂志，2013，34（11）：30–32.
［82］刘时喜，黄文静，曹鹏，等．酸枣仁汤加减治疗失眠症临床疗效观察［J］．健康必读旬刊，2013，12（8）：350.
［83］柴福勋，徐兴红．酸枣仁汤合并舒乐安定治疗不寐症 39 例［J］．实用中西医结合杂志，1997，10（19）：1890–1891.
［84］王惠明．苦参酸枣仁汤治疗顽固性失眠 17 例［J］．中医学报，1998（6）：50–51.
［85］方宏图．从虚瘀论治老年功能性失眠 32 例［J］．实用中医内科杂志，1999（4）：46–47.
［86］崔江凌．加味酸枣仁汤治疗失眠 13 例［J］．中国民间疗法，2000，8（2）：38.
［87］孙立利，刘力军．百合地黄汤与酸枣仁汤合用治疗不寐症疗效分析［J］．牡丹江医学院学报，2002，23（3）：52–53.
［88］严锋，王克俭．百合地黄汤合酸枣仁汤加味治疗老年失眠 58 例［J］．时珍国医国药，2003，14（12）：754–755.

［89］廖木兰．疏肝宁神汤治疗失眠 48 例［J］．广西中医药，2005，28（1）：24.
［90］何传强．甘麦大枣汤合半夏汤合酸枣仁汤加减治疗顽固性失眠 30 例［J］．临床和实验医学杂志，2006，5（10）：1614.
［91］周宏军，付宝峰．加味酸枣仁汤治疗顽固性失眠 30 例［J］．辽宁中医杂志，2006，33（5）：574–575.
［92］喻炳奎．百合酸枣仁汤治疗单纯性失眠 63 例［J］．浙江中西医结合杂志，2006，16（9）：580.
［93］连毅．辨证治疗失眠症 72 例临床观察［J］．光明中医，2007，22（4）：86–87.
［94］吕玉娥．针药结合治疗失眠 68 例临床疗效观察［J］．世界中西医结合杂志，2007，2（6）：355–356.
［95］范桂滨．栀子豉汤合酸枣仁汤治疗不寐 58 例［J］．实用中医药杂志，2007，23（3）：149.
［96］孙淑英．酸枣仁汤加味治疗失眠 80 例疗效观察［J］．青海医药杂志，2007，37（5）：84.
［97］郭改云．辨证治疗失眠症 80 例临床分析［J］．中国民间疗法，2008，16（4）：42–43.
［98］周仁义，王金光．疏肝养血安神法治疗失眠症 50 例［J］．中医研究，2008，21（6）：43–45.
［99］吴立明，张须学，程晓卫．加味酸枣仁汤联合阿普唑仑治疗慢性重度失眠症 260 例［J］．时珍国医国药，2008，19（1）：202–203.
［100］郭传扬．加味酸枣仁汤治疗肝阴亏虚型失眠的临床研究［D］．广州：广州中医药大学，2009.
［101］刘忠良，曹志安，郭德友，等．酸枣仁汤加味治疗老年失眠症临床研究［J］．河南中医学院学报，2009，24（5）：42–43.
［102］衡向阳．中西医结合治疗顽固性失眠临床观察［J］．中国民间疗法，2010，18（6）：49.
［103］尚坤，张欣．经方酸枣仁汤疗法与针药结合疗法治疗失眠的 PSQI 指数与临床疗效对比观察［J］．时珍国医国药，2010，21（8）：2014–2016.
［104］韩卫军，孙桂荷，忻丽云．乐眠胶囊的制备及临床应用［J］．中国现代药物应用，2011，05（2）：167.
［105］陈兴术，向绍勇．柴胡疏肝散合酸枣仁汤加味治疗失眠 68 例［J］．实用中医药杂志，2011，27（4）：240.
［106］丛科，教富娥，谢威．酸枣仁汤加减治疗失眠疗效观察［J］．实用中医药杂志，2011，27（10）：669.
［107］冯海鹏．酸枣仁汤加减治疗失眠症 78 例［J］．实用中医内科杂志，2011，25（6）：56–57.
［108］王静兰，李崇义，顾成义．中西医结合治疗睡眠障碍综合征疗效分析［J］．中国中医药现代远程教育，2011，9（8）：57–58.
［109］王彦英，樊瑞．针药并举治疗抑郁失眠症 32 例疗效观察［J］．新中医，2011，43（11）：95–96.
［110］张宝文，杜树祥．针药结合治疗失眠 60 例临床疗效观察［J］．中医药信息，2011，28（4）：101–102.
［111］康文杰．酸枣仁汤加减治疗失眠 60 例临床分析［J］．中国保健营养，2012，10（18）：4128–4129.
［112］刘飞红，罗佩杰．中西医结合治疗失眠的临床观察［J］．中国医药指南，2012，10（10）：292–

293.
[113] 刘硕年 . 加味酸枣仁汤治疗失眠症 50 例 [J]. 中医临床研究，2012，4（4）：94–95.
[114] 邵益峰 . 天麻钩藤饮合酸枣仁汤治疗顽固性失眠 60 例 [J]. 浙江中医杂志，2012，47（4）：263.
[115] 周宏军 . 四物汤合酸枣仁汤加减治疗失眠症 50 例 [J]. 实用中医药杂志，2012，28（2）：104.
[116] 高旭阳，闫文翠 . 安神定志丸合酸枣仁汤加减治疗不寐症患者临床观察 [J]. 黑龙江中医药，2013，42（3）：16–17.
[117] 郭璟，管晓燕 . 丹栀逍遥散合酸枣仁汤加减治疗肝郁血虚型不寐的疗效观察 [J]. 医药前沿，2013（7）：351–352.
[118] 刘禄，赵仙文 . 辨证论治疗失眠 80 例临床疗效观察 [J]. 山西中医学院学报，2013，14（4）：34–35.
[119] 李录山 . 酸枣仁汤加减治疗失眠症 76 例 [J]. 临床医学，2013，33（12）：120–121.
[120] 高冲，桂明亮，蒲雪梅，等 . 中西医结合治疗中老年不寐疗效观察 [J]. 山西中医，2013，29（11）：27–28.
[121] 关运祥 . 酸枣仁汤加减治疗脑卒中后失眠 30 例 [J]. 中医临床研究，2013，4（19）：97–98.
[122] 李清媛，冀德才，乔宇 . 酸枣仁汤加减治疗更年期失眠症疗效观察 [J]. 中国实用医药，2013，8（7）：154–155.
[123] 王辉，王伟，史文华 . 免煎颗粒酸枣仁汤治疗顽固性失眠疗效观察 [J]. 中国民康医学，2013，25（6）：82.
[124] 张安平 . 针灸联合酸枣仁汤加减治疗失眠的疗效分析 [J]. 健康大视野，2013，21（5）：12.
[125] 张压西，向婷婷，王奕 . 加味酸枣仁汤治疗肝血亏虚证失眠患者 60 例临床观察 [J]. 中医杂志，2013，54（9）：750–753.
[126] 相其林 . 佳乐静液治疗原发性失眠 60 例 [J]. 陕西中医，2002，23（8）：708–709.
[127] 赖明彦 . 电针合并甘麦大枣汤治疗心脾两虚型失眠的临床研究 [D]. 广州：广州中医药大学，2010.
[128] 雷胜龙 . 针药结合治疗失眠症 120 例 [J]. 中国中医药现代远程教育，2010，8（17）：42–43.
[129] 方先顺 . 百合地黄知母汤合甘麦大枣汤治疗失眠症 52 例报道 [J]. 中医临床研究，2012，4（8）：90.
[130] 穆齐金 . 辨证治疗顽固性失眠症 [J]. 吉林中医药，1987（3）：29.
[131] 游先发 . 温胆汤合甘麦大枣汤加减治疗顽固性失眠 46 例 [J]. 赣南医学院学报，2001，21（2）：181.
[132] 冯文莉，招远明 . 甘麦大枣汤加减治疗失眠 68 例临床分析 [J]. 中国现代实用医学杂志，2004，3（23）：58–59.
[133] 吴业林 . 生脉注射液合甘麦大枣汤治疗失眠症 45 例 [J]. 吉林中医药，2006，26（11）：16.
[134] 张德新，潘丰满 . 甘麦大枣汤合半夏汤加减治疗顽固性失眠 28 例 [J]. 辽宁中医杂志，2006，33（1）：79.
[135] 王文同，刘竹丽 . 酸枣仁汤合甘麦大枣汤治疗失眠 60 例 [J]. 中医杂志，2009（S1）：19.

[136] 曹怀仁 . 加味甘麦大枣汤治疗失眠症的体会 [J]. 湖北中医杂志，1979 (S2)：22-23.
[137] 张洪 . 甘麦枣仁汤治疗不寐 36 例 [J]. 四川中医，1995 (9)：39.
[138] 潘苏白 . 定寐汤治疗顽固性不寐症 25 例 [J]. 新中医，1997，29 (12)：31-32.
[139] 胡占康 . 清火养阴安神汤治疗失眠 35 例 [J]. 江苏中医，1999，20 (7)：26.
[140] 冯光泽 . 黄连阿胶汤合甘麦大枣汤治疗顽固性失眠 37 例 [J]. 中国疗养医学，2000，9 (2)：56-57.
[141] 李昊，陈百先 . 气血辨证论治失眠 [J]. 上海铁道大学学报，2000，21 (3)：55-56.
[142] 潘君贤 . 甘麦大枣助眠汤加减治疗失眠 32 例 [J]. 河北中医，2002，24 (4)：273.
[143] 玄光洙，吴松日，玄雄 . 中西医结合治疗失眠症 61 例临床观察 [J]. 吉林医学，2003，24 (1)：70-71.
[144] 赵云芝 . 黄连温胆汤加减治疗顽固性失眠 30 例 [J]. 中国民间疗法，2003，11 (8)：50.
[145] 何传强 . 甘麦大枣汤合半夏汤合酸枣仁汤加减治疗顽固性失眠 30 例 [J]. 临床和实验医学杂志，2006，5 (10)：1641.
[146] 钟婉婷 . 甘麦大枣汤加味治疗不寐症 86 例 [J]. 江西中医药，2009 (6)：24.
[147] 郭润英，雷丹 . 越鞠丸合甘麦大枣汤治疗青春期失眠 42 例 [J]. 中医儿科杂志，2011，7 (2)：32-33.
[148] 陈建斌 . 四逆汤散合桂枝加龙骨牡蛎汤治疗阳虚失眠的临床观察 [D]. 广州：广州中医药大学，2009.
[149] 吕建华 . 桂枝加龙骨牡蛎汤治疗失眠 56 例观察 [J]. 中国中医药信息杂志，1999，6 (3)：56.
[150] 王诗伟 . 桂枝加龙骨牡蛎汤加减治疗老年不寐 65 例 [J]. 辽宁中医学院学报，2003，5 (2)：117.
[151] 张福顺 . 针药结合治疗顽固性失眠 28 例 [J]. 中国民间疗法，2008 (6)：33.
[155] 周山 . 桂枝加龙骨牡蛎汤加味治疗顽固性失眠 40 例 [J]. 陕西中医，2011，32 (10)：1311-1312.
[153] 林素珊 ."调阴阳和营卫" 法治疗新加坡失眠病人的临床疗效观察 [D]. 南京：南京中医药大学，2012.
[154] 金文流 . 桂枝加龙骨牡蛎汤加味治疗失眠 32 例 [J]. 河南中医，2005，25 (10)：14.
[155] 黄春华，陈建斌，聂容荣，等 . 温阳法治疗阳虚型失眠症 40 例 [J]. 辽宁中医杂志，2011，38 (3)：473-475.
[156] 倪碧云 . 逍遥散合桂枝加龙骨牡蛎汤治疗顽固性失眠 20 例 [J]. 安徽中医临床杂志，2000，12 (4)：289.
[157] 姚杰 . 桂枝加龙骨牡蛎汤治疗虚证不寐 72 例 [J]. 河北中医，2001，23 (9)：690-691.
[158] 王穗生 . 桂枝加龙骨牡蛎汤治疗老年失眠症 45 例 [J]. 中国中医药现代远程教育，2010，8 (24)：27-28.
[159] 严锋，王克俭 . 百合地黄汤合酸枣仁汤加味治疗老年失眠 58 例 [J]. 时珍国医国药，2003，14 (12)：754-755.
[160] 洪燕 . 百合知母汤合甘麦大枣汤治失眠 60 例疗效观察 [J]. 江西中医药，2000，31 (1)：9.

［161］彭刚．百合地黄汤合甘麦大枣汤加味治疗失眠 30 例［J］．广西中医药，1999（6）：15.
［162］李燕，赵世叶，梁丽琴．百合地黄汤加味治疗不寐 41 例［J］．河北中医，2002，24（3）：197.
［163］孙立利，刘力军．百合地黄汤与酸枣仁汤合用治疗不寐症疗效分析［J］．牡丹江医学院学报，2002，23（3）：52–53.
［164］王振宇．百合地黄汤加味治疗老年慢性失眠症 65 例疗效观察［J］．中国中医药科技，2008，15（1）：58–61.
［165］王敬．针刺配合药物治疗失眠症临床效果分析［J］．中国中医药咨讯，2011，3（9）：203.
［166］侯合云．中西医结合治疗失眠症疗效观察［J］．基层医学论坛，2012，16（23）：3083–3084.
［167］王雷芳．中西医结合治疗失眠症 44 例［J］．中国中医药现代远程教育，2010，8（12）：46–47.
［168］师林，柯斌，梁东辉．金匮肾气丸配合拔罐治疗尿频相关性睡眠障碍的疗效观察［J］．实用医学杂志，2012，28（14）：2454–2456.
［169］孙振涛，王民．金匮肾气丸合六味地黄丸加味治疗顽固性失眠［J］. 中国临床医生，2003，31（6）：63.
［170］院朱沈，张保国．百合知母安神汤治疗老年期阴虚火旺型失眠症 46 例［J］．中原医刊，2000，27（9）：55–56.
［171］方先顺．百合地黄知母汤合甘麦大枣汤治疗失眠症 52 例报道［J］．中医临床研究，2012，4（8）：90–90.
［172］毛平安，王昌雄，吴仁文，等．调和营卫法治疗顽固性失眠 40 例［J］．浙江中医杂志，2007，42（8）：452.
［173］李东阳．当归芍药散治疗失眠症 30 例临床分析［J］．中国现代医学杂志，2010，20（24）：3787–3789.
［174］黄韬，唐文超，安圣海 .170 例失眠症患者病机特点分析［J］．江西中医药，2009，40（8）：50.
［175］杨志敏，原嘉民，黄春华．基于决策树的阳虚型失眠症同证异治方辨证思路研究［J］．时珍国医国药，2013，24（5）：1219–1220.
［176］危兆璋．温经汤治疗女性厥阴寒闭血瘀型不寐的临床研究［D］．广州：广州中医药大学，2011.
［177］王杰林，刘秀敏，段玉芳．全息汤治疗失眠 72 例［J］．实用中医药杂志，2009，25（9）：604.
［178］刘媛媛．定心汤治疗气阴两虚型失眠临床观察［D］．沈阳：辽宁中医药大学，2009.
［179］吴积海，冯群法．竹皮温胆汤治疗失眠痰热内扰证 30 例观察［J］．中国医药指南，2006（11）：76.

第五节　奔　豚

奔豚，是中医病名。豚，即小猪。奔豚的临床特点为发作性下腹气上冲胸，直达咽喉，腹部绞痛，胸闷气急，头昏目眩，心悸易惊，烦躁不安，发作后如常，有的夹杂寒热往来或吐脓症状。因其发作时胸腹如有小猪奔闯，故名。从症状表现看，类似于西医的胃肠神经官能症（肠道积气和蠕动亢进或痉挛状态）及冠心病、心血管神经症等。

本病最早见载于《灵枢·邪气脏腑病形》："肾脉……微急为沉厥、奔豚，足不收，不得前后。"《难经·五十六难》亦有记载："肾之积，名曰奔豚，发于少腹，上至心下，若豚状，或上或下无时。久不已，令人喘逆，骨痿，少气。"延至东汉，《伤寒论》《金匮要略》均有对本病理法方药的论述，以茯苓桂枝甘草大枣汤、桂枝加桂汤、奔豚汤等方治疗本病。其后《诸病源候论》亦对本病有相关论述。

【《金匮要略》方剂谱】

奔豚尚无对应的国际病症编码，本研究将其归于中医病证。在《金匮要略》方治疗的优势病症谱中，其临床研究文献频次居第513位，而个案经验文献频次居第10位。《金匮要略》方中，能够治疗奔豚的方剂共9首，其中仅桂枝加龙骨牡蛎汤进行过临床研究。个案各方剂频次见表13-29。从表中看出，个案经验文献集中在奔豚汤、桂枝加桂汤、桂枝加龙骨牡蛎汤、半夏厚朴汤等，其余方剂运用频次较低。

表13-29　奔豚个案经验文献方剂谱

序号	方剂名称	频次	序号	方剂名称	频次
1	奔豚汤	57	6	薏苡附子败酱散	1
2	桂枝加桂汤	7	7	射干麻黄汤	1
3	桂枝加龙骨牡蛎汤	5	8	麦门冬汤	1
4	半夏厚朴汤	5	9	甘麦大枣汤	1
5	枳实薤白桂枝汤	1			

【临床证据评价】

奔豚的临床证据来源于临床研究和个案经验文献，前者有1篇，后者有74篇。1篇临床研究文献为病例系列观察。个案经验文献共有74篇，报道了79则奔豚的验案。

1. 临床研究文献

桂枝加龙骨牡蛎汤

纳入的1篇文献为临床研究文献。为高质量文献。具体证据质量等级评价情况见表13-30。证据升级因素是仲景原方和单用仲景方干预。

表 13-30　　桂枝加龙骨牡蛎汤临床研究文献证据质量一览表

纳入研究	发表年份	文献类型	证据升降因素	等级
安俊义[1]	2004	CR	仲景原方（+1）单用仲景方干预（+1）	高

2. 个案经验文献

共纳入 79 则医案，分别采用奔豚汤、桂枝加桂汤、桂枝加龙骨牡蛎汤等。发表年份分布于 1980 ~ 2013 年。各个方剂的证据质量等级评价情况见表 13-31。可以看出，纳入相关医案平均质量均较高。

表 13-31　　个案经验文献证据质量一览表

方剂名称	发表年份	医案则数	质量评分平均值	等级
奔豚汤	1981 ~ 2013	57	47.97	中等
桂枝加桂汤	1993 ~ 2006	7	51.64	中等
桂枝加龙骨牡蛎汤	1980 ~ 1999	5	50.78	中等
半夏厚朴汤	1981 ~ 2006	5	46.68	中等
枳实薤白桂枝汤	2009	1	64.17	高等
薏苡附子败酱散	2013	1	51.71	中等
射干麻黄汤	2008	1	51.66	中等
麦门冬汤	1999	1	49.24	中等
甘麦大枣汤	2006	1	48.93	中等

【典型临床证据】

奔豚的临床研究证据共有 1 篇文献支持，为高质量证据。

桂枝加龙骨牡蛎汤

桂枝加龙骨牡蛎汤加减干预奔豚在总有效率方面有效（高质量证据）

安俊义[1]实施的一项样本量为 62 例的病例系列观察中，应用桂枝加龙骨牡蛎汤治疗。桂枝 15 ~ 30g，白芍 15 ~ 60g，生龙骨 30 ~ 50g，生牡蛎 30 ~ 50g，生姜 3 ~ 5g，大枣 3 ~ 5 枚，甘草 6 ~ 10g。寒甚，苔白，脉迟，遇寒则甚，得温则舒，重用桂枝 20g 以上，酌加吴茱萸、高良姜、甘松；冲气上顶，心烦不宁，脉弦硬，重用龙骨、牡蛎，酌情可加朱砂、磁石、代赭石；心悸难眠，脉数，加百合、茯神；两肋胀满，善太息，合四逆散，加柴胡、枳实；脉虚，不耐劳累加太子参、黄芪。治疗结果：62 例中治愈 14 例，有效 46 例，无效 2 例，总有效率 96.8%。（疗效标准：诸症消失，奔豚气随访 3 年无复发为治愈；诸症基本消失，遇寒、惊、气偶有复发为有效；治疗后无明显变化为无效。）

【奔豚与应用方剂分析】

此次研究发现共有 9 首方剂可以治疗奔豚，属于同病异治的范畴。纳入临床病例研究文献较少，仅 1 篇临床高质量证据以桂枝加龙骨牡蛎汤干预 62 例奔豚患者。个案经验文献众多。

1. 奔豚汤

奔豚汤是奔豚气病篇中，主治肝气郁结，化热上冲的奔豚，其主证表现为气上冲胸、腹痛、往来寒热。其方由李根白皮、生姜、半夏、葛根、黄芩、芍药、甘草、当归、川芎组成。奔豚在本方的病症谱中，属于个案高频病症。可见肝气郁结，化热上冲是本病临床常见病机之一，虽证据支持强度低，临床见此病机者可酌用此方。

2. 桂枝加龙骨牡蛎汤

桂枝加龙骨牡蛎汤是血痹虚劳病篇中，主治阴阳不和，心肾不交的虚劳失精梦交的主方，其主证表现为目眩发落，少腹弦急，男子失精，女子梦交等，并无有关治疗奔豚相关症状的论述，其治疗本病的机理，当调和阴阳，潜阳固涩，其病自愈。其方由桂枝、芍药、生姜、甘草、大枣、龙骨、牡蛎组成。奔豚在本方的病症谱中，属于个案高频病症。高质量证据显示，桂枝加龙骨牡蛎汤加减干预奔豚在总有效率方面有效。可见阴阳不和，心肾不交是本病临床常见病机之一。

【优势病证规律】

根据现有文献，奔豚临床常见证型有肝气郁结、化热上冲的奔豚汤证和阴阳不和、心肾不交的桂枝加龙骨牡蛎汤证。通过循证医学研究及证据评价，提炼出奔豚用《金匮要略》方治疗呈现出一定趋向性。因此，奔豚汤和桂枝加龙骨牡蛎汤的证型很可能是奔豚在现代临床环境下的主要证候表现。（见图 13–5）

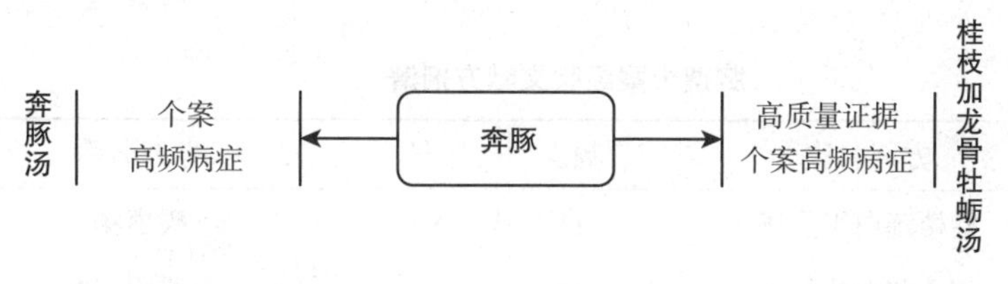

图 13-5　奔豚的证型规律

参考文献

［1］安俊义 . 桂枝加龙骨牡蛎汤治疗奔豚气 62 例［J］. 中国中西医结合消化杂志，2004，12（4）：239.

第六节　胸　痹

胸痹是指以胸部闷痛、甚则胸痛彻背，喘息不得卧为主要表现的一种疾病，轻者感觉胸闷，呼吸欠畅，重者则有胸痛，严重者心痛彻背，背痛彻心。与现代医学所指的冠状动脉硬化性心脏病、肺源性心脏病、风湿性心脏病、肺炎、心脏神经官能症、心包炎等关系密切。

胸痹之名称，首见于《黄帝内经》。《灵枢・本脏》："肺大则多饮，善病胸痹、喉痹、逆气。"《金匮要略》单设"胸痹心痛短气病篇"对本病的病机治法加以论述，并设栝楼薤白白酒汤、栝楼薤白半夏汤、枳实薤白桂枝汤等方对证施治。

【《金匮要略》方剂谱】

胸痹尚无对应的国际病症编码，本研究将其归于中医病证。在《金匮要略》方治疗的优势病症谱中，其临床研究文献频次居第 67 位，而个案经验文献频次居第 29 位。《金匮要略》方中，能够治疗胸痹的方剂共 14 首，其中有 5 首方剂已经进行过临床研究，14 首方剂有个案经验报道。各方剂的文献频次见表 13-32、表 13-33。从表中看出，临床研究文献主要集中在栝楼薤白半夏汤，而个案经验文献集中在栝楼薤白半夏汤和枳实薤白桂枝汤，其余方剂运用频次较低。

表 13-32　胸痹临床研究文献方剂谱

序号	方剂名称	频次	序号	方剂名称	频次
1	栝楼薤白半夏汤	15	4	乌头赤石脂丸	1
2	枳实薤白桂枝汤	2	5	薏苡附子散	1
3	肾气丸	1			

表 13–33　胸痹个案经验文献方剂谱

序号	方剂名称	频次	序号	方剂名称	频次
1	栝楼薤白半夏汤	15	8	酸枣汤	2
2	枳实薤白桂枝汤	13	9	薏苡附子散	2
3	半夏厚朴汤	7	10	大黄附子汤	1
4	栝楼薤白白酒汤	6	11	桂枝生姜枳实汤	1
5	乌头赤石脂丸	4	12	黄芪建中汤	1
6	甘麦大枣汤	3	13	肾气丸	1
7	茯苓杏仁甘草汤	2	14	旋覆花汤	1

【临床证据评价】

胸痹的临床证据来源于临床研究和个案经验文献，前者有 20 篇，后者有 51 篇。临床研究文献中有 6 篇随机对照试验，14 篇病例系列观察。个案经验文献共有 51 篇，报道了 59 则胸痹的验案。

1. 临床研究文献

（1）栝楼薤白半夏汤

15 篇文献中，5 篇随机对照试验，10 篇病例系列观察。在发表年份上，所有文献分布在 1997 ~ 2013 年。证据质量等级评价情况见表 13–34。可以看出，中等质量证据 2 篇，低质量证据 1 篇，极低质量证据 12 篇。证据的降级因素主要为研究的局限性和加入药物干扰。证据升级因素主要是单用仲景方干预。

表 13–34　栝楼薤白半夏汤临床研究文献证据质量一览表

纳入研究	发表年份	文献类型	证据升降因素	等级
吕　予[1]	2011	RCT	研究的局限性（–1）加入药物干扰（–1）单用仲景方干预（+1）	中
黄　霞[2]	2012	RCT	研究的局限性（–1）加入药物干扰（–1）单用仲景方干预（+1）	中
柳杨彬[3]	2007	RCT	研究的局限性（–1）小样本（–1）	低
龚一萍[4]	1997	CR	研究的局限性（–1）加入药物干扰（–1）单用仲景方干预（+1）	极低

续表

纳入研究	发表年份	文献类型	证据升降因素	等级
赵俊峰[5]	2002	CR	研究的局限性（–1）加入药物干扰（–1）单用仲景方干预（+1）	极低
万　亿[6]	2003	CR	研究的局限性（–1）加入药物干扰（–1）单用仲景方干预（+1）	极低
谭让科[7]	2006	CR	研究的局限性（–1）加入药物干扰（–1）单用仲景方干预（+1）	极低
吴宝庆[8]	2007	CR	研究的局限性（–1）加入药物干扰（–1）单用仲景方干预（+1）	极低
孙广州[9]	2008	CR	研究的局限性（–1）加入药物干扰（–1）单用仲景方干预（+1）	极低
罗关靖[10]	2009	CR	研究的局限性（–1）	极低
章丽萍[11]	2009	CR	研究的局限性（–1）加入药物干扰（–1）	极低
谭忠玉[12]	2011	CR	研究的局限性（–1）加入药物干扰（–1）单用仲景方干预（+1）	极低
邹　路[13]	2013	CR	研究的局限性（–1）加入药物干扰（–1）单用仲景方干预（+1）	极低
王长建[14]	2013	RCT	研究的局限性（–2）精确度（–1）加入药物干扰（–1）	极低
黄纡寰[15]	2013	RCT	研究的局限性（–2）加入药物干扰（–1）	极低

（2）其他方剂

另有4个方剂，分别为枳实薤白桂枝汤、肾气丸、乌头赤石脂丸、薏苡附子散。各个方剂的证据质量等级评价情况见表13–35。可以看出，奔豚汤、肾气丸、当归芍药散、四逆汤均有高质量文献纳入。

表13–35　　其他方剂临床研究文献证据质量一览表

纳入研究	方剂名称	发表年份	文献类型	证据升降因素	等级
周冰峰[16]	枳实薤白桂枝汤	2009	RCT	研究的局限性（–2）精确度（–1）单用仲景方干预（+1）	低
陈　红[17]	枳实薤白桂枝汤	2011	CR	研究的局限性（–1）加入药物干扰（–1）单用仲景方干预（+1）	极低

续表

纳入研究	方剂名称	发表年份	文献类型	证据升降因素	等级
章 玲[18]	肾气丸	2013	CR	研究的局限性（-1）单用仲景方干预（+1）	低
李家珍[19]	乌头赤石脂丸	1996	CR	研究的局限性（-1）仲景原方（+1）单用仲景方干预（+1）	中
王庆昌[20]	薏苡附子散	1993	CR	单用仲景方干预（+1）	中

2. 个案经验文献

共纳入59则医案，分别采用栝楼薤白半夏汤、枳实薤白桂枝汤、半夏厚朴汤等。发表年份分布于1983～2013年。各个方剂的证据质量等级评价情况见表13-36。可以看出，纳入相关医案平均质量均为高等或中等。

表13-36　个案经验文献证据质量一览表

方剂名称	发表年份	医案则数	质量评分平均值	等级
栝楼薤白半夏汤	1991～2013	15	60.77	高等
枳实薤白桂枝汤	2000～2013	13	62.28	中等
半夏厚朴汤	1987～2013	7	56.99	中等
栝楼薤白白酒汤	2001～2010	6	49.89	高等
乌头赤石脂丸	1983～2011	4	64.51	中等
甘麦大枣汤	1987～2012	3	66.08	高等
茯苓杏仁甘草汤	1998～2002	2	66.45	高等
酸枣汤	1985～2010	2	67.72	中等
薏苡附子散	1994～1998	2	62.69	中等
大黄附子汤	2013	1	27.00	中等
桂枝生姜枳实汤	2003	1	40.69	高等
黄芪建中汤	2003	1	40.69	高等
肾气丸	1990	1	58.46	中等
旋覆花汤	2002	1	77.79	中等

【典型临床证据】

胸痹的临床研究证据共有20篇文献支持，中等质量证据4篇，低质量证据3篇，极低质量证据 13 篇。

栝楼薤白半夏汤

栝楼薤白半夏汤配合常规治疗对照单纯常规疗法干预胸痹在总有效率方面有优势（中等质量证据）

黄霞[2]实施的一项样本量为 80 例的随机对照试验中，试验组 40 例，对照组 40 例。对照组给予吸氧、抗血小板聚集、扩冠、调脂、抗凝等内科常规治疗。试验组在此基础上采用加味栝楼薤白半夏汤治疗。基本方药组成：全瓜蒌 15g，薤白 12g，半夏 10g，丹参 15g，郁金 10g，葛根 15g，枳实 10g。加减：伴心悸、失眠者，加石菖蒲、远志；胸闷、气短乏力明显者，加黄芪、党参；伴畏寒、肢冷、下肢水肿者，加附子、干姜；伴五心烦热、口干者，加麦冬、生地黄、天花粉；伴便秘者，加桃仁、大黄；伴血瘀者，加红花、桃仁、川芎。每日 1 剂，水煎分两次口服。4 周为 1 个疗程，1 个疗程结束后进行患者临床疗效及心电图的疗效比较。两组总有效率相对危险度 RR= 1.41，95%CI（1.12，1.77），*P*=0.003。（疗效标准：胸痛、胸闷、气短及乏力等症状消失，心电图及有关实验室检查恢复正常者为显效；症状减轻，间歇期延长，心电图及实验室检查有改善者为有效；主要症状及心电图无改变者为无效。总有效率 =（显效 + 有效）/ 样本量 ×100 %。）

【胸痹与应用方剂分析】

此次研究发现共有 14 首方剂可以治疗胸痹，属于同病异治的范畴。根据文献报道，基于循证医学研究得出结论：栝楼薤白半夏汤共 15 篇文献，纳入 840 例。栝楼薤白半夏汤有中等质量证据，其余方剂多为低质量证据。可以看出，虽然方剂种类分布较广，但是不论在文献频次还是证据质量，均具有一定聚集性。

1. 栝楼薤白半夏汤

栝楼薤白半夏汤是胸痹心痛短气病篇中，主治痰浊痹阻所致之胸痹重证的主方，其主证表现为喘息不得卧、心痛彻背等。其方由栝楼、薤白、半夏、白酒组成。胸痹在本方的病症谱中，属于高频病症。中等质量证据显示，栝楼薤白半夏汤配合常规治疗对照单纯常规疗法干预胸痹在总有效率方面有优势。可见痰浊痹阻是本病临床常见病机之一，具有较高的人群聚集度。

2. 枳实薤白桂枝汤

枳实薤白桂枝汤是胸痹心痛短气病篇中，主治阴寒痰浊偏盛之胸痹的主方，其主证表现为在胸痹主症的基础上加上脉阴弦、心胸满闷、胁下气逆上冲心胸等。其方由枳实、厚朴、薤白、桂枝、栝楼组成。冠心病在本方的病症谱中，属于个案高频病症。该证因胸阳大伤，阴寒凝结，病位已从胸部向下牵涉至胃脘及两胁。可见阴寒痰浊偏盛、胸阳不振是本病临床常见病机之一，临床见此病机者可酌用此方。

【优势病证规律】

根据现有文献，胸痹临床常见证型有痰浊痹阻的栝楼薤白半夏汤证和阴寒痰浊偏盛、胸阳不振的枳实薤白桂枝汤证。通过循证医学研究及证据评价，提炼出胸痹用《金匮要略》方治疗呈现出一定趋向性。因此，栝楼薤白半夏汤和枳实薤白桂枝汤的证型很可能是胸痹在现代临床环境下的主要证候表现。（见图 13–6）

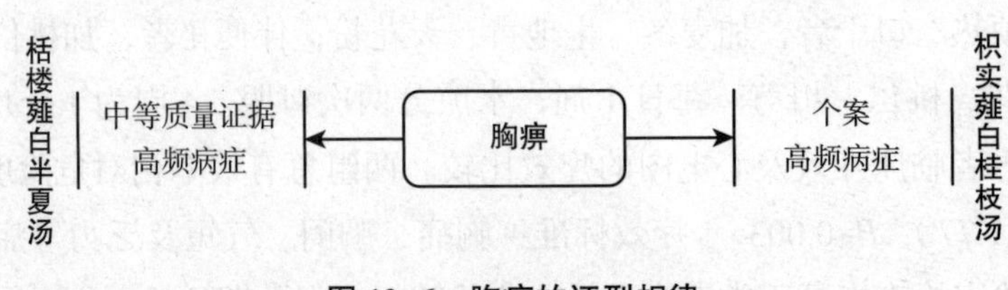

图 13–6　胸痹的证型规律

参考文献

［1］吕予，路亚娥，侯杰军．栝楼薤白半夏汤合丹参饮治疗痰瘀互阻型胸痹 38 例［J］．陕西中医，2011，32（10）：1289.

［2］黄霞．加味栝楼薤白半夏汤治疗胸痹心痛 40 例［J］河南中医，2012，32（10）：1283–1284.

［3］柳杨彬，乔晓林．栝楼薤白半夏汤合温胆汤辅助治疗胸痹心痛 50 例体会［J］．甘肃中医，2007，20（10）：37.

［4］龚一萍，王幸儿．加味栝楼薤白半夏汤对胸痹证心电图的改变［J］．中国医药学报，1997，12（4）：60.

［5］赵俊峰，秦宗昌．栝楼薤白半夏汤治疗胸痹心痛 36 例［J］．河南中医，2002，22（4）：5.

［6］万亿．中西医结合治疗胸痹心痛 57 例疗效观察［J］．云南中医中药杂志，2003，24（4）：8–9.

［7］谭让科．栝楼薤白半夏汤加味治疗胸痹 46 例［J］．陕西中医，2006，27（7）：787.

［8］吴宝庆，刘磊．栝楼薤白半夏汤加味和温针灸治疗胸痹 26 例［J］．中外医疗，2007，18（10）：22.

［9］孙广州．栝楼薤白半夏汤治疗痰浊闭阻胸痹 48 例［J］．中国中医药现代远程教育，2008，6（7）：695.

［10］罗关靖．中西医结合治疗胸痹 88 例［J］．实用中医药杂志，2009，25（8）：541.

［11］章丽萍．血必净配合栝楼薤白半夏汤加味治疗痰瘀互结型胸痹心痛 36 例疗效观察［J］．云南中

医中药杂志，2009，30（9）：14.
[12] 谭忠玉 . 栝楼薤白半夏汤治疗胸痹心痛 60 例临床观察 [J]. 中外医学研究，2009，30（9）：14.
[13] 邹路，辛凤 . 栝楼薤白半夏汤合二陈汤加减治疗胸痹 40 例临床研究 [J]. 黑龙江中医药，2013（2）：15.
[14] 王长建，马秀明，王竹风 . 栝楼薤白半夏汤合血府逐瘀汤加减治疗痰瘀互结型胸痹心痛 32 例临床观察 [J]. 新中医，2013，45（8）：12.
[15] 黄纡寰 . 加味栝楼薤白半夏汤治疗胸痹心痛 46 例 [J]. 中国中医药现代远程教育,2013,11（20）：101.
[16] 周冰峰；王斌；叶伟国 . 痰瘀双清散治疗 2 型糖尿病痰瘀互结型胸痹的临床疗效探讨 [J]. 内蒙古中医药，2009（9）：1-2.
[17] 陈红，沙艳霞，雷媛琳 . 宽胸通痹汤干预胸痹临床观察 [J]. 陕西中医，2011，32（2）：132-133.
[18] 章玲 . 通心络桂附地黄丸治疗胸痹身痛 112 例 [J]. 陕西中医，2013，34（10）：1290-1291.
[19] 李家珍 . 乌头赤石脂丸的应用体会 [J]. 贵阳中医学院学报，1996，1（41）：59-60.
[20] 王庆昌 . 薏苡附子散加味治疗胸痹 62 例 [J]. 国医论坛，1993，6（42）：17.

第七节　眩　晕

眩晕是机体空间定向和平衡功能失调所产生的一种运动性幻觉。临床可分为真性眩晕和假性眩晕。真性眩晕是由眼、本体觉或前庭系统疾病引起的，有明显的外物或自身旋转感。假性眩晕多由全身系统性疾病引起，如心血管疾病、脑血管疾病、贫血、尿毒症、药物中毒、内分泌疾病及神经官能症等几乎都有轻重不等的头晕症状，患者感觉“飘飘荡荡”，没有明确转动感。与现代医学所指的耳石症、梅尼埃病、椎基底动脉系统缺血性病变等关系密切。

眩晕病因众多，涉及耳鼻咽喉科、眼科、骨科、内科等多个学科、多种疾病。因而治疗方面，对于病因明确的眩晕以病因治疗为主。而某些病因不明确的眩晕，则以保持最舒适体位，避免声光刺激，解除思想顾虑配合对症治疗为主。

眩晕病证，历代医籍记载颇多。《内经》对其涉及脏腑、病性归属方面均有记述，如《素问·至真要大论》认为“诸风掉眩，皆属于肝”，《灵枢·卫气》认为“上虚则眩”，《灵枢·口问》说“上气不足，脑为之不满，耳为之苦鸣，头为之苦倾，目为之眩”，《灵枢·海论》认为“脑为髓海”，而“髓海不足，则脑转耳鸣”。总而言之，情志、饮食内伤、体虚久病、失血劳倦及外伤、手术等病因，引起风、火、痰、瘀上扰清空或精亏血少，清窍失养是眩晕的基本病机。

【《金匮要略》方剂谱】

眩晕尚无对应的国际病症编码，本研究将其归于中医病证。在《金匮要略》方治疗的优势病症谱中，其临床研究文献频次居第40位，而个案经验文献频次居第4位。《金匮要略》方中，能够治疗眩晕的方剂共22首，其中有9首方剂已经进行过临床研究，20首方剂有个案经验报道。各方剂的文献频次见表13-37、表13-38。从表中看出，临床研究文献主要集中在泽泻汤，其次为小半夏加茯苓汤和当归芍药散，而个案经验文献集中在酸枣汤、甘麦大枣汤和桂枝加龙骨牡蛎汤，其余方剂运用频次较低。

表13-37　眩晕临床研究文献方剂谱

序号	方剂名称	频次	序号	方剂名称	频次
1	泽泻汤	22	6	黄芪桂枝五物汤	1
2	小半夏加茯苓汤	6	7	橘皮竹茹汤	1
3	当归芍药散	4	8	小半夏汤	1
4	风引汤	1	9	茵陈五苓散	1
5	桂枝茯苓丸	1			

表13-38　眩晕个案经验文献方剂谱

序号	方剂名称	频次	序号	方剂名称	频次
1	泽泻汤	52	11	酸枣汤	3
2	当归芍药散	18	12	甘草干姜茯苓白术汤	2
3	肾气丸	8	13	半夏厚朴汤	2
4	黄芪建中汤	7	14	栝楼薤白半夏汤	2
5	侯氏黑散	6	15	茯苓泽泻汤	1
6	麦门冬汤	5	16	葶苈大枣泻肺汤	1
7	风引汤	4	17	大建中汤	1
8	桂枝加龙骨牡蛎汤	4	18	小半夏汤	1
9	桂枝茯苓丸	3	19	茵陈五苓散	1
10	小半夏加茯苓汤	3	20	枳实薤白桂枝汤	1

【临床证据评价】

眩晕的临床证据来源于临床研究和个案经验文献，前者有38篇，后者有112篇。

临床研究文献中有 8 篇随机对照试验，2 篇非随机对照试验，28 篇病例系列观察。个案经验文献共有 112 篇，报道了 125 则眩晕的验案。

1. 临床研究文献

（1）*泽泻汤*

22 篇文献中，5 篇随机对照试验，1 篇非随机对照试验，16 篇病例系列观察。在发表年份上，所有文献分布在 1983 ~ 2013 年。证据质量等级评价情况见表 13–39。可以看出，有高质量证据 1 篇，中等质量证据 4 篇，低质量证据 8 篇，极低质量证据 9 篇。证据的降级因素主要为研究的局限性和加入药物干扰。证据升级因素主要是单用仲景方干预。

表 13–39　泽泻汤临床研究文献证据质量一览表

纳入研究	发表年份	文献类型	证据升降因素	等级
游冠祥[1]	2010	CT	研究的局限性（–2）剂量 – 效应关系（+1）单用仲景方干预（+1）	高
吕　哲[2]	2003	RCT	研究的局限性（–1）加入药物干扰（–1）单用仲景方干预（+1）	中
刘文胜[3]	2005	RCT	研究的局限性（–1）加入药物干扰（–1）单用仲景方干预（+1）	中
吴永钧[4]	2012	CR	研究的局限性（–1）仲景原方（+1）单用仲景方干预（+1）	中
陆春光[5]	2012	RCT	研究的局限性（–1）精确度低（–1）单用仲景方干预（+1）	中
黄光洪[6]	1987	CR	加入药物干扰（–1）单用仲景方干预（+1）	低
杨福盛[7]	1988	CR	加入药物干扰（–1）单用仲景方干预（+1）	低
要爱珍[8]	1998	CR	加入药物干扰（–1）单用仲景方干预（+1）	低
张安富[9]	2007	CR	小样本（–1）加入药物干扰（–1）单用仲景方干预（+1）	低
冯石军[10]	2007	RCT	研究的局限性（–2）加入药物干扰（–1）效应值很大（+1）单用仲景方干预（+1）	低
王增慰[11]	2010	CR	加入药物干扰（–1）单用仲景方干预（+1）	低
武　晋[12]	2010	CR	加入药物干扰（–1）单用仲景方干预（+1）	低
叶思文[13]	2013	RCT	研究的局限性（–2）加入药物干扰（–1）单用仲景方干预（+1）	低

续表

纳入研究	发表年份	文献类型	证据升降因素	等级
吴新同[14]	1983	CR	小样本（-1）加入药物干扰（-1）单用仲景方干预（+1）	极低
魏玉群[15]	1990	CR	研究的局限性（-1）小样本（-1）加入药物干扰（-1）单用仲景方干预（+1）	极低
孙开玲[16]	1997	CR	研究的局限性（-1）加入药物干扰（-1）单用仲景方干预（+1）	极低
王立琴[17]	1997	CR	研究的局限性（-1）加入药物干扰（-1）单用仲景方干预（+1）	极低
赵良辰[18]	1998	CR	研究的局限性（-1）加入药物干扰（-1）	极低
夏远录[19]	1999	CR	研究的局限性（-1）加入药物干扰（-1）单用仲景方干预（+1）	极低
曾晋俊[20]	2001	CR	研究的局限性（-1）加入药物干扰（-1）	极低
刘　莹[21]	2001	CR	研究的局限性（-1）加入药物干扰（-1）单用仲景方干预（+1）	极低
张艳霞[22]	2011	CR	研究的局限性（-1）加入药物干扰（-1）单用仲景方干预（+1）	极低

（2）小半夏加茯苓汤

6篇文献中，3篇随机对照试验，3篇病例系列观察。在发表年份上，所有文献分布在1995 ~ 2013年。证据质量等级评价情况见表13-40。可以看出，有高质量证据1篇，中等质量证据2篇，低质量证据2篇，极低质量证据1篇。证据的降级因素主要为加入药物干扰。证据升级因素主要是使用仲景原方和单用仲景方干预。

表13-40　小半夏加茯苓汤临床研究文献证据质量一览表

纳入研究	发表年份	文献类型	证据升降因素	等级
孙敦琇[23]	1995	RCT	研究的局限性（-1）单用仲景方干预（+1）	高
钟志明[24]	2001	RCT	研究的局限性（-2）单用仲景方干预（+1）	中
叶思文[25]	2013	RCT	研究的局限性（-1）精确度低（-1）单用仲景方干预（+1）	中
武子华[26]	2003	CR	加入药物干扰（-1）单用仲景方干预（+1）	低
闵照国[27]	2008	CR	加入药物干扰（-1）单用仲景方干预（+1）	低
杨　胜[28]	2002	CR	研究的局限性（-1）加入药物干扰（-1）单用仲景方干预（+1）	极低

（3）其他方剂

另有 7 个方剂，分别为当归芍药散、风引汤、桂枝茯苓丸、黄芪桂枝五物汤、橘皮竹茹汤、小半夏汤和茵陈五苓散。各个方剂的证据质量等级评价情况见表 13–41。可以看出，当归芍药散和橘皮竹茹汤有中等质量文献纳入。

表 13–41　　其他方剂临床研究文献证据质量一览表

纳入研究	方剂名称	发表年份	文献类型	证据升降因素	等级
李淑芬[29]	当归芍药散	2011	CR	单用仲景方干预（+1）	中
牟海鹰[30]	当归芍药散	1998	CR	加入药物干扰（–1）单用仲景方干预（+1）	低
张开学[31]	当归芍药散	1982	CR	研究的局限性（–1）小样本（–1）单用仲景方干预（+1）	极低
李向振[32]	当归芍药散	1998	CR	研究的局限性（–1）单用仲景方干预（+1）	极低
丁立功[33]	风引汤	2007	CR	研究的局限性（–1）单用仲景方干预（+1）	低
李泉红[34]	桂枝茯苓丸	2003	CT	研究的局限性（–2）加入药物干扰（–1）	极低
曾雪筠[35]	黄芪桂枝五物汤	1994	CR	研究的局限性（–1）单用仲景方干预（+1）	低
刘风英[36]	橘皮竹茹汤	1990	CR	单用仲景方干预（+1）	中
张艳霞[37]	小半夏汤	2011	CR	研究的局限性（–1）加入药物干扰（–1）单用仲景方干预（+1）	低
闫红霞[38]	茵陈五苓散	1997	CR	研究的局限性（–1）小样本（–1）单用仲景方干预（+1）	极低

2. 个案经验文献

共纳入 125 则医案，分别采用泽泻汤、当归芍药散、肾气丸等。发表年份分布于 1979 ~ 2013 年。各个方剂的证据质量等级评价情况见表 13–42。可以看出，纳入相关医琇你们案除了茵陈五苓散、枳实薤白桂枝汤平均质量为低等以外，其余医案文献质量均为高等或中等。

表 13–42　　个案经验文献证据质量一览表

方剂名称	发表年份	医案则数	质量评分平均值	等级
泽泻汤	1979 ~ 2013	52	48.54	中等
当归芍药散	1982 ~ 2012	18	46.99	中等

续表

方剂名称	发表年份	医案则数	质量评分平均值	等级
肾气丸	1982 ~ 2011	8	59.11	中等
黄芪建中汤	1991 ~ 2013	7	50.83	中等
侯氏黑散	1984 ~ 1997	6	39.41	低等
麦门冬汤	1990 ~ 2007	5	40.55	中等
风引汤	1982 ~ 2013	4	66.90	高等
桂枝加龙骨牡蛎汤	1983 ~ 2001	4	54.73	中等
桂枝茯苓丸	2001 ~ 2013	3	52.51	中等
小半夏加茯苓汤	1990 ~ 2010	3	48.58	中等
酸枣汤	1989 ~ 2012	3	42.60	中等
甘草干姜茯苓白术汤	1995 ~ 2004	2	56.46	中等
半夏厚朴汤	1997 ~ 2012	2	53.88	中等
栝楼薤白半夏汤	1982 ~ 2012	2	48.50	中等
茯苓泽泻汤	2008	1	61.64	高等
葶苈大枣泻肺汤	1985	1	55.15	中等
大建中汤	1993	1	43.97	中等
小半夏汤	1986	1	41.75	中等
茵陈五苓散	2010	1	39.88	低等
枳实薤白桂枝汤	2012	1	28.24	低等

【典型临床证据】

眩晕的临床研究证据共有38篇文献支持，高质量证据2篇，中等质量证据8篇，低质量证据14篇，极低质量证据14篇。高质量证据为泽泻汤、小半夏加茯苓汤的研究文献。各质量等级文献均有分布。

1. 泽泻汤

泽泻汤加味对照倍他司汀、桂利秦、吡拉西坦干预旋转性眩晕在总有效率方面有优势（高质量证据）

游冠祥[1]实施的一项样本量为86例的病例系列观察中，试验组46例，对照组40例。试验组采用自拟泽泻仙鹤草汤治疗：泽泻30 ~ 50g，白术20g，仙鹤草60 ~ 100g，茯苓 20g。恶心、呕吐，加生姜 10g，半夏 12g；心悸心烦虚怯者，加郁金、钩藤各 15g，桂枝 6g。每剂煎两次后混匀，每天按 3 次分服。严重眩晕需卧床闭目静养，服药用汤匙频频喂下。对照组采用倍他司汀片 8mg 口服，每天 3 次；桂利秦片 50mg 口服，每天 3 次；吡拉西坦片 0.8mg 口服，每天 3 次。连服 6 天为 1 个疗程，1 个疗程后判定疗效。两组总有效率相对危险度 RR=1.52, 95%, CI（1.19, 1.95）, *P*=0.0008。（疗效标准：服药后眩晕程度及伴随症状减轻，为有效；眩晕及伴随症状消失，为痊愈；服药后眩晕仍然发作，伴随症状不减轻，为无效。）

2. 小半夏加茯苓汤

小半夏加茯苓汤加味配合盐酸培他啶、复方丹参注射液对照盐酸培他啶、复方丹参注射液干预眩晕在临床总有效率方面有优势（高质量证据）

孙敦琇[23]实施的一项样本量为 84 例的随机对照试验中，试验组 42 例，对照组 42 例。对照组盐酸培他啶 500mL，复方丹参注射液 20mL，静脉滴注，每日 1 次。另可根据病情适当补充液体及对症处理。试验组同对照组，同时服汤剂：制半夏 12g，鲜生姜 6g，云茯苓 12g。呕吐甚，加代储石 15g（先煎），泽泻 15g。每日 1 剂，每剂 2 煎，滤汁混合分数次少量频饮，2 小时内服完。病情缓解后，在方中加党参 15g，炒白术 10g，以固其效。两组均在用药 48 小时后观察是否有效，如有效者，再用原法巩固治疗 1 ~ 2 周。如无效则改用他法。两组总有效率相对危险度 RR=1.27，95%CI（1.02，1.57），*P*=0.03。（疗效标准：《中药新药临床研究指导原则》中的疗效判定标准。痊愈：眩晕等症状消失。显效：眩晕等症状明显减轻，头微有昏沉，或头晕目眩轻微，但不伴有自身及景物的旋转、晃动感，可正常生活及工作。有效：头昏或眩晕减轻，仅伴有轻微的自身或景物的旋转、晃动感，虽能坚持工作，但生活和工作受到影响。无效：头昏沉及眩晕等症状无改善或加重。）

3. 当归芍药散

当归芍药散干预血虚眩晕有疗效（中等质量证据）

李淑芬[29]实施的一项样本量为 68 例病例系列观察中，予当归芍药散：当归 15g，芍药 15g，茯苓 12g，泽泻 12g，川芎 10g，白术 9g。每日 1 剂，水煎取汁 400mL，分 2 次温服。10 天为 1 个疗程，1 个疗程后观察疗效。治疗结果：68 例中痊愈 19 例，显效 30 例，有效 15 例，无效 4 例，总有效率 94.12%。所有病例治疗前后进行血、尿分析、肝肾功能、心电图、血脂及血液流变学检查，均未见明显不良反应及毒副作用。5

个月后随访未见复发。（疗效标准：参照《中药新药临床研究指导原则》中相关的标准判定疗效。痊愈：眩晕或伴随症状均消失；治疗后积分减少 91% 以上。显效：眩晕明显减轻，伴随症状好转，不影响正常生活工作；治疗后积分较治疗前减少 70% ~ 90%。有效：眩晕减轻，能坚持工作，但生活工作受到影响，治疗后积分较治疗前减少 36% ~ 69%。无效：症状好转不明显。治疗后积分较治疗前减少 35% 及以下。）

【眩晕与应用方剂分析】

此次研究发现共有 22 首方剂可以治疗眩晕，属于同病异治的范畴。根据文献报道，基于循证医学研究得出结论，依次为：泽泻汤共 22 篇文献，纳入 2243 例；小半夏加茯苓汤共 6 篇文献，纳入 394 例；当归芍药散共 4 篇文献，纳入 207 例。高质量证据分布在泽泻汤和小半夏加茯苓汤中，其余方剂多为中等、低质量证据。可以看出，虽然方剂种类分布较广，但是不论在文献频次还是证据质量，均具有一定聚集性。

1. 泽泻汤

泽泻汤是痰饮咳嗽病篇中，主治支饮上泛、蒙蔽清阳冒眩的主方，其主证表现为头昏目眩。其方由泽泻、白术组成。眩晕在本方的病症谱中，属于高频病症。高质量证据显示，泽泻汤加味对照倍他司汀、桂利秦、吡拉西坦干预旋转性眩晕在总有效率方面有优势。可见脾虚饮泛、蒙蔽清阳是本病临床常见病机之一，具有较高的人群聚集度。

2. 小半夏加茯苓汤

小半夏加茯苓汤是痰饮咳嗽病篇中，主治饮邪停聚于胃之支饮呕吐兼眩悸的主方，其主证表现为呕吐、心下痞、眩晕、心悸等。其方由半夏、生姜、茯苓组成。眩晕在本方的病症谱中，属于高频病症。高质量证据显示，半夏加茯苓汤加味配合盐酸培他啶、复方丹参注射液对照盐酸培他啶、复方丹参注射液干预眩晕在临床总有效率方面有优势。可见饮邪停胃、水饮上泛是本病临床常见病机之一，具有较高的人群聚集度。

3. 当归芍药散

当归芍药散是妇人妊娠病篇中，主治肝脾失调，气血瘀滞湿阻之腹痛的主方，其主证表现为腹痛，并无有关治疗眩晕相关症状的论述。其治疗本病的机理，当为养血调肝，渗湿健脾，其病自愈。其方由当归、芍药、茯苓、白术、泽泻、川芎组成。眩晕在本方的病症谱中，属于个案高频病症。中等质量证据显示，当归芍药散干预血虚眩晕有疗效。可见肝脾失调，气血瘀滞湿阻是本病临床常见病机之一。虽证据支持强度较低，但临床见此病机者可酌用此方。

【优势病证规律】

根据现有文献，眩晕临床常见证型有脾虚饮泛、蒙蔽清阳的泽泻汤证，饮邪停胃、水饮上泛的小半夏加茯苓汤证，肝脾失调，气血瘀滞湿阻的当归芍药散证。通过循证医学研究及证据评价，提炼出眩晕用《金匮要略》方治疗呈现出一定趋向性。因此，泽泻汤、小半夏加茯苓汤和当归芍药散的证型很可能是眩晕在现代临床环境下的主要证候表现。（见图 13–7）

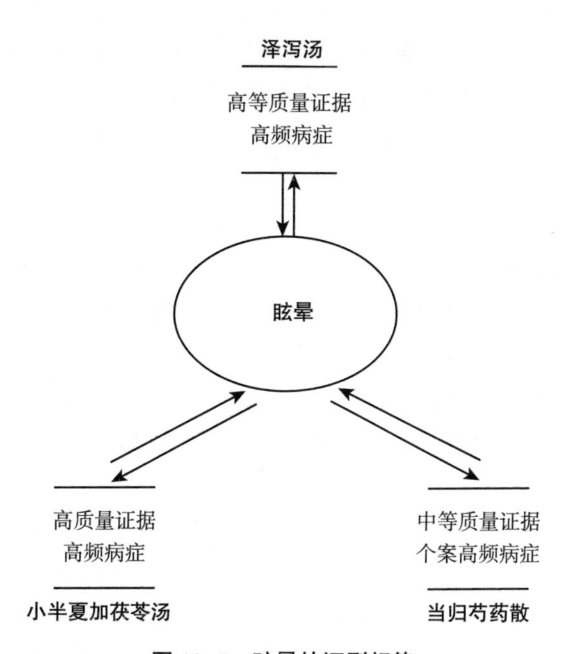

图 13–7　眩晕的证型规律

参考文献

[1] 游冠祥 . 泽泻仙鹤草汤治疗旋转性眩晕 46 例临床观察［J］. 辽宁中医杂志，2010，21（9）：283–284.

[2] 吕哲，魏霞，等 . 天麻饮治疗眩晕 800 例［J］. 陕西中医，2003，24（3）：125.

[3] 刘文胜，王瑾 . 半夏白术天麻汤合泽泻汤治疗痰浊型眩晕 50 例［J］. 陕西中医，2005，26（7）：646.

[4] 吴永钧，红岩 . 泽泻汤合小半夏汤加味治疗眩晕伴呕吐 81 例［J］. 中国保健营养，2012，9（下）：528.

[5] 陆春光 . 手法结合泽泻汤治疗良性位置性眩晕 35 例［J］. 辽宁中医杂志，2012，27（10）：2022.

[6] 黄光洪 . 加味泽泻汤治疗眩晕证［J］. 湖南中医杂志，1987（1）：30.

[7] 杨福盛 . 泽泻汤治疗眩晕 55 例临床观察 [J]. 湖北中医杂志，1988，6：14.

[8] 要爱珍 . 清眩汤治疗眩晕症 86 例疗效分析 [J]. 中国医刊，1998，33（4）：57.

[9] 张安富 . 泽泻汤加味治疗眩晕 22 例 [J]. 中国中医急症，2007，16（3）：355.

[10] 冯石军 . 中西医结合治疗眩晕症疗效观察 [J]. 现代中西医结合杂志，2007，28（16）：4139.

[11] 王增慰 . 泽泻汤治疗眩晕 72 例 [J]. 辽宁中医杂志，2010，8（5）：33.

[12] 武晋 . 中医辨证治疗眩晕病 43 例 [J]. 中国煤炭工业医学杂志，2010，13（4）：604-605.

[13] 叶思文 . 中西医结合治疗后循环缺血性眩晕临床观察 [J]. 辽宁中医杂志，2013，29（1）：25.

[14] 吴新同 . 加味泽泻汤治痰湿型眩晕 [J]. 中原医刊，1983（6）：28.

[15] 魏玉群，张宝利，张茹珍 . 中医治疗眩晕证 [J]. 河北中医，1990，12（3）25.

[16] 孙开玲，蔡成玲，孔宪兰 . 定眩汤治疗眩晕 60 例 [J]. 中国民间疗法，1997（5）：30.

[17] 王立琴 . 化痰平肝法治疗眩晕 56 例 [J]. 中医药研究，1997，13（5）：31.

[18] 赵良辰，张爱焕 . 加味泽泻汤合云南灯盏花注射液治疗眩晕 60 例 [J]. 实用中医药杂志，1998，14（4）：15-16.

[19] 夏远录，刘翔，夏小文 . 泽泻汤治疗眩晕证 [J]. 中国社区医师，1999（6）：36-37.

[20] 曾晋俊 . 加味泽泻汤合利多卡因治疗眩晕症 42 例 [J]. 江西中医药，2001，32（1）：43.

[21] 刘莹，李梅 . 抗晕合剂治疗眩晕 70 例疗效观察 [J]. 现代中西医结合杂志，2001，10（22）：2188-2189.

[22] 张艳霞 . 中医辨证治疗眩晕的临床体会 [J]. 辽宁中医杂志，2011，19（10）：40-41.

[23] 孙敦琇，俞军 . 中西医结合治疗眩晕 42 例——附对照组 42 例 [J]. 辽宁中医杂志，1995，22（3）：115.

[24] 钟志明 . 定眩汤为主治疗眩晕 43 例 [J]. 四川中医，2001，19（8）：43.

[25] 叶思文 . 中西医结合治疗后循环缺血性眩晕临床观察 [J]. 山西中医，2013，29（1）：25-26.

[26] 武子华 . 加味小半夏加茯苓汤治疗眩晕 64 例 [J]. 浙江中医杂志，2003（11）：477.

[27] 闵照国 . 小半夏加茯苓汤加味治疗眩晕 38 例 [J]. 光明中医，2008，23（10）：1537.

[28] 杨胜 . 定眩汤治疗眩晕 45 例报告 [J]. 甘肃中医，2002，15（5）：21.

[29] 李淑芬 . 当归芍药散加减治疗血虚眩晕 68 例 [J]. 中国中医急症，2011，20（8）：1342.

[30] 牟海鹰 . 当归芍药散加味治疗眩晕 87 例 [J]. 四川中医，1998，16（5）：5.

[31] 张开学 . 当归芍药散治疗眩晕 20 例 [J]. 湖北中医杂志，1982（4）：31.

[32] 李向振，王海英 . 当归芍药散治疗眩晕证 32 例临床观察 [J]. 内蒙古中医药，1998（2）：13.

[33] 丁立功，于梅，陈玉珍 . 风引汤治疗椎基底动脉供血不足性眩晕 80 例疗效观察 [J]. 山东医药，2007，47（21）：62.

[34] 李泉红 . 桂枝茯苓丸加味为主治疗眩晕 58 例 [J]. 湖南中医杂志，2003，19（1）：40.

[35] 曾雪筠 . 黄芪桂枝五物汤治疗老年眩晕 50 例 [J]. 安徽中医临床杂志，1994，6（1）：8-9.

[36] 刘风英 . 旋覆代赭汤合橘皮竹茹汤治疗 128 例风痰上扰型眩晕症 [J]. 中国临床医生，1990（3）：35-36.

[37] 张艳霞 . 中医辨证治疗眩晕的临床体会 [J]. 中国民间疗法，2011，19（10）：40-41.

[38] 闫红霞 . 茵陈五苓散治疗眩晕 21 例观察 [J]. 河南诊断与治疗杂志，1997，11（1）：59-60.

第八节　脏　躁

脏躁是以烦躁不宁，无故悲泣，哭笑无常，喜怒无定，呵欠频作，不能自控，喜怒无常为主要临床表现的一种病证，可发生于妇女各个时期，多发于中青年妇女。本病之发生与患者体质因素有关，脏躁者，脏阴不足也。精血内亏，五脏失于儒养，五志之火内动，上扰心神，以致脏躁。

脏躁一词始见于《金匮要略·妇人杂病篇》："妇人脏躁，喜悲伤欲哭，象如神灵所作，数欠伸，甘麦大枣汤主之。"与现代医学焦虑症、抑郁症、癔症、围绝经期综合征等疾病相关。

【《金匮要略》方剂谱】

脏躁尚无对应的国际病症编码，本研究将其归于中医病证。在《金匮要略》方治疗的优势病症谱中，其临床研究文献频次居第73位，而个案经验文献频次居第36位。《金匮要略》方中，能够治疗脏躁的方剂共6首，其中有1首方剂已经进行过临床研究，6首方剂有个案经验报道。各方剂的文献频次见表13-43、表13-44。从表中看出，临床研究文献为甘麦大枣汤，而个案经验文献亦集中在甘麦大枣汤，其余方剂运用频次较低。

表13-43　脏躁临床研究文献方剂谱

序号	方剂名称	频次	序号	方剂名称	频次
1	甘麦大枣汤	18			

表13-44　脏躁个案经验文献方剂谱

序号	方剂名称	频次	序号	方剂名称	频次
1	甘麦大枣汤	51	4	百合地黄汤	3
2	酸枣汤	3	5	大黄牡丹汤	2
3	桂枝加龙骨牡蛎汤	3	6	竹皮大丸	1

【临床证据评价】

脏躁的临床证据来源于临床研究和个案经验文献，前者有18篇，后者有50篇。临床研究文献中有 2 篇随机对照试验，16 篇病例系列观察。个案经验文献共有 50 篇，报道了 63 则脏躁的验案。

1. 临床研究文献

甘麦大枣汤

18 篇文献中，2 篇随机对照试验，16 篇病例系列观察。在发表年份上，所有文献分布在 1989 ~ 2006 年。证据质量等级评价情况见表 13–45。可以看出，有中等质量证据 2 篇，低质量证据 6 篇，极低质量证据 10 篇。证据的降级因素主要为加入药物干扰。证据升级因素主要是使用单用仲景方干预。

表 13–45　　甘麦大枣汤临床研究文献证据质量一览表

纳入研究	发表年份	文献类型	证据升降因素	等级
吴志强[1]	RCT	1999	精确度低（–1）加入药物干扰（–1）单用仲景方干预（+1）	中
石学波[2]	RCT	2000	研究的局限性（–1）加入药物干扰（–1）单用仲景方干预（+1）	中
李治方[3]	CR	1989	加入药物干扰（–1）单用仲景方干预（+1）	低
董良泰[4]	CR	1996	加入药物干扰（–1）单用仲景方干预（+1）	低
郭道开[5]	CR	1997	加入药物干扰（–1）单用仲景方干预（+1）	低
李开琴[6]	CR	1998	精确度低（–1）单用仲景方干预（+1）	低
贺翠萍[7]	CR	2001	加入药物干扰（–1）单用仲景方干预（+1）	低
赵寿金[8]	CR	2003	加入药物干扰（–1）单用仲景方干预（+1）	低
曹令兴[9]	CR	1998	加入药物干扰（–1）	极低
赵　红[10]	CR	1998	研究的局限性（–1）加入药物干扰（–1）单用仲景方干预（+1）	极低
薛景群[11]	CR	1999	研究的局限性（–1）间接证据（–1）加入药物干扰（–1）	极低
吴志强[12]	CR	1999	精确度低（–1）加入药物干扰（–1）单用仲景方干预（+1）	极低
邓建礼[13]	CR	2000	间接证据（–1）加入药物干扰（–1）单用仲景方干预（+1）	极低
李宪荣[14]	CR	2000	研究的局限性（–1）加入药物干扰（–1）单用仲景方干预（+1）	极低
侯怡生[15]	CR	2001	加入药物干扰（–1）	极低

续表

纳入研究	发表年份	文献类型	证据升降因素	等级
薛　聆[16]	CR	2002	研究的局限性（-1）加入药物干扰（-1）单用仲景方干预（+1）	极低
耿　爽[17]	CR	2003	研究的局限性（-1）加入药物干扰（-1）单用仲景方干预（+1）	极低
罗检成[18]	CR	2006	间接证据（-1）加入药物干扰（-1）单用仲景方干预（+1）	极低

2. 个案经验文献

共纳入 63 则医案，分别采用甘麦大枣汤、酸枣汤、桂枝加龙骨牡蛎汤等。发表年份分布于 1980 ~ 2012 年。各个方剂的证据质量等级评价情况见表 13-46。可以看出，纳入相关医案平均质量均为中等。

表 13-46　　个案经验文献证据质量一览表

方剂名称	发表年份	医案则数	质量评分平均值	等级
甘麦大枣汤	1980 ~ 2008	51	43.56	中等
酸枣汤	1989 ~ 2012	3	49.48	中等
桂枝加龙骨牡蛎汤	1980 ~ 1999	3	46.08	中等
百合地黄汤	1980 ~ 2003	3	40.31	中等
大黄牡丹汤	1994 ~ 1995	2	43.96	中等
竹皮大丸	1997	1	56.74	中等

【典型临床证据】

脏躁的临床研究证据共有 18 篇文献支持，中等质量证据 2 篇，低质量证据 6 篇，极低质量证据 10 篇。

甘麦大枣汤

甘麦大枣汤加味对照脑乐静干预脏躁在总有效率方面有优势（中等质量证据）

石学波[2]实施的一项样本量为 280 例的随机对照试验中，试验组 200 例，对照组

80例。试验组用自拟基本方：百合50g，生龙骨30g，生牡蛎30g，炒枣仁30g，合欢皮30g，丹参20g，陈皮12g，郁金12g，茯苓15g，浮小麦30g，甘草30g，大枣30g。水煎服，每天1剂，10天为1个疗程。加减：眩晕者，加珍珠母30g，天麻10g；心悸者，加磁石30g，琥珀2g（冲）；恶心呕吐者，加半夏10g，竹茹10g；胸闷心烦者，加枳壳10g，栀子10g；颈项强急者，加葛根30g。对照组口服脑乐静（中国烟台康平制药公司生产的仙阁牌，批准文号：鲁卫药准字第156214号）。每次30 mL，每天3次，10天为1个疗程。两组总有效率相对危险度RR=1.40，95%CI（1.17，1.67），P=0.0002。（疗效标准：参照国家中医药管理局颁布的《中医病症诊断疗效标准》制定。症状消失，停药3个月未复发，为痊愈；主证消失，伴随症状及体征明显改善，为有效；主证及伴随症状改善不明显，为无效。）

【脏躁与应用方剂分析】

此次研究发现共有6首方剂可以治疗脏躁，属于同病异治的范畴。根据文献报道，基于循证医学研究得出结论，甘麦大枣汤共18篇文献，纳入1017例。

1. 甘麦大枣汤

甘麦大枣汤是妇人杂病篇中，主治脏阴不足，虚热躁扰脏躁证的主方。其主证表现为精神失常，无故悲伤欲哭，神疲乏力，伴有心烦失眠、情绪易于波动等。其方由甘草、小麦、大枣组成。脏躁在本方的病症谱中，属于高频病症。中等质量证据显示，甘麦大枣汤加味对照脑乐静干预脏躁在总有效率方面有优势。可见脏阴不足，虚热躁扰是本病临床常见病机之一，具有较高的人群聚集度。

2. 酸枣汤

酸枣汤是血痹虚劳病篇中，主治肝阴不足的虚劳脏躁，其主证表现为心烦不得眠。其方由枣仁、茯苓、甘草、知母、川芎组成。脏躁在本方的病症谱中，属于个案高频病症。可见肝阴不足是本病临床常见病机之一，虽证据支持强度低，临床见此病机者可酌用此方。

3. 桂枝加龙骨牡蛎汤

桂枝加龙骨牡蛎汤是血痹虚劳病篇中，主治阴阳不和、心肾不交的虚劳失精梦交的主方，其主证表现为目眩发落、少腹弦急、男子失精、女子梦交等，并无有关治疗脏躁相关症状的论述。其治疗本病的机理，当调和阴阳，潜阳固涩，其病自愈。其方由桂枝、芍药、生姜、甘草、大枣、龙骨、牡蛎组成。脏躁在本方的病症谱中，属于个案高频病症。肾精亏虚，阴损及阳或津亏血少，是本病常见病机，具有较高的人群聚集度。

体现了中医治病求本的优势，虽证据支持强度低，临床见此病机者可酌用此方。

4. 百合地黄汤

百合地黄汤是百合狐惑阴阳毒病篇中，主治心肺阴虚内热的百合病的主方，其主证表现为心神不安及饮食行为失调等。其方由百合、地黄组成。脏躁在本方的病症谱中，属于个案高频病症。可见心肺阴虚内热是本病临床常见病机之一，虽证据支持强度低，临床见此病机者可酌用此方。

【优势病证规律】

根据现有文献，脏躁临床常见证型有脏阴不足、虚热躁扰的甘麦大枣汤证，肝阴不足的酸枣汤证，阴阳不和、心肾不交的桂枝加龙骨牡蛎汤证和心肺阴虚内热的百合地黄汤证。通过循证医学研究及证据评价，提炼出脏躁用《金匮要略》方治疗呈现出一定趋向性。因此，甘麦大枣汤、酸枣汤、百合地黄汤和桂枝加龙骨牡蛎汤的证型很可能是脏躁在现代临床环境下的主要证候表现。（见图 13–8）

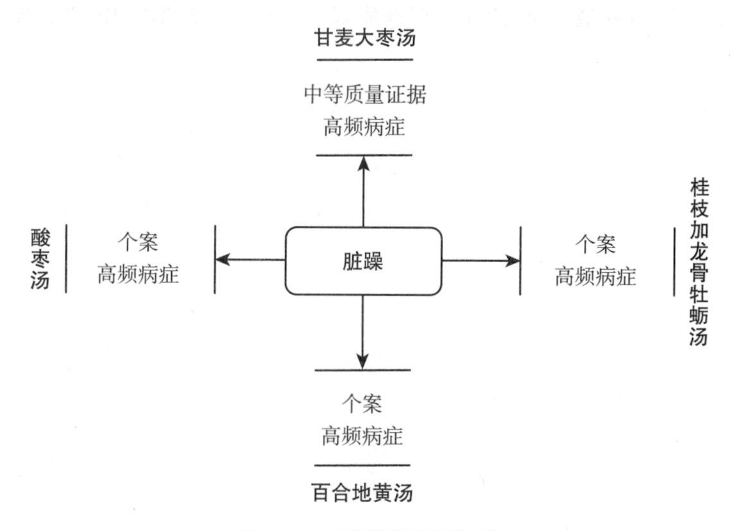

图 13–8　脏躁的证型规律

参考文献

［1］吴志强，黄伟明．针刺合谷太冲穴为主结合甘麦大枣汤化裁治疗妇人脏躁证 49 例疗效观察［J］．黑龙江中医药，1999（4）：63–64.

［2］石学波，赵锦强，宫运红．百合龙牡安神汤治疗脏躁 280 例［J］．时珍国医国药，2000，12（8）：728–729.

[3] 李治方辨证治疗妇人脏躁病 100 例 [J]. 陕西中医，1989，10（5）：199-200.
[4] 董良泰 . 甘麦大枣汤加味治疗脏躁 38 例 [J]. 南京中医药大学学报，1996，12（6）：22，34.
[5] 郭道开 . 百合润肺汤治疗妇人脏躁 42 例 [J]. 浙江中医杂志，1997（7）：305.
[6] 李开琴 . 甘麦大枣汤加酸枣仁治产后脏躁病 10 例 [J]. 遵义科技，1998，2：48-51.
[7] 贺翠萍 . 甘麦大枣汤加味治疗妇人脏躁 25 例 [J]. 光明中医，2001，16（97）：31-32.
[8] 赵寿金 . 琥珀、郁金和甘麦大枣汤治疗脏躁症 38 例 [J]. 现代医药卫生，2003，19（12）：1599.
[9] 曹令兴，石怀荣 . 中西药合用治疗脏躁 100 例观察 [J]. 实用中医药杂志，1998，14（8）：33.
[10] 赵红，金蕊 . 甘麦大枣汤治疗脏躁 42 例 [J]. 安徽中医临床杂志，1998，10（3）：154.
[11] 薛景群 . 治疗中青年女子脏燥证 10 例疗效分析 [J]. 开封医专学报，1999，18（3）：57.
[12] 吴志强 . 甘麦大枣汤化裁合针刺合谷、太冲穴治疗妇人脏燥证 19 例报告 [J]. 邯郸医学高等专科学校学报，1999，12（5）：349-350.
[13] 邓建礼 . 中医药治疗脏躁证的体会 [J]. 湖北中医杂志，2000，22（12）：29.
[14] 李宪荣 . 养心解郁法治疗脏躁 30 例 [J]. 现代中西医结合杂志，2000，9（20）：2039-2040.
[15] 侯怡生 . 中西医结合治疗脏躁 66 例 [J]. 现代中西医结合杂志，2001，10（15）：1466.
[16] 薛聆，王维峰 . 针药配合治疗妇人脏躁 38 例 [J]. 山西中医学院学报，2002，2（3）：38-39.
[17] 耿爽，李梅荣 . 调补肝肾治疗脏躁 [J]. 吉林中医药，2003，23（6）：33.
[18] 罗检成，史志云 . 加减道麦汤治疗妇人脏躁症 22 例 [J]. 中华现代中医学杂志，2006，2（2）：171-172.